科学出版社普通高等教育案例版医学规划教材

案例版

供临床、预防、基础、口腔、麻醉、影像、药学、检验、护理、法医等专业使用

# 儿 科 学

## 第 2 版

主　编　吴福玲

副主编　张永峰　尚云晓　贾秀红　韩　波

编　委　（以姓氏笔画为序）

石　涛（滨州医学院）

代继宏（重庆医科大学附属儿童医院）

朱淑霞（滨州医学院）

乔丽娜（山东第二医科大学）

许红梅（重庆医科大学附属儿童医院）

李晓梅（滨州医学院）

吴福玲（滨州医学院）

张永峰（山东第二医科大学）

尚云晓（中国医科大学附属盛京医院）

罗　军（三峡大学医学院）

季加芬（山东第二医科大学）

金冬梅（哈尔滨医科大学附属第一医院）

周雅芮（山东第二医科大学）

姜殿东（山东省立医院）

贾秀红（滨州医学院）

徐　刚（中国医科大学附属盛京医院）

徐　艳（徐州医科大学）

唐雪梅（重庆医科大学附属儿童医院）

韩　波（山东省立医院）

科学出版社

北　京

# 郑 重 声 明

为顺应教育部教学改革潮流和改进现有的教学模式,适应目前高等医学院校的教育现状,提高医学教育质量,培养具有创新精神和创新能力的医学人才,科学出版社在充分调研的基础上,首创案例与教学内容相结合的编写形式,组织编写了案例版系列教材。案例教学在医学教育中,是培养高素质、创新型和实用型医学人才的有效途径。

案例版教材版权所有,其内容和引用案例的编写模式受法律保护,一切抄袭、模仿和盗版等侵权行为及不正当竞争行为,将被追究法律责任。

**图书在版编目(CIP)数据**

儿科学 / 吴福玲主编 . —2 版 . —北京:科学出版社,2024.6
科学出版社普通高等教育案例版医学规划教材
ISBN 978-7-03-078624-1

Ⅰ.①儿… Ⅱ.①吴… Ⅲ.①儿科学－医学院校－教材 Ⅳ.① R72

中国国家版本馆 CIP 数据核字(2024)第 109223 号

责任编辑:胡治国 / 责任校对:宁辉彩
责任印制:张 伟 / 封面设计:陈 敬

*科学出版社* 出版
北京东黄城根北街 16 号
邮政编码:100717
http://www.sciencep.com
三河市骏杰印刷有限公司印刷
科学出版社发行 各地新华书店经销
\*

2006 年 12 月第 一 版 开本:850×1160 1/16
2024 年 6 月第 二 版 印张:26 1/2
2024 年 6 月第九次印刷 字数:895 000
**定价:118.00 元**
(如有印装质量问题,我社负责调换)

# 前　　言

　　《儿科学》（案例版，第 2 版）根据《国家中长期教育改革和发展规划纲要》及《本科医学教育标准》要求，重点突出"以学生为中心"的医学教育理念，注重提升学生自主学习和实践创新能力，在借鉴国外以问题为中心教学模式的基础上，以不改变现有教学体系及核心内容为出发点，在教材中引入临床典型病例，融临床案例教学于课堂理论授课之中，旨在丰富和拓展教学内容，启发学生临床思维和创造性思维，提高学生的学习主动性和积极性。

　　本教材第 2 版编写，在认真总结第 1 版《儿科学》多年使用情况的基础上，坚持以"三基"内容为重点，坚持科学性和先进性并重，力求内容简练、实用、易懂，知识点明确，以便于学生好学、教师好教。与第 1 版比较，本版教材内容更新如下：

　　（1）第 2 版由第 1 版的 16 章，改编为 17 章。将"小儿免疫与免疫性疾病"改为"免疫缺陷病"和"风湿性疾病概述"两章，突出了免疫缺陷病的防治，以及风湿性（免疫性）疾病的防治。同时，将"支气管哮喘"编到了呼吸系统疾病中。

　　（2）为反映儿科学疾病谱变化，以及儿科临床新技术、新方法的应用，在第 2 版教材中，适当增加了一些临床较为常见的疾病，如手足口病、抽动障碍、注意缺陷多动障碍、朗格汉斯细胞组织细胞增生症、重症肌无力、流行性感冒、系统性红斑狼疮等内容；删去了小儿生长发育障碍、瑞氏（Reye）综合征等内容；对一些疾病内容和知识点也进行了更新和增减。

　　（3）部分章节编排适当变化。例如，把小儿年龄分期放在了"生长发育"一章中。将"儿童保健"一节调整到第 2 章，同时在第 3 章中增加了"伦理部分"；循环系统疾病中，增加了"先天性心脏病总论"，神经肌肉系统疾病中增加了"神经系统疾病检查方法"，包括了体格检查和辅助检查，以期在内容上更加合理和连贯。

　　（4）对临床案例均进行了修改和补充。删去了入院时间，适当调整了旧的治疗药物名称、剂量和用法等，以体现当今儿科学的治疗新方法。

吴福玲

2024 年 4 月

# 目　录

第1章　绪论 ………………………………… 1
　　第1节　儿科学的任务和范围 ………………… 1
　　第2节　儿科学的基础和临床特点 …………… 1
　　第3节　儿科学的发展与展望 ………………… 2
第2章　生长发育 …………………………… 4
　　第1节　小儿年龄分期 ………………………… 4
　　第2节　生长发育的规律及其影响因素 …… 5
　　第3节　体格生长 ……………………………… 6
　　第4节　各系统的生长发育 …………………… 8
　　第5节　神经心理发育与评价 ……………… 10
　　第6节　小儿生长发育障碍 ………………… 14
　　第7节　儿童保健 …………………………… 16
第3章　儿科疾病防治原则 ……………… 22
　　第1节　儿科病史采集和体格检查 ………… 22
　　第2节　儿科治疗原则及特点 ……………… 26
　　第3节　小儿体液平衡的特点和液体疗法 … 29
第4章　小儿营养与营养障碍性疾病 … 39
　　第1节　小儿营养基础 ……………………… 39
　　第2节　婴儿喂养 …………………………… 41
　　第3节　幼儿营养与膳食安排 ……………… 44
　　第4节　营养状况评价 ……………………… 44
　　第5节　蛋白质-能量营养障碍 …………… 55
　　第6节　微量元素障碍 ……………………… 61
第5章　新生儿与新生儿疾病 ………… 64
　　第1节　概述 ………………………………… 64
　　第2节　胎儿生长发育及其影响因素 ……… 65
　　第3节　正常足月儿和早产儿的特点与
　　　　　　护理 ………………………………… 65
　　第4节　小于胎龄儿与大于胎龄儿 ………… 69
　　第5节　新生儿重症监护和呼吸支持治疗 … 70
　　第6节　新生儿窒息 ………………………… 72
　　第7节　新生儿呼吸窘迫综合征 …………… 74
　　第8节　新生儿感染性肺炎 ………………… 77
　　第9节　胎粪吸入综合征 …………………… 78
　　第10节　新生儿出血病 …………………… 80
　　第11节　新生儿黄疸 ……………………… 82
　　第12节　新生儿溶血病 …………………… 83
　　第13节　新生儿低钙血症 ………………… 88

　　第14节　新生儿低血糖症与高血糖症 …… 89
　　第15节　新生儿缺氧缺血性脑病 ………… 91
　　第16节　新生儿颅内出血 ………………… 94
　　第17节　新生儿寒冷损伤综合征 ………… 96
　　第18节　新生儿败血症 …………………… 98
　　第19节　新生儿破伤风 ………………… 101
　　第20节　新生儿呕吐 …………………… 102
　　第21节　新生儿坏死性小肠结肠炎 …… 103
　　第22节　新生儿脐部病变 ……………… 105
　　第23节　新生儿产伤 …………………… 106
　　第24节　新生儿其他感染性疾病 ……… 107
第6章　遗传代谢性疾病 ……………… 110
　　第1节　概述 ……………………………… 110
　　第2节　唐氏综合征 …………………… 112
　　第3节　先天性卵巢发育不全 ………… 116
　　第4节　先天性睾丸发育不全 ………… 118
　　第5节　遗传性代谢缺陷病 …………… 119
第7章　免疫缺陷病 …………………… 128
　　第1节　小儿免疫功能特点 …………… 128
　　第2节　原发性免疫缺陷病 …………… 129
　　第3节　继发性免疫缺陷病 …………… 142
第8章　风湿性疾病概述 ……………… 143
　　第1节　幼年型特发性关节炎 ………… 145
　　第2节　过敏性紫癜 …………………… 148
　　第3节　川崎病 ………………………… 151
　　第4节　系统性红斑狼疮 ……………… 153
第9章　感染性疾病 …………………… 159
　　第1节　病毒感染 ……………………… 159
　　第2节　细菌感染 ……………………… 179
　　第3节　结核病 ………………………… 188
　　第4节　深部真菌病 …………………… 198
　　第5节　寄生虫病 ……………………… 203
第10章　消化系统疾病 ……………… 208
　　第1节　儿童消化系统解剖生理特点 … 208
　　第2节　口炎 …………………………… 208
　　第3节　胃食管反流病 ………………… 210
　　第4节　胃炎 …………………………… 212
　　第5节　消化性溃疡 …………………… 215

第6节　先天性肥大性幽门狭窄…………217
第7节　肠套叠……………………………219
第8节　先天性巨结肠……………………220
第9节　婴儿腹泻…………………………222

第11章　呼吸系统疾病……………………228
第1节　小儿呼吸系统解剖生理特点和
　　　　检查方法………………………228
第2节　急性上呼吸道感染………………229
第3节　急性感染性喉炎…………………231
第4节　急性支气管炎……………………232
第5节　毛细支气管炎……………………233
第6节　肺炎………………………………235
第7节　支气管哮喘………………………241

第12章　循环系统疾病……………………246
第1节　小儿循环系统疾病检查方法……246
第2节　先天性心脏病总论………………248
第3节　常见先天性心脏病………………251
第4节　病毒性心肌炎……………………263
第5节　原发性心内膜弹力纤维增生症……266
第6节　感染性心内膜炎…………………267
第7节　小儿心律失常……………………270
第8节　充血性心力衰竭…………………275

第13章　泌尿系统疾病……………………281
第1节　小儿泌尿系统的解剖生理特点……281
第2节　小儿肾脏疾病的主要实验室
　　　　检查及其临床意义……………282
第3节　小儿肾小球疾病的临床分类……283
第4节　急性肾小球肾炎…………………284
第5节　肾病综合征………………………288
第6节　尿路感染…………………………293
第7节　肾小管性酸中毒…………………295
第8节　血尿………………………………297

第9节　急性肾损伤………………………299

第14章　造血系统疾病……………………302
第1节　小儿造血和血液特点……………302
第2节　小儿贫血…………………………304
第3节　出血性疾病………………………317
第4节　急性白血病………………………327
第5节　朗格汉斯细胞组织细胞增生症……334
第6节　噬血细胞综合征…………………337

第15章　神经肌肉系统疾病………………340
第1节　神经系统疾病检查方法…………340
第2节　化脓性脑膜炎……………………344
第3节　病毒性脑炎和脑膜炎……………348
第4节　吉兰-巴雷综合征…………………351
第5节　癫痫………………………………354
第6节　小儿脑瘫…………………………361
第7节　重症肌无力………………………363
第8节　进行性肌营养不良………………365
第9节　抽动障碍…………………………367
第10节　注意缺陷多动障碍……………369

第16章　内分泌疾病………………………372
第1节　概述………………………………372
第2节　下丘脑-垂体疾病…………………373
第3节　甲状腺疾病………………………382
第4节　先天性肾上腺皮质增生症………388
第5节　儿童糖尿病………………………392

第17章　小儿急救…………………………399
第1节　小儿心肺复苏……………………399
第2节　急性中毒…………………………403
第3节　小儿惊厥…………………………410

参考文献……………………………………414
附录…………………………………………415

# 第1章 绪 论

中华医学会儿科学分会于 2017 年提出：儿科强则儿童强，儿童强则国家强。儿童是国家的未来，儿童时期是人一生中的关键时期。儿科学（pediatrics）是一门研究小儿生长发育、身心健康和疾病防治的医学科学。它的服务对象是体格、心理和精神行为均处于不断生长发育过程中的儿童（自胎儿至青春期）。各个时期小儿的生理、病理等方面都与成人有所不同，而且具有动态的特点。全国第 7 次人口普查数据显示，0~14 岁人口为 25 338 万人，占总人口的 17.95%，与 2010 年相比上升 1.35 个百分点，我国少儿人口比重回升。这表明我国儿科工作面临着十分重要和艰巨的任务。

儿科学是一门研究小儿生长发育规律及其影响因素、小儿疾病的诊治与预防以及小儿疾病的康复方法，使患儿康复的学科。

## 第1节 儿科学的任务和范围

### 一、儿科学的任务

儿科学的任务是以保障儿童健康，提高生命质量为宗旨，不断探索儿科医学理论并在实践中总结经验，努力提高疾病防治水平，降低儿童发病率和死亡率，保障儿童身心健康，为提高中华民族的健康水平作出贡献。

### 二、儿科学的范围

儿科学的范围广而且内容多，一切涉及儿童时期健康和卫生方面的问题都属于儿科学范围。这既包括医疗和保健预防，又涉及医学研究和科学研究。因此，儿科学不是只涉及某些器官、系统或某类疾病的一门医学科学，而是全面研究儿童的一门临床医学，与诸多医学基础学科和社会人文学科（解剖、胚胎、生理、生化、病理、药理、遗传、免疫、微生物、营养、心理、伦理、教育等）有密切关系。

随着医学研究的进展，儿科学也不断向更深入专业的三级学科细化发展，同时也不断派生出新的专业。儿科学的三级学科分支类似内科学，主要以系统划分，如呼吸、消化、循环、神经、血液、肾脏、内分泌等，此外，还有传染病和急救医学等特殊专业。另外，儿童生长发育过程中有一定的阶段性特点，因此儿科学又发展形成了以年龄划分为特征的新专业，如围生医学、新生儿学及青春期医学等。儿科

学还与其他学科交叉派生出许多亚专业，如发育行为儿科学、儿童心理学、环境儿科学、儿童康复学、预防儿科学、灾害儿科学及儿童教育学等学科。

儿科学除了在专业上越分越细、越来越深入以外，实践证明儿童的许多健康和卫生问题还需与社会学、教育学、心理学、护理学、流行病学和医学统计学等学科密切合作才能得以解决，因此今后多学科的多边协作势在必行。此外，要实现保障和促进儿童健康这一目的，普及和宣传科学知识也是不容忽视的重要环节。

## 第2节 儿科学的基础和临床特点

小儿从胎儿到成人的最大特点就是整个阶段一直处于不断生长发育的过程中，年龄越小与成人的差别越大。小儿不是成人的缩影。因此，在实际工作中掌握各个年龄期小儿的特点非常重要。

### 一、基础医学方面

#### （一）解剖

小儿从出生到长大成人，在外观形态上不断发生变化，如体重、身高（长）、头围、胸围、腹围等的增长，身体各部分比例的改变，骨骼发育如颅骨缝、囟门的闭合、骨化中心的出现、出牙换牙等均有一定的规律；内脏器官如心、肝、肾、脾等的大小、位置，以及皮肤、肌肉、神经、淋巴系统等发育也随年龄的增加而变化。只有掌握小儿的正常发育规律，才能判断和识别异常，了解疾病的发生原因，做好保健和医疗工作。

#### （二）生理生化

不同年龄的小儿，其生理、生化的正常参考值也不同，如心率、呼吸、血压常随年龄的增长而有所改变；新生儿期外周血红细胞、白细胞计数及白细胞分类的正常值也各有其特点；婴儿代谢旺盛而肾功能较差，故比成人容易发生水和电解质紊乱；小儿贫血时易出现髓外造血，恢复胎儿期的造血功能。

#### （三）营养代谢

小儿生长发育快、代谢旺盛，对营养物质特别是蛋白质、水的需要量比成人相对要大。婴儿每天需要能量为 418kJ/kg（100kcal/kg），而成人每日仅需 250kJ/kg（60kcal/kg）。小儿胃肠道的消化功能尚

未成熟，故容易造成消化紊乱和营养缺乏。

### （四）病理

由于小儿发育不成熟，机体对病原体的反应因年龄的不同而有差异，如肺炎链球菌所致的肺部感染在婴儿常为支气管肺炎，而年长儿则为大叶性肺炎；维生素 D 缺乏时，婴儿出现佝偻病病理改变，而成人则表现为骨软化症；小儿结核病多为原发复合征的病理变化，而成人则不然。

### （五）免疫

小儿非特异性免疫功能较差，如皮肤黏膜娇嫩，屏障功能差，淋巴系统发育未成熟，防御能力差，补体、调理素等因子活性低下，中性粒细胞的吞噬功能也较差等。特异性体液免疫和细胞免疫也都较成人低下，如婴幼儿时期 IgG、SIgA 水平较低，易患呼吸道及消化道感染。新生儿可通过胎盘自母体获得 IgG，故生后 6 个月内患某些传染病的机会较少；6 个月后，来自母体的 IgG 基本消失，而其自行合成 IgG 的能力一般到 6～7 岁时才达到成人水平。母体 IgM 不能通过胎盘，故新生儿血清 IgM 浓度低，易患革兰氏阴性菌感染。

## 二、临床医学方面

### （一）疾病种类

小儿疾病的种类与成人有很大的差异，如婴幼儿先天性、遗传性疾病和感染性疾病较成人多见；小儿心脏病以先天性心脏病为多见，而成人则常见冠状动脉粥样硬化性心脏病；儿童风湿病常伴有风湿性心肌炎，而成人则以风湿性心瓣膜病多见；中毒性菌痢主要见于小儿；小儿肿瘤疾病中多见急性淋巴细胞白血病、神经母细胞瘤等，而成人则以其他肿瘤为主。

### （二）临床表现

婴幼儿患急性感染性疾病时往往起病急、来势凶，因缺乏局限能力而易并发败血症；常伴有呼吸、循环衰竭和水、电解质紊乱；病情容易反复波动，变化多样，故临床上应密切观察、及时处理。新生儿患感染性疾病时常不伴发热，仅表现为反应差，出现黄疸、体温不升，表情呆滞，外周血白细胞计数不增或反而降低，常无明确的定位症状和体征。

### （三）诊断

由于小儿不同年龄阶段疾病种类、临床表现均有其独特之处，故诊断思路应重视年龄因素。如小儿惊厥，新生儿期者多考虑与产伤、窒息、颅内出血或先天异常有关；6 个月以内者应考虑是否为婴儿手足搐搦症或中枢神经系统感染；6 个月至 3 岁者常以热性惊厥、中枢神经系统感染可能性为大；而 >3 岁的年长儿的无热惊厥则以癫痫为多见。小儿常不能自诉病情或不能准确描述病情，故除了向家长和监护人详细询问病史外，还应特别注意严密观察症状表现和病情变化，及时发现问题，以便早期作出确切的诊断和处理。

### （四）治疗

小儿免疫功能低下，调节和适应能力不成熟，患病时容易出现各种并发症，有时几种疾病可同时存在，因此在治疗主要疾病时，也要注意并发症和并存症的处理。细致的护理和有效的支持疗法是十分重要的儿科治疗措施。

### （五）预后

小儿患病时虽然发病急、病情重、变化快，但如果诊治及时，恢复也较快。小儿各脏器的修复能力较强，故后遗症一般较成人少见。但年幼、体弱、免疫功能差的患儿病情变化快，恶化迅速，应密切观察，积极抢救，分秒必争，采取有力措施，度过危急时期。

### （六）预防

加强预防工作是降低小儿发病率和死亡率的重要环节。近年来广泛推行计划免疫和加强传染病的管理已使许多小儿传染病的发病率和死亡率明显下降。由于重视儿童保健工作，加强了科学育儿知识的普及，营养不良、贫血、腹泻、肺炎等常见病、多发病的发病率和死亡率也已有显著降低。出生后尽早筛查某些先天性代谢性疾病和及时判断视觉、听觉障碍及智力异常，并加以干预和矫治，从而防止发展成严重伤残，也属于预防的范畴。有些成人疾病应在儿童时期开始预防，如小儿肥胖，可发展成为成年人高血压、冠状动脉粥样硬化性心脏病；成年人的风湿性心脏病多数起源于小儿风湿热；小儿时期的隐匿性肾炎或慢性尿路感染如不彻底治疗即可迁延至成人期，发展为慢性肾衰竭。因此加强小儿时期的疾病预防，不仅可增强小儿体质，而且可及时发现和治疗一些潜在的疾病，从而保证成年期的健康。

## 第 3 节　儿科学的发展与展望

祖国医学在儿科学方面有极为丰富的经验和杰出的贡献。我国古代医学名著《黄帝内经》首见于《汉书·艺文志》，是在战国至西汉时期所著，对儿科病症已有记录。1973 年在长沙马王堆三号汉墓出土的帛书医方中也发现当时已有婴儿索痉、婴儿病痫等记载。司马迁所著《史记》在《扁鹊仓公列传》中首次提到"小儿医"的名词，记述扁鹊在秦国治小儿疾病，名闻天下。东汉张仲景《伤寒杂病论》中包括了儿科疾病的诊疗。三国时期的华佗也有治疗儿科疾病的丰富经验。西晋葛洪《肘后救卒方》最早记录了天行发斑疮（天花）的典型症状和流行情况，并有治疗结核病、海藻治瘿疾（甲状腺肿）、槟榔治寸白虫病（绦虫病）等的记载。隋唐时期记述小儿疾病的论著渐多。隋代巢元方的《诸病源候论》分别叙述小儿传染病如伤寒、痢疾、肺结核和营养缺乏性疾病如夜盲、脚气病等；唐代孙思邈所著《备急千金要方》论述了小儿发育进程、用兽乳喂哺、用动物肝脏治疗夜盲和雷丸治肠寄生虫病等方法。唐朝对儿科十分重视，在太医署内专设少小科（儿科），与内、外、五官科相并列；此后一直到清代，在太医局、太医院内均设小方脉科，有力地推动了儿科的发展。宋代名医钱乙专业从事儿科40余年，曾撰写《小儿药证直诀》总结了出疹性疾病和小儿常见症状的处理经验；此后刘昉等著《幼幼新书》，无名氏编《小儿卫生总微论方》和陈文中著《小儿病源方论》都是有很高价值的儿科文献，宋代还有《嘉祐补注本草》《经史证类备急本草》《太平圣惠方》《圣济总录》等书，对儿科发展均有贡献。

明代接种人痘预防天花在民间广泛采用，是我国儿科的重大发明。1741年张琰已出版《种痘新书》专著，比英国詹纳（Jenner）发明牛痘早了数十年。明、清两代关于儿科的书籍颇多，如朱橚等集成《普济方》的第九部分专述婴儿病症，张介宾《景岳全书》中的"小儿则"，陈梦雷的《古今图书集成医部全录》中的"幼科心法"，沈金鳌著作《沈氏尊生书》的"幼科释迷"都有其独到之处。

20世纪40年代各大城市普遍设立儿科，出国学习者也日渐增多，对引进国外儿科学诊治先进经验起到很好的作用。传染病、营养缺乏病和新生儿疾病是当时导致婴儿死亡的主要原因，故儿科界对此进行了较深入的探索。美国儿科专家霍尔特（Holt）于1896年编写的《儿科学》为第一本较完整的儿科教材，对培养儿科人才，提高儿科诊疗质量起了一定作用。1943年我国著名儿科学家褚福棠教授编著的《实用儿科学》完稿，并赠给中华医学会刊印出版，至此我国才有自己的较完整的儿科医学参考书，此书几经修订，是目前我国儿科工作者最常参考的高级读物。

中华人民共和国成立以后，党和政府对儿童健康十分重视，从建国初期就广泛推行新法接生，提倡科学育儿，从而大大降低了新生儿破伤风的发病率。由于贯彻"预防为主"的卫生方针，大力开展爱国卫生运动，实行计划免疫，使传染病的发病率大幅度下降。2001年国务院颁布了《中国儿童发展纲要（2001—2010年）》，提出了儿童健康、教育、法律保护和环境等四个领域儿童发展的主要目标和策略措施，截至2010年，纲要中确定的主要目标已基本实现，儿童健康、营养状况持续改善，婴儿、5岁以下儿童死亡率分别从2000年的32.2‰、39.7‰下降至13.1‰、16.4‰，孕产妇死亡率从2000年的53.0/10万下降到30.0/10万，纳入国家免疫规划的疫苗接种率达到了90%以上，儿童教育普及程度持续提高，学前教育毛入园率从2000年的35.0%升至

56.0%，小学学龄儿童净入学率达到99.7%，初中阶段和高中阶段毛入学率分别是100.0%和82.5%，孤儿、贫困家庭儿童、残疾儿童、流浪儿童、受艾滋病影响儿童等弱势儿童群体得到更多的关怀和救助。

但受各种因素的影响，儿童发展和权利保护还存在很多问题和挑战，为了进一步解决儿童发展面临的突出问题，促进儿童的全面发展和权利保护，2021年国务院印发《中国儿童发展纲要（2021—2030年）》。

纲要指出：儿童是国家的未来、民族的希望。当代中国少年儿童既是实现第一个百年奋斗目标的经历者、见证者，更是实现第二个百年奋斗目标、建设社会主义现代化强国的生力军。促进儿童健康成长，能够为国家可持续发展提供宝贵资源和不竭动力，是建设社会主义现代化强国、实现中华民族伟大复兴中国梦的必然要求。党和国家始终高度重视儿童事业发展，先后制定实施三个周期的中国儿童发展纲要，为儿童生存、发展、受保护和参与权利的实现提供了重要保障。

党的十八大以来，以习近平同志为核心的党中央把培养好少年儿童作为一项战略性、基础性工作，坚持儿童优先原则，大力发展儿童事业，保障儿童权利的法律法规政策体系进一步完善，党委领导、政府主责、妇女儿童工作委员会协调、多部门合作、全社会参与的儿童工作机制进一步巩固，儿童发展环境进一步优化。截至2020年底，婴儿、5岁以下儿童死亡率分别从2010年的13.1‰、16.4‰下降到5.4‰、7.5‰。儿童发展和儿童事业取得了历史性新成就。

到2030年，新生儿、婴儿和5岁以下儿童死亡率将分别降至3.0‰、5.0‰和6.0‰以下，地区和城乡差距逐步缩小；儿童常见疾病和恶性肿瘤等严重危害儿童健康的疾病得到有效防治；5岁以下儿童贫血率和生长迟缓率分别控制在10%和5%以下，儿童超重、肥胖上升趋势得到有效控制。

近期，国家卫生健康委、国家发展改革委、教育部等10个部门联合印发《关于推进儿童医疗卫生服务高质量发展的意见》（以下简称《意见》），意见要求，加强儿科专业人才培养，重点围绕儿科常见病和多发病规范化诊疗、儿科疑难危重症的早期识别和转诊、儿童慢性病管理、儿童保健服务等方面，大力开展儿科、全科等相关专业医护人员培训。根据《意见》要求，到2025年，儿科医疗资源配置和服务均衡性逐步提高，每千名儿童拥有儿科执业（助理）医师数达到0.87人。

我们儿科工作者应该肩负起历史重任，积极探索儿科学发展规律，全面借鉴先进的理论知识和技术，进一步加强儿科学基础和临床研究，坚持普及与提高，坚持多中心协作，精益求精，开拓进取，勇攀高峰，为中华民族屹立于世界健康民族之林而不懈努力。儿童事业发展使命艰巨、任重道远。

（吴福玲）

# 第2章 生长发育

小儿区别于成人的最大特点就是机体一直处在生长发育的动态变化之中。生长是指小儿身体各器官、系统的长大和形态变化，可以通过测量方法表示其量的变化。发育是指细胞、组织、器官的分化完善与功能上的成熟。生长和发育两者紧密相关，生长是发育的物质基础，而身体、器官、系统的发育成熟状况又反映在生长的量的变化上。

## 第1节 小儿年龄分期

小儿的生长发育是一个连续渐进的动态过程，各系统器官组织逐渐长大，功能亦日渐成熟。不同年龄的小儿在解剖、生理、病理等方面确有不同的特点，为了便于进行保健和医疗工作，一般人为地将小儿划分为7个不同的年龄时期，但各期之间既有区别，又有联系，不能孤立地理解和认识。

### 一、胎　儿　期

胎儿期指从受精卵形成到出生为止，共40周。受精后前8周称为胚胎期，此期各系统的器官发育非常迅速，各重要器官的发育已见雏形。以心脏发育为例，受精后2周心脏即开始形成，4周时开始有血液循环，8周时心脏四腔结构就已经形成。此时胚胎平均重9g，长5cm。如果此阶段受到外界干扰，容易引发严重畸形甚至死亡并流产。至第8周末胎儿已经基本成形。

胚胎期是机体各器官原基分化的关键时期，此时如受到各种不利因素的影响，便可影响胎儿各器官的正常分化，从而造成流产或各种畸形，因此孕期保健必须从妊娠早期开始。从第9周起到出生，是以组织与器官的迅速生长和功能渐趋成熟为其主要特点。临床上将整个妊娠过程分为3个时期：①妊娠早期：从形成受精卵至不满12周，胎儿在此期末基本形成，并可分辨出外生殖器；②妊娠中期：自13周至未满28周，胎儿各器官在此期内迅速成长，功能逐渐成熟，胎龄28周时体重约1000g，此时肺泡结构基本完善，已具有气体交换的功能，故常以妊娠28周定为胎儿有无生存能力的界限；③妊娠晚期：自满28周至婴儿出生，此期胎儿以肌肉发育和脂肪积累为主，体重迅速增加。

胎儿完全依靠母体而生存。由于胎盘和脐带的异常或其他原因引起的胎儿缺氧、各种感染、理化因素刺激，或孕妇营养不良、吸烟酗酒、心理创伤等不利因素均可使胎儿发生生长发育障碍，并导致死胎、流产、早产或先天畸形等严重后果，因此加强孕期保健和胎儿保健十分重要。

### 二、新生儿期

新生儿期是自出生后脐带结扎时起至生后满28天。按年龄划分，此期实际包含在婴儿期内。由于此期在生长发育和疾病方面具有非常明显的特殊性，且发病率高，死亡率也高，因此将婴儿期中的这一特殊时期单独列为新生儿期。这一时期小儿脱离母体开始独立生活，内外环境发生了剧烈变化，而新生儿的生理调节和适应能力还不够成熟。因此易发生体温不升、体重下降及各种疾病如产伤、窒息、出血、溶血、感染、先天畸形等。新生儿期保健特别强调加强护理，如保暖、喂养消毒隔离、清洁卫生等。

围生期是指产前、产时和产后的一个特定时期。自妊娠28周（此时胎儿体重约1000g）至生后7天。这一时期包括了胎儿晚期、分娩过程和新生儿早期，是小儿经历巨大变化、生命遭受最大危险的时期。围生期死亡率是衡量一个国家或地区的产科和新生儿科质量乃至该地区卫生水平的一项重要指标。

### 三、婴　儿　期

从出生至满1周岁以前为婴儿期，也称乳儿期。这是小儿出生后生长发育最迅速的时期，身长在一年中增加50%，体重增加2倍；脑发育也很快，1周岁时已开始学走，有利于主动接触周围事物，并能听懂一些话和有意识地发几个音。由于生长迅速，小儿对营养素和能量的需要量相对较大，但由于其消化吸收功能尚不够完善，因此容易发生消化紊乱和营养不良；后半年因经胎盘所获得的被动免疫力逐渐消失，故易患感染性疾病。在这一阶段母乳喂养十分重要，还需有计划地接受预防接种，完成基础免疫程序，并应重视卫生习惯的培养。婴儿死亡率是指每1000名活产婴儿中在1岁以内的死亡人数，婴儿死亡率是国际通用的判断一个国家或地区卫生水平的重要指标之一。

## 四、幼　儿　期

1 周岁以后至满 3 周岁之前称为幼儿期。此时小儿生长发育速度稍减慢，但活动范围增大，接触周围事物增多，故智能发育较快，语言、思维和交往能力增强，但对各种危险的识别能力不足，故应注意防止意外创伤和中毒。其膳食也从乳汁转换到饭菜，并逐步向成人饮食过渡，应注意防止营养不良和消化紊乱。由于活动范围增大而自身免疫力尚不够健全，故仍应注意防止各种传染病。

## 五、学 龄 前 期

自 3 周岁至 6～7 岁入小学前为学龄前期。小儿在此阶段生长速度较慢，每年体重约增加 2kg，身高约增加 5cm，但智能发育更趋完善，好奇多问，模仿性强。由于该时期的小儿具有较大的可塑性，因此要注意培养其良好的道德品质和生活习惯，为入学作好准备。学龄前儿童防病能力有所增强，但因接触面广，仍可发生传染病和各种意外，并易罹患免疫性疾病，如急性肾炎、风湿热等。

## 六、学　龄　期

从 6～7 岁入学起至青春期前称为学龄期，此期小儿体格发育处于稳步增长中，除生殖系统以外的其他器官发育到本期末已接近成人水平。脑的形态发育基本完成；智能发育进一步成熟，早年掌握的运动功能被发展到用于目的明确的活动，如体育竞赛等；由于求知能力加强，理解、分析、综合能力逐步完善，因此此期是接受科学文化教育的重要时期。这一时期的发病率有所降低，但要注意防止近视和龋齿；端正坐、立、行的姿势；安排有规律的生活、学习和锻炼，保证足够的营养和睡眠；防治精神、情绪和行为等方面的问题。

## 七、青　春　期

青春期是从童年过渡到成年的重要发育阶段，女孩一般从 11～12 岁开始到 17～18 岁，男孩从 13～14 岁开始到 18～20 岁，但个体差异较大。在此时期儿童体格生长再次加速，形成第二次高峰，同时生殖系统的发育也加速并渐趋成熟，出现第二性征：男孩声音变粗、长出胡须，出现遗精；而女性则骨盆变宽、脂肪丰满，出现月经。此期由于神经内分泌调节不够稳定，可出现良性甲状腺肿、贫血、女孩出现月经不规则、痛经等。由于与社会接触增多，外界环境对其影响越来越大，常可引起心理、行为、精神等方面的不稳定。在保健方面，除了要保证供给足够的营养以满足生长发育迅速增加所需和加强体格锻炼、注意休息以外，尚应根据其心理特点，

加强教育和引导，使之树立正确的人生观和培养优良的道德品质，此时期也是学习文化和科学知识的最好时期，因此必须高度重视青春期卫生保健工作，从而保证青少年的身心健康。

# 第 2 节　生长发育的规律及其影响因素

小儿各器官、系统生长发育的速度和顺序都遵循一定的规律，熟悉这些规律对正确评价小儿的生长发育状况，提出指导措施有十分重要的意义。

### （一）生长发育规律

**1. 生长发育是连续的过程**　在整个小儿时期，生长发育是在连续不断地进行的，但各年龄阶段生长发育的速度不同。一般体格生长，年龄越小，增长越快，如体重和身长在出生后前半年，尤其在前 3 个月增长最快，出现出生后的第一个生长高峰；第二年以后生长速度逐渐减慢；至青春期生长速度又加快，出现第二个生长高峰。

**2. 各系统器官的发育不平衡**　儿童各系统的发育顺序遵循一定规律，发育快慢不同，各有先后。如神经系统发育较早，脑在生后 2 年内发育较快；淋巴系统则先快而后慢，在儿童期生长迅速，于青春期前达高峰，此后逐渐下降；生殖系统发育较晚；其他如心、肝、肾、肌肉等系统的发育基本与体格生长平行（图 2-1）。

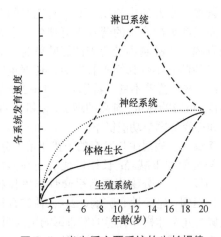

图 2-1　出生后主要系统的生长规律

**3. 生长发育的一般规律**　小儿一般生长发育遵循由上到下、由近到远、由粗到细、由低级到高级、由简单到复杂的规律。如出生后运动发育的规律：先抬头、后挺胸，再会坐、立、行（由上到下）；从臂到手，从腿到脚活动（由近到远）；从全掌抓握到手指拾取物品（由粗到细）；先画直线后画圆、图形（由简单到复杂）；认识事物的过程：先会看、听、感

觉事物，逐渐发展到有记忆、思维、分析和判断（由低级到高级）。

**4. 生长发育的个体差异**　小儿生长发育虽按一定的规律发展，但在一定范围内受遗传、营养、教养、环境的影响而存在相当大的个体差异。如父母身高较高，其子女的身高一般也较高；在父母身高相同的情况下，营养状况好的子女的身高要高于营养状况差的子女。每个儿童的生长轨迹不会完全相同。因此，儿童的生长发育水平有一定的范围，所谓的正常值不是绝对的，必须考虑影响个体的不同的因素，才能作出正确的判断。

## （二）影响生长发育的因素

**1. 遗传**　机体染色体中的基因是决定遗传的物质基础。小儿生长发育的特征、潜力、趋向等都受到父母双方遗传因素的影响；种族和家族的遗传信息影响深远，如皮肤、头发的颜色、面型特征、身材高矮、性成熟的迟早以及对疾病的易感性等都与遗传有关；遗传性代谢缺陷病、内分泌障碍、染色体畸变等更可直接影响小儿生长发育。

**2. 性别**　男、女孩生长发育各有其规律与特点，如女孩的青春期开始约较男孩早2年，体格生长较快，其身长、体重可超过男孩。男孩青春期虽然开始较晚，但其延续时间较女孩长，最终体格生长还是超越女孩；又如女孩的骨化中心出现较早，骨骼较轻、骨盆较宽、肩距较窄，皮下脂肪较发达，而肌肉不如男孩发达。故在评估小儿生长发育时应分别按男、女孩标准进行。

**3. 营养**　小儿的生长发育必须有完善的营养素供给，充足和调配合理的营养素可使生长潜力得到最好的发挥。年龄越小受营养的影响就越大。宫内营养不良的胎儿不仅体格生长落后，还严重影响脑的发育；出生后营养不良，特别是第1～2年的严重营养不良，可影响体重、身高的增长，使机体的免疫、内分泌和神经等调节功能低下。

**4. 疾病**　疾病对生长发育的干扰作用十分明显，急性感染常使体重减轻；长期慢性疾病则影响体重和身高的发育；内分泌疾病常引起骨骼生长和神经系统发育迟缓；先天性心脏病、21-三体综合征等先天性疾病对儿童体格和智能的发育影响更为明显。

**5. 孕母情况**　胎儿在宫内的发育受孕母的生活环境、营养、情绪和疾病等各种因素的影响。妊娠早期的病毒性感染可导致胎儿先天畸形；孕母严重营养不良可引起流产、早产和胎儿体格生长以及脑的发育迟缓；妊娠早期某些药物、放射线辐射、环境中毒物和精神创伤等均可影响胎儿发育。

**6. 生活环境**　阳光充足、空气新鲜、水源清洁、无噪声、住房条件舒适等，能促进小儿生长发育。反之，则会带来不良影响。健康的生活习惯和科学

的护理、正确的教养和体育锻炼、完善的医疗保健服务等都是保证儿童生长发育达到最佳状态的重要因素。

综上所述，遗传决定了生长发育的潜力，这种潜力又受到众多外界因素的作用和调节，两方面共同作用的结果决定了每一个体的生长发育水平。作为儿科医务保健人员必须充分熟悉这些因素的作用，正确判断和评价小儿生长发育情况，及时发现偏离和不足，追查原因予以纠正，以保证小儿沿着自己正常的生长轨迹不断发育长大成人。

# 第3节 体格生长

## （一）体格生长的常用指标

**1. 体重**　是反映儿童体格生长与营养状况的重要指标。临床用药、静脉输液等也常根据体重计算。

新生儿出生体重与其胎次、胎龄、性别和宫内营养状况有关。2015年我国九市城区调查结果显示男婴平均出生体重为（3.38±0.40）kg，女婴为（3.26±0.40）kg，与世界卫生组织（WHO）的参考值相近（男婴3.3kg，女婴3.2kg）。出生后1周内由于摄入不足、胎粪排出和水分丢失等，可出现暂时性体重下降（下降范围3%～9%），称为生理性体重下降，约在出生后3～4日达最低点，以后逐渐回升，一般出生后7～10日内恢复到出生时的体重。如果体重下降超过10%或至第10天还未恢复到出生体重，则为病理状态，应分析其原因。

随年龄的增加，儿童体重的增长逐渐减慢。正常足月婴儿出生后第1个月体重增加可达1～1.7kg，出生后3～4个月体重约等于出生时体重的2倍；第1年内婴儿前3个月体重的增加值约等于后9个月内体重的增加值，即12月龄时婴儿体重约为出生时的3倍（10kg），是出生后体重增长最快的时期，系第一个生长高峰；出生后第2年体重增加2.5～3.5kg；2岁至青春期前体重增长减慢，年增长值约2kg。

儿童体重的增长为非等速的增加，进行评价时应以个体儿童自己体重的变化为依据，不可把通过公式计算的体重或人群体重均数（所谓"正常值"）当作标准进行评价。当无条件测量体重时，为便于医务人员计算小儿用药量和液体量，可用以下公式估计体重（表2-1）。

**表2-1　正常儿童体重、身高估计公式**

| 年龄 | 体重（kg） | 年龄 | 身高（长）（cm） |
|---|---|---|---|
| 出生 | 3.25 | 出生 | 50 |
| 3～12月龄 | [年龄（月）+9]/2 | 3～12月龄 | 75 |
| 1～6岁 | 年龄（岁）×2+8 | 2～6岁 | 年龄（岁）×7+75 |
| 7～12岁 | [年龄（岁）×7-5]/2 | 7～10岁 | 年龄（岁）×6+80 |

正常同年龄、同性别儿童的体重存在个体差异，一般在 10% 上下，故大规模儿童生长发育指标测量的平均值仅能作为参考。若想正确评价某一儿童的生长状况，最好能连续定期监测其体重变化，如发现体重增长过多或不足，应及时查找原因，予以纠正。

**2. 身高（长）** 身高（长）指头部、脊柱与下肢长度的总和。3 岁以下儿童立位测量不易准确，应仰卧位测量，称为身长。3 岁以上儿童立位时测量称为身高。立位测量值比仰卧位少 1～2cm。身高（长）的增长规律与体重相似，年龄越小增长越快，也出现婴儿期和青春期两个生长高峰。

出生时身长平均为 50cm，生后第 1 年身长增长最快，约为 25cm；前 3 个月身长增长 11～13cm，约等于后 9 个月的增长值，1 岁时身长约 75cm；第 2 年身长增长速度减慢，为 10～12cm，即 2 岁时身长约 87cm；2 岁以后身高（长）每年增长 6～7cm。2 岁以后每年身高（长）增长低于 5cm，生长速度下降。

身高（长）的增长受遗传、内分泌、宫内生长水平的影响较明显，短期的疾病与营养波动不易影响身高（长）的生长。

身高（长）包括三部分，即头、脊柱（躯干）和下肢，但各部分的增长速度不一致。出生后第一年头部生长最快，躯干次之，至青春期时下肢增长最快。故头、躯干和下肢在各年龄期所占身高的比例不同。有些疾病可造成身体各部分的比例失常，这就需要测量上部量（从头顶至耻骨联合上缘）和下部量（从耻骨联合上缘至足底）以帮助判断。初生婴儿上部量大于下部量（中点在脐上），随着下肢长骨的增长，中点下移，2 岁时中点在脐下；6 岁时中点在脐与耻骨联合上缘之间；12 岁时即位于耻骨联合上缘，即上、下部量相等。胎儿时期至成人身体各部比例见图 2-2。

身高（长）是反映骨骼发育的重要指标，影响身高（长）的因素很多，如种族、遗传、营养、内分泌、运动和疾病等。一般短期的疾病与营养不足不会明显影响身高，身高显著异常大都是由于先天性骨骼发育异常或内分泌疾病所致。

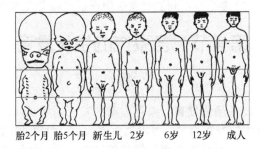

图 2-2 胎儿时期至成人身体各部比例

**3. 坐高**（顶臀长） 是头顶到坐骨结节的长度，精确至 0.1cm。3 岁以下儿童仰卧位测量的值称为顶臀长。坐高增长代表头颅与脊柱的生长。

**4. 指距** 是两上肢水平伸展时两中指尖的距离，代表上肢长骨的生长。

**5. 头围的增长** 头围经眉弓上缘、枕骨结节左右对称环绕头一周的长度为头围，精确至 0.1cm。头围的增长与脑和颅骨的生长有关。胎儿期脑发育最快，故出生时头围相对较大，为 33～34cm；与体重、身高（长）增长相似，1 岁以内头围增长较快，特别是前 3 个月，前 3 个月头围的增长约等于后 9 个月的增长值（6cm），1 岁时 46cm，1 周岁后头围增长减慢，2 岁时头围 48cm；5 岁时为 50cm；15 岁时头围接近成人，为 54～58cm。头围测量值在 2 岁以内最有价值。头围过小常提示脑发育不良；头围增长过速则常提示脑积水、佝偻病后遗症等。

**6. 胸围** 沿乳头下缘经肩胛角下缘水平绕胸一周的长度为胸围。胸围的大小与肺和胸廓的发育有关。出生时胸围平均为 32cm，比头围小 1～2cm；1 岁左右胸围等于头围；2 岁以后胸围应逐渐超过头围。营养较差、佝偻病、锻炼不够的小儿胸围超过头围的时间可推迟到 1.5 岁以后。1 岁至青春期胸围超过头围的厘米数约等于小儿岁数减 1cm。

**7. 腹围** 平脐（小婴儿取剑突与脐之间的中点）水平绕腹一周的长度为腹围，精确至 0.1cm。2 岁以前腹围与胸围约相等，2 岁以后则腹围较小。腹围测量不易准确，且影响因素多，故临床意义不大。但在患腹部疾病时（如腹水）需测量腹围。

**8. 上臂围** 沿肩峰与尺骨鹰嘴连线中点的水平绕上臂一周的长度为上臂围。上臂围值代表上臂肌肉、骨骼、皮下脂肪和皮肤的生长，反映了小儿的营养状况。1 岁以内上臂围增长迅速。1～5 岁增长缓慢。在无条件测体重和身高（长）的地方，可测量上臂围以筛查 1～5 岁小儿的营养状况：>13.5cm 为营养良好；12.5～13.5cm 为营养中等；<12.5cm 为营养不良。

### （二）体格生长常用指标测量方法

**1. 体重** 体重测量应在晨起空腹排尿后进行，小儿应脱去衣裤鞋袜。新生儿及婴儿使用婴儿盘式杠杆秤测量，精确读数至 10g；儿童用载重 50kg 杠杆秤测量，精确读数到 50g。

**2. 身高（长）** 3 岁以下婴幼儿用卧式量板测身长，面部朝上，两腿伸直，头顶及足底紧贴测量板。3 岁以上使用身高计测量，要求小儿直立，正视前方，胸稍挺，腹微收，两臂自然下垂，手指并拢，背靠身长计立柱或墙壁，使两足后跟、臀部及两肩部接触到立柱或墙壁面。

**3. 坐高** 3 岁以下小儿用卧式量板测坐高（顶臀长），测量者提起小儿小腿使膝关节屈曲，大腿与底板垂直，骶骨紧贴底板，移动足板紧压臀部、读量床两侧刻度。3 岁以上小儿坐于坐高计凳上，挺身坐直，骶部紧靠量板，大腿靠拢紧贴凳面与躯干成直角，膝关节屈曲成直角，两脚平放，下移头板与头顶接触，读数。

**4. 头围**　将软尺 0 点固定于头部一侧的齐眉弓上缘，使皮尺紧贴头皮、绕经枕骨结节最高点回至 0 点。

**5. 胸围**　3 岁以下取卧位（或立位），3 岁以上取立位，两手自然平放或下垂，将软尺 0 点固定于乳头下缘（乳腺已发育的女孩，固定于胸骨中第 4 肋间），拉软尺接触皮肤，经两肩胛下缘回至 0 点，取平静呼吸中间读数，或呼气与吸气的平均值。

**6. 腹围**　婴儿取卧位，将软尺 0 点固定于剑突与脐连线中点，经同一水平绕腹一周回至 0 点。

**7. 上臂围**　取立位、坐位或仰卧位，双臂自然下垂或平放。常选用左上臂测量，将软尺 0 点固定于上臂外侧肩峰与鹰嘴连线中点，沿该点水平将软尺绕上臂一周，回至 0 点。

### （三）体格生长的评价

了解儿童各阶段生长发育的规律及特点和正确评价其生长发育状况，给予适当的指导与干预，促进儿童的健康成长，是儿童保健和临床工作中的一项重要内容。要正确评价个体或群体儿童的生长发育现状及今后发展趋势，必须首先选择一个合适的正常儿童体格生长发育推荐标准参考值作为比较。WHO 推荐美国国家卫生统计中心（NCHS）汇集的测量资料作为国际参照人群值。我国卫生部门也调查了全国儿童的体格发育数据，将其为中国儿童参照人群值，用于制备我国儿童生长发育曲线和比较儿童的营养、生长状况。

**1. 评价体格生长的常用方法**

（1）均值离差法：正常儿童生长发育状况多呈正态分布，各常用均值离差法分析，以平均值（$\overline{X}$）加减标准差（SD）来表示。$\overline{X}$ ±SD 包括 68.3% 的总体；$\overline{X}$ ±2SD 包括 95.4% 的总体；$\overline{X}$ ±3SD 包括 99.7% 的总体。通常以 $\overline{X}$ ±2SD 为均值离差法的正常范围。

（2）百分位数法：适用于正态和非正态分布状况。以第 50 百分位数（$P_{50}$）为中位数；常用的有 $P_3$（相当于 $\overline{X}$-2SD）、$P_{10}$、$P_{25}$、$P_{50}$、$P_{75}$、$P_{90}$、$P_{97}$（相当于 $\overline{X}$+2SD）。通常以 $P_3 \sim P_{97}$（包括总体的 95%）为百分位数法的正常范围。当变量呈正态分布时，百分位数法与均值离差法两者的相应数值相当接近。

（3）标准差积法（Z 积分，Z score，SDS）：是用偏离该年龄组标准差的程度来反映生长情况，可在不同人群间进行较为精确的比较：Z=（$X$-$\overline{X}$）÷SD。其中 $X$ 为测得值，$\overline{X}$ 为平均值，SD 为标准差。Z 积分可为正值，也可为负值。通常以 $\overline{X}$ ±2SD 为标准差积分法的正常范围。

（4）指数法：用两项指标间的相互关系进行比较。

常用考普（Kaup）指数，即体重（kg）/[ 身高（m）]²，是每单位面积的体重值（故亦称为体重指数，BMI），主要反映人体的发育和营养状况；指数值在出生后 6～8 个月内随月龄增加而增加，1 岁以后随年龄增加而下降，正常男孩指数均值为 12.71～17.84，女孩为 12.67～17.32。

（5）生长曲线图评价法：将同性别、各年龄组小儿的某一项体格生长指标（如身高、体重等）的各主要百分数值（或均值离差法的均值和标准差水平）画成曲线，可制成生长发育曲线图，作为评价小儿生长的依据。优点是较数字直观，且通过定期纵向观察不仅能准确了解儿童的发育水平，还能判断儿童某项指标的生长趋势有无偏离，便于及早发现原因和采取干预措施。

**2. 体格生长评价的主要内容**　一般包括发育水平、生长速度和匀称程度三个方面。

（1）发育水平：包括所有单项体格生长指标，如体重、身高（长）、头围、胸围、上臂围等，将小儿某一年龄时的某一项体格生长指标测量值（横断面测量）与参考人群值比较，即得到该小儿此项体格生长指标在此年龄的发育水平，但不能预示其生长趋势。

（2）生长速度：对小儿某一单项体格生长指标（身高、体重为最常用者）进行定期连续测量（纵向观察），即可得到该小儿此项体格发育指标的生长速度。这种动态纵向观察方法可发现每个小儿自己的生长轨迹，及时发现生长偏离、加以干预。

（3）匀称程度：是对体格发育各指标之间的关系进行评估，如坐高（顶臀高）/ 身高（长）的比值可反映下肢发育状况，评价身材是否匀称；Kaup 指数可指示体型匀称度、是否过胖或过瘦等。

**3. 体格生长评价注意事项**

（1）必须采用规范的测量用具和正确的测量方法，力求获得准确的测量数据。

（2）必须定期纵向观察，以了解儿童的生长趋势，不能单凭一次检查结果就作出结论。

（3）要根据不同的对象选用合适的参考人群值。

## 第 4 节　各系统的生长发育

### 一、骨骼发育

**1. 头颅骨发育**　颅骨因脑的发育而增长，故较面部骨骼发育为早。可根据头围大小、骨缝和前囟、后囟闭合迟早等来衡量颅骨的发育水平。经过产道分娩的婴儿，出生时颅缝稍有重叠；前囟为额骨和顶骨形成的菱形间隙（图 2-3），出生时前囟对边中点连线长度为 1.0～2.0cm，以后随颅骨发育而增大，6 个月后逐渐骨化而变小，在 1～1.5 岁时闭合，最迟于 2 岁闭合。后囟是两块顶骨和枕骨形成的间隙，出生时即已很小或已闭合，一般于出生后 6～8 周闭合。骨缝和囟门的闭合反映颅骨的骨化过程，在儿科临床上有重要意义，如囟门早闭或过小见于小头畸形，迟闭、过大则见于佝偻病、先天性甲状腺功能减退症等疾病；前囟饱满常示颅内压增高，见于脑积水、脑炎、脑膜炎、脑肿瘤等疾病，而前囟凹陷则见于极度消瘦或脱水小儿。

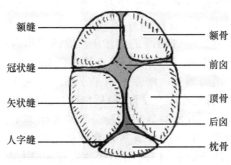

图 2-3 小儿的囟门

面骨、鼻骨、下颌骨等的发育稍晚，1～2 岁时随着牙齿萌出面骨变长、下颌骨向前凸出，面部相对变长。

**2. 脊柱的发育** 脊柱的增长反映脊椎骨的发育。出生后第 1 年脊柱增长快于四肢，而 1 岁以后则落后于四肢的增长。新生儿出生时脊柱仅呈轻微后凸；3 个月左右随着抬头动作的发育出现颈椎前凸；6 个月后能坐时出现胸椎后凸；1 岁左右开始行走时出现腰椎前凸；6～7 岁时这 3 个脊椎自然弯曲才为韧带所固定。生理弯曲的形成与直立姿势有关。儿童坐、立、走的姿势不正确及骨骼疾病均可引起脊柱发育异常或造成畸形。

**3. 长骨骨化中心的发育** 长骨的生长和成熟与体格生长有密切关系。长骨生长主要依靠其干骺端的软骨骨化和骨膜下成骨使之增长、增粗，当骨骺和骨干融合后，长骨即停止增长。

随着年龄的增长，长骨干骺端的软骨次级骨化中心按一定的顺序和骨解剖部位有规律出现，可以反映长骨的生长发育成熟程度。通过 X 线检查不同年龄儿童长骨骨骺端骨化中心的出现时间、数目、形态的变化，并将其标准化，即为骨龄。腕部于出生时无骨化中心，股骨远端及胫骨近端已出现骨化中心。因此判断长骨的生长，婴儿早期应摄膝部 X 线片，年长儿摄左手及腕部 X 线片，了解其腕骨、掌骨、指骨的发育。出生后腕部骨化中心出现次序为头状骨、钩骨（3 个月左右）；下桡骨骺（约 1 岁）；三角骨（2～2.5 岁）；月骨（3 岁左右）；大、小多角骨（3.5～5 岁）；舟骨（5～6 岁）；下尺骨骺（6～7 岁）；豆状骨（9～10 岁）。10 岁时出全，共 10 个，故 1～9 岁腕部骨化中心的数目约为其岁数加 1。目前

临床多用格罗伊利希 - 派尔（Greulich-Pyle）图谱法或 TW2 评分法根据每个骨化中心的出现时间、大小、形态、密度等与标准图谱加以比较，其骨骺成熟度相当于某一年龄标准图谱时，该年龄即为其骨龄。骨生长与生长激素、甲状腺素、性激素有关。骨龄在临床上有重要意义，如患生长激素缺乏症、甲状腺功能减退症、肾小管酸中毒等疾病时骨龄明显落后；中枢性性早熟、先天性肾上腺皮质增生症则骨龄超前。但正常骨化中心出现的年龄差异较大，诊断骨龄延迟时一定要慎重。

## 二、牙齿的发育

牙齿（teeth）的生长与骨骼发育有一定关系，人一生有两副牙齿，即乳牙（共 20 个）和恒牙（共 32 个）。出生时在颌骨中已有骨化的乳牙牙胞，但未萌出。小儿出生时无牙，生后 4～10 个月乳牙开始萌出，12 个月尚未出牙者可视为异常。出牙顺序见图 2-4，最晚 2.5 岁出齐。2 岁以内乳牙的数目为月龄减 4～6，但乳牙的萌出时间也存在较大的个体差异。恒牙的骨化从新生儿时开始，6 岁左右开始萌出第 1 颗恒牙，即第 1 磨牙，位于第 2 乳磨牙之后；自 6～12 岁开始，乳牙按萌出先后逐个脱落代之以恒牙，其中第 1、2 双尖牙代替第 1、2 乳磨牙，12 岁左右萌出第 2 磨牙，18 岁以后出现第 3 磨牙（智齿），但也有终身不出此牙者，恒牙一般在 20～30 岁时出齐。

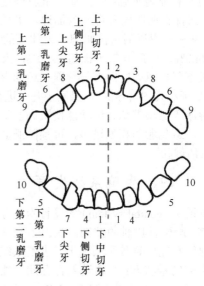

图 2-4 乳牙萌出顺序

出牙为生理现象，但个别小儿可有低热、唾液增多、流涎及睡眠不安、烦躁等症状。牙齿的健康生长与蛋白质、钙、磷、氟、维生素 A、维生素 C、维生素 D 等营养素和甲状腺激素有关。较严重的营养不良、佝偻病、甲状腺功能减退症、21-三体综合征等患儿可有出牙迟缓、牙质差等情况。

## 三、脂肪组织与肌肉发育

**1. 脂肪组织发育**  脂肪组织（adipose tissue）的发育主要是细胞数目增加和体积增大，脂肪细胞数目自胎儿中期开始增加较快，到1岁末达高峰，以后渐减速，2～15岁可增加约5倍。脂肪细胞体积扩大的速度也以胎儿后期为快，出生时已增加1倍，以后逐渐减慢，到学龄前期脂肪细胞大小已增加不多，一直维持到青春期。全身脂肪组织所占体重的百分比也有以上同样趋势，出生时占体重的16%；第1年增加至22%；然后逐渐下降，到5岁时仅占体重的12%～15%，以后保持此比例；直到青春前期体格生长突然加速时，脂肪组织占体重比例也上升，尤以女孩为显著，占24.6%，约为男孩的2倍。故青春期女孩大多显得丰满。

皮下脂肪占全身脂肪的50%以上，测量皮下脂肪厚度可反映全身脂肪量的多少、肥胖或营养不良的程度。临床工作中常选用肱二头肌、肱三头肌、肩胛下角或腹壁等部位。

**2. 肌肉组织的发育**  肌肉（muscle）的发育与营养和运动有关。胎儿期肌肉组织发育较差，出生后随小儿躯体和四肢活动增加才逐渐发育。当小儿运动能力增强，会坐、爬、站、行、跑、跳后，肌肉组织发育加速，肌纤维增粗，肌肉活动能力和耐力增强。学龄前小儿已有一定负重能力。皮下脂肪变薄而肌肉发育显著加强；学龄期儿童肌肉更比婴幼儿粗壮；到青春期肌肉发育尤为加速，男孩比女孩更突出。9～10岁以后男孩肌肉约占体重的45.9%，女孩为44.2%，以后几年男孩超过50%，女孩则维持不变或下降。肌肉的发育与营养、运动有密切关系，故应保证小儿的营养供给，鼓励小儿多进行体操、球类、游泳等运动锻炼。运动能使肌肉发达，消耗体内脂肪，避免脂肪积累过多，可预防肥胖，使小儿变得灵活健壮。

## 四、生殖系统发育

生殖系统（genital system）的发育受内分泌系统的下丘脑-垂体-性腺轴的控制，从出生到青春期前小儿性腺轴功能一直处于低水平，生殖系统处于静止期，保持幼稚状态；儿童进入青春期，性腺和性征才开始发育。青春期持续6～7年。青春期发育的开始和持续时间受多种因素的影响，个体差异亦较大。

**1. 男性生殖系统发育**  男性生殖器官包括睾丸、附睾、阴茎。出生时睾丸大多已降至阴囊，约10%男婴的睾丸尚可位于下降途径中的某一部位，一般在1岁以内都会下降到阴囊，少数未降者即为隐睾症。在青春期以前，男孩外阴处于幼稚状态，睾丸容积约2.0ml、长径<2cm，阴茎长度<5cm。待睾丸容积增大至>3ml时即标志青春期的开始；随即出现阴囊增长、皮肤变红、薄，阴茎增长、增粗；继而出现阴毛、腋毛、胡须和声音低沉等男性第二性征。一般在10～11岁时睾丸、阴茎开始增大，12～13岁时开始出现阴毛，14～15岁出现腋毛、声音变粗，16岁后长胡须，出现痤疮、喉结，肌肉进一步发育；全过程历时约5年或更久，个体差异较大。

**2. 女性生殖系统发育**  出生时卵巢发育已较完善，但其卵泡处于原始状态。在儿童期卵巢发育非常缓慢，进入青春前期后，在增强的黄体生成素（LH）和促卵泡激素（FSH）的刺激下，女孩卵巢内即见滤泡发育，乳房出现硬结，标志其青春期的开始；随着卵巢的迅速增长，雌激素水平不断上升。乳房、外生殖器、阴毛等依次发育，最后出现月经初潮和腋毛。通常在9～10岁时乳房初现，骨盆开始增宽，子宫逐渐增大；10～11岁乳房发育、阴毛初现；13岁左右出现月经初潮；15～16岁子宫发育达成人水平。

# 第5节　神经心理发育与评价

## 一、神经心理发育的规律

在小儿成长过程中，神经心理的正常发育与体格生长具有同等重要意义。功能的发育是在神经系统生长成熟的基础上进行的。包括感知、运动、语言、情感、思维、判断和意志性格等方面。除先天遗传因素外，小儿的神经心理发育健康与否与其所处的环境和受到的素质教养水平的关系尤为密切。

### （一）神经系统的发育

胎儿时期神经系统发育最早，脑的发育尤为迅速。出生时脑重约370g，占体重的1/9左右（约为成人脑重的25%），6个月时达600～700g，1岁时达900g（约为成人脑重的60%），4～6岁时脑重达成人的85%～90%，7岁时接近成人脑重，成人脑重约1500g，相当于体重的1/40。出生时脑外观虽已与成人相似，已有主要沟回，但较浅，发育不完善，脑皮质较薄，虽已有细胞分层，但细胞分化差，树突和轴突少而短，3岁时细胞分化基本完成，8岁时已与成人无区别。小儿出生后脑重的增加主要是神经细胞体积增大，树突增多、加长以及神经髓鞘的形成。神经髓鞘的形成遵循先向心神经，后离心神经的规律。一般在4岁左右神经纤维才完成髓鞘化。婴儿期由于神经髓鞘形成不全，当外界刺激作用于神经而传入大脑时，因无髓鞘隔离，兴奋可传入邻近的神经纤维，在大脑皮质内不能形成一个明确的兴奋，同时刺激在无髓鞘的神经中传导速度较慢。这就是小儿对外来刺激反应较慢而易于泛化的原因。出生时大脑皮质下中枢如丘脑、苍白球系统发育已较成熟，但大脑皮质及新纹状体发育尚未成熟，故初生时的活动主要由皮质下中枢调节，故初生婴儿动作多而缓慢如蠕动状，且肌张力高。以后脑实质逐渐增长、成熟，运动转为由大脑皮质调节。新生儿的脑组织富含水分及蛋白质，而类脂质、磷脂及脑苷脂含量较少，1.5岁后与成人相似。长期营养缺乏可引起小儿脑发育落后。小儿的脊髓相对较成人长，在胎儿时脊髓下端位于第2腰椎下缘，4岁时上移至第1腰椎。故在为小儿进行腰椎穿刺时，应注意上述特点，避免造成脊髓损伤。

小儿出生后已具有觅食、吸吮、吞咽、拥抱、握持等一些先天性反射和对强光、寒冷、疼痛等刺激的反应。随年龄增长一些先天性反射（如吸吮、握持、拥抱反射等）将逐渐消失，如握持反射一般于3~4个月时消失。新生儿和婴儿肌腱反射较弱，腹壁反射、提睾反射不易引出，直到1岁时才稳定。3~4个月小儿四肢屈肌张力较高，克尼格征呈阳性，2岁以下小儿巴宾斯基征阳性亦可为生理现象。

出生后2周左右出现第一个条件反射，即被母亲抱起喂奶时出现吸吮动作；2个月开始可形成视觉、听觉、味觉、嗅觉、触觉相关的条件反射；2~3岁时大脑皮质抑制功能发育完善，至7~14岁时皮质抑制调节功能才达到一定强度。

### （二）感知觉发育

出生后各种感觉能力的发育都很迅速，这对小儿神经心理发育有重要意义。

**1. 视觉** 新生儿已有光觉反应，遇强光可引起闭目，但视觉不敏锐，对15~20cm范围内的物体看得最清楚，而且眼球运动不协调，可有暂时性斜视或轻度眼球震颤，3~4周自行恢复。第2个月起能协调地注视物体。当一个物体很快接近眼前时可引起小儿瞬目反应；3个月时头眼协调较好，可随物体转动180°；4~5个月开始能认母亲，认识自己的奶瓶；1~1.5岁能区别形状，喜看图画；1.5~2岁两眼调节好；5岁能区别颜色；6岁后视深度已充分发育。

**2. 味觉** 出生时味觉发育较完善。新生儿对酸、甜、苦不同味道已有不同反应。4~5个月对食物的细微变化已很敏感，如不及时添加辅食，常在断乳时遇到很大困难。

**3. 听觉** 出生时由于中耳鼓室有羊水潴留，妨碍声音传导，故听力较差，但对强声可有瞬目、震颤等反应。3~7天后听力较好，1个月能分辨"吧"和"啪"的声音；3~4个月时出现定向反应，即头转向声源；6个月能区别父母声音；7~9个月能区别语言的意义；1岁时能听懂自己的名字。

**4. 嗅觉** 出生时嗅觉发育已基本成熟，新生儿对母乳香味已有反应；1个月对强烈气味可表示不愉快；3~4个月能区分好闻和难闻的气味；7~8个月时更为灵敏，对芳香气味有反应。

**5. 皮肤感觉** 可分为触觉、痛觉、温度觉和深感觉。出生时触觉发育已很好，当触及口唇及舌尖时，即引起吸吮动作；当触及口周皮肤时，即有张口动作；7个月时有定位能力，当刺激皮肤某点时，手可准确地抚摸被刺激的地方。新生儿痛觉较迟钝，第二个月起对刺激反应才逐渐敏感。新生儿温度觉已很灵敏，尤其对冷的反应，胎儿离开母体、外界温度骤降即啼哭，当保暖后就安静下来；但对热的反应相对迟钝，故在给新生儿保温时应注意避免烫伤。

**6. 知觉** 知觉是人对事物的综合反应，包括空间知觉和时间知觉。5~6个月时已有手眼协调动作，1岁末开始有空间和时间知觉，3岁能辨上下，4岁辨前后，5岁辨左右。

### （三）运动发育

胎动是小儿运动的最初形式。新生儿期因大脑皮质发育不成熟，传导神经尚未完成髓鞘化，故新生儿动作多属无意识和不协调的。之后大脑皮质迅速发育，小儿运动功能日臻完善。

小儿运动发育的规律：由上到下（头尾规律）、由近及远、由粗到细、由不协调到协调、正反规律（如先会抓东西后会放下东西，先会向前走后会向后退等）。粗动作发育过程可归纳为"二抬四翻六会坐，七滚八爬周会走"。

**1. 平衡与大运动** 大运动包括抬头、翻身、坐、爬、立、走、跑等方面。小儿大运动发育程序如下：

新生儿：俯卧位能将脸从一边转向另一边以避免窒息。仰卧位可出现颈紧张姿势。

1个月：能俯卧位抬头片刻。

2个月：能俯卧抬头45°，从仰卧位拉至坐位，头后仰。

3个月：俯卧位抬头90°，垂直位能抬头，但控制尚不稳定，出现头晃动。

4个月：仰卧头向中央，四肢对称；俯卧抬头高，并以肘支撑抬起胸部。

5个月：能直腰靠背坐。

6个月：已能用下肢支撑身体，喜欢扶腋下跳跃。

7个月：会翻身，俯卧位能向左右旋转追逐物体。

8个月：长时间稳坐，开始学爬。

9个月：扶着栏杆能站立。

10个月：会自己从坐位攀栏站起。

11个月：会扶栏行走或牵着一手走。

12个月：会独立片刻，约1/4小儿能独自行走。

15个月：一般小儿都会独走，会蹲下捡物。

18个月：行走快，很少跌跤，会自己扶栏一次一级地上楼梯，会倒退行走数步。

2岁：能跑。

3岁：双足交替登楼。

4～5岁：会单足跳，能奔跑。

**2. 细运动** 细运动是指手及手指的功能，如取物、搭积木、绘图、扣纽扣等。视觉的发育是细运动发展的必要基础。新生儿手接触物体时出现握持反射。3个月左右随着握持反射消失，出现了主动抓握。5～6个月以后出现了以视觉为线索的抓握，并进而出现手、眼及其他部位肌肉的协调。手的功能发展也有成熟过程：先用手掌尺侧握物，后用桡侧，再用手指；先会用4个手指以一把抓方式取物，后用拇指对示指捏取；先会抓握，后能主动放松。

小儿细运动发育程序如下：

出生～2个月：紧握触手物。

2个月：能短暂留握如摇荡鼓等物体。

3个月：两手放松，常拉自己的衣服及大人的头发。

4个月：两手在胸前玩弄，见到新鲜物体两臂会活动起来。

5个月：手伸向物体，碰到时会随手抓起。

6个月：双手能各拿一块边长2.5cm左右的方木。

7个月：可在两手间传递玩具。能用4个手指一把抓的方式取到小糖丸。

8个月：出现捏弄、敲打及抛掷玩具的动作。

9个月：伸出示指拨弄小物件。此时拇、示指能配合用钳形动作摘拿小丸。

12个月：拇、示指用钳形动作取小丸时已不需尺侧腕部的支持，称为"垂指摘"。

15个月：试搭方木2块。能将小丸放入小瓶中。

18个月：搭方木3～4块。会将小丸从瓶中倒出以取得小丸。开始会用笔在纸上乱画。

2岁：搭方木5～6块。会模仿画竖线、横线。会逐页翻书。

2.5岁：搭方木8块。会穿上短裤和便鞋。

3岁：会模仿用3块方木"搭桥"，串木珠，解纽扣。会画"圆圈""十"字。

4岁：会画方形。

5岁：会画人。

6岁：会画三角，能折纸。

7～8岁：会画菱形，能做手工、泥塑。

## （四）语言发育

语言是人类所特有的一种高级神经活动形式，是表达思维和意识的一种形式。小儿语言的发育除受语言中枢控制外，还需要正常的听觉和发音器官。语言能分理解和表达两方面。小儿学语是先理解而后表达，先会发语音而后会用词和句。在词的理解应用上，先是名词而后为动词、形容词、介词。语言能力发展程序如下：

新生儿出生时能大声啼哭。

1个月：能发很小喉音。

2～3个月：能发 a（啊）、o（喔）等元音。

4个月：在愉快的社交接触中能大声笑。

6～7个月：发唇音，并能将元音与辅音结合起来，如 ma、da 等。

8个月：常重复某一音节，如 ma-ma、da-da、ba-ba 等。

8～9个月：能区别大人语气，对大人的要求有反应，如"拍手"。能模仿发 ma、ba 等音。

12个月：懂得某些物体的名称，如"灯灯""鞋鞋""帽帽"，并会用手指出。同时还知道自己的名字。约半数12个月的小儿能有意识叫"爸爸""妈妈"。

18个月：能说10个左右有意义的词。会指出身体各部分。

2岁：会说2～3个词构成的简单句。能说出身体各部分的名称。

3岁：词汇量增加很快。能说出姓名、性别，懂得介词（如上、下），能唱简单的儿歌。

4～5岁：能听懂全部说话内容，能简单地叙述一件事情及讲故事。这个年龄的特点为喜欢提问。

6岁：说话流利，句法正确。

语言的发育是在第一信号系统基础上形成的，是小儿高级神经活动进入一个质变的阶段，语言发育加深了认识、理解、推理，使小儿智力更进一步发展。语言发育重要时期在生后9～24个月，应早期进行语言训练。

## （五）对周围人和物的反应（应人能、应物能）

包括对周围人和物的反应和交往的能力以及独立生活能力。应人能、应物能是随年龄增长而逐渐发展的。其发展程序如下：

新生儿：对周围事物较淡漠，反复逗引方有反应。对强光反应较快。

1个月：喜欢看熟悉人的脸和颜色鲜艳的物体。

2个月：双眼会追随移动的物体，会注意母亲的脸，开始微笑。

3个月：认识母亲。

4个月：逗引时能发出笑声，能主动以笑脸迎人，母亲离去或不在时会表现不愉快。

5～6个月：能区别熟人和陌生人，喜欢做用手帕遮脸的游戏。会向镜中人微笑。能抚摸或抱着奶瓶。

7～8个月：能注意周围人的行动与表情。能体会说话人的语调，如大人用斥责语调说"不许动"，小儿可出现恐惧表现或马上停止动作。

9～10个月：能模仿成人动作，会招手表示"再见"，对外人表示疑惧。

12个月：对人有爱憎之分，能配合大人穿衣。

18个月：会用语言或手势表示要求，会表示大小便。

2岁：能自己用勺吃饭，动作准确，但吃不干净。

基本能控制大小便。能听懂命令，执行简单任务。

3 岁：会参加其他孩子的活动，会洗手。

4 岁：好奇心强，求知欲强，不断提问。能自己上厕所，脱衣服。

5～6 岁：喜欢集体游戏，常扮演想象中的角色，会做简单的家务劳动如擦桌、扫地等。

小儿中枢神经系统一切功能活动的发育，虽以神经、肌肉和骨骼系统正常发育为前提，但外界环境条件、训练和教养起着重要作用。多让小儿接触外界环境，加强教养、训练，会对小儿神经、精神的发育有促进作用。小儿神经、精神的发育过程见表 2-2。

表 2-2 小儿神经、精神发育过程

| 年龄 | 粗细动作 | 语言 | 适应周围人物的能力和行为 |
|---|---|---|---|
| 新生儿 | 无规律、不协调动作；紧握拳 | 能哭叫 | 铃声使全身活动减少 |
| 2 月龄 | 直立及卧位时能抬头 | 发出和谐喉音 | 能微笑，面部有表情；眼随物转动 |
| 3 月龄 | 仰卧位变为侧卧位；用手摸东西 | 咿呀发音 | 头随看到的物品或听到的声音转动180°；注意自己的手 |
| 4 月龄 | 扶髋部能坐；可在俯卧位时用两手支持抬起胸部；手能握持玩具 | 笑出声 | 抓面前物体；自己玩弄手，见到食物表示喜悦；较有意识地哭和笑 |
| 5 月龄 | 扶腋下能站直；两手各握一玩具 | 能"喃喃"地发出单词音节 | 伸手取物；能辨别人声；望镜中人笑 |
| 6 月龄 | 能独坐一会；用手摇玩具 | 同5月龄 | 能认识陌生人和熟人；自拉衣服；自握足玩 |
| 7 月龄 | 会翻身；自己独坐很久；将玩具从一手换入另一手 | 能发"爸爸""妈妈"等复音，但无意识 | 能听懂自己的名字；自握饼干吃 |
| 8 月龄 | 会爬；会自己坐起来、躺下去；会扶栏杆站起来；会拍手 | 重复大人所发简单音节 | 注意观察大人的行动；开始认识物体；两手会传递玩具 |
| 10～11 月龄 | 能独站片刻；扶椅或推车能走几步；拇指、示指对指取物 | 开始用单词，一个单词表示多个意义 | 能模仿成人的动作；招手、再见；或与人合作游戏 |
| 12 月龄 | 独走；弯腰拾东西；会将圆圈套在棍上 | 能叫出物品名字；指出自己手、眼 | 有喜憎之分；穿衣能合作；用杯子喝水 |
| 15 月龄 | 走得好；能蹲着玩；能叠积木 | 能说出几个词和自己的名字 | 能表示同意或不同意 |
| 18 月龄 | 能爬台阶；有目标地扔皮球 | 能认识和指出身体各部分 | 会表示大小便；懂命令；会自己进食 |
| 2 岁 | 能双脚跳；手的动作更准确；会用勺子吃饭 | 会说2～3个字的句子 | 能完成简单的动作，如拾起地上的物品；能表达喜、怒、怕、懂 |
| 3 岁 | 能跑；会骑三轮车；会洗手、洗脸；脱穿简单衣服 | 能说短歌谣，数几个数 | 能认识画上的东西；认识男、女；自称"我"；表现自尊心、同情心、害羞 |
| 4 岁 | 能爬梯子；会穿鞋 | 能唱歌 | 能画人像；初步思考问题；记忆力强、好发问 |
| 5 岁 | 能单腿跳；会系鞋带 | 开始识字 | 能分辨颜色；数十个数；知物品用途及性能 |
| 6～7 岁 | 参加简单劳动如扫地、擦桌子、剪纸、结绳等 | 能讲故事；开始写作 | 能数几十个数；可简单加减；喜独立自主 |

## 二、神经心理发育的评价

小儿神经心理发育的水平反映在感知、运动、语言和心理过程等各种能力表现及性格方面，对这些能力和特征的检查称为心理测试。心理测试是指用较精确的、量化的检测方法研究人的心理发育。儿童在生长发育过程中，可能发生各种原因导致的单纯功能性的或继发于脑器质性损伤的神经精神发育障碍，如学习障碍、注意力不足、智能迟缓等。心理测试仅能检查障碍的程度，没有诊断疾病的意义，不可替代其他学科的检查。目前常用的心理检测方法有如下几种：

### （一）筛查测验

**1. 丹佛发育筛查测验**（Denver development screen test，DDST） DDST 主要用于＜6岁儿童发育筛查，实际应用时对＜4.5 岁的儿童较为适用；共103 个项目，分为个人-社会、细运动与适应性行为、语言和大运动四个功能区。结果异常或可疑者应进一步作诊断性测试。

**2. 绘人测试** 适用于 5～12 岁儿童。要求小儿依据自己的想象绘一全身人像，计分内容包括身体部位、各部比例和表达方式等。绘人测试结果与其他智能测验的相关系数在 0.5 以上，与推理、空间概念、感知能力的相关性更显著。目前以绘人测验作为一种心理成熟的发育测试筛查法，如测试听觉、视觉、动作协调、观察、思维、记忆、空间能力等。

**3. 皮博迪图片词汇测验**（Peabody picture vocabulary test，PPVT） 适用于 2.5～18 岁个人与集体的一般智能筛查。可测试儿童听觉、视觉、知识、推理、综合分析、语言词汇、注意力、记忆力等。PPVT 的工具是 120 张图片，每张有黑白线条画四幅，测试者说一个词语,要求儿童指出其中相应的一幅画。方法简单,尤适用于语言或运动障碍者。

### (二)诊断测验

**1. 格塞尔发育量表** 适用于 4 周至 3 岁的婴幼儿。主要诊断婴幼儿动作能、应物能、言语能、应人能 4 个方面的能力。结果以发育商(DQ)表示。

**2. 贝利婴儿发展量表** 适用于 2～30 个月婴幼儿。包括精神发育量表(163 项)、运动量表(81 项)和婴儿行为记录。

**3. 斯坦福 - 比奈智力量表**(Stanford-Binet intelligence scale) 适用于 2～18 岁儿童。测试内容包括幼儿具体智能(感知、认知、记忆)和年长儿的抽象智能(思维、逻辑、数量、词汇),用以评价儿童学习能力和对智能迟滞者进行诊断及程度分类。结果以智商(IQ)表示。

**4. 韦氏学前儿童智力量表**(WPPSI) 适用于 4～6.5 岁儿童。通过编制一整套不同测试题,分别衡量不同性质的能力,将得分综合后可提示儿童的全面智力才能,获得儿童多方面能力的信息,客观地反映学前儿童的智能水平。

**5. 韦克斯勒儿童智力量表修订版**(WISC-R) 适用于 6～16 岁儿童,内容与评分方法同 WPPSI。

# 第6节 小儿生长发育障碍

## 一、体格生长障碍

小儿体格生长障碍是儿童生长过程中最常见的问题。大多数儿童体格生长在良好适宜的环境下按照遗传潜力,遵循一定的规律或轨道稳定发展。但由于体内、外各种因素的影响,有些儿童出现生长偏离正常规律或轨道的现象。如通过定期生长发育检测中尽早发现,寻找原因加以干预,则有可能纠正偏离,使小儿生长发育回到正常发展轨道,否则会损害小儿身心健康。体格生长障碍有些可起始于胎儿期,多数为后天营养与疾病影响造成,部分为遗传、内分泌代谢疾病所致,还有少数因神经心理因素所致。常见的体格生长障碍有:

### (一)体重增长障碍

**1. 体重过重**(超重) 指体重超出同龄正常儿童体重平均数加 2 个标准差(或第 97 百分位数)者。体重过重可见于:体重与身高的发育均超过同龄儿童的正常小儿;肥胖症,即体重的发育超过身高的发育水平。

**2. 低体重** 指体重低于同龄正常儿童体重平均数减 2 个标准差(或第 3 百分位数)者。低体重可见于:与身高发育平行的情况,如家族性矮小;部分有严重宫内营养不良史的儿童,生后体重发育未能追

上同龄儿童;因喂养不当、慢性疾病、神经心理压抑(如虐待)以及严重畸形所致的重症营养不良者。

### (二)身高增长障碍

**1. 高身材** 指身高超过同龄正常儿童身高平均数加 2 个标准差(或第 97 百分位数)者。高身材可见于家族性高身材、垂体性肢端肥大症、马方综合征等。

**2. 矮身材** 指身高低于同龄正常儿童身高平均数减 2 个标准差(或第 3 百分位数)者。矮身材可见于:家族性矮小、体质性发育延迟者;部分有严重宫内营养不良的儿童,生后生长发育未能追上同龄儿童;因长期喂养不良、慢性疾病,以及严重畸形所致重症营养不良者;某些影响骨骼生长的内分泌疾病如甲状腺功能减退症、生长激素缺乏性侏儒症、肾上腺皮质增生症等;骨代谢疾病如软骨发育不良、黏多糖贮积症Ⅳ型;染色体疾病,如性腺发育不全、唐氏综合征等。

## 二、心理行为障碍

小儿神经心理发育随年龄增大而渐成熟,在发育过程中如受到体内外各种因素影响,可出现心理行为障碍。近年资料表明,我国少年儿童的行为问题检出率为 8.3%～12.9%。小儿行为障碍表现在儿童日常生活中,容易被家长忽略,或被过分严重估计。小儿行为问题一般分为:①生物功能行为问题,如遗尿、遗便、多梦、睡眠不安、夜惊、食欲不佳、过分挑剔饮食等;②运动行为问题,如咬指甲、磨牙、吸吮手指、咬或吸衣物、挖鼻孔、咬或吸唇、活动过多等;③社会行为问题,如破坏、偷窃、说谎、攻击等;④性格行为问题,如惊恐、害羞、忧郁、社交退缩、交往不良、违拗、易激动、胆怯、过分依赖、要求注意、过分敏感、嫉妒、发脾气、躯体诉述等;⑤语言问题,如口吃等。男孩的行为问题常多于女孩,男孩多表现为运动与社会行为问题;女孩多表现为性格行为问题。儿童行为问题的发生与父母对子女的期望、管教方式、父母的文化、学习环境等显著相关。多数儿童的行为问题可在发育过程中自行消失。

### (一)学习困难

学习困难又称学习障碍。学习的必要条件是要有正常发展的认知能力、正常的感觉器官(听、视觉)功能、正常的运动发育、正常情绪和良好的环境。学习障碍属于特殊发育障碍,是指在获得和运用听、说、读、写、计算、推理等特殊技能上有明显困难,并表现出相应的多种障碍综合征。由于各种原因如智力低下、多动、情绪和行为问题、特殊发育障碍所引起的学业失败统称学习困难。中枢神经系统的某些功能障碍也会导致学习技能上的困难。学龄期

儿童发生学习障碍者较多，小学 2～3 年级为发病的高峰；男孩多于女孩。学习困难可有学习能力的偏异（如操作或语言能力）；协调运动障碍，如眼手协调性差、影响绘图等精细运动技能的获得；听觉辨别能力差，分不清近似音，影响听、说与理解；理解与语言表达缺乏平衡，听与阅读时易遗漏或替换，不能正确诵读，构音障碍，交流困难；知觉转换障碍，如听到"狗"时不能想到"狗"，立即写出"狗"字；视觉-空间知觉障碍，辨别形状能力差，常分不清 6 与 9，b 与 d 等，影响阅读能力等。学习障碍的儿童智力不低，但由于其认知特性导致他们不能适应学校学习和日常生活。在拒绝上学的儿童中有相当部分是学习障碍儿童，对他们应仔细了解、分析原因，采取特殊教育对策。

### （二）屏气发作

为呼吸运动暂停的一种异常行为，多发于 6～18 月龄婴幼儿，5 岁前会逐渐自然消失。呼吸暂停发作常在情绪急剧变化时，如发怒、恐惧、剧痛、剧烈叫喊时出现。常有换气过度，使呼吸中枢受抑制，哭喊时屏气，脑血管扩张，脑缺氧可有昏厥、丧失意志、口唇发绀，躯干、四肢挺直，甚至四肢抽动，持续 0.5～1min 后呼吸恢复。症状缓解，唇、指返红，全身肌肉松弛而入睡，一日可发作数次。这种婴儿性格多暴躁、任性、好发脾气，应加强家庭教养，遇矛盾冲突时应耐心说理解释，避免粗暴打骂，尽量不让孩子有发脾气、哭闹的机会。

### （三）吮拇指癖、咬指甲癖

3～4 个月后的婴儿生理上有吮吸要求，常自吮手指尤其是拇指以安定自己。这种行为常发生在饥饿时和睡前，多随年龄增长而消失。但有时小儿因心理上得不到满足而精神紧张、恐惧焦急，未获得父母充分的爱，又缺少玩具音画等视听觉刺激，孤独时便吮拇指自娱，渐成习惯，直至年长尚不能戒除独自读书或玩耍时吮拇指的行为。长期吮手指可影响牙齿、牙龈及下颌发育，致下颌前突、齿列不齐，妨碍咀嚼。咬指甲癖的形成过程与吮拇指癖相似，也系情绪紧张、感情需求得不到满足而产生的坏习惯，多见于学龄前期和学龄期儿童。对这类孩子要多加爱护和关心。消除其抑郁孤独心理；当其吮拇指或咬指甲时应将其注意力分散到其他事物上，鼓励小儿建立改正坏习惯的信心，切勿打骂讽刺，使之产生自卑心理，也不宜通过在手指上涂抹苦药等方法来终止。

### （四）遗尿症

正常小儿自 2～3 岁时已能控制排尿，如在 5 岁后仍发生不随意排尿即为遗尿症，大多数发生在夜间熟睡时，称夜间遗尿症，较少发生在白天。遗尿症可分为原发性和继发性两类；原发性遗尿症较多见，多半有家族史，男性多于女性 [（2～3）∶1]，无器质性病变，多因控制排尿的能力迟滞所致；继发性遗尿症大多由于全身性或泌尿系统疾病如糖尿病、尿崩症等引起，其他如智力低下、神经精神创伤、尿路畸形、感染，尤其是膀胱炎、尿道炎、会阴部炎症和蛲虫刺激等都可引起遗尿现象。继发性遗尿症在处理原发疾病后症状即可消失。

原发性遗尿发生在夜间为多，偶见于白天午睡时或清醒时。发生频率不一，自每周 1～2 次至每夜 1 次甚至一夜数次不等。健康状况欠佳、疲倦、过度兴奋紧张、情绪波动等都可使症状加重，有时会自动减轻或消失，亦可复发。约 50% 患儿可于 3～4 年内发作次数逐渐减少而自愈，也有一部分患儿持续遗尿直至青春期或成人，往往造成严重心理负担，影响正常生活与学习。

对遗尿症患儿必须首先除外全身或局部疾病。详细询问病史，有无尿急、尿频、尿痛等尿路感染症状；家庭、学校、周围社会情况；训练小儿排尿的过程等。全身和会阴部检查也很重要。检验包括尿常规、尿糖、中段尿培养等。

原发性遗尿症的治疗首先要取得家长和患儿的合作，建立信心，坚持训练，指导家长安排适宜的生活制度和坚持排尿训练，绝对不能在小儿发生遗尿时加以责骂、讽刺、处罚等，否则会加重患儿心理负担。午后应适当控制入水量，排尿间隔逐渐延长，每次排尿务必排尽；睡前不宜过度兴奋，睡前排尿，睡熟后父母可在其经常遗尿时间之前唤醒，使其习惯于觉醒时主动排尿，必要时亦可采用警报器协助训练。药物治疗约 80% 有效，常用者为去氨加压素，为抗利尿药，以减少泌尿量，100μg/ 次，晚饭前口服，疗程 3～6 个月。

### （五）儿童擦腿综合征

儿童擦腿综合征是儿童通过擦腿引起兴奋的一种行为障碍。在儿童中并不少见，女孩与幼儿更多见。发生擦腿综合征的儿童智力正常，发作时神志清醒，多在入睡前、醒后或玩耍时发作，可通过分散注意力而终止。发作时，女孩喜坐硬物，手按腿或下腹部，双下肢伸直交叉夹紧，手握拳或抓住东西使劲；男孩多表现为俯卧在床上来回蹭，或与女孩类似表现。女孩发作后外阴充血，分泌物增多或阴唇色素加重；男孩阴茎勃起，尿道口稍充血，有轻度水肿。有学者认为，儿童擦腿综合征是因外阴局部受刺激形成反复发作习惯。但因发作年龄有的可小至 2 月龄，尚未形成习惯阶段，或按外阴炎或系统驱虫治疗症状不见好转，而用多巴胺阻滞剂有一定疗效，故推测可能为胆碱系统代谢障碍，引起多巴胺功能亢进。亦有研究认为发作时儿童有性激素水平紊乱。虽然该病病因不明,治疗亦不统一,但使患儿生活轻松愉快,解除心理压力,鼓励其参与各种游戏活动等心理行为治疗是公认的必要措施。发作时以有趣事物分散儿童的注意力、睡前让儿童疲倦以很快入睡、醒后立即起床等均可减少发作机会。从小应注意儿童的会阴清洁,除每回清洗外,婴幼儿白天玩耍时也应使用尿布或纸尿裤,尽早穿封裆裤保护会阴皮肤,避免感染。如发作表现需与癫痫鉴别时,应做脑电图。儿童擦腿综合征多随年龄增长而逐渐自行缓解。

### (六)注意缺陷多动障碍

注意缺陷多动障碍(attention deficit hyperactivity disorder,ADHD)为学龄儿童常见的行为问题,主要表现为注意力不集中、多动、冲动行为,但智能正常或接近正常。男孩发生率明显高于女孩。1/3 以上患儿伴有学习困难和心理异常。病因目前尚不肯定,与遗传、脑损伤等因素有关。ADHD 临床表现可以出现很早,即自幼睡眠不安、喂养困难、脾气不好等。但在患儿进入幼儿园、学前班或小学时,症状更趋明显,如常发现患儿喜欢激惹周围小朋友,在班上坐立不安、注意力分散、不能听从教导和作业完成不好等。神经系统检查基本正常,智商基本正常。多动随患儿发育成熟而趋好转,但注意力不集中却可持续存在。对 ADHD 患儿应给予合理教育,注意教育方法,减少对患儿的不良刺激如歧视、辱骂等,注意训练小儿的组织能力。药物治疗可选用哌甲酯或苯丙胺等。用药过程须定期监测患儿症状,注意副作用。

### (七)抽动秽语综合征

抽动秽语综合征(Gilles de la Tourette syndrome)又称图雷特(Tourette)综合征,是起病于儿童和青少年期,表现为不自主的、反复的、快速的一个或多个部位肌肉运动抽动和发声抽动综合征,可伴有注意力不集中、多动、强迫动作和思维以及其他行为障碍。近年发病率有增加趋势。该病病因不明。本病约 1/3 病例有家族史,神经递质研究认为本病发病时脑内多巴胺增多,用多巴胺受体阻滞剂可减轻症状。患儿临床表现可为简单运动性抽动,如眨眼、噘嘴、做鬼脸、点头、上肢突然抖动等;也可为复杂运动性抽动,如咬唇、冲动性触摸人和物、模仿他人动作、淫秽的姿势等;可同时伴有突然的、无意义的发声,如吸鼻、干咳、尖叫等;或抽动与发声交替出现。治疗多采用药物和心理治疗。治疗抽动的药物包括:氟哌啶醇、硫必利和可乐定等;心理治疗应向家长和老师解释该障碍的相关症状,注意解除患儿的各种心理困扰,使患儿正确认识该障碍,积极配合治疗。该障碍大部分患儿到少年后期症状缓解,部分患儿会持续到成年。

# 第7节 儿童保健

儿童保健(primary of child care)的主要任务是研究儿童各年龄期生长发育的规律及其影响因素,以采取有效措施,加强有利条件,防止不利因素,促进和保证儿童健康成长。儿童保健学同属儿科学与预防医学的分支,为两者的交叉学科,内容包括儿童的体格生长和社会心理发育、儿童营养、儿童健康促进和儿科疾病的管理等。

## 一、各年龄期儿童的保健重点

### (一)胎儿期及围生期的保健重点

胎儿的发育与孕母的躯体健康、心理卫生、营养状况和生活环境等密切相关,胎儿保健是通过对孕母的保健,达到保证胎儿在宫内健康生长发育,直至安全娩出的优生优育的目的。

胎儿期保健的重点在于预防。①预防遗传性疾病及先天畸形:应大力提倡和普及婚前遗传咨询,有遗传性疾病家族史者可通过遗传咨询,预测风险率和做产前诊断,以决定是否保留胎儿;禁止近亲结婚以减少遗传性疾病的可能性;孕母应增强抵抗力以降低病毒感染的机会;应避免接触放射线和铅、苯、汞、有机磷农药等化学毒物;应避免吸烟、酗酒;患有心肾疾病、糖尿病、甲状腺功能亢进症、结核病等慢性疾病的孕母应在医生指导下谨慎用药以避免胎儿畸形的发生。②保证充足营养:胎儿最后 3 个月生长发育迅速,尤其是脑的发育明显加快,孕母应加强铁、锌、钙、维生素 D 等重要营养素的补充;注意避免营养摄入过多而致胎儿体重过重,影响分娩。③给予良好的生活环境,保持愉快的心情,注意劳逸结合和胎教,减少精神负担和心理压力。④对高危产妇定期产检,严密监护,出现异常情况,及时就诊,必要时终止妊娠。尽可能避免妊娠合并症,预防早产、流产、异常产的发生。⑤预防感染,包括孕期和分娩时,孕妇早期应预防弓形体、风疹病毒、巨细胞病毒及单纯疱疹病毒的感染,以免造成胎儿畸形及宫内发育不良。分娩时应预防来自产道的感染而影响即将出生的新生儿。对早产、低体重、宫内感染、产时异常等高危儿应予以特殊监护。

### (二)新生儿期的保健重点

初生新生儿需经历一段时间的调整,才能适应宫外环境。新生儿期,特别是生后 1 周内的新生儿发病率和死亡率极高,婴儿死亡中约 2/3 是新生儿,<1 周的新生儿占新生儿死亡数的 70% 左右,故新生儿保健是儿童保健的重点,且生后 1 周内的新生儿保健是重中之重。

**1. 出生时保健** ①新生儿娩出后迅速清除口腔

内液，保持呼吸道通畅，预防新生儿缺氧、窒息及产伤，记录出生时阿普加（Apgar）评分，接种卡介苗和乙肝疫苗。②注意保暖，产房温度应保持在25～28℃，预防新生儿寒冷损伤综合征（硬肿症）。③预防感染，严格消毒；结扎脐带时保持脐断端清洁干燥；用消毒的纱布蘸温水或植物油擦净头皮、耳后、面部及腋下皮褶处的血迹。④生后6h内注意观察生命体征，高危儿送进新生儿重症监护室，正常者与母亲同室；尽早母乳喂养。⑤出院回家前应根据要求进行先天性遗传性疾病筛查和听力筛查。

**2. 新生儿日常保健**　①根据气候温度的变化调整新生儿居室的温度、湿度及衣被，以温度20～22℃、湿度55%为宜，衣被要松软保暖。②指导母亲正确的哺乳方法以维持良好的乳汁分泌，鼓励母乳喂养，满足新生儿的生长需要；确实母乳不足或无法进行母乳喂养，应指导母亲使用科学的人工喂养方法。足月儿出生几天即开始补充维生素D 400IU/d，同时注意维生素K的应用，防止发生出血性疾病。③新生儿皮肤娇嫩，注意皮肤的清洁和护理，选择合适的衣服和尿布，尿布勤洗勤换，预防红臀。保证充足的睡眠和保持良好的睡姿。④预防感染：新生儿居室应保持清洁卫生，谢绝亲友探望，有病者不能接触新生儿，母亲患感冒喂奶时要戴口罩，尽早接种乙肝疫苗和卡介苗。⑤促进感知觉的发育：母亲经常轻柔地抚摸新生儿，和他说话，用彩色的玩具逗逗他，以促进视、听、触觉的发育。世界卫生组织对早产儿尤其推荐"袋鼠式护理"，即出生后的早产儿与母亲之间皮肤与皮肤直接接触的照顾方式，对促进婴儿发育有重要意义，也适用于足月儿。

### （三）婴儿期的保健重点

**1. 合理喂养**　婴儿期体格的生长发育十分迅速，需要丰富的、易于消化的各种营养素，但是婴儿的消化功能尚未成熟，易发生消化紊乱和营养不良等疾病。因此提倡纯母乳喂养至生后6个月，部分母乳喂养或人工喂养的婴儿应选择配方奶，6个月以后添加辅食，推荐以富含铁的米粉作为首次添加的食物。无论母乳喂养还是人工喂养，婴儿出生后数天即可给予维生素D 400IU/d，并推荐长期补充，直至青少年期。

**2. 促进感知觉的发育**　婴儿期是感知觉发育的快速期，要利用带有声、色的玩具促进其发育，结合日常生活训练其社会适应能力和观察力。

**3. 定期进行体格检查和生长监测**　早期发现偏离，早期发现缺铁性贫血、佝偻病、营养不良和发育异常，并及时进行干预和治疗。6个月以下的婴儿建议42天时体检1次，3月龄体检1次，5～6月龄体检一次，6个月以后建议9月龄和1周岁时各体检1次。

**4. 体格锻炼**　坚持户外活动，进行空气浴、日光浴和被动体操，增强身体对外界环境的适应能力。

**5. 预防接种**　按照计划免疫程序，在1岁以内完成各种疫苗基础免疫的接种。

**6. 预防常见疾病**　呼吸道感染、腹泻等感染性疾病，贫血、佝偻病等营养性疾病，威胁婴儿的健康，必须积极预防。

### （四）幼儿期保健重点

**1. 合理安排膳食**　幼儿需要营养丰富的食物，以满足体格生长、神经心理发育及活动增多的需要；营养素要全面，比例平衡，烹调做到细软，具色、香、味，易于消化吸收。

**2. 培养良好的生活习惯**　应培养幼儿独立生活能力，安排规律的生活，如睡眠、进食、排便、沐浴、游戏、户外活动等良好的生活习惯。

**3. 早期教育**　早期教育促进语言及各种能力的发展。幼儿感知能力和自我意识的发展迅速，对周围环境产生好奇，乐于模仿，应重视与幼儿的语言交流，通过游戏、讲故事、唱歌等促进幼儿语言和大运动的发育。

**4.** 定期健康体检、预防接种及进行疫苗的加强免疫。

**5.** 常见疾病的防治。

**6.** 幼儿喜探索，应注意防止异物吸入、烫伤、跌伤等意外事故的发生。

### （五）学龄前期的保健重点

学龄前期儿童智力发展快，独立活动范围大，是性格形成的关键时期。①合理膳食：供应平衡膳食，食物多样化以增进食欲，养成定时进食、不偏食、不挑食等良好的饮食习惯。每天安排3餐主食、1～2餐点心，优质蛋白的比例占总蛋白的1/2。②加强学前教育：注意学习习惯的培养，开发想象力和思维能力，使之具有良好的心理素质，通过日常生活内容锻炼独立生活能力，为小学打好基础。③合理安排日常生活，培养坐立、写字、绘画、看书的正确姿势。④定期健康体检，防止龋齿、弱视及听力异常。⑤预防疾病及意外事故，应重视预防教育，加强防护措施。

### （六）学龄期的保健重点

儿童入学后求知欲强，是获取知识的重要时期。在该时期应提供适宜的学习环境和条件，培养良好的学习习惯，加强素质教育。培养孩子的自我管理能力，家长不要事事包办；培养良好的卫生习惯；培养其正确的坐、立、行、走等姿势；合理平衡膳食，在课间补充适当的食物以保证其身体的发育，减少疲劳，促进注意力的集中；防治近视；每年进行一次健康体检及心理发育筛查；随着学业压力的增加，需要合理安排作息时间，睡眠应保证 10h 以上。要循序渐进地开展体育锻炼，每天应保证 1h 以上的中高强度身体活动；开展适合学龄儿童的法治教育，学会遵纪守法，发展良好的同学关系；预防疾病及意外事故的发生。

### （七）青春期的保健重点

青春期是儿童过渡到成人的发育阶段，是体格发育的第二个高峰，是获取知识最重要的时期，应加强营养，保证食物的质和量的供应，注意烹调技术，讲究饮食卫生。青春期由于体格发育迅速，钙的需求量达 1000mg/d，因此仍需要摄入足够的乳制品；重视体育锻炼，以增强体质，锻炼意志；加强生理卫生教育，让他们理解人体的发育特点；预防疾病和意外事故的发生；加强法治教育；重视青春期的心理变化与调试，使之安全而健康地长大，成为心身俱健的公民。

## 二、儿童保健的具体措施

### （一）护理

护理是儿童保健、医疗工作的基础内容，年龄越小的儿童，越需要合适的护理。

**1. 居室** 应阳光充足，通气良好，具有安全措施；冬季室内温度尽可能保持 18～20℃，湿度为 55%～60%，无条件者要注意新生儿保暖，主张母婴同室，便于母亲哺乳和料理婴儿的生活，患病者不应进入婴儿尤其新生儿和早产儿的居室，以减少感染的机会。床垫硬软适中，以免影响脊柱的发育。

**2. 衣着**（尿布） 应选择浅色、柔软的纯棉制品，清洁且易于穿脱，宽松而少接缝，以免摩擦娇嫩的皮肤造成损伤；不宜穿翻领的毛衣以免刺激皮肤；不在新生儿的衣柜内存放樟脑丸以免发生新生儿溶血；新生儿及婴儿的衣着和褓裤应宽松，以免影响血液循环，让其自由活动，保持双下肢的屈曲姿势，有利于髋关节的发育；婴儿最好穿连衣裤和背带裤，不用松紧腰带，有利于胸廓的发育；婴幼儿衣服不用纽扣，以免吸入呼吸道引起窒息；婴幼儿无论男女均应坚持使用尿布或纸尿裤，保护会阴部皮肤，从小养成良好的卫生习惯。学会走路，会表达便意时就应尽早穿封裆裤。

### （二）营养

营养是保证小儿生长发育及健康的先决条件，需对家长和托幼机构人员给予正确的营养指导，产前进行宣传，提倡母乳喂养，指导母乳喂养方法，重视辅食的添加及离断奶期的食物转换，重视婴幼儿的食谱安排和饮食行为的培养，保证营养素和能量平衡摄入，主食粗细粮搭配合理，荤素菜不可偏食，花色品种多样化，烹调中防止营养素损失。

### （三）计划免疫

计划免疫是根据儿童的免疫特点和传染病发生的情况制定的免疫程序，通过有计划地使用生物制品进行预防接种，以提高人群免疫能力，达到控制和消灭传染病的目的，是预防小儿传染病的关键措施。按照我国卫生部门的规定，婴儿必须在 1 岁内完成卡介苗、脊髓灰质炎疫苗、百白破混合疫苗和麻疹疫苗及乙肝疫苗等的接种。根据流行地区和季节，或根据家长自己的意愿，进行乙型脑炎疫苗、流行性脑脊髓膜炎疫苗、风疹疫苗、流感疫苗、腮腺炎疫苗、甲型肝炎疫苗、水痘疫苗、肺炎疫苗、轮状病毒疫苗等的接种（表 2-3）。

表 2-3　我国卫生部门规定的儿童计划免疫程序

| 年龄 | 接种疫苗 | |
| --- | --- | --- |
| 出生 | 卡介苗 | 乙肝疫苗 |
| 1 个月 | | 乙肝疫苗 |
| 2 个月 | 脊髓灰质炎疫苗 | |
| 3 个月 | 脊髓灰质炎疫苗，百白破混合疫苗 | |
| 4 个月 | 脊髓灰质炎疫苗，百白破混合疫苗 | |
| 5 个月 | 百白破混合疫苗 | |
| 6 个月 | | 乙肝疫苗 |
| 8 个月 | 麻疹疫苗 | |
| 1.5～2 岁 | 百白破混合疫苗复种 | |
| 4 岁 | 脊髓灰质炎疫苗复种 | |
| 7 岁 | 麻疹疫苗复种，百白破混合疫苗复种 | |
| 12 岁 | | 乙肝疫苗复种 |

预防接种可能引起一些反应，也有禁忌证。

**1. 接种反应** ①卡介苗（BCG）接种后 2 周左右局部可出现红肿浸润，8～12 周后结痂；若化脓形成小溃疡，腋下淋巴结肿大，可局部处理以防感染，但不可切开引流。②脊髓灰质炎疫苗接种后极少数婴儿发生一过性腹泻，多数不治自愈。③百白破混合疫苗接种后局部可出现红肿、疼痛、痒或伴低热、疲倦等，偶见过敏反应、血管性水肿，若全身反应重，应及时到医院处理。④麻疹疫苗接种后，局部一般无反应，少数人在 6～10 天内可产生轻微麻疹，予对症治疗。⑤乙型肝炎病毒疫苗接种后很少有不良反应，个别有发热，或局部轻痛，无须处理。

**2. 禁忌证** 见表 2-4。

表 2-4　疫苗接种禁忌

| 疫苗名称 | 可预防疾病 | 接种禁忌 |
| --- | --- | --- |
| 乙肝疫苗 | 乙型肝炎 | 患未控制的癫痫和其他进行性神经系统疾病者 |
| 卡介苗 | 结核病 | 免疫缺陷、免疫功能低下或正在接受免疫抑制治疗者；患脑病、未控制的癫痫和其他皮肤病者 |
| 脊髓灰质炎疫苗 | 脊髓灰质炎 | 免疫缺陷、免疫功能低下或者正在接受免疫移植治疗者；未控制的癫痫和其他进行性神经系统病者 |
| 百白破混合疫苗 | 百日咳、白喉、破伤风 | 患脑病、未控制的癫痫和其他进行性神经系统疾病者；注射百白破混合疫苗发生神经系统反应者 |
| 白破疫苗 | 白喉、破伤风 | 患脑病、未控制的癫痫和其他进行性神经系统疾病者；注射白喉或破伤风疫苗后发生神经系统反应者 |
| 麻疹/麻风/麻腮/麻腮风疫苗 | 麻疹、流行性腮腺炎、风疹 | 免疫缺陷、免疫功能低下或者正在接受免疫移植治疗者；未控制的癫痫和其他进行性神经系统疾病者 |
| A 群/A+C 群流脑疫苗 | A、C 群流行性脑脊髓膜炎 | 患脑病、未控制的癫痫和其他进行性神经系统疾病者 |
| 乙型脑炎疫苗 | 流行性乙型脑炎 | 免疫缺陷、免疫功能低下或者正在接受免疫移植治疗者；患脑病、未控制的癫痫和其他进行性神经系统疾病者 |
| 甲型肝炎疫苗 | 甲型肝炎 | 免疫缺陷、免疫功能低下或者正在接受免疫移植治疗者；未控制的癫痫和其他进行性神经系统疾病者 |

## （四）儿童心理卫生

世界卫生组织对健康的定义是：不仅是没有疾病和病痛，而且是个体在身体上、精神上、社会上的圆满状态。因此，心理和身体健康同等重要。儿童的保健水平直接关系到国家和民族的未来，保健工作要使儿童在体格上苗壮成长，必须按照其生理功能发育特点进行正确的引导、教育和喂养，使儿童具有良好的社会适应能力。

**1. 习惯的培养**

（1）睡眠习惯：利用时间、地点、声音（语言或音乐）结合形成条件反射，从小培养儿童有规律的睡眠习惯。①1～2 月龄婴儿尚未建立昼夜生活的节律，胃容量小，可夜间哺乳 1～2 次，但不应含奶头入睡。②儿童居室的光线应柔和，睡前避免过度兴奋（愉快或恐惧），婴儿应有自己固定位置的床位，使睡眠环境相对恒定。③婴儿应有相对固定的睡眠作息时间，不要随意改变。④婴儿应有固定的乐曲催眠入睡，一旦夜间醒来，不拍、不摇、不抱，不可用喂哺催眠；对幼儿可用低沉的声音讲故事催眠。⑤保证充足的睡眠对各年龄期儿童来说都十分重要。

（2）饮食习惯：从婴儿期就注意训练儿童的进食能力，培养良好的饮食习惯。①按时添加辅食；②进食量根据孩子的意愿，不要强行喂食；③养成定时、定位（位置）、自己用餐的习惯；④不偏食、不挑食、不吃零食；⑤饭前洗手、培养用餐礼仪。

（3）排便习惯：①从小培养定时排便的能力，如新生儿期大便次数多，随食物性质的改变和发育的成熟，大便次数逐渐减少到每日 1～2 次，就可以训练婴儿定时大便，当定时大便的条件反射形成后，逐渐养成主动定时排便的习惯；同时训练坐便盆。②当婴儿的排尿次数减少到 10 次以下后可以开始训练定时小便。③学会尽早使用便盆和如厕，标志着儿童的生理功能、智力、情绪等已逐渐成熟，也是培养儿童独立生活能力的内容。当儿童学会走路，有一定的表达能力，能听懂成人语言时，就可训练儿童学会控制大小便，用尿布和纸尿裤不会影响大小便能力的培养。

（4）卫生习惯：从婴儿期就养成每日洗澡的习惯，勤换衣裤，勤剪指甲；婴儿在哺乳或进食后可喂少许温开水清洁口腔，不可用纱布等擦抹以免损伤口腔黏膜和牙龈，3 岁后养成每天早晚刷牙，饭后漱口，饭前便后洗手的习惯；不喝生水和吃未洗净的瓜果，不吃掉在地上的食物，不随地吐痰，不乱扔瓜果纸屑，不随地大小便，用尿布和纸尿裤保护会阴皮肤清洁。

**2. 适应性行为的培养**　培养儿童有较强的社会适应能力是促进儿童健康成长的重要内容，儿童的社会适应行为是各年龄期相应的神经心理发展的综合表现，与家庭环境、经济能力、育儿方式、儿童性别、性格、年龄等密切相关，儿童智能水平的判断多基于社会行为的成熟程度。

（1）独立能力：婴幼儿从日常生活中培养独立能力，如自我进食、大小便控制、独立睡眠、自己穿衣鞋等，年长儿培养独立分析和解决问题的能力。

（2）控制情绪：儿童情绪控制能力与语言、思维的发展和成人教育的影响有关，婴幼儿的生活需要成人的帮助，父母对儿童的需求及时应答有助于儿童心理的正常发育，否则会使其产生消极的行为问题。儿童常常因要求不能满足而不能控制自己的情绪，发脾气，出现侵犯性行为。成人对儿童的要求应按社会标准予以满足，或加以约束，成人应预见性处理问题，减少小儿产生消极的行为的机会，用诱导的方法而不用强制的方法处理儿童行为问题，减少对立情绪，有利于儿童控制能力的培养。

（3）意志：在日常生活、游戏、学习、体格锻炼中有意识地培养儿童克服困难的意志，主要表现在自觉、坚持、果断和有自制力。

（4）社交能力：从小给儿童积极愉快的刺激，如喂奶时不断抚摸孩子，与孩子眼对眼地微笑、说话，常抱着孩子说话、唱歌；孩子会走路后，常常与孩子做游戏、讲故事，增加孩子与周围环境和谐一致的生活能力；培养儿童之间的友爱，互相帮助，增进善良的情绪；在游戏中遵守规则，团结谦让，学习与人交流，增进语言交流能力。

（5）创造能力：人的创造能力与想象力密切相关。通过游戏、讲故事、绘画、听音乐、表演、自制小玩具等，发挥儿童的智慧，启发式地向儿童提问题，引导儿童自己去发现问题和探索问题，促进儿童想象力的发展。

**3. 父母和家庭对儿童的作用**

（1）父母：父母的教养方式、管理态度，亲子的亲密程度与儿童个性形成及社会适应能力的发展关系密切。从小与父母建立相依感情的儿童，日后会有良好的社交能力和人际关系；父母对婴儿咿呀学语的及时应答可促进儿童的语言及社会应答能力发展；父母对婴儿生理需要（哭、饥饿、不适）的及时应答，经常与婴儿说话、微笑、抚摸、做游戏等对安定婴儿的情绪、建立亲密的亲子关系有积极的意义，可促进儿童语言和智能的发育。父母采取民主方式教育的儿童善于与人交往，机灵、大胆而有分析思考能力；反之儿童缺乏自信心、自尊心，他们的戒备心理使他们对他人的行为和意图产生误解；父母溺爱的儿童缺乏独立性，任性，且情绪不稳定。父母应了解不同阶段儿童的心理发育特点，理解儿童的行为，以鼓励的正面语言教育为主，对儿童的不良行为采取不予理睬的消极强化反应可抑制不良行为的发展。父母是孩子的第一任老师，应提高自身素质，教育儿童要言行一致，意见一致，以身作则。

（2）家庭：良好的家庭环境对儿童影响很大，包括规律的生活秩序，和谐的家庭气氛，儿童常有机会与成人交往（包括进食、交谈、游戏、旅行），儿童有自己的活动场所，有益于儿童心理发育的玩具等。有人认为：2岁以前有较好的生活环境的儿童想象力、思维能力发展较快，儿童的社会活动能力较强，在学校的表现较好。

**（五）定期健康体检**

0～6岁的散居儿童和托幼机构的集体儿童应进行定期的健康检查，系统观察小儿的生长发育、营养状况。健康检查是直接对个体儿童的保健，涉及儿童护理、营养、疾病预防与诊断、体格锻炼、心理与体格发育、教育等内容，及早发现异常，采取相应的干预措施，使儿童健康成长。

**1. 新生儿访视**　应由社区的妇幼保健人员于新生儿出院返家28天内家访3～4次，高危儿应适当增加家访次数，目的在于早期发现新生儿问题，及时指导处理，降低新生儿发病率。家访的内容：①新生儿出生情况；②出生后生活状态；③预防接种情况；④喂养与护理指导；⑤体重的监测；⑥体格检查，重点注意有无产伤、黄疸、畸形、皮肤与脐部感染以及视、听觉的检查；⑦咨询与指导。每次访视后，应认真填写访视卡，满月后转至系统保健管理。访视中发现严重问题应立即转至医院诊治处理。

**2. 儿童保健门诊**　按检查的年龄要求定期到社区儿童保健门诊进行健康检查，连续观察可获得个体儿童生长趋势和心理发育的信息，以早期发现问题，正确指导。定期检查的频率：6个月以内婴儿每个月1次，7～12个月婴儿每2～3个月1次，高危儿、体弱儿可适当增加检查次数。出生后第2年、第3年每6个月1次，3岁以上每年1次。定期检查的内容：①体格测量与评价，3岁后每年测视力、血压1次；②询问个人史及既往史，包括出生史、喂养史、生长发育史、预防接种史、疾病情况、家庭环境与教育等；③全身系统检查；④常见病的实验室定期检测：对于缺铁性贫血，寄生虫病等，临床可疑佝偻病、微量元素缺乏、发育迟缓等疾病应做相应的筛查实验。

**（六）意外事故预防**

意外伤害是5岁以下儿童死亡的首位原因，但是可以预防。

**1. 窒息与异物吸入**　3个月以内的婴儿应防止因被褥、父母的身体、吐出的奶块吸入造成窒息，或较大儿童因异物吸入气管（食物、果核、纽扣、硬币、破损的气球等）造成的呼吸困难。

**2. 中毒**　保证食物的清洁卫生，防止食物在制作、储备、出售过程中处理不当所致的细菌食物中毒；避免食用有毒的食物如毒蘑菇、含氰苷果仁（苦杏仁、桃仁）、白果仁等；家里存放的药物应置于儿童拿不到的地方，儿童内服和外用药分开存放，防止误服外用药造成损害。

**3. 外伤**　婴幼儿居室的窗户、楼梯、阳台、睡床应有栏杆，防止坠床或从高处跌落；远离厨房，防止开水、油、汤等烫伤；妥善存放易燃品、易伤品；教育年长儿不可随意玩火柴、开煤气等；室内电器、电源应有安全装置，防止触电。

**4. 溺水与交通事故**　教育儿童不可独自与小朋

友去无安全措施的江河、池塘玩水；教育儿童遵守交通规则。

## （七）体格锻炼

**1. 户外活动**　户外活动一年四季均可进行，可增加儿童对冷空气的适应能力，提高机体免疫力；接受日光照射，降低佝偻病的发生。婴儿应尽早户外活动，四季均可，到空气新鲜、人少的地方，时间由每日 1～2 次，每次 10～15min，逐渐延长到 1～2h；冬季户外活动时只暴露面部和手，注意保暖。年长儿除恶劣天气外，应到户外玩耍。

**2. 皮肤锻炼**

（1）婴儿皮肤按摩：按摩时可用少量的婴儿润肤霜使之润滑，在婴儿面部、胸部、腹部、背部及四肢有规律地轻揉与捏握，每日早晚进行，每次 15min 以上，按摩不仅可刺激皮肤，有益于循环、呼吸、消化、肢体肌肉的放松与活动，改善睡眠，促进神经系统发育，而且给婴儿愉快的刺激，也是父母与婴儿情感交流的方式。

（2）温水浴：不仅可保持皮肤清洁，同时利用水的传热能力比空气强、刺激性强的原理，增加皮肤适应冷空气的能力，有益于抵抗疾病，还可促进新陈代谢，增加食欲，有利于睡眠、生长发育。冬季应注意室温、水温，做好温水浴前的准备工作，保证足够的洗浴时间（7～12min）以减少体表热能的散发而致病。新生儿脐带脱落后可进行温水浴，每日 1～2 次。

（3）擦浴：除每日温水浴外，7～8 个月以上婴儿还可进行身体擦浴，水温 32～33℃。待婴儿适应后水温可逐渐降至 26℃，先用毛巾浸入温水，拧半干，然后在婴儿四肢做向心性擦浴，擦毕后再用毛巾擦至皮肤微红。

（4）淋浴：适用于 3 岁以上儿童，效果比擦浴更好。每日 1 次，每次冲淋身体 20～40s，水温 35～36℃，浴后用干毛巾擦抹至全身皮肤微红。待儿童适应后，逐渐降低水温至 26～28℃。

（5）游泳：有条件者可从小训练，但应有成人监护。

**3. 体育运动**

（1）婴儿被动操：被动操是由成人给婴儿做四肢伸屈运动，可促进婴儿的运动发育，改善全身血液循环，适用于 2～6 个月的婴儿，每日 1～2 次为宜。

（2）婴儿主动操：7～12 个月婴儿大运动开始发育，可训练婴儿坐、爬、仰卧起身、扶站、扶走、双手取物等动作。

（3）幼儿体操：12～18 个月幼儿走路尚不稳，在成人的扶持下，幼儿进行有节奏的活动，18～36 个月幼儿可配合音乐，做模仿操。

（4）儿童体操：如广播体操、健美操，以增进动作的协调性，有利于肌肉、骨骼的发育。

（5）游戏、田径和球类：年长儿可利用器械进行锻炼，如木马、滑梯，可进行各种田径、球类、舞蹈、跳绳等活动。

（吴福玲）

# 第3章 儿科疾病防治原则

## 第1节 儿科病史采集和体格检查

完整的病历在临床上对患儿疾病的正确诊断与治疗有重要指导意义，许多疾病通过认真询问病史而获得诊断线索；病历也是对医务人员诊疗疾病技术水平的评估依据；在医疗纠纷中，病历是具有法律效力的重要证据。在教学和科研上，病历是宝贵的资料。因此，病历书写必须客观、真实、准确、及时、完整、规范。儿科病史的询问、体格检查和病历书写格式在内容、程序、方法和分析判断等方面与成人有所不同。了解儿科病史询问和记录的特点是每个医学生必须掌握的一项基本技能。

### 一、病史采集与记录

获得完整而又正确的病史是儿科诊疗工作的重要环节。小儿病史一般由家长、保育员或老师等提供，因此儿科病史的询问较成人困难。在病史询问时，要让家长、患儿感受医生的爱心、耐心，彼此建立信任，认真听、重点问，不宜轻易打断，等家长叙述终止时，再提出几个问题让家长补充完整。切不可先入为主，尤其不可用暗示的言语或语气来诱导家长主观期望的回答，这样会给诊断造成困难。年长儿童可让他自己叙述病情，但儿童有时会害怕各种治疗或因表达能力欠缺而误说病情，应注意分辨真伪。病情危重时，应先简明扼要地询问病史，边询问边检查和抢救，以免耽误时间，详细病史可以过后补问。医生良好的仪表和询问时态度和蔼可亲将有助于取得患儿和家长的信任和进行病史的采集。

**1. 一般项目** 正确记录患儿姓名、性别、年龄（出生年月日）、种族、父母或抚养人姓名、职业、年龄、文化程度、家庭地址、联系电话，病史提供者与患儿的关系及病史可靠程度。不同年龄时期小儿的年龄记录要求不同，新生儿记录天数甚至孕周、小时数，婴儿记录月数，1岁以上记录几岁几个月。

**2. 主诉** 为来院就诊的主要原因和发病时间。主诉字数不宜太多，一般不超过20个字。

**3. 现病史** 是病历的重要部分，包括内容如下：①症状：一般按照出现先后顺序，首先记录起病情况，重点描述主诉中症状的诱因、发生发作时间、持续和间歇时间、发作特点、伴随症状、缓解情况和发展趋势，然后再记录其他症状。婴幼儿常不会叙述

自觉症状而以特殊行为表示，因此要注意询问家长是否观察到特殊行为，如头痛时打头、腹痛捧腹弯腰或阵发性地哭闹不安等。小儿疾病症状常泛化，可涉及多个系统，如呼吸道感染时常伴有消化道呕吐、腹泻等症状，还可因高热引起惊厥。②有鉴别意义的阴性症状也要记录。③一般状况：起病以后精神状态、睡眠、食欲、大小便、性格等有无改变。④发病后诊治经过及结果：如曾就诊于其他医疗单位，要详细询问诊疗经过，包括实验室检查、治疗方法（尤其是药物名称、剂量、用药时间）及效果，必要时可直接向就诊医院询问。⑤询问近期有无传染病接触史，不但有助于诊断，还可避免误收早期传染病患者入普通病房。

**4. 个人史** 包括4项内容。询问时应根据不同年龄及不同疾病有所侧重，3岁以内小儿应详细询问出生史、喂养史和生长发育史。生活史一般不单独列出。

（1）出生史：记录胎次、胎龄，分娩方式及过程，出生时有无窒息、产伤，Apgar评分，出生体重。对有神经系统症状、智力发育障碍和疑有先天畸形的患儿，3岁以上亦应详细询问生产史，还应询问母亲孕期的健康状况和用药史。新生儿病历应将出生史写在现病史的开始部分。

（2）喂养史：对婴幼儿要询问喂养方式，人工喂养儿要了解乳品种类、调制方式和量，辅食添加情况，年长儿要询问食欲、饮食习惯、是否偏食等。

（3）生长发育史：3岁以内患儿或所患疾病与发育密切相关者，应详细询问其体格和智力发育过程。婴幼儿着重了解何时会抬头、笑、独坐、叫人和行走，前囟门闭合及出牙时间等。年长儿应了解学习成绩、性格，与家人和同学相处关系等。

预防接种情况，包括曾接种过的疫苗种类、时间和次数，有无不良反应。对非计划免疫范畴的意愿性疫苗的接种也要记录。

**5. 既往史** 一般不需要对各系统疾病进行回顾，只需询问一般健康情况和有关疾病史。既往曾患过哪些疾病（诊断肯定者可用病名，但应加引号，诊断不肯定者则简述其症状）、患病时间和治疗结果，

是否患过儿童常见的传染病（如麻疹、水痘、流行性腮腺炎、百日咳等）。过去疾病的治疗和手术情况、是否有后遗症。有无食物或药物过敏史，都应详细记录，避免再次发生。

**6. 家族史**　询问父母年龄、职业和健康状况，是否近亲结婚；母亲历次妊娠及分娩情况；家庭其他成员的健康状况（死亡者应了解原因和死亡年龄）；家庭中有无其他人员患有类似疾病；有无家族性和遗传性疾病；其他密切接触者的健康状况。

## 二、体 格 检 查

体格检查是临床医生诊断疾病的基本技术，儿科体格检查较成人困难。为了获得准确的体格检查资料，儿科医师在检查时应当注意：①在开始询问病史时即注意与患儿建立良好的关系，态度要和蔼，消除患儿的恐惧感。冬天要将手温暖后再触摸患儿。年长儿应尽量先取得其合作再检查，同时要顾及他们的害羞心理和自尊心。对十分不合作的患儿，可待其入睡后再检查。②检查时的体位不必强求，婴幼儿可让其在家长的怀抱中进行，以能使其安静为原则。③检查顺序可灵活掌握，一般可先进行呼吸频率检查、心肺听诊和腹部触诊等；口腔、咽部、眼等小儿不易接受的部位，有疼痛的部位应放在最后检查。④小儿免疫功能差，为防止交叉感染，检查者宜勤洗手，听诊器等检查用具要经常消毒。⑤对病情危重的患儿，宜边抢救边检查，或先重点检查生命体征和与疾病有关的部位，待病情稳定后再进行全面体格检查。

### ▶（一）一般状况

首先可在患儿不注意的情况下进行望诊，注意观察小儿发育与营养状况、精神状态、面部表情、对周围事物的反应、面色、体位、语言应答及活动能力等，根据这些观察，可初步判断小儿的神志状况、发育、营养及病情轻重。发热小儿哭闹、摇头、用手拍头时提示头痛或耳痛。

### ▶（二）一般测量

除体温、呼吸、脉搏、血压外，还应测量身高（长）、体重、头围、胸围、坐高等。

**1. 体温**　可根据不同年龄和病情选择测温方法。①口温：口表置于舌下 3min，正常不超过 37.5℃，只适用于能配合的年长儿。②腋温：体温表置于腋窝处夹紧上臂至少 5min，正常 36～37℃，除了休克和周围循环衰竭者外适用于各年龄组儿童。③肛温：肛表插入肛门内 3～4cm，2min，正常为 36.5～37.5℃，较准确，适用于病重及各年龄组的儿童。④耳温：用耳温测定仪插入外耳道内，20s 左右即可完成测试，可用于各种情况下的儿童。

**2. 呼吸和脉搏**　在小儿安静时测量，年幼儿腹式呼吸为主，可按小腹起伏计数。呼吸过快不易看清者可用听诊器听呼吸音计数，或用少量棉花纤维贴近鼻孔边缘，观察其摆动次数。年幼儿腕部脉搏不易扪及，可计数颈动脉或股动脉搏动。各年龄组小儿呼吸和脉搏正常值见表 3-1。

**表 3-1　各年龄组小儿呼吸和脉搏**

| 年龄分期 | 呼吸<br>（次 / 分） | 脉搏<br>（次 / 分） | 呼吸∶脉搏 |
|---|---|---|---|
| ＜28 日 | 40～45 | 120～140 | 1∶3 |
| ＜1 岁 | 30～40 | 110～130 | 1∶4～1∶3 |
| 1 岁～ | 25～30 | 100～120 | 1∶4～1∶3 |
| 4 岁～ | 20～25 | 80～100 | 1∶4 |
| 8～14 岁 | 18～20 | 70～90 | 1∶4 |

**3. 血压**　用汞柱血压计，不同年龄的小儿应选用不同宽度的袖带，合适的袖带宽度应为 1/2～2/3 上臂长度，过宽测得血压偏低，过窄则偏高。新生儿及小婴儿可用监护仪测量。小儿年龄越小血压越低，儿童时期正常收缩压（mmHg）=[ 年龄（岁）×2]+80，舒张压为收缩压的 2/3。一般只测任一上肢血压即可，如疑为大动脉炎或主动脉缩窄的患儿，应测四肢血压。

### ▶（三）皮肤及皮下组织

注意观察皮肤的色泽、湿润度、弹性、皮下脂肪的厚度，有无苍白、黄疸、皮疹、出血点、水肿、硬肿、毛细血管扩张和毛发异常等变化。

### ▶（四）淋巴结

检查淋巴结大小、数目、质地、有无粘连及压痛等。正常儿童在颈部、腋下和腹股沟等处可扪及单个淋巴结，大小 0.5～1.0cm、质软、无压痛、无粘连。但下颌下、锁骨上和肘浅淋巴结不应扪及。

### ▶（五）头部

**1. 头颅**　注意头颅大小、形态，头发、是否有枕秃，前囟大小及紧张度，有无隆起或凹陷，骨缝是否闭合，有无颅骨软化及缺损等。必要时测量头围。

**2. 面部**　注意有无特殊面容、眼距、鼻梁高低和双耳位置及形状等。

**3. 眼耳鼻**　注意眼睑有无水肿、下垂、红肿，结合膜是否充血，巩膜有无黄染，角膜有无溃疡及混浊，检查瞳孔大小和对光反射。外耳形状，外耳道有无分泌物，提耳时是否疼痛，必要时使用耳镜检查鼓膜。鼻翼有无扇动及鼻腔分泌物。

**4. 口**　观察口唇有无苍白、发绀、湿润、干燥、出血、皲裂、张口呼吸、口角糜烂。黏膜、牙龈有无充血、溃疡、麻疹黏膜斑 [ 科氏（Koplik）斑 ]、白膜，腮腺开口处有无红肿及分泌物，口腔内有无异味。牙齿的数目和排列，有无龋齿。舌的大小、舌质和舌苔、有无歪斜和颤动、是否经常外伸、舌系带是否过短、有无溃疡、有无腭裂。咽部有无充血、溃疡、疱疹、咽后壁脓肿等情况。扁桃体是否肿大，有无充血、分泌物和假膜。在检查咽部时患儿往往不肯张嘴，此时切忌强行撬开，以免损伤黏膜。检查者必须耐心等其张口时迅速将压舌板放入口中并压在舌根部，利用儿童恶心过程中将口张大的瞬间，迅速观看咽部情况。检查者握持压舌板的姿势也甚为重要，一般用右手拇、食、中3指握在压舌板的前1/3处，同时用环指抵在儿童的面颊部，这样既可用力压下舌根部，也可避免儿童头部摆动造成的意外损伤。

### （六）颈部

检查颈部有无短颈和颈蹼等畸形，甲状腺是否肿大，气管是否居中，有无异常的颈部血管搏动、活动受限，有无颈抵抗。

### （七）胸部

**1. 胸廓** 是否对称，外观有无畸形，如肋骨串珠、肋膈沟、肋缘外翻、鸡胸、漏斗胸、桶状胸，有无肋间隙饱满、凹陷、心前区隆起等，有无三凹征（胸骨上窝、肋间隙及锁骨上窝吸气时凹陷）和呼吸运动异常等。

**2. 肺** 注意呼吸节律、频率、幅度有无异常，有无呼吸困难，有无三凹征。触诊有无摩擦感或支气管性震颤感，婴幼儿胸壁薄，叩诊必须轻，叩诊有无浊音或实音。儿童不合作，可趁其啼哭时检查语颤，利用啼哭后出现深吸气时进行听诊，听诊呼吸音的性质及音响，有无大、中、小湿啰音和捻发音。注意听腋下、肩胛间区和肩胛下区这些容易出现啰音的部位。儿童肋间隙窄，听诊器胸件宜用小号。

**3. 心** 注意心前区有无隆起、心尖搏动范围及是否弥散。触诊检查心尖搏动的位置及有无震颤，并注意部位和性质。叩心界时宜轻，3岁以内小儿一般只叩心左右界。叩心脏左界时从心尖搏动点左侧起向右叩，叩心右界时从肝浊音界的上一肋间自右向左叩，儿童各年龄组心界参考表3-2。心音听诊区为心尖部、三尖瓣区、主动脉瓣区、肺动脉瓣区，听诊心音强弱，有无奔马律等；有无杂音，杂音性质、强弱，杂音在心收缩期或舒张期，杂音的位置，传导的部位，以及体位及运动对于杂音的影响。小婴儿第一、二心音强度几乎相等，儿童时期肺动脉瓣区第二心音（$P_2$）比主动脉瓣区第二心音（$A_2$）强。学龄前期及学龄期儿童常可在肺动脉瓣区或心尖区听到生理性收缩期杂音或窦性心律不齐。

**表3-2 儿童各年龄组的心界**

| 年龄 | 左界 | 右界 |
|---|---|---|
| <1岁 | 左锁骨中线外1～2cm | 沿右胸骨旁线 |
| 1～4岁 | 左锁骨中线外1cm | 右胸骨旁线与右胸骨线之间 |
| 5～12岁 | 左锁骨中线上或内0.5～1cm | 接近右胸骨线 |
| >12岁 | 左锁骨中线内0.5～1cm | 右胸骨线 |

### （八）腹部

注意腹部大小、形状、有无膨隆或凹陷，新生儿及消瘦婴儿可见肠蠕动波或肠型，新生儿要特别注意脐部有无分泌物、出血和炎症，稍大后注意有无脐疝。腹部触诊宜在小儿安静或哺乳时进行，较大小儿取仰卧位，并请其做深呼吸，或与其交谈时进行检查，以免由于惊慌或怕痒而不合作，若小儿哭闹不止，可利用其吸气时作快速扪诊。检查有无压痛主要观察小儿表情变化，不能完全依靠小儿的回答。正常婴幼儿肝可在肋缘下扪及1～2cm，6～7岁后不应再触及。正常婴儿有时可扪及脾。叩诊检查方法和内容与成人相同。听诊小儿肠鸣音常亢进，注意有无腹部血管杂音。腹水患儿须测量腹围。

### （九）脊柱和四肢

观察四肢活动情况，肌肉紧张度，脊柱有无畸形，躯干长和四肢长的比例是否正常，有无膝内翻或膝外翻、手镯征或脚镯征，有无杵状指（趾）和多指（趾）畸形。

### （十）肛门和外生殖器

注意有无畸形（无肛、尿道下裂、两性畸形等）、腹股沟疝和肛裂等。女孩注意阴道有无分泌物和畸形；男孩注意有无包皮过长、过紧，有无阴囊鞘膜积液及睾丸位置及大小等。

### （十一）神经系统

根据年龄和病情做必要的检查。

**1. 一般检查** 包括神志、精神状态、面部表情、反应灵敏度、动作语言发育，有无异常行为，肢体活动能力和四肢肌张力等。

**2. 神经反射** 注意觅食、吸吮、握持、拥抱反射的出现和消失时间是否在正常范围。正常小婴儿的提睾、腹壁反射较弱或引不出来，但可出现踝阵挛，2岁以下的小儿巴宾斯基（Babinski）征可呈阳性，但若一侧阳性则应引起重视。

**3. 脑膜刺激征** 与成人检查基本相同，检查有无颈抵抗、克尼格征、布鲁津斯基征阳性。但小儿哭闹肢体强直时不易准确检测，要反复检查。以上体格检查项目在具体操作时不一定完全按照顺序进行，但在病历书写时体检结果必须按上述顺序书写，不仅阳性体征要记录，重要阴性结果也要记录。

**附　门诊病历书写**

门诊患者就诊时，一般由接诊护士填写门诊病历首页各项（姓名、性别、年龄、住址、药物过敏史，以及就诊日期和体温等）。医生要在有限的时间内完成门诊病历记录，应当包括主诉、现病史、既往史、体格检查、诊断（印象）、处理意见和医生签名 7 项内容。体格检查主要记录阳性体征和有鉴别意义的阴性体征。处理意见包括要做的实验室检查、治疗药物和建议，如果是传染病必须填写传染病报告单并记录在门诊病历上。

## 儿科住院病历举例

### 入 院 病 历

姓名：王×× 　　　出生地：四川省泸州市
性别：男　　　　　入院日期：2021-03-20　16：30
年龄：11 个月　　　记录日期：2021-03-20　16：30
民族：汉　　　　　病史陈述者：其母
家长姓名：李×× 　联系方式：×××××××××××

主诉：发热、咳嗽 3 日，加重伴喘憋 1 日。

现病史：患儿于 3 日前因夜间受凉后发热，体温为 38～39℃，以下午和夜间为主，无畏寒和寒战，无皮疹、抽搐，应用退热药后体温稍降，但迅速回升。伴咳嗽，初为阵发性单声干咳，后为串咳，较剧。1 日前咳嗽加重并伴有喘憋，尤以夜间明显，哭闹不安，无明显面色发绀，不能安静入眠，喜抱。自病后饮食差，偶有呕吐，非喷射状，呕吐物：为胃内容物。大便正常，尿量减少，色黄。曾在当地医院就诊，疑为"上呼吸道感染"而应用"青霉素"和退热药物及止咳糖浆等，发热和咳嗽均无缓解，且喘憋加重而来本院，门诊以"急性支气管炎"收入院。

既往史：患儿曾在 8 个月时患"肺炎"一次，在当地医院治愈。平时体健，未患过麻疹、百日咳、猩红热、肝炎等传染病，近期内亦无传染病接触史。患儿近 3 个月来常出现夜惊、多汗。曾接种"卡介苗、百白破混合疫苗、脊髓灰质炎疫苗、麻疹疫苗"，余预防接种史不详。无腹泻、外伤和手术史，无药物、食物过敏史，无输血史。

个人史：

（1）出生史：患儿系第一胎，第一产，足月顺产，医院接生，生后无窒息史。

（2）喂养史：新生儿期母乳喂养为主，因奶量不足，后添加奶粉、米糊混合喂养，6 个月后加鸡蛋，每日平均 1 个，有时添加米饭，至今未断母乳。

（3）生长发育史：患儿 4 个月抬头，7 个月能坐，8 个月出牙。现能叫"妈妈"，能扶站。

（4）预防接种史：已接种卡介苗、脊髓灰质炎疫苗、百白破混合疫苗、麻疹疫苗。

（5）家族史：父母体格均健康。非近亲婚配，无遗传病史。无哮喘、结核、肝炎等疾病。其母孕期健康。患儿居住条件和家庭经济条件一般。

### 体 格 检 查

T 38.7℃；P 160 次 / 分；R 59 次 / 分；体重 8.5kg。

发育正常，营养中等，神志清楚，精神萎靡，气促，鼻翼扇动，面色欠红润，口周轻度发绀。

皮肤黏膜：皮肤稍干燥，未见出血点和皮疹，无疮疖和溃疡，腹壁皮下脂肪 0.8cm，弹性可。

浅表淋巴结：全身浅表淋巴结未触及肿大。

头部：方颅，毛发黑，前囟未闭，约 0.5cm×0.5cm。

眼：眼窝凹陷不明显，眼球活动自如。眼距不宽，眼睑无下垂，结膜无充血，巩膜无黄染，双侧瞳孔等大等圆，对光反射存在。

鼻：鼻外形正常，鼻翼扇动，无流涕和血痂，鼻道通畅。

耳：耳郭无畸形，外耳道无分泌物渗出。

口腔：口唇轻度发绀，口角无糜烂，颊黏膜无麻疹黏膜斑和溃疡，牙齿 4 枚，无龋齿，咽部充血。

颈部：颈软，气管居中，甲状腺无肿大，颈静脉未见充盈怒张。

胸部：轻度鸡胸、串珠肋及肋膈沟。两侧胸廓对称，无明显肋间饱满及心前区隆起。

肺

望诊：呼吸急促、均匀，吸气性三凹征阳性。

触诊：哭闹时检查语颤双侧相同。

叩诊：两肺叩清音，肝相对浊音界位于右锁骨中线第 5 肋间。

听诊：两肺呼吸音粗糙，两肺底部、脊柱两侧均可闻及细小水泡音，较密集，可闻及散在哮鸣音。

心脏

望诊：心前区无隆起，心尖搏动在左侧第 4 肋间，无弥散。

触诊：各瓣膜区未触及震颤。

叩诊：心界直接叩诊。心左界在锁骨中线外 1.5cm，心右界位于右胸骨旁线。

听诊：心率 160 次 / 分，心音有力律齐。心尖部未闻及杂音。$P_2 > A_2$，无分裂音。

腹部

望诊：外形稍隆起，无肠型，未见蠕动波，腹壁静脉不显露。

触诊：柔软，无明显压痛区及包块，肝肋缘下 2cm，剑突下 1.5cm，质地软，边缘锐利。脾肋缘下未触及。

叩诊：鼓音，无移动性浊音。

听诊：肠鸣音存在，无气过水声，未闻及异常血管杂音。

肛门、外生殖器：外观无畸形，双侧睾丸均可触及，无鞘膜积液。

脊柱、四肢：脊柱无后突及侧弯，四肢活动自如，无水肿。关节无肿胀，未见手镯征、脚镯征，无杵状指（趾），甲床无发绀。四肢末梢温暖，脉搏明显增快，尚有力。

神经系统：脑膜刺激征阴性，病理反射未引出。提睾反射存在，两侧膝腱反射均可引出。

**辅 助 检 查**

暂缺。

**病 历 摘 要**

患儿，王××，男，11个月，因发热，咳嗽3日，喘憋1日于2021年3月20日16：30入院。3日前患儿受凉后发热、伴有咳嗽，近1日来咳嗽加重伴喘憋，纳差，精神萎靡，转我院。自幼混合喂养，按时添加辅食。入院查体：T 38.7℃，P 160次/分，R 59次/分，体重8.5kg。气促，口周发绀，有鼻翼扇动。方颅，前囟未闭，胸有串珠肋，轻度鸡胸及肋膈沟。两侧背部较多细小水泡音，密集。并可闻及散在哮鸣音，心率快，心音有力律齐，肝肋缘下2cm，剑突下1.5cm，质软，边缘锐利，脾肋缘下未触及。肢端尚温暖，无甲床发绀，神经系统阴性。

辅助检查：暂缺。

初步诊断

（1）急性支气管肺炎。

（2）维生素D缺乏性佝偻病（活动期）。

医生签名：张××

（季加芬）

# 第2节 儿科治疗原则及特点

小儿处于不断生长发育过程中，不同年龄阶段的小儿在生理、病理和心理特点上各异，病情变化快和疾病谱的不同使得儿科治疗原则与成人有诸多不同之处，在其治疗过程中更需要考虑年龄因素。小儿的表达能力较差，增加了儿科医护人员在治疗过程中观察和判断的难度。因此在儿科治疗中除了药物以外，更需要爱心和耐心，熟练掌握儿科护理、饮食治疗、心理治疗等，才有利于患儿身心健康的早日恢复。

## 一、护理原则

护理在儿科治疗中占有重要的地位，许多治疗均通过护理工作来实施，良好的护理在促进患儿康复中具有重要作用。儿科医生应关心和熟悉护理工作，医护密切协作以提高治疗效果。

### （一）细致的病情观察

由于小儿语言表达能力有限，常以哭闹来表达身体的不适。婴儿哭闹可以是正常的生理要求，也可能是疾病的表现，细致的观察是鉴别两者的关键。观察到患儿的姿态、面部表情、动作等方面的异样，可能成为诊断的线索。

### （二）合理的病室安排

病室必须保持整齐、清洁、安静、舒适，空气新鲜，室温维持在18～22℃。为提高治疗和护理的质量，根据病室条件，可按年龄、病种、病情轻重和护理要求合理安排病房及病区。

### （三）规律的病房生活

生活要有规律，保证充足的睡眠和休息，定时进餐保证营养，合理安排治疗和诊断操作时间，以免打扰患儿休息。对长期住院的慢性病学龄期小儿，可给他们定期辅导功课。在病情的恢复期适当安排游戏，这样不仅可减轻患儿住院的压力，还可通过游戏评估他们的生长发育水平。

### （四）预防院内感染

对不同病种患儿应尽量分室住，同一病种患儿的急性期与恢复期也应尽量分开，患儿用过的物品需经病室定时消毒、医护人员注意洗手、严格执行无菌操作以防止交叉感染和医源性感染。

### （五）预防意外伤害

病房内的一切设施均应考虑到患儿的安全。病室门要装电子门锁以防患儿外出走失。阳台和窗户应安装护栏。药品要放在患儿拿不到的地方。不能让患儿进入配膳室，以免被烫伤。病床要有护栏。医护人员检查处理完毕要及时拉好床栏，拿走体温计、药杯等物品，防止意外伤害。喂药、喂奶要将婴儿抱起，避免呛咳、呕吐引起窒息。

## 二、饮食与胃肠外营养

根据不同病情和年龄选择适当的饮食将有助于疾病的治疗和康复。不当的饮食可使病情加重，甚至危及生命。

### （一）基本膳食

**1. 普通饮食** 采用易消化、营养丰富、能量充足的食物。

**2. 软食** 将食物烹调得细、软、烂，介于普通饮食和半流质饮食之间，如稠粥、面条等，供消化功能尚未完全恢复或咀嚼能力弱的患儿食用。

**3. 半流质饮食** 呈半流体状或羹状，介于软食和流食之间。

**4. 流质饮食** 全部为液体，如牛奶、豆浆、米汤、蛋花汤等，适用于高热、消化系统疾病、胃肠道手术后患儿，亦可用鼻饲。

### （二）特殊膳食

**1. 无盐或少盐饮食** 每日食物中食盐含量

＜0.5g 时为无盐，＜1.5g 时为低盐。适用于心、肾功能不全有水肿的患儿。

**2. 低蛋白饮食**　每日蛋白供给量低于一般标准，适用于尿毒症、肝性脑病和急性肾炎少尿期的患儿。

**3. 高蛋白饮食**　每日蛋白供给量高于一般标准，适用于营养不良、消耗性疾病患儿。

**4. 低热能饮食**　热能供给低于一般标准，适用于单纯性肥胖症的儿童。

**5. 低脂肪饮食**　适用于腹泻，肝、胆、胰疾病和高脂血症患儿。

**6. 要素饮食**　含各种营养素、易消化吸收的无渣饮食，用于消耗性疾病或对牛乳制品不耐受的营养不良或慢性腹泻患儿。

**7. 特殊乳制品**　不同比例的稀释奶用于早产儿和患病的初生儿。脱脂奶和酸奶可用于腹泻婴儿，前者因其热量低，不可长期使用。蛋白奶提供丰富的蛋白质，适用于营养不良婴儿。豆制代乳粉不含乳糖，适用于牛乳过敏和乳糖酶缺乏者。

**8. 检查前饮食**　隐血饮食，用于等待消化道出血检查的患儿。胆囊造影饮食用于进行胆囊和胆管功能检测患儿。干饮食（含水分少的食物），用于肾功能检查患儿。

**9. 其他特殊饮食**　无乳糖饮食用于半乳糖血症患儿，低苯丙氨酸饮食用于苯丙酮尿症患儿。

### （三）胃肠外营养

不能通过胃肠道获得足够营养的患儿需要用静脉营养液由静脉途径提供各种营养素。静脉营养液由平衡氨基酸、葡萄糖、脂肪乳剂、电解质、多种维生素和微量元素组成。可通过周围小静脉或中心静脉 24h 均匀输入，输入量每日不超过135ml/kg。

## 三、药物治疗原则

药物是治疗疾病的一个重要手段，而药物的变态反应、副作用和毒性作用常对机体产生不良影响。从新生儿开始，直至成人阶段，其器官的成熟度、新陈代谢水平及其他影响药物代谢的因素都在发展、变化，对药物的反应性和敏感性较成人有很大的差别。小儿用药除了不同年龄用药剂量不同以外，还有脏器功能发育未成熟、对药物的毒副作用较成人更为敏感等因素。因此，必须充分了解儿童药物治疗的特点，掌握药物性能、作用机制、毒副作用、适应证和禁忌证，以及精确的剂量计算和适当的用药方法。

### （一）小儿药物动力学的特点

小儿对药物的吸收、分布和代谢与成人不同，年龄越小，其差异也越大。①在组织内的分布不同：年龄越小体液占体重的比例越大，药物分布在体液中的比例也就越高。②肝的肝酶系统发育不完善：新生儿肝功能不成熟，氧化/水解、N-去甲基和乙酰化作用，有些药物的半衰期延长，毒性作用增加。③肾排泄功能不足：新生儿肾小球滤过与肾小球分泌功能均差，婴儿后期这些功能逐渐改善。因此新生儿和小婴儿的药物剂量宜小、次数宜少。

### （二）药物治疗中的一些特殊问题

**1. 抗生素类**　严格掌握用药指征，重视毒副作用，不宜更换太勤，也勿给药时间过长。长期使用广谱抗生素容易引起肠道菌群失衡，使儿童更易发生肠道菌群失调而继发真菌感染。氨基糖苷类药对小儿肾和听力损害的后果较成人严重，应慎用。氯霉素可抑制造血功能，对新生儿、早产儿还可导致灰婴综合征。四环素可引起牙釉质发育不良，8 岁以下小儿禁用。喹诺酮类药动物试验可损害幼年动物软骨发育，在人类虽未证实，但在婴幼儿一般不作为第一线用药。

**2. 激素类**　不明原因发热，切忌轻率使用。长期使用雄激素和肾上腺皮质激素可影响小儿身高，降低机体免疫力。水痘患儿禁用激素。

**3. 高浓度氧**　可引起早产儿晶状体后纤维化而导致失明和支气管肺发育不良。

**4. 镇咳药**　婴幼儿支气管较窄，又不会咳痰，炎症时易发生阻塞，引起呼吸困难。故婴幼儿一般不用镇咳药，尤其作用强的可待因等应慎用。

**5. 退热药**　一般使用对乙酰氨基酚和布洛芬，剂量不宜过大，可反复使用。

**6. 镇静止惊药**　在患儿高热、烦躁不安、剧咳不止等情况下可考虑给予镇静药。发生惊厥时可用苯巴比妥、水合氯醛、地西泮等镇静止惊药。婴儿不宜使用阿司匹林，以免发生瑞氏综合征。

**7. 止泻药与泻药**　对腹泻患儿不主张用止泻药，因止泻药减少肠蠕动，使肠道内毒素无法排出，反而加重病情。小儿便秘多采用饮食调节和通便法，很少应用泻药。

**8. 乳母应慎用药物**　因部分药物可经母乳作用于婴儿，如阿托品、吗啡、水杨酸盐、苯巴比妥等，故应慎用。

### （三）给药方法

**1. 口服法**　为首选方法，片剂可研碎加少量水后用小匙沿口角慢慢灌入口中，神志不清、昏迷者采用鼻饲法给药。

**2. 注射法**　病情危重、化脓性脑膜炎等情况下抗生素宜静脉滴注给药。甘露醇可静脉注射。静脉滴注应根据患儿年龄、病情严重程度控制滴速。婴幼儿因臀部肌肉较少，故肌内注射少用。

**3. 外用药** 小儿皮肤薄、面积相对大，外用药容易被吸收，不能涂得太多。要注意不让儿童用手抓摸药物，以免误入眼、口引起意外。

**4. 其他方法** 雾化吸入常用，如糖皮质激素和支气管扩张剂雾化吸入治疗呼吸道疾病。抢救时静脉通路若不能建立，肾上腺素可临时气管内给药。含剂、漱剂很少用于小龄儿，年长儿可用。

### （四）药物剂量计算

小儿用药剂量计算方法有按年龄、体重、体表面积或按成人剂量折算等多种方法，其中以体重方法计算最常用。无论何种方法计算出的剂量还必须根据患儿具体情况进行调整。例如，新生儿和肾功能较差的患儿，用药剂量宜小、次数宜少。抗癫痫药要根据血药浓度进行剂量调整。

**1. 按体重计算** 每日剂量 = 患儿体重（kg）× 每日每公斤体重所需药量。年长儿按体重计算如已超过成人量时则以成人量为上限。

**2. 按体表面积计算** 按体表面积比按年龄、体重计算更为准确，因其与基础代谢、肾小球滤过率等生理功能关系更为密切。小儿体表面积计算公式如下：<30kg 小儿体表面积（m²）= 体重（kg）×0.035+0.1；≥30kg 小儿体表面积（m²）=[ 体重（kg）−30]×0.02+1.05。

小儿药物剂量 = 小儿体表面积（m²）× 剂量。

**3. 按年龄计算** 剂量幅度大、不需十分精确的药物，如止咳药、营养药等可按年龄计算，比较简单。

**4. 按成人剂量折算** 小儿剂量 = 成人剂量 × 小儿体重（kg）/50，或小儿剂量 = 成人剂量 × 小儿体表面积（m²）/1.73。此法仅用于未提供小儿剂量的药物，所得剂量一般都偏小，故不常用。

采用上述任何方法计算的剂量，须与患儿具体情况相结合，才能得出比较确切的药物用量，如重症患儿用药剂量宜比轻症患儿大；须透过血脑屏障发挥作用的药物，用量也相应增大。

## 四、心理治疗原则

随着医学模式的转变，心理因素在儿科疾病的治疗、康复中的重要性逐渐被重视。儿童的心理和情绪障碍，如焦虑、退缩、抑郁和恐怖等，可发生在一些亚急性、慢性非感染性疾病的病程中，这种障碍既是这些疾病的后果，又可以成为这些疾病病情加重或治疗效果不佳的原因之一。因此，儿科工作者在疾病的治疗中应重视各种心理因素，学习儿童心理学的基本原理，掌握儿童临床心理治疗和护理的基本知识。

常用的心理治疗包括支持疗法、行为疗法、疏泄法等，对初次治疗者要考虑到儿童具有自我改善的潜在能力，以暗示和循循善诱帮助儿童疏泄内心郁积的压抑、激发其情绪释放、减轻其心理压力和精神障碍的程度以促使其原发病的康复。疾病可使患儿产生焦虑、紧张，加上入住陌生的病房这种环境改变更使患儿心情不安、孤独甚至恐惧。患儿表现为哭闹或沉默寡言、闷闷不乐，有的患儿拒食、拒绝治疗或整夜不眠。安静、舒适和整洁的环境，医护人员的爱心、亲切的语言、和蔼的态度、轻柔的动作和周到的服务将会减轻和消除患儿的心理和情绪障碍，有助于疾病的康复。

## 五、伦　　理

随着新型医疗模式的转变，人性化医疗服务被越来越多地提及。儿科学由于其研究对象及疾病谱的特殊性，所涉及的医学伦理问题与成人医学除了有共性之处，还有不少自身的特点。儿科医务工作者需要加强伦理学视角，本着为患儿终身负责的精神做好每项医疗护理工作。

**1. 自主原则与知情同意** 自主权是现代医学伦理学的核心概念。伦理学认为，一个行为个体是否应该具有医疗选择的自主权，并不取决于行为个体的年龄，而取决于行为个体是否具有行为能力。知情同意则是自主原则在医学研究及医疗实践中的具体体现。随着人文科学的进步及对儿童个性发展的关注，儿童更多地参与到临床工作的诊疗中，有愿望、有能力体现个人自主权，儿科医务人员对此应该予以尊重。

**2. 病史采集及体检中的隐私保护与尊重原则** 在病室内，当着众多患儿及家长的面询问既往病史、个人史及家族遗传性疾病史等可能会使部分患儿及家长感到隐私受到侵犯；在毫无遮挡的情况下对患儿暴露体检，是忽视儿童隐私权的又一表现。为此，儿科医师应该从自身做起，树立自觉维护患儿隐私的意识。例如，在病房开辟问诊室，以利于医患更好地交流；体检时在病床周围拉上屏风，使其成为独立的单元，并注意避免暴露与检查无关的部位；在检查女童时，要有第三人在场；在检查异性、畸形患儿时，医师态度要端正。

## 六、随　　访

当治疗计划完成患儿出院后，随访工作对于他们身心健康的进一步恢复是十分必要。对急性病患儿，一般可随访1～2次，使小儿和家长感到即使出院了，医护人员仍在关心他们，有一种心理上的安全感。对于慢性病患儿，可每月或每季度随访1次，以便了解患儿病情的变化，是否需要进一步治疗。随访的方式根据患儿的病情包括电话随访、信访和门诊随访等。

（季加芬）

# 第 3 节　小儿体液平衡的特点和液体疗法

## 一、小儿体液平衡的特点

体液（body fluid）是人体的主要组成成分，体液要保持一定容量、一定的分布和一定的成分。保持上述各方面的动态平衡是保证正常生理功能所必需的。体液中水、电解质、酸碱度、渗透压等的动态平衡依赖于神经、内分泌、肺、血液循环和酸碱缓冲对，特别是肾等脏器的正常调节功能。小儿的水、电解质及食物成分按单位体重的进出量大，尤其是婴儿在出生后数月肾功能不如成人健全，常不能抵御或纠正水或酸碱平衡紊乱，其调节功能极易受疾病和外界环境的影响而失调。由于这些生理特点，水、电解质和酸碱平衡紊乱在儿科临床中极为常见。

体液平衡主要包括四个方面：①每日液体出入量的平衡；②组成体液的主要物质即电解质之间的平衡；③酸碱平衡即氢离子浓度的稳定；④分布在各区的体液之间的渗透压平衡。

### （一）体液的总量与分布

体液分布于血浆、间质及细胞内，分布于前两者的体液合称为细胞外液（内环境）。在一般情况下，年龄越小，其体液总量占体重的比例相对越多，主要是间质液比例较高，而血浆和细胞内液量的比例与成人相近。不同年龄的体液分布见表 3-3。

表 3-3　不同年龄儿童的体液分布（占体重的 %）

| 年龄 | 总量 | 细胞外液 | | 细胞内液 |
| | | 血浆 | 间质液 | |
| --- | --- | --- | --- | --- |
| 0～28 天 | 78 | 6 | 37 | 35 |
| 1 岁 | 70 | 5 | 25 | 40 |
| 2～14 岁 | 65 | 5 | 20 | 40 |

### （二）体液的电解质组成

小儿体液的电解质成分含量与成人相似，但新生儿在出生后数日内血钾、氯、磷和乳酸偏高，而血钠、钙和碳酸氢盐偏低。

细胞内液和细胞外液的电解质组成有显著的差别。细胞外液的电解质成分能通过血浆精确地测定。正常血浆阳离子主要为 $Na^+$、$K^+$、$Ca^{2+}$ 和 $Mg^{2+}$，其中 $Na^+$ 含量占 90% 以上，对维持细胞外液的渗透压起主导作用。血浆主要阴离子为 $Cl^-$、$HCO_3^-$ 和蛋白质，还有阴离子间隙（anion gap，AG）的无机硫和无机磷，有机酸如乳酸、酮体等。组织间液的电解质组成除 $Ca^{2+}$ 含量较血浆低一半外，其余电解质组成与血浆相同。细胞内液的电解质测定较为困难，且不同组织间有很大差异。细胞内液阳离子以 $K^+$、$Ca^{2+}$、$Mg^{2+}$ 和 $Na^+$ 为主，其中 $K^+$ 占 78%。阴离子以蛋白质、$HCO_3^-$、$HPO_4^{2-}$ 和 $Cl^-$ 等离子为主。

### （三）小儿水的代谢特点

（1）水的生理需要量：水的需要量与新陈代谢、摄入热量、食物性质、经肾排出溶质量、不显性失水、活动量及环境温度有关。小儿水代谢旺盛，婴儿每日摄入及排出的水量约等于细胞外液量的 1/2；而成人仅为 1/7。按体重计算，年龄越小，每日需水量越多。小儿排泄水的速度较成人快，年龄越小，出入量相对越多。因婴儿对缺水的耐受力差，在病理情况下如进水不足同时又有水分继续丢失时，由于肾的浓缩功能有限，将比成人更易脱水。不同年龄小儿每日所需水量见表 3-4。每增长 3 岁所需水量约减少 20ml/kg，14 岁时所需水量接近成人。

表 3-4　儿童每日水的需要量

| 年龄 | 需水量（ml/kg） |
| --- | --- |
| <1 岁 | 120～160 |
| 1～3 岁 | 100～140 |
| 4～9 岁 | 70～100 |
| 10～14 岁 | 50～90 |

（2）由于小儿生长发育快，新陈代谢旺盛，所需热量较大，其不显性失水量也较多，按体重计算为成人的 2～3 倍。不同年龄儿童或体重的不显性失水量见表 3-5。

表 3-5　不同年龄儿童的不显性失水量

| 不同年龄或体重 | 不显性失水量 [ml/（kg·d）] |
| --- | --- |
| 早产儿或足月新生儿 | |
| 750～1000g | 82 |
| 1001～1250g | 56 |
| 1251～1500g | 46 |
| >1500g | 26 |
| <1 岁 | 19～24 |
| 1～3 岁 | 14～17 |
| >3 岁 | 12～14 |

影响不显性失水量的因素如下。①新生儿成熟程度：孕龄越小，不显性失水越多。足月新生儿不显性失水量为 0.7～1.6ml/（kg·h），早产儿为 2～2.5ml/（kg·h）。②呼吸增快可使经肺的不显性失水增加。③体温每升高 1℃，不显性失水增加 0.5ml/（kg·h）。④环境温度较高时，不显性失水亦增多，有时可高达 3～4 倍。⑤应用光疗或红外线辐射热保温时不显性失水可增加 15～20ml/（kg·d）。⑥吸入空气湿度或环境湿度增加时不显性失水减少，反之增加。⑦活动增加时不显性失水增多，有时可达 30% 以上。

（3）正常人每日分泌大量消化液，为血浆量的1～2倍或细胞外液量的2/3，其中绝大部分被再吸收，仅少量由粪便排出。小儿每日从大便排出的水分约为8ml/100kg。当患严重腹泻病时，水的再吸收障碍，使水和电解质大量丢失，从而引起脱水。小儿年龄越小，消化道的液体交换越快，所以比成人更易因消化功能障碍造成水和电解质丢失。

（4）肾是调节和控制细胞外液容量与成分的重要器官。蛋白质的代谢产物尿素和盐类（主要为钠盐）是肾主要的溶质负荷，必须有足够的尿量使其排出，小儿在排泄同量溶质时所需水量较成人多，故尿量相对较多。小儿年龄越小，肾的浓缩和稀释功能越不成熟，小婴儿肾浓缩能力差，尿量相对较多。当入水量不足或失水量增加时，易于超过肾浓缩能力的限度，发生代谢产物潴留和高渗性脱水。新生儿尤其是早产儿肾排泄钠能力低，摄入钠盐过多时，容易发生高钠血症。但早产儿回吸收钠能力较低，尿的基础排钠量较多，若摄入水量过多又易致水肿和低钠血症。年龄越小，肾排钠、排酸、产氨能力也越差，因而也容易发生高钠血症和酸中毒。

（5）小儿调节水和电解质平衡机制即神经系统、内分泌系统、肺和肾功能发育不健全，容易发生水和电解质紊乱。

（6）小儿患病时容易发生呕吐、腹泻、发热、呼吸快、进食喝水少、出汗多，因此容易发生水和电解质紊乱。

# 二、水、电解质和酸碱平衡紊乱

## （一）脱水

脱水（dehydration）是指由于水的损失量过多和（或）摄入量不足，导致体液总量尤其是细胞外液量减少的病理生理状态。除失水外，还常伴钠、钾和其他电解质的丢失。

**1. 脱水的分度** 根据精神状态、前囟及眼窝凹陷与否、皮肤弹性、尿量、肢端温度和循环情况等临床表现综合分析判断，根据水的损失量及临床表现，脱水程度分为轻度脱水、中度脱水和重度脱水（表3-6）。

表3-6 不同程度脱水的临床表现

| 分类 | 失水占体重比例（%） | 精神状态 | 前囟凹陷 | 眼窝凹陷 | 眼泪 | 口干 | 皮肤弹性 | 尿量 | 末梢循环 |
|---|---|---|---|---|---|---|---|---|---|
| 轻度脱水 | 3～5 | 稍差 | 稍凹陷 | 稍凹陷 | 有 | 略干 | 正常 | 稍少 | 正常 |
| 中度脱水 | 5～10 | 萎靡或烦躁 | 明显 | 明显 | 少 | 明显 | 稍差 | 减少 | 稍差 |
| 重度脱水 | >10 | 嗜睡、昏迷 | 深陷 | 深陷 | 无 | 很明显 | 极差 | 无 | 极差，可有休克 |

（1）轻度脱水（mild dehydration）：失水量为体重的3%～5%（30～50ml/kg），精神稍差，前囟和眼窝稍凹陷，皮肤黏膜稍干燥，皮肤弹性尚好，尿量略少，哭时有泪。

（2）中度脱水（moderate dehydration）：失水量为体重的5%～10%（50～100ml/kg），精神萎靡或烦躁不安，眼窝和前囟明显凹陷，哭时泪少，口唇黏膜干燥，皮肤干燥、弹性较差，尿量明显减少，四肢稍凉。

（3）重度脱水（severe dehydration）：失水量占体重10%以上（>100ml/kg），除上述症状更明显外，因血容量明显减少，可伴有休克表现，如尿极少或无尿、脉细数、心音低钝、四肢厥冷、皮肤发花、血压下降。

**2. 脱水性质** 根据水和电解质损失比例不同可将脱水性质分为三种（表3-7）。临床上等渗性脱水最为常见，其次为低渗性脱水，高渗性脱水少见。

表3-7 不同性质脱水的临床特点

| 项目 | 高渗性脱水 | 等渗性脱水 | 低渗性脱水 |
|---|---|---|---|
| 常见病因 | 部分病毒性肠炎、中暑、危重状态或医源性因素 | 急性胃肠炎 | 慢性腹泻、营养不良，使用脱水剂、利尿剂等 |
| 细胞内外变化 | 细胞内脱水 | 细胞内外影响相同 | 细胞外的脱水 |
| 血浆渗透压 | >320mOsm/L | 280～320mOsm/L | <280mOsm/L |
| 血钠浓度 | >150mmol/L | 130～150mmol/L | <130mmol/L |
| 主要表现 | 高热、烦渴、皮肤黏膜干燥、烦躁、肌张力增高甚至惊厥、昏迷 | 一般脱水表现 | 淡漠、嗜睡或昏迷、脱水的体征明显，休克出现早 |
| 补液治疗 | 以1/3张的液体为主 | 以1/2张的液体为主 | 以2/3张的液体为主 |

（1）等渗性脱水（isotonic dehydration）：临床最常见，水和电解质成比例丢失，血清钠浓度为130～150mmol/L，血浆渗透压正常。丢失的体液为循环血量和细胞外液，细胞内液量无明显变化。根据体液丢失量的多少，临床出现不同程度的脱水症状。等渗性脱水多因呕吐、腹泻、胃肠引流及饥饿

等原因所致。

（2）低渗性脱水（hypotonic dehydration）：丢失电解质（主要是钠）的量大于失水。血清钠＜130mmol/L，血浆渗透压低于正常。细胞外液水分流向细胞内，使血容量进一步减少，在失水量相等的情况下，其脱水表现比等渗性脱水明显，易发生外周循环障碍而休克。患儿出现四肢凉、血压低及脉细弱等，但口渴不明显。由于细胞内水肿，尤其脑细胞水肿可出现嗜睡、昏迷等神经系统症状。临床多见于营养不良合并腹泻、病程较久或腹泻时补充非电解质溶液过多、反复应用利尿剂及大面积烧伤丢失血浆过多者。

（3）高渗性脱水（hypertonic dehydration）：丢失的水分多于电解质（主要是钠），血清钠＞150mmol/L，血浆渗透压高于正常。细胞外液呈高渗状态后，细胞内液的水分向细胞外转移，使细胞内液减少。由于细胞外液的水分得到部分补偿，因此在失水相等的情况下，其脱水症状比其他两种类型轻，循环障碍症状也较轻。由于细胞内液脱水明显，患儿可表现为烦渴、皮肤黏膜干燥、高热、肌张力增高甚至惊厥，严重时神经细胞脱水、皱缩，可致脑血管破裂出血或脑血栓。临床上多见于不显性失水增多而给水不足（如中暑、昏迷、发热、呼吸增快、光疗或红外线辐射保温及早产儿、新生儿），或呕吐、病毒性腹泻和胃肠引流时或补充含钠溶液过多等情况。

### （二）钾代谢异常

人体内钾主要存在于细胞内，细胞内钾浓度约为150mmol/L。正常血清钾浓度维持在3.5～5.5mmol/L，对调节细胞的各种功能起重要作用。

**1. 低钾血症**　为血清钾浓度＜3.5mmol/L 时称为低钾血症（hypokalemia）。

（1）病因：①钾的摄入量不足。②丢失过多：经消化道丢失过多，如呕吐、腹泻、各种引流或频繁灌肠而又未及时补充钾；经肾排出过多，如酸中毒等所致的钾从细胞内释出，随即大量经肾排出。③钾在体内分布异常：酸中毒纠正后和糖原合成时钾向细胞内转移；家族性周期性麻痹患者，由于钾由细胞外液迅速地移入细胞内而产生低钾血症。④各种原因的碱中毒。

临床上重度脱水伴酸中毒患儿，血清钾多在正常范围，缺钾的症状也不明显；当输入不含钾的溶液后，血浆钾被稀释，且钾随尿量的增加而排出增多；酸中毒纠正后，钾向细胞内转移；糖原合成时消耗钾。由于上述原因，血清钾下降，并出现低钾症状。此外肾上腺皮质激素分泌过多如库欣综合征、原发性醛固酮增多症、糖尿病酮症酸中毒、低血镁、甲状腺功能亢进、大量利尿、碳酸酐酶抑制剂的应用和原发性肾失钾性疾病如肾小管性酸中毒等，也可

引起低钾血症。

（2）临床表现：低钾血症的临床表现不仅取决于血钾的浓度，更重要的是缺钾发生的速度。主要表现为神经、肌肉、循环、泌尿和消化等系统症状。当血钾浓度＜3mmol/L 时可出现症状，血钾浓度＜2.5mmol/L 时症状更严重。可出现神经肌肉兴奋性减低、精神萎靡、反应低下、躯干和四肢肌肉无力、腱反射减弱或消失，严重者可出现弛缓性麻痹。若呼吸肌受累则呼吸变浅，甚至出现呼吸肌瘫痪。平滑肌受累出现腹胀、便秘、肠鸣音减弱甚至消失。心肌兴奋性增高致心率增快，严重者出现心律失常、心音低钝、血压降低。心电图示：T 波增宽、低平或倒置，出现 U 波（＞0.1mV），逐渐增高，在同一导联中 U 波＞T 波，两波相连呈驼峰样，可融合为宽大的假性 T 波。Q—T（Q—U）间期延长，ST 段下降。缺钾还可使肾小管上皮细胞空泡变性，对抗利尿激素（ADH）反应低下，浓缩功能降低，尿量增多；肾小管泌 $H^+$ 和回吸收 $HCO_3^-$ 量增加，$Cl^-$ 的回吸收量减少，可发生低钾低氯性碱中毒伴反常性酸性尿。

（3）低钾血症的治疗：在补液过程中，应注意及时补钾，以防止低钾血症的发生。通常在治疗前 6h 曾有排尿或输液后有尿即可开始补钾。

患儿按每日 3mmol/kg 补充，缺钾症状明显者可增至每日 4～6mmol/kg。病情允许口服补钾更安全。静脉滴注时，氯化钾浓度不得超过 0.3%（40mmol/L），速度应小于每小时 0.3mmol/kg。当低钾伴有碱中毒时，常伴有低氯，故采用氯化钾溶液补充。

**2. 高钾血症**　血钾浓度≥5.5mmol/L 时称为高钾血症（hyperkalemia）。常反映体内钾总量过多，但当存在细胞内钾向细胞外转移时（如酸中毒等），体内钾总量亦可正常或减低。

（1）病因：①钾摄入过多，如短时间内给予大量钾等。②肾排钾障碍，肾衰竭、血容量减少（脱水、休克等）、肾上腺皮质功能不全、肾对醛固酮无反应等，可使钾排出减少。③钾从细胞内释放或移出，见于大量溶血、酸中毒、休克、组织分解代谢亢进、严重组织损伤（挤压伤）、洋地黄中毒和胰岛素缺乏等。

（2）临床表现：①神经、肌肉症状，高钾血症时患儿精神萎靡、嗜睡、手足感觉异常、腱反射减弱或消失，严重者出现弛缓性瘫痪、尿潴留甚至呼吸肌麻痹。②心律失常，高钾血症时心率减慢而不规则，可出现室性期前收缩和心室颤动，甚至心脏停搏。心电图可出现高耸的 T 波、P 波消失或 QRS 波群增宽、心室颤动及心脏停搏等。心电图的异常与否对决定是否治疗有很大帮助。

（3）治疗：目的是防止致死性心律失常，纠正高血钾。治疗需停用钾剂，禁用库存血，暂停含钾丰富的食物和药物；监测血钾浓度和心电图，同时治疗原发病。

轻症治疗：血钾浓度为 $6\sim6.5$ mmol/L、心电图正常者，给予阳离子交换树脂保留灌肠或排钾利尿剂等。

紧急治疗：血钾浓度 $>6.5$ mmol/L 或有心电图异常，需迅速采取以下措施。

1）拮抗高钾血症对心脏的毒性作用：可用 10% 葡萄糖酸钙溶液 0.5ml/kg 加葡萄糖溶液缓慢静脉注射，在数分钟内即显效，但维持时间较短。若心电图无改善，可重复应用。

2）使钾由细胞外液移入细胞内液：可采用葡萄糖加胰岛素 [（$0.5\sim1$）g 葡萄糖 /kg，每 3g 葡萄糖加 1U 胰岛素）] 或 5% 碳酸氢钠（$1\sim3$ mmol/kg）中缓慢静脉注射。

3）$\beta_2$ 肾上腺素受体激动剂：沙丁胺醇（salbutamol）5μg/kg，经 15min 静脉应用或以 $2.5\sim5$ mg 雾化吸入，常能有效地降低血钾浓度，并能持续 $2\sim4$ h。

4）促进钾排出的措施：阳离子交换树脂；静脉注射呋塞米或依他尼酸可促进肾排钾，对心力衰竭和水肿者更为适用。

5）透析疗法：在需迅速降低血钾浓度，而上述措施无效时使用。腹膜透析和血液透析均有效。

## （三）酸碱平衡紊乱

酸碱平衡是指正常体液保持一定的 $H^+$ 浓度。细胞外液的 pH 主要取决于血液中最重要的一对缓冲物质，即 $HCO_3^-/H_2CO_3$ 两者含量的值。正常 $HCO_3^-/H_2CO_3$ 值保持在 20 : 1。当两者比值发生改变或体内代偿功能不全，pH 超出 $7.35\sim7.45$ 的正常范围时，则发生酸碱平衡紊乱。人体调节 pH 在较稳定水平取决于酸或碱的丢失以及肾和肺的调节作用。血液及其他体液的缓冲系统主要包括碳酸、碳酸氢盐系统和非碳酸氢盐系统。在血液非碳酸氢盐系统，主要为血红蛋白、有机磷及无机磷。在细胞内液，碳酸、碳酸氢盐及非碳酸氢盐缓冲系统均起作用，后者主要由有机磷蛋白及其他成分组成。

正常儿童血 pH 与成人一样，维持在 $7.35\sim7.45$。pH $<7.30$ 为酸中毒，pH $>7.45$ 为碱中毒。当肺呼吸功能障碍时，$CO_2$ 排出过少或过多，使血浆中 $H_2CO_3$ 的量增加或减少，所引起的酸碱平衡紊乱称为呼吸性酸中毒或碱中毒。若因代谢紊乱，血浆中 $HCO_3^-$ 的量增加或减少，从而引起的酸碱平衡紊乱，称为代谢性酸中毒或碱中毒。出现酸碱平衡紊乱后，机体可通过肺、肾调节使 $HCO_3^-/H_2CO_3$ 的值维持在 20 : 1，即 pH 维持在正常范围内，称为代偿性代谢性（或呼吸性）酸中毒（或碱中毒），如果 $HCO_3^-/H_2CO_3$ 值不能维持在 20 : 1，即 pH 低于或高于正常范围，则称为失代偿性代谢性（或呼吸性）酸中毒（或碱中毒）。

### 1. 代谢性酸中毒

（1）代谢性酸中毒（metabolic acidosis）病因：其病因主要系 $H^+$ 增加或 $HCO_3^-$ 减少。发生原因：①体内碱性物质经消化道或肾大量丢失，见于腹泻，小肠、胰或胆管引流或瘘管，肾小管性酸中毒，应用碳酸酐酶抑制剂（乙酰唑胺）或醛固酮拮抗剂（螺内酯），各种原因所致的醛固酮缺乏症。②酸性代谢产物产生过多或排出障碍，见于进食不足或吸收不良所致饥饿性酮症，糖尿病酮症，各种原因所致乳酸血症（如由于缺氧、脱水、休克、心跳呼吸骤停、先天性糖代谢障碍、肾衰竭等。③摄入酸性物质过多，如长期服用氯化钙、氯化铵，静脉注射盐酸精氨酸或水杨酸中毒等。

（2）临床表现：轻度酸中毒的症状不明显，仅呼吸稍快，若不做血气分析难以做出诊断。较重的酸中毒出现呼吸深长、厌食、恶心、呕吐、疲乏、无力、精神萎靡、烦躁不安；进而嗜睡、昏睡、昏迷，口唇樱桃红色。严重酸中毒（pH $<7.20$）时，心率变慢，周围血管阻力下降。心肌收缩力减弱和心排血量减少，发生低血压、心力衰竭和心室颤动等概率高，有致命危险。酸中毒时 $HCO_3^-$ 及 pH 降低均可使 $H^+$ 进入细胞与 $K^+$ 交换，致细胞内液 $K^+$ 浓度降低和细胞外液 $K^+$ 浓度增高，可诱发心律失常。酸中毒时血浆游离钙浓度增加，酸中毒纠正后浓度下降，原有低钙血症的患儿可能出现手足搐搦或惊厥。新生儿和小婴儿的呼吸代偿功能较差，酸中毒时其呼吸改变可不典型，往往仅有精神萎靡、拒食和面色苍白等。根据血浆 $HCO_3^-$ 浓度将酸中毒分为轻度（$13\sim18$ mmol/L）、中度（$9\sim13$ mmol/L）及重度（$<9$ mmol/L）。

（3）阴离子间隙（AG）：在诊断单纯或混合性酸中毒时阴离子间隙常有很大的帮助。阴离子间隙主要测量阳离子与阴离子的差值。测得的阳离子为 $Na^+$ 和 $K^+$，可测得的阴离子为 $Cl^-$ 和 $HCO_3^-$。因 $K^+$ 浓度相对较低，在计算阴离子间隙时常忽略不计。

阴离子间隙 $=Na^+-(Cl^-+HCO_3^-)$，正常为 12mmol/L（范围：$8\sim16$ mmol/L）。

由于阴离子蛋白、硫酸根和其他常规不测定的阴离子的存在，正常阴离子间隙为（$12\pm4$）mmol/L。AG 的增加几乎总是由于代谢性酸中毒所致。但是，不是所有的代谢性酸中毒均有 AG 增高。AG 增高见于代谢性酸中毒伴有常规不测定的阴离子如乳酸、酮体、尿酸、磷酸等增加。代谢性酸中毒不伴有常规不测定的阴离子增高时 AG 不增高，称为高氯性代谢性酸中毒。在高氯性代谢性酸中毒，$HCO_3^-$ 的降低被 $Cl^-$ 所替代，而后者可通过血清电解质的测量获得。计算 AG 可发现常规不测定的阴离子或阳离子的异常增高。

当代谢性酸中毒由肾小管性酸中毒或大量碳酸

氢盐丢失引起时，AG 可以正常。当血浆 $HCO_3^-$ 水平降低时，$Cl^-$ 作为伴随钠在肾小管重吸收的主要阴离子，其吸收率增加了。由于酸中毒时血浆 $HCO_3^-$ 浓度降低、$Cl^-$ 增高，使总阴离子量保持不变。

肾衰竭时血磷、硫等有机阴离子的增加；糖尿病患者的酮症酸中毒、乳酸性酸中毒、非酮症高渗高糖性昏迷、未定名的有机酸血症、氨代谢障碍等均可使 AG 增加。AG 增加也见于大量青霉素应用后、水杨酸中毒等。

AG 降低在临床上较少见。

（4）治疗：①积极治疗缺氧、组织低灌注、腹泻等原发疾病；②采用碳酸氢钠或乳酸钠等碱性药物增加碱储备、中和 $H^+$；③正常 AG 型代谢性酸中毒处理原则为减少 $HCO_3^-$ 的损失和补充碱剂；④高 AG 型代谢性酸中毒原则为改善微循环和机体缺氧状况。

通常主张当血气分析示 $pH \leqslant 7.30$ 时用碱性药物纠正酸中毒。当使用含碱性溶液的混合液补碱时，随着循环和肾功能的改善，轻度酸中毒即可纠正。若酸中毒严重时，则应补充碱性溶液。5% 碳酸氢钠溶液 1ml/kg 或 11.2% 乳酸钠溶液 0.6ml/kg，约可提高血浆二氧化碳结合力（carbon dioxide combining power，$CO_2CP$）1mmol/L。无检验条件时可选用 5% 碳酸氢钠溶液 5ml/kg 或 11.2% 乳酸钠溶液 3ml/kg，约可提高血浆 $CO_2CP$ 5mmol/L。然后再根据情况给予。或以测得患儿血浆 $CO_2CP$ 来计算总量，先用其 1/2 量，然后视病情酌用。其公式如下：

（18- 患儿 $CO_2CP$）mmol/L× 体重（kg）×1.0= 5% 碳酸氢钠溶液毫升数

（18- 患儿 $CO_2CP$）mmol/L× 体重（kg）×0.6= 11.2% 乳酸钠溶液毫升数

也可以按以下方法给予：所需补充的碱性溶液毫摩尔数 = 剩余碱（BE）×0.3× 体重（kg）。因 5% 碳酸氢钠溶液 1ml=0.6mmol，故所需 5% 碳酸氢钠溶液量（ml）=BE×0.5× 体重（kg）。将碳酸氢钠稀释成 1.4% 的溶液输入，先给予计算量的 1/2，复查血气分析后调整剂量。随着酸中毒的纠正，钾离子进入细胞内，使血清钾降低，同时游离钙也减少，故应注意补钾、补钙。

**2. 代谢性碱中毒**

（1）病因和发病机制：代谢性碱中毒（metabolic alkalosis）的原发因素是细胞外液强碱或碳酸氢盐的增加。主要原因：①过度的 $Cl^-$ 丢失，如呕吐或胃液引流导致的 $H^+$ 和 $Cl^-$ 的丢失，最常见为先天性肥大性幽门狭窄；②摄入或输入过多的碳酸氢盐；③血钾降低、肾 $HCO_3^-$ 重吸收增加、原发性醛固酮增多症、库欣综合征等；④呼吸性酸中毒时，肾代偿性分泌 $H^+$，$HCO_3^-$ 重吸收增加，使酸中毒得到代偿，当应用机械通气后，动脉血二氧化碳分压（$PaCO_2$）能迅速恢复正常，而血浆 $HCO_3^-$ 含量仍高，导致代谢性

碱中毒；⑤细胞外液减少及近端肾小管 $HCO_3^-$ 的重吸收增加。

代谢性碱中毒时，为了稳定 pH，机体可代偿性地出现一定程度的呼吸抑制以使 $PaCO_2$ 升高，但这种代偿很有限，因为呼吸抑制时可出现低氧症状，后者又能刺激呼吸。另外机体可通过肾排出 $HCO_3^-$ 使血 pH 降低，此时常见有碱性尿（pH 可达 8.5～9.0）。当临床上同时合并低钾血症和低血容量时，应给予积极纠正，否则碱中毒较难治疗。

（2）临床表现：轻度代谢性碱中毒可无明显症状，重症者表现为呼吸抑制、精神差。神经系统症状常见，表现为倦怠、头昏、反应迟钝、嗜睡，甚至精神错乱或昏迷。失代偿性碱中毒时血中游离钙减少，使神经肌肉兴奋性增加，可出现手足搐搦或惊厥。代偿性呼吸浅慢使肺泡通气量减少，可发生低氧血症。碱血症使血红蛋白（Hb）与氧亲和力增加，氧解离曲线左移，加重组织缺氧，但发绀较轻。当有低血钾时，可出现相应的临床症状。血气分析血浆 $PaCO_2$ 和 $HCO_3^-$ 增高，常见低氯血症和低钾血症。

（3）治疗：①去除病因；②停用碱性药物，纠正水、电解质紊乱；③静脉滴注生理盐水；④重症者给予氯化铵静脉滴注；⑤碱中毒时如同时存在低钠血症、低钾血症和低氯血症常阻碍其纠正，故必须在纠正碱中毒的同时纠正这些离子的紊乱。

**3. 呼吸性酸中毒** 呼吸性酸中毒（respiratory acidosis）由通气障碍导致体内 $CO_2$ 潴留和 $HCO_3^-$ 升高所致，见于：①呼吸道堵塞，如喉头痉挛或水肿、支气管哮喘、呼吸道异物、分泌物堵塞、羊水或胎粪吸入等；②肺、胸腔和胸廓疾患，如严重肺炎、呼吸窘迫综合征、肺不张、肺水肿、气胸、大量胸腔积液等；③心脏疾患，如心搏骤停、心室颤动、心力衰竭引起肺淤血等；④呼吸肌麻痹或痉挛，见于感染性多发性神经根炎、脊髓灰质炎、严重低血钾、破伤风等；⑤呼吸中枢抑制，见于脑炎、脑膜炎、颅脑外伤、药物（安眠药、麻醉药、吗啡、地西泮）过量等；⑥呼吸机使用不当。

呼吸性酸中毒时常伴有低氧血症及呼吸困难。高碳酸血症可引起血管扩张，颅内血流增加，致头痛及颅内压增高，严重高碳酸血症可出现中枢抑制，血 pH 降低。

呼吸性酸中毒的治疗主要针对原发病，必要时可用人工辅助通气。

**4. 呼吸性碱中毒** 呼吸性碱中毒（respiratory alkalosis）由通气过度使血液 $CO_2$ 过度减少，血浆 $H_2CO_3$ 降低所致。见于：①神经系统疾病，如脑炎、脑膜炎、脑肿瘤或外伤；②呼吸机使用不当；③长时间剧烈啼哭、癔症等；④高热、败血症；⑤水杨酸中毒（早期）；⑥低氧、CO 中毒、严重贫血、肺炎、肺水肿、高山病等。

典型症状为呼吸深快。除临床上出现原发病症状及体征外，可出现口周、四肢麻木，还可引起手足搐搦等。血气分析示 pH 升高、$PaCO_2$ 降低、血 $HCO_3^-$ 浓度降低，尿液常呈酸性。

呼吸性碱中毒的治疗主要是病因治疗，呼吸改善后可逐渐恢复。有手足搐搦者给予钙剂。

**5. 临床酸碱平衡状态的评估** 临床上酸碱平衡状态常通过血 pH、$PaCO_2$ 及 $HCO_3^-$ 三项指标来评估。pH 与 $PaCO_2$ 可直接测定，$HCO_3^-$ 虽能直接测定，但常用血清总二氧化碳含量估计。应该指出的是，

常规血气分析仪只含测定 pH、$PaCO_2$ 和动脉血氧分压（$PaO_2$）三项指标的电极，$HCO_3^-$ 是按亨德森 - 哈塞尔巴尔赫（Henderson-Hasselbalch）方程计算的。$PaCO_2$、$HCO_3^-$ 变化与 pH 的关系可通过表 3-8 进行分析判断。判断单纯的酸碱平衡紊乱并不困难，pH 的变化取决于 $PaCO_2$ 与 $HCO_3^-$ 的比值变化。在临床判断时，第一，应确定是酸中毒还是碱中毒；第二，确定引起的原发因素是代谢性还是呼吸性；第三，如是代谢性酸中毒，其 AG 是高还是低；第四，分析呼吸或代谢代偿是否充分。

表 3-8　酸碱紊乱的分析方法

| 动脉血气测定 | | | |
|---|---|---|---|
| 酸中毒（pH ＜ 7.40） | | 碱中毒（pH ＞ 7.40） | |
| ↓ [$HCO_3^-$] | ↑ $PaCO_2$ | ↑ [$HCO_3^-$] | ↓ $PaCO_2$ |
| 代谢性酸中毒 | 呼吸性酸中毒 | 代谢性碱中毒 | 呼吸性碱中毒 |
| ↓ $PaCO_2$ 代偿 | ↑ [$HCO_3^-$] 代偿 | ↑ $PaCO_2$ 代偿 | ↓ [$HCO_3^-$] 代偿 |
| 呼吸代偿 | 肾代偿 | 呼吸代偿 | 肾代偿 |
| 临床举例：酮症酸中毒；乳酸酸中毒；腹泻、肠液丢失；肾小管性酸中毒等 | 临床举例：中枢性呼吸抑制；神经肌肉疾病；肺实质性疾病等 | 临床举例：呕吐引起 $H^+$、$Cl^-$ 丢失；外源性 $HCO_3^-$ 摄入或输入过多 | 临床举例：由于精神因素或药物（如水杨酸）中毒所致的呼吸增快 |
| 代偿效果：$PaCO_2$ 每下降 1.2mmHg 可代偿 1mmol/L 的 $HCO_3^-$ 下降 | 代偿效果：[$HCO_3^-$] 每上升 3.5mmol/L 可代偿 10mmol/L 的 $PaCO_2$ 上升 | 代偿效果：$PaCO_2$ 每上升 0.7mmol/L 代偿 1mmol/L 的 $HCO_3^-$ 上升 | 代偿效果：[$HCO_3^-$] 每下降 5mmol/L 可代偿 10mmol/L 的 $PaCO_2$ 下降 |

# 三、小儿液体疗法常用溶液

## （一）溶液的渗透压

溶液渗透压（osmotic pressure）的大小表示溶液通过半透膜吸水能力的大小，溶液单位体积中溶质颗粒数越多，溶液的渗透压越大，吸水的能力越大。临床工作中以正常血浆渗透压（280～320mOsm/L）为标准，凡溶液渗透压和血浆相等，即在 280～320mOsm/L 范围内者为等渗液；大于 320mOsm/L 者为高渗液；小于 280mOsm/L 者为低渗液。

临床工作中也常用张力来表示溶液的渗透压。正常血浆（渗透压 280～320mOsm/L）的张力为 1 张；凡溶液渗透压与血浆渗透压相等者为等张（isotonicity）液，低于血浆渗透压者为低张（hypotonicity）液，高于血浆渗透压者为高张（hypertonicity）液。混合液中等张液占总液量的比例数即为该溶液的张力数。

## （二）非电解质溶液

非电解质溶液常用 5% 和 10% 葡萄糖溶液。葡萄糖溶液输入后，葡萄糖逐渐被氧化成水及 $CO_2$，液体的渗透压也随之消失，而成为无张液。仅用于补充水分和部分热量，不能起到维持血浆渗透压的作用。

## （三）电解质溶液

电解质溶液用于补充体液容量，纠正体液渗透压、酸碱和电解质失衡。

**1. 0.9% 氯化钠溶液**（生理盐水）**和复方氯化钠溶液**（Ringer 溶液）　均为等张溶液。生理盐水含 $Na^+$ 及 $Cl^-$ 各 154mmol/L，$Na^+$ 含量与血浆相仿，但 $Cl^-$ 含量比血浆含量（103mmol/L）约高 1/2，大量输入可使血氯增高，血浆 $HCO_3^-$ 被稀释，发生高氯性及稀释性酸中毒。

**2. 3% 氯化钠溶液**　用于纠正低钠血症，每毫升含 $Na^+$ 0.5mmol。

**3. 碱性溶液用于纠正酸中毒**

（1）碳酸氢钠：碳酸氢钠（SB）可直接增加缓冲碱，故可迅速纠正酸中毒，但有呼吸衰竭和 $CO_2$ 潴留者慎用，5% 碳酸氢钠溶液为高张液，1.4% 碳酸氢钠溶液为等张液。注意多次使用后可致细胞外液渗透压增高。

（2）乳酸钠：需在有氧代谢条件下经肝代谢生成 $HCO_3^-$ 而起缓冲作用，起效较缓慢，休克、缺氧、肝功能不全、新生儿期或乳酸潴留性酸中毒者不宜使用。11.2% 乳酸钠溶液为高张液，1.87% 乳酸钠溶液为等张液。

**4. 氯化钾溶液**　用于钾的补充。常用制剂为

10% 溶液，静脉滴注时常配成 0.2% 溶液，最高不超过 0.3%，含钾溶液不可静脉直接推注，因可发生心肌抑制而死亡。

**5. 氯化铵制剂** 0.9% 氢化铵溶液为等张液（1mmol NH₄Cl=53.5mg），NH₄Cl 在肝内与 $CO_2$ 结合成尿素，释放出 $H^+$ 及 $Cl^-$，使得 pH 下降。用于纠

正低氯性碱中毒。心、肺、肝、肾功能障碍者禁用。

### （四）混合溶液

把各种溶液按不同比例配成不同的配制液称为混合液，可以避免各自的缺点，适用于不同情况的补液需要。常用溶液成分见表 3-9，混合液的简单配制见表 3-10。

**表 3-9 常用液体成分**

| 溶液 | 每 100ml 含溶质或液量 | $Na^+$ （mmol/L） | $K^+$ （mmol/L） | $Cl^-$ （mmol/L） | $HCO_3^-$ 或乳酸根（mmol/L） | $Na^+/Cl^-$ | 渗透压或相对于血浆的张力 |
|---|---|---|---|---|---|---|---|
| ① 0.9% 氯化钠溶液 | 0.9g | 154 | | 154 | | 1:1 | 等张 |
| ② 5% 或 10% 葡萄糖溶液 | 5g 或 10g | | | | | | |
| ③ 5% 碳酸氢钠溶液 | 5g | 595 | | | 595 | | 3.5 张 |
| ④ 1.4% 碳酸氢钠溶液 | 1.4g | 167 | | | 167 | | 等张 |
| ⑤ 11.2% 乳酸钠溶液 | 11.2g | 1000 | | | 1000 | | 6 张 |
| ⑥ 1.87% 乳酸钠溶液 | 1.87g | 167 | | | 167 | | 等张 |
| ⑦ 10% 氯化钾溶液 | 10g | | 1342 | 1342 | | | 8.9 张 |
| ⑧ 0.9% 氯化铵溶液 | 0.9g | $NH_4^+$ | 167 | 167 | | | 等张 |
| 1:1 含钠液 | ① 50ml, ② 50ml | 77 | | 77 | | 1:1 | 1/2 张 |
| 1:2 含钠液 | ① 35ml, ② 65ml | 54 | | 54 | | 1:1 | 1/3 张 |
| 1:4 含钠液 | ① 20ml, ② 80ml | 30 | | 30 | | 1:1 | 1/5 张 |
| 2:1 含钠液 | ① 65ml, ④ 或 ⑥ 35ml | 158 | | 100 | 58 | 3:2 | 等张 |
| 2:3:1 含钠液 | ① 33ml, ② 50ml, ④ 或 ⑥ 17ml | 79 | | 51 | 28 | 3:2 | 1/2 张 |
| 4:3:2 含钠液 | ① 45ml, ② 33ml, ④ 或 ⑥ 22ml | 106 | | 69 | 37 | 3:2 | 2/3 张 |

**表 3-10 几种常用混合液的简单配制**

| 溶液名称 | 5% 或 10% 葡萄糖溶液（ml） | 10% 氯化钠溶液（ml） | 5% 碳酸氢钠溶液（11.2% 乳酸钠溶液）（ml） | 液体张力 |
|---|---|---|---|---|
| 2:1 等张含钠液 | 100 | 6 | 8（6） | 等张 |
| 4:3:2 含钠液 | 100 | 4 | 6（4） | 2/3 张 |
| 2:3:1 含钠液 | 100 | 3 | 5（3） | 1/2 张 |
| 2:6:1 含钠液 | 100 | 2 | 3（2） | 1/3 张 |
| 1:1 含钠液 | 100 | 4 | | 1/2 张 |
| 1:4 含钠液 | 100 | 2 | | 1/5 张 |

**1. 常用混合液** 儿科临床中常用的混合液：1:4 含钠液（1 份生理盐水，4 份葡萄糖溶液）；1:1 含钠液（1 份生理盐水，1 份葡萄糖溶液）；2:6:1 含钠液（2 份生理盐水，6 份葡萄糖溶液，1 份等张碱性液）；2:3:1 含钠液（2 份生理盐水，3 份葡萄糖溶液，1 份等张碱性液）；4:3:2 含钠液（4 份生理盐水，3 份葡萄糖溶液，2 份等张碱性液）；2:1 等张含钠液（2 份生理盐水，1 份等张碱性液）。其成分参见表 3-10。

**2. 常用混合液的适用范围** 1:4 含钠液常用于补充生理需要量；2:6:1 含钠液常用于纠正高渗性脱水；2:3:1 含钠液常用于等渗性脱水或脱水性质不能确定的患者；4:3:2 含钠液常用于低

渗性脱水的患者；2:1 等张含钠液常用于液体复苏或有循环衰竭即休克的患者。

**3. 常用混合液配制方法** 混合液中的比例数指组成混合液的各种溶液的体积比。配制混合液时，根据比例数即可计算出组成混合液的各种溶液的量，混合配制而成。

> 100ml 2:3:1 含钠液的配制
> 2:3:1 含钠液是指 2 份生理盐水（NS），3 份 5% 葡萄糖溶液（GS）或 10%GS，1 份等张碱性含钠液 [此例中使用 1.4% 碳酸氢钠（SB）溶液]。
>
> 具体配制计算方法如下：

（1）计算出每份的量：100ml/（2+3+1）=100ml/6=17ml。

（2）按比例计算出各种成分的量：NS 2×17=34ml；10% GS 3×17=51ml；1.4% SB 1×17=17ml。

（3）为方便配制，将 1.4% SB 折算成常用的 5% SB，5% SB 的浓度是 1.4% SB 的 3.6 倍，故需将所需 1.4% SB 量除以 3.6，折算出 5% SB 的量，即 1.4% SB 17ml=5% SB 5ml+10% GS 12ml。

（4）将计算出各种成分的量相加：100ml 2：3：1 含钠液 =NS 34ml+10% GS 51ml+10% GS 12ml+5% SB 5ml=NS 34ml+10% GS 63ml+5% SB 5ml。

为方便临床工作，可按表 3-11 快速配制。

#### 4. 常用混合液张力的计算

（1）按溶液中的渗透压计算：混合液的渗透压占血浆渗透压的比例数即为该液体的张力数。

计算 2：3：1 含钠液的张力：通过计算得知 2：3：1 含钠液中 $Na^+$ 79mmol/L，$Cl^-$ 51mmol/L，$HCO_3^-$ 28mmol/L，三者之和为 158mmol/L，约为血浆渗透压（300mmol/L）的 1/2，故其张力为 1/2 张。

（2）简便计算法：混合液的等张液占混合液的比例数，即为该混合液的张力数。例如，2：3：1 液的张力为等渗液在混合液中所占的比例：（2+1）/（2+3+1）=3/6=1/2 张。

2：3：1 含钠液 100ml 由以下溶液组成：NS 34ml，10% GS 51ml，1.4%SB 17ml；其中等张液为 NS 34ml+1.4% SB 17ml=51ml。2：3：1 含钠液的张力 = 等张液量 51ml/ 总液量 100ml ≈ 1/2 张。（计算溶液张力时，5% GS 或 10% GS 均视为无张液）。

### （五）口服补液盐

口服补液盐（oral rehydration salt，ORS）溶液是世界卫生组织（WHO）推荐用于治疗急性腹泻脱水的一种溶液，具有纠正脱水、纠正酸中毒、补钾和补钠的作用。经临床应用取得了良好效果，对发展中国家尤其适用。其理论基础是基于小肠的 $Na^+$-葡萄糖耦联转运吸收机制，即小肠上皮细胞刷状缘的膜上存在着 $Na^+$-葡萄糖共同载体，此载体上有 $Na^+$-葡萄糖两个结合位点，当 $Na^+$-葡萄糖同时与结合位点相结合时即能运转并显著增加钠和水的吸收。

目前有多种 ORS 配方。传统的 ORS 配方为氯化钠 3.5g，碳酸氢钠 2.5g（或枸橼酸钠 2.9g），氯化钾 1.5g，葡萄糖 20g，加水至 1L；其张力为 2/3 张，渗透压为 311mOsm/L。此液中葡萄糖浓度为 2%，有利于 $Na^+$ 和水的吸收；$Na^+$ 的浓度为 90mmol/L，适用于纠正累积损失量和粪便中的电解质丢失量；含有一定量的钾和碳酸氢根，可补充钾和纠正酸中

毒。枸橼酸钠较碳酸氢钠口感好且不易潮解。适用于绝大多数腹泻伴轻、中度脱水患儿。累积损失量宜在 4～6h 内补充，少量多次口服。继续损失可用等量水稀释的 ORS 溶液补充，生理需要则通过早期喂养及饮白开水供给。

2002 年 WHO 推荐低渗 ORS 配方，其与传统配方同样有效，且更安全；其配方为氯化钠 2.6g，枸橼酸钠 2.9g，氯化钾 1.5g，葡萄糖 13.5g，加水至 1L；张力为 1/2 张，渗透压为 245mOsm/L（表 3-11）。

**表 3-11 低渗 ORS 溶液的配方**

| 成分 | 重量（g） | 电解质（mmol/L） | | | | 葡萄糖（mmol/L） | 渗透压（mOsm/L） |
| --- | --- | --- | --- | --- | --- | --- | --- |
| | | $Na^+$ | $K^+$ | $Cl^-$ | 枸橼酸根 | | |
| 氯化钠 | 2.6 | 45 | — | 45 | | | |
| 枸橼酸钠 | 2.9 | 30 | — | | 10 | | |
| 氯化钾 | 1.5 | — | 20 | 20 | | | |
| 葡萄糖 | 13.5 | | | | | 75 | |
| 合计 | | 75 | 20 | 65 | 10 | 75 | 245 |

使用 ORS 溶液时，医护人员应做好宣传教育工作，培训家庭成员合理配制、合理服用液体的方法，以及正确观察效果和病情等，这是 ORS 溶液补充成败的关键。

## 四、液体疗法

液体疗法（fluid therapy）是儿科医学的重要组成部分，其目的在于纠正水、电解质和酸碱平衡紊乱，以恢复机体的生理功能。液体疗法包括补充生理需要量、累积损失量及继续丢失量。由于体液失衡的原因和性质非常复杂，在制定补液方案时必须全面掌握病史、体检和实验室资料，认真进行病情分析，制定合理、正确的补液方案。一般情况下，由于肾、肺、心血管及内分泌系统对体内液体平衡有较强的调节作用，故补液成分及量如基本合适，机体就能充分调整，以恢复体液的正常平衡；但如上述脏器存在功能不全，则应较严格地选择液体的成分，根据其病理生理特点选择补液量及速度，并根据病情变化而调整。

液体疗法的要求是补其所失，供其所需，纠其所偏。遵循三定的原则：①定量；②定性；③定速。按照先快后慢，先浓后淡，先盐后糖，见尿补钾，抽搐补钙和镁的步骤实施。补液的常用方法有口服补液和静脉补液，病情需要时，偶有使用胃管置管法和骨髓穿刺法补液。

补液的总量包括累积损失量、继续损失量和生理需要量三方面。

### （一）补充累积损失量

累积损失量（cumulative loss）是指发病后已经

损失的水及电解质总量。

**1. 定量**　根据脱水程度估计：轻度脱水 30～50ml/kg，中度脱水 50～100/kg，重度脱水 100～120ml/kg。学龄前期和学龄期儿童体液组成接近成人，补液量应酌减。

**2. 定性**　根据脱水性质决定补液液体的成分。脱水性质由所测血钠浓度确定。若无条件测定，临床上又难以确定脱水性质时，可先按等渗性脱水补给。等渗性脱水给予 1/2 张含钠液，高渗性脱水给予 1/3 张含钠液，低渗性脱水给予 2/3 张含钠液。由于细胞外液的钠除腹泻时通过消化道丢失外，在脱水时因细胞内液钾的丢失使一部分钠进入细胞内，当补钾后钾进入细胞内液，钠又返回到细胞外液，因此，在补充含钠液体时量不宜过多。

**3. 定速度**　输液速度取决于脱水程度。重度脱水或伴有末梢循环障碍、休克的患儿应尽快恢复循环血量改善肾功能，给予等渗含钠液（常用 2∶1 等张含钠液 20ml/kg，总量不超过 300ml）快速扩充血容量进行液体复苏，在 30～60min 快速输入，其后再继续补充累积损失量。不需要液体复苏的患儿则直接补充累积损失量。累积损失量应在 8～12h 补给，或以 8～10ml/（kg·h）的速度补给。低渗性脱水时输液速度可稍快，高渗性脱水输液速度宜稍慢，防止进入神经细胞的水量过多引起脑细胞水肿、惊厥。

### （二）补充继续损失量

在开始补充累积损失量后，腹泻、呕吐、胃肠引流等损失大多继续存在，以致体液继续丢失，如不予以补充继续损失量（ongoing loss）将又成为新的累积损失。

**1. 定量**　根据实际损失量计算，但临床上很难准确估计，可根据腹泻次数及脱水恢复情况进行评估。例如，在禁食情况下，腹泻患儿每日大便量为 10～40ml/kg，引流液的排出量根据记录量确定。各种体液损失成分见表 3-12。

表 3-12　各种体液损失成分表

| 体液 | Na⁺ (mmol/L) | K⁺ (mmol/L) | Cl⁻ (mmol/L) | 蛋白质 (g/L) |
|---|---|---|---|---|
| 胃液 | 20～28 | 5～20 | 100～150 | — |
| 胰液 | 120～140 | 5～15 | 90～120 | — |
| 小肠液 | 100～140 | 5～15 | 90～130 | — |
| 胆汁液 | 120～140 | 5～15 | 50～120 | — |
| 回肠造瘘口损失液 | 45～135 | 5～15 | 20～115 | — |
| 腹泻液 | 10～90 | 10～80 | 10～110 | — |
| 正常汗液 | 10～30 | 3～10 | 10～25 | — |
| 烫伤渗出液 | 140 | 5 | 10 | 30～50 |

**2. 定性**　可用 1/3～1/2 张含钠液补充。因消化

液中除钠、氯含量较高外，含钾量也较多，丢失时应及时补充。

**3. 定速度**　能口服者可将上述液量分次口服补给。静脉补液以 5ml/（kg·h）在 12～16h 内均匀输入。

### （三）补充生理需要量

生理需要量（physiological requirement）涉及能量、水和电解质的补充。能口服者尽量口服补充。

**1. 定量**　每日生理需要量主要供体内不显性失水（经肺、皮肤的水分丢失）及显性失水（经汗、尿、便等排出）、维持基础代谢所需。按热量代谢计算，每日需水量为（120～150）ml/100kcal，维持基础代谢所需水量为（60～80）ml/50kcal。

也可按如下方法来算：体重 10kg 以下儿童液体量为 100ml/（kg·d），体重 10～20kg 为 1000+（体重 -10kg）×50ml/kg，体重大于 20kg 者为 1500+（体重 -20kg）×20ml/kg。

**2. 定性**　每日生理需要电解质（2～3）mmol/100kcal，可用 1/5～1/4 张含钠液。发热、呼吸加快的患儿应适当增加进液量；营养不良者应注意能量和蛋白质补充；必要时用部分或全静脉营养。

**3. 定速度**　在补入累积损失量后，生理需要量和继续损失量一起在 12～16h 内均匀补给，或按每小时 5ml/kg 补给。

不同疾病对上述三项的需要虽有不同，但生理需要量则是共同需要的，可根据不同疾病和病情调整其他一项或两项的量或质。例如，昏迷不能进食者，只需补充生理需要量；胃肠引流或手术后有肠瘘者需补充生理需要量和继续损失量；婴儿腹泻则需按三项补充。

## 五、几种特殊情况下的液体疗法要点

### （一）婴儿腹泻病的液体疗法

参见第 10 章第 9 节。

### （二）肺炎患儿补液要点

（1）轻症肺炎患儿能进食者可不需另行补液，多饮水有助于痰液的稀释和排出。

（2）重症患儿补液应限量、限速，不能进食者可给 60～80ml/（kg·d），常用 1/5～1/4 张液体，补液过多或过快易出现心力衰竭。

（3）重症肺炎常存在混合性酸中毒，应在保障给氧和肺通气基础上，根据血 HCO₃⁻ 给予 5% 碳酸氢钠或其他碱性药物。

（4）肺炎合并腹泻者按腹泻脱水的补液原则进行，但应减去 1/4～1/3 液体量，补液速度亦应减慢。

（5）通常不补钾盐，但病重不能进食时间较长者可补给生理需要量 2～3mmol/（kg·d）。

## （三）营养不良患儿补液要点

（1）由于皮下脂肪少、皮肤弹性差，在判断脱水程度时易于偏重。

（2）脱水多为低渗性，补液时液体张力应偏高。

（3）常伴有低血钾、低血钙、低血镁，应注意补给。

（4）注意热量和蛋白质的补给。

（5）重度营养不良者脏器功能低下，补液过多或过快易出现心力衰竭和肺水肿。

## （四）新生儿疾病补液要点

（1）每日所需液体量：生后第 1 日需 60～80ml/kg，第 2 日 80～100ml/kg，通常不需补钾，第 3 日及以上需 120～140ml/kg。电解质需要量：钠、钾各 1～3mmol/（kg·d）。

（2）初生儿血钾偏高，通常第 1 周内不补钾，有明显失钾或低钾血症表现者除外。

（3）新生儿肾功能发育不完善，电解质的排泄能力为成人的 1/5，补液时张力宜低。

（4）新生儿肾排 $H^+$、产氨能力差，血 $Cl^-$ 和乳酸浓度偏高，$HCO_3^-$ 浓度较低，故较易发生酸中毒。

（5）全日补液量应在 24h 内均匀补入，补液速度不应过快。

（季加芬）

# 第 4 章　小儿营养与营养障碍性疾病

## 第 1 节　小儿营养基础

合理的营养是保障小儿健康生长的重要因素。小儿营养素供应的基本要求是满足生长发育需要，避免营养缺乏或过剩。

### （一）能量

机体依靠碳水化合物、脂类和蛋白质三大营养素供应能量，以满足新陈代谢和生长发育等需要。能量的单位是千卡（kcal）或千焦（kJ）；1kcal=4.184kJ；1kJ=0.239kcal。各种营养素的实际供能比例为：1g 碳水化合物供给能量 4kcal（16.736kJ），1g 蛋白质供给能量 4kcal（16.736kJ），1g 脂肪供给能量 9kcal（37.656kJ）。

小儿对能量需要共分五个方面：基础代谢、食物热效应、活动消耗、生长所需、排泄消耗。

**1. 基础代谢**　基础代谢（basal metabolism）是指在清醒、安静、空腹状态下，于 $18\sim25\,^{\circ}\!C$ 环境中，人体各种器官为维持生命进行最基本的生理活动所消耗的最低能量。基础代谢率（basal metabolic rate，BMR）是指在每单位时间每平方米体表面积基础代谢所需的能量。小儿基础代谢所需能量较成人高，随年龄增长而逐渐减少。婴儿约为 55kcal/（kg·d）[230.12kJ/（kg·d）]，7 岁时约为 44kcal/（kg·d）[184.10kJ/（kg·d）]，12 岁约为 30kcal/（kg·d）[125.52kJ/（kg·d）]，成人为 $25\sim30$ kcal/（kg·d）[104.60～125.52kJ/（kg·d）]。基础代谢约占总能量的 50%。

**2. 食物热效应**　食物热效应（thermic effect of food，TEF）是指食物中的营养素在摄入和吸收过程中，出现能量消耗额外增加的现象，即食物代谢过程中所产生的能量，此项作为机体产热而消耗掉。其主要包括两部分：摄食后胃肠道消化、吸收及器官蠕动增强等活动所致；氨基酸的脱氨及转化成高能磷酸键产生的能量消耗，进入肝代谢而耗能。食物热效应与食物成分有关：蛋白质热效应最高，相当于摄入蛋白质产能的 30%，脂肪为 4%，碳水化合物为 6%。婴幼儿食物热效应消耗的能量占总能量的 7%～8%，年长儿约为 5%。

**3. 活动消耗**　活动消耗与年龄、体型、活动强度、活动持续时间及类型有关。哭闹儿童，此项消耗较安静者高 3～4 倍。婴儿为 $15\sim20$ kcal/（kg·d）[62.76～83.62kJ/（kg·d）]，随年龄增加而逐渐增加，

至 12～13 岁为 30kcal/（kg·d）[125.52kJ/（kg·d）]。

**4. 生长所需**　生长所需为小儿所特需。其需要量与小儿的生长发育速度成正比：每增加 1g 体重约需能量 5kcal（20.92kJ）。婴儿期生长发育所需能量为 $30\sim40$ kcal/（kg·d）[125.52～167.36kJ/（kg·d）]，占总能量的 25%～30%。

**5. 排泄消耗**　食物中部分营养物质不能完全吸收，随粪便排出体外。正常情况下排泄消耗能量损失不超过总能量的 10%。当患腹泻或胃肠疾病时可成倍增加。

上述五部分能量的总和即为儿童总能量需要量。临床上能量需要常用简便计算法为：1 岁以内婴儿平均需要能量 110cal/（kg·d）[460kJ/（kg·d）]，以后每增加 3 岁减去 10kcal/（kg·d）[42kJ/（kg·d）]，至 15 岁时为 60kcal/（kg·d）[251kJ/（kg·d）]。

### （二）碳水化合物

碳水化合物为供能的主要营养素，还可以与脂肪酸或蛋白质结合成糖脂、糖蛋白和蛋白多糖，是构成组织和细胞的主要成分。其主要来源包括乳类、谷类、食糖、蔬菜、乳糖等。婴儿对碳水化合物的需要量比成人相对较多，婴儿为 $10\sim12$ g/（kg·d），儿童为 $8\sim12$ g/（kg·d）。供能比例占总能量的 50%～60%。

### （三）脂类

脂类为机体重要供能营养素，是供能的重要来源，同时也是人体组织和细胞的重要组成成分，具有防止散热、保护脏器等作用。脂类主要包括脂肪、胆固醇、磷脂。其主要来源有乳类、肉类、植物油等，植物油中含必需脂肪酸多（亚麻酸、亚油酸、花生四烯酸）。生理需要量婴儿为 $4\sim6$ g/（kg·d），6 岁以上 $2\sim3$ g/（kg·d）。婴儿期脂肪供能比例应占总能量的 45%（35%～50%），年长儿为 25%～30%。必需脂肪酸应占总能量的 1%～3%。

### （四）蛋白质

蛋白质是构成机体组织和细胞的基本成分，也是保证生理功能正常的物质基础（如体内的蛋白质激素、各种运载蛋白、酶类和免疫球蛋白等）。儿童生长发育旺盛，蛋白质需要量较成人高。儿童年龄不同蛋白质的需要量不同，1 岁以内儿童蛋白质需要量为 3.0～3.5g/（kg·d），1～3 岁 2.5～3.0g/（kg·d），

4~7岁 2.0~2.5g/（kg·d），8~12岁 1.7~1.8g/（kg·d）；喂养食物种类不同蛋白质需要量也不同，一般母乳喂养儿为1.7~2.5g/（kg·d），牛乳喂养儿为3.5g/（kg·d），混合喂养儿为3.0g/（kg·d），植物蛋白喂养儿为4.0g/（kg·d）。蛋白质的供应量和质量对于儿童生长发育至关重要，一般儿童食物中优质蛋白质应占50%以上。由于必需氨基酸不能在体内合成，长期缺乏蛋白质，可发生营养不良、生长发育停滞。乳类、蛋类、肉、鱼和豆类的蛋白质生物学价值较谷类食物的蛋白质高，由于谷类食物必需氨基酸含量少，故不宜长期单用谷类食物喂养。食物的合理搭配可使蛋白质互补，如小麦、大米、玉米等蛋白质缺乏赖氨酸，而豆类则富含赖氨酸，故谷类配以豆类喂养可补充赖氨酸不足。蛋白质供能比例一般占总能量的8%~15%。

### （五）矿物质

矿物质不供给能量，但参与体内各种生理代谢过程，参与构成人体组织成分。例如，骨骼、牙齿等硬组织大部分由钙、磷、镁组成，而软组织则含钾丰富；在细胞外液中参与调节细胞膜的通透性，维持电解质的平衡；参与酶的构成，激活酶的活性。现已发现人体有20多种必需的无机元素，占人体重量的4%~5%。矿物质中，人体含量大于体重的0.01%的各种元素称为常量元素，主要包括钙、镁、磷、钠、钾、氯、硫7种。微量元素是指在体内含量甚少，绝大多数小于体重的0.01%，但具有十分重要的生理功能的一类元素。常见的必需微量元素包括碘、锌、铁、硒、铜、钼、铬、钴等。必需微量元素是酶、维生素必需的活性因子，构成或参与激素的作用；参与核酸代谢（表4-1）。

### （六）维生素

维生素是维持人体正常生命活动所必需的营养素。与婴幼儿及儿童营养密切相关的维生素有12种（表4-1），一般分为水溶性与脂溶性维生素。脂溶性维生素排泄缓慢，缺乏时症状出现比较晚，过量时容易导致中毒；水溶性维生素需要每日供给，缺乏后症状出现比较早，过量一般不易发生中毒。

**表4-1　各种维生素和矿物质的作用及来源**

| 种类 | 作用 | 来源 |
|---|---|---|
| 维生素A | 促进生长发育和维持上皮组织的完整性，为形成视紫质所必需的成分，与铁代谢、免疫功能有关 | 肝、牛乳、奶油、鱼肝油，有色蔬菜中的胡萝卜素 |
| 维生素$B_1$ | 是构成脱羧辅酶的主要成分，为糖类代谢所必需，维持神经肌肉活动，调节胃肠蠕动，促进生长发育 | 米糠、麦麸、大豆、花生、瘦肉、内脏、肠内细菌和酵母可合成一部分 |
| 维生素$B_2$（核黄素） | 为辅黄酶主要成分，参与体内氧化 | 肝、蛋、鱼、乳类、蔬菜、酵母 |
| 维生素PP（烟酸） | 是辅酶Ⅰ、Ⅱ的组成成分，为体内氧化过程所必需，维持皮肤、黏膜和神经的健康，防止癞皮病，促进消化系统的功能 | 肝、肉、谷类、花生、酵母 |
| 维生素$B_6$ | 为转氨酶和氨基酸脱羧酶的组成成分，参与神经、氨基酸及脂肪代谢 | 各种食物及肠道细菌合成 |
| 维生素$B_{12}$ | 参与核酸合成、促进四氢叶酸的合成，促进细胞及细胞核的成熟，对造血和神经组织代谢有重要作用 | 动物性食物 |
| 叶酸 | 叶酸活性形式四氢叶酸是体内转移"一碳基团"的辅酶，参与核苷酸的合成，尤其是胸腺嘧啶核苷酸的合成，有生血作用，胎儿期缺乏可引发神经管畸形 | 绿叶蔬菜、肝、肾、酵母含量较丰富，肉、鱼、乳类次之，羊乳含量甚少 |
| 维生素C | 参与羟化和还原过程，对胶原蛋白、细胞间黏合质、神经递质（如去甲肾上腺素等）的合成，类固醇的羟化，氨基酸代谢，抗体及红细胞的生成等均有重要作用 | 各种水果及新鲜蔬菜 |
| 维生素D | 调节钙磷代谢，促进肠道对钙的吸收，维持血液钙浓度，有利于骨骼矿化 | 鱼肝油、肝、蛋黄，皮肤日光合成 |
| 维生素K | 由肝脏利用、合成凝血酶原 | 肝、蛋、豆类、青菜，部分维生素K由肠道内细菌合成 |
| 钙 | 为凝血因子，能降低神经、肌肉的兴奋性，是构成骨骼、牙齿的主要成分 | 乳类、肉类、豆类和五谷类 |
| 铁 | 是血红蛋白、肌红蛋白、细胞色素和其他酶系统的主要成分 | 肝、血、豆类、肉类、绿色蔬菜、杏、桃 |
| 锌 | 为多种酶的成分 | 鱼、蛋、肉、禽、全谷、麦胚豆、酵母类 |
| 镁 | 构成骨骼和牙齿成分，激活糖代谢酶，与肌肉神经兴奋性有关，为细胞内阳离子，参与细胞代谢过程 | 谷类、豆类、干果、肉、乳类 |
| 碘 | 为甲状腺素的主要成分 | 海产品 |

## （七）食物纤维

食物纤维主要来自植物细胞壁，不供给能量，不为人体吸收，常以原形排出，可促进排便，清洁肠道，俗称"肠道清道夫"。具有生理功能的食物纤维有：①纤维素，能吸收水分，软化粪便；②半纤维素，能与钙、磷、铁、锌结合，减少矿物质吸收；③木质素，在肠道吸收胆酸，从而降低胆固醇的浓度；④果胶，吸水后形成凝胶，降低食物中糖的浓度，减少食饵性胰岛素的分泌。

## （八）水

水是维持生命活动必不可少的营养素。所有新陈代谢和体温活动都必须要有水的参与才能完成。水主要来自食物和饮用水（外源水）；食物在体内氧化时也可产生一部分水，即内生水（混合膳食约100kcal 能量产生 12ml 水）。儿童体内含水量较成人多，新生儿体内含水量约占体重的78%，1岁时占65%，成人占55%～60%。儿童每日失水量较成人多，婴儿每日失水量占体液的10%～15%，而成人仅为2%～4%，故儿童对缺水的耐受性较成人差，易发生脱水。儿童年龄越小，每日需水量越大。婴儿为150ml/kg，以后每增加3岁减去25ml/kg，9岁时为75ml/kg，成人为50ml/kg。

（徐 艳）

# 第2节 婴儿喂养

## 一、母乳喂养

母乳是婴儿天然的、最理想的食物，尤其对6个月以下婴儿应大力提倡母乳喂养（breast feeding）。一个健康的母亲可提供新生儿正常生长到6个月所需的营养素、能量、液体量及脂肪酶和SIgA等物质。因此，母乳喂养是婴儿从胎内完全依赖母亲供应营养到出生后完全独立生活的一种过渡营养方式。

## （一）母乳成分

母乳成分随产后不同时期而有所改变（表4-2）。根据世界卫生组织的规定母乳分为初乳、过渡乳、成熟乳和晚乳。

表4-2 各期母乳成分（g/L）

| | 初乳 | 过渡乳 | 成熟期 | 晚乳 |
|---|---|---|---|---|
| 蛋白质 | 22.50 | 15.60 | 11.50 | 10.70 |
| 脂肪 | 28.50 | 43.70 | 32.60 | 31.60 |
| 糖 | 75.90 | 77.40 | 75.00 | 74.70 |
| 矿物质 | 3.08 | 2.41 | 2.06 | 2.00 |
| 钙 | 0.33 | 0.29 | 0.35 | 0.28 |
| 磷 | 0.18 | 0.18 | 0.15 | 0.13 |

续表

| | 初乳 | 过渡乳 | 成熟期 | 晚乳 |
|---|---|---|---|---|
| 钠 | 0.34 | 0.19 | 0.11 | 0.10 |
| 钾 | 0.28 | 0.59 | 0.45 | 0.48 |
| 锰 | 0.06 | 0.03 | 0.05 | 0.04 |
| 氯 | 0.57 | 0.58 | 0.35 | 0.44 |

**1. 初乳** 产后4～5日以内的乳汁。量少，每日15～45ml，深柠檬色，黏稠，含脂肪少而蛋白质多（主要为免疫球蛋白）；初乳中维生素A、锌、生长因子、牛磺酸含量较多，并含有初乳小球（巨噬细胞及其他免疫活性细胞），对新生儿的生长发育和抗感染能力非常重要。

**2. 过渡乳** 产后5～14日的乳汁。量有所增多，含脂肪最多，蛋白质、矿物质渐减少。

**3. 成熟乳** 产后15日～9个月的乳汁。量最多，每日可达700～1000ml，蛋白质含量更低。

**4. 晚乳** 产后10个月之后的乳汁。总量和营养成分都明显减少。

母乳的成分与泌乳的先后也有关，先分泌的乳汁脂肪含量低而蛋白质含量高，以后分泌的乳汁蛋白质含量逐渐降低而脂肪含量逐渐升高。

## （二）母乳喂养的优点

（1）营养丰富：母乳营养生物学价值高，蛋白质、脂肪、糖比例适当，易消化吸收。蛋白质总量虽少，但含必需氨基酸的比例适宜；且白蛋白多，为乳清蛋白，可促进乳糖蛋白的形成；酪蛋白（主要为β-酪蛋白）含磷少，乳凝块小。不饱和脂肪酸较多，利于脑的发育；脂肪颗粒小，含解脂酶多。母乳中的糖类以乙型乳糖为主（β-双糖），利于脑的发育；有利于乳酸杆菌、双歧杆菌生长，产生B族维生素；促进肠蠕动；乳糖在小肠远端与钙形成螯合物避免在肠腔沉淀，降低肠腔pH，有利于钙的吸收。钙磷比例适宜（2：1），易于吸收；母乳中含低分子量的锌结合因子-配体，锌利用率高，铁吸收率高于牛乳；含铜、碘比较多；人乳中维生素D、K含量较低，应注意补充。

（2）母乳缓冲力小：对胃酸中和作用较弱，便于酶发挥作用，有利于消化。

（3）促进小儿神经系统发育：母乳中含优质蛋白质、必需氨基酸、乳糖较多，有利于脑发育；长链不饱和脂肪酸可促进大脑细胞增殖；卵磷脂、鞘磷脂可促进乙酰胆碱、神经髓鞘合成；生长调节因子（牛磺酸、激素样蛋白）可促进神经系统的发育。

（4）增强机体免疫力：初乳中含有丰富的SIgA，在肠道抗感染中发挥重要作用。母乳中有大量免疫活性细胞，初乳中更多，其中85%～90%为巨噬细胞，10%～15%为淋巴细胞；免疫活性细胞释放多种细胞因子而发挥免疫调节作用。人乳中乳铁蛋白多，是人体重要的非特异性防御因子。含有丰富的溶菌酶，能水解革兰氏阳性菌（G⁺）细胞壁，使之破坏，并增强抗体的杀菌作用。

（5）母乳喂养方便、卫生、经济。

（6）母乳喂养可促进母子感情，有利于儿童发育，可随时观察儿童变化，随时护理。

（7）母乳喂养对母亲健康有利。产后哺乳可促进子宫收缩，减少产后出血；可推迟月经复潮，哺乳母亲乳腺癌、卵巢癌发生率低。

### （三）母乳喂养的要点

**1. 产前准备** 大多数健康的孕妇都具有哺乳的能力，但真正成功的哺乳则需孕妇身、心两方面的准备和积极的措施。保证孕妇营养合理，孕期体重增加适当（12～14kg），母体可储存足够脂肪，供哺乳能量的消耗。树立信心，做好产前准备，保持良好的健康状态、合理的营养、充足的睡眠，避免不利因素影响。妊娠后期每日用清水（切忌用肥皂或乙醇之类）擦洗乳头；乳头内陷者用两手拇指从不同的角度按压乳头两侧并向周围牵拉，每日1次到数次。

**2. 产后哺乳** 目前主张越早开奶越好，既可防止新生儿低血糖又可促进母乳分泌。正常足月新生儿出生半小时内就可以让母亲喂奶。产妇乳腺分泌乳汁是一个复杂的神经调节过程，婴儿反复多次有力吸吮，可反射性地使乳母血中催乳素的浓度上升，促进乳汁分泌，因此在最初几日母乳分泌较少时，要坚持按需喂哺母乳。提倡母婴同室，按需喂养。

哺乳前，母亲应洗手，用清水擦拭乳头，宜湿热敷乳房3～5min后，从外侧边缘向乳晕方向轻拍或按摩乳房，促进乳房感觉神经的传导和泌乳。除分娩后最初几日乳母可采用半卧位喂哺外，一般应采用坐位，哺乳一侧的脚稍抬高（可置一小凳于脚下），抱婴儿斜坐位，让其头、肩枕于哺乳侧的肘弯，用另一手的示指和中指轻夹乳晕两侧，手掌托住乳房，使婴儿含住大部分乳晕及乳头，且能自由地用鼻呼吸。每次喂哺尽量让婴儿吸奶到满足为止，但一般不宜超过15～20min。每次哺喂应使两侧乳房轮流吸空，对未吸空的一侧乳房应用吸奶器将乳汁吸出，因乳汁储留在乳房内会使乳量分泌减少，故应尽量使乳房排空，以刺激乳汁分泌。

哺乳完毕后用示指轻压婴儿下颏，将乳头轻轻拔出。然后将婴儿竖直，头部紧靠在母亲肩上，用手掌轻拍其后背，以帮助其胃内空气排出。哺乳后一般应将婴儿保持右侧卧位，以防止呕吐造成窒息。

**3. 哺乳注意事项**

（1）哺乳禁忌：乳母患有HIV感染、慢性肾炎、糖尿病、恶性肿瘤、精神病、癫痫、重度心肾疾病等。

（2）急慢性传染病者将乳汁挤出，消毒后可以喂哺。

（3）患有结核感染，但无临床症状，可以喂哺。

（4）乙肝病毒携带者可以喂哺。

### （四）断奶

小儿从4～5月龄开始添加辅食，为断奶作准备。一般在10～12个月可完全断奶。乳量多者可延至1.5～2岁。断奶应循序渐进，逐渐增加辅食，切忌骤然断奶；应选择儿童健康、气候温和季节。

## 二、部分母乳喂养

部分母乳喂养指同时采用混合或纯配方奶喂养婴儿。包括以下两种情况。

**1. 补授法** 适用于4～6个月以内婴儿。每次先喂母乳，再补充牛乳或配方奶。补授法的原则是母乳缺多少补多少。

**2. 代授法** 用配方奶或牛乳替代一次哺乳量。适用于4～6个月以后的婴儿，为断奶做准备，一日内可几次全部喂牛乳或配方奶。

## 三、人工喂养

4～6个月以内的婴儿由于各种不同原因不能进行人乳喂养时，完全采用配方奶或其他兽乳，如牛乳、羊乳、马乳等喂哺婴儿，称为人工喂养。

### （一）牛乳的特点

人工喂养时常用牛乳，但是其成分不适合婴儿，使用时应进行调配，以纠正其缺点。牛乳的主要缺点：①乳糖含量低，主要为甲型乳糖，利于大肠埃希菌的生长。②蛋白质含量高，酪蛋白多，乳凝块大，不易消化；氨基酸比例不当。③脂肪颗粒大，缺乏脂肪酶，较难消化；不饱和脂肪酸比例（2%）低于人乳（8%）。④矿物质多，牛乳矿物质比人乳多3～5倍，肾负荷重；含磷高，钙：磷<1.2：1；铁吸收率低。⑤缺乏免疫因子，牛乳缺乏各种免疫因子，是与人乳的最大区别，牛乳喂养的婴儿易患感染性疾病。⑥牛乳容易污染，喂养不方便。

### （二）奶方的配制

牛乳调配到与人乳相仿，并保持无菌和易于消化，称为奶方的配制。

**1. 稀释**（加水） 牛乳中所含的蛋白质和矿物质比母乳中多2～3倍，为了使它更接近母乳，应加以稀释。稀释的程度与婴儿的月龄有关，生后不满两周婴儿采用2：1奶（即2份牛奶加1份水），以后逐渐过渡到3：1或者4：1奶；满月后即可用全奶。

**2. 加糖** 牛奶中碳水化合物浓度低于母乳，加糖可以改变三大物质的比例，便于吸收，一般100ml牛奶可添加5%或8%蔗糖。

**3. 煮沸**（加热） 奶类最适宜细菌的生长，容易传播各种疾病。经煮沸既可达到灭菌的要求，又可使奶中的蛋白质变性，使之在胃中不易凝成大块。除煮沸外，其他的消毒方法：巴氏灭菌法，将奶加热到 65～68℃，持续 30min，可以杀灭其中 99% 以上的细菌，但不能杀灭芽孢，该法对奶的香味及维生素影响比较小；蒸汽消毒法，在 115～120℃ 的高压高温中蒸 10min，杀菌效果好，因蛋白质已变性，较易消化；水浴法，牛奶置于奶瓶中隔水蒸，煮沸时间小于 5min，然后立刻冷却。此法奶质破坏少，一般家庭都可采用。

### ▉（三）奶量的计算

按婴儿每日所需的总能量和总液体量来计算奶量。婴儿每日所需能量为 100kcal/kg（418.4kJ/kg），全牛奶 100ml 可产生能量 67kcal（280.3kJ），8% 糖牛奶 100ml 约产生能量 100kcal（418.4kJ）；故婴儿每日所需 8% 糖牛奶的量为 100ml/kg。根据此比例换算可计算婴儿每日需要奶量。需注意，在应用全牛奶喂养时，应两次喂哺之间加水 1 次。婴儿每日的奶量和水量应达到总液体需要量（150ml/kg）。

### ▉（四）常用乳制品及代乳品

**1. 牛乳制品**

（1）全脂奶粉：是将鲜牛乳浓缩、喷雾、干燥制成，按重量 1∶8，按体积 1∶4 加开水冲调成乳汁，其成分与鲜牛乳相似，较鲜牛乳易消化，100ml 牛奶的能量为 67kcal（280.33kJ），8% 的糖牛奶 100ml 供能约 100kcal（418.4kJ）。

（2）酸奶：鲜牛乳加乳酸杆菌，或稀盐酸、乳酸、柠檬酸制成，乳凝块小，酸度高，便于消化吸收。

（3）婴儿配方奶粉：全脂奶粉经改变成分制作而成，即将牛乳脱脂及去掉部分盐分，加入乳清蛋白，调整酪蛋白与白蛋白之比，加入植物油以代替牛乳脂肪，再加 β 乳糖及强化维生素、铁、锌、铜等，适合喂养年幼儿童。甜炼乳因糖含量高不宜作为婴儿主食。

**2. 羊乳**　与牛乳相似，白蛋白多，乳凝块小，易消化，但叶酸、维生素 $B_{12}$ 含量少，易发生大细胞性贫血。

**3. 代乳品**

（1）豆制品：豆浆（可加糖、加盐、加淀粉等），豆制代乳品（如 5410 代乳粉）。

（2）米面制品：乳儿糕、糕干粉等，只能作辅食，不能作主食。

## 四、辅助食品的添加

随着儿童的生长发育，一般大于 4 个月单纯母乳喂养已不能满足生长发育的需要，牛乳喂养者因胃容量有限，也不能单靠增加进乳量来满足其营养需要。一般每日摄乳量达 1000ml 或每次哺乳量大于 200ml 时，即应添加辅助食品，以保证儿童健康。

添加辅助食品的目的主要有三方面：一是补充乳类的营养不足，如母乳中含铁、B 族维生素和维生素 C 较少，不能满足儿童生长发育需要；二是逐渐改变食物质量以满足生理需要，随着儿童牙齿的萌出、胃容量的增大，儿童饮食需要从流质、半流质逐渐向软食和固体食物过渡，不仅可为断乳做好准备，同时也有利于咀嚼功能的训练；三是能逐步培养婴儿良好的饮食习惯，从授食过渡到自食。

### ▉（一）辅助食品添加原则

**1. 从少到多**　使婴儿有一个适应过程，如添加蛋黄，宜由 1/4 个开始，5～7 日后如无不良反应可增加到 1/3～1/2 个，以后逐渐增加到 1 个。

**2. 由稀到稠**　从乳类开始到稀粥，再增稠到软饭、固体食物。

**3. 由细到粗**　增添绿叶蔬菜应从菜汤到菜泥，乳牙萌出后可试食碎菜。

**4. 由一种到多种**　让儿童适应一种食物后再加另一种，不要同时添加几种，以免造成消化不良。

**5. 逐步添加**　添加辅食应在婴儿健康、消化功能正常时逐步添加。

### ▉（二）辅助食品添加步骤

母乳中所含的维生素 C、D 不足，故从生后 2 周起即可逐步添加鱼肝油和维生素 C，但不作为辅食对待。4 个月后辅食添加的步骤参照表 4-3。

**表 4-3　添加辅食顺序**

| 月龄 | 食物性状 | 添加的辅食 | 供给的营养素 |
| --- | --- | --- | --- |
| 4～6 个月 | 泥状食物 | 米糊、乳儿糕、烂粥等<br>蛋黄、水果泥、菜泥 | 补充能量、蛋白质、铁、维生素、矿物质 |
| 7～9 个月 | 末状食物 | 软饭、肉末、菜末、蛋、鱼泥<br>豆腐、配方米粉、水果 | 增加能量、训练咀嚼<br>补充蛋白质、铁、锌、维生素 |
| 10～12 个月 | 碎食物 | 软饭、碎肉、碎菜、蛋、鱼肉<br>豆制品、水果 | 补充矿物质、蛋白质、维生素，训练咀嚼 |

# 第3节 幼儿营养与膳食安排

1岁以后小儿大多已经具备较好的咀嚼能力，消化酶活性也较高，生长逐渐平稳，进食相对稳定。食物由乳类逐步向半流质、软饭、固体食物过渡。在此时期幼儿的合理膳食必须符合以下要求。

**1. 营养素和能量供应须满足幼儿的生理需要** 总能量需要每日每公斤 376～418kJ（90～100kcal），蛋白质 2～3g，脂肪 3.5g，糖 12g，三者比例为 1：1.2：4。应供给充足的优质蛋白（动物性蛋白质和豆类蛋白质），不少于总蛋白质的 1/3～1/2。

**2. 食物性质适合幼儿的消化功能** 此时幼儿牙齿逐渐出齐，但咀嚼功能尚差，食物宜细、软、烂、碎，每日给予一定量牛奶或豆浆，外加鱼、肉、蛋、豆、菜、水果等多样化的膳食。每日4餐加2点为宜。频繁进食、夜间进食、过多饮水均会影响小儿消化功能。

**3. 注意培养良好饮食习惯** 应注意食品的多样化和食物的色香味形，以激发小儿食欲；注意让小儿自主择食，培养自我服务的能力，不要强迫小儿进食；要养成良好的进食习惯，如定时进食、不挑食、不偏食、不吃零食等。

（徐 艳）

# 第4节 营养状况评价

儿童营养状况评价是指对小儿所摄取的营养素与其所需之间是否合适的评价。定期进行营养状况评价可及时了解和发现儿童群体及个人的营养是否存在问题，以便及时调整饮食，避免营养不良。故营养评价是儿童保健和儿科营养状况流行病学调查的常用方法，一般通过临床询问、体格检查、营养调查进行评价。

## 一、临床询问

询问儿童在家或在托幼机构的进食情况，如每餐进食何种食物及数量、进餐次数；哺乳儿则要详细了解母乳喂哺次数，哺乳后婴儿情况；人工喂养应了解乳品种类、配制浓度、喂哺次数、辅食添加的情况（种类、时间、数量）。经询问大致估计小儿每日能量和主要营养素的摄入情况。此外，还应了解有无营养缺乏病的症状，如消瘦、乏力、夜惊、多汗、面色苍白等。

## 二、营养调查

全面的营养调查包括：膳食调查、体格检查和体格发育评价、实验室检查。

### （一）膳食调查

儿童膳食调查是从其每日摄入食物的种类和数量中计算所摄入的各种营养素的数量，然后参照国家规定的相应营养素供给量标准（RDA），分析其膳食平衡情况。

**1. 调查方法** 常用的营养调查方法有以下3种。

（1）称重法：是一种比较准确而又复杂的方法，即实际称量调查对象一日进餐食物的重量，按食物的生熟比例，计算其营养素实际摄入量。此方法适用于托幼机构及儿童群体，多用于科研。

（2）记账法：以食物出入库的数量计算。方法简便易行，但不够准确，适用于集体机构膳食调查。要求记录每日就餐人数及各类食物消耗量，将每人每日进食各类食物换算为营养素及能量。

（3）询问法：通过问答方式了解受检对象其膳食状况。方法简单，但不十分准确，常用于散居儿童的膳食调查。

**2. 调查结果评价** 一般要求全日摄入食物的总能量和蛋白质摄入量应达到推荐同龄儿供给量的80% 以上，且动物性蛋白质和大豆蛋白质应占总蛋白质的 50% 以上，至少不低于 30%；三大产能营养素的占比：蛋白质占 10%～15%、脂肪占 25%～35%、碳水化合物占 50%～60%。

### （二）体格检查与体格发育评价

体格检查时应注意有无营养缺乏或代谢紊乱的体征，如身材胖瘦，皮下脂肪厚薄，皮肤颜色，毛发色泽等。体格发育评价方法参见第2章第3节体格生长评价。

### （三）实验室检查

通过实验方法测定小儿体液或排泄物中各种营养素及其代谢产物、相关化学成分等，了解食物中营养素的吸收利用情况。一般而言，营养素缺乏时，首先是其储存量减少，然后进一步影响酶活性或生化反应改变，继之出现生理功能改变（症状）、形态改变（体征）。实验室检查可以早期诊断某些营养缺乏症。常用的实验室指标包括：①血液营养成分的浓度；②尿液中营养素的排泄量；③代谢产物含量的测定；④氮平衡试验；⑤营养素负荷试验；⑥组织中营养素浓度测定；⑦酶活性测定。各项测定结果必须参照有关正常值并结合膳食调查、体格检查等进行综合评价。

（徐 艳）

患儿,女,4 岁,因夜间视物不清 1 个月入院。患儿自 1 个月前无明显诱因出现夜间视物不清,白天视物清楚,同时自觉眼部干燥,泪少,畏光,无眼痛、发热、咳嗽等,但经常腹泻,大便每日 3～4 次,为黄色稀便,无脓血,曾在当地诊所诊断为"结膜炎",予眼药水外用半月余,未见效果,夜间视物越加模糊不清,不能看电视、图画等,今日来院就诊。患儿平素喜素食,少食肉、蛋、奶、水果等,常患上呼吸道感染及腹泻,近 2 个月来一直腹泻,大便 7～8 次/日,为黄色稀便,无脓血,曾服"PPA"等,效果不佳,未用过其他药物。无外伤史。

体格检查:T 36.5℃,P 92 次/分,R 38 次/分,体重 14kg。发育正常,营养较差,神志清,精神一般,呼吸平稳,无发绀,全身皮肤黏膜干燥,有脱屑,毛囊突起,扪之有粗沙感,浅表淋巴结未触及肿大,头颅无畸形,毛发黄稀,双眼结膜、角膜干燥,眼球活动时可见结膜出现与角膜同心圆状的皱纹,近角膜处散在点状白斑,耳鼻无异常,口唇无发绀,咽部稍充血,扁桃体 I 度肿大,颈软,双肺呼吸音正常,未闻及啰音,心率 92 次/分,律齐,未闻及病理性杂音,腹软,肝脾肋下未触及。四肢活动自如,指(趾)甲无光泽,脆薄,条纹多。

思考题:

1. 你首先应考虑做何诊断?
2. 在明确诊断之前,应做哪些实验室检查?
3. 如何处理?

维生素 A 缺乏病(vitamin A deficiency)是指体内维生素 A 缺乏所致的以眼和皮肤黏膜病变为主的全身性疾病,多见于 1～4 岁儿童。轻度维生素 A 缺乏时无典型临床表现而仅表现为免疫功能下降,又称"亚临床状态维生素 A 缺乏",我国儿童中维生素 A 缺乏病的发生率已明显下降,但在边远农村地区仍有群体流行,亚临床状态缺乏现象还相当普遍。1995 年 WHO 将中国列为中度亚临床维生素 A 缺乏国家,提示该病目前仍是威胁我国儿童健康的主要疾病之一。

【维生素 A 的吸收与代谢】　维生素 A 是所有 β-紫香酮(β-ionone)衍生物的总称,以维生素 A(又称为视黄醇)为代表,还包括视黄脂(retinyl ester)、视黄醛(retinal)和视黄酸(retinoic acid);视黄醛作用于视觉;视黄酸作用于细胞增生与分化。维生素 A 存在于动物性食物如乳类、蛋类中,以动物内脏中含量最多,在不发达地区由于此类食物供应较少,往往要以植物来源的胡萝卜素作为维生素 A 的重要供应来源。胡萝卜素存在于绿色或黄红色蔬菜和水果中,其中最具有维生素 A 生物活性的是 β-胡萝卜素,但其在人类肠道中的吸收利用率很低,大约仅为维生素 A 的 1/6,其他胡萝卜素的吸收率更低。无论是胡萝卜素还是维生素 A,在小肠中被乳化后由肠黏膜吸收,在小肠黏膜细胞中经棕榈酸酯化后,以棕榈酸酯储存于肝。肝内维生素 A 储存量占总量的 90%～95%。当周围靶组织需要维生素 A 时,肝内维生素 A 棕榈酸酯经酯酶水解为视黄醇,与视黄醇结合蛋白(retinol-binding protein,RBP)结合,再与前白蛋白(prealbumin,PA)结合,形成维生素 A-RBP-PA 复合体后释放入血,经血行转运至靶组织。维生素 A 在内氧化后转变为视黄酸,视黄酸是维生素 A 在体内发生多种生物作用的重要活性形式。

【生理功能】　维生素 A 在维持人体正常代谢、细胞分化、生殖、视觉及抗感染等多种生理功能中发挥重要的作用。

**1. 维持上皮细胞的正常结构和功能**　维生素 A 是调节糖蛋白合成的一种辅酶,对上皮细胞的细胞膜起稳定作用,维持上皮细胞的形态完整和功能健全。

**2. 构成视觉细胞内的感光物质**　视网膜上对暗光敏感的杆状细胞含有视紫红质,是一种光受体色素,由 11-顺式视黄醛与视蛋白结合而成,为暗视觉的必需物质。被光照射后,11-顺式视黄醛转变为全反式视黄醛并与视蛋白分离。此过程产生电能刺激视神经形成视觉。全反式视黄醛在一系列酶的作用下转变为 11-顺式视黄醛,再与视蛋白结合再次形成视紫红质为下一次循环使用。在此过程中,除了消耗能量和酶外,还有部分视黄醛变成视黄醇被排泄,所以必须不断地补充维生素 A,才能维持视紫红质的合成和整个暗光视觉过程。

**3. 促进生长发育和骨骼发育**　维生素 A 参与细胞的 RNA、DNA 合成,对细胞分化、组织更新有一定影响;促进硫酸软骨素等黏多糖合成和骨的代谢,参与软骨内成骨,缺乏时长骨形成和牙齿发育均受影响。

**4. 促进生殖功能**　维生素 A 对精子生成、胚胎与胎盘发育都是必需的,缺乏时会导致男性睾丸萎缩,精子数量减少、活力下降,也可影响胎盘发育。

**5. 维持和促进免疫功能**　目前已经明确,维生素 A 是一种免疫调节剂,缺乏时细胞免疫和体液免疫功能均下降,易患呼吸道和消化道感染。

**6. 改善铁营养状况**　可改善铁的吸收,促进储存铁的运转,增进造血功能;β-胡萝卜素也可促进铁的吸收。

【病因】

**1. 先天储备不足**　维生素 A 和胡萝卜素都很难通过胎盘进入胎儿体内,因此新生儿维生素 A 水平明显低于母体,如在出生后不能得到充足的维生素

A 补充则极易出现维生素 A 缺乏病。

血浆中视黄醇结合蛋白的水平低下会导致血浆维生素 A 的下降，新生儿的血浆视黄醇结合蛋白只有成人的一半左右，这也是小年龄儿童容易出现维生素 A 缺乏的原因之一。

**2. 吸收障碍** 维生素 A 为脂溶性维生素，它和胡萝卜素在小肠的消化吸收与胆盐和脂肪含量密切相关。膳食中脂肪含量过低，胰腺炎或胆石症引起胆汁和胰腺酶分泌减少，一些消化道疾病如急性肠炎、粥样泻等造成胃肠功能紊乱都可以影响维生素 A 和胡萝卜素的消化、吸收。

**3. 摄入不足** 长期食用缺乏维生素 A 和胡萝卜素的膳食。

**4. 消耗过多** 各种急、慢性传染病，长期发热，泌尿系统疾病和肿瘤等均可使体内维生素 A 存储消耗殆尽致相对缺乏。

**5. 代谢障碍** 蛋白质和锌可影响维生素 A 的转运和利用，肝病、甲状腺功能低下和糖尿病时，先天性胡萝卜素转变成维生素 A 障碍时，维生素 A 缺乏而血中胡萝卜素增多，引起皮肤黄染而巩膜不黄。

---

**案例 4-1 病因**

1. 该患儿平素喜素食，少食肉、蛋、奶、水果等，提示维生素 A 摄入不足。

2. 近 2 个月来一直腹泻，大便每日 7～8 次，提示影响维生素 A 的消化吸收。

---

**【病理改变】** 维生素 A 缺乏的初期病理改变是上皮组织干燥，继而使正常柱状上皮细胞转变为角状复层扁平上皮，形成过度角化变性和腺体分泌减少，这种变化累及全身上皮组织，最早受影响的是眼结膜和角膜，表现为结膜和角膜干燥、软化甚至穿孔，以及泪腺分泌减少。皮肤改变则为毛囊角化，皮脂腺、汗腺萎缩。消化道表现为舌味蕾上皮角化，肠道黏膜分泌减少，食欲减退等。呼吸道黏膜上皮萎缩、干燥，纤毛减少，抗病能力减退。消化道和呼吸道感染性疾病的危险性提高，且感染常迁延不愈。泌尿和生殖系统上皮细胞也有同样改变，影响其功能。

**【临床表现】** 维生素 A 缺乏早期可无任何症状和体征，即亚临床缺乏，继续发展则出现以下表现。

**1. 眼部表现** 眼部病变是维生素 A 缺乏病的早期表现，且逐渐进展。初为暗光中视物不清，但往往不被重视，继之发生夜盲症（night blindness）。上述暗适应力减退的现象持续数周后，由于脱落的上皮细胞堵塞泪腺管，开始出现眼干燥的表现，眼结膜和角膜干燥，失去光泽，自觉痒感，泪减少，故本病又称干眼症（xerophthalmia）。眼部检查可见结膜近角膜边缘处干燥起皱褶，角化上皮堆积形成泡沫状白斑，称结膜干燥斑或毕脱斑。继而角膜发生干燥、混浊、软化，即角膜软化症（keratomalacia），自觉畏光、眼痛，甚至形成角膜溃疡，易继发感染。重者发生角膜穿孔，虹膜、晶状体脱出，导致失明。这些表现多见于小年龄儿童罹患消耗性感染性疾病如麻疹、疟疾等之后，多数为双侧同时发病。

**2. 皮肤表现** 多见于年长儿，开始时仅感皮肤干燥、易脱屑，有痒感，渐至上皮角化增生，角化物充塞毛囊形成毛囊丘疹，状似"鸡皮"，触之有粗沙样感觉，以四肢伸面、肩部为多，可发展至颈、背部甚至面部。毛囊角化引起毛发干燥，失去光泽，易脱落，指（趾）甲变脆易折、多纹等。

**3. 生长发育障碍** 严重维生素 A 缺乏会影响儿童的生长发育，其体格和智能发育轻度落后，骨增长迟滞，牙釉质发育不良，易发生龋齿。

**4. 易发生感染性疾病** 在维生素 A 缺乏早期甚或亚临床状态缺乏时，免疫功能低下就已经可能存在，表现为消化道和呼吸道感染性疾病发生率增高，且易迁延不愈。

**5. 其他** 维生素 A 可促进肝中储存铁释放入血后的转运，使铁能正常地被红细胞摄入利用。因此维生素 A 缺乏时会出现贫血，其表现类似缺铁性贫血。血红蛋白、血细胞比容和血清铁水平降低，血清铁蛋白正常，肝和骨髓储存铁反而增加。维生素 A 缺乏能使泌尿器官的上皮发生角化脱屑，并形成一个中心病灶，钙化物以此为中心不断沉淀而形成泌尿系统的结石。

---

**案例 4-1 临床表现**

1. 患儿，女，4 岁，自 1 个月前出现夜间视物不清，同时自觉眼部干燥、泪少、畏光。曾以"结膜炎"治疗半月余，未见效果，夜间视物越加模糊不清。

2. 营养较差，全身皮肤黏膜干燥、有脱屑，毛囊突起、扪之有粗沙感，毛发黄稀，双眼结膜角膜干燥，眼球活动时可见结膜出现与角膜同心圆状的皱纹，近角膜处散在点状白斑，指（趾）甲无光泽、脆薄、条纹多。

---

**【诊断】**

**1. 临床诊断** 根据维生素 A 缺乏病史及眼部和皮肤表现，诊断本病并不困难，为了早期诊断可疑病例或亚临床维生素 A 缺乏，可进行下列实验室检查。

**2. 实验室诊断**

（1）血浆维生素 A 测定：婴幼儿血浆正常水平为 300～500μg/L，年长儿和成人为 300～800μg/L，低于 200μg/L 可诊断为维生素 A 缺乏，200～300μg/L 为亚临床状态缺乏可疑。血浆维生素 A 水平并不能完全反映全身组织维生素 A 营养状态，可以使用相对剂量反应（relative dose response）试验进一步确诊。其方法是测空腹时维生素 A 浓度（$A_0$），然后随早餐服维生素 A 450μg，5h 后午餐前查血浆维生素 A 浓度（$A_5$），将数值代入公式：RDR＝（$A_5-A_0$）/$A_5$×100%，所得 RDR 提示肝维生素 A 储备，如 RDR 大于 20% 为阳性，表示存在亚临床状态维生素 A 缺乏。

（2）血浆视黄醇及视黄醇结合蛋白（RBP）浓度测定：是评价维生素 A 营养状况的常用指标，血浆 RBP 水平能比较敏感地反映体内维生素 A 的营养状态，低于正常水平提示维生素 A 缺乏的可能。儿童血清视黄醇浓度＞1.05μmol/L（30μg/dl）为正常；0.7μmol/L（20μg/dl）＜视黄醇浓度≤1.05μmol/L（30μg/dl）为边缘缺乏；≤0.7μmol/L（≤20μg/dl）为缺乏。血浆 RBP 正常浓度学龄前儿童为 1.19～1.6μmol/L（25～35mg/L）。

（3）尿液脱落细胞检查：加 1% 甲紫于新鲜中段尿中，摇匀计数尿中上皮细胞，如无尿路感染，超过 3 个 /mm³ 为异常，有助于维生素 A 缺乏诊断，找到角化上皮细胞具有诊断意义。

（4）暗适应检查：用暗适应计和视网膜电流变化检查，如发现暗光视觉异常，有助诊断。但其不适用于婴幼儿，且锌和蛋白质缺乏暗适应时间可延长。

（5）眼结合膜印迹细胞学方法：用于检查学龄前儿童和中小学生维生素 A 的营养状况，较简便实用。经采样、固定、染色、显微镜下区分细胞种类、大小、形态，以判断维生素 A 营养状况，结果与血清维生素 A 浓度呈正相关。

> **案例 4-1　诊断**
> 1. 患儿，女，4 岁，夜间视物不清 1 个月。
> 2. 病史特点：近 1 个月来夜间视物不清，近 2 个月来一直腹泻，平素喜素食，少食肉、蛋、奶、水果等，按结膜炎治疗无效。
> 3. 临床特点：营养较差，有眼、皮肤、指（趾）甲的表现。
> 4. 辅助检查：大便常规黄、稀，脂肪球（++）。血浆维生素 A 150μg/L。
> 临床诊断：维生素 A 缺乏病；迁延性腹泻。

【治疗】 无论临床症状严重与否，或是无明显症状的亚临床状态维生素 A 缺乏，都应该尽早进行治疗；因为多数病理改变经治疗后都可能逆转而恢复。

**1. 一般治疗** 包括去除病因，治疗并存的营养缺乏病及其他慢性疾病，提供富含维生素 A 的动物性食物或含胡萝卜素较多的深色蔬菜。

**2. 维生素 A 制剂治疗**

（1）亚临床状态维生素 A 缺乏：一日口服维生素 A 5000μg 即可。

（2）有症状者：轻症维生素 A 缺乏病及消化吸收功能良好者可以每日口服维生素 A 制剂 7500～

15 000μg（相当于 2.5 万～5 万 U），分 2～3 次服用。如有眼部症状者，可先深部肌内注射维生素 AD 注射剂（每支含维生素 A 7500μg 和维生素 D62.5μg）0.5～1ml，每日 1 次。3～5 日后改口服 1500μg 直至痊愈。经维生素 A 治疗后临床症状好转迅速，夜盲常于治疗后 2～3 日明显改善，干眼症状 3～5 日消失，结膜干燥、毕脱斑 1～2 周后消失，角膜病变也渐好转，皮肤角化则需 1～2 个月方可痊愈。治疗中应避免维生素 A 过量中毒。

**3. 眼局部治疗** 有干眼症时可滴消毒的鱼肝油，为预防结膜和角膜发生继发感染，可采用抗生素眼药水（如 0.25% 氯霉素）或眼膏（如 0.5% 红霉素或金霉素）治疗，一日 3～4 次。如有角膜溃疡，同时加滴 1% 阿托品扩瞳以防虹膜脱出及粘连。治疗及护理时动作要轻柔，以免角膜穿孔，虹膜、晶状体脱出。

> **案例 4-1　处方及医生指导**
> 1. 去除病因及调整饮食：该患儿需治疗迁延性腹泻；提供富含维生素 A 的食物或采用维生素 A 强化的食品。
> 2. 维生素 A 制剂治疗：可深部肌内注射维生素 AD 注射剂 0.5～1ml，每日 1 次。3～5 日后病情好转即改口服 1500μg 直至痊愈。
> 3. 眼局部治疗：可滴消毒的鱼肝油加抗生素眼药水治疗，一日 3～4 次，以预防结膜和角膜发生继发感染。

【预防】 应供给富含维生素 A 的动物性食物和深色蔬菜，小年龄儿童是预防维生素 A 缺乏的主要对象，孕妇和乳母应多食上述食物，以保证新生儿和乳儿有充足的维生素 A 摄入。母乳喂养优于人工喂养，人工喂养婴儿应尽量选择维生素 A 强化的乳方，每日推荐供应量婴儿为 500μg 视黄醇当量（RE），年长儿为 750μg 视黄醇当量，孕妇为 1000μg 视黄醇当量，乳母为 1200μg 视黄醇当量（1U 维生素 A=0.3μg 视黄醇当量 =6μg β-胡萝卜素）。在维生素 A 缺乏的高发地区，可以采取每隔半年给予 1 次口服 60 000μg 视黄醇当量（20 万 U 维生素 A）的预防措施。对患感染性疾病如麻疹、疟疾和结核病等，以及慢性消耗性疾病的患者应及早补充维生素 A 制剂，每日 1500～3000μg。有慢性腹泻等维生素 A 吸收不良者可短期肌内注射维生素 A 数日后再改为口服，采用口服大剂量维生素 A 作为预防措施时应注意避免过量而造成中毒。

**【附】 维生素 A 过多症和胡萝卜素血症**

**维生素 A 过多症**

维生素 A 摄入过多可以引起维生素 A 过多症（hypervitaminosis A）或维生素 A 中毒（vitamin A toxicity）。维生素 A 过量会降低细胞膜和溶酶体膜的稳定性，导致细胞膜受损，组织酶释放，引起皮肤、骨骼、脑、肝等多种脏器组织病变。脑受损可使颅内压增高；骨组织变性引起骨质吸收、变形、骨膜下新骨形成、血钙和尿钙都上升。肝组织受损则引起肝大，肝功能改变。维生素 A 过多症分为急性型、慢性型两种。

**1. 急性型** 婴幼儿一次剂量超过 100 000μg 即可能发生急性中毒。儿童则多因意外服用大剂量维生素 A、D 制剂引起。临床表现在摄入后 6～8h，至多在 1～2 日内出现，主要有恶心、呕吐、嗜睡或过度兴奋、头痛等症状，小婴儿可有前囟隆起，脑脊液检查压力增高。可出现皮肤红肿，继而脱皮，以手掌、脚底等处最为明显，停维生素 A 后数日内症状好转。

**2. 慢性型** 较急性型多见。多因不遵医嘱长期摄入过量维生素 A 制剂引起，但中毒剂量个体差异很大。婴幼儿每日摄入 15 000～30 000μg 超过 6 个月即可引起慢性中毒；也有报道每日仅服 7500μg 1 个月即出现中毒症状者。这种情况常见于采用口服鱼肝油制剂治疗维生素 D 缺乏性佝偻病时，由于鱼肝油制剂既有维生素 D 又含有维生素 A，当口服途径使用较大治疗剂量的维生素 D 时极易造成维生素 A 的过量。

慢性维生素 A 过多症首先出现的常是食欲下降、体重减轻，继之有皮肤干燥、脱屑、破裂、毛发干枯、脱发、齿龈红肿、唇干裂和鼻出血等皮肤黏膜损伤现象，以及长骨肌肉连接处疼痛伴肿胀，体格检查可见贫血，肝脾大。X 线检查长骨可见骨皮质增生，骨膜增厚。脑脊液检查可有压力增高。肝功能检查可出现氨基转移酶升高，严重者可出现肝硬化表现。血浆维生素 A 浓度升高，有时可见血钙和尿钙升高。

根据过量摄入维生素 A 的病史、临床表现，诊断并不困难。结合典型骨 X 线检查及血浆维生素 A 浓度升高，可确诊。

一旦确诊，应立即停止服用维生素 A 制剂和含维生素 A 的食物。急性维生素 A 过多症的症状一般在 1～2 周内消失，骨骼改变也逐渐恢复，但较缓慢，需 2～3 个月。本病预后良好，一般不需其他治疗。高颅压引起的反复呕吐及因此发生的水和电解质紊乱应给予对症治疗。

#### 胡萝卜素血症

胡萝卜素血症因摄入含胡萝卜素的食物（如胡萝卜、南瓜、橘子等）过多，以致大量胡萝卜素不能充分迅速在小肠黏膜细胞中转化为维生素 A 而引起。而吸收的胡萝卜素只有一半可以转化为维生素 A，故大量摄入胡萝卜素一般不会引起维生素 A 过多症，但可以使血中胡萝卜素水平增高，发生胡萝卜素血症。血清胡萝卜素含量明显升高，表现为皮肤黄染，以鼻尖、鼻唇皱襞、前额、手掌和足底部位明显，但巩膜无黄染。停止进食后黄疸逐渐消退，不需要特殊治疗。肝病、糖尿病、甲状腺功能低下、先天性酶缺乏者易感。

# 三、营养性维生素 D 缺乏

## （一）营养性维生素 D 缺乏性佝偻病

**案例 4-2**

患儿，男，1 岁 6 个月，因发热、咳嗽 3 日入院。患儿自 3 日前始出现发热，体温在 39℃左右，伴咳嗽，呈阵发性干咳，非痉挛性，同时伴有轻度喘憋，咳剧时伴呕吐，无腹泻，未抽搐，大小便正常，在家予以口服药物（具体不详）2 日无效，今日咳喘加重来诊。患儿平素食欲不好，睡眠不安，多汗，户外活动少，且经常患"感冒"，平均 1 个月 1 次，因肺炎已第三次住院治疗。自生后一直人工喂养，8 个月添加辅食，以饼干、大米为主，有时吃少许鸡蛋及蔬菜，一直未加钙剂及鱼肝油。患儿 3 个月抬头，8 个月会坐，1 岁会站，1 岁 2 个月出牙，现有乳牙 3 枚，1 岁 4 个月会走，现仍走不稳。

体格检查：T 36.5℃，P 160 次/分，R 66 次/分，体重 9kg，身高 76cm。发育稍落后，身材矮小，营养较差，神志清，精神不振，呼吸急促，轻度喘憋状，无发绀，无皮疹，方颅，前囟 1cm×1cm，平软，咽红，扁桃体 I 度肿大，颈软，漏斗胸，可见肋骨串珠，肋膈沟，双肺呼吸音粗，可闻及广泛中小水泡音。心率 160 次/分，律齐，心音稍低钝，未闻及杂音，腹部膨隆，肝肋下 2.5cm，质软，脾肋下可触及，四肢活动可，四肢肌张力偏低，可触及手镯征及脚镯征，病理征未引出。

**思考题：**

1. 考虑做何诊断？诊断依据有哪些？

2. 在明确诊断之前，应做哪些实验室检查？

3. 应与哪些疾病鉴别？如何处理？

营养性维生素 D 缺乏性佝偻病（vitamin D deficiency ricket）是儿童体内维生素 D 不足使钙磷代谢紊乱，产生的一种以骨骼病变为特征的全身慢性营养性疾病。其主要特征为正在生长的长骨干骺端和骨组织矿化不全，或维生素 D 不足使成熟骨矿化不全，则表现为骨质软化（osteomalacia）。

本病多见于 2 岁以下婴幼儿，特别是小婴儿，生长快、户外活动少，是发生营养性维生素 D 缺乏性佝偻病的高危人群。近年来，严重佝偻病发病率已逐年降低，但轻、中度佝偻病发病率仍较高。但重度佝偻病因免疫功能低下，易合并肺炎、腹泻等病而增加儿童死亡率。因我国北方冬季较长，日照短，北方佝偻病患病率高于南方。

**【维生素 D 的来源及代谢】** 人类维生素 D 来源有两方面：一是内源性，即人类皮肤中的 7-脱氢胆固醇经日光中紫外线照射（290～320nm 波长），转变为胆固化醇（cholecalciferol），是人类维生素 D 主要来源，皮肤产生维生素 $D_3$ 的量与日照时间、波长、暴露皮肤的面积有关；二是外源性，即从食物中获得的维生素 D，有来源于植物和动物两种，动物中含维生素 $D_3$，植物中的麦角固醇（ergosterol）经紫外线照射转化为麦角固化醇（calciferol）即维生素 $D_2$。天然食物中，包括母乳，维生素 D 含量较少，谷物、蔬菜、水果几乎不含维生素 D。肉和鱼中维生素 D 含量很少。食物中的维生素 D 在胆汁的作用下，在小肠刷状缘经淋巴管吸收。皮肤合成的维生素 $D_3$，直接吸收入血。维生素 $D_2$ 和 $D_3$ 在人体内都没有生物活性，它们被摄入血液循环后即与血浆中的维生素 D 结合蛋白（DBP）相结合被转运、储存于肝、脂肪、肌肉等组织内。维生素 D 在体内必须经过两次羟化作用才能发挥生物效应。首先经肝细胞微粒体和线粒体中的 25-羟化酶作用生成 25-羟胆固化醇 [25-hydroxycholecalciferol, 25-$(OH)D_3$]，是维生素 D 在人体血液循环的主要形式，常作为评估个体维生素 D 营养状况的检测指标，但仅有微弱的抗佝偻病作用。循环中的 25-$(OH)D_3$ 与 α-球蛋白结合后被运载到肾，在近端肾小管上皮细胞线粒体中的 1-α 羟化酶（属细胞色素 P450 酶）的作用下再次羟化，生成有很强生物活性的 1, 25-二羟胆固化醇 [1, 25-dihydroxycholecalciferol, 1, 25-$(OH)_2D_3$]。1, 25-$(OH)_2D_3$ 生物活性为 25-$(OH)D_3$ 的 100～200 倍，其主要的靶器官是肠、肾和骨。1, 25-$(OH)_2D_3$ 被认为是一种类固醇激素，通过其核受体发挥调节基因表达的作用。

**【维生素 D 的生理功能】** 正常情况下，血液循环中的 1, 25-$(OH)_2D_3$ 约 85% 与 DBP 相结合；约 15% 与白蛋白结合；仅 0.4% 以游离形式存在，可对靶细胞发挥其生物效应。1, 25-$(OH)_2D_3$ 是维持钙、磷代谢平衡的主要激素之一，主要通过作用于靶器官（肠、肾、骨）而发挥其抗佝偻病的生理功能。①促小肠黏膜细胞合成一种特殊的钙结合蛋白（calbindin, CaBP），增加肠道钙磷的吸收，1, 25-$(OH)_2D_3$ 可能有直接促进磷转运的作用，促使骨钙沉积。②增加肾小管对钙、磷的重吸收，特别是磷的重吸收，提高血钙磷浓度，有利于骨的矿化作用。③促进成骨细胞的增殖和破骨细胞分化，直接作用于骨的矿物质代谢（沉积与重吸收）。④与甲状旁腺素（PTH）、降钙素（CT）对维持体液组织的钙、磷内环境起主要作用。

近年来还发现 1, 25-$(OH)_2D_3$ 尚参与多种细胞的增殖、分化和免疫功能的调控过程。

**【维生素 D 代谢的调节】** 机体主要通过控制肾 1α-羟化酶活性调控维生素 D 内分泌系统，1, 25-$(OH)_2D_3$、PTH、降钙素和血清钙、磷浓度是主要调控因子。

（1）自身反馈作用：正常情况下维生素 D 的合成是据机体需要，并受血中 25-$(OH)D_3$ 的浓度自行调节，即生成的 1, 25-$(OH)_2D_3$ 的量达到一定水平时，可抑制 25-$(OH)D_3$ 在肝内的羟化及 1, 25-$(OH)_2D_3$ 在肾的羟化过程。

（2）血钙、磷浓度与 PTH、降钙素调节：肾生成 1, 25-$(OH)_2D_3$ 间接受血钙浓度调节。当血钙过低时，PTH 分泌增加，PTH 刺激肾 1, 25-$(OH)_2D_3$ 合成增多；PTH 与 1, 25-$(OH)_2D_3$ 共同作用于骨组织，使破骨细胞活性增加，降低成骨细胞活性，骨重吸收增加，骨钙释放入血，使血钙升高，以维持正常生理功能。血钙过高时，降钙素（CT）分泌增加，抑制肾小管羟化生成 1, 25-$(OH)_2D_3$。血磷降低可直接促进肾内 25-$(OH)D_3$ 羟化生成 1, 25-$(OH)_2D_3$，高血磷则抑制其合成。

**【病因】**

**1. 日照不足** 因紫外线不能通过玻璃窗，婴幼儿被长期过多地留在室内活动，使内源性维生素 D 生成不足。大城市高大建筑可阻挡日光照射，大气污染如烟雾、尘埃可吸收部分紫外线，气候的影响，如冬季日照短，紫外线较弱，均可影响内源性维生素 D 的生成。故本病冬春季多见，北方发病率高于南方。

**2. 维生素 D 摄入不足** 因天然食物中含维生素 D 少，即使纯母乳喂养婴儿若户外活动少亦易患佝偻病。牛乳中钙磷含量虽高但比例不适合，不利于吸收。蛋黄、动物肝和婴儿配方奶粉中维生素 D 含量较高。

**3. 生长速度快** 例如，早产儿及双胎婴儿出生后生长发育快，而骨骼生长速度与维生素 D 和钙的需要量成正比，故易发生营养性维生素 D 缺乏性佝偻病。重度营养不良婴儿生长迟缓，发生佝偻病者不多。

**4. 围生期维生素 D 不足** 母亲妊娠期，特别是妊娠后期维生素 D 营养不足，如母亲严重营养不良、肝肾疾病、慢性腹泻，以及早产、双胎均可使婴儿的体内储存不足。

**5. 疾病影响** 胃肠道或肝胆疾病影响维生素 D 吸收，如婴儿肝炎综合征、先天性胆道狭窄或闭锁、脂肪泻、胰腺炎、慢性腹泻等，肝、肾严重损害可致维生素 D 羟化障碍而引起佝偻病。

**6. 药物影响** 长期服用抗惊厥药物如苯妥英钠、苯巴比妥，可激活肝细胞微粒体的氧化酶系统活性，使维生素 D 和 25-(OH)D$_3$ 加速分解为无活性的代谢产物。糖皮质激素可对抗维生素 D 对钙的转运而导致佝偻病。

**案例 4-2 病因**

1. 患儿自生后一直人工喂养，8 个月添加辅食，以饼干、大米为主，有时吃少许鸡蛋及蔬菜，一直未加钙剂及鱼肝油。提示维生素 D 摄入不足。

2. 户外活动少，日照不足，经紫外线照射皮肤合成内源性维生素 D 来源少。

【**发病机制**】 维生素 D 缺乏性佝偻病可以看成是机体为维持血钙水平而对骨骼造成的损害。骨骼是主要且易被利用的钙源，以维持细胞外液钙浓度正常。维生素 D 缺乏造成肠道吸收钙、磷减少和低血钙，以致甲状旁腺功能代偿性亢进，PTH 分泌增加以动员骨钙释出使血清钙浓度维持在正常或接近正常的水平；但 PTH 同时也抑制肾小管重吸收磷，使尿磷排出增加、血磷降低，血清钙、磷浓度不足时，骺软骨正常生长和钙化受阻，软骨细胞失去正常增殖、分化和凋亡的程序；钙化管排列紊乱，使长骨骺线失去正常的形态，钙化带消失；骨基质不能正常矿化，成骨细胞代偿增生，碱性磷酸酶分泌增加，骨样组织堆积于干骺端，骺端增厚，向两侧膨出形成肋骨串珠、手镯征、脚镯征等。长骨和扁骨骨膜下的骨矿化不全，成骨异常，骨皮质被骨样组织替代，骨膜增厚，骨质疏松，容易受肌肉牵拉和重力影响而发生弯曲变形，甚至病理性骨折；颅骨骨化障碍而颅骨软化，颅骨骨样组织堆积出现方颅。临床即出现一系列佝偻病症状和血生化改变（图 4-1）。

【**临床表现**】 本病最常见于 3 个月至 2 岁婴幼儿。其主要表现为生长最快部位的骨骼改变、肌肉松弛及神经兴奋性改变。因此年龄不同，临床表现不同。佝偻病的骨骼改变常在维生素 D 缺乏数月后出现，患有骨软化症乳母哺喂的婴儿佝偻病出现较早，可在生后 2 个月内出现佝偻病症状。儿童期发生佝偻病的较少。重症佝偻病患儿还可有消化和心肺功能障碍，并可影响动作、智力发育和免疫功能。佝偻病在临床上可分期如下：

**1. 初期**（早期） 多见于 6 个月以内，尤其是 3 个月以内小婴儿。其主要表现为神经兴奋性增高，如易激惹、烦闹、夜间啼哭、睡眠不安、汗多且与室温无关，尤其是头部多汗刺激头皮而摇头出现枕秃。但这些并非佝偻病的特异症状，仅作为临床早期诊断的参考依据。此期常无骨骼病变，骨骼 X 线检查可正常，或钙化带稍模糊；血清 25-(OH)D$_3$ 下降，PTH 升高，血钙正常或稍下降，血磷降低，碱性磷酸酶正常或稍高。

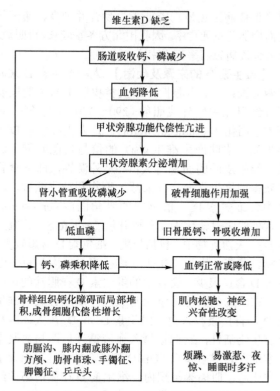

图 4-1 维生素 D 缺乏性佝偻病的发病机制

**2. 活动期**（激期） 早期维生素 D 缺乏的婴儿未经治疗，症状继续加重，除初期症状外，主要表现为骨骼改变和运动功能发育迟缓。

6 个月以内婴儿的佝偻病以颅骨改变为主，前囟边较软，颅骨薄，检查者用双手固定婴儿头部，指尖稍用力压迫枕骨或顶骨的后部，可有压乒乓球样的感觉，故称"乒乓头"；6 月龄以后，尽管病情仍在进展，但颅骨软化消失。正常婴儿的骨缝周围亦可有压乒乓球样感觉。额骨和顶骨双侧因骨样组织堆积而膨大形成方盒状头形，故称方颅，多见于 8~9 个月以上婴幼儿。严重者可出现前囟闭合延迟，头围增大及乳牙萌出延迟等。1 岁左右的小儿可见到胸廓畸形，骨骺端因骨样组织堆积而膨大，沿肋骨方向于肋骨与肋软骨交界处可扪及圆形隆起，从上至下如串珠样突起，以第 7~10 肋骨最明显，称佝偻病串珠；胸骨和邻近的软骨向前突起，形成"鸡胸样"畸形；如胸骨剑突部向内凹陷，则为漏斗胸；严重佝偻病小儿胸廓的下缘由于膈肌附着处的肋骨受牵拉而内陷形成一水平凹陷，即肋膈沟。有时正常小儿胸廓两侧肋缘稍高，应与肋膈沟区别，胸廓病变均会不同程度影响呼吸功能，易并发呼吸道感染，甚至肺不张。手腕、足踝部亦可形成纯圆形环状隆起，称手镯征、脚镯征，多见于 6 个月以上患儿。由于骨质软化与肌肉关节松弛，小儿开始站立与行走后双下肢负重，可出现股骨、胫骨、腓骨弯曲，形成严重膝内翻（"O"形腿）或膝外翻（"X"形腿）。正常 1 岁内小儿可有生理性弯曲和正常姿势变化，如足尖向内或向外等，以后会自然矫正，须予以鉴别。患儿会坐和站立之后，因韧带松弛可致脊柱后凸畸形，严重患儿可伴有骨盆畸形，女孩成年受孕后易难产。

严重低血磷使肌肉糖代谢障碍，使全身肌肉松弛，肌张力降低和肌力减弱。重症患儿神经系统发育落后，免疫功能低下，易合并感染及贫血。此期血生化除血清钙稍低外，其余指标改变更加显著。X线显示长骨钙化带消失，干骺端呈毛刷样、杯口状改变；骨骺软骨盘增宽（＞2mm）；骨质疏松，骨皮质变薄；可有骨干弯曲畸形或青枝骨折，骨折可无

**3. 恢复期** 以上任何分期经日光照射或治疗后，临床症状和体征均可逐渐减轻或消失。血钙、磷逐渐恢复正常，碱性磷酸酶需经 1～2 个月降至正常水平。治疗 2～3 周后骨骼 X 线改变有所改善，出现不规则的钙化线，以后钙化带致密增厚，骨骺软骨盘＜2mm，骨密度逐渐恢复正常。

**4. 后遗症期** 少数严重佝偻病可残留不同程度骨骼畸形或运动功能障碍。多见于 2 岁以后的小儿。无任何临床症状，血生化正常，X 线检查骨骼干骺端病变消失。以上四期临床特点见表 4-4。

临床症状。

#### 表 4-4 营养性维生素 D 缺乏性佝偻病临床四期的特点

| 项目 | 初期 | 激期 | 恢复期 | 后遗症期 |
|---|---|---|---|---|
| 发病年龄 | 3 个月左右 | ＞3 个月 | 3 个月～2 岁 | 多＞2 岁 |
| 症状 | 非特异性神经精神症状 | 骨骼病变和运动功能发育迟缓 | 症状减轻或接近消失 | 症状消失 |
| 体征 | 枕秃 | 生长发育最快部位骨骼改变，肌肉松弛 | 一般无 | 一般无 |
| 血钙 | 正常或稍低 | 稍降低 | 数天内恢复正常 | 正常 |
| 血磷 | 浓度↓ | 明显降低 | 同上 | 正常 |
| 25-(OH)D₃ | 下降 | ＜12ng/ml（＜30nmol/L） | 渐正常 | 正常 |
| 骨骼 X 线表现 | 多正常 | 骨骺端钙化带消失，呈杯口状、毛刷状改变，骨骺软骨盘增宽（＞2mm），骨质疏松，骨皮质变薄 | 长骨干骺端临时钙化带重现、增宽、密度增加，骨骺软骨盘＜2mm | 干骺端病变消失 |
| 碱性磷酸酶 | ↑或正常 | ↑↑ | 4～6 周后逐渐改善 | |

> **案例 4-2 临床表现**
>
> 1. 患儿 1 岁 6 个月，平素睡眠不安，多汗，且经常患"感冒"。
> 2. 发育稍落后，身材矮小，营养较差，方颅，前囟 1cm×1cm，漏斗胸，可见肋骨串珠，肋膈沟，腹部膨隆，四肢肌张力偏低，有手镯征及脚镯征。
> 3. 血钙 1.6mmol/L；无机磷 0.6mmol/L；碱性磷酸酶 300U/L。
> 4. 双腕部 X 线片：干骺端临时钙化带模糊，呈毛刷样，骨骺软骨盘明显增宽，骨骺与干骺端的距离加大，骨质普遍稀疏，密度减低。
> 5. 胸部平片：双肺纹理粗，可见小斑片状阴影。

【诊断】 早期诊断，及时治疗，可避免发生骨骼畸形。正确的诊断必须依据维生素 D 摄入不足或日光照射缺乏史、佝偻病临床表现，结合血生化及骨骼 X 线检查。应注意早期的神经兴奋性增高的症状无特异性，如多汗、枕秃、烦闹等。因此仅据临床表现的诊断准确率较低。以血清 25-(OH)D₃ 水平测定为最可靠的诊断标准，血清 25-(OH)D₃ 在早期明显降低，其正常值为 50～250nmol/L（20～100ng/L）。但在一般医院无条件进行该项测定，故多数以血生化与骨骼 X 线的检查来进行诊断。

> **案例 4-2 诊断**
>
> 1. 患儿，男，1 岁 6 个月，因发热、咳嗽 3 日入院。生长发育明显落后。
> 2. 病史特点：人工喂养，辅食添加较晚，且户外活动少，未补充钙剂及维生素 D，伴有反复呼吸道感染病史；生长发育明显落后，出牙延迟，坐、走晚。
> 3. 临床特点：患儿起病表现为发热、咳嗽、气喘，肺部有明显的密集中小水泡音等肺炎表现；平素多汗，睡眠不安，同时患儿出现典型的方颅、漏斗胸、肋骨串珠、肋膈沟、手镯征及脚镯征等，临床上佝偻病除骨骼病变外，还致免疫功能低下而发生反复呼吸道感染，营养缺乏、感染互为因果，影响儿童生长发育。
> 4. 辅助检查：肺部有小斑片状阴影表现；腕部呈佝偻病激期表现，碱性磷酸酶升高等。
>
> 临床诊断：支气管肺炎；维生素 D 缺乏性佝偻病（激期）。

【鉴别诊断】

**1. 与佝偻病体征的鉴别**

（1）先天性甲状腺功能低下：生后 2～3 个月开始出现甲状腺功能不足现象，并随月龄增加症状日趋明显，如生长发育迟缓、体格明显矮小、出牙迟、

前囟大且闭合晚、腹胀等，与佝偻病相似，但患儿智力低下，有特殊面容，血清促甲状腺素（TSH）、三碘甲状腺原氨酸（$T_3$）、甲状腺素（$T_4$）测定可资鉴别。

（2）软骨营养不良：是一遗传性软骨发育障碍，出生时即可见四肢短、头大、前额突出、腰椎前凸、臀部后凸。根据特殊的体态及骨骼 X 线可作出诊断。

（3）黏多糖贮积症：黏多糖代谢异常时，常多器官受累，可出现多发性骨发育不全，如头大、头型异常、脊柱畸形、胸廓扁平等体征。此病除临床表现外，主要依据骨骼的 X 线变化及尿中黏多糖的测定作出诊断。

**2. 与佝偻病体征相同而病因不同的疾病鉴别**（表 4-5）

（1）家族性低磷血症：本病多为 X 连锁遗传病，亦可为常染色体显性或隐性遗传病，也有散发病例，为肾小管重吸收磷及肠道吸收磷的原发性缺陷所致。佝偻病的症状多发生于 1 岁以后，因而 2～3 岁后仍有活动性佝偻病表现；血钙多正常，血磷明显降低，尿磷增加。对用一般治疗剂量维生素 D 治疗佝偻病无效时应与本病鉴别。

（2）远端肾小管性酸中毒：为远曲小管泌氢不足，从尿中丢失大量钠、钾、钙，继发甲状旁腺功能亢进，骨质脱钙，出现佝偻病体征，且维生素 D 治疗疗效不显著。患儿骨骼畸形显著，身材矮小，有代谢性酸中毒，多尿，碱性尿（尿 pH 不低于 6），除低血钙、低血磷之外，血钾亦低，血氯增高，并常有低血钾症状。

（3）维生素 D 依赖性佝偻病：为常染色体隐性遗传病，分为 I 型和 II 型两型。I 型为肾 1-羟化酶缺陷，使 25-(OH)$D_3$ 转变为 1,25-(OH)$_2$D$_3$ 发生障碍。血中 25-(OH)$D_3$ 正常，II 型为靶器官 1,25-(OH)$_2$D$_3$ 受体缺陷，血中 1,25-(OH)$_2$D$_3$ 浓度增高。两型临床均有严重的佝偻病体征、低钙血症、低磷血症，碱性磷酸酶明显升高及继发性甲状旁腺功能亢进，I 型患儿可有高氨基酸尿症；II 型患儿的一个重要特征为脱发。

（4）肾性佝偻病：由于先天或后天原因所致的慢性肾功能障碍，导致钙磷代谢紊乱，血钙低、血磷高，甲状旁腺继发性功能亢进，骨质普遍脱钙，骨骼呈佝偻病改变，多于幼儿后期症状逐渐明显，形成侏儒状态。

（5）肝性佝偻病：肝功能不良可能使 25-(OH)$D_3$ 生成障碍。若伴有胆道阻塞，不仅影响维生素 D 吸收，而且由于钙化灶形成，进一步抑制钙的吸收。急性肝炎、先天性肝外胆管缺乏或其他肝病时，循环中 25-(OH)$D_3$ 可明显降低，出现低血钙性抽搐和佝偻病的体征。

**【其他类型佝偻病】**

**1. 先天性佝偻病** 多见于寒冷地区的冬季，母亲妊娠期有维生素 D 缺乏情况及出现低血钙症状，如下肢麻木、腓肠肌痉挛；新生儿期常出现低钙惊厥，颅骨明显软化，前囟大，可有明显肋骨串珠、鸡胸等骨骼表现，血钙、磷降低，碱性磷酸酶可增高，骨骼 X 线片可见明显佝偻病变化。

**2. 晚发性佝偻病** 北方地区学龄儿童多见，临床表现与婴幼儿佝偻病不同，发病年龄多在青春期伊始，表现为全身乏力、腿痛，也可有多汗、口唇、手足麻木，体征以上下肢变形为主，数月内即出现“X”形腿，或“O”形腿，有鸡胸，重症有肋骨串珠、手镯征和脚镯征，血生化与婴儿活动期相同，血生化改变较骨骼 X 线改变出现早。

**表 4-5 各型佝偻病的实验检查**

| 病名 | 血清 | | | | | 甲状旁腺素 | 氨基酸尿 | 其他 |
|---|---|---|---|---|---|---|---|---|
| | 钙 | 磷 | 碱性磷酸酶 | 25-(OH)D$_3$ | 1.25-(OH)$_2$D$_3$ | | | |
| 维生素 D 缺乏性佝偻病 | 正常（↓） | ↓（正常） | ↑（正常） | ↓ | ↓ | ↑（正常） | (-) | |
| 家族性低磷血症 | 正常 | ↓ | ↑ | 正常（↑） | 正常 | 正常 | (-) | 尿磷↑ |
| 远端肾小管性酸中毒 | （正常）↓ | ↓ | ↑ | 正常（↑） | 正常（↓） | 正常（↑） | (-) | 碱性尿、高氯低钾 |
| 维生素 D 依赖性佝偻病 I 型 | ↓ | ↓ | ↑ | 正常 | ↓ | ↑ | (+) | |
| 维生素 D 依赖性佝偻病 II 型 | ↓ | ↓ | ↑ | 正常 | ↑ | ↑ | (+) | |
| 肾性佝偻病 | ↓ | ↑ | 正常 | 正常 | ↓ | ↑ | (-) | 等渗尿、氮质血症、酸中毒 |

**【治疗】** 目的在于控制活动期症状，防止骨骼畸形。

**1. 维生素 D 制剂** ①口服法：治疗的原则应以口服为主，一般剂量为每日维生素 D 50～100μg（2000～4000IU）或 1,25-(OH)$_2$D$_3$ 0.5～2.0μg，1 个月后改预防量，每日 400～800IU/d。大剂量维生素 D

与治疗效果无正比关系，不缩短疗程，与临床分期无关。且采用大剂量维生素 D 治疗佝偻病的方法缺乏可靠的指标来评价血中维生素 D 代谢产物浓度、维生素 D 的毒性、高钙血症的发生及远期后果。因此大剂量治疗应有严格的适应证。②突击疗法：重症佝偻病有并发症或无法口服者可大剂量一次肌内注射维生素 $D_3$ 15 万～30 万 IU，1 个月后改口服预防量。治疗 1 个月后应复查，如临床表现、血生化与骨骼 X 线改变无恢复征象，应与抗维生素 D 佝偻病鉴别。

**2. 钙剂**　维生素 D 治疗期应补充适当钙剂。

**3. 其他**　有严重骨骼畸形的后遗症期患儿应加强体格锻炼，可采用主动及被动运动方法矫正。严重者可考虑外科手术矫治。

---

**案例 4-2　处方及医生指导**

1. 维生素 D 治疗：每日口服维生素 D 2000IU，1 个月后改预防量 400IU/d，或大剂量一次肌内注射维生素 $D_3$ 20 万 IU，3 个月后改预防量。

2. 钙剂治疗：维生素 D 治疗期间同时补充钙剂。

3. 坚持每日户外活动，注意加强营养。

---

**【预防】**　营养性维生素 D 缺乏性佝偻病是一种自限性疾病，有研究证实日光照射和生理剂量的维生素 D（400IU）可治疗佝偻病。因此，现认为确保儿童每日获得维生素 D 400IU 是预防和治疗的关键。

**1. 围生期**　孕母应多户外活动，食用富含钙、磷、维生素 D 及其他营养素的食物。妊娠后期适量补充维生素 D（800IU/d）有益于胎儿储存充足维生素 D，以满足生后一段时间生长发育的需要。

**2. 婴幼儿期**　预防的关键为日光浴与适量维生素 D 的补充。生后 2～3 周即让婴儿坚持户外活动，冬季也要注意保证每日 1～2h 户外活动时间。有研究显示，每周让母乳喂养的婴儿户外活动 2h，仅暴露面部和手部，可维持婴儿血 25-$(OH)D_3$ 浓度在正常范围的低值（＞11ng/ml）。

早产儿、低出生体重儿、双胎儿生后即应开始补充维生素 D 800～1000IU/d，3 个月后改预防量。足月儿生后尽早开始补充维生素 D 400IU/d 至 2 岁。夏季户外活动多，可暂停或减量。一般可不加服钙剂。

## （二）营养性维生素 D 缺乏性手足搐搦症

---

**案例 4-3**

患儿，男，3 个月，因反复抽搐 2 日入院。患儿于 2 日前无明显诱因出现抽搐，表现为双眼上翻，口角抽动，四肢抖动，持续约 1min 缓解，每日发作 10 余次，发作间歇期患儿精神好，吃奶可，无呕吐及腹泻，不发热，无咳喘，在当地医院给予肌内注射药物无效（具体不详），后改为静脉滴注药物（内加青霉素）等，因仍有

---

抽搐而入我院。系第一胎第一产，35 周早产儿，出生体重 2.4kg，无窒息史，因母亲乳量不足而混合喂养，但以奶粉为主，未加钙剂及鱼肝油。母亲妊娠晚期有腓肠肌痉挛史，未治疗，现患儿抬头不稳，夜间易惊多汗。

体格检查：T 36℃，P 112 次／分，R 40 次／分，体重 6.0kg。发育正常，营养良好，神志清，精神尚好，呼吸平稳，无发绀。头颅无畸形，前囟 2.5cm×2.5cm，平软，枕秃明显，颈软，胸廓无畸形，双肺呼吸音清，无啰音。心率 112 次／分，律齐，心音有力，未闻及杂音，腹软，肝肋下 2cm，质软，脾未触及，四肢活动好，肌张力正常，病理征未引出。

思考题：

1. 首先应考虑做何诊断？
2. 应与哪些疾病鉴别？如何处理？

---

维生素 D 缺乏性手足搐搦症（tetany of vitamin D deficiency）是维生素 D 缺乏使血中钙离子降低，而出现惊厥、手足搐搦或喉痉挛等神经肌肉兴奋性增高症状，多见于 6 个月以内的小婴儿。目前因预防维生素 D 缺乏工作的普遍开展，维生素 D 缺乏性手足搐搦症已较少发生。

**【病因和发病机制】**　发病原因与佝偻病相同，血清钙离子降低是本病的直接原因。维生素 D 缺乏时，血钙下降而甲状旁腺分泌物不能代偿性增加；血钙继续降低，当总血钙低于 1.75～1.88mmol/L（7～7.5mg/dl），或离子钙低于 1.0mmol/L（4mg/dl）时可引起神经肌肉兴奋性增高，出现抽搐。正常血清钙分为可弥散钙（约占总钙量的 60%）和非弥散钙，后者是与蛋白质结合的部分，大部分与白蛋白结合，其余部分与球蛋白结合。约有 80% 的可弥散钙呈离子化状态，其生理功能最重要。影响血清钙离子浓度的主要因素为 $H^+$ 浓度、磷酸盐离子浓度和蛋白质浓度，酸中毒时，钙与蛋白质结合减少，离子钙增加，碱中毒则相反，血浆蛋白浓度增加时，结合钙增加，离子钙减少，血磷增加可抑制 25-$(OH)D_3$ 转化为 1,25-$(OH)_2D_3$，血清钙离子减少。

**【临床表现】**　主要为惊厥、喉痉挛和手足搐搦，并伴有程度不等的活动期佝偻病的表现。

**1. 隐匿型**　没有典型发作的症状，但可通过刺激神经肌肉而引出下列体征。①低钙击征（Chvostek sign）：以手指尖或叩诊锤叩击患儿颧弓与口角间的面颊部，引起眼睑和口角抽动为面神经征阳性，新生儿期可呈假阳性；②腓反射（peroneal reflex）：以叩诊锤叩击膝下外侧腓神经处，引起足向外侧收缩者即为腓反射阳性；③陶瑟征（Trousseau sign）：以血压计袖带包裹上臂，使血压维持在收缩压

与舒张压之间，5min 之内该手出现痉挛症状属阳性。

**2. 典型发作** 血清钙低于 1.75mmol/L 时可出现惊厥、喉痉挛和手足搐搦。

（1）惊厥：突然发生四肢抽动，两眼上翻，面肌颤动，神志不清，发作时间可短至数秒钟或长达数分钟以上，发作时间长者可伴口周发绀。发作停止后，意识恢复，精神萎靡而入睡，醒后活泼如常，发作次数可数日 1 次或 1 日数次，甚至多至 1 日数十次。一般不发热，发作轻时仅有短暂的眼球上翻和面肌抽动，神志清楚。

（2）手足搐搦：可见于较大婴幼儿，突发手足强直痉挛呈双手腕部屈曲状、手指伸直、拇指内收掌心，足部踝关节伸直，足趾同时向下弯曲。

（3）喉痉挛：婴儿多见，喉部肌肉及声门突发痉挛，呼吸困难，严重者突然发生窒息，严重缺氧甚至死亡。三种症状以无热惊厥为最常见。

> **案例 4-3 临床表现**
>
> 1. 患儿，男，3 个月，2 日前始出现抽搐，表现为双眼上翻，口角抽动，四肢抖动，持续约 1min 缓解，每日发作 10 余次，发作间歇期患儿精神好，现患儿抬头不稳，夜间易惊多汗。
>
> 2. 发育正常，神志清，精神好，前囟 2.5cm×2.5cm，平软，枕秃明显，颈软，肌张力正常，无病理征。

**【诊断与鉴别诊断】** 突发无热惊厥，且反复发作，发作后神志清醒，无神经系统体征，结合有佝偻病病史和体征，总血钙低于 1.75～1.88mmol/L，离子钙低于 1.0mmol/L，应首先考虑本病。临床上应与无热惊厥疾病、感染性疾病鉴别（表 4-6、表 4-7）。

> **案例 4-3 临床检验**
>
> 1. 血常规：Hb 12g/L；RBC 4.0×10$^{12}$/L；WBC 5.0×10$^9$/L；N 42%；L 58%；PLT 180×10$^9$/L。
>
> 2. 血生化：Ca$^{2+}$ 1.5mmol/L；无机磷 2mmol/L；血糖 3.4mmol/L；Mg$^{2+}$ 1.04mmol/L。
>
> 3. 尿钙定性：阴性。
>
> 4. 脑脊液正常；脑电图无癫痫波。

表 4-6 与无热惊厥疾病的鉴别

| 疾病 | 鉴别要点 |
|---|---|
| 低血糖症 | 常发生于清晨空腹时，有进食不足或腹泻史，严重病例惊厥后转入昏迷，一般口服或静脉注射葡萄液后立即恢复，血糖＜2.2mmol/L |
| 低镁血症 | 偶见新生儿或腹泻迁延过久的小幼儿，常有触觉、听觉过敏，引起肌肉颤动、手足徐动甚至惊厥，血清镁＜0.58mmol/L（1.4mg/dl），一般无佝偻病体征 |

续表

| 疾病 | 鉴别要点 |
|---|---|
| 婴儿痉挛症 | 于 1 岁以内起病，突然发作，头、躯干及上肢均屈曲，手握拳，下肢弯曲至腹部，伴点头状抽搐和意识障碍，发作数秒至数十秒后自停；常伴智力异常，脑电图有高幅异常节律 |
| 原发性甲状腺功能减退症 | 表现为间歇性发作惊厥或手足搐搦，间隔几日或数周发作 1 次；血磷升高，血钙降低，碱性磷酸酶正常或稍低；颅骨 X 线检查可见基底核钙化灶 |

表 4-7 与感染性疾病的鉴别

| 疾病 | 鉴别要点 |
|---|---|
| 中枢神经系统感染 | 各种脑膜炎、脑炎、脑脓肿等所致惊厥大多伴有发热和感染中毒症状；体弱、年幼儿反应差，有时可不发热；有颅内压增高体征及脑脊液改变 |
| 急性喉炎 | 多伴有上呼吸道感染症状，可突然发作喉梗阻，有声音嘶哑伴犬吠样咳嗽和吸气困难，低钙击面征阴性，无低血钙症状，钙剂治疗无效 |

> **案例 4-3 诊断**
>
> 1. 患儿，男，3 个月，反复抽搐 2 日。
>
> 2. 病史特点：患儿抽搐为全身性，发作间歇期活泼如常，患儿系早产儿，混合喂养，以奶粉为主，易惊多汗，未加鱼肝油及钙剂，母亲妊娠晚期有腓肠肌痉挛史。
>
> 3. 临床特点：患儿精神反应好，抬头不稳，前囟大，2.5cm×2.5cm，枕秃阳性；心肺腹及神经系统无异常。
>
> 4. 辅助检查：血钙低，尿钙定性阴性，脑脊液正常。
>
> 临床诊断：维生素 D 缺乏性手足搐搦症。

**【治疗】**

**1. 急救处理**

（1）氧气吸入：惊厥期应立即吸氧，喉痉挛者须立即将舌头拉出口外，以保证呼吸道通畅，并进行口对口呼吸或加压给氧，必要时作气管插管。

（2）迅速控制惊厥或喉痉挛：可用 10% 水合氯醛保留灌肠，每次 0.5～1ml/kg，或地西泮每次 0.1～0.3mg/kg 静脉注射，或苯巴比妥钠 8mg/kg 肌内注射。

**2. 钙剂治疗** 尽快补充钙剂，提高血钙水平，可给 10% 葡萄糖酸钙 1～2ml/kg 加入 5%～10% 葡萄糖溶液 10～20ml，缓慢静脉注射（10min 以上），以防血钙骤升导致心搏骤停，惊厥反复发作时可 6h 重复一次，直至惊厥停止后改为口服钙剂。轻症手足搐搦症患儿可用 10% 氯化钙加入糖水服用，每日 3 次，每次 5～10ml，服用 1～2 周。不可皮下或肌内注射钙剂以免造成局部坏死。

**3. 维生素 D 治疗** 症状控制后可按维生素 D 缺乏性佝偻病补充维生素 D。

---

**案例 4-3 处方及医生指导**

1. 惊厥时给氧，保持呼吸道通畅。

2. 迅速控制惊厥：地西泮每次 0.1～0.3mg/kg 肌内或静脉注射，或用 10% 水合氯醛保留灌肠。

3. 钙剂治疗：尽快补充钙剂，给 10% 葡萄糖酸钙 1～2ml/kg 加入 5%～10% 葡萄糖溶液 10～20ml，缓慢静脉注射，反复发作时可 6h 重复一次。

4. 维生素 D 治疗：惊厥控制后按维生素 D 缺乏性佝偻病活动期补充维生素 D。

---

**【附】 维生素 D 中毒**

近年来屡有因维生素 D 摄入过量引起中毒的报道，应引起儿科医师的重视。维生素 D 中毒多由以下原因所致：①短期内多次给予大剂量维生素 D 治疗佝偻病；②预防量过大，每日摄入维生素 D 过多，或大剂量维生素 D 数月内反复肌内注射；③误将其他骨骼代谢性疾病或内分泌疾病诊为佝偻病而长期大剂量摄入维生素 D。维生素 D 中毒剂量的个体差异大。一般儿童每日服用 500～1250μg（2 万～5 万IU），或每日 50μg/kg（2000IU/kg），连续数周或数月即可发生中毒。敏感儿童每日 100μg（4000IU），连续 1～3 个月即可发生中毒。当过量维生素 D 引起持续高钙血症时，钙盐沉积于各器官组织，则引起相应器官组织受损的表现。

**【临床表现】** 早期症状为厌食、恶心、倦怠、烦躁不安、低热，继而呕吐、腹泻、顽固性便秘、体重下降。重症可出现惊厥、血压升高、心律不齐、烦渴、尿频、夜尿增多甚至脱水、酸中毒；肾小管坏死，肾钙化，尿中出现蛋白质、红细胞、管型等改变，随即发生肾衰竭。钙盐沉积于小支气管与肺泡损伤呼吸道上皮细胞引起溃疡钙化，易继发呼吸道感染，在骨骼、中枢神经系统、心血管、皮肤等均可出现钙化，产生不可逆的严重损害，影响体格和智能发育。

**【诊断】** 有维生素 D 过量的病史。因早期症状无特异性，且与早期佝偻病的症状有重叠，如烦躁不安、多汗等，应仔细询问病史加以鉴别。

早期血钙升高 >3mmol/L（12mg/dl），尿钙强阳性（Sulkowitch 反应），定量 >4mg/（kg·d），尿常规检查示尿蛋白阳性，严重时可见红细胞、白细胞管型。X 线检查可见长骨干骺端钙化带增宽（>1mm）、致密，骨干皮质增厚，骨质疏松或骨硬化；颅骨增厚，呈现环形密度增深带；重症时大脑、心、肾、大血管、皮肤有钙化灶。可出现氮质血症、脱水和电解质紊乱。肾 B 超示肾萎缩。

**【治疗】** 疑维生素 D 过量中毒即应停服维生素 D，如血钙过高应限制钙的摄入，包括减少富含钙的食物摄入。加速钙的排泄，口服氢氧化铝或依地酸二钠减少肠钙的吸收，使钙从肠道排出；口服泼尼松抑制肠内钙结合蛋白的生成而降低肠钙的吸收；亦可试用降钙素。注意保持水、电解质的平衡。

（徐 艳）

# 第5节 蛋白质-能量营养障碍

## 一、蛋白质-能量营养不良

---

**案例 4-4**

患儿，女，7 个月，因腹泻 1 月余入院。患儿于 1 个月前始出现腹泻，大便每日 5～6 次，最多时每日达 10 余次，为黄色稀便，无脓血，不发热。无咳嗽，无喘憋，有时呕吐，呈非喷射性，呕吐物为胃内容物。在家口服"妈咪爱"、"醒脾养儿颗粒"、"双八面体蒙脱石"等及用中药膏贴脐部治疗 20 余日，效果不明显，且食欲低下，逐渐消瘦而来诊。自发病以来，睡眠较差，精神不振，尿量不多，无惊厥等。患儿近 3～4 个月精神一直不好，少哭，且哭声低，有时出现烦躁不安。系第 1 胎，第 1 产，足月顺产，出生体重 3.2kg，无窒息史，人工喂养。询问病史得知家属配奶粉时太稀，平均 20 日吃一袋奶粉，且未加辅食。4 个月抬头，现不能坐。预防接种未做。

体格检查：T 35℃，P 108 次/分，R 44 次/分，体重 5.0kg，身高 58cm。发育落后，营养极差，精神萎靡，表情呆滞，呼吸稍促，全身皮肤苍白、干燥，无弹性。头颅无畸形，额部出现皱纹，前囟 2.5cm，头发枯黄，枕秃阳性，双眼窝明显凹陷，口周未见发绀，颈软，胸廓无畸形，双肺呼吸音粗，无啰音，心率 108 次/分，律齐，心音低钝，未闻及病理性杂音。腹平软，腹壁皮下脂肪消失，肝肋下 3cm，质韧，脾未触及肿大，未触及包块。四肢肌张力明显减低，各种反射均未引出。辅助检查：血常规：WBC 5.6×10⁹/L，N 60%，L 40%，RBC 3.5×10¹²/L，Hb 70g/L，MCV 76fl，MCH 25.5pg，MCHC 28%，PLT 189×10⁹/L。大便常规：无异常。

**思考题：**

1.该患儿首先应考虑做何诊断？并发症有哪些？

2.对该患儿该如何治疗？

---

蛋白质-能量营养不良（protein-energy malnutrition，PEM）是由于能量和（或）蛋白质缺乏所致的一种营养缺乏症，常伴有各种器官功能紊乱和其他营养缺乏，主要见于 3 岁以下婴幼儿。临床上以体重明显减轻、皮下脂肪减少和皮下水肿为特征。急性

发病者常伴有水、电解质紊乱,慢性者常有多种营养素缺乏。临床常见三种类型:能量供应不足为主的消瘦型;以蛋白质供应不足为主的水肿型以及介于两者之间的消瘦-水肿型。我国目前的营养不良,仍以热能缺乏者多见,重度营养不良已属罕见,但轻、中度营养不良仍常可见。

【病因】

**1. 摄入不足** 婴幼儿生长发育迅速,必须供给足够的营养物质,尤其是具有优良生物利用价值的蛋白质才能满足需要。喂养不当是导致营养不良的重要原因,如母乳不足而未及时添加其他富含蛋白质的食品;人工喂养调配不当,如奶粉配制过稀;突然停奶而未及时添加辅食;长期以淀粉类食品(粥、米粉、奶糕)喂养等。较大儿童的营养不良多为婴儿期营养不良的继续,或由不良的饮食习惯如偏食、挑食、吃零食过多而影响正餐、早餐过于简单、精神性厌食等引起。

**2. 疾病因素** 疾病常为诱发因素,如消化系统解剖或功能上的异常如唇裂、腭裂、幽门梗阻、迁延性腹泻、过敏性肠炎、肠吸收不良综合征等均可影响食物的消化和吸收。各种急、慢性传染病如麻疹、伤寒、肝炎、结核的恢复期对营养需要量增加,慢性消耗性疾病如糖尿病、发热性疾病、甲状腺功能亢进、恶性肿瘤等均可使营养素的消耗量增多而导致营养不足。

**3. 先天不足和生理功能低下** 如低出生体重儿、早产儿、双胎及多胎因追赶生长而需要量增加可引起营养不良。

---

**案例 4-4 病因**

1. 该患儿系人工喂养,询问病史得知家属配奶粉时太稀,平均 20 日吃一袋奶粉,且未加辅食;提示摄入不足。

2. 患儿于 1 个多月前出现腹泻,提示消化吸收不良。

---

【病理及病理生理】 轻度营养不良的病理变化表现为皮下脂肪减少,糖原储备不足及肌肉轻度萎缩。重度营养不良可见肠壁变薄,黏膜皱襞消失,心肌纤维混浊肿胀。肝脂肪变性,淋巴组织和胸腺萎缩及各脏器缩小等。其病理生理改变如下:

**1. 新陈代谢异常**

(1)蛋白质:由于蛋白质摄入不足或蛋白质丢失过多,使体内蛋白质代谢处于负平衡。血清总蛋白和白蛋白减少,当血清总蛋白浓度<40g/L、白蛋白<20g/L 时,可发生低蛋白性水肿。

(2)脂肪:体内脂肪大量消耗致血清胆固醇浓度下降。肝是脂肪代谢的主要器官,水肿型 PEM 体内脂肪消耗过多,超过肝的代谢能力时可导致大量甘油三酯在肝累积,引起肝脂肪浸润及变性。

(3)糖类:糖原储存不足和消耗增多,导致糖原不足和血糖偏低。

(4)水、盐代谢:脂肪大量消耗,故细胞外液容量增加;PEM 时 ATP 合成减少可影响细胞膜上钠泵的转运,钠在细胞内潴留,细胞外液一般为低渗状态,易出现低渗性脱水、酸中毒、低钾血症、低钠血症、低钙血症和低镁血症。

(5)体温调节能力下降:热能摄入不足,皮下脂肪薄,散热快,血糖降低,氧耗量、脉率和周围血液循环量减少等致体温偏低。

**2. 各系统功能低下**

(1)消化系统:受累最突出,由于消化液和酶的分泌减少、酶活力降低,肠蠕动功能减弱,易发生菌群失调,致消化功能低下及感染,易发生腹泻。

(2)循环系统:心脏收缩力减弱,心搏出量减少,血压偏低,脉搏细弱。

(3)泌尿系统:肾小管重吸收功能减低,尿量增多而尿比重下降。

(4)神经系统:重度 PEM 时大脑总脂质、胆固醇、磷脂、神经节苷脂均减少,神经胶质细胞增殖及神经元生长和分化减慢,整个大脑的 DNA 和 RNA 含量减少,影响树突状分支、髓鞘形成和突触生成,甚至导致永久性运动功能和智力低下。

(5)免疫功能:非特异性免疫功能(如皮肤黏膜屏障功能、白细胞吞噬功能、补体功能)和特异性免疫功能均明显降低。患儿结核菌素等迟发性皮肤反应可呈阴性;常伴 IgG 亚类缺陷和 T 细胞亚群比例失调等。由于免疫功能全面低下,患儿极易并发各种感染。

【临床表现】 营养不良的早期表现是活动减少、精神较差,随着营养不良的加重,体重逐渐下降,主要表现为消瘦。体重不增是最初症状。继之体重逐渐下降,皮下脂肪逐渐减少以至消失,病程持久时可引起身长低于正常,智力发育落后。皮下脂肪减少的顺序首先是腹部,其次为躯干、臀部、四肢,最后为面颊。皮下脂肪层厚度是判断营养不良程度的重要指标之一。皮肤干燥、苍白、皮肤逐渐失去弹性、额部出现皱纹如老人状,肌张力逐渐降低,肌肉松弛,肌肉萎缩呈"皮包骨"时,四肢可有挛缩。轻度营养不良,精神状态正常,但重度可有精神萎靡,反应差,体温偏低,脉细无力,食欲低下,腹泻、便秘交替。蛋白质严重缺乏所致的水肿型营养不良,常同时伴有能量摄入不足,多见于单纯碳水化合物喂养的儿童。因血浆白蛋白明显下降时,可有凹陷性水肿、皮肤发亮,严重时可破溃、感染形成慢性溃疡。常伴肝大,毛发稀疏,易脱落等。重度营养不良可有重要脏器功能损害,如心脏功能下降,可有心音低钝,血压偏低,脉搏变缓,呼吸浅表等。

案例 4-4　临床表现

1. 患儿，女，7 个月，近 3～4 个月精神一直不好，少哭，且哭声低，体重不增，有时出现烦躁不安，1 个多月前始出现腹泻，且食欲低下，逐渐消瘦。

2. 体重 5.0kg，身高 58cm。发育落后，营养极差，精神萎靡，表情呆滞，呼吸稍促，全身皮肤苍白、干燥、无弹性，额部出现皱纹，头发枯黄，枕秃阳性，双眼窝明显凹陷，心音低钝，腹壁皮下脂肪消失，四肢肌张力明显减低，各种反射均未引出。

【并发症】

**1. 营养性贫血**　常伴有营养性缺铁性贫血、营养性巨幼红细胞贫血或两者兼有。以营养性缺铁性贫血最为常见，贫血与缺乏铁、叶酸、维生素 $B_{12}$、蛋白质等造血原料有关。

**2. 微量营养素缺乏**　以维生素 A 缺乏最常见。还可伴 B 族维生素、维生素 C、维生素 D 及钙、镁、铜和硒缺乏，在营养不良时，维生素 D 缺乏的症状不明显，在恢复期生长发育加快时症状比较突出。严重水肿型营养不良中约有 3/4 的患儿伴有锌缺乏。

**3. 感染**　免疫功能低下，故易患各种感染，如反复呼吸道感染、鹅口疮、肺炎、结核病、中耳炎、尿路感染等；婴儿腹泻常迁延不愈加重营养不良，形成恶性循环。

**4. 自发性低血糖**　患儿可突然表现为面色灰白、神志不清、脉搏减慢、呼吸暂停、体温不升但无抽搐，若不及时诊治，可因呼吸肌麻痹而死亡。

案例 4-4　并发症

1. 该患儿人工喂养方法不当，营养极差、全身皮肤苍白、干燥、头发枯黄，结合血常规提示合并营养性缺铁性贫血。

2. 由于免疫功能低下，腹泻迁延不愈，提示合并感染。

【实验室检查】

**1. 血清蛋白**　血清白蛋白浓度降低是最为特征性的改变，但其半衰期较长（19～20 日），轻、中度营养不良时变化不大，故不够灵敏。视黄醇结合蛋白（半衰期 10h）、前白蛋白（半衰期 1.9 日）、甲状腺结合前白蛋白（半衰期 2 日）和转铁蛋白（半衰期 8 日）等代谢周期较短的血浆蛋白水平降低具有早期诊断价值。胰岛素样生长因子 1（IGF-1）不仅反应灵敏且受其他因素影响较小，是诊断蛋白质营养不良的灵敏可靠指标。实验室常用检查指标变化见表 4-8。

表 4-8　PEM 的实验室常用检查指标

| 指标 | 意义 |
| --- | --- |
| 血红蛋白、红细胞计数 | 脱水和贫血程度 |
| 平均红细胞容积（MCV）、平均红细胞血红蛋白量（MCH）、平均红细胞血红蛋白浓度（MCHC） | 贫血的类型（铁缺乏、叶酸和维生素 $B_{12}$ 缺乏、溶血、疟疾） |
| 血糖 | 低血糖症 |
| 电解质与酸碱平衡 | |
| 钠 | 低钠血症、脱水的类型 |
| 钾 | 低钾血症 |
| 氯、pH、碳酸氢盐 | 代谢性酸中毒或碱中毒 |
| 总蛋白、转铁蛋白、（前）白蛋白 | 蛋白质缺乏程度 |
| 肌酐 | 肾功能 |
| C 反应蛋白、淋巴细胞计数、血清学、厚/薄涂片 | 细菌、病毒感染或疟疾 |
| 大便检查 | 寄生虫 |

**2. 血清氨基酸**　营养不良儿童牛磺酸、支链氨基酸和必需氨基酸浓度降低而非必需氨基酸变化不大，重度营养不良患儿尿羟脯氨酸排泄减少，其排出量与生长发育有关，故通过计算尿羟脯氨酸指数可评价儿童的蛋白质能量营养状态。尿羟脯氨酸指数=尿羟脯氨酸浓度（mmol/L）/尿肌酐浓度（mmol/L）× 体重（kg），正常学龄前儿童为 2.0～5.0，生长缓慢者<2.0。

**3. 其他**　血清淀粉酶、脂肪酶、胆碱酯酶、转氨酶、碱性磷酸酶、胰酶和黄嘌呤氧化酶等活力均下降，经治疗后可迅速恢复正常；血脂、胆固醇、各种电解质及微量元素浓度皆可下降。血糖水平减低；生长激素水平升高。

案例 4-4　临床检验

1. 血常规：WBC $5.6×10^9$/L，N 60%，L 40%，RBC $3.5×10^{12}$/L，Hb 70g/L，MCV 76fl，MCH 25.5pg，MCHC 28%，PLT $189×10^9$/L。大便常规：无异常。

2. 肝功能：TP 36g/L；ALB 10g/L；余正常。

3. 血生化：钾 3.3mmol/L；钠 132mmol/L；氯 92mmol/L；钙 1.90mmol/L；二氧化碳结合力 16mmol/L；血清锌 8.0μmol/L；血清铁 3.1μmol/L。

【诊断】　根据小儿年龄及喂养史，临床上有体重下降、皮下脂肪减少、全身各系统功能紊乱及其他营养素缺乏的症状、体征及实验室检查，典型病例的诊断并不困难。轻度患儿易被忽略，需通过定期生长监测、营养评估及较敏感的实验指标检测诊断。确诊后还需详细询问病史和进一步检查，以确定病因。目前最常用的分型分度指标有以下三项：

**1. 体重低下**（underweight）　其体重低于同年龄、

同性别参照人群值的中位数 $-2s$，如在中位数 $-2s$ 至中位数 $-3s$ 为中度；在中位数 $-3s$ 以下为重度。

**2. 生长迟缓**（growth retardation） 其身长低于同年龄、同性别参照人群值中位数 $-2s$，如在中位数 $-2s$ 至中位数 $-3s$ 为中度；在中位数 $-3s$ 以下为重度。

**3. 消瘦**（emaciation） 其体重低于同性别、同身高参照人群值的中位数 $-2s$，如在中位数 $-2s$ 至中位数 $-3s$ 为中度；在中位数 $-3s$ 以下为重度。

临床常综合应用以上指标来判断患儿营养不良的类型和严重程度。以上三项判断营养不良的指标可以同时存在，也可仅符合其中一项。符合一项即可诊断 PEM。

---

**案例 4-4 诊断**

1. 患儿，女，7个月，因腹泻1月余入院。

2. 病史特点：腹泻久，次数多，经治疗效果不好，近3~4个月精神一直不好，少哭，且哭声低，有时出现烦躁不安。人工喂养，平均20日吃一袋奶粉，且未加辅食。

3. 临床特点：体重、身高发育落后，精神萎靡，表情呆滞，皮肤的改变，额部出现皱纹，前囟大，眼窝凹陷，腹壁皮下脂肪消失，四肢肌张力减低，枕秃阳性。

4. 辅助检查：血常规示缺铁性贫血；低蛋白血症；血钙低。

临床诊断：迁延性腹泻；营养不良（重度）；维生素 D 缺乏性佝偻病活动期；营养性缺铁性贫血。

---

【治疗】 营养不良应采取积极处理并发症、去除病因、调整饮食、促进消化功能的综合措施。

**1. 及时处理危及生命的并发症** 严重营养不良常发生危及生命的并发症，如腹泻时的严重脱水和电解质紊乱、酸中毒、休克、肾衰竭、自发性低血糖、继发感染及维生素 A 缺乏所致的眼部损害等。病情严重、伴明显低蛋白血症，可输白蛋白，严重贫血者，可考虑成分输血。

**2. 去除病因** 关键在于查明病因，积极治疗原发病。

**3. 调整饮食** PEM 患儿的消化道因长期摄入过少，已适应低营养的摄入，过快增加摄食量易出现消化不良、腹泻，故应根据营养不良的程度、消化能力和对食物的耐受情况而逐渐增加热量和营养物质供应量。轻度营养不良可从每日 250~330kJ/kg（60~80kcal/kg）开始，较早添加含蛋白质和高热量的食物；中、重度可参考原来的饮食情况，从每日 165~230kJ/kg（40~55kcal/kg）开始，逐步少量增加；若消化吸收能力较好，可逐渐加到每日 628~727kJ/kg（150~170kcal/kg），并按实际体重计算能量需要。也可添加酪蛋白水解物、氨基酸混合液或要素饮食。

蛋白质摄入量从每日 1.5~2.0g/kg 开始，逐步增加到 3.0~4.5g/kg，过早给予高蛋白食物，可引起腹胀和肝大。如不能耐受肠道喂养或病情严重需禁食，可考虑采用全静脉营养或部分静脉营养。由于营养治疗后组织修复增加，维生素和矿物质的供应量应大于推荐量。

**4. 促进消化** 其目的是改善消化功能。

（1）药物：可给予 B 族维生素和胃蛋白酶、胰酶等助消化。蛋白同化激素如苯丙酸诺龙能促进蛋白质合成，并能增加食欲，在供给充足的热量和蛋白质的基础上应用，每次肌内注射 0.5~1.0mg/kg，每周 1~2 次，连续 2~3 周。对食欲差的患儿可给予胰岛素注射，降低血糖增加饥饿感以提高食欲，通常每日一次皮下注射胰岛素 2~3U，注射前先服葡萄糖 20~30g，每 1~2 周为一疗程。锌制剂可提高味觉敏感度，有增加食欲的作用，每日可口服元素锌 0.5~1mg/kg。

（2）中医治疗：中药参苓白术散能调整脾胃功能，改善食欲；针灸、推拿、抚触、捏脊等也有一定疗效。

**5. 加强护理** 良好的护理可减少继发感染的机会，保证充足的睡眠、适当的户外活动、纠正不良的饮食习惯。

---

**案例 4-4 处方及医生指导**

1. 该病例要治疗迁延性腹泻；改进喂养方法，指导母亲正确的奶粉配制方法，添加辅食。

2. 调整饮食：该病例为重度营养不良，能量摄入从每日 165~230kJ/kg 开始，逐步少量增加；同时补充大于推荐量的维生素和矿物质。

3. 促进消化：可给予 B 族维生素和胃蛋白酶、胰酶等助消化，该病例存在低蛋白血症，在供给充足的热量和蛋白质的基础上应用苯丙酸诺龙，每次肌内注射 0.5~1.0mg/kg，每周 1~2 次，连续 2~3 周。给予锌剂，必要时给予胰岛素注射。

4. 该病例存在低蛋白血症及贫血，可考虑输注白蛋白及成分输血。

---

【预后和预防】 预后取决于营养不良的发生年龄、持续时间及其程度，其中尤以发病年龄最为重要，发病年龄越小，其远期影响越大，尤其是认知能力和抽象思维能力易发生缺陷，如果患儿生长发育广泛受损，智力及体格发育迟缓可能是永久性的。本病的预防应采取综合措施。

**1. 加强营养指导** 大力提倡母乳喂养，对母乳不足或不宜母乳喂养者应及时补充乳制品，采用混合喂养或人工喂养并及时添加辅助食品；指导好人工喂养儿奶方的调配；指导母亲配制平衡膳食并培养小儿不偏食、不挑食、不吃零食的饮食习惯。

**2. 合理安排生活作息制度**　坚持户外活动,保证充足睡眠,纠正不良的卫生习惯。

**3. 防治传染病和先天畸形**　按时进行预防接种;对患有唇裂、腭裂及幽门狭窄等先天畸形者应及时手术治疗。

**4. 推广应用生长发育监测图**　定期测量体重和进行营养评估,并将体重值标在生长发育监测图上,如发现体重增长缓慢或不增,应尽快查明原因,及时予以纠正。

## 二、小儿单纯性肥胖

小儿单纯性肥胖(obesity)是由于能量摄入长期超过人体的消耗,使体内脂肪过度积聚、体重超过参考范围的一种营养障碍性疾病。近年来,小儿单纯性肥胖的发病率在我国呈明显上升趋势,在我国部分城市学龄儿童和肥胖发生率已达到10%以上。肥胖不仅影响儿童的健康,其中10%～30%发展为成人肥胖症,而后者与心血管疾病、2型糖尿病、肝病、胆石症、痛风等众多严重危害人类健康的疾病有关,是21世纪严重健康问题和社会问题,应引起社会及家庭的重视。

**【病因】**　95%～97%的肥胖患儿为单纯性肥胖,不伴有明显的神经、内分泌及遗传代谢性疾病。其发病与多种因素有关,常见因素如下:

**1. 能量摄入过多**　摄入的营养素超过机体能量消耗和代谢需要,多余的能量便转化为脂肪储存于体内,导致肥胖。

**2. 活动量过少**　长期缺乏适当的体育锻炼,静逸的生活习惯与肥胖症的发生有很强的相关性,即使摄食不多,也可引起肥胖。肥胖儿童大多不喜爱运动,故形成恶性循环。

**3. 遗传和环境因素**　单纯性肥胖由遗传与环境因素共同作用而产生,遗传因素所起作用小,环境因素起着重要作用。目前认为肥胖的家族性与多基因遗传有关。肥胖双亲的后代发生肥胖者的概率高达70%～80%;双亲之一肥胖者,后代肥胖发生率为40%～50%;双亲正常的后代发生肥胖概率仅为10%～14%。但由于儿童所处环境从出生开始即是父母营造的,父母不良的饮食行为和习惯常直接导致了儿童不良饮食习惯和行为形成,因此家庭生活方式和个人行为模式是主要的危险因素。

**4. 出生体重**　有调查发现,随着出生体重增加,超重、肥胖发生率呈直线上升。孕期后3个月孕妇营养过量,体重增重过大、过速,是子代生后肥胖的孕期危险因素。低出生体重儿肥胖发生率为12.8%;正常出生体重儿为14.7%;而出生体重≥4000g者肥胖发生率为23.3%,且后者以中重度为主,达66.5%。提示高出生体重是儿童期肥胖的一个重要危险因素,尤其是糖尿病母亲所生的巨大儿。

**5. 其他**　进食过快,主食量、肉食量高,水果、蔬菜量低是肥胖儿童的一个摄食特征。精神创伤(如亲人病故或学习成绩低下)及心理异常等因素亦可致儿童过量进食。临床资料表明,国内儿童超重肥胖率男童高于女童,且随年龄增长性别差异更明显。而欧美国家则女童多于男童,提示种族和文化不同可能对这种性别差异有一定影响。

**【病理生理】**　人体脂肪组织的增加包括脂肪细胞数目增多或体积增大。人体脂肪细胞数量的增多主要在出生前3个月、生后第1年和11～13岁三个阶段,若肥胖发生在这三个时期,即可引起脂肪细胞数目增多且体积增大,此时引起的肥胖为多细胞性肥胖,因增加的细胞数此后不会消失,故治疗较困难且易复发;而不在此脂肪细胞增殖时期发生的肥胖,脂肪细胞体积增大而数目正常,治疗较易奏效,重度肥胖者几乎均有脂肪细胞增加。肥胖患儿可有下列代谢及内分泌改变。

肥胖最根本的病理变化是脂类代谢紊乱,因此肥胖儿血清甘油三酯、总胆固醇、极低密度脂蛋白(VLDL)大多增高,且程度与肥胖程度相关,但高密度脂蛋白(HDL)减少,故易合并心血管疾病及胆石症。其嘌呤代谢异常,血尿酸水平增高,易发生痛风症。肥胖儿有高胰岛素血症同时又存在胰岛素抵抗现象,致糖代谢异常,引起糖原合成增多,脂肪分解减少而合成增加,同时胰岛素抵抗加重了胰岛β细胞负担,因此易患2型糖尿病,血生长激素水平减低,但$IGF_1$分泌正常,故患儿无明显生长发育障碍,$T_3$受体减少致产热减少,且肥胖儿对外界温度变化反应不敏感,用于产热的能量消耗少,故有低体温倾向。

**【临床表现】**　肥胖可发生于任何年龄,但最常见于婴儿期、5～6岁和青春期,出现严重症状者多见于青少年期。儿童食欲旺盛且喜吃甜食和高脂肪食物。明显肥胖儿童常有疲劳感,用力时气短或腿痛。重度肥胖者中1/3患儿可出现睡眠呼吸暂停,极少数严重肥胖者由于脂肪的过度堆积限制了胸廓和腹肌运动,使肺通气量不足、呼吸浅快,故肺泡换气量减少,造成低氧血症、气急、发绀或出现充血性心力衰竭甚至死亡,称为肥胖低通气综合征。

体格检查可见患儿皮下脂肪丰满,但分布均匀,腹部膨隆下垂,严重肥胖者胸腹、臀部及大腿皮肤出现皮纹;因体重过重,走路时两下肢负荷过重可致膝外翻和扁平足。女孩胸部脂肪堆积应与乳房发育相鉴别,后者可触到乳腺组织硬结。男性肥胖儿因大腿内侧和会阴部脂肪堆积,阴茎可隐匿在脂肪组织中而被误诊为阴茎发育不良。皮肤因皱褶加深,局部潮湿致皮肤糜烂、炎症。

女孩月经初潮常提前;骨龄常超前;肥胖小儿性

发育常较早，故最终身高常略低于正常小儿。由于怕被别人讥笑而不愿与其他小儿交往，故常有心理上的障碍，如自卑、胆怯、孤独等。

【实验室检查】 肥胖儿甘油三酯、胆固醇大多增高，严重患者血清白蛋白也增高；常有高胰岛素血症，血生长激素水平减低，生长激素刺激试验的峰值也较正常小儿为低。血浆免疫球蛋白，补体成分3（C3）、C4及T和B淋巴细胞数目降低，血浆铜、锌处于亚临床缺乏水平。肝超声波检查常有脂肪肝。

【诊断】

（1）身高别体重（weight-for-height）是WHO推荐的方法之一，并认为是评价10岁以下儿童肥胖的最好指标。小儿体重超过同性别、同身高参照人群均值10%～19%者为超重。超过20%者便可诊断为肥胖症；超过20%～29%者为轻度肥胖；超过30%～49%者为中度肥胖；超过50%者为重度肥胖。但10岁以上的儿童不能用该法来评价肥胖。

（2）体重指数（body mass index，BMI）是评价肥胖的另一种指标。BMI是指体重和身高（长）平方的比值（kg/m²），目前被国际上推荐为诊断肥胖最有用的指标。儿童BMI因年龄、性别而有差异，评价时可查阅图表，如BMI为$P_{85}$～$P_{95}$为超重，并具有肥胖风险；超过$P_{95}$为肥胖。须与可引起继发性肥胖的疾病鉴别。

【鉴别诊断】

**1. 伴肥胖的遗传性疾病**

（1）普拉德-威利（Prader-Willi）综合征：本病为常染色体显性遗传病，可能与位于15q12的*SNRPN*基因缺陷有关。患儿呈周围型肥胖体态、身材矮小、智力低下、手脚小、肌张力低、外生殖器发育不良。

（2）劳-穆-比（Laurence-Moon-Biedl）综合征：为常染色体隐性遗传病。患儿呈周围型肥胖、智能轻度低下、视网膜色素沉着、多指（趾）、性功能减低。

（3）阿尔斯特伦（Alstrom）综合征：为常染色体隐性遗传病。患儿呈中央型肥胖，视网膜色素变性、失明，神经性耳聋，糖尿病，智商正常。

**2. 伴肥胖的内分泌疾病**

（1）弗勒赫利希综合征（Frohlich syndrome）：本病继发于下丘脑及垂体病变，其体脂主要分布在颈、颈下、乳房、下肢、会阴及臀部，手指、足趾显得纤细、身材矮小、低血压、低体温，第二性征延迟或不出现。

（2）其他内分泌疾病：如肾上腺皮质增生症、甲状腺功能减退症、生长激素缺乏症等虽有皮脂增多的表现，但均各有其特点，故不难鉴别。

【治疗】 肥胖症的治疗原则是减少产热能性食物的摄入和增加机体对热能的消耗，目的是使体内脂肪不断减少，体重逐步下降同时又不影响儿童身体健康及生长发育。饮食疗法和运动疗法是两项最主要的措施，药物或外科手术治疗均不宜用于儿童。

**1. 行为矫治** 良好的饮食习惯对减肥具有重要作用，纠正儿童不良饮食习惯应从改变家庭生活方式和个人行为模式做起，如避免晚餐过饱，不吃夜宵，不吃零食，少食多餐，细嚼慢咽，少吃煎、炸、快餐等高能量食品等。

**2. 饮食疗法** 鉴于小儿正处于生长发育阶段及肥胖治疗的长期性，多推荐低脂肪、低碳水化合物和高蛋白食谱，其能量分配分别为20%～25%、40%～45%和30%～35%。低脂饮食可迫使机体消耗自身的脂肪储备，但也会使蛋白质分解，故需同时供应优质蛋白质，其量为1.5～2.5g/（kg·d）。碳水化合物分解成葡萄糖后会强烈刺激胰岛素分泌，从而促进脂肪合成，故必须适量限制。食物的体积在一定程度上会使患儿产生饱腹感，故应鼓励其多吃体积大而热能低的蔬菜类食品，其纤维还可减少糖类的吸收和胰岛素的分泌，并能阻止胆盐的肠肝循环，促进胆固醇排泄，且有一定的通便作用。同时应保证供给适量的维生素、矿物质和水。每周最好能减少体重0.5kg。

**3. 运动疗法** 单纯控制饮食不易减轻体重，适当的运动能促使脂肪分解，减少胰岛素分泌，使脂肪合成减少，蛋白质合成增加，促进肌肉发育。应鼓励儿童多参加活动，但要避免剧烈运动激增食欲。肥胖小儿常因动作笨拙和活动后易累而不愿锻炼，可鼓励和选择患儿喜欢和有效易于坚持的运动，如晨间跑步、散步、做操等，每日坚持至少运动30min，活动量以运动后轻松愉快、不感到疲劳为原则。

**4. 心理治疗** 应鼓励小儿坚持控制饮食及加强运动锻炼，增强减肥的信心。鼓励小儿多参加集体活动，改变其孤僻、自卑的心理，帮助其建立健康的生活方式，学会自我管理。

**5. 基因产品治疗** 肥胖基因的蛋白表达产物（Leptin）的临床试验已开始。Leptin的减肥作用看来是有效的，但不是特效的，只有5%～10%的肥胖者对Leptin很敏感。脂肪组织凋亡调控及相关产品的使用将是肥胖症控制中一个前景广阔的领域。

【预防】 孕妇在妊娠后期要适当减少摄入脂肪类食物，防止胎儿体重增加过快；母乳喂养儿发生肥胖者明显少于牛乳喂养者，故应坚持母乳喂养；自婴儿期就应建立良好的饮食习惯，能量摄入要适量，多参加户外活动，以1～2h为宜；要宣传肥胖儿不是健康儿的观点，使家长摒弃"越胖越健康"的陈旧观念；父母肥胖者更应定期监测儿童体重，以免小儿发生肥胖症，定期到儿童保健门诊接受系统的营养监测和指导。

（徐 艳）

# 第6节　微量元素障碍

## 一、锌　缺　乏

> **案例 4-5**
>
> 　　患儿，男，5 岁，因厌食半年，发热 2 日就诊。患儿自半年前出现厌食，食量小，平时只吃少量素食，偏食，以进食儿童零食（薯片、饮料等）为主，不吃肉蛋类食品，有时每日喝半斤牛奶。无腹泻，易患上呼吸道感染，有时食泥土及纸张等，近 1 年来发育缓慢，活动量渐少，不如以前活泼。曾在多家医院就诊，予以"醒脾养儿颗粒""健胃消食片"等治疗，均因患儿拒服药而终止。自 2 日前出现发热，体温高达 39.6℃，在家口服"清开灵、复方锌布颗粒"等药物，效果不佳。今日来院就诊，以"上呼吸道感染"收入院。既往无肝炎、结核病史及接触史。第 1 胎，第 1 产，足月顺产儿，母乳不足，以牛乳喂养为主，自幼患儿食量小，偏食、吃零食习惯严重，预防接种均按程序接种。
>
> 　　体格检查：T 39.8℃，P 132 次 / 分，R 38 次 / 分，体重 16kg，身高 97cm。神志清，精神一般，发育稍落后，营养较差，呼吸稍促，无发绀。双侧瞳孔等大等圆，对光反射存在，耳鼻无异常，地图舌，咽充血。颈软，心肺检查未见异常，腹软，肝脾肋下未触及，四肢活动自如，生理反射存在，病理反射未引出。
>
> 　　思考题：
> 　　1. 首先应考虑做何诊断？
> 　　2. 在明确诊断之前，应做哪些实验室检查？
> 　　3. 如何处理？

　　锌为人体重要的必需微量元素之一。作为多种酶的组成成分广泛参与各种代谢活动，锌缺乏症（zinc deficiency）为人体缺锌引起的全身性疾病，我国自 20 世纪 70 年代以来，各地有大量关于锌缺乏的报道，以儿童为多见。儿童缺锌的主要表现为纳差，生长发育减慢、免疫功能低下。青春期缺锌可致性成熟障碍。

### 【病因】

　　**1. 摄入不足**　动物性食物不仅含锌丰富而且易于吸收，植物性食物含锌少，故素食者易缺锌。全胃肠道外营养如未加锌也可致严重缺锌。

　　**2. 吸收不良**　各种原因所致的腹泻皆可减少锌的吸收，尤其以吸收不良综合征、脂肪泻等慢性腹泻多见。谷类食物含植酸和粗纤维，这些均可与锌结合而妨碍其吸收。牛乳含锌量与母乳相似，为 45.9～53.5μmol/L（300～350μg/dl），但牛乳锌吸收利用率不及母乳，故长期纯牛乳喂养也可致缺锌。

　　**3. 需要量增加**　处在生长发育迅速阶段，或组织修复过程中，或营养不良恢复期等的婴儿皆可发生锌需要量增加，而发生相对的锌缺乏。

　　**4. 遗传缺陷**　肠病性肢端皮炎（acrodermatitis enteropathica）是一种少见的常染色体隐性遗传病，因小肠吸收锌的功能缺陷，致体内含锌量减少，有肢端皮肤损害，顽固性腹泻，秃发及生长发育障碍，免疫力降低而易感染。

　　**5. 丢失过多**　如反复出血、溶血，外伤，大面积烧伤，肝硬化，慢性尿毒症等因低蛋白血症所致高锌尿症，以及应用金属螯合剂（如青霉胺）等均可因锌丢失过多而导致锌缺乏。

> **案例 4-5　病因**
>
> 　　患儿自半年前出现厌食，平时只吃少量素食，偏食，以进食零食为主，不吃肉蛋类食品。提示摄入不足。

### 【临床表现】

　　**1. 生长发育落后**　缺锌直接影响核酸和蛋白质的合成和细胞分裂，并妨碍生长激素轴功能及性腺轴的成熟，纳食减少，故常表现为生长发育停滞，体格矮小，性发育延迟。

　　**2. 消化功能减退**　缺锌影响味蕾功能和唾液磷酸酶的活性，使舌黏膜增生、角化不全，以致味觉敏感度下降，发生食欲缺乏、厌食、异嗜癖等症状。

　　**3. 智能发育延迟**　缺锌可使脑 DNA 和蛋白质合成障碍，脑内谷氨酸浓度降低，从而引起智力发育迟缓。

　　**4. 免疫功能降低**　缺锌小儿细胞免疫及体液免疫功能降低而容易发生各种感染。

　　**5. 其他**　如地图舌、反复口腔溃疡、创伤愈合迟缓、肠病性皮炎、视黄醛结合蛋白减少出现视敏度降低甚至夜盲等。

> **案例 4-5　临床表现**
>
> 　　1. 患儿自半年前出现厌食，喜甜食，偏食，有时食泥土及纸张等，近 1 年发育迟缓，不如以前活泼，易患上呼吸道感染。
> 　　2. 发育稍落后，营养较差，地图舌。

### 【实验室检查】

　　**1. 血清锌测定**　正常最低值为 11.47μmol/L（75μg/dl）。受感染、进食等的影响，肝肾疾病及急慢性感染与应激状态可使血锌下降。

　　**2. 餐后血清锌浓度反应试验（PICR）**　测空腹血清锌浓度（$A_0$）作为基础水平，然后给予标准饮食（按全天总能量的 20% 计算，其中蛋白质：脂肪：碳水化合物为 10%～15%：30%～35%：50%～60%），餐后 2h 复查血清锌（$A_2$），按公式 PICR=（$A_0-A_2$）/ $A_0$×100% 计算，若 PICR >15% 提示缺锌。

**3. 发锌测定** 不同部位的头发和不同的洗涤方法均可影响测定结果，轻度缺锌时发锌浓度降低，严重时头发生长减慢，发锌值反而增高，且与血清锌无密切相关，故发锌不能反映近期体内的锌营养状况。

**4. 血清碱性磷酸酶** 锌参与碱性磷酸酶活性中心的形成，故血清碱性磷酸酶活性可有助于反映婴幼儿锌营养状态，缺锌时下降。

**5. 白细胞锌** 为反映人体锌营养水平较灵敏的指标，但操作复杂，临床不易推广。只有锌摄入不足及实验室指标的改变，无临床症状与体征者，为亚临床锌缺乏。

> **案例 4-5 临床检验**
> 1. 血常规：WBC $15.2×10^9/L$，N 78%，L 22%，RBC $4.0×10^{12}/L$，Hb 90g/L，MCV 78fl，MCH 26.5pg，MCHC 31%。
> 2. 血清锌：$9.0\mu mol/L$；PICR $>15\%$。

【诊断】 根据缺锌的病史和临床表现，血清锌 $<11.47\mu mol/L$；PICR $>15\%$；锌剂治疗有效等即可诊断。

> **案例 4-5 诊断**
> 1. 患儿，男，5岁，厌食半年，发热2日。
> 2. 病史特点：自幼以牛乳喂养为主，有挑食、偏食习惯，有异食癖，易患上呼吸道感染，近1年来发育缓慢，经治疗无好转。
> 3. 临床特点：营养较差，发育稍落后，地图舌，腹部皮下脂肪减少，余正常。
> 4. 辅助检查：示小细胞低色素性贫血，血WBC增多，血锌低。
> 临床诊断：上呼吸道感染；营养性锌缺乏症；营养性缺铁性贫血。

【治疗】

**1. 针对病因** 治疗原发病。

**2. 饮食治疗** 鼓励多进食富含锌的动物性食物如肝、鱼、瘦肉、禽蛋等。

**3. 补充锌剂** 常用葡萄糖酸锌，每日剂量为锌元素 $0.5～1.0mg/kg$，相当于葡萄糖酸锌 $3.5～7mg/kg$，疗程一般为2～3个月。其他制剂如硫酸锌、甘草酸锌、乙酸锌均较少应用。全胃肠道外静脉营养者，每日锌用量：早产儿 0.4mg/kg，3个月以下的足月产儿 0.2mg/kg，较大婴儿及幼儿 0.1mg/kg；儿童 0.05mg/kg。当锌丢失过多，尤以胃肠道丢失为主，用量需加大。婴幼儿、学龄前及青春期前儿童缺锌影响生长发育，可每日口服锌剂 $0.5～1.5mg/kg$，或按推荐的每日锌元素参考摄入量加倍给予，最大量每日 20mg，疗程3个月。

> **案例 4-5 处方及医生指导**
> 1. 去除引起缺锌的原因：治疗原发病，进食富含锌的食物，如肝、鱼、瘦肉、禽蛋等。
> 2. 补充锌剂：每日剂量为锌元素 $0.5～1.0mg/kg$，疗程一般为2～3个月。
> 3. 同时治疗上呼吸道感染及营养性缺铁性贫血。

【预防】 人初乳含锌量较高，可达 $306\mu mol/L$，人乳中的锌吸收利用率较高，故婴儿母乳喂养对预防缺锌有利，但随年龄增加要按时添加辅食，如蛋黄、瘦肉、动物内脏及坚果类含锌较丰富。

锌的每日供给量：0～6个月婴儿 3mg；7～12月婴儿 5mg；1～10岁儿童 10mg；>10岁者 15mg。提倡母乳喂养。平时应提倡平衡膳食，戒除挑食、偏食、吃零食的习惯。对可能发生缺锌的情况如早产儿、人工喂养者、营养不良儿、长期腹泻者、大面积烧伤者等，均应适当补锌。

# 二、碘 缺 乏

碘缺乏（iodine deficiency）是一种分布极广泛的地方病，除了挪威、冰岛等少数国家，世界各国都不同程度地受到缺碘的威胁。

【病因和发病原理】 食物和饮水中缺碘是其根本原因。

【临床表现】 临床表现的轻重取决于缺碘的程度、持续时间及患病的年龄。胎儿期缺碘可致死胎、早产及先天畸形；新生儿期缺碘则表现为甲状腺功能低下；儿童和青春期则引起地方性甲状腺肿、地方性甲状腺功能减退症。儿童长期轻度缺碘则可出现亚临床型甲状腺功能减退症，常伴有体格生长发育落后，轻度智能障碍，或轻度听力障碍。

【实验室检查】 ①血清总 $T_3$、$T_4$ 或游离 $T_3$、$T_4$ 明显降低，而 TSH 增高。②尿碘 $<25\mu g/g$ 肌酐，是判断个体缺碘的有力佐证。人群尿碘普查结果是判断该地区是否缺碘的一项简便而又有效的方法，若群体尿碘中位数 $<20\mu g/L$ 则该区为重度缺碘区，$20～49\mu g/L$ 为中度缺碘区，$50～99\mu g/L$ 为轻度缺碘区，$>100\mu g/L$ 为正常。③基础代谢率或甲状腺摄 $^{131}I$ 率的测定，因操作复杂且干扰因素较多，现已较少应用。④骨骼 X 线片：骨龄延迟。⑤脑电图：轻者可出现阵发性同步 $\theta$ 波增多，重者出现脑发育不良等波形。

【诊断】 亚临床性甲状腺功能减退的诊断标准如下。

**1. 必备条件**

（1）出生后居住于低碘地方性甲状腺肿病流行区。

（2）有智能发育障碍，主要表现为轻度智能迟缓（<4 岁用 DDST 筛选，>4 岁智商为 50～69）。

**2. 辅助条件**

（1）神经系统障碍。主要表现：①轻度听力障碍（电测听高频或低频异常）；②极轻度语言障碍；③精神运动发育障碍。

（2）甲状腺功能障碍。主要表现：①极轻度的体格发育障碍；②极轻度的骨龄发育落后；③甲状腺功能低下（$T_4$ 降低，TSH 升高）。具有上述必备条件，以及辅助条件中神经系统障碍或甲状腺功能低下中任何 1 项或 1 项以上，并能排除其他原因如营养不良、锌缺乏影响智力、中耳炎影响听力便可作出诊断。

**【治疗】**

**1. 碘剂**　主要用于缺碘所引起的弥漫性重度甲状腺肿且病程短者。复方碘溶液 1～2 滴 / 日（约含碘 3.5mg），或碘化钾（钠）10～15mg/d，连服 2 周为 1 个疗程，两个疗程之间停药 3 个月，反复治疗 1 年。长期大量服用碘剂应注意是否并发甲状腺功能亢进。

**2. 饮食疗法**　食用海带、紫菜等海产品补充碘。

**3. 甲状腺素制剂**　参见甲状腺功能减退症。

**【预防】**　缺碘性疾病重在预防，在缺碘地区采用碘化食盐（按 1 : 10 万的比例加入碘酸钾）。平时应鼓励多吃海带等富含碘的食物。临床上用的碘油每毫升含碘 475mg，成人 1 次肌内注射 1ml，儿童 0.5ml，作用可维持 5 年左右，但孕妇须慎用。适当补充碘酸钾制剂也是一种有效的预防方法。推广碘化食盐可使广大人群，特别是儿童免受缺碘所带来的种种危害，但甲状腺功能亢进和结节性甲状腺肿的患者应该食用无碘盐并避免食用富碘食物。

（徐　艳）

# 第5章 新生儿与新生儿疾病

## 第1节 概　　述

新生儿（neonate，newborn）系指从脐带结扎到生后 28 日内（<28 日）的婴儿，这一段时期，称为新生儿期。研究新生儿生理、病理、疾病防治及保健等方面的科学称为新生儿学（neonatology），由于新生儿是胎儿的继续，是人类发育的基础阶段，因此新生儿学既属儿科学范畴，又是围生医学的一部分。

围生期是指产前、产时和产后的一个特定的时期，国内外有四种定义方式。①围生期 I：这是我国采用的定义方式，即自妊娠 28 周（此时胎儿体重约 1000g）至生后 7 日；②围生期 II：自妊娠 20 周（此时胎儿体重约 500g）至生后 28 日；③围生期 III：自妊娠 28 周至生后 28 日；④围生期 IV：自胚胎形成至生后 7 日。在此时期内的胎儿和新生儿称为围生儿。按世界卫生组织标准：出生体重≥500g（不论胎龄大小），有呼吸、心跳、脐血管搏动或明确的肌肉收缩等任何一项生命表现者，称为活产儿（live birth）。围生儿死亡率和新生儿死亡率是衡量一个国家卫生水平的标准。

### 【新生儿分类】

**1. 根据胎龄分类**　①足月儿（term infant）：37 周≤胎龄（gestational age，GA）<42 周；②早产儿（preterm infant）：胎龄<37 周，其中胎龄<28 周者称为超早产儿或超未成熟儿，28 周≤胎龄<32 周为极度早产儿；34 周≤胎龄<37 周的早产儿称为晚期早产儿（late preterm infant）；③过期产儿（post-term infant）：胎龄≥42 周。

**2. 根据出生体重分类**　出生体重（birth weight，BW）指出生 1h 内的体重，可分类如下。①超低出生体重（extremely low birth weight，ELBW）儿：出生体重<1000g，又称微儿童（tiny baby）；②极低出生体重（very low birth weight，VLBW）儿：出生体重<1500g；③低出生体重（low birth weight，LBW）儿：出生体重<2500g；④正常出生体重（normal birth weight，NBW）儿：2500g≤出生体重<4000g；⑤巨大儿（macrosomia）：出生体重≥4000g。

**3. 根据 BW 与胎龄的关系分类**　分类如下。①小于胎龄（small-for-gestational-age，SGA）儿：出生体重在同胎龄、同性别胎儿体重的第 10 百分位数以下；②适于胎龄（appropriate-for-gestational-age，AGA）儿：出生体重在同胎龄、同性别胎儿体重的第 10 至第 90 百分位数之间；③大于胎龄（large-for-gestational-age，LGA）儿：出生体重在同胎龄、同性别胎儿体重的第 90 百分位数以上。我国 15 个城市不同胎龄新生儿出生体重值见表 5-1。

表 5-1　我国 15 个城市不同胎龄新生儿出生体重值

| 胎龄（周） | 平均值（g） | 标准差（g） | 第 3 百分位数（g） | 第 10 百分位数（g） | 第 90 百分位数（g） | 第 97 百分位数（g） |
| --- | --- | --- | --- | --- | --- | --- |
| 28 | 1389 | 302 | 923 | 972 | 1799 | 2071 |
| 29 | 1475 | 331 | 963 | 1057 | 2034 | 2329 |
| 30 | 1715 | 400 | 1044 | 1175 | 2255 | 2563 |
| 31 | 1943 | 512 | 1158 | 1321 | 2464 | 2775 |
| 32 | 1970 | 438 | 1299 | 1488 | 2660 | 2968 |
| 33 | 2133 | 434 | 1461 | 1670 | 2843 | 3142 |
| 34 | 2363 | 449 | 1635 | 1860 | 3013 | 3299 |
| 35 | 2560 | 414 | 1815 | 2051 | 3169 | 3442 |
| 36 | 2708 | 401 | 1995 | 2238 | 3312 | 3572 |
| 37 | 2922 | 368 | 2166 | 2413 | 3442 | 3690 |
| 38 | 3086 | 376 | 2322 | 2569 | 3558 | 3798 |
| 39 | 3197 | 371 | 2457 | 2701 | 3660 | 3899 |
| 40 | 3277 | 392 | 2562 | 2802 | 3749 | 3993 |
| 41 | 3347 | 396 | 2632 | 2865 | 3824 | 4083 |
| 42 | 3382 | 413 | 2659 | 2884 | 3885 | 4170 |
| 43 | 3359 | 448 | 2636 | 2852 | 3932 | 4256 |
| 44 | 3303 | 418 | 2557 | 2762 | 3965 | 4342 |

**4. 根据出生后日龄分类**　①早期新生儿（early newborn）：生后 1 周以内的新生儿，也属于围生儿，其发病率和死亡率在整个新生儿时期最高；②晚期新生儿（late newborn）：出生后第 2 周开始至第 4 周末的新生儿。

**5. 按照出生时情况分类**　①正常新生儿；②高危儿（high risk infant），是指已经发生或可能发生危重疾病而需要监护的新生儿。高危儿常见于：①母亲疾病史：孕母有糖尿病、感染、慢性心肺疾患及吸烟、吸毒或酗酒等史，母亲为 Rh 阴性血型或过去有死胎、死产或性传播疾病等；②母孕史：孕母年龄 >40 岁或 <16 岁，母孕期有阴道流血、妊娠高血压、先兆子痫或子痫、羊膜早破、胎盘早剥、前置胎盘等；③分娩史：难产、手术产、急产、产程延长分娩过程中使用镇静或止痛药物史等；④新生儿：窒息多胎儿、早产儿、小于胎龄儿、巨大儿、宫内感染、遗传代谢性疾病和先天畸形等。

# 第 2 节　胎儿生长发育及其影响因素

【胎儿生长发育】　受精卵经过分裂和初步分化形成胚胎后，即由输卵管进入子宫，植入子宫内膜，即是妊娠的开始。通常将胚胎发育分为两个时期。

**1. 胚胎期**　胚胎期为第 1～8 周，各个组织器官迅速分化发育，胚胎初具人形，是生长、发育十分重要的时期，对环境的影响十分敏感，在某些有害因素（如药物、病毒、放射线等）的作用下，可导致先天畸形。

**2. 胎儿期**　胎儿期为第 9 周到出生，胚胎外形和各器官成形，有些器官已具备一定的生理功能。胎儿生长依赖两个因素：①胎儿内在生长潜力，受遗传或孕早期宫内感染影响；②宫内环境，这是胎儿生长的支持系统，为其提供营养物质和气体交换，若受到母亲疾病（如妊娠高血压综合征）的影响，将影响胎儿生长速率。

【影响胎儿生长发育的因素】　遗传因素和环境因素均可影响胎儿的生长发育。

**1. 遗传因素**　染色体基因和 DNA 中碱基序列是重要的遗传物质基础，它们的异常是先天畸形和代谢性疾病的主要原因，如染色体异常可导致唐氏综合征；环境因素可导致基因的改变而致畸。因此，遗传因素和环境因素可以相互影响。

**2. 环境因素**

（1）母亲年龄：特别是第一胎受孕的年龄，对胎儿的影响是一种非特异性影响。母亲年龄在 35～40 岁或 40 岁以上，胎儿唐氏综合征发生率高，难产率和围生儿死亡率高。母亲年龄在 15 岁以下早产发生率高。

（2）母亲营养：严重营养不良可导致流产、早产和低出生体重儿。

（3）母亲疾病：心脏病、高血压可导致早产、流产、胎儿宫内发育迟缓和宫内缺氧等；糖尿病母亲可生产出巨大儿，造成难产和产伤，还可导致胎儿肺发育不成熟；早期风疹病毒感染可导致先天性心脏病，后期病毒性感染如水痘、单纯疱疹、风疹、巨细胞病毒感染等可致畸。

（4）母亲用药：不少药物对胎儿有影响。例如，苯丙胺、甲氨蝶呤、三甲双酮可导致畸形；反应停（thalidomide）可引起短肢畸形；奎宁、甲氨蝶呤、三甲双酮可引起流产；噻嗪类可引起血小板降低；雄激素可使胎儿肌肉异常发育，女性胎儿男性化等。

（5）射线：X 线和其他射线可使胚胎发育停止而发生畸形，如小头畸形、小眼畸形、智力落后和四肢畸形等，将来还可使婴儿发生肿瘤或出现行为异常。

# 第 3 节　正常足月儿和早产儿的特点与护理

正常足月儿（normal term infant）是指出生时胎龄 ≥37 周和 <42 周，出生体重 ≥2500g 和 <4000g，身长约 50cm，无疾病的活产婴儿。早产儿是未成熟儿，母亲感染、孕期疾病、外伤、生殖器畸形、过度劳累、胎盘异常，以及多胎和胎儿畸形等均是引起早产的原因。近年来，早产在我国的发病率从 1985 年的 4.5% 上升到 2011 年的 9.9%；早产儿死亡率约为 4.1%，远高于足月儿 1.4% 的死亡率。预防早产，降低新生儿死亡率和伤残率，提高人口素质显得十分重要。

## （一）正常足月儿和早产儿外观特点

临床上，可根据初生婴儿的体格特征和神经系统发育情况来评价新生儿成熟度。正常足月儿与早产儿在外观上各具特点，见表 5-2。

表 5-2　足月儿与早产儿外观特点比较

| 项目 | 早产儿 | 足月儿 |
| --- | --- | --- |
| 皮肤 | 鲜红发亮、水肿和毳毛多 | 多红润、皮下脂肪丰满和毳毛少 |
| 头发 | 细、乱而软 | 分条清楚 |
| 耳壳 | 软、缺乏软骨和耳舟不清楚 | 软骨发育好、耳舟成形和直挺 |
| 指（趾）甲 | 未达到指（趾）端 | 达到或超过指（趾）端 |
| 跖纹 | 足底纹理少 | 足纹遍及整个足底 |
| 乳腺 | 无结节或结节 <4mm | 结节 >4mm |
| 外生殖器 | 男：睾丸未降至阴囊，阴囊皱纹少；女：大阴唇不能遮盖小阴唇 | 男：睾丸已降至阴囊，阴囊皱纹多；女：大阴唇能遮盖小阴唇 |

## （二）正常足月儿和早产儿生理特点

新生儿组织器官的生理功能尚不成熟，出生后生活环境和生活方式发生巨大变化，需进行一些调整才能适应宫外环境。因此，为了进行适当的护理，使新生儿顺利度过新生儿期，了解新生儿生理特点显得十分重要。

**1. 呼吸系统** 胎儿在宫内通过胎盘循环获得 $O_2$ 和排出 $CO_2$，不需要肺呼吸；分娩后由于产道的挤压和环境温度的改变等作用于呼吸中枢，建立了自主呼吸。此时，肺内液体（足月儿为 30～35ml/kg）通过产道的挤压，约 1/3 肺液由口鼻排出，其余在建立呼吸后被肺间质内毛细血管和淋巴管吸收，如果肺液吸收延迟（如剖宫产儿，未经过产道的挤压），则可出现湿肺（新生儿暂时性呼吸增快），多见于足月儿，一般 2～3 日症状缓解。新生儿胸腔容积小，呼吸肌弱，呼吸主要靠膈肌运动，故呈腹式呼吸，其频率较快，为 35～45 次/分。出生前两周呼吸频率波动大，是新生儿的正常现象。短暂的呼吸频率增快＞80 次/分无重要的临床意义。而早产儿呼吸中枢和呼吸器官不成熟，其呼吸运动浅表、不规整，常常出现以下问题。①周期性呼吸：呼吸停止 5～10s，短暂的呼吸停顿后又出现呼吸，不伴有心率、血氧饱和度变化及发绀；②呼吸暂停：气流停止 ≥20s，伴心率＜100 次/分或发绀、血氧饱和度下降，严重时伴面色苍白、肌张力下降；③Ⅱ型肺泡细胞产生表面活性物少，易发生呼吸窘迫综合征；④由于肺发育不成熟，如果长时间应用高压力和（或）高浓度氧、感染及炎性损伤，易导致支气管肺发育不良（broncho-pulmonary dysplasia，BPD），即慢性肺疾病（chronic lung disease，CLD）。

**2. 循环系统** 新生儿出生后将完成胎儿循环向成人循环的过渡，表现在：①脐带结扎，胎盘-脐血循环终止；②肺循环阻力下降，肺血流量增加；③卵圆孔和动脉导管功能性关闭。严重肺炎、酸中毒、低氧血症时，肺血管压力升高，当压力等于或超过体循环时，可致卵圆孔、动脉导管重新开放，出现右向左分流，称持续胎儿循环（persistent fetal circulation，PFC），即新生儿持续性肺动脉高压（persistent pulmonary hypertension of newborn，PPHN）。新生儿心率通常为 90～160 次/分。足月儿血压平均为 70/50mmHg。早产儿心率偏快，血压较低，部分早产儿早期可伴有动脉导管开放。

**3. 消化系统** 足月儿出生时吞咽功能已完善，但食管下部括约肌松弛，胃呈水平位，幽门括约肌较发达，故易溢乳甚至呕吐。新生儿消化道面积大，肠管壁较薄、通透性高，母乳中的免疫球蛋白容易被吸收，同时肠腔内毒素和消化不全产物也容易进入血液循环，引起中毒症状。消化道能分泌大部分消化酶，但淀粉酶在出生后 4 个月才达到成人水平，因此不宜过早喂淀粉类食物。胃呈水平位，食管下部括约肌松弛而幽门括约肌较发达，因此新生儿易溢乳。肝内尿苷二磷酸葡萄糖醛酸转移酶的量及活力不足是新生儿发生生理性黄疸的重要原因，同时对多种药物处理能力（葡萄糖醛酸化）低下，易发生药物中毒。

胎便由胎儿肠道分泌物、胆汁及咽下的羊水、皮脂等组成，呈糊状，为墨绿色，在生后 24h 内开始排，2～3 日排完。若生后 24h 仍不排胎便，应检查是否有肛门闭锁或其他消化道畸形。

早产儿吸吮、吞咽及呼吸的协调能力不成熟，故早产儿易发生乳汁吸入而导致吸入性肺炎。食管的蠕动较差，易发生胃食管反流；胃排空延迟而出现腹胀、胃潴留、动力性肠梗阻等喂养不耐受的体征。早产儿胃酸缺乏、蛋白酶活性低，肠黏膜渗透性高，IgA 水平低和动力障碍等，当出现缺氧缺血、感染或喂养不当等不利因素时易发生坏死性小肠结肠炎。肝内酶的量及活力比足月儿更低，常出现病理性黄疸，容易发生胆红素脑病，留下神经系统后遗症。肝合成蛋白质能力差，常发生低蛋白血症和水肿，白蛋白减少也可使血清游离胆红素增加，易引起胆红素脑病。糖原储备少，易发生低血糖。

**4. 泌尿系统** 大多数新生儿在生后 24h 内开始排尿，少数在 48h 内排尿，如 48h 仍不排尿应查明原因。足月儿出生时肾结构发育已完成，但功能低下，尤其肾小球滤过和浓缩功能差，不能迅速处理过多的水和溶质，排除同样的溶质，所需水分比成人多 2～3 倍，容易发生水肿或脱水，因此，对浓缩乳和牛乳喂养的新生儿应补足水分。新生儿肾排磷功能差，而牛乳含磷高，钙磷比例失调，故牛乳喂养儿易发生血磷偏高和低钙血症。

早产儿肾浓缩功能更差，葡萄糖阈值低，易发生糖尿；且排钠分数高，肾小管对醛固酮反应低下，如不注意补充钠，易出现低钠血症。调节酸碱的功能差，表现为碳酸氢根阈值低和肾小管排酸能力差，牛乳中蛋白质含量和酪蛋白占比高使内源性氢离子增加，故牛乳喂养儿易患晚期代谢性酸中毒，表现为面色苍白、反应差、体重不增和代谢性酸中毒。因此，尽量采用母乳喂养或早产儿配方奶喂养。

**5. 血液系统** 足月儿出生时血红蛋白含量为 140～200g/L，生后数小时因不显性失水、排尿等因素导致血液浓缩，血红蛋白含量上升，在 24h 内达高峰，约在第 1 周末恢复到初生水平，以后逐渐下降。血红蛋白中胎儿血红蛋白占 70%～80%（成人＜2%），生后 1 周内静脉血血红蛋白＜140g/L 为新生儿贫血。5 周后降到 55%，随后逐渐被成人型血红蛋白取代。网织红细胞在生后 3 日内占比为 4%～6%，4～7 日后下降到 0.5%～1.5%。白细胞数生后第 1

日为（15～20）×10⁹/L，3 日后明显下降，5 日后接近婴儿值；分类中以中性粒细胞为主，4～6 日与淋巴细胞数相近，以后淋巴细胞占优势。血小板出生时已达成人水平。血容量平均为 85～100ml/kg，与脐带结扎时间有关，脐带结扎延迟可以从胎盘多获得 35% 的血容量。胎儿肝维生素 K 储存量少，凝血因子 Ⅱ、Ⅶ、Ⅸ、Ⅹ 活性低，故生后常规肌内注射维生素 K₁ 以防止新生儿出血病的发生。

早产儿周围血有核红细胞较多，白细胞和血小板稍低于足月儿。维生素 K、铁及维生素 D 储存量较足月儿低，因而更易发生出血、贫血及佝偻病。维生素 E 缺乏亦是生后数周发生早产儿贫血的原因之一。血容量为 85～110ml/kg。

**6. 神经系统**　新生儿的脑相对较大，其重量为初生体重的 10%～12%（成人仅为 2%），但脑回、脑沟未完全形成。脊髓相对长，其下端约在第 3 或 4 腰椎下缘，故腰穿时应在第 4～5 腰椎间隙进针。足月儿大脑皮质兴奋性低，睡眠时间长，觉醒时间一昼夜仅为 2～3h。大脑对下级中枢抑制较弱，且锥体束、纹状体发育不全，常出现不自主和不协调动作。出生时已具备多种暂时性的原始反射。常见的原始反射如下：

（1）觅食反射（rooting reflex）：用手指触摸新生儿口角周围皮肤，头部转向刺激侧并张口将手指含入。

（2）吸吮反射（sucking reflex）：将乳头或奶嘴放入新生儿口内，出现有力的吸吮动作。

（3）握持反射（grasp reflex）：将物品或手指放入新生儿手心中，立即将其握紧。

（4）拥抱反射（embrace reflex）：新生儿仰卧位，拍打床面后其双臂伸直外展，双手张开，然后上肢屈曲内收，双手握拳呈拥抱状。上述反射生后数月自然消失，如新生儿期这些反射减弱或消失常提示有神经系统疾病。

在新生儿时期，年长儿的一些病理反射如克尼格征（Kernig sign）、巴宾斯基征（Babinski sign）和低钙击面征（Chvostek sign）可呈阳性反应，而腹壁和提睾反射常不稳定，偶可出现阵发性踝阵挛。

早产儿觉醒时间更短，神经系统成熟度与胎龄有关，胎龄越小，以上原始反射越难引出或反射不完全，肌张力低。

由于前囟和颅缝尚未闭合，有颅内病变时脑膜刺激征和颅内高压征多不明显。早产儿尤其是极低出生体重儿脑室管膜下存在着发达的胚胎生发层组织，易发生脑室管膜下出血及脑室周围白质软化。

**7. 体温**　新生儿的产热器官是棕色脂肪，其主要分布在中心动脉、肾周动脉、肩胛间区、颈部和腋窝等处。体温调节中枢功能差、皮下脂肪薄、体表面积相对大，容易散热，因此，出生后环境温度显著低于宫内温度，散热增加，如不及时保温，可

发生低体温、寒冷损伤综合征、低氧血症、低血糖症和代谢性酸中毒等；如环境温度高、进水少及散热不足，可使体温增高，发生脱水热。

早产儿体温调节中枢功能更不完善，皮下脂肪更薄，体表面积相对较大，更易散热，并且胎龄越小，棕色脂肪越少，代偿产热的能力也越差，如环境温度低时，更易发生低体温，甚至体温不升。因汗腺发育差，如环境温度高时，体温也易升高。因此，适宜的环境温度（中性温度）对新生儿至关重要。

中性温度（neutral temperature）又称适中温度，是使机体代谢、氧及能量消耗最低并能维持正常体温的环境温度。足月儿包被时中性温度为 24℃，生后 2 日内裸体中性温度为 33℃，以后逐渐降低。适宜的环境湿度为 50%～60%。出生体重越低或日龄越小，则中性温度越高（表 5-3）。极低出生体重儿，生后 1 个月内其裸体中性温度为 32～34℃。

表 5-3　不同出生体重早产儿的中性温度

| 出生体重（kg） | 中性温度 | | | |
|---|---|---|---|---|
| | 35℃ | 34℃ | 33℃ | 32℃ |
| 1.0 | 初生 10 日内 | 10 日后 | 3 周后 | 5 周后 |
| 1.5 | | 初生 10 日内 | 10 日后 | 4 周后 |
| 2.0 | — | 初生 2 日内 | 2 日后 | 3 周后 |
| >2.5 | — | — | 初生 2 日内 | 2 日后 |

**8. 免疫系统**　新生儿特异性和非特异性免疫功能均不成熟。皮肤黏膜薄嫩，易擦伤；脐部为开放伤口，是细菌侵入机体的门户。血清中补体水平低，趋化因子缺乏，IgA 和 IgM 不能通过胎盘，因此易患细菌感染，尤其是革兰氏阴性杆菌；分泌型 IgA 缺乏，故易发生呼吸道和消化道感染。早产儿非特异性和特异性免疫功能更差，更易患感染性疾病。

**9. 能量及体液代谢**　新生儿基础热量消耗为 209kJ/kg（50kcal/kg），加之活动、食物特殊动力作用、大便丢失和生长需要等，每日共需热量为 418～502kJ/kg（100～120kcal/kg）。早产儿所需热量基本同足月儿，但由于吸吮力弱，消化功能差，在生后数周内不能达到上述需要量，常需肠道外营养。

初生时体内含水量占体重的 70%～80%，随日龄增加占比逐渐减少。由于每日经呼吸和皮肤丢失的水分（不显性失水）为 20～30ml/kg，尿量为 25～65ml/kg，粪便中失水量为 2～5ml/kg，故生后头几日生理需水量为每日 60～100ml/kg，以后每日增加 30ml/kg，直到每日 150～180ml/kg。生后由于体内水分丢失较多，导致体重逐渐下降，第 5～6 日降到最低点（小于出生体重的 9%），一般 7～10 日后恢复到出生体重，称为生理性体重下降（physiological weight loss）。

**10. 常见的几种特殊生理状态**　①生理性黄疸：

参见本章第 11 节。②"马牙"和"螳螂嘴"：在上腭中线和齿龈部位，由上皮细胞堆积或黏液腺分泌物积留形成黄白色的小颗粒，俗称"马牙"，数周后可自然消退；新生儿两侧颊部各有一隆起的脂肪垫，俗称"螳螂嘴"，有利于吸吮乳汁。不可擦拭及挑破"马牙"和"螳螂嘴"，以免发生感染。③乳腺肿大：由于来自母体的雌激素中断，男女新生儿生后 4～7 日均可有乳腺增大，如蚕豆或核桃大小，2～3 周消退，切忌挤压，以免感染。④假月经：部分女婴生后 5～7 日阴道流出少许血性分泌物，可持续 1 周，俗称"假月经"，也是因来自母体的雌激素中断所致，出血量大时可按出血症处理。⑤新生儿红斑及粟粒疹：生后 1～2 日，在头部、躯干及四肢常出现大小不等的多形红斑，称为"新生儿红斑"；也可因皮脂腺堆积形成小米粒大小黄白色皮疹，分布在颜面部、鼻尖、鼻翼等处，称为"新生儿粟粒疹"，几日后自然消失。

### （三）足月儿及早产儿护理

**1. 保暖** 生后应采取各种保暖措施使新生儿处于中性温度的环境中。措施：将新生儿置于自控式开放抢救台上或自控式温箱中，抢救台或温箱可自动调节内部环境温度，保持新生儿皮温 36.5℃。对早产儿，尤其是体重低于 2000g 或体重较大伴低体温者，更应如此。无条件者也可采取其他保暖措施，如用热水袋等，但要避免烫伤。如体温升高，可打开包被散热，并补充水分，体温多可降至正常，一般可不用退热药。

**2. 喂养** 正常足月儿生后半小时即可喂哺母乳，以促进母亲乳汁分泌，并防止低血糖。提倡按需哺乳。配方乳可每 3h 喂 1 次，每日 7～8 次。喂奶前应清洗乳头，喂奶后将婴儿竖立抱起，轻拍背部，以排出咽下的空气，防止溢奶。奶量以奶后安静、不吐、无腹胀、胃内无残留（经胃管喂养）和理想的体重增长（15～30g/d，生理性体重下降期除外）为标准。否则应注意查找原因。

早产儿也应以母乳、母乳库奶或早产儿配方奶喂养。由于消化道发育不成熟，开始先试喂 5%～10% 糖水 1～2ml/kg，以后根据胎龄及出生体重，选择自行哺乳、经胃或十二指肠管等喂养方法。早产儿理想的体重增长为每日 10～15g/kg，胎龄越小，出生体重越低，每次哺乳量越少，喂奶间隔时间也越短。对于极低出生体重儿或极早早产儿可试行微量喂养，哺乳量不能满足所需能量者应辅以静脉营养。长期营养摄入低于期望值可以导致宫外生长迟缓（extrauterine growth retardation，EUGR），即出生后的体重、身高或头围低于相应胎龄的第 10 百分位数；若营养摄入过量将会导致胰岛素抵抗性糖尿病、脂质代谢病、心血管疾病等远期潜在影响。

足月儿出生后应肌内注射 1 次维生素 $K_1$ 1mg，早产儿连用 3 次。生后 4 日加维生素 C 50～100mg/d，10 日后加维生素 A 500～1000U/d 和维生素 D 400～1000U/d；4 周后添加铁剂，足月儿每日给元素铁 2mg/kg，极低出生体重儿每日给 3～4mg/kg，并同时加用维生素 E 25U 和叶酸 2.5mg，每周 2 次。

**3. 呼吸管理** 保持呼吸道通畅，早产儿仰卧时可在肩下放置软垫，避免颈部弯曲、呼吸道梗阻。出现发绀时应查找原因，同时予以吸氧，吸气流量或浓度以维持 $PaO_2$ 早产儿 6.7～9.3kPa（50～70mmHg）、足月儿 6.7～10.6kPa（50～80mmHg）或经皮血氧饱和度 90%～95% 为宜，以避免高氧可能造成的早产儿视网膜病和慢性肺部疾病。如出现呼吸暂停，轻者经弹、拍打足底或刺激皮肤等可恢复呼吸；重者需经面罩或气管插管复苏，同时应去除原因并转入新生儿重症监护治疗病房（neonatal intensive care unit，NICU）进行监护和治疗。反复发作者可给予甲基黄嘌呤类药物，如枸橼酸咖啡因和氨茶碱，前者安全性高，效果好，副作用小，不需监测血药浓度，首次负荷量为 20mg/kg，以后 5mg/（kg·d）维持，可酌情持续至纠正胎龄 34～35 周，必要时给予持续气道正压通气支持。

**4. 预防感染** 严格遵守消毒隔离制度，是新生儿科预防感染的重要措施。在新生儿护理和治疗的各个环节均应注意无菌操作，工作人员如患上呼吸道或皮肤感染，应暂时隔离。接触新生儿前应洗手等。对于新生儿自身来说，预防感染还应做到如下措施：①清除呼吸道分泌物，保持气道通畅：生后数小时内，让婴儿侧卧位，有助于残存在呼吸道内的黏液自然流出。②保持脐带残端清洁和干燥，防止细菌入侵：每日用碘伏棉签擦拭脐带残端和脐窝部。一般生后 7～10 日残端脱落，脱落后如有严重渗血，应局部消毒并重新结扎。如 14 日后仍不脱落，需警惕存在脐部感染的可能性。脐部如有黏液，可用碘伏棉签擦拭；如有肉芽组织，可用硝酸银烧灼局部；如有化脓感染，用双氧水或碘酒消毒。③勤洗澡，保持皮肤清洁：每日用温水清洗头、面、臀及会阴部。清洗后，皮肤皱褶处，如颈部、腋窝、腹股沟处涂抹少许扑粉或痱子粉，以保持干燥，防止糜烂、皮疹等。④口腔黏膜不可使用粗糙物品或用力擦洗，以免损伤。⑤衣服宜肥大，质软，不用纽扣，应选用柔软、吸水性强的尿布。

**5. 预防接种** 生后 3 日接种卡介苗；生后 1 日、1 个月、6 个月时应各注射乙肝病毒疫苗 1 次，每次 5μg。母亲为乙肝病毒携带者或乙肝患者，生后应立即肌内注射高价乙肝免疫球蛋白 0.5ml，同时换部位注射乙肝病毒疫苗 10μg。

**6. 新生儿筛查** 应开展先天性甲状腺功能减退症及苯丙酮尿症等先天性代谢缺陷病的筛查。

# 第 4 节 小于胎龄儿与大于胎龄儿

## 一、小于胎龄儿

小于胎龄儿（small for gestational age infant, SGA）是指出生体重在同胎龄、同性别胎儿体重的第 10 百分位数以下或低于平均体重 2 个标准差的新生儿。有早产、足月、过期小样儿之分，一般以足月小样儿为主，围生期死亡率高。

【病因】

**1. 母亲因素** ①孕母年龄过大或过小、身材矮小。②孕母患原发性高血压、慢性肾炎、糖尿病、妊娠高血压综合征、严重贫血及孕期营养不良等，均可造成胎盘功能不良、胎儿宫内窘迫。但营养不足对胎儿生长发育的影响主要发生在孕晚期。③孕妇吸烟、酗酒、吸毒，应用对胎儿有损伤的药物、接触放射线等。④孕妇居住在海拔较高地区，低氧分压环境使胎儿氧供应不足。

**2. 胎儿因素** ①双胎或多胎；②先天畸形及染色体疾病，如唐氏综合征等；③慢性宫内感染，如风疹病毒、巨细胞病毒、弓形体感染等，尤其在孕早期、胎儿发育的关键时期，引起胎儿某些器官细胞破坏而致宫内生长迟缓；④遗传代谢病。

**3. 胎盘和脐带因素** ①胎盘功能不全如小胎盘、胎盘绒毛梗死或血管阻塞、大血肿、胎盘早剥等；②双胎输血，如发生在妊娠早、中期，供血者即发生营养不良；③脐带附着点异常、双血管脐带（即单脐动脉）。

**4. 内分泌因素** 胰岛素样生长因子（insulin-like growth factor, IGF，尤其是 IGF-1）及胰岛素样生长因子结合蛋白（IGFBP）对胎儿生长起中枢性调节作用。甲状腺素和胰岛素对胎儿生长极为重要，任何一种先天性缺陷均可致胎儿生长迟缓。

【临床分型】 根据胎儿体重身长之比或体重头围之比可分为以下两种类型：

**1. 匀称型** 此型占 10%～20%。患儿体重、身长、头围成比例减少，体形匀称。其重量指数>2.0（胎龄≤37 周），或>2.20（胎龄>37 周）；身长与头围比>1.63。体重身长之比或体重头围之比正常。此型常由染色体异常、遗传代谢性疾病、先天性感染所致。该型在妊娠早期生长即受限，各器官细胞有丝分裂受影响，细胞数减少，损伤为不可逆性，易发生先天畸形及永久生长发育迟缓；部分遗传因素所致家族性体格矮小预后良好。

**2. 非匀称型** 此型多见，占 80% 左右。其重量指数<2.0（胎龄≤37 周）或<2.20（胎龄>37 周）；身长与头围比<1.63。患儿身长和头围受影响不大，但皮下脂肪消失，呈营养不良外貌。体重身长之比或体重头围之比小于同胎龄、同性别胎儿第 10 百分位数。原因：在妊娠晚期，孕母妊娠高血压综合征、胎盘功能不全或血管性疾病导致胎儿生长所必需的物质如氧气、营养缺乏所致。各器官细胞数量正常，但因营养供应不足，细胞质减少、细胞变小，如补给适当营养，损伤为可逆性，受累细胞可恢复正常大小。

【并发症】

**1. 围生期窒息** 小于胎龄儿在宫内处于慢性缺氧的环境中，出现围生期窒息，且常有神经系统后遗症。

**2. 胎粪吸入** 子宫内缺氧、肠蠕动增加和肛门括约肌松弛，使胎粪排入羊水中，胎儿可在产前或产程中吸入污染胎粪的羊水，导致胎粪吸入综合征发生。

**3. 低血糖** 小于胎龄儿有宫内营养不良，故肝糖原储存少，糖原异生的底物如脂肪酸及蛋白质缺乏，糖原异生酶活力较差，出生时如有缺氧情况，使原已贫乏的糖原储存更趋于空虚，易发生低血糖。

**4. 先天畸形** 染色体畸变和慢性宫内感染可引起各种先天畸形。

**5. 红细胞增多症-高黏滞综合征** 宫内慢性缺氧，使红细胞增多，导致血黏滞度增高，血流阻力增加，血流缓慢，当静脉血的血细胞比容（HCT）≥0.65（65%），血黏度>18cP（1cP=$10^{-3}$Pa·s），可诊断为红细胞增多症-高黏滞综合征。引起全身各器官受损，临床出现呼吸窘迫、发绀、心脏扩大、肝大、肌张力增强或降低、惊厥、黄疸、腹胀、便血、胸腔积液等系列症状、体征。

【治疗】 小于胎龄儿出生后应置于适中温度环境下并监测血糖，根据血糖结果及新生儿反应采取早进食或静脉注射葡萄糖。红细胞增多症-高黏滞综合征患儿若有临床症状，可作部分换血治疗，换血量为 10～20ml/kg，高胆红素血症患儿可行光疗。

【预防】 加强孕妇保健，避免一切不利于胎儿宫内生长的因素。加强监护，及时发现胎儿宫内生长迟缓；双胎输血综合征及选择性宫内生长受限等可行宫内介入治疗；分娩时如有宫内窘迫，应立即行剖宫产。

## 二、大于胎龄儿

大于胎龄儿（large for gestational age infant, LGA）是指出生体重大于同胎龄、同性别胎儿体重的第 90 百分位数或高于平均体重 2 个标准差的新生儿。出生体重>4kg 者称巨大儿，其中有些为健康儿，但亦有不少属病理性，且常与肥胖、高血压等远期不良结局有密切关系。

【病因】

**1. 遗传因素** 父母体格高大，母亲孕期营养丰富，食欲良好，摄入大量蛋白质者新生儿常巨大，多为生理性。

**2. 孕母因素** 母亲有未控制的糖尿病。

**3. 胎儿因素** 胎儿患有 Rh 血型不合溶血病、大血管错位或 11p 部分三体综合征等，常导致大于胎龄儿或巨大儿。

【临床表现】 体格较大，易发生难产造成产伤或窒息。不同病因的临床表现：①血型不合者有贫血、水肿、黄疸、肝脾大；②大血管转位者常有低氧血症、发绀；③糖尿病母亲生的新生儿常有早产史，面如满月、色红，易发生肺透明膜病、低血糖症、高胆红素血症、红细胞增多症和肾静脉栓塞；④11p 部分三体综合征患儿除体型大外，尚有突眼、大舌、脐疝和其他先天畸形。

【防治】 对孕期监测发现胎儿较大者应放宽剖宫产指征，以避免产伤和窒息；治疗各种原发疾病。

# 第5节 新生儿重症监护和呼吸支持治疗

## 一、新生儿重症监护

随着新生儿医学的发展而逐渐形成的新生儿重症监护病房（neonatal intensive care unit，NICU）是指用特定的组织和管理方式，将高水平的新生儿急救医护人员、完善的监护治疗设备集中起来，保证危重新生儿及时得到救治的临床组织形式。一般设在医学院校的附属医院或大的儿童专科医院。实践证明，NICU 的建立，使新生儿病死率和远期发病率明显下降。

### （一）收治对象

收治对象为常要密切监护或抢救治疗的新生儿，包括：①应用辅助通气及拔管后 24h 内；②重度围生期窒息；③严重心肺疾病或呼吸停止；④外科大手术术后（24h 内）；⑤极低出生体重儿和超低出生体重儿；⑥全胃肠外营养；⑦需换血术；⑧反复惊厥者；⑨多器官功能衰竭。

### （二）主要的监护内容

**1. 心电监护** 主要监测患儿的心率、节律和心电波形变化如心率增快、减慢，各种心律失常和各种原因引起的心电特征性表现等。

**2. 呼吸监护** 主要监测患儿的呼吸频率、呼吸节律变化及呼吸暂停。

**3. 血压监护** ①直接测压法：有创性，即经动脉（多为脐动脉）插入导管直接连续测量血压。优点：测定值准确；缺点：操作复杂和并发症多，临床仅在周围灌注不良时应用。②间接测压法：无创性，将袖带束于患儿上臂间断测量，可显示收缩压、舒张压和平均动脉压。优点：方法简便，无并发症，是

目前国内 NICU 最常用的方法；缺点：准确性不高。

**4. 体温监护** 将患儿放在热辐射式抢救台上或暖箱内，将体温监测仪传感器分别置于腹壁皮肤和肛门内，其腹壁皮肤温度、核心温度和环境温度则自动连续显示。

**5. 血气监测** 包括经皮脉搏氧饱和度（transcutaneous oxygen saturation，$TcSO_2$）、氧分压（$TcPO_2$）和二氧化碳分压（$TcPCO_2$）。其具有无创、连续、自动、操作简便并能较好地反映自身血气变化的趋势等优点，但测量值较动脉血气值有一定差距，尤其在周围血液循环灌注不良时，其准确性更差，因此，应定期监测动脉血气。

## 二、新生儿呼吸支持治疗

### （一）持续气道正压通气

采用特定的装置，对有自主呼吸患儿在整个呼吸周期均提供一定的正压力，以保持肺泡处于一定的扩张状态，称为持续气道正压通气（continuous positive airway pressure，CPAP）。其作用是增加跨肺压，扩张肺泡，增加功能残气量，改善肺顺应性和通气／血流值等，已广泛应用于临床。临床常用的连接方式主要如下。

**1. 鼻塞 CPAP** 鼻塞 CPAP（nasal prong CPAP，nCPAP）为临床上最常见的 CPAP 方式，主要用于轻型呼吸窘迫综合征和频繁的呼吸暂停，也是撤离呼吸机的一种过渡通气方式。优点：易安装、避免气管插管、经济等；缺点：可引起鼻部损伤、不易固定、漏气、哭闹时不易保持压力；体重＜1500g 的患儿可能无效；氧气容易进入胃肠道导致腹胀。

**2. 鼻咽导管 CPAP** 将气管导管通过鼻固定于鼻咽部，其顶端在悬雍垂后部。其优点：减少患儿鼻部气道的解剖无效腔，减少气道阻力，呼吸功减少。缺点：吸入气氧浓度受吸气潮气量和流速、吸呼时间比的影响，导管易于堵塞，对局部鼻黏膜有刺激性，且氧流量＞7L/min 时患者难以接受。

**3. 气管内插管 CPAP** 是临床上提供 CPAP 最有效的方式，导管通过口、鼻和气管切开放置，将压力直接送到气道，保证了气道压力和氧浓度，插管容易固定，无漏气。但这是一种侵入性操作，容易导致气道损伤和感染等副作用。

### （二）常频机械通气

常频机械通气（conventional mechanical ventilation，CMV）是 NICU 中治疗呼吸衰竭的重要手段。

**1. 机械通气的目的** ①改善通气、换气功能；②纠正低氧血症和高碳酸血症；③改善临床状态，为治疗原发疾病争取时间。

**2. 新生儿常频呼吸机类型** 是持续气流、压力

限定、时间转换型呼吸机。所谓持续气流是指呼吸机在吸气相和呼气相均持续向其管道内送气，吸气相呼气阀关闭，气体送入肺内，呼气相呼气阀开放，由于肺的弹性回缩，气体排入大气；压力限定是指呼吸机管道和气道内吸气相时设定的最高压力，超过此压力时气体通过泄压阀排出；时间转换是指呼气阀根据设定的吸气时间及频率进行关闭和开放的转换。

**3. 新生儿常用基本通气模式** ①间歇指令通气（intermittent mandatory ventilation，IMV）又称间歇正压通气（intermittent positive pressure ventilation，IPPV）：是指呼吸机以预设的频率、压力和吸气时间对患儿施以正压通气，在两次正压通气之间允许患儿在 PEEP 的水平上进行自主呼吸。该模式由于机器送气经常与患儿的呼气相冲突，即人机不同步，故可导致通气不足或增加肺气漏的危险。②辅助-控制通气（assist-control ventilation，A/C）：也称同步间歇正压通气（synchronized intermittent positive pressure ventilation，SIPPV），是一种辅助通气与控制通气相结合的通气模式，当患儿无自主呼吸时，将完全依赖控制通气。有自主呼吸时，机械通气辅助的频率与自主呼吸的频率相同；若自主呼吸较快时，可发生过度通气，故应及时调低压力或更改通气模式。A/C 模式所递送的压力或潮气量由医生预设；所设置的频率作为在呼吸暂停或患儿不能触发呼吸机时的支持和保障；该模式在撤机时不能以降低频率实现，而只能逐渐降低 PIP，或降低潮气量实现。③同步间歇指定性通气（synchronized intermittent mandatory ventilation，SIMV）：是指呼吸机通过识别患儿吸气初期气道压力或气体流速或腹部阻抗的变化，触发呼吸机以预设的参数进行机械通气，即与患儿吸气同步。SIMV 解决了 IMV 人机不同步现象，从而避免其不良反应。

**4. 常用的呼吸机参数**

（1）吸入氧分数（fraction of inspiratory oxygen，FiO2）指呼吸机送入管道和气道中气体的氧体积分数，与氧浓度意义等同。增加 FiO2 可使肺泡 PO2 增加，是最直接的改善氧合的方法。但 FiO2 持续高于 0.6～0.7 可引起高氧性肺损伤和早产儿视网膜病。

（2）吸气峰压（peak inspiratory pressure，PIP）：是吸气相呼吸机管道和气道内的最高压力。提高 PIP 可使肺泡扩张，增加潮气量和肺泡通气量，降低 PaCO2，改善通气/血流值，提高 PaO2。但是过高可有产生气压伤和慢性肺疾病的危险。

（3）呼气末正压（positive end-expiratory pressure，PEEP）：是指呼气相存留在管道和气道内气体所产生的压力，可以防止呼气末肺泡和终末气道萎陷，维持正常的功能残留量。但其过高可减少肺顺应性，减少潮气量和肺泡通气量，增加无效腔，阻碍静脉血流。

（4）呼吸频率（respiratory rate，RR）：即呼吸机送气频率。当潮气量或 PIP 与 PEEP 的差值不变时，增加频率可增加每分钟肺泡通气量，从而降低 PaCO2，但在一定频率范围内对 PaO2 无影响。高 RR 通气，可使 PaCO2 降低，进而舒张肺血管，是治疗新生儿持续性肺动脉高压传统而有效的方法。

（5）吸气时间（time of inspiration，TI）是指呼气阀关闭，气体进入肺内的时间。TI 主要用于改善平均气道压，是改善氧合的重要参数。但 TI 过长，使肺泡持续扩张，增加肺血管阻力，影响静脉回流和心输出量，可引起肺气压伤及慢性肺疾病；过短则不利于改善低氧血症。主张使用 0.3～0.6s。

（6）呼气时间（time of expiration，TE）：是指呼气阀门开放，胸廓弹性回缩将肺内气体排出的时间，是影响 CO2 排出的参数。吸呼比（inspiration and expiration ratio，I/E）通常情况下＜1，主要受 TI 影响，是主要影响 CO2 排出的参数。

（7）流速（flow rate，FR）：是呼吸机将混合气体送入管道和气道的速度，是气道压力波形（方波或正弦波）的决定因素。目前新生儿呼吸机常用流速为 8～10L/min，其产生的压力波形为方波，有利于氧合。

**5. 新生儿机械通气的临床应用**

（1）机械通气的基本原则：进行有效的通气和换气，使血气分析结果在正常范围；促进 CO2 的及时排出和 O2 的充分摄入。

1）CO2 的及时排出：每分通气量 =（潮气量－无效腔量）×RR。定压潮气量取决于 PIP 与 PEEP 的差值。在一定范围内可通过增加 RR 使 PaCO2 下降。

2）O2 的充分摄入：动脉氧合取决于平均气道压（mean airway pressure，MAP）和 FiO2。

$$MAP=[（PIP×TI+PEEP×TE）/（TI+TE）]×K$$

$K$：常数（正弦波为 0.5，方波为 1.0）；MAP 的应用范围为 5～15cmH2O；通过提高 PIP、PEEP 及 I/E 中任何一项可提高 PaO2。

（2）常用新生儿机械通气的指征：其参考标准为具有以下任意一项指征。① FiO2 ＞0.6，PaO2 ＜50mmHg 或 TCSO2 ＜85%；② PaCO2 ＞70mmHg，伴 pH ＜7.25；③严重或药物治疗无效的呼吸暂停。确诊为呼吸窘迫综合征（respiratory distress syndrome，RDS）者可适当放宽指征。

（3）呼吸机初始参数：新生儿常见疾病机械通气的初始参数见表 5-4。

表 5-4　新生儿常见疾病的参数初调

| 疾病 | PIP (cmH$_2$O) | PEEP (cmH$_2$O) | 呼吸频率 (次/分) | 吸气时间(s) | 潮气量(ml/kg) |
|---|---|---|---|---|---|
| 呼吸暂停 | 10~18 | 3~4 | 15~20 | 0.4~0.5 | 4~6 |
| RDS | 20~25$^a$ | 4~6 | 25~30 | 0.3~0.4 | 4~6 |
| MAS | 20~25 | 3~6 | 20~25$^b$ | 0.4~0.5 | 4~6 |
| 肺炎 | 20~25 | 2~4 | 20~40 | <0.5 | 4~6 |
| PPHN | 20~30 | 2~4 | 40~50 | <0.5 | 5~8 |
| 肺出血 | 25~30 | 6~8 | 35~70 | <0.5 | 4~6 |
| BPD | 10~20 | 4~5 | 20~40 | 0.4~0.7 | 4~6 |

注：RDS. 呼吸窘迫综合征，MAS. 胎粪吸入综合征，PPHN. 新生儿持续性肺动脉高压，BPD. 支气管肺发育不良，PIP. 吸气峰压。1cmH$_2$O=0.098kPa。

a 若 RDS 应用肺表面活性物质，压力参数可低于此值，但同时在使用容量保证或压力调节的容量控制模式时压力会自动降低；b 当气道阻力高，肺顺应性正常时，用低频；当肺炎症状明显时，用相对较高的频率。

（4）参数调节：一般情况下，每次调节 1 或 2 个参数。血气结果偏差大时，可多参数一起调整。每次参数变化的幅度见表 5-5。

表 5-5　新生儿呼吸机参数调节幅度

| 呼吸机参数 | 调节幅度 |
|---|---|
| PIP | 1~2cmH$_2$O |
| PEEP | 1~2cmH$_2$O |
| TI | 0.05~0.2s |
| RR | 5次/分 |
| FiO$_2$ | 0.05 |

（5）适宜呼吸机参数的判断：临床上以患儿口唇、皮肤红润，双侧胸廓适度起伏，双侧呼吸音清晰为宜。血气结果是判断参数的金标准，初调参数后 15~30min 做血气分析，病情稳定后每 4~6h 做一次（至少每日一次），同时进行呼吸力学监测（肺顺应性、时间常数、气道阻力、呼吸波等）。

（6）撤机指征：一般情况良好，动脉血气分析指标正常时应降低参数，锻炼和增强自主呼吸。PIP <18cmH$_2$O，PEEP=2cmH$_2$O，呼吸频率<10 次/分，动脉血气结果正常。CPAP 维持原 PEEP 时，增加 FiO$_2$ 0.05~0.1，1~4h，血气分析结果正常撤离呼吸机，极低出生体重儿直接撤机。

# 第6节　新生儿窒息

新生儿窒息（neonatal asphyxia）是指生后 1min 内，无自主呼吸或未能建立规律呼吸，而导致低氧血症和混合性酸中毒。本病是新生儿伤残和死亡的重要原因之一，国内发病率为 5%~10%。

【病因】　窒息的本质是缺氧，凡能造成胎儿或新生儿缺氧的因素均可引起窒息。多数为胎儿窒息（宫内窘迫）的延续。

**1. 母亲因素**　①全身疾病，如呼吸功能不全、严重贫血、血红蛋白携氧能力低；②胎盘功能障碍：心力衰竭、血管收缩（妊娠高血压综合征、高血压及肾炎）、低血压（休克、失血）、血管病变（糖尿病）；③吸毒、吸烟或被动吸烟；④母亲年龄>35 岁或<16 岁，多胎妊娠。

**2. 胎盘因素**　前置胎盘、胎盘早剥和胎盘老化等。

**3. 脐带因素**　脐带受压、脱垂、绕颈、打结、过短和牵拉等。

**4. 胎儿因素**　①早产儿、小于胎龄儿、巨大儿等；②畸形，如后鼻孔闭锁、喉蹼、肺膨胀不全、先天性心脏病；③羊水或胎粪吸入致呼吸道阻塞等；④宫内感染所致神经系统受损等。

**5. 分娩因素**　①高位产钳、难产、胎头吸引不顺利、臀位；②产程中麻醉药、镇痛药及催产药使用不当等。

【病理生理】

**1. 呼吸的改变**

（1）原发性呼吸暂停（primary apnea）：在缺氧的初期，新生儿可发生短暂的快速呼吸，如果缺氧存在，则呼吸停止，即原发性呼吸暂停。此时肌张力存在，心率先增快后减慢，血压升高，伴有发绀。此阶段若病因解除，经清理呼吸道和物理刺激即可恢复自主呼吸。

（2）继发性呼吸暂停（secondary apnea）：若病因未解除，低氧血症持续存在，在原发性呼吸暂停后出现几次喘息样呼吸，继而出现呼吸停止，即继发性呼吸暂停。此时肌张力消失，面色苍白，心率和血压持续下降，对清理呼吸道和物理刺激无反应，需正压通气方可恢复自主呼吸。否则将死亡，存活者可留有后遗症。

临床上有时难以区分原发性和继发性呼吸暂停，为不延误抢救，均可按继发性呼吸暂停处理。

**2. 循环的改变与损伤**　在缺氧初期，机体出现代偿性血液重新分布：儿茶酚胺分泌增加和其选择性血管收缩作用，使肺、肠、肾、肌肉和皮肤等血流量减少，而脑、心肌和肾上腺的血流量增多。若缺氧继续，肺、肠、肾、肌肉和皮肤等血流量严重减少，脑、心肌和肾上腺的血流量也减少，可导致机体各器官缺血缺氧性损伤，表现为功能和形态改变，如脑和心肌损伤、休克、应激性溃疡等。

缺氧可导致细胞代谢、功能障碍和结构异常，甚至死亡，是细胞损伤从可逆到不可逆的演变过程。不同细胞对缺氧的易患性各异，以脑细胞最敏感，其次是心肌、肝和肾上腺细胞，而纤维、上皮及骨骼肌细胞的耐受性较高。复苏后，由于血流再灌注，导致这些器官血流增加，出现细胞内钙超载和氧自由基增加，从而引起细胞的进一步损伤，称为缺血再灌注损伤。

**3. 血液生化及代谢改变** 缺氧后由于无氧代谢及气道阻塞，可出现血 pH 和 $PaO_2$ 下降，$PCO_2$ 升高；窒息时儿茶酚胺及胰高血糖素释放增加，早期血糖正常或增高，继之出现低血糖。由于酸中毒抑制胆红素与白蛋白结合，降低肝酶活力，使游离的未结合胆红素增加。由于左心房心钠素分泌增加，造成低钠血症等。

**【临床表现】**

**1. 胎儿缺氧**（宫内缺氧） 早期表现为胎动增加，胎心率≥160 次 / 分；晚期表现为胎动减少，胎心率＜100 次 / 分，胎动甚至消失；羊水混有胎粪。

**2. 窒息程度判定** 在临床上，Apgar 评分是评价出生窒息程度经典而简易的方法。评价内容包括：皮肤颜色（appearance）、心率（pulse）、对刺激的反应（grimace）、肌张力（activity）和呼吸（respiration）。Apgar 为上述 5 个英文单词的字头。每项 0～2 分，总共 10 分（表 5-6）。分别于生后 1min、5min 和 10min 进行常规评分。1 分钟 Apgar 评分 8～10 分为正常，4～7 分为轻度窒息，0～3 分为重度窒息。1 分钟评分反映窒息严重程度，5 分钟及 10 分钟评分除反映窒息严重程度外，还可反映抢救效果及帮助判断预后。Apgar 评分受到多种因素的影响，如胎龄小的早产儿肌张力低或孕母应用镇静药物等，评分较实际低，故近年来认为出生时加做脐血血气分析可增加判断窒息程度的正确性。

表 5-6 新生儿 Apgar 评分标准

| 体征 | 评分标准 | | | 评分 | | |
| --- | --- | --- | --- | --- | --- | --- |
| | 0 | 1 | 2 | 1min | 5min | 10min |
| 皮肤颜色 | 发绀或苍白 | 身体红，四肢发绀 | 全身红 | | | |
| 心率（次 / 分） | 无 | ＜100 | ＞100 | | | |
| 弹足底或插鼻管反应 | 无反应 | 有些动作如皱眉 | 哭，打喷嚏 | | | |
| 肌张力 | 松弛 | 四肢略屈曲 | 四肢活动 | | | |
| 呼吸 | 无 | 慢，不规则 | 正常，哭声响 | | | |

**3. 窒息后多器官受损表现** 缺氧缺血可造成多器官损伤，窒息程度不同，发生器官损害的种类及严重程度各异。常见并发症有如下几种。①中枢神经系统：缺氧缺血性脑病（hypoxic-ischemic encephalopathy，HIE）和颅内出血；②呼吸系统：羊水或胎粪吸入综合征、呼吸窘迫综合征、持续性肺动脉高压及肺出血等；③心血管系统：缺氧缺血性心肌损害（三尖瓣关闭不全、心力衰竭、心源性休克）；④泌尿系统：肾功能不全或衰竭及肾静脉血栓形成等；⑤代谢方面：低血糖症、低钙血症及低钠血症等；⑥消化系统：应激性溃疡和坏死性小肠结肠炎等。

**【辅助检查】** 对宫内缺氧胎儿，可通过羊膜镜了解羊水胎粪污染程度或胎头露出宫口时取头皮血进行血气分析，以估计宫内缺氧程度，从而决定娩出后的抢救措施；生后应检测动脉血气分析、血糖、电解质、血尿素氮和肌酐等生化指标，还应进行头颅影像学检查以及时发现是否存在颅内出血及 HIE。

**【治疗】** 复苏必须分秒必争，每次分娩时有 1 名熟练掌握新生儿复苏技术的医务人员在场。复苏1 名严重窒息儿需要组成 3～4 人的复苏团队，均应具备熟练的复苏技能。多胎分娩的每名新生儿都应有专人负责，必须准备好各种器械设备。

**1. 复苏方案** 采用国际公认的ABCDE复苏方案。①A（airway）：清理呼吸道；②B（breathing）：建立呼吸；③C（circulation）：恢复循环；④D（drugs）：药物治疗；⑤E（evaluation）：评估和环境（保温）。前三项最为重要，其中 A 是根本，B 是关键，评估贯穿于整个复苏过程中。

执行 ABCD 每一步骤的前后，应对评价指标，即呼吸、心率（计数 6s 心率然后乘以 10）和皮肤颜色进行评估。根据评估结果做出决定，执行下一步复苏措施。即应遵循评估—决定操作—再评估—再决定—再操作，如此循环往复，直到复苏完成。

**2. 复苏步骤** 将出生新生儿置于预热的自控式开放式抢救台上，设置腹壁温度为 36.5℃。用温热毛巾揩干头部及全身，以减少散热或因地制宜采取保暖措施，如使用预热的毯子包裹住新生儿以减少热量的散失。对于 VLBW 以下的早产儿，生后不擦干，将其躯体及四肢放在清洁的塑料袋内，或盖以塑料薄膜置于辐射台。摆好体位，肩部以布卷垫高2～3cm，使颈部轻微伸仰，然后进行复苏。

（1）清理呼吸道（A）：如羊水清或稍混浊，应立即吸净口和鼻腔的黏液，因鼻腔较敏感，受刺激后易触发呼吸，故应先吸口腔，后吸鼻腔；如羊水混有较多胎粪，且新生儿无活力，于肩娩出前即开始吸净口腔和鼻腔，在肩娩出后和第一次呼吸前，应立即气管插管吸净气道内的胎粪。如羊水清或污染，新生儿活力好（呼吸规则或哭声响亮、肌张力好及心率＞100次/分），则可以不进行气管内吸引，过度吸引可能导致喉痉挛和迷走神经性心动过缓，并使自主呼吸出现延迟。应限制吸管的深度和吸引时间（10s），吸引器的负压不应超过100mmHg。

（2）建立呼吸（B）：包括触觉刺激和正压通气。①触觉刺激：清理呼吸道后拍打或弹足底1～2次或沿长轴快速摩擦腰背皮肤1～2次。如出现正常呼吸，心率＞100次/分，肤色红润可继续观察。②正压通气：触觉刺激后无规律呼吸建立或心率＜100次/分，应用面罩和复苏气囊进行面罩正压通气，通气频率40～60次/分，吸呼比1：2，压力20～40cmH$_2$O（2.0～3.9kPa），以可见胸廓起伏和听诊呼吸音正常为宜。面罩正压通气30s后，如无规律呼吸或心率＜100次/分，须进行气管插管正压通气，其频率、吸呼比及压力同面罩正压通气。无论足月儿或早产儿，正压通气均要在血氧饱和仪的监测指导下进行。足月儿可以应用空气复苏，早产儿需用空氧混合仪提供氧气，开始吸氧浓度为21%～40%，后根据目标血氧饱和度调节吸氧浓度，最好使用T组合器进行正压通气以便控制好吸氧压力和呼气末压力，避免肺损伤的发生。

（3）恢复循环（C）：即胸外心脏按压。如气管插管正压通气30s后，心率＜60次/分或心率为60～80次/分不再增加，应在继续正压通气的条件下，同时进行胸外心脏按压。用双拇指或中、示指按压胸骨体下1/3处，频率为120次/分（每按压3次，正压通气1次），按压深度为1.5～2cm。

（4）药物治疗（D）：很少使用，目的是改善心脏功能、增加组织灌注和恢复酸碱平衡。①肾上腺素：经过胸外心脏按压45～60s后，心率仍然＜80次/分或心率为0，应立即给予1：10 000肾上腺素0.1～0.3ml/kg，静脉注射或气管内注入，5min后可重复一次。给药30s后，有效者心率＞100次/分。②扩容剂：给药30s后，如心率＜100次/分，并有血容量不足表现时，给予生理盐水等，剂量为每次10ml/kg，静脉缓慢输注，时间＞10min。大量失血者需输血。③碳酸氢钠：一般不推荐使用。

**3. 复苏后的监护与转运** 监护内容包括：①体温管理；②生命体征监测；③早期发现并发症。复苏后立即进行血气分析，有助于评估窒息的程度。必要时需转运到NICU治疗。

【预防】 ①加强围生期保健，及时处理高危妊娠。②加强胎儿监护，避免胎儿宫内缺氧。③监测临产孕妇，避免难产。④推广复苏技术，培训接产人员。⑤各级医院产房内需配备复苏设备，高危妊娠孕妇分娩时必须有掌握复苏技术的人员在场。

【预后】 窒息持续时间和程度对患儿的预后起关键作用。慢性宫内缺氧，先天畸形，重度窒息或5分钟Apgar评分＜6分，复苏不及时或方法不当者预后不良。

# 第7节 新生儿呼吸窘迫综合征

案例5-1

患儿，男，10h，因进行性呼吸困难伴呻吟7h入院。产科医生代诉病史。患儿系第一胎，第一产，30$^{+2}$周因羊水过少而行剖宫产，生后1h Apgar评分8分，5min评分10分。7h前出现呼吸急促，呈进行性加重，伴呼气呻吟，口周发绀，病后未喂乳，体温不高，已排胎便和初尿，在产科给予吸氧后无缓解，立即送入我科。母亲孕期身体健康，产前否认用任何药物。

体格检查：T 35.5℃，P 150次/分，R 66次/分，体重1.6kg。早产儿貌，急性病容，反应差，发育欠佳，呼吸表浅，呼气性呻吟，伴吸气性三凹征，四肢甲床发绀明显，前囟1.5cm×2.0cm，平软，口唇发绀，颈软，双肺呼吸音降低，深吸气时肺底部可闻及少许细湿啰音，心率150次/分，律齐，心音低钝，胸骨左缘第3～4肋间闻及Ⅱ～Ⅲ级收缩期杂音，腹稍胀，柔软。脐带已包扎，无渗血和渗液，肝脾未见肿大。脊柱四肢无畸形，四肢肌张力减低，生理反射弱。

实验室检查：血常规示Hb 160g/L；RBC 4.8×10$^{12}$/L；WBC 15×10$^9$/L；N 62%；L 38%；PLT 120×10$^9$/L。胸部平片示两肺呈普遍性透亮度降低，可见弥漫性均匀一致的细颗粒网状影。血气分析示pH 7.15，PaO$_2$ 48mmHg，PaCO$_2$ 65mmHg。

思考题：

1. 本病例如何进行诊断，诊断依据是什么？
2. 如何进行治疗？
3. 临床上如何预防本病的发生？

新生儿呼吸窘迫综合征（neonatal respiratory distress syndrome，NRDS）是由于缺乏肺表面活性物质（pulmonary surfactant，PS），呼气末肺泡萎缩，表现为生后不久出现进行性加重的呼吸困难、发绀、呼吸性呻吟、吸气性三凹征和呼吸衰竭。其病理特征为肺泡壁至终末细支气管壁上附着有嗜伊红透明膜，故又称肺透明膜病（hyaline membrane disease，HMD）。该病主要见于早产儿，胎龄越小，发病率越高，胎龄 35~37 周者发病率为 5%，32～34 周者为 15%～30%，小于 28 周者为 60%～80%。糖尿病母亲婴儿、剖宫产和男性易发生此病。

【病因与发病机制】 Ⅱ型肺泡细胞发育不成熟→分泌肺泡表面活性物质不足→肺泡壁表面张力增加→肺泡回缩力增加（肺泡回缩力=$2T/r=2\dfrac{表面张力}{肺泡半径}$）→肺泡萎缩→进行性肺不张→缺氧、酸中毒，肺小动脉痉挛→肺动脉高压→卵圆孔及动脉导管开放，右向左分流（持续胎儿循环）→肺灌注量减少→肺组织缺氧更严重→毛细血管通透性增加→纤维蛋白渗出、沉积→透明膜形成→缺氧、酸中毒更严重，造成恶性循环。

> **案例 5-1 病因**
> 本例患儿胎龄为 30$^{+2}$ 周，系早产儿，肺发育不良，Ⅱ型肺泡细胞功能不成熟，生成表面活性物质少是导致肺泡塌陷，出现呼吸困难的重要原因。

【临床表现】 多数在生后 2～6h（严重者生后）出现进行性加重的呼吸窘迫，表现为呼吸急促（＞60 次/分）、发绀、鼻扇、吸气性三凹征和明显的呼气呻吟，其中呼气呻吟可以是其最早的表现。严重时呼吸浅表、呼吸节律不整、呼吸暂停及四肢松弛，可并发 PPHN 等，反复呼吸暂停是病情恶化的早期表现。查体可见胸廓扁平，因潮气量小听诊呼吸音减低，肺泡有渗出时可闻及细湿啰音。恢复期常出现动脉导管开放，表现为喂养困难，呼吸暂停，水冲脉，心率增快或减慢，心前区搏动增强，胸骨左缘第 2 肋间可听到收缩期或连续性杂音，严重者可出现心力衰竭。生后第 2～3 日病情严重，72h 后明显好转。并发颅内出血及肺炎者病程较长。如出生 12h 后出现呼吸窘迫，一般不考虑本病。

> **案例 5-1 临床表现**
> 本病例患儿在生后 3h 即出现进行性加重的呼吸困难伴呼气呻吟，吸氧后不缓解。且查体可见呼气呻吟，伴吸气性三凹征，口唇发绀，四肢末端发绀，双肺呼吸音降低，深吸气肺底闻及少许细湿啰音，符合新生儿呼吸窘迫综合征的临床表现。

【辅助检查】

**1. 肺成熟度的检查**

（1）泡沫试验（foam stability test）：取患儿胃液 1ml 加 95% 乙醇 1ml，振荡 15s，静置 15min 后沿管壁有多层泡沫可除外 RDS，无泡沫可考虑为 RDS，两者之间为可疑。其原理为 PS 利于泡沫的形成和稳定，而乙醇则起抑制作用。

（2）PS 测定：羊水或患儿气管吸引物中卵磷脂/鞘磷脂≥2 提示"肺成熟"，1.5～2 可疑，＜1.5 提示"肺未成熟"；PS 中其他磷脂成分的测定也有助于诊断。

**2. X 线检查** 胸片表现具有特征性，对 RDS 诊断非常重要，有如下改变：

（1）毛玻璃样（ground glass）改变：两肺呈普遍性透亮度降低，可见弥漫性均匀一致的细颗粒网状影。

（2）支气管充气征（bronchogram）：在普遍性肺泡不张（白色）的背景下，可见清晰的充气的支气管（黑色）呈树枝状。

（3）白肺（white lung）：严重时整个肺野呈白色，肺肝界及肺心界均消失。动态拍摄 X 线胸片有助于诊断及治疗。

**3. 血气分析** 是最常用的检测方法，pH 和 $PaO_2$ 降低，$PaCO_2$ 增高，碳酸氢根浓度降低提示伴混合性酸中毒。

**4. 超声波检查** 彩色多普勒超声可确定动脉导管开放和 PPHN 诊断，亦有助于 RDS 与湿肺相鉴别。

> **案例 5-1 辅助检查**
> 本病例患儿胸部 X 线片提示双肺透亮度减低，表示肺泡已塌陷，肺泡充气不良，导致气体交换功能障碍，出现血氧饱和度下降。

【鉴别诊断】

**1. 新生儿湿肺**（暂时性呼吸增快） 多见于足月儿或剖宫产儿，系肺淋巴和（或）静脉吸收肺液功能暂时低下，使其积留于淋巴管、静脉、间质、叶间胸膜和肺泡等处，影响气体交换所致，出生后数小时内出现呼吸增快（＞80 次/分），但一般状态及反应较好，重者也可有发绀及呻吟等表现。随着肺液被逐渐吸收，呼吸困难逐渐好转，一般 2～3 日症状缓解消失，因此为自限性疾病。听诊呼吸音减低，可有湿啰音。X 线胸片显示肺气肿、肺门纹理增粗和斑点状云雾影，常见毛发线征（叶间积液）。对症治疗即可。

**2. B 组链球菌肺炎** B 组链球菌肺炎（group B streptococcal pneumonia）是由 B 组链球菌败血症所致的宫内感染性肺炎，临床及 X 线胸片表现与本病难以区别。鉴别点：母亲妊娠晚期有感染、羊膜早破或羊水有臭味史；母血或宫颈拭子培养有 B 组链球菌生长；患儿外周血常规、C 反应蛋白、血培养也可提示感染；抗生素治疗有效；机械通气时所需参数较低；病程与 RDS 不同。

**3. 膈疝** 膈疝（diaphragmatic hernia）表现为阵发性呼吸急促及发绀。腹部凹陷，患侧胸部呼吸音减弱甚至消失，可闻及肠鸣音；X线胸片可见患侧胸部有充气的肠曲或胃泡影及不张，纵隔向对侧移位。部分病例在产前即可被胎儿超声所诊断。

**4. 吸入性肺炎** 以足月儿、过期产儿多见，有窒息史，复苏后立即出现呼吸困难、呻吟，但不呈进行性发展。胃液振荡试验（+），X线胸片有不规则的斑片状影，肺气肿明显。

---

**案例 5-1 诊断**

1. 早产儿，起病急，病程短。

2. $30^{+2}$ 周因羊水过少行剖宫产，产时无窒息，但生后3h即出现进行性加重的呼吸困难伴呼气呻吟，吸氧后不缓解。母亲孕期无特殊。

3. 查体：早产儿貌，反应差，呼吸表浅，呼气呻吟，伴吸气性三四征，口唇发绀，四肢末端发绀，双肺呼吸音降低，深吸气肺底闻及少许细湿啰音。

4. X线胸片：双肺透亮度减低；血氧饱和度下降。

诊断：新生儿呼吸窘迫综合征。

---

**【治疗】** 治疗原则：保证通换气功能正常；维持最佳的内环境稳定和组织代谢，等待自身表面活性物质产生增加；维持循环稳定，防止异常分流；表面活性物质的替代治疗。

**1. 一般治疗** ①保温和纠正酸中毒：表面活性物质合成系统对寒冷、缺氧和酸中毒极为敏感，因此，保暖和纠正酸中毒十分重要。应将患儿放置在自控式暖箱内或辐射式抢救台上，保持皮肤温度在36.5℃，同时纠正酸中毒。监测体温、呼吸、心率、血压和血气等。②保证液体和营养供应：第1日5%或10%葡萄糖溶液 $65\sim75ml/(kg\cdot d)$，以后逐渐增加到 $120\sim150ml/(kg\cdot d)$，并补充电解质，液体量不宜过多，以免导致动脉导管开放，严重者发生肺水肿。③抗生素：根据肺内继发感染的病原菌（细菌培养和药敏试验）应用相应抗生素治疗，建议常规应用。

**2. 关闭动脉导管** ①限制液量，并给予利尿剂。②如仍不关闭者，可静脉注射吲哚美辛，剂量为每次0.2mg/kg，首次用药后12h、36h再各用1次，共3次。机制：前列腺素E是胎儿及生后初期维持动脉导管开放的重要物质，吲哚美辛作为前列腺素合成酶抑制剂可减少前列腺素E的合成，有助于导管关闭。由于吲哚美辛可导致肾、胃肠道的损害，现有学者主张使用布洛芬，首剂10mg/kg，然后5mg/kg，每24h用1次，共2次，既可关闭动脉导管，又可避免吲哚美辛的副作用。③用药无效时可考虑手术结扎。

**3. 呼吸管理**

（1）持续气道正压通气（CPAP）：一旦怀疑NRDS，即使临床症状不重，也要尽早采用持续气道正压，其目的是使有自主呼吸的患儿在整个呼吸周期中都接受高于大气压的气体，以增加功能残气量（functional residual capacity），防止呼气时肺泡萎陷，提高氧合及减少肺内分流；初始选择压力为 $4\sim6cmH_2O$。

（2）常频机械通气：① $FiO_2=0.6$ 时，$PaO_2 < 6.7kPa$（50mmHg）或 $TcSO_2 < 85\%$（发绀型先天性心脏病除外）；② $PaCO_2 > 9.3kPa$（70mmHg）伴 $pH < 7.25$；③严重或药物治疗无效的呼吸暂停。具备3项中任何1项者即可行CMV。

近年来研究表明：当CMV治疗难以奏效时，改用高频振荡呼吸机，可减少常频呼吸机的副作用，取得较好疗效。

**4. 肺表面活性物质替代疗法** 这是对因治疗，采用天然提取或人工合成的肺表面活性物质，目前已常规用于预防或治疗NRDS。强调给药时间越早越好，一旦出现呼吸困难、呻吟，立即给药，这样可明显降低NRDS病死率及气胸发生率，同时可改善肺顺应性和通换气功能，降低呼吸机参数。

（1）临床常用的肺表面活性物质（pulmonary surfactant），包括：①天然物质，有固尔苏（猪肺提取物）和Infasurf（牛肺提取物）；②半合成物质，如Survanta，从牛肺中提取，脱脂后加入棕榈酸、卵磷脂、甘油三酯而制成，内含表面活性物质结合蛋白B和表面活性物质结合蛋白C；③人工合成物质，如Exosurf，含有二棕榈酰磷脂酰胆碱（DPPC）、十六烷醇和四丁酚醛，前者起表面活性作用，后两者可改善PS在肺泡表面的分布。还有人造肺扩张剂（artificial lung expanding compound，ALEC）等。

（2）使用方法：对于胎龄较小和出生体重较轻的早产儿，出生后立即预防性给予；一旦确诊，立即给予。一次给药量为 $100\sim200mg/kg$，经气管插管缓慢均匀注入肺内，然后拔管给予CPAP，称为INSURE技术（气管插管—使用PS—拔管使用CPAP）。目前已开展微创技术使用PS，即使用细的导管置入气管内，在不间断鼻塞CPAP下，缓慢注入PS。对于部分病情进展的患儿，需要给予第2剂或3剂。

---

**案例 5-1 处方及医生指导**

1. 置于抢救台或暖箱内，加强保暖，保持皮肤温度在36.5℃。

2. 保持呼吸道通畅，监测各项生命体征。

3. INSURE技术：气管插管，使用肺表面活性物质（如固尔苏等），拔管，采用CPAP给氧，保持 $PaO_2$ 在 $6.7\sim9.3kPa$（$50\sim70mmHg$），经皮血氧饱和度以85%～93%为宜；若CPAP压力为8cmH_2O（0.78kPa）、$FiO_2=0.6$ 时，$PaO_2 < 6.7kPa$（50mmHg）或 $TcSO_2 < 85\%$，采用机械通气治疗。

4. 关闭动脉导管：患儿心脏有杂音，提示可能存在动脉导管未闭，应严格限制入液量，并给予利尿剂；如仍不关闭者，可静脉注射吲哚美辛，剂量为每次 0.2mg/kg，首次用药后 12h、36h 再各用 1 次，共 3 次。

【预防】　做好孕期保健，预防早产；对妊娠不足 39 周者，如没有明确指征，不建议行择期剖宫产术；对孕 24～34 周需提前分娩或有早产迹象的胎儿，出生 48h 前给孕母肌内注射地塞米松或倍他米松，可明显降低 NRDS 的发生或减轻症状，临床上多在分娩前 1 周应用。对胎龄 24～34 周的早产儿，力争出生后 30min 内常规应用肺表面活性物质。

**案例 5-1　预防**

本病例患儿母亲若能于其出生前使用激素，可以促使患儿肺泡Ⅱ型细胞的成熟，使表面活性物质分泌增多或待患儿自主呼吸建立后，尽早使用表面活性物质，使肺泡表面张力降低，从而维持肺泡的稳定，预防 NRDS 的发生。

# 第 8 节　新生儿感染性肺炎

**案例 5-2**

患儿，男，15 日，因口吐白沫伴面色发绀 3 日入院。患儿自 3 日前开始出现口吐白沫，面色发绀伴气促，烦躁不安，无明显发热，无咳嗽、腹泻及惊厥等，在外未行特殊治疗，今来本院就诊。

患儿系第 1 胎第 1 产，足月顺产，生后无窒息，一直母乳喂养，未添加辅食。患儿母亲 4 日前有轻度咳嗽、流涕等病史，至今未愈。

体格检查：T 37.4 ℃，P 156 次 / 分，R 65 次 / 分，体重 3.3kg。足月新生儿貌，反应尚可，呼吸稍快，鼻翼扇动，点头呼吸，口周发绀，可见吸气性三凹征。前囟 1.5cm×1.5cm，平软，巩膜无黄染。口唇发绀，颈软，吸气性三凹征明显，双肺呼吸音粗，双肺可闻及中细湿啰音。心率 156 次 / 分，律齐，规整，未闻及杂音，腹软，肝脾肋下未扪及。四肢肌张力正常，指（趾）甲发绀明显。

实验室检查：血常规 WBC 13.2×10⁹/L，RBC 4.80×10¹²/L，PLT 27×10⁹/L，L 64%，N 36%。胸部平片：双肺纹理增多、增粗，可见点片状阴影。

思考题：

1. 本病例的诊断及诊断依据是什么？

2. 如何进行治疗？

3. 若要明确病因，还需做哪些检查？

感染性肺炎（infectious pneumonia）是新生儿常见疾病，也是引起新生儿死亡的重要原因，病死率可达 5%～20%。可发生在产前、产时或产后，由细菌、病毒、霉菌等不同病原体引起。

【病因】

**1. 产前感染性肺炎**　又称先天性肺炎。感染途径如下。①上行感染：胎膜早破，细菌如大肠埃希菌、克雷伯菌、李斯特菌、B 组 β 溶血性链球菌或原虫（弓形体）、支原体等从阴道上行感染污染羊水，导致胎儿感染。早破时间越长，感染的概率越高。②血行感染：病原体由母体通过胎盘至胎儿循环然后到达肺，一般以病毒为主，如巨细胞病毒、风疹病毒、水痘病毒、单纯疱疹病毒、柯萨奇病毒等，也可由李斯特菌、肺炎球菌、梅毒螺旋体、弓形体引起。

**2. 产时感染性肺炎**　①胎膜早破者胎儿在娩出过程中；②产程延长时胎膜通透性增高，产道内细菌可通过未破的胎膜上行污染羊水后再感染胎儿；③胎儿吸入了产道中污染的血性分泌物而发生肺炎。病原体有细菌、沙眼衣原体、巨细胞病毒、单纯疱疹病毒。早产、滞产、产道检查更易诱发感染。

**3. 产后感染性肺炎**　①呼吸道感染：病原体经飞沫传播，由上呼吸道向下至肺，亦可为鼻腔内原有病原菌在抵抗力降低时（如受凉、上呼吸道感染后）下行引起感染；②血行感染：病原经血液循环至肺所致；③医源性感染：吸痰器、雾化器、气管插管等消毒不严。使用呼吸机患儿较易患铜绿假单胞菌肺炎；使用广谱抗生素过久者易发生白念珠菌肺炎等。

**案例 5-2　病因**

本病例母亲有上呼吸道感染，与患儿密切接触，导致交叉感染是重要的发病原因。

【临床表现和实验室检查】

**1. 产前感染性肺炎**

（1）临床表现：发病较早，多在 24h 内发病。上行感染则以呼吸快、呻吟等表现为主，肺部听诊可发现呼吸音粗、减低或啰音等，尸解时肺内有胎毛、胎脂及角化上皮细胞等羊水内容物。血行感染者黄疸、肝脾肿大、视网膜脉络膜炎、脑膜脑炎等多系统受累表现常较肺炎表现更明显。这是因为胎儿双肺处于压缩状态，肺动脉血流仅少量入肺，大部分血流经动脉导管进入主动脉。血行感染主要为间质性肺炎，故肺部体征不明显。

（2）X 线表现：出生后第一天肺部 X 线检查可无改变，随访中出现病灶：①以间质性肺炎为主；②双肺满布小片状或线状模糊影，从肺门向周围呈扇形扩展；③支气管壁增厚；④有时呈颗粒影伴支气管充气影及肺气肿，肋间肺膨出。

（3）实验室检查：脐血 IgM 可＞200～300mg/L，或特异性 IgM 增高则有诊断价值。

**2. 产时感染性肺炎** 发病需经过潜伏期再发病，一般在出生后数日至数周发病，如衣原体感染在生后 3~12 周、细菌感染在生后 3~5 日、Ⅱ型疱疹病毒感染多在生后 5~10 日发病。实验室检查：生后胃液涂片找白细胞和病原体，或取标本、气管分泌物等进行涂片、培养和对流免疫电泳等检查有助于病原学诊断。

**3. 产后感染性肺炎** 可先有上呼吸道感染，亦可以肺炎起病。常见呼吸浅速、鼻翼扇动、发绀、点头呼吸、口吐白沫、吸气性三凹征。肺部体征早期可不明显，病程中可出现湿啰音。呼吸道合胞病毒感染可表现为喘息，肺部听诊可闻及哮鸣音。病原体主要包括细菌和病毒，细菌以金黄色葡萄球菌、大肠埃希菌为主；病毒以呼吸道合胞病毒、腺病毒等为主。X 线常表现为两肺门旁及内袋肺野间质索条影。实验室检查：鼻咽部分泌物细菌培养、病毒分离和荧光抗体、血清特异性抗体有助于病原学诊断。金黄色葡萄球菌性肺炎易合并脓气胸，X 线检查可见肺大疱。

---

**案例 5-2 诊断**

1. 晚期新生儿，起病急，病程短。
2. 病前有呼吸道感染接触史。
3. 主要临床表现：口吐泡沫伴面色发绀，吸气性三凹征，肺部听诊有中细湿啰音。
4. 胸部平片：双肺纹理增多、增粗，可见点片状阴影。

诊断：新生儿感染性肺炎。

---

**【治疗】**

**1. 呼吸道管理** 雾化吸入，体位引流，翻身，拍背，吸痰，保持呼吸道通畅。

**2. 给氧** 有低氧血症时可用鼻导管、头罩给氧。当肺炎伴Ⅰ型呼吸衰竭时用持续气道正压通气（CPAP）给氧，病情严重或Ⅱ型呼吸衰竭者给予器官插管和机械通气。

**3. 抗感染治疗** 细菌感染者选用抗生素；李斯特菌可用氨苄西林；衣原体感染首选红霉素；单纯疱疹病毒感染可用阿昔洛韦；巨细胞病毒感染选用更昔洛韦。

**4. 支持疗法** 纠正循环障碍和水、电解质、酸碱失衡，控制输液量和速度，每日液量为 60~100ml/kg。保证能量和营养供给，静脉输注血浆、白蛋白和免疫球蛋白。

---

**案例 5-2 处方及医生指导**

1. 吸痰给氧，保持呼吸道通畅。
2. 监护各项生命体征。
3. 痰培养和（或）血清病原特异性抗体检测以明确病原。
4. 针对病原抗感染治疗。
5. 支持疗法：注意水、电解质、酸碱平衡。必要时输注丙种球蛋白等。

---

# 第 9 节　胎粪吸入综合征

---

**案例 5-3**

患儿，女，17h，因生后气促伴面色发绀 17h 入院。患儿系 $G_1P_1$，孕 43 周，阴道娩出，产时不哭，羊水Ⅲ度污染，清理呼吸道有胎粪样物质，经复苏后 10min 才哭出声，但生后一直呼吸急促，面色发绀，反应差，急送本院新生儿科。母孕期曾有"胎心减慢"的病史。

查体：T 35℃，R 72 次 / 分，HR 152 次 / 分，体重 2.5kg，过期产儿貌，反应差，神志不清，全身皮肤发绀，有胎粪污染，头颅、五官无畸形，前囟 2cm×2cm 大小，张力高，呼吸促，鼻翼扇动，三凹征明显，胸廓饱满，双肺呼吸音粗，可闻及痰响和中细湿啰音，心音低，节律齐，腹稍膨隆，脐部包扎，无渗血，肠鸣音正常，肛门外生殖器无异常，四肢、指（趾）甲黄染，肌张力高，原始反射不能引出。

实验室检查：血常规 Hb 17g/L；RBC $5.8×10^{12}$/L；WBC $16×10^9$/L；N 60%；L 40%；PLT $130×10^9$/L。胸片：两肺呈分布不均的斑片状阴影，可见肺气肿征。血气分析：血 pH 7.0，$PaO_2$ 50mmHg，$PaCO_2$ 70mmHg；头颅 CT（入院后第 4 日）示：皮质、髓质分界不清，皮质内广泛片状低密度影。CT 值≤18Hu。

思考题：

1. 本病例的诊断和诊断依据是什么？
2. 应与哪些疾病相鉴别？
3. 如何进行治疗？

---

胎粪吸入综合征（meconium aspiration syndrome，MAS）是一种严重的新生儿呼吸系统疾病，是指胎儿在宫内或娩出过程中吸入混有胎粪的羊水后发生的呼吸道和肺泡机械性阻塞、化学性炎症，临床上以呼吸窘迫为主，同时伴有其他脏器受损，多见于足月儿或过期产儿。MAS 发生率为 1%~3%，死亡率高达 25%。

**【病因和病理生理】** 胎儿在宫内或分娩过程中出现缺氧，其肠系膜血管痉挛，使肠蠕动增加和肛门括约肌松弛而排出胎粪。同时在缺氧时胎儿出现喘息性呼吸，将混有胎粪的羊水吸入气管和肺内，出现如下改变。

**1. 机械性阻塞** 其结果如下，①肺不张：部分肺泡因其小气道被较大胎粪完全阻塞，远端肺泡内气体吸收引起肺不张，导致肺内右向左分流，发生低氧血症。②肺气肿：黏稠度低的胎粪不完全阻塞小气道，形成"活瓣"，吸气时小气道扩张，气体进入肺泡，呼气时因小气道阻塞，肺泡内的气体不能完全呼出，形成肺气肿，使肺泡通气量下降，引起 $CO_2$ 潴留；如肺泡破裂则可发生间质气肿、纵隔气肿或气胸。

**2. 化学性炎症** 多发生在胎粪吸入后 12~24h；胎粪（主要是其中的胆盐）可刺激局部支气管和肺泡上皮引起化学性炎症，导致弥散和通气功能障碍，从而加重低氧血症和高碳酸血症。近年研究显示，胎粪吸入后可以导致肺部出现广泛的免疫炎症改变，表现为大量的中性粒细胞浸润，同时 TNF-α、IL-1、IL-2、IL-6、IL-8 等炎症细胞因子产生，这些改变也与 MAS 的发生发展密切相关。

**3. 肺动脉高压** 由于严重缺氧和混合性酸中毒导致肺血管痉挛，出现肺动脉高压，右心压力增高，卵圆孔和（或）动脉导管重新开放，在心脏水平出现右向左分流，进一步加重低氧血症和混合性酸中毒，形成恶性循环，称为新生儿持续性肺动脉高压（持续胎儿循环）。此外，还可导致脑、心、肾等其他器官的损害。

**4. 其他** 胎粪可使肺表面活性蛋白灭活，使肺泡 SP-A 及 SP-B 的产生减少，导致肺顺应性降低，肺泡萎陷进一步加重肺泡的通气和换气功能障碍。

> **案例 5-3 病因**
> 　　本病例患儿为过期产，产前有"胎心减慢"，产时羊水Ⅲ度污染，提示宫内缺氧，导致胎粪排入羊水是发病的重要原因。

【临床表现】 多为足月儿或过期产儿，有宫内窘迫或出生窒息，皮肤、指（趾）甲、脐窝常被黄染，气管内可吸入含有胎粪的羊水。出生后不久或复苏后立即出现呼吸困难，表现为气促、呻吟、发绀和三凹征。查体可见胸廓饱满，呼吸音减低或有啰音。若呼吸困难突然加重和一侧呼吸音明显减低，应怀疑发生气胸。如出现吸氧（氧浓度>60%）难以改变的发绀或发绀与肺部体征不平行，要怀疑并发了持续性肺动脉高压（持续胎儿循环），此时在胸骨左缘可闻及收缩期杂音，严重者可出现休克和心力衰竭。

严重肺疾病和先天性心脏病均可出现发绀，临床上可作如下鉴别。①高氧试验：吸入纯氧 15min，如血氧饱和度或 $PaO_2$ 明显上升，提示肺部疾病；②高氧-通气试验：经气管插管，以 60~80 次/分的频率纯氧通气 10~15min，若 $PaO_2$ 升高>30mmHg 或血氧饱和度升高>8%，提示持续性肺动脉高压；③动脉导管前、后血氧分压差：测定动脉导管前（右桡动脉或颞动脉）和动脉导管后（脐动脉或下肢动脉）的 $PaO_2$ 或血氧饱和度，如 $PaO_2$ 差值>15mmHg 或血氧饱和度差值>10%，表明存在动脉导管水平分流的持续性肺动脉高压，但卵圆孔水平分流的持续性肺动脉高压无明显差异。

严重 MAS 可并发缺氧缺血性脑病、红细胞增多症、低血糖、低钙血症、多器官功能障碍及肺出血等。

> **案例 5-3 临床表现**
> 　　本病例患儿产时不哭，羊水Ⅲ度污染，清理呼吸道有胎粪样物质，复苏后 10min 才哭出声，说明存在围生期窒息；生后一直呼吸急促，面色发绀，反应差。查体可见过期产儿貌，反应差，神志不清，全身皮肤发绀，有胎粪污染，呼吸促，鼻翼扇动，三凹征明显，胸廓饱满，双肺呼吸音粗，可闻及痰响和中细湿啰音，四肢、指（趾）甲黄染，符合胎粪吸入综合征的临床表现；出现前囟张力高、肌张力高，原始反射不能引出，说明合并了神经系统损害。

【辅助检查】

（1）血常规和血生化（血糖、血钙）等检查。

（2）气管吸引物培养及血培养。

（3）血气分析：可出现 $PaO_2$ 低，呼吸性、代谢性或混合性酸中毒。

（4）X 线检查可见肺气肿、肺不张和弥漫性浸润影，可出现纵隔气肿、气胸。

（5）彩色多普勒超声检查：可出现肺动脉高压或卵圆孔和（或）动脉导管的右向左分流。

> **案例 5-3 诊断**
> 　　1. 过期产新生儿，起病急，病程短。
> 　　2. 产前有"胎心减慢"，即宫内缺氧的表现。
> 　　3. 临床表现为出生时气道内吸出胎粪样物质，生后一直呼吸急促，面色发绀，反应差。
> 　　4. 查体：过期产儿貌，反应差，神志不清，全身皮肤发绀，有胎粪污染，前囟张力高，呼吸促，鼻翼扇动，三凹征明显，胸廓饱满，双肺呼吸音粗，可闻及痰响和中细湿啰音，四肢、指（趾）甲黄染，肌张力高，原始反射不能引出。
> 　　5. 辅助检查：两肺呈分布不均的斑片状阴影，有肺气肿征。血 pH 降低，$PaO_2$ 降低，$PaCO_2$ 升高；头颅 CT 异常。
> 　　诊断：新生儿窒息，新生儿胎粪吸入综合征，新生儿缺氧缺血性脑病。

【治疗】 治疗原则：①供氧以保持轻度高氧血症；②改善气道通畅，采用肺部湿化、吸引和引流；③预防继发感染；④严密呼吸、心率和血气指标。

治疗方法如下：

**1. 清理呼吸道** 当有胎粪污染的羊水出现时，在胎儿的头、面娩出后即进行头面、鼻腔的清理。对病情较重且生后数小时内的 MAS 患儿，均应常规行气管插管吸净胎粪，如果胎粪黏稠，可用生理盐水灌洗气道。

**2. 支持治疗** ①维持血气：清理呼吸道后立即给予高浓度氧，维持 $PaO_2$ 为 50～80mmHg，经皮血氧饱和度（$TcSO_2$）为 90%～95%，以防止反复低氧血症导致肺动脉痉挛，发生肺动脉高压。在保持气道通畅、提供氧疗的条件下，剩余碱（BE）负值>6，需应用碱性药。若血 pH <7.2，$PaO_2$ <50mmHg，$PaCO_2$ >60mmHg，应进行机械通气。对重度 MAS 患儿常频通气无效或已经发生气漏时，可改用高频通气。若上述治疗无效，可采用体外膜氧合（ECMO）治疗。

**3. 肺动脉高压的治疗**　病因治疗尤为重要。①碱化血液：通过快频率（>60 次 / 分）机械通气，维持 pH 7.45～7.55，$PaO_2$ 80～100mmHg 或 $TcSO_2$ 为 95%～98%，$PaCO_2$ 30～50mmHg，使血液碱化，可降低肺动脉高压。②血管扩张剂：在纠正酸中毒的基础上，静脉注射妥拉唑林 1mg/kg，可降低肺动脉高压，出现皮肤发红，$PaO_2$ 上升 15mmHg 说明有效，然后每小时静脉滴注 1～2mg/kg，当 $PaO_2$ 上升到 70mmHg 时停用，有导致体循环低血压、胃肠道出血等副作用。此外，磷酸二酯酶抑制剂，如西地那非、米力农等，可选择性扩张肺血管，对肺动脉高压的治疗取得了一定的疗效。③一氧化氮吸入（inhaled nitric oxide，iNO）：NO 是血管内皮细胞产生的舒张因子，可导致肺动脉压力下降，而对动脉血压无影响。若联合高频振荡通气，效果更佳。

**4. 肺表面活性物质（PS）治疗**　由于本病继发性 PS 失活，近年来证实，补充外源性 PS 对改善肺顺应性及氧合有效，可用于严重的 MAS，如联合高频通气、iNO 效果更佳，但确切结论仍有待于 RCT 进一步证实。

**5. 其他治疗**　①气漏的治疗：并发气胸时应抽气，必要时进行胸腔闭式引流；纵隔气肿者，可从胸骨旁第 2、3 肋间抽气减压；②限制液体入量，因本病可合并脑水肿、心力衰竭等；③适当使用抗生素：对于继发细菌感染者可根据气管分泌物培养情况选择抗生素。

---

**案例 5-3　处方及医生指导**

1. 清理呼吸道，采用生理盐水进行肺泡灌洗，以保持呼吸道通畅。

2. 采用高浓度氧维持 $PaO_2$ 为 50～80mmHg，$TcSO_2$ 为 90%～95%；必要时使用机械通气。

3. 调整输糖的量和速度，保持血糖的稳定。

4. 采用多巴胺和多巴酚丁胺保持循环和血压的稳定。

5. 采用甘露醇降低颅内压。

6. 针对病原进行抗感染治疗。

7. 支持疗法：注意水、电解质、酸碱平衡。

---

**【预防】** 重点在于积极防治胎儿宫内窒迫和尽量避免过期产；出生时如发现羊水混有胎粪，应在患儿开始呼吸前进行气管插管，吸净气管内胎粪。严禁使用尼可刹米、洛贝林等呼吸兴奋剂。

# 第 10 节　新生儿出血病

---

**案例 5-4**

患儿，男，3 日，因呕血、便血 1 日入院。患儿系第 1 胎第 1 产，足月顺产，生后 Apgar 评分 1min、5min、10min 均可，母乳喂养。于生后第 2 日出现呕血，为暗红色血块，约 5h 后出现柏油样大便 2 次，约 20ml。病后吃奶尚好，尿色稍黄，尿量不少，精神较前差，面色苍白，无发热及抽搐，哭声欠响亮，院外未经任何治疗，以"消化道出血原因待查"收入院。其母孕期身体健康，否认任何用药史及重要疾病史。家族中无血友病等出血性疾病史。

体格检查：T 36.6 ℃，P 152 次 / 分，R 60 次 / 分，体重 3.0kg。足月儿貌，贫血貌，反应差，躯干等处皮肤未见出血点，头颅、五官无畸形，头发分条可，前囟 1.5cm×1.5cm，平软，面色及甲床苍白，口腔黏膜未见异常，颈软，胸廓无畸形，双肺呼吸音粗，未闻及啰音，心率 152 次 / 分，律齐，心音有力，无杂音。腹平软，肝肋下 1cm，质软，脾未触及。脐部无渗血、渗液，脐带未脱，肠鸣音存在，脊柱及四肢无畸形，生理反射存在，病理反射未引出。

实验室检查：血常规 Hb 105g/L；RBC $3.20×10^{12}$/L；WBC $15.8×10^9$/L；N 58%；L 42%；PLT $234×10^9$/L。试管法：20min 不凝血。

思考题：

1. 本病的诊断和诊断依据是什么？

2. 其发病的原因是什么？

3. 应与哪些疾病进行鉴别？

4. 如何进行治疗和预防？

---

新生儿出血病（hemorrhagic disease of newborn，HDN）是由维生素 K 缺乏导致体内某些维生素 K 依赖的凝血因子活力低下而致的自限性出血性疾病。对初生婴儿常规注射维生素 $K_1$ 后，此病发病率已明显下降。

**【病因和发病机制】**

（1）母亲维生素 K 通过胎盘量较少，仅为 1/10 的量，胎儿肝内储存量低。

（2）新生儿出生时肠道无细菌，维生素 K 的合成少。

（3）母乳中维生素 K 含量低，仅为 15μg/L（牛乳为 60μg/L），故母乳喂养的初生儿多见该病。

（4）有先天性肝胆疾病或慢性腹泻者，影响肠黏膜对维生素 K 的吸收。

（5）母亲在孕期曾使用抑制维生素 K 代谢的药物。

由于Ⅱ、Ⅶ、Ⅸ、Ⅹ等凝血因子在肝微粒体合成过程中需要维生素 K 的参与，这些凝血因子前体蛋白的谷氨酸残基才能 γ-羧基化，羧基型蛋白具有更多的钙离子结合位点，才具有凝血的生物活性。因此，维生素 K 缺乏时，维生素 K 依赖因子不能羧化，这些蛋白质不能参与凝血过程而致出血。

> **案例 5-4　病因**
> 本病例患儿为纯母乳喂养儿，母乳中维生素 K 缺乏；在新生儿早期，肠道细菌少，且母乳喂养时肠道中细菌以乳酸杆菌为主，产生维生素 K 少是其发病的重要原因。

【临床表现】　本病可分为早发型、经典型和晚发型。

**1. 早发型**　在生后 24h 内发病，常见于孕母使用影响维生素 K 代谢的药物，如双香豆素、抗惊厥药（苯妥钠、苯巴比妥）、抗结核药（利福平）等，可有头颅血肿、脐带残端渗血，皮肤出血、消化道出血和颅内出血等。

**2. 经典型**　生后 2～3 日发病，早产儿可迟至 2 周，常见出血部位为脐残端、胃肠道、皮肤受压及穿刺处。一般为少量或中等量出血，多为自限性，1 周后出血者极少。

**3. 晚发型**　出生 1 个月后发病，与某些因素有关，如单纯母乳喂养、长期腹泻和长期使用抗生素，肝胆疾病和母乳喂养等。颅内出血多见，其次为胃肠道出血，预后不良。

【实验室检查】　对确定维生素 K 诊断非常重要，主要检查项目包括：凝血功能、血清维生素 K 拮抗诱导的蛋白质Ⅱ（protein induced by vitamin K antagonism-Ⅱ，PIVKA-Ⅱ）和维生素 K 水平等。

**1. 凝血功能检测**　①凝血酶原时间（PT）延长及活化部分凝血活酶时间（APTT）延长。②凝血酶时间（TT）、纤维蛋白原、血小板计数在正常范围。

**2. PIVKA-Ⅱ测定**　用酶联免疫学方法或电泳法直接测定无活性的凝血酶原，在常规凝血试验未出现变化之前就可以在循环血液中检测得到，可反映机体是否存在亚临床维生素 K 缺乏。PIVKA-Ⅱ≥2μg/L 提示维生素 K 缺乏。

**3. 活性Ⅱ因子与Ⅱ因子总量比值**　<1 提示维生素 K 缺乏。

**4. 维生素 K 测定**　用高效液相色谱法直接测定血中维生素 K 含量。因需血量大，限制了其在临床中的应用。

【诊断与鉴别诊断】　根据病史、发病时间、临床表现、实验室检查及维生素 K 治疗有效即可诊断。但需与如下疾病进行鉴别。

**1. 新生儿咽下综合征**　新生儿在分娩过程中咽下母血，生后不久出现呕血和（或）便血。鉴别点为：①患儿无贫血，凝血机制正常，洗胃后呕吐停止；②碱变性试验（APT 试验）：将 1 份呕吐物加 5 份水，离心 10min，取上清液 4ml，加 1% 氢氧化钠溶液 1ml，液体变为棕色为母血，不变色为患儿血。

**2. 新生儿消化道出血**　如应激性溃疡、胃穿孔、坏死性小肠结肠炎等，常有诱发因素如窒息缺氧、感染、喂食不当或使用激素等，可见腹胀、腹腔内游离气体、休克等症状体征。

**3. 新生儿期其他出血性疾病**　如先天性血小板减少性紫癜有血小板减少；弥散性血管内凝血常伴有严重原发病，除 PT 及凝血时间（CT）延长外，纤维蛋白原及血小板计数降低。

> **案例 5-4　临床表现**
> 本病例诊断为新生儿自然出血症，其依据如下：
> 1. 足月儿，起病急，病程短。
> 2. 主要的临床表现为早期无明显原因呕血，为咖啡样黏液及暗红色血块，黑便，柏油样。
> 3. 母乳喂养，家族中无血友病等出血性疾病史。
> 4. 查体：贫血貌，反应欠佳。
> 5. 血常规：血红蛋白下降，试管法示凝血时间延长。

【治疗】　患儿有出血现象时，立即静脉注射维生素 K$_1$ 1mg，通常 2h 内凝血因子水平和功能上升，24h 完全纠正；严重者，可辅以新鲜全血或血浆 10～20ml/kg，以提高血浆中有活性的凝血因子；胃肠道出血时应暂禁食，静脉补充营养；止血后应根据情况适当纠正贫血。

> **案例 5-4　处方及医生指导**
> 1. 暂禁食。
> 2. 监测生命体征（血压等）。
> 3. 维生素 K$_1$ 1mg 静脉注射。
> 4. 输血 50ml 以纠正贫血。

【预防】　凡母孕期有使用抗凝剂、抗结核药等药物史，在孕末 3 个月应给予维生素 K$_1$ 10mg 肌内注射 3～5 日；纯母乳喂养者，母亲口服维生素 K$_1$ 20mg，每周 2 次。新生儿出生后立即肌内注射维生素 K$_1$ 1～2mg；如患儿需长期全静脉营养或有肝胆疾病、肠道吸收不良者，均应每周 1 次补充维生素 K$_1$ 0.5mg。

# 第 11 节　新生儿黄疸

新生儿黄疸（neonatal jaundice）是新生儿期常见的现象，为胆红素在体内积聚引起的皮肤、组织器官黄染所致。当新生儿血清总胆红素超过 5mg/dl（成人超过 2mg/dl），可出现肉眼可见的黄疸。部分高非结合胆红素血症可引起胆红素脑病（核黄疸），多留有后遗症，进而影响到患儿终身的生活质量和国家人口的素质。因此，预防胆红素脑病的发生是围生医学工作者重要且紧迫的任务。

【新生儿胆红素代谢特点】　新生儿时期黄疸之所以常见，是因为与新生儿胆红素代谢的特点有关，与成人相比，其胆红素代谢有以下特点。

**1. 生成过多**　血红蛋白、肝和其他组织中的血红素及骨髓中红细胞前体是胆红素来源的主要途径。新生儿每日生成的胆红素明显高于成人，成人每天每千克产生的胆红素为（64.6±10）µmol/L[（3.8±0.6）mg/dl]，而新生儿为（144.5±39）µmol/L[（8.5±2.3）mg/dl]，其原因是：①红细胞数量多、破坏多；②新生儿红细胞寿命短（新生儿为 70～90 天，成人为 120 天），且血红蛋白的分解速度是成人的 2 倍；③其他来源的胆红素生成多：肝和其他组织中的血红素及骨髓红细胞前体较多。

**2. 联结胆红素的能力不足**　血浆白蛋白作为胆红素的运输载体，联结胆红素后运送到肝进行代谢，与白蛋白联结的胆红素，不能透过细胞膜及血脑屏障，可防止胆红素脑病的发生。刚娩出的新生儿常有不同程度的酸中毒，可减少胆红素与白蛋白联结；早产儿胎龄越小，白蛋白含量越低，其联结胆红素的量也就越少。

**3. 肝细胞处理胆红素能力差**　①摄取胆红素的能力差：肝细胞受体蛋白缺乏（Y、Z 蛋白含量低）；②转化胆红素的能力差：肝酶系统发育不完善，尿苷二磷酸葡萄糖醛酸转移酶（UDPGT）含量和活性均低，使非结合胆红素（unconjugated bilirubin）转变为结合胆红素（conjugated bilirubin）的过程受限；③排泄胆红素的能力暂时低下：早产儿更为明显，可出现暂时性肝内胆汁淤积。

**4. 特殊的肠肝循环使肠壁吸收胆红素增加**　肠腔内具有 β-葡萄糖醛酸苷酶，可将结合胆红素转变成非结合胆红素，加之肠道内缺乏细菌，导致非结合胆红素的产生和重吸收增加。此外，胎粪含胆红素 80～100mg/dl，如排泄延迟，可使胆红素重吸收增加。当饥饿、缺氧、脱水、酸中毒、头颅血肿或颅内出血时，更易出现黄疸或使原有黄疸加重。

【新生儿黄疸分类】

**1. 生理性黄疸**　肉眼观察，足月儿中约有 50%，早产儿中约有 80% 可见黄疸。新生儿生理性黄疸是新生儿早期由于胆红素代谢的特点，血清中非结合胆红素增高到一定范围内的新生儿黄疸，是新生儿发育过程中发生的一过性胆红素血症。特点：①一般情况良好；②足月儿生后 2～3 日出现黄疸，4～5 日达高峰，5～7 日消退，最迟不超过 2 周；早产儿多于生后 3～5 日出现，5～7 日达高峰，7～9 日消退，最长可延迟到 3～4 周；③每日血清胆红素升高 <85µmol/L（5mg/dl）或每小时 <0.85µmol/L（0.5mg/dl）。④血清总胆红素值尚未超过小时胆红素曲线（Bhutani 曲线）（图 5-1）的第 95 百分位，或未达到相应日龄、胎龄及相应危险因素下的光疗干预标准（图 5-2）。

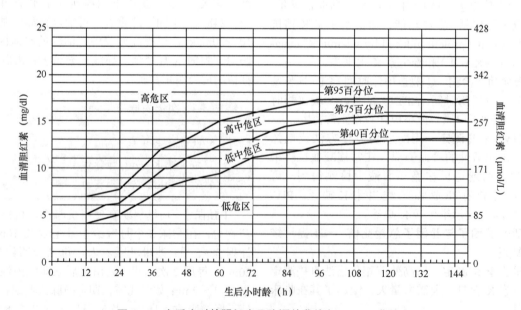

图 5-1　生后小时龄胆红素风险评估曲线（Bhutani 曲线）

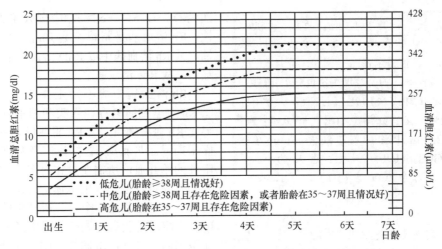

图 5-2　胎龄＞35 周新生儿不同胎龄和生后日龄的光疗标准

**2. 病理性黄疸**（pathologic jaundice）　指血清胆红素水平增高或胆红素增高性质改变，某些增高属于生理性黄疸的延续或加深。目前国际上已不再强调确定新生儿黄疸是生理性还是病理性，更重视确定黄疸的干预值。新生儿黄疸出现下列情况时需引起注意：①生后 24h 内出现黄疸，血清胆红素（TSB）＞102μmol/L（6mg/dl）；②足月儿 TSB＞220.6μmol/L（12.9mg/dl），早产儿 TSB＞255μmol/L（15mg/dl）；③血清直接胆红素＞26μmol/L（1.5mg/dl）；④ TSB 每天上升＞85μmol/L（5mg/dl）；⑤黄疸持续时间较长，超过 2～4 周或进行性加重。

病理性黄疸常见原因如下：

（1）感染性

1）新生儿肝炎：TORCH 感染，其中 T：弓形体（toxoplasma）；R：风疹病毒（rubella virus，RV）；C：巨细胞病毒（cytomegalovirus，CMV）；H：单纯疱疹病毒（herpes simplex virus，HSV）；O：others，包括先天性梅毒及其他病毒，如细小病毒 B19（parvovirus B19）、乙型肝炎病毒等。特点：因肝细胞的破坏，胆红素以直接胆红素为主，肝功能损害，肝大。

2）新生儿败血症：见本章第 18 节。

3）其他：尿路感染，先天性疟疾。

（2）非感染性

1）新生儿溶血病：见于母婴血型不合，如 ABO 或 Rh 血型不合等，我国以 ABO 溶血病多见。

2）胆道闭锁：其病因尚不清楚，可能与胆道先天性发育异常或宫内感染（病毒）所致的胆管炎、纤维化，最终导致闭锁有关。临床特点：进行性加重的黄疸；进行性肝大；进行性肝功能损害；大便颜色由黄转变为白色；生后 3 个月左右出现肝硬化，要求在 3 个月内作出诊断，否则失去手术机会。

3）母乳喂养相关性黄疸：①母乳喂养性黄疸（breast feeding jaundice），单纯母乳喂养的新生儿最初 3～5 日由于摄入母乳量不足，胎粪排出延迟，使得肠肝循环增加，导致其胆红素水平高于人工喂养的新生儿，甚至达到需要干预的水平。处理主要包括帮助母亲建立成功的母乳喂养，确保新生儿摄入足量母乳，必要时补充配方乳。②母乳性黄疸（breast milk jaundice），原因不明，现认为与母乳中 β-葡萄糖醛酸苷酶活性较高，进入患儿肠内，使肠道内非结合胆红素生成增加有关，见于母乳喂养儿，黄疸于生后 3～8 日出现，1～3 周达高峰，6～12 周消退，停喂母乳 3～5 日，黄疸明显减轻或消退有助于诊断。

4）其他：如红细胞酶缺陷，葡萄糖-6-磷酸脱氢酶（G-6-PD）、丙酮酸激酶和己糖激酶缺陷，遗传性球形红细胞增多症、遗传性椭圆形红细胞增多症、遗传性口形红细胞增多症、婴儿固缩红细胞增多症、地中海贫血、α₁-抗胰蛋白酶缺乏症、半乳糖血症、果糖不耐受症、酪氨酸血症等。

# 第 12 节　新生儿溶血病

**案例 5-5**

患儿，男，3 日，因皮肤黄染 10h 入院。患儿系第 1 胎第 1 产，胎龄 38 周，阴道自然分娩，产时无窒息，胎盘娩出完整，无脐带打结、绕颈，羊水清亮，生后已排胎便及小便。10h 前发现面色黄染，渐遍及全身，但奶量可，无发热、抽搐。母孕期无特殊，无药物史，无不规则阴道流血流液史。

体格检查：T 36℃，P 136 次/分，R 44 次/分，体重 3.2kg。足月儿貌，反应差，面部、躯干、四肢等处皮肤中度黄染，巩膜明显黄染，结膜、甲床等苍白，无出血点及瘀斑。头颅无畸形，前囟 1.5cm×1.5cm，平软，口腔黏膜未见异常。颈软，胸廓无畸形，双肺呼吸音清，无啰音。心率 136 次/分，律整，心音稍钝，心前区未闻及杂音。腹软，肝肋下 1.5cm，质软，脾肋下 1cm，质软。脐带未脱，无渗血渗液。脊柱及四肢无畸形，肌张力不高。

实验室检查：血常规 Hb 115g/L；RBC $3.5×10^{12}/L$；WBC $18.5×10^9/L$；PLT $168×10^9/L$；N 58%，L 42%，网织红细胞 10%。肝功能：血清总胆红素 220μmol/L；间接胆红素 24μmol/L；GPT 42U/L；GGT 56U/L。血型：患儿为 A 型 RhD（＋）；患儿母亲为 O 型 RhD（＋）。抗球蛋白试验（＋）。

思考题：

1. 如何鉴别新生儿黄疸？

2. 本病例的诊断和诊断依据是什么？

3. 如何进行治疗？

新生儿溶血病（hemolytic disease of newborn，HDN）又称胎儿和新生儿溶血病（hemolytic disease of fetus and newborn）是指母、子血型不合，母血中针对胎儿红细胞的血型抗体 IgG 通过胎盘进入胎儿血液循环，发生同族免疫反应而引起胎儿、新生儿的免疫性溶血，仅发生在胎儿和早期新生儿，是新生儿溶血性疾病中相当重要的原因。应用抗 D 免疫球蛋白，可使 RhD 阴性母亲分娩 RhD 阳性的新生儿时，其血型不合溶血病的发生率由 16% 下降至约 2%。

【病因和发病机制】 母、子血型不合是其根本原因，但本病发病机制涉及如下三个方面。①产生足够的血型抗体：由父亲遗传而母亲所不具有的显性胎儿红细胞血型抗原，通过胎盘进入母体，刺激母体产生相应的血型抗体；②产生的血型抗体能通过胎盘，因此必须是不完全抗体（主要是 IgG2，其为 IgG 亚类，具有较小的主动穿过胎盘屏障的能力）；③抗体使胎儿或新生儿红细胞致敏，只有红细胞致敏后才能在单核吞噬细胞系统内被破坏，引起溶血。上述三个方面缺一不可，否则不会发病。

**1. ABO 溶血** 主要发生在母亲为 O 血型而胎儿为 A 血型或 B 血型，如母亲为 AB 血型或婴儿为 O 血型时，则不发生 ABO 溶血病，因为产生的抗体为 IgM，其不能通过胎盘。由于 O 血型母亲在第一胎妊娠前，可受到自然界 A 或 B 血型物质（某些植物、寄生虫、伤寒疫苗、破伤风及白喉类毒素等）的刺激，产生抗 A 或抗 B 抗体（IgG），因此有 40%～50% 的 ABO 溶血病可发生在第一胎。胎儿红细胞抗原性强弱不同，以及血浆和组织中存在的 A、B 血型物质，可结合来自母体的抗体使血中抗体减少，因此，在母子 ABO 血型不合中，仅 20% 发生 ABO 溶血病。

**2. Rh 溶血** Rh 血型系统有 6 种抗原：D、E、C、c、d、e（d 抗原未测出，只是推测），其抗原性强弱依

次为 D＞E＞C＞c＞e，中国人绝大多数为 Rh 阳性。Rh 溶血病是指母亲为 Rh 阴性，胎儿为 Rh 阳性，故 Rh 溶血病中以 RhD 溶血病最常见；e 抗原性最弱，故 Rhe 溶血病罕见。

Rh 溶血病一般不发生在第一胎，其原因是：①Rh 血型物质只存在人类和猿的红细胞上，自然界无 Rh 血型物质。②Rh 阴性母亲首次妊娠，在妊娠末期或胎盘剥离（包括流产及刮宫）时，接触 Rh 阳性的胎儿血液所需血量相对多（＞0.5～1ml），此为初发免疫反应，产生抗体的速度慢，常历时 2 个月以上，甚至长达 6 个月，所产生的抗体常较弱且 IgM 不能通过胎盘。③母亲再次妊娠（与第一胎 Rh 血型相同），接触 Rh 阳性的胎儿血液所需血量相对少（0.05～0.1ml），此为次发免疫反应，产生抗体的速度快（几日），且为大量 IgG 抗体，该抗体通过胎盘引起胎儿溶血。但是既往输过 Rh 阳性血的 Rh 阴性母亲，其第一胎即可发病。极少数 Rh 阴性母亲虽未接触过 Rh 阳性血，但其第一胎也发生 Rh 溶血病，这可能是由于 Rh 阴性孕妇的母亲（外祖母）为 Rh 阳性，孕妇在外祖母宫内时已致敏，故其第一胎可发病（外祖母学说）。即使为抗原性最强的 RhD 血型不合者，也仅有 1/20 发病，这与母亲对胎儿红细胞 Rh 抗原的敏感性不同有关。

**案例 5-5 病因**

本病例患儿为 A 血型 RhD（＋），母亲为 O 血型 RhD（＋），存在血型不符是重要的发病原因。

【病理生理】 新生儿溶血病出现的病理生理改变如下：

新生儿溶血病→ 大量红细胞破坏→血间接胆红素升高→黄疸

↓ ↓血脑屏障

肝脾肿大←髓外造血←贫血、低蛋白血症 胆红素脑病

↓ ↓

心力衰竭→全身水肿（胎儿水肿） 神经系统后遗症

【临床表现】 症状轻重与溶血程度基本一致。总的来说，Rh 溶血病症状重，ABO 溶血病症状较轻，多数 ABO 溶血病患儿除黄疸外，无其他明显异常。

**1. 胎儿水肿** 这是最严重的临床表现。出生时已有重度贫血、贫血性心力衰竭、全身水肿、胸腔积液、腹水和肝脾肿大等，如不及时抢救，大多死亡甚至为死胎。

**2. 黄疸** 多数 ABO 溶血病在第 2～3 日出现，Rh 溶血病患儿生后 24h 内出现迅速加重的黄疸。黄疸出现越早，进展越快，病情就越重。以非结合胆红素为主，但如溶血严重造成胆汁淤积，结合胆红

素也可升高。

**3. 贫血程度与溶血程度有关**　①早期贫血：发生在出生后 7 天内，轻度溶血者脐血 Hb ＞140g/L，中度＜140g/L，重度＜80g/L 且常伴有胎儿水肿。②晚期贫血：指出生 2 周后发生明显贫血（Hb ＜80g/L）。

**4. 肝脾肿大**　为贫血引起髓外造血所致。Rh 溶血病患儿由于贫血重，肝脾肿大多见；ABO 溶血病患儿很少发生肝脾肿大。

> **案例 5-5　临床表现**
>
> 　　本病例患儿在出生 3 日内出现进行性加重的黄疸，伴有贫血，查体可见反应欠佳，面部、躯干、四肢皮肤中度黄染，巩膜明显黄染，肝脾肿大，伴贫血貌，符合本病的临床表现。

【**并发症**】　胆红素脑病（bilirubin encephalopathy），是新生儿溶血病最严重的并发症，主要见于血清胆红素（TSB）＞342μmol/L（20mg/dl）和（或）上升速度＞8.5μmol/L（0.5mg/dl）、胎龄＞35 周的新生儿，低出生体重儿在较低血清总胆红素水平如171～239μmol/L（10～14mg/dl）时，也可发生胆红素脑病，患儿多于生后 4～7 天出现症状。当非结合胆红素水平过高时，透过血脑屏障，可造成中枢神经系统障碍，如不经治疗干预，可造成永久性损害。胆红素常造成基底核、海马、下丘脑神经核和小脑神经元坏死。

胆红素脑病分为急性胆红素脑病（acute bilirubin encephalopathy，ABE）和慢性胆红素脑病（chronic bilirubin encephalopathy，CBE）。急性胆红素脑病是指生后 1 周出现的胆红素神经毒性所致的急性期中枢损害，早期表现为肌张力减低、嗜睡、哭声尖、吸吮差，而后出现肌张力增高、角弓反张、激惹、发热、惊厥甚至死亡，持续时间不超过新生儿期；慢性胆红素脑病是指出生数周以后出现的胆红素神经毒性作用所引起的永久性损害及后遗症、核黄疸。

临床将胆红素脑病分为 4 期，即警告期、痉挛期、恢复期和后遗症期，其中前 3 期称为急性胆红素脑病，第 4 期称为慢性胆红素脑病（或核黄疸）。

**1. 警告期**　表现为嗜睡、反应低下、吮吸无力、拥抱反射减弱、肌张力减低等，偶有尖叫和呕吐。持续 12～24h，上述阶段是可逆的。

**2. 痉挛期**　出现抽搐、角弓反张和发热（多与抽搐同时发生）。轻者仅有双眼凝视，重者出现肌张力增高、呼吸暂停、双手紧握、双臂伸直内旋，甚至角弓反张。此期持续 12～48h，此阶段出现肌张力增高者可发展为慢性胆红素脑病，如果紧急换血可能逆转中枢神经系统改变。

**3. 恢复期**　吃奶及反应好转，抽搐次数减少，角弓反张逐渐消失，肌张力逐渐恢复。此期约持续 2 周。

**4. 后遗症期**　核黄疸四联征：①手足徐动，经常出现不自主、无目的和不协调的动作；②眼球运动障碍，眼球向上转动障碍，形成落日眼；③听觉障碍，耳聋，对高频音失听；④牙釉质发育不良，牙呈绿色或深褐色。此外，也可留有脑瘫、智能落后、抽搐、抬头无力和流涎等后遗症。

与足月儿相比，早产儿核黄疸具有以下特点：大多数早产儿没有明显的高胆红素血症，所有患儿未见急性神经系统症状，在纠正胎龄 6 个月内出现的首要症状是张力障碍性姿势和肌张力异常，常遗留听觉障碍，称为低胆红素核黄疸（low bilirubin kernicterus）。研究发现，这些患儿虽然总胆红素不一定很高，但是游离胆红素明显增高，因此加强早产儿游离胆红素的监测显得更重要。

【**实验室检查**】

**1. 母子血型检查**　检查母子 ABO 和 Rh 血型，证实是否有血型不合。

**2. 检查有无溶血**　是否存在"三低三高"现象，即三低：红细胞计数、血细胞比容、血红蛋白降低；三高：网织红细胞比值增高（＞6%），血涂片中有核红细胞增多（＞10/100 个白细胞），血清总胆红素和非结合胆红素明显增加。

**3. 致敏红细胞和血型抗体测定**

（1）改良直接抗球蛋白试验（改良 Coombs 试验）：用"最适稀释度"的抗球蛋白血清与充分洗涤后的受检红细胞盐水悬液混合，如有红细胞凝集为阳性，表明红细胞已致敏。Rh 溶血病阳性率高而 ABO 溶血病阳性率低。该项为确诊试验。

（2）抗体释放试验（antibody release test）：将患儿血中致敏红细胞加热，使血型抗体释放于释放液中，将与患儿相同血型的成人红细胞（ABO 系统）或 O 血型标准红细胞（Rh 系统）加入释放液中致敏，再加入抗球蛋白血清，如有红细胞凝聚为阳性。这不仅能检测致敏红细胞，还能检测血型抗体的类型，是确诊试验，Rh 和 ABO 溶血病一般均为阳性。

（3）游离抗体试验（free antibody test）：在患儿血清中加入与其相同血型的成人红细胞（ABO 系统）或 O 血型标准红细胞（Rh 系统）致敏，再加入抗球蛋白血清，如有红细胞凝聚为阳性。表明血清中存在游离的 ABO 或 Rh 血型抗体，并可能与红细胞结合引起溶血。此项试验有助于估计是否继续溶血及换血后的效果，但不是确诊试验。

**4. 其他检查**

（1）脑干听觉诱发电位（BAEP）：是指起源于耳蜗听神经和脑干听觉结构的生物电反应，可作为早期预测胆红素脑病的指标。早期显示特殊波长的潜伏期延长，经治疗，胆红素降低后可恢复正常。典型的胆红素脑病的 BAEP 特征（听神经病）：潜伏期延长，波间隙延长，反应阈值增高，BAEP 无反应波者提示预后不良。

（2）头颅 MRI 扫描：MRI 的变化包括在早期阶段（出生前 3 周），$T_1$ 加权扫描（$T_1WI$）上的双侧苍白球高信号、弥散加权成像（DWI）等信号或稍高信号。其对于胆红素脑病的早期诊断具有重要价值，仅提示有较高胆红素在脑内蓄积，与预后无关，这些高信号可能在数周或数月后逐渐消失（图 5-3，图 5-4），若相应部位呈现 $T_2$ 加权高信号，即慢性胆红素脑病的 MRI 改变，提示预后不良。

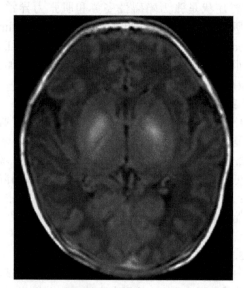

**图 5-3 胆红素脑病患儿头部 MRI 扫描（1）**
双侧苍白球的对称性 $T_1$ 高信号

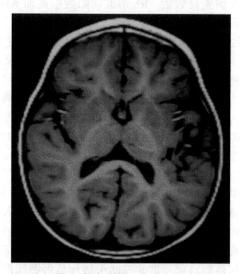

**图 5-4 胆红素脑病患儿头部 MRI 扫描（2）**
双侧苍白球的对称性 $T_1$ 高信号消失

【诊断和鉴别诊断】 凡既往有不明原因的死胎、流产、新生儿重度黄疸史的孕妇及其丈夫均应进行 ABO、Rh 血型检查，血清不合者进行孕妇血清中抗体检测。孕妇血清中 IgG 抗 A 和抗 B 抗体水平对预测是否可能发生 ABO 溶血病意义不大。Rh 血型不合

者，孕妇在妊娠 16 周时应检测血中 Rh 血型抗体并将其作为基础值，以后每 2～4 周检测一次，当抗体效价上升，提示可能发生 Rh 溶血病。在孕 28 周后还应监测羊水中胆红素水平，以了解是否发病及其程度。

新生儿期根据母子血型不合、早期出现黄疸和进行性加重，改良 Coombs 试验和抗体释放试验中有一项阳性者即可确诊。

本病需与以下疾病鉴别：

**1. 生理性黄疸** 由于 ABO 溶血病可仅表现为轻度黄疸，常与生理性黄疸混淆，可以根据血型不合、溶血三项试验来鉴别。

**2. 新生儿贫血** 双胞胎的胎-胎输血，或胎-母输血可引起新生儿贫血，但无黄疸、血型不合及溶血三项试验阳性。

**3. 先天性肾病** 有全身水肿、低蛋白血症和蛋白尿，但无病理性黄疸和肝脾肿大。

> **案例 5-5 诊断**
> 1. 足月新生儿，起病急，病程短。
> 2. 主要临床表现为出生 3 日内出现进行性加重的黄疸，伴有贫血，但无发热、出血及窒息的表现。
> 3. 母孕期无特殊，本次妊娠为第一胎。
> 4. 查体：反应欠佳，面部、躯干、四肢皮肤中度黄染，巩膜明显黄染，肝脾肿大，伴贫血貌。
> 5. 实验室检查：血红蛋白及红细胞计数减低，网织红细胞比值增高，母子血型不合。抗球蛋白试验（+）。
> 诊断：新生儿 ABO 溶血病，新生儿中度贫血。

【治疗】

**1. 产前治疗** 既往有输血、死胎、流产和分娩史的 Rh 阴性孕妇，本次妊娠 Rh 抗体效价逐渐升至 1：32 或 1：64 以上，用分光光度计测定羊水胆红素增高，且羊水 L/S（磷脂酰胆碱／鞘磷脂）>2 者，提示胎肺已成熟，可考虑提前分娩。对血 Rh 抗体效价明显增高，但又不宜提前分娩的孕妇，可进行血浆置换，以换出抗体，减少胎儿溶血。对胎儿水肿或胎儿 Hb <80g/L，而肺尚未成熟者，可直接将与孕妇血清不凝集的浓缩红细胞在 B 超下注入脐血管或胎儿腹腔内，以纠正贫血。孕妇于预产期前 1～2 周口服苯巴比妥，可诱导胎儿 UDPGT 产生增加，以减轻新生儿黄疸。

**2. 新生儿期治疗** 重点是降低胆红素，防治胆红素脑病。

（1）光照疗法（光疗）：是降低血清非结合胆红素简单而有效的方法。①原理与方法：非结合胆红素在光照作用下，转变成水溶性的异构体，经胆汁和尿液排出。其中，波长 425～475nm 的蓝光最好。

绿光（波长 510～530nm）、日光灯和太阳光也有效。临床上主要的光疗设备有光疗箱、光疗灯和光疗毯等，光疗箱以单面光 160W、双面光 320W 为宜，双面光优于单面光；上、下灯管到床面的距离分别为 40cm 和 20cm。光疗强度直接影响光疗效果，通常以光疗对象表面所受到的辐射度计算，标准光疗为 8～10μW/（cm²·nm），强光疗为＞30μW/（cm²·nm）。光照时，婴儿双眼用黑色眼罩保护，以免损伤视网膜，除会阴、肛门部位用尿布遮盖外，其余均裸露，照射时间以不超过 4 日为宜。光疗主要作用于皮肤浅层组织，因此皮肤黄疸消退并不表明血清非结合胆红素正常。②指征：根据患儿胎龄、日龄、是否存在高危因素，参考光疗干预列线图（图 5-2）进行光疗。对于高危儿，如窒息、低蛋白血症、感染、酸中毒等，可放宽指征。由于早产儿血脑屏障尚未发育成熟，胆红素易进入血脑屏障，治疗应该积极，极低或超低出生体重儿可预防性给予光疗。③副作用：光疗期间可出现发热、腹泻和皮疹，但不妨碍光疗；由于蓝光可分解体内核黄素，引起核黄素减少，降低红细胞谷胱甘肽还原酶活性而加重溶血，故光疗时应补充核黄素（光疗时每日 3 次，每次 5mg；光疗后每日 1 次，连服 3 日）；光疗时可增加不显性失水，入液量要适当增加。当血清结合胆红素＞68μmol/L（4mg/dl），并且血清谷丙转氨酶和碱性磷酸酶增高

时，光疗可使皮肤呈青铜色，即青铜症，此时应停止光疗，青铜症可自行消退。

（2）药物治疗：①供给白蛋白：输白蛋白 1g/kg，以增加其与非结合胆红素的联结，减少胆红素脑病的发生。②纠正代谢性酸中毒：应用 5% 碳酸氢钠溶液提高 pH，以利于非结合胆红素与白蛋白的联结。③肝酶诱导剂，能提高 UDPGT 的生成和肝摄取非结合胆红素的能力。常应用苯巴比妥，每日 5mg/kg，分 2～3 次口服，共 4～5 日，也可加用尼可刹米，每日 100mg/kg，分 2～3 次口服，共 4～5 日。④静脉用免疫球蛋白：可阻断网状内皮系统 Fc 受体，抑制吞噬细胞破坏致敏红细胞，用法为 1g/kg，于 6～8h 内静脉滴入，早期应用临床效果较好。

（3）换血疗法（exchange transfusion）。具有下列条件之一者即应进行：①产前已明确诊断，出生时脐血总胆红素＞68μmol/L（4mg/dl），血红蛋白低于 120g/L，伴水肿、肝脾肿大和心力衰竭者；②生后 12h 内胆红素每小时上升＞12μmol/L（0.7mg/dl）者；③总胆红素已达到 342μmol/L（20mg/dl）者；④不论血清胆红素水平高低，已有胆红素脑病的早期表现者；⑤小早产儿，合并缺氧、酸中毒者或上一胎溶血严重者，应适当放宽指征。胎龄 35 周以上的新生儿可以根据患儿年龄、日龄、是否存在高位因素，参考换血干预列线图（图 5-5）进行换血。

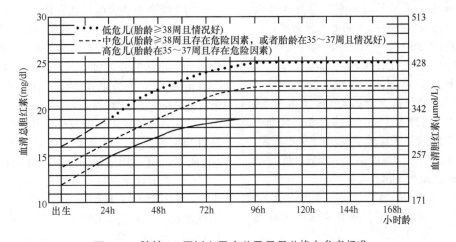

图 5-5　胎龄 35 周以上早产儿及足月儿换血参考标准

换血的作用：换出抗体和致敏红细胞，减轻溶血；换出体内过高胆红素，防止胆红素脑病的发生；纠正贫血，防止心力衰竭。

血源选择：Rh 溶血病应选用 Rh 系统与母亲同型、ABO 系统与患儿同型的血液，紧急或找不到血源时也可选用 O 型血；母 O 型、子 A 或 B 型的 ABO 溶血病，最好用 AB 型血浆和 O 型红细胞的混合血，也可用抗 A 或抗 B 效价不高的 O 型血或患儿同型血；有明显贫血和心力衰竭者，可用血浆减半的浓缩血。换血量一般为患儿血量的 2 倍（150～180ml/kg），

大约可换出 85% 的致敏红细胞和 60% 的胆红素及抗体。一般选用脐静脉或其他较大静脉进行换血，也可选用外周动、静脉进行同步换血。

（4）一般治疗：防止低血糖、低体温，纠正缺氧、贫血、水肿和心力衰竭等。禁用磺胺异噁唑和磺胺苯吡唑等药物。

**案例 5-5　处方及医生指导**

1. 监测各项生命体征和胆红素变化情况。
2. 一般治疗：维持水、电解质平衡，避免高渗液体等。

3. 入蓝光箱，光疗。

4. 大剂量丙种球蛋白治疗中和抗体：首次 1g/kg，以后每次 400mg/kg，每日 1 次，共 2～4 次。

5. 输注白蛋白，1g/kg，每日 1 次。

6. 酶诱导剂：苯巴比妥 5mg/（kg·d）。

7. 达到换血指标时进行换血治疗。

【预防】 对 RhD 阴性妇女在流产或分娩 RhD 阳性胎儿后，72h 内肌内注射抗 D 免疫球蛋白 300μg，中和进入母血的 Rh 抗原。

# 第 13 节　新生儿低钙血症

案例 5-6

患儿，男，16 日，因反复抽搐 1 日，于 2005 年 1 月 19 日 9:00 入院。

患儿系第 1 胎第 1 产，胎龄 39 周，顺产儿，出生体重 2950g，生后哭声响亮，无窒息，1min 及 5min Apgar 评分均为 10 分，因无母乳，喂以牛奶，无呛奶。自 1 日前突然出现面部及四肢抽搐，持续 1～2min 自行缓解，共发作 7～8 次，患儿无发热，发作间期吃奶可，在外肌内注射苯巴比妥 1 次，效果不佳，今来诊。母孕后期有腓肠肌痉挛史，未服用过钙剂及各种鱼肝油制剂，家族中无癫痫、特殊疾病史及用药史。

体格检查：T 36.7℃，P 128 次 / 分，R 44 次 / 分，体重 3.5kg，足月新生儿貌，反应好，面容无异常，面色略苍白，前囟 2cm×2cm，平坦，颈部无抵抗，双肺呼吸音清，未闻及干湿啰音，心音有力，心率 128 次 / 分，节律规整，腹部略膨隆，脐带已脱落，脐窝干燥，肠鸣音无异常，脊柱、四肢无畸形，四肢肌张力略高，膝反射稍增强，踝阵挛试验呈阳性。

思考题：

1. 作为一个儿科医生，你首先应考虑作何诊断？

2. 在明确诊断之前，应做哪些实验室检查？

3. 如何明确诊断？如何给出处理建议？

新生儿低钙血症（neonatal hypocalcemia）是指血清总钙 <1.75mmol/L（7mg/dl），血清游离钙 <1mmol/L（4mg/dl）的疾病。新生儿低钙血症是新生儿惊厥的常见原因之一，主要与暂时的生理性甲状旁腺功能低下有关。早产儿低钙血症标准很不明确，离子钙可能更有意义，极低出生体重儿离子钙在 0.8～1.0mmol/L 时常无临床症状。

【病因和发病机制】 妊娠晚期母血甲状旁腺激素（PTH）水平高；胎盘能主动向胎儿转运钙，分娩时脐血总钙和游离钙均高于母血水平 0.25mmol/L 左右（早产儿血钙水平低），故胎儿通常血钙不低，造成胎儿及新生儿甲状旁腺功能暂时受到抑制，使新生儿 PTH 水平低，骨质中钙不能入血，加之出生后母亲来源的钙供应突然停止，外源性钙供给不足，导致低钙血症。

1. 早期低血钙 发生于生后 72h 内，常见于早产儿、低出生体重儿、出生时新生儿评分低的儿童、糖尿病母亲婴儿（IDM）及孕妇患妊娠高血压综合征所生婴儿。早产儿血钙降低的程度一般与胎龄成反比。有难产、窒息、感染及产伤史者由于细胞被破坏，磷释放增加，血磷增高，磷与血钙结合也可致低钙血症。

2. 晚期低血钙 指出生 72h 后发生的低血钙，常发生于牛乳喂养的足月儿，主要是因为牛乳中磷含量高（900～1000mg/L，人乳 150mg/L），钙：磷不适宜（1.35：1，人乳 2.25：1），不利于钙的吸收，同时新生儿肾小球滤过率低，肾小管对磷再吸收能力强，导致血磷过高，血钙沉积于骨，发生低钙血症。此外也发生于长期肠吸收不良的患儿。

3. 其他 因过度通气（如呼吸机使用不当）导致的呼吸性碱中毒，或碳酸氢钠等碱性药物可使血中游离钙降低，换血时抗凝剂枸橼酸钠可结合血中游离钙，故两者均可使血中游离钙降低。若低血钙持续时间长或反复出现，应注意有无下述疾病。

（1）母亲甲状旁腺功能亢进：多见于母亲甲状旁腺瘤。由于母血 PTH 水平持续增高，孕妇和胎儿高血钙，使胎儿甲状旁腺被严重抑制，从而出生后发生顽固而持久的低钙血症，血磷一般高于 2.6mmol/L（8.0mg/dl），可伴发低镁血症，应用钙剂可使抽搐缓解，疗程常需持续数周之久。

（2）暂时性先天性特发性甲状旁腺功能不全：是良性自限性疾病，母亲甲状旁腺功能正常，除用钙剂治疗外，还须用适量的维生素 D 治疗数月。

（3）先天性永久性甲状旁腺功能不全：系由于新生儿甲状旁腺先天缺如或发育不全所致，为 X 连锁隐性遗传，具有持久的甲状旁腺功能低下和高磷酸盐血症。如合并胸腺缺如、免疫缺陷、小颌畸形和主动脉弓异常，称为迪格奥尔格（DiGeorge）综合征。

案例 5-6　病因

1. 患儿为新生儿，牛奶喂养。

2. 母孕后期有腓肠肌痉挛史，未服用过钙剂及各种鱼肝油制剂。

【临床表现】 症状多出现于生后 5～10 日，表现轻重不一。主要是神经、肌肉的兴奋性增高，表现为烦躁不安、肌肉抽动及震颤，可有惊跳及惊厥等，手足搐搦和喉痉挛少见。抽搐发作时常伴有呼吸暂停和发绀；发作间期一般情况良好，但肌张力稍高，腱反射增强，踝阵挛试验可呈阳性。早产儿生后 3 日内易出现血钙降低，通常无明显体征，可能与其发育不完善、血浆蛋白低下和酸中毒时血清游离钙相对较高等有关。但对于极低和超低出生体重儿，由于低钙血症使钙磷代谢紊乱，导致骨矿物质含量的异常，骨小梁数量减少，骨皮质变薄等骨组织含量减少，即代谢性骨病，可表现为生长发育延迟，严重者出现佝偻病样症状，甚至发生骨折。

**案例 5-6 临床表现**
1. 无热惊厥，发作频繁。
2. 一般情况好，肌张力略高，膝反射增强，踝阵挛试验呈阳性。

【辅助检查】 血清总钙 <1.75mmol/L（7mg/dl），血清游离钙 <1.0mmol/L（4.0mg/dl），血清磷常 >2.6mmol/L（8mg/dl），碱性磷酸酶多正常。必要时还应检测母血钙、磷和 PTH 水平。心电图可见 Q—T 间期延长（早产儿 >0.2s，足月儿 >0.19s），胸片上看不到胸腺影可能提示 DiGeorge 综合征。

**案例 5-6 辅助检查**
1. 血电解质：$Na^+$ 142mmol/L，$K^+$ 5.4mmol/L，$Cl^-$ 98mmol/L，$Ca^{2+}$ 1.52mmol/L，P 2.9mmol/L，$Mg^{2+}$ 1.0mmol/L，血糖 3.6mmol/L。
2. 心电图：Q—T 间期为 0.22s。
3. 头颅 CT：脑实质未见异常，中线位置无偏移，无颅内出血。

【治疗】
**1. 补充钙剂** 钙剂对低钙惊厥疗效明显，惊厥发作时应立即静脉注射 10% 葡萄糖酸钙，每次 2ml/kg，以 5% 葡萄糖溶液稀释 1 倍后静脉缓慢注射，其速度为 1ml/min。必要时可间隔 6～8h 再给药 1 次。每日最大剂量为 6ml/kg（每日最大元素钙量为 50～60mg/kg；10% 葡萄糖酸钙含元素钙量为 9mg/ml）。因血钙浓度升高可抑制窦房结，引起心动过缓甚至心搏骤停，故静脉注射时应保持心率 >80 次/分。同时应避免药液外溢至血管外引起组织坏死。若症状在短期内不能缓解，应同时给予镇静剂。惊厥停止后可口服葡萄糖酸钙或氯化钙 1～2g/d 维持治疗。病程长者可口服钙盐 2～4 周，血钙浓度以维持 2～2.3mmol/L（8.0～9.0mg/dl）为宜。
**2. 补充镁剂** 使用钙剂后，惊厥仍不能控制，应检查血镁。若血镁 <0.6mmol/L（1.4mg/dl），可深部肌内注射 25% 硫酸镁，每次 0.4ml/kg。不伴有惊厥发作，但血清钙 <1mmol/L（出生体重 >1500g）或血清钙 <0.8mmol/L（出生体重 <1500g）时，应静脉持续补充元素钙 40～50mg/（kg·d）。对于某些新生儿，如患有严重 RDS、窒息、感染性休克及 PPHN 等，也应持续静脉补钙，使血清游离钙维持在 1.2～1.5mmol/L（出生体重 >1500g）或 1～1.4mmol/L（出生体重 <1500g），以预防低钙血症。

**3. 减少肠道磷吸收** 每次可服用 10% 氢氧化铝 3～6ml，因为氢氧化铝可结合牛乳中的磷，从而减少磷在肠道的吸收。
**4. 调节饮食** 因母乳中钙磷比例适当，利于肠道钙的吸收，故应尽量母乳喂养或应用钙磷比例适当的婴儿配方乳。
**5. 甲状旁腺功能不全** 患者需长期口服钙剂，同时给予维生素 D 10 000～25 000U/d 或双氢速甾醇 0.05～0.1mg/d 或 1,25(OH)$_2$D$_3$ 0.25～0.5μg/d。治疗过程中应定期监测血钙水平，调整维生素 D 的剂量。

**案例 5-6 处方及医生指导**
1. 去除病因：停止牛奶喂养，改为婴儿配方奶喂养。
2. 10% 葡萄糖酸钙 6ml 用 5% 葡萄糖溶液稀释 1 倍后静脉缓慢注射。补充维生素 D 制剂。

# 第 14 节 新生儿低血糖症与高血糖症

## 一、新生儿低血糖症

**案例 5-7**
患儿，男，36h，因嗜睡、哭声弱 1 日，于 2005 年 2 月 26 日 9:00 入院。

患儿系第 2 胎第 1 产，胎龄 38 周，行剖宫产娩出，体重 3950g，生后哭声响亮，无窒息，1min 及 5min Apgar 评分均为 10 分，未开奶，喂以清水，有时呕吐，吐出少量黏液，无呛咳。自 1 日前嗜睡、哭声低，不吃，有时伴下颌抖动，尿量少，无抽搐，在外未行处理，今来诊。母孕后期患有糖尿病，无用药史。

体格检查：T 35.7℃，P 140 次/分，R 56 次/分，体重 3.8kg，嗜睡，面容无异常，反应欠佳，哭声稍弱，面色略苍白，前囟 1.5cm×1.5cm，平坦，颈部无抵抗，双肺呼吸音清，未闻及干湿啰音，心音欠有力，心率 140 次/分，节律规整，腹部略膨隆，脐带未脱落，无渗血，肠鸣音无异常，脊柱、四肢无畸形，觅食反射、吸吮反射、握持反射、拥抱反射均减弱。

思考题：
1. 作为一个儿科医生，你首先应考虑作何诊断？
2. 在明确诊断之前，应做哪些实验室检查？
3. 如何给出处理建议？

新生儿低血糖症（neonatal hypoglycemia）是指新生儿血糖值低于 2.2mmol/L（40mg/dl），不论胎龄及日龄大小，而血糖<2.6mmol/L（47mg/dl）为临床需要处理的界限值。多见于早产儿及小于胎龄儿。低血糖症可分为暂时性和持续性。

【病因及发病机制】 新生儿低血糖症的病因很多，可大致概括为以下 4 类：

**1. 肝糖原储存不足** 糖原储备是新生儿出生后 1h 内能量的主要来源。因肝糖原储存主要在妊娠后期并取决于宫内营养，因此，胎龄小的早产儿、小于胎龄儿和双胎中体重轻者，肝糖原储存少，而出生后所需能量又相对较高，糖异生途径的酶活力也低，如生后不及时进糖水或奶，容易发生低血糖。即使是足月儿，由于生后 24h 内糖原异生的某些关键酶发育不成熟，如生后喂养延迟至 6～8h，将有 30% 的新生儿血糖降至 2.78mmol/L（50mg/dl）以下，10% 降至 1.67mmol/L（30mg/dl）。

**2. 葡萄糖消耗增加** 如寒冷、创伤、窒息缺氧、酸中毒、呼吸窘迫综合征、败血症等严重疾病均可使代谢增加，消耗葡萄糖增加，加之进奶差，容易并发低血糖症。

**3. 胰岛素分泌过多** ①糖尿病母婴因母体高血糖致胎儿胰岛细胞代偿增生，生后胰岛素水平高，母亲血糖供给中断，如延迟开奶易发生低血糖；②严重溶血病患儿，由于溶血红细胞破坏释放谷胱甘肽，引起胰岛素分泌较多，故易出现低血糖；③突然停止长期高张葡萄糖静脉补液，胰岛素分泌处于亢进状态；④胰岛细胞增生、胰岛细胞腺瘤、贝 - 维（Beckwith-Wiedemann）综合征等；⑤亮氨酸敏感的新生儿给予含有亮氨酸蛋白质饮食后（如牛乳、人乳），亮氨酸及其代谢产物可刺激其胰岛素分泌增加，引起低血糖。

**4. 遗传代谢性疾病** 半乳糖血症、糖原贮积病、先天性果糖不耐受症、枫糖尿病；中链酰基辅酶 A 脱氢酶缺乏症等常出现低血糖症。

**5. 内分泌疾病** 先天性肾上腺皮质增生症、胰高血糖素缺乏、生长激素缺乏等。此外尚有一些找不出明确原因的，称为特发性低血糖。

> **案例 5-7 病因**
> 1. 患儿母亲有糖尿病。
> 2. 患儿生后未及时开奶。

【临床表现】 多数患儿并无临床症状；一般症状出现在生后几小时至 1 周内，多见于生后 24～72h。母患糖尿病的儿童生后几小时即可出现。多表现为：反应差及嗜睡、不吃、震颤、阵发性发绀、呼吸暂停或呼吸增快、哭声减弱或音调变高、肌张力低下、眼球不正常转动、惊厥，也可出现面色苍白、多汗及反应低下等。

> **案例 5-7 临床表现**
> 1. 嗜睡、哭声低，不吃，有时伴下颌抖动，尿量少，无抽搐。
> 2. T 35.7℃，P 140 次 / 分，R 56 次 / 分，对刺激反应差，哭声稍弱，面色略苍白，心率 140 次 / 分，觅食反射、吸吮反射、握持反射、拥抱反射均减弱。

【辅助检查】 常规对所有高危新生儿出生 30min 内进行血糖筛查（列为新生儿入院常规医嘱），随后每 3h 复查 1 次，至少筛查 2 次。糖尿病母亲的新生儿或出生体重<2kg 的新生儿则每小时筛查 1 次，共 3 次。即使初筛血糖正常（>2.5mmol/L），高危新生儿也应进入临床管理流程，以确保高危新生儿出生后数小时内血糖正常。试纸法可用于筛查及监测，确诊需依据化学法，最好用葡萄糖氧化酶法测定血清葡萄糖含量。采血后应立即测定，以免在室温中放置过久，红细胞糖酵解增加，导致血糖下降。持续性低血糖者应查找病因并作相应检查。

> **案例 5-7 辅助检查**
> 1. 血常规：Hb 158g/L，RBC $5.6 \times 10^{12}$/L，WBC $16.3 \times 10^9$/L，N 66%，L 32%，PLT $195 \times 10^9$/L。
> 2. 血 $Na^+$ 140mmol/L，$K^+$ 5.4mmol/L，$Cl^-$ 100mmol/L，$Ca^{2+}$ 2.52mmol/L，P 2.1mmol/L，$Mg^{2+}$ 1.0mmol/L，血糖 1.51mmol/L。
> 3. 头颅 CT：中线位置无偏移，无颅内出血。

【治疗】 因发病越早、血糖越低，持续时间越长，越易造成中枢神经系统损害，导致脑性瘫痪、智能不全，故应及时治疗。

**1. 纠正低血糖** ①有症状者应立即静脉推注 10% 葡萄糖溶液 1～2ml/kg，速度为 1ml/min，然后静脉持续滴入葡萄糖溶液，速度为 6～8mg/（kg·min），根据血糖调整输糖速度。经上述处理，低血糖不能缓解者，逐渐增加输注葡萄糖量至 10～12mg/（kg·h）。外周静脉输注葡萄糖的最大浓度为 12.5%，超过此浓度应经中心静脉输液，治疗期间每小时测定 1 次微量血糖，血糖正常 24h 后逐渐减慢输液速度，于 48～72h 停用。如持续性低血糖或输糖仍不能维持正常血糖水平，则应加用氢化可的松 5mg/kg，静脉注射，1 次 /12h；或泼尼松 1～2mg/（kg·d），3～5 天即可诱导糖异生酶活性增高。可持续数日至 1 周。②血糖低而无症状者并能进食者可先给予母乳或配方奶，然后再复查，仍低者可按低血糖处理。③持续性低血糖者可加用胰高血糖素，0.02mg/kg 静脉注射，或 1～2μg/（kg·h）静脉维持，该药仅作为短期用药。④高胰岛素血症者必要时可用二氮嗪，每日 5～20mg/kg，分 3 次口服，及时使血糖稳定在正常值以上。⑤如血糖已上升至正常水平但仍有惊厥者，则测血钙、血镁，神志仍昏迷者，应作腰椎穿刺除外颅内感染。极低体重早产儿对糖耐受性差，输糖速率＞6～8mg/（kg·h），易导致高血糖。

**2. 调整饮食**　对半乳糖血症患儿，应完全停止乳类食品，代以不含乳糖的饮食。对亮氨酸敏感的儿童，应限制蛋白质，因为大多数蛋白质饮食均含此必需氨基酸。对糖原代谢病儿童应昼夜喂奶。对先天性果糖不耐受症儿童应限制蔗糖和水果汁。

**3. 其他**　有遗传代谢性疾病或其他原因者应采取相应治疗。

---

**案例 5-7　处方及医生指导**

1. 10% 葡萄糖 6ml 静脉缓慢注射，然后给予 10% 葡萄糖静脉滴注，速度为 6～8mg/（kg·min）。

2. 加强母乳喂养。

---

## 二、新生儿高血糖症

新生儿全血血糖＞7.0mmol/L（125mg/dl），称为新生儿高血糖症（neonatal hyperglycemia）。

【病因和发病机制】　应激是新生儿高血糖的常见原因。窒息、寒冷或败血症可引起儿茶酚胺、皮质醇、酸碱状况等发生改变，而使胰高血糖素、糖异生及胰岛素反应改变，导致高血糖；内毒素也可直接影响胰岛素反应，引起高血糖。多为一过性。

**1. 医源性**　输注高浓度的葡萄糖或脂肪乳，可引起高血糖。但新生儿对葡萄糖的耐受个体差异很大，胎龄越小、体重越轻，对糖的耐受越差，极低体重儿即使输糖速率在 4～6mg/（kg·min），也易发生高血糖。

**2. 药物**　氨茶碱可抑制磷酸二酯酶，引起 cAMP 浓度升高，因此可激活肝葡萄糖输出。

**3. 新生儿糖尿病**　罕见，可以是：①暂时性（持续 3～4 周）；②暂时性，以后复发；③永久性糖尿病，约 1/3 患儿有糖尿病家族史，多见于小于胎龄儿（SGA）。

【临床表现】　轻者可无症状；血糖增高显著者表现为脱水、多尿、体重下降，早产儿可因高渗血症导致脑室内出血。新生儿糖尿病可出现尿糖阳性、尿酮体阴性或阳性。

【治疗】　减慢葡萄糖输注速度，极低体重儿用 5% 的葡萄糖；治疗原发病、纠正脱水及水电解质紊乱；高血糖不易控制者，可给予胰岛素每小时 0.05～0.1U/kg 输注，但应密切监测血糖，以防低血糖发生，血糖正常后停用。

---

# 第 15 节　新生儿缺氧缺血性脑病

---

**案例 5-8**

患儿，女，2 日，因嗜睡 2 日，惊厥 3 次，于 2014 年 3 月 15 日 9:00 入院。患儿系第 2 胎第 2 产，胎龄 37 周，因胎儿宫内窘迫，行人工破膜，产钳助产娩出，脐带绕颈 2 周，羊水Ⅲ度污染，出生体重 2650g，生后 1min Apgar 评分为 2 分，生后给予清理呼吸道、正压通气、气管插管、胸外心脏按压等处理，5min 评分为 3 分，10min 为 5 分，20min 为 7 分，吃奶差，反应差，嗜睡，哭声低，抽搐 3 次，表现为双目凝视，双上肢抖动，持续 1～3min，在当地医院治疗效果不佳，今来诊。

体格检查：T 36.8 ℃，P 120 次 / 分，R 52 次 / 分，体重 2.5kg。足月新生儿貌，嗜睡，反应差，哭声无力，呼吸不规则，皮肤苍白，前囟 1.5cm×1.5cm，饱满，双侧瞳孔等大，直径 3mm，口唇略发绀，颈部无抵抗，双肺呼吸音清，未闻及干湿啰音，心音有力，心率 120 次 / 分，节律规整，腹部略膨隆，脐带未脱落，肠鸣音无异常，脊柱四肢无畸形，四肢肌张力减低，拥抱反射、吸吮反射减弱，巴宾斯基征（＋）。

思考题：

1. 作为一个儿科医生，你首先应考虑作何诊断？

2. 在明确诊断之前，应做哪些实验室检查？

3. 如何明确诊断？如何给出处理建议？

---

新生儿缺氧缺血性脑病（neonatal hypoxic-ischaemic encephalopathy，NHIE）是指围生期窒息导致脑的缺氧缺血性损害，临床上出现一系列脑病的表现。新生儿缺氧缺血性脑病是新生儿死亡和导致神经系统后遗症的重要原因之一。足月儿新生儿缺氧缺血性脑病的病理和临床表现与早产儿不同，诊断标准也应有所区别，目前尚无早产儿、新生儿缺氧缺血性脑病的诊断标准。

【病因】　缺氧是缺氧缺血性脑病发病的核心，围生期窒息是引起新生儿缺氧缺血性脑病的主要原因，出生后严重心肺病变和贫血也可导致新生儿缺氧缺血性脑病。

---

**案例 5-8　病因**

有宫内窘迫，羊水Ⅲ度污染，脐带绕颈 2 周，生后有窒息（重度）。

---

【发病机制】

**1. 脑血流改变**　当缺氧为部分或慢性时，机体很快发生潜水反射，体内血液重新分布，即减少肺、肾、消化道和皮肤的血流，以保证心、脑和肾上腺等重要脏器的血液供应。当缺氧持续存在、机体失代偿时，脑血流量最终将因心功能受损而锐减，出现脑内分流，使有限的血液首先保证代谢最旺盛的部位，如海马、脑干、丘脑、基底核和小脑这些部位的血供，大脑半球血流减少。如缺氧为急性完全性，则上述代偿机制无效，脑损伤易发生在海马、脑干、丘脑、基底核和小脑等代谢最旺盛的部位。这种由于脑组织内在特性不同而具有对损害特有的高危性称为选择性易损区（selective vulnerability），且处于发育早期的脑组织更易受损。足月儿的易损区在大脑矢状旁区的脑组织，早产儿的易损区则位于脑室周围的脑白质区。缺氧缺血导致的酸中毒和低灌注压可使脑血管的自主调节功能障碍，形成压力被动性脑血流，此时，轻微的血压波动即会直接影响到脑组织末梢血管的灌注，容易导致血管破裂而发生颅内出血及缺血性脑损伤。早产儿脑血流自主调节的范围较小，因此较易发生颅内出血。

**2. 脑组织代谢改变** 葡萄糖是脑组织能量的主要来源，但脑组织中储存的葡萄糖十分有限；新生儿脑耗氧量是全身耗氧量的一半，因此，脑组织对缺氧缺血十分敏感。缺氧时脑组织的无氧酵解增加，组织中乳酸堆积、ATP产生减少，能量衰竭，出现一系列瀑布样反应：①细胞膜上钠钾泵、钙泵功能不足，使$Na^+$、水进入到细胞内，造成细胞毒性脑水肿。②钙通道开启异常，大量$Ca^{2+}$进入细胞内，引起细胞膜发生脂质过氧化，破坏脑细胞膜的完整性及通透性。③脑组织缺血时，ATP降解，腺苷转变为次黄嘌呤；当脑血流再灌注期重新供氧，次黄嘌呤在次黄嘌呤氧化酶的作用下产生大量氧自由基。④脑内神经元突触前膜对兴奋性氨基酸释放增加，而再摄取受阻，使兴奋性氨基酸大量堆积。最终导致脑细胞发生水肿（edema）、凋亡（apoptosis）和坏死（necrosis）。

【病理】 病理改变有以下几种：

**1. 脑水肿** 为缺氧缺血后早期的主要病理改变，表现为神经细胞肿胀，脑容积增大，灰白质界线不清，脑室受压。一般在36～72h达高峰。

**2. 选择性神经元坏死** 脑的某些部位的神经元在缺氧缺血后更具损伤易感性，出现选择性神经元坏死。海马、脑干、丘脑、基底核和小脑的神经元特别易损。足月儿易发生大脑皮质局灶性或多灶性神经元坏死和矢状旁区损伤，继而发生脑萎缩。

**3. 出血** 包括脑室、原发性蛛网膜下腔、脑实质出血。

早产儿则易发生脑室周围白质软化和脑室内出血。

【临床表现】 临床症状、体征主要表现为意识障碍、肌张力及原始反射改变、惊厥、脑水肿颅内高压等神经系统症状。惊厥常发生在出生24h内，脑水肿颅内高压在24～72h内最明显。根据临床表现可分为轻、中、重度（表5-7）。

表5-7 缺氧缺血性脑病临床分度

| 分度 | 轻度 | 中度 | 重度 |
|---|---|---|---|
| 意识 | 过度兴奋 | 嗜睡、迟钝 | 昏迷 |
| 肌张力 | 正常或稍增高 | 减低 | 松软或间歇性伸肌张力增高 |
| 拥抱反射 | 稍活跃 | 减弱 | 消失 |
| 吸吮反射 | 正常 | 减弱 | 消失 |
| 惊厥 | 可有肌阵挛 | 常有 | 有，可呈持续状态 |
| 中枢性呼吸衰竭 | 无 | 有 | 明显 |
| 瞳孔改变 | 无 | 常缩小 | 不等大，对光反射迟钝 |
| 脑电图 | 正常 | 低电压，可有痫样放电 | 暴发抑制，等电位 |
| 病程 | 症状在72h内消失 | 症状在7～14日内（多在1周内）消失 | 症状可持续数周，病死率高 |
| 预后 | 预后好 | 可能有后遗症 | 存活者多有后遗症 |

**案例5-8 临床表现**

1. 吃奶差，反应差，嗜睡，哭声低，抽搐3次。
2. 嗜睡，对刺激反应欠佳，哭声无力，呼吸不规则，皮肤苍白，前囟饱满，双瞳孔等大，直径约3mm，心率120次/分，四肢肌张力减低，拥抱反射、吸吮反射减弱。

【辅助检查】

**1. 实验室检查** 血清肌酸激酶同工酶（CK-BB）主要存在于脑和神经组织中，其正常值<10U/L。脑组织受损时CK-BB值升高。神经元特异性烯醇化酶（neuron specific enolase，NSE）正常值<6μg/L，主要存在于神经元和神经内分泌细胞中，缺氧缺血性脑病时血浆中此酶活性升高。

**2. 颅脑影像学检查** B超显示病变主要为缺血性脑水肿所引起的改变，对脑室及其周围出血有较高的特异性，但对矢状旁区损伤不敏感。可在HIE病程早期（72h内）进行，并动态监测。头颅CT有助于了解颅内出血的范围和类型，可见脑室变窄，双侧大脑半球呈局灶性或弥漫性低密度影，双侧基底核和丘脑呈对称性密度增高等影像变化。最适检查时间是生后 4～7 天。有病变者 3～4 周时宜复查。磁共振成像（MRI）对缺氧缺血性脑病病变性质与程度评价方面优于 CT，有条件时可进行检查。常规采用信号弥散加权成像（DWI），所需时间短，更敏感，病灶在出生后第 1 日即可显示为高信号。本案例患儿头颅 MRI 见图 5-6。

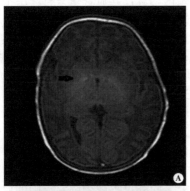

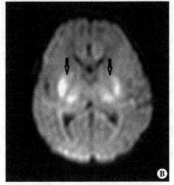

图 5-6　患儿出生后第 4 日头颅 MRI
A. T$_1$WI 见双侧基底核区小点状高信号，边界不清；B. DWI 上双侧基底核区信号明显增高

**3. 脑电生理检查**　①脑电图：其表现以背景活动异常为主，以低电压、等电位和暴发抑制最为多见，后两者往往是预后不佳的预兆，特别是足月儿；②振幅整合脑电图（aEEG）：具有经济、简便、有效和可连续监测等优点。

**【诊断与鉴别诊断】**　主要根据病史和临床表现进行诊断。鉴别诊断需排除宫内感染及先天性神经、呼吸、循环、肌肉等系统疾病，产伤及母亲产前使用麻醉、镇静、止痛剂等可影响 Apgar 评分的情况。同时具备以下 4 条者可确诊，第 4 条暂时不能确定者可作为拟诊病例。本诊断标准仅适用于足月儿。

（1）有明确的可导致胎儿宫内窒息的异常产科病史，以及严重的胎儿宫内窘迫表现（胎心率＜100 次 / 分，持续 5min 以上或羊水Ⅲ度污染）。

（2）出生时有重度窒息，指 Apgar 评分 1min ≤3 分，并延续至 5min 时仍≤5 分；或者出生时脐

动脉血气 pH ≤7.00。

（3）出生后不久出现神经系统症状，并持续至 24h 以上，如意识改变（过度兴奋、嗜睡、昏迷），肌张力改变（增高或减弱），原始反射异常（吸吮、拥抱反射减弱或消失），惊厥，脑干症状、体征（呼吸节律改变、瞳孔改变、对光反射迟钝或消失）和前囟张力增高。

（4）排除以电解质紊乱、感染、产伤和颅内出血等为主要原因引起的抽搐，以及遗传代谢性疾病和其他先天性疾病所引起的神经系统疾病。

> **案例 5-8　诊断**
> 1. 患儿出生前有宫内窘迫，羊水Ⅲ度污染，脐带绕颈 2 周。生后有重度窒息史。
> 2. 吃奶差，反应差，嗜睡，哭声低，抽搐 3 次。
> 3. 嗜睡，对刺激反应欠佳，哭声无力，呼吸不规则，皮肤苍白，前囟饱满，双侧瞳孔等大，心率 120 次 / 分，四肢肌张力减低，拥抱反射、吸吮反射减弱。
> 4. 头颅 MRI：T$_1$WI 见双侧基底核区小点状高信号，边界不清；DWI 示双侧基底核区信号明显增高。
> 临床诊断：新生儿缺氧缺血性脑病。

**【治疗】**

**1. 支持疗法**　①维持良好的通气换气功能，保持 PaO$_2$ ＞7.98～10.64kPa（60～80mmHg），PaCO$_2$ ＜5.32kPa（40mmHg），pH 在正常范围。可酌情给予氧疗、CPAP，必要时给予机械通气。②维持良好的循环功能，使心率和血压保持在正常范围，以保证各脏器的血液灌注。可用多巴胺，以每分钟 2.5～5μg/kg 的速度用静脉输液泵注射，也可同时加用多巴酚丁胺。③维持血糖在 4.2～5.6mmol/L（75～100mg/dl）。

**2. 控制惊厥**　首选苯巴比妥钠，负荷量为 15～20mg/kg，于 15～30min 内缓慢滴入，若不能控制惊厥，1h 后再加用 10mg/kg。12～24h 后给予维持量，每日 3～5mg/kg。顽固性抽搐者加用地西泮，每次 0.1～0.3mg/kg 静脉滴注，或加用 10% 水合氯醛 50mg/kg，稀释后保留灌肠。

**3. 降低颅内压**　首选呋塞米。呋塞米每次 1mg/kg，静脉注射，2～6 次 / 日。严重者可用 20% 甘露醇，静脉注射，每次 0.25～0.5g/kg，每 4～6h 一次，连用 3～5 日。糖皮质激素一般不主张使用。控制输液量及输液速度，每日液体总量不超过 60～80ml/kg，速度为每小时 3ml/kg。

**4. 亚低温治疗**　可显著降低足月儿缺氧缺血性脑病的病死率、18 月龄时病死率和严重伤残发生率。亚低温治疗最适宜在生后 6h 内进行，越早越好。亚低温治疗时间为 72h。亚低温治疗选择标准：胎龄

≥36 周和出生体重≥2500g，并且同时存在下列情况：①有胎儿宫内窘迫的证据；②有新生儿窒息的证据；③有新生儿缺氧缺血性脑病或 aEEG 监测脑功能异常的证据。

**5. 新生儿期后的干预** 对缺氧缺血性脑病的新生儿尽早进行智能与体能的康复训练有利于促进脑功能的恢复和减少后遗症。

---

**案例 5-8 处方及医生指导**

1. 维持良好通气，维持良好循环功能，维持血糖在正常高值。
2. 苯巴比妥钠控制惊厥。
3. 呋塞米、20% 甘露醇降颅压。
4. 新生儿期后的干预。

---

【预后】 本病预后主要与病情严重程度、就诊时间早晚、抢救是否正确和及时有关。病情严重、惊厥、意识障碍、脑干症状持续时间超过 7 日，血清 CK-BB、脑电图和 MRI 持续异常者预后差。幸存者常留有运动和智力障碍、癫痫等后遗症。

【预防】 积极推广新法复苏，做好围生期保健，防止围生期窒息。

# 第 16 节　新生儿颅内出血

---

**案例 5-9**

患儿，男，3 日，因反复抽搐 1 日，于 2005 年 9 月 26 日 11:00 入院。患儿系第 1 胎第 1 产，胎龄 39 周，因患儿母亲子宫收缩乏力行胎头吸引助产娩出，出生体重 3900g，生后 1min Apgar 评分 7 分，5min 评分 10 分，哭声发直，母乳喂养，吃奶少。自 1 日前出现反复抽搐，表现为双目凝视，四肢抖动，持续数秒至数分钟，共发作 5 次，拒奶，无发热，在外未行处理，今来诊。

体格检查：T 36.5℃，P 140 次 / 分，R 52 次 / 分，体重 3.8kg。足月新生儿貌，反应差，哭声发直，呼吸不规则，深浅不一，面部及巩膜轻度黄染，面色苍白，前囟 1.5cm×1.5cm，饱满，左顶部有一约 4cm×4cm 大小的囊性包块，触之有波动感，颈部略抵抗，双肺呼吸音稍粗，未闻及干湿啰音，心音有力，心率 140 次 / 分，节律规整，腹部略膨隆，脐带未脱落，肠鸣音正常，脊柱四肢无畸形，握持反射、吸吮反射均未引出，拥抱反射未引出。

思考题：
1. 作为一个儿科医生，你首先应考虑作何诊断？
2. 在明确诊断之前，应做哪些实验室检查？
3. 如何明确诊断？如何给出处理建议？

---

新生儿颅内出血（intracranial hemorrhage of newborn）是新生儿期严重的脑损伤，早产儿多见，死亡率高，严重者常留有神经系统后遗症。

【病因与发病机制】

**1. 早产** 尤其是胎龄 32 周以下的早产儿，在脑室周围的室管膜下及小脑软脑膜下的颗粒层均存在胚胎生发基质（germinal matrix，GM）。这是由胚胎神经元、神经胶质细胞和未成熟的毛细血管网组成的胶冻状组织。GM 血管网的供血源自大脑前动脉、中动脉和颈内动脉，其血管壁只有一层不规则的内皮细胞，缺少胶原和弹力纤维支撑，管壁外与脑室周围组织也无直接支撑结构。这些血管壁的内皮细胞富含线粒体，耗氧量大，对缺氧十分敏感。GM 层的小静脉系统呈"U"形回路汇于大脑 Galen 静脉，由于这种走向使得血流明显变慢，容易发生梗死。小静脉栓塞后使毛细血管压力增高，血管破裂造成出血。因此，GM 层的血管易受到缺氧、血压波动等因素的损伤。出血在脑室和脑室周围室管膜下 GM 层开始，向中脑导水管、小脑延髓池和蛛网膜下腔扩散，向外可扩散到脑室周围的白质。凝血造成中脑导水管、正中孔和侧孔的阻塞并影响蛛网膜颗粒吸收脑脊液的功能，在数日内即可形成梗阻性脑积水。脑室周围白质损伤后发生局灶性的坏死导致脑室周围白质软化。32 周以后 GM 逐渐退化，成熟的神经细胞向大脑皮质移行，血管网则发育成为毛细血管。

**2. 血流动力学异常** 窒息缺氧导致的高碳酸血症和休克时可损害脑血流的自主调节功能，使其变为"压力被动循环"（pressure passive circulatory）模式，此时压力的波动可直接作用于末端毛细血管，使其破裂而出血。低氧和高碳酸血症可引起脑血管扩张，静脉淤滞，压力增高而引起栓塞和出血。另外，当新生儿存在动脉导管未闭、先天性心脏病、气胸、严重酸中毒等情况时，或者在治疗过程中快速扩容、吸痰、机械通气时，吸气峰压过高或呼气末压过高、出现人机对抗等各种情况时，可引起血压大幅度波动，造成毛细血管破裂而导致出血。

**3. 外伤** 主要为产伤所致。如胎位不正、胎儿过大、产程过短（全程少于 3h）或过长（全程长于 24h），以及不适当的助产（使用高位产钳，胎头吸引器等）等机械性损伤可使天幕、大脑镰撕裂和脑表浅静脉破裂而导致硬膜下出血。其他如头皮静脉穿刺、吸痰、气管插管等频繁操作或呼吸机参数设置不当等可导致脑血流动力学突然改变或自主调节受损，引起毛细血管破裂出血。同时早产儿血管自主调节范围窄，当血压突然改变较大时可导致出血。

**4. 其他** 新生儿患有维生素 K 缺乏病或其他出血性疾病；母亲患原发性血小板减少性紫癜或母亲孕期使用苯妥英钠、苯巴比妥、利福平等药物的新生儿；脑血管畸形；不适当地输入高渗溶液（碳酸氢钠、葡萄糖酸钙、甘露醇等）均可导致血管破裂。

> **案例 5-9 病因**
> 因患儿母亲子宫收缩乏力行胎头吸引助产娩出。

**【临床表现】** 新生儿颅内出血的临床表现主要与出血部位和出血量有关，轻者可无症状，大量出血者可在短期内死亡。非特异性表现有低体温、无其他原因可解释的贫血与黄疸、频繁呼吸暂停，严重时可发生失血性休克。神经系统的表现：①颅内压力增高征，前囟隆起，血压增高，抽搐，角弓反张，脑性尖叫；②呼吸不规则，甚至呼吸暂停；③神志改变，早期可激惹与抑制交替出现，严重者昏迷；④眼征、凝视、斜视、眼球震颤等；⑤瞳孔不等大和对光反射消失；⑥原始反射减弱或消失。出血主要分为以下 5 种临床类型。

**1. 脑室周围-脑室内出血**（periventricular-intraventricular hemorrhage，PV-IVH） 多见于胎龄小于32 周、体重低于 1500g 的早产儿，胎龄越小、体重越低，发病率越高。大多在出生后 72h 内发病，常表现为呼吸暂停、嗜睡、肌张力低下和拥抱反射消失。室管膜下出血发生越早，危害越大。根据头颅 B 超或 CT 检查可分为 4 级。Ⅰ级：室管膜下出血；Ⅱ级：脑室内出血但无脑室扩大；Ⅲ级：脑室内出血伴脑室扩大；Ⅳ级：脑室内出血伴脑实质出血。

**2. 小脑出血** 小脑软脑膜下和小脑叶也存在GM 层，因此出血多见于 32 周以下、体重低于1500g 的早产儿。小脑出血（cerebellar hemorrhage）分为原发性小脑出血、脑室和蛛网膜下腔等其他部位的出血扩散至小脑、静脉梗死和外伤所致的小脑或血管撕裂等。神经症状主要表现为脑干症状，如频繁呼吸暂停和呼吸不规则、心动过缓、眼球偏斜、面瘫、间歇性肢体张力增高、角弓反张等。预后较差，严重患儿需及时手术清除积血才能存活。

**3. 原发性蛛网膜下腔出血** 出血部位在蛛网膜下腔内，不包括硬膜下、脑室内和小脑等部位的出血蔓延至蛛网膜下腔的出血。原发性蛛网膜下腔出血（primary subarachnoid hemorrhage，SAH）与缺氧、酸中毒和产伤有关，多见于早产儿。出血原因多为缺氧引起毛细血管内血液外渗，故大多数出血量少。少量原发性蛛网膜下腔出血可无临床症状，预后良好。重症患儿表现为出生后第 2 日出现抽搐，发作间歇期情况良好。出血严重者表现为反复惊厥、昏迷、肌张力低下和中枢性呼吸衰竭，可于短期内死亡。腰椎穿刺可见到血性脑脊液，无血凝块形成。大量出血可影响脑脊液吸收导致脑积水。

**4. 脑实质出血**（intraparenchymal hemorrhage，IPH） 多见于足月儿，为小静脉栓塞后使毛细血管压力增高，导致破裂而出血。如出血部位在脑干，早期可发生瞳孔变化、呼吸不规则和心动过缓等，前囟张力可不高。其主要后遗症为脑瘫、癫痫和精神发育迟缓。由于支配下肢的神经传导束邻近侧脑室，向外依次为躯干、上肢、面部神经的传导束，因此下肢运动障碍较多见。出血部位可液化形成囊肿，如囊肿与脑室相通称为脑穿通性囊肿（porencephalic cysts）。

**5. 硬膜下出血**（subdural hemorrhage，SDH） 多见于巨大儿、胎位异常、难产或产钳助产者，是机械性损伤使上矢状窦附近的大脑镰或小脑幕撕裂，静脉窦和大脑表浅静脉破裂引起的出血。出血轻者可无症状，一般在出生 24h 后出现惊厥、偏瘫和斜视等神经系统症状。严重者可在出生后数小时内死亡。存活者数月后可发生硬脑膜下积液。

> **案例 5-9 临床表现**
> 1. 哭声发直，拒奶。反复抽搐。双目凝视，四肢抖动，持续数秒至数分钟，发作 3 次，无发热。
> 2. 反应差，哭声发直，呼吸不规则，面部及巩膜轻度黄染，前囟饱满，左顶部有 1 约4cm×4cm 大小的囊性包块，触之有波动感，颈部略抵抗，握持反射、吸吮反射均未引出，拥抱反射未引出。

**【诊断】**
（1）了解妊娠史、胎儿成熟状况、分娩史、缺氧及复苏经过等诱因。
（2）了解临床症状和体征，尤其是详细检查神经系统体征。
（3）头颅 B 超、CT 或 MRI 等影像学检查，了解出血部位与程度。B 超对脑室周围-脑室内出血诊断十分灵敏，CT 和 MRI 对蛛网膜下腔、小脑和脑干部位的出血较敏感。
（4）腰椎穿刺脑脊液检查可有压力升高，镜下可见皱缩红细胞，蛋白质含量明显升高。但少量蛛网膜下隙出血和脑实质部位出血脑脊液可无异常发现。

> **案例 5-9 诊断**
> 1. 2 日足月新生儿。
> 2. 反复抽搐 1 日。有胎头吸引史，出生时轻度窒息。
> 3. 体格检查：T 36.8℃，足月儿貌，反应差，哭声发直，呼吸不规则，深浅不一，前囟饱满，左顶部有 1 约 4cm×4cm 大小的囊性包块，颈部略抵抗，握持反射、吸吮反射未引出，拥抱反射未引出。
> 4. 辅助检查：血总胆红素 196.32μmol/L，直

接胆红素 18.10μmol/L，间接胆红素 178.22μmol/L，头颅 CT 示左顶部头皮血肿，硬膜下出血，血清钙、镁不低。

临床诊断：头颅血肿；硬膜下出血。

## 【治疗】

**1. 支持疗法**　保暖，保持患儿安静，维持血压，保证热量供给，注意液体平衡，纠正酸中毒。

**2. 止血**　可选择使用新鲜冷冻血浆，每次 10ml/kg，维生素 $K_1$、酚磺乙胺和蛇毒凝血酶等。

**3. 对症治疗**　有惊厥时可用苯巴比妥钠和地西泮等抗惊厥药。有脑水肿和颅内压增高症状者可选用呋塞米、白蛋白与地塞米松等抗脑水肿药。贫血、休克时输注洗涤红细胞和新鲜冷冻血浆。

**4. 外科处理**　足月儿有症状的硬膜下出血可用腰穿针从前囟边缘进针吸出积血。脑积水早期有症状者可作侧脑室置管引流，进行性加重者可行脑室腹腔分流。

---

**案例 5-9　处方及医生指导**

1. 保暖，保持患儿安静，保证热量及液体供给。

2. 维生素 $K_1$ 静脉注射，酚磺乙胺静脉滴注。

3. 苯巴比妥钠控制惊厥。

4. 先用呋塞米，后用甘露醇降低颅内压。

---

【预后】　主要与出血部位、范围及严重程度相关。如为脑干、脑实质、小脑幕出血或大脑镰撕裂引起的出血则死亡率高。脑室内出血的早产儿 10%～15% 发生脑积水，其中大约 65% 可停止或消失。脑室内出血伴有脑实质出血或明显脑室周围出血者预后较差，幸存者可留下脑瘫、癫痫、智力低下、视力与听力损害等神经系统后遗症。

【预防】

（1）做好孕妇保健工作，实行产前监护，减少早产，提高产科技术，做好窒息复苏及转运各环节工作。对患有出血性疾病的孕妇及时给予治疗。

（2）及时处理新生儿疾病，预防围生期窒息，纠正异常凝血状况。

（3）保护脑血流自动调节功能，防止血压过大波动，避免快速大量输液，纠正酸碱失衡，慎用高渗液体。

（4）孕妇产前给予倍他米松（betamethasone）有助于预防脑室内出血和脑室周围出血。

# 第 17 节　新生儿寒冷损伤综合征

---

**案例 5-10**

患儿，男，5 日，因拒奶、哭声低弱、口吐泡沫、全身凉 1 日，于 2005 年 12 月 18 日 15:00 收入院。系第 1 胎第 1 产，胎龄 $33^{+1}$ 周，因胎膜早破，经阴分娩，出生体重 2050g，哭声可，生后 1min Apgar 评分 8 分（皮肤颜色和肌张力各减 1 分），5min Apgar 评分 10 分，生后 20h 排胎便，尚未排尽，给予配方奶喂养，吃奶较少。生后 3 日出院，患儿家里室温 15℃。自 1 日前出现拒奶、哭声弱，口吐泡沫，反应差，全身发凉，小便量少，未予诊治，今来本院。

查体：T 34℃，P 92 次 / 分，R 60 次 / 分，体重 1.9kg。早产儿貌，对刺激反应差，哭声弱，呼吸略表浅，口周发绀，双小腿、大腿外侧及臀部皮肤硬肿，呈暗紫色，四肢末端发绀，发凉，前囟 1.5cm×1.5cm，平软，颈软，双肺呼吸音粗，可闻及少许细湿啰音，心率 92 次 / 分，律齐，心音低钝，腹软，肝脾未触及，脊柱四肢无畸形，四肢活动少。

思考题：

1. 作为一个儿科医生，你首先应考虑作何诊断？

2. 在明确诊断之前，应做哪些实验室检查？

3. 如何明确诊断？如何给出处理建议？

---

新生儿寒冷损伤综合征（neonatal cold injury syndrome）简称新生儿冷伤，因多有皮肤硬肿，亦称新生儿硬皮症（sclerema neonatorum）。其是由寒冷和（或）多种疾病所致，主要表现为低体温和皮肤硬肿，重症可发生多脏器损害。

【病因和病理生理】

**1. 寒冷和保温不足**　新生儿尤其是早产儿，发生低体温和皮肤硬肿的原因如下。①体温调节中枢不成熟。环境温度低时，其增加产热和减少散热的调节功能差，使体温降低。②失热多，新生儿体表面积相对较大，皮下脂肪少，皮肤薄，血管丰富，易于失热。寒冷时散热增加，导致低体温。③储存热量少。新生儿躯体小，总液体含量少，体内储存热量少，对失热的耐受能力差，寒冷时即使有少量热量丢失，体温便可降低。④代偿能力差。新生儿由于缺乏寒战反应，寒冷时主要靠棕色脂肪组织代偿产热，但其代偿能力有限；早产儿由于其储存少（胎龄越小，储存越少），代偿产热能力更差；因此，寒冷时易出现低体温。棕色脂肪组织分布在颈、肩胛间、腋下、中心动脉、肾和肾上腺周围。新生儿由于腋窝部皮下含有较多棕色脂肪组织，寒冷时氧化产热，使局部温度升高，此时腋温高于或等于肛温（核心温度）。正常状态下，棕色脂肪不产热，腋温-肛温差（$T_{A-R}$）$<0℃$；重症新生儿冷伤，因棕色脂肪组织耗尽，故 $T_{A-R}$ 也 $<0℃$；新生儿冷伤初期，棕色脂肪组织代偿产热增加，则 $T_{A-R}$ $>0℃$。因此，$T_{A-R}$ 可作为判断棕色脂肪组织产热状态的指标。⑤皮下脂肪易凝固。新生儿皮下脂肪中饱和脂肪酸含量高，由于其熔点高，低体温时易于凝固，出现皮肤硬肿。

**2. 某些疾病** 严重感染、缺氧、心力衰竭和休克等使能源物质消耗增加、热量摄入不足，加之缺氧又使能源、物质的氧化产能发生障碍，故产热能力不足，即使在正常散热的条件下，也可出现低体温和皮肤硬肿。严重的颅脑疾病也可抑制尚未成熟的体温调节中枢，其调节功能进一步降低，使散热大于产热，出现低体温甚至皮肤硬肿。

**3. 多器官功能损害** 低体温及皮肤硬肿，可使局部血液循环淤滞，引起缺氧和代谢性酸中毒，导致皮肤毛细血管壁通透性增加，出现水肿。如低体温持续存在和（或）硬肿面积扩大，缺氧和代谢性酸中毒进一步加重，可引起多器官功能损害。

> **案例 5-10 病因**
> 该患儿为早产儿，出生体重低；家里室温低，保暖不好；患儿吃奶少，热量供给不足；同时患有肺炎。

**【临床表现】** 主要发生在冬、春寒冷季节或重症感染时。多侵犯生后 1 周内的婴儿，尤其是早产儿。低体温、皮肤硬肿和多器官功能损害是本病的三大主要表现。

**1. 一般表现** 反应低下，吮乳差或拒乳、哭声低弱或不哭，活动减少，也可出现呼吸暂停等。

**2. 低体温** 新生儿低体温指体温 $<35℃$。轻症为 $30\sim35℃$；重症者 $<30℃$，可出现四肢甚或全身冰冷。低体温时常伴有心率减慢。

**3. 皮肤硬肿** 包括皮脂硬化和水肿两种病变。皮脂硬化处皮肤紧贴皮下组织，不易捏起和推动，严重时肢体僵硬，不能活动，按之似象皮样感，皮肤呈暗红色或青紫色。伴水肿者有指压凹陷。硬肿常呈对称性，其发生顺序依次为：下肢→臀部→面颊→上肢→全身。硬肿面积可按头颈部 20%、双上肢 18%、前胸及腹部 14%、背部及腰骶部 14%、臀部 8% 及双下肢 26% 计算。严重硬肿可妨碍关节活动，胸部受累可致呼吸困难。

**4. 多器官功能损害** 重症者可出现休克、弥散性血管内凝血、代谢紊乱、急性肾衰竭和肺出血等多器官衰竭表现。

> **案例 5-10 临床表现**
> 1. 拒奶，哭声弱，口吐泡沫，反应差，全身发凉，小便量少。
> 2. 查体：T 34℃，P 92 次 / 分，R 60 次 / 分，体重 1.9kg。早产儿貌，对刺激反应差，哭声弱，呼吸略表浅，口周发绀，双小腿、大腿外侧及臀部皮肤硬肿，呈暗紫色，四肢末端发绀，发凉。双肺可闻及少许细湿啰音，心率 92 次 / 分，律齐，心音低钝，四肢活动少。

**【辅助检查】** 根据病情需要，检测血常规、动脉血气和血电解质、血糖、尿素氮、肌酐、弥散性血管内凝血筛查试验。必要时可做 ECG 及 X 线胸片等。

> **案例 5-10 辅助检查**
> 1. 血常规：WBC $12.8×10^9/L$；RBC $4.8×10^{12}/L$；Hb 165g/L，PLT $72×10^9/L$；L 56.3%；N 38.1%。
> 2. 电解质：$Na^+$ 128mmol/L，$K^+$ 4.3mmol/L，$HCO_3^-$ 18mmol/L；血糖：2.8mmol/L；肾功能：BUN 6.8mmol/L。
> 3. 胸部正位片：双肺纹理增粗，有小点片状阴影。

**【诊断】** 在寒冷季节，环境温度低和保暖不当，或有严重感染、窒息、早产、产伤等病史；有体温降低，皮肤硬肿，即可诊断。临床依据体温及皮肤硬肿范围分类如下。轻度：体温 $≥35℃$、皮肤硬肿范围 $<20\%$；中度：体温 $<35℃$、皮肤硬肿范围在 $20\%\sim50\%$；重度：体温 $<30℃$、皮肤硬肿范围 $>50\%$，常伴有器官功能障碍。

> **案例 5-10 诊断**
> 1. 患儿为 5 日新生儿；系 $33^{+1}$ 周早产，生后吃奶少，患儿环境温度低。
> 2. 拒奶、哭声低弱、口吐泡沫、全身凉 1 日。
> 3. 早产儿貌，对刺激反应差，哭声弱，呼吸略表浅，口周发绀，双小腿、大腿外侧及臀部皮肤硬肿，呈暗紫色，四肢末端发绀、发凉，双肺可闻及细湿啰音，心率 92 次 / 分，律齐，心音低钝。
> 4. 双肺有点片状阴影。
> 临床诊断：新生儿寒冷损伤综合征；新生儿肺炎。

**【鉴别诊断】** 应与新生儿水肿和新生儿皮下坏疽相鉴别。

**1. 新生儿水肿** ①局限性水肿：常发生于女婴会阴部，数日内可自愈。②早产儿水肿：下肢常见凹陷性水肿，有时延及手背、眼睑或头皮，大多数可自行消退。③新生儿 Rh 溶血病或先天性肾病：水肿较严重，并有其各自的临床特点。

**2. 新生儿皮下坏疽**　常由金黄色葡萄球菌感染所致，多见于寒冷季节。有难产或产前分娩史。常发生于身体受压部位（枕、背、臀部等）或受损（如产钳）部位。表现为局部皮肤变硬、略肿、发红、边界不清楚并迅速蔓延，病变中央初期较硬、以后软化，先呈暗红色、以后变为黑色，重者可有出血和溃疡形成，亦可融合成大片坏疽。

【治疗】

**1. 复温**　目的是在体内产热不足的情况下，通过提高环境温度（减少失热或外加热），以恢复和保持正常体温。

（1）若肛温>30℃，$T_{A-R}$>0，提示体温虽低，但棕色脂肪组织产热较好，此时可通过减少散热，使体温回升。将患儿置于已预热至中性温度的暖箱中，一般在 6～12h 内可恢复正常体温。

（2）当肛温<30℃时，多数患儿 $T_{A-R}$<0，提示体温很低，棕色脂肪组织被耗尽，虽少数患儿 $T_{A-R}$≥0，但体温过低，靠棕色脂肪组织自身产热难以恢复正常体温，且易造成多器官损害，所以只要肛温<30℃，一般均应将患儿置于箱温比肛温高 1～2℃的暖箱中进行外加温。每小时提高箱温 0.5～1℃（箱温不超过 34℃），在 12～24h 内恢复正常体温。然后根据患儿体温调整暖箱温度。在肛温>30℃，$T_{A-R}$<0 时，仍提示棕色脂肪组织不产热，故此时也应采用外加温使体温回升。

若无上述条件，也可采用温水浴、热水袋、火炕、电热毯或母亲将患儿抱在怀中等加热方法。

**2. 热量和液体补充**　供给充足的热量有助于复温和维持正常体温。热量供给从每日 209kJ/kg（50kcal/kg）开始，逐渐增加至每日 428.4～502kJ/kg（100～120kcal/kg）。喂养困难者可给予部分或完全静脉营养。液体量按 0.24ml/kJ（1ml/kcal）或 60～80ml/（kg·d）给予，有明显心、肾功能损害者，应严格控制输液速度及液体入量。

**3. 控制感染**　根据血培养和药敏试验结果应用抗生素。

**4. 纠正器官功能紊乱**　对心力衰竭、休克、凝血障碍、弥散性血管内凝血、肾衰竭和肺出血等，应给予相应治疗。

---

**案例 5-10　处方及医生指导**

1. 将患儿放入 33℃的暖箱中复温，使患儿体温在 6～12h 内恢复正常体温。

2. 供给热量及液体量，吸氧。

3. 选用哌拉西林、阿莫西林或第三代头孢菌素控制感染。

4. 可选用肝素抗凝治疗。

---

【预防】　①做好围生期保健和宣传。避免早产、产伤和窒息等，及时治疗诱发冷伤的各种疾病。②尽早开始喂养，保证充足的热量供应。③注意保暖，产房温度不宜低于 24℃，生后应立即擦干皮肤，用预热的被毯包裹。早产儿生后应一直在暖箱中保温，箱温为中性温度，待体重>1800g 或室温下体温稳定时，可放置于婴儿床中。在转院过程中应注意保暖。

# 第18节　新生儿败血症

---

**案例 5-11**

患儿，女，3 日，因反应差、拒奶 2 日，加重 1 日，系第 1 胎第 1 产，胎龄 39 周，因其母产前 2 日发热，有胎膜早破，羊水Ⅲ度污染，出生体重 3500g，出生时无窒息，生后母乳喂养，自 2 日前出现拒奶，反应差，哭声弱，嗜睡，无明显发热，近 1 日来病情加重，不哭，不动，四肢末梢发凉，在外未予以任何药物治疗，今来院就诊。

查体：T 35.2 ℃，P 156 次/分，R 66 次/分，体重 3.3kg。足月新生儿貌，对刺激反应差，哭声弱，全身皮肤黄染，面色发灰，前囟 1.5cm×1.5cm，平坦，颈软，口周发绀，双肺呼吸音粗，闻及少许中小水泡音，心率 156 次/分，律齐，心音略低钝，腹软，脐带未脱落，干燥，肝肋下 3cm，质软，脾未触及，四肢末梢发凉，肌张力减低，觅食反射、吸吮反射未引出，拥抱反射减弱。

思考题：

1. 作为一个儿科医生，你首先应考虑作何诊断？

2. 在明确诊断之前，应做哪些实验室检查？

3. 如何明确诊断？给出哪些处理建议？

---

新生儿败血症（neonatal septicemia）是指病原体侵入新生儿血液循环，并在其中生长、繁殖、产生毒素而引起的全身性炎症反应。常见病原体为细菌，但也可为真菌、病毒或原虫等其他病原体。本节主要阐述细菌性败血症（bacterial septicemia）。尽管医学和抗生素发展迅速，但新生儿败血症的发病率和病死率仍居高不下，其发生率占活产婴儿的 4.5‰～9.7‰，出生体重越轻，发病率越高，极低出生体重儿可达 10.96‰（美国），长期住院者发病率可高达 30.0%，病死率为 5%～10%。本病早期诊断困难，易误诊。处理不及时，可导致败血症休克（septic shock）和多器官功能障碍综合征（multiple organs dysfunction syndrome，MODS）。

**【病因和发病机制】** 病原菌因不同地区和年代而异，我国一直以葡萄球菌最常见，其次是大肠埃希菌。凝固酶阴性葡萄球菌（CNS）主要见于早产儿，尤其是长期动静脉置管者；金黄色葡萄球菌主要见于皮肤化脓性感染；而产前或产时感染以革兰氏阴性（G⁻）菌（主要为大肠埃希菌）较常见。气管插管机械通气患儿以革兰氏阴性杆菌常见。近年 B 族溶血性链球菌（group B streptococcus，GBS）感染率有逐渐增多趋势，李斯特菌虽然检出率不高，但其致死率及并发症发病率极高。

**1. 非特异性免疫功能** ①屏障功能差，皮肤角质层薄、黏膜柔嫩、脐残端未完全闭合；胃液酸度低、胆酸少，杀菌力弱，加上肠黏膜通透性大；血脑屏障功能差；以上这些因素均有利于细菌进入。②淋巴结发育不全，缺乏吞噬细菌的过滤作用，不能将感染局限在局部淋巴结。③经典补体途径及替代补体途径的部分成分（C3、C5、调理素等）含量低，胎龄越小，含量越低，机体对细菌抗原的调理作用差。④中性粒细胞储备少，趋化性和黏附性低，备解素、纤维结合蛋白、溶菌酶含量低，吞噬和杀菌能力不足。⑤单核细胞产生粒细胞集落刺激因子（G-CSF）、白细胞介素 8（IL-8）等细胞因子的能力低下，早产儿更甚。

**2. 特异性免疫功能** ①新生儿体内 IgG 主要来自母体，胎龄越小，其含量越低，早产儿更易感染；②IgM 和 IgA 分子量较大，不能通过胎盘，新生儿体内含量很低，因此 IgM 缺乏易感染革兰氏阴性菌，IgA 缺乏易患消化道及呼吸道感染；③T 细胞不能产生足量的细胞因子，对外来特异性抗原的应答差；④巨噬细胞、自然杀伤细胞活性低。

> **案例 5-11　病因**
> 患儿为新生儿，患儿母亲产前有感染史；羊水Ⅲ度污染。

**【临床表现】**

（1）败血症根据发病时间的早晚可分为早发型和晚发型。

1）早发型：≤3 日内起病，感染发生在出生前或出生时，病原菌以 GBS 及大肠埃希菌常见，多系统受累、病情凶险、病死率高。

2）晚发型：在出生 7 日后起病，感染发生在出生时或出生后，病原体以葡萄球菌、机会致病菌或医源性感染为主，常有脐炎、肺炎或脑膜炎等局部感染病灶，病死率较早发型低。

（2）新生儿败血症的早期症状常不典型，早产儿尤其如此。表现为反应差、嗜睡、少吃、少哭、少动，甚至不吃、不哭、不动，发热或体温不升。出现以下表现时，常提示败血症。①黄疸：有时可为败血症的唯一表现。其表现为生理性黄疸消退延迟、黄疸迅速加深，或黄疸退而复现，无法用其他原因解释。严重时可发展为胆红素脑病。②肝脾肿大：出现较晚，一般为轻至中度肿大。③出血倾向：皮肤黏膜瘀点、瘀斑、紫癜、针眼处流血不止、呕血、便血、肺出血，严重时发生弥散性血管内凝血。④休克：皮肤呈大理石样花纹，毛细血管再充盈时间延长，血压下降，尿少或无尿。⑤其他：气促、发绀、呼吸窘迫或呼吸暂停；呕吐、腹胀、中毒性肠麻痹。⑥可合并脑膜炎、坏死性小肠结肠炎、肺炎、化脓性关节炎和骨髓炎等。

> **案例 5-11　临床表现**
> 1. 患儿拒奶，反应差，哭声弱，嗜睡，无明显发热，不哭，不动，四肢末梢发凉。
> 2. T 35.2℃，P 156 次/分，R 66 次/分，体重 3.3kg，反应差，哭声弱，全身皮肤黄染，面色发灰，口周发绀，双肺可闻及少许中小水泡音，心率 156 次/分，心音略低钝，肝肋下 3cm，四肢末梢发凉，肌张力减低，觅食反射、吸吮反射未引出，拥抱反射减弱。

**【辅助检查】**

**1. 细菌学检查**

（1）细菌培养。①血培养：仍然是诊断的"金标准"。应在使用抗生素之前进行，同时作 L 型细菌和厌氧菌培养可提高阳性率。②脑脊液培养：败血症可合并化脓性脑膜炎，故行腰椎穿刺者均应作脑脊液培养。③尿培养：最好从耻骨上膀胱穿刺留取标本，仅用于晚发型败血症或病原学诊断。④其他：怀疑产前感染者，生后 1h 内取胃液及外耳道分泌物培养，或涂片革兰氏染色找多核细胞和胞内细菌；咽拭子、皮肤拭子、脐残端、肺泡灌洗液等均可做细菌培养，若培养出的细菌与血培养一致则意义更大。因新生儿抵抗力低下，故即使血中培养出机会致病菌也应予以重视，阴性结果不能排除败血症。

（2）病原菌抗原及 DNA 检测：用已知抗体测体液中未知的抗原，对 B 族溶血性链球菌和大肠埃希菌 K₁ 抗原可采用对流免疫电泳、乳胶凝集试验及酶联免疫吸附试验（ELISA）等方法，对已使用抗生素者更有诊断价值；采用 16S rRNA 基因的聚合酶链反应（PCR）分型、DNA 探针等分子生物学技术，以协助早期诊断。

**2. 非特异性检查**

（1）周围血常规：出生 12h 以后采血结果较为可靠。WBC 减少（<5×10⁹/L），或 WBC 增多（≤3 日者，WBC ≥30×10⁹/L；>3 日者，WBC >20×10⁹/L）。白细胞分类：出生至 3 日龄者杆状核细胞/中性粒细胞≥0.16，≥3 日龄者杆状核细胞/中性粒细胞≥0.12 出现中毒颗粒或空泡，或血小板计数<100×10⁹/L 有诊断价值。

（2）C 反应蛋白（C-reactive protein，CRP）：在细菌感染后 6～8h 即上升，最高可达正常值（<8mg/L）的数百倍以上，当感染被控制后短期内即可下降，因此有助于早期诊断及疗效观察和预后判断。

（3）降钙素原（PCT）：是一种降钙素前体，在健康人血清中水平极低。感染时，PCT 水平会在 4～6h 内迅速升高，6～12h 达到峰值。新生儿出生后第 1 日 PCT 可生理性增加，生后 18～30h 达高峰，42～48h 恢复正常，3 日后与成人相近。一般以>2.0ng/ml 为临界值，有效抗生素可快速降低血 PCT 水平。

（4）白细胞介素 6（IL-6）：灵敏度为 90%，阴性预测值>95%。有条件的机构可测定。

---

**案例 5-11　非特异性检查**

1. 血常规示 WBC $31 \times 10^9$/L；RBC $4.8 \times 10^{12}$/L；PLT $110 \times 10^9$/L；N 89.8%；L 10.2%，部分中性粒细胞胞质中有中毒颗粒。

2. 肝功能：总胆红素 265μmol/L，直接胆红素 22μmol/L，间接胆红素 243μmol/L。

3. CRP 90mg/L。

4. PCT 23ng/ml。

5. 血培养示大肠埃希菌生长。

6. 胸部正位片示双肺小斑片状影。

---

【诊断】

**1. 确定诊断**　具有临床表现并符合下列任一条：

（1）血培养或无菌体腔内培养出致病菌。

（2）如果血培养标本培养出条件致病菌，则必须与另次（份）血，或无菌体腔内，或导管头培养出同种细菌。

**2. 临床诊断**　具有临床表现且具备以下任一条：

（1）非特异性检查≥2 条。

（2）血标本病原菌抗原或 DNA 检测阳性。

（3）脑脊液检查异常。

---

**案例 5-11　诊断**

1. 3 日新生儿。其母产前有感染史，羊水Ⅲ度污染。

2. 拒奶，反应差，哭声弱，嗜睡，不哭，不动，四肢末梢发凉。

3. 查体：T 35.2℃，反应差，哭声弱，全身皮肤黄染，面色发灰，前囟平坦，口周发绀，双肺可闻及少许中小水泡音，心音略低钝，四肢末梢发凉，肌张力减低，觅食反射、吸吮反射未引出，拥抱反射减弱。

4. 血常规 WBC 升高，分类中以中性粒细胞为主，胞质中有中毒颗粒；CRP 明显升高；PCT 明显升高；血培养有大肠埃希菌生长。胸片：双肺可见小斑片状影。临床诊断：新生儿败血症；新生儿肺炎。

---

【治疗】

**1. 抗生素治疗用药原则**　①早用药：临床诊断败血症。在使用抗生素前收集各种标本，无须等待细菌学检查结果，即应及时使用抗生素。②合理用药、联合用药：根据病原菌可能来源初步判断病原菌种，病原菌未明确前可选择既针对革兰氏阳性（G⁺）菌又针对革兰氏阴性（G⁻）菌的抗生素，可先用两种抗生素，但应掌握不同地区、不同时期有不同优势致病菌及耐药谱，经验性地选用抗生素。一旦有药敏试验结果，应作相应调整，尽量选用一种针对性强的抗生素；对临床疗效满意，虽然药敏试验结果不敏感者也可暂不换药。③静脉给药。④疗程足：血培养阴性者经抗生素治疗病情好转时应继续治疗 5～7 日；血培养阳性者需 10～14 日；合并 B 族溶血性链球菌及 G⁻菌所致化脓性脑膜炎（简称化脑）者，疗程为 14～21 日；有并发症者应治疗 3 周以上。⑤注重药物毒副作用：1 周以内的新生儿尤其是早产儿，因肝肾功能不成熟，给药次数宜减少，每 12～24h 给药 1 次，1 周后每 8～12h 给药 1 次；氨基糖苷类抗生素因可能产生耳毒性而不宜使用。新生儿败血症常用抗生素的用法及间隔时间见表 5-8。

表 5-8　新生儿败血症常用抗生素的用法及间隔时间

| 抗生素 | <1200g | 1200～2000g | | >2000g | |
| --- | --- | --- | --- | --- | --- |
| | 0～4 周 | 0～7 天 | >7 天 | 0～7 天 | >7 天 |
| 青霉素（万 U）* | 2.5～5mg/kg，q12h | 2.5～5mg/kg，q12h | 5～7.5mg/kg，q8h | 2.5～5mg/kg，q8h | 2.5～5mg/kg，q6h |
| 苯唑西林* | 25mg/kg，q12h | 25mg/kg，q12h | 25～50mg/kg，q8h | 25～50mg/kg，q8h | 25～50mg/kg，q6h |
| 氯唑西林* | 25mg/kg，q12h | 25mg/kg，q12h | 25～50mg/kg，q8h | 25～50mg/kg，q8h | 25～50mg/kg，q6h |
| 氨苄西林* | 25mg/kg，q12h | 25mg/kg，q12h | 25～50mg/kg，q8h | 25～50mg/kg，q8h | 25～50mg/kg，q6h |
| 哌拉西林 | 50mg/kg，q12h | 50mg/kg，q12h | 100mg/kg，q12h | 50mg/kg，q12h | 75mg/kg，q8h |
| 头孢唑林 | 20～25mg/kg，q12h | 20～25mg/kg，q12h | 20～25mg/kg，q12h | 20～25mg/kg，q12h | 20～25mg/kg，q8h |
| 头孢呋辛 | 25～50mg/kg，q12h | 25～50mg/kg，q12h | 25～50mg/kg，q8h | 25～50mg/kg，q8h | 25～50mg/kg，q8h |
| 头孢噻肟 | 50mg/kg，q12h | 50mg/kg，q12h | 50mg/kg，q8h | 50mg/kg，q12h | 50mg/kg，q8h |

续表

| 抗生素 | <1200g | 1200~2000g | | >2000g | |
| --- | --- | --- | --- | --- | --- |
| | 0~4周 | 0~7天 | >7天 | 0~7天 | >7天 |
| 头孢哌酮 | 50mg/kg, q12h | 50mg/kg, q12h | 50mg/kg, q8h | 50mg/kg, q12h | 50mg/kg, q8h |
| 头孢他啶 | 50mg/kg, q12h | 50mg/kg, q12h | 50mg/kg, q8h | 50mg/kg, q12h | 50mg/kg, q8h |
| 头孢曲松 | 50mg/kg, qd | 50mg/kg, qd | 50mg/kg, qd | 50mg/kg, qd | 75mg/kg, qd |
| 头孢吡肟 | 50mg/kg, q8h | 50mg/kg, q8h | 65mg/kg, q8h | 50mg/kg, q8h | 65mg/kg, q8h |
| 万古霉素 ** | 15mg/kg, qd | 10mg/kg, q12h | 15mg/kg, q12h | 15mg/kg, q12h | 15mg/kg, q8h |
| 氨曲南 | 30mg/kg, q12h | 30mg/kg, q12h | 30mg/kg, q8h | 30mg/kg, q8h | 30mg/kg, q6h |
| 泰能 | 10mg/kg, q12h | 10mg/kg, q12h | 10mg/kg, q12h | 10mg/kg, q12h | 15mg/kg, q12h |
| 克倍宁 | 10mg/kg, q12h | 10mg/kg, q12h | 15mg/kg, q12h | 10mg/kg, q12h | 20mg/kg, q12h |
| 甲硝唑 | 7.5mg/kg, q48h | 7.5mg/kg, q12h | 7.5mg/kg, q12h | 7.5mg/kg, q12h | 15mg/kg, q12h |

注：* 并发化脓性脑膜炎时剂量加倍；** 用药>3 日，应监测血药浓度，最佳峰浓度 20~32μg/ml，谷浓度<10μg/ml。

**2. 处理严重并发症**　①及时纠正休克：输注新鲜血浆或全血，多巴胺和多巴酚丁胺。②纠正酸中毒和低氧血症。③积极处理脑水肿和弥散性血管内凝血。

**3. 清除感染灶**　局部有脐炎、皮肤感染灶、黏膜溃烂或其他部位化脓病灶时，应及时予以相应处理。

**4. 支持疗法**　注意保温，供给足够热量和液体。维持营养、电解质平衡及血液循环稳定等。

**5. 免疫疗法**　对重症患儿可行交换输血；中性粒细胞明显减少时应用集落刺激因子。

---

**案例 5-11　处方及医生指导**

1. 可先选用哌拉西林或头孢呋辛或头孢噻肟。然后根据药敏试验选用敏感药物。用 0~14 日。

2. 吸氧、保暖、供给足够热量及液体、纠正酸中毒等。

3. 可给予静脉免疫球蛋白，蓝光照射。

---

# 第 19 节　新生儿破伤风

**案例 5-12**

患儿，女，7 日，因吃奶差 2 日，抽搐 1 日，于 2016 年 3 月 2 日 11:00 入院。系第 2 胎第 2 产，足月，因急产在外某私人诊所出生，存在不洁断脐史，也未注射破伤风抗毒素。出生体重不详，出生时无明显窒息，生后给予母乳喂养，自 2 日前出现哭闹，张口困难，吃奶差，1 日前开始出现抽搐，表现为双手紧握拳，上肢屈曲发硬，下肢伸直，意识清醒，有时伴有面色发青，持续 0.5~3min 不等，自行缓解，共发作 12 次，无发热，无恶心、呕吐，在外未予以任何治疗，遂来院就诊。

查体：T 37.4℃，P 136 次/分，R 48 次/分，体重 3.5kg。足月新生儿貌，反应差，全身皮肤略黄染，前囟 1.5cm×1.5cm，平坦，苦笑面容，牙关紧闭，刺激后伴有全身抽动，呈角弓反张状，口周无发绀，双肺呼吸音粗，闻及少许痰鸣音，心率 136 次/分，律齐，心音有力，腹软，脐带未脱落，有脓性分泌物，肝脾未扪及，四肢肌张力高，拥抱反射亢进。

思考题：

1. 作为一个儿科医生，你首先应考虑作何诊断？

2. 如何明确诊断？应给出哪些处理建议？

新生儿破伤风（neonatal tetanus）是由破伤风梭状芽孢杆菌侵入脐部而引起的急性感染性疾病，主要表现为牙关紧闭和全身肌肉强直性痉挛，病死率高。一般在出生后 7 日左右发病，故俗称"七日风""锁口风"。随着我国城乡新法接生技术的推广和医疗水平的提高，WHO 于 2012 年宣布我国已基本消除新生儿破伤风，即发病率低于 1‰活产婴儿，但在偏远农村、山区及私人接生者仍存在。

**【病因和发病机制】**　破伤风梭状芽孢杆菌为革兰氏阳性厌氧菌，其芽孢抵抗力强，普通消毒剂无效。本菌广泛分布于土壤、尘埃和人畜粪便中。当用该菌污染的未消毒的器械断脐或包扎时破伤风梭状芽孢杆菌即进入脐部，包扎引起的缺氧环境更有利于破伤风梭状芽孢杆菌繁殖并产生破伤风痉挛毒素，此毒素沿神经干、淋巴液等传至脊髓和脑干，与中枢神经组织中的神经节苷脂结合，使它不能释放抑制性神经递质（甘氨酸、氨基丁酸），引起全身肌肉强烈持续收缩。下巴、脸和头部肌肉通常最先受累，因为他们的轴突路径短。躯干和四肢肌肉其次，手和脚部肌肉相对受累较晚。此毒素亦可兴奋交感神经，导致心动过速、血压升高、多汗等。

**案例 5-12 病因**

患儿有不洁断脐史；生后未注射破伤风抗毒素。

【临床表现】 潜伏期 3~14 日，多为 4~7 日，此期越短、病情越重、预后越差。早期仅有哭闹和吃奶困难，此时用压舌板检查口腔时，越用力张口越困难，称为"压舌板试验阳性"，此点有助于本病诊断。逐渐出现张口困难、奶头无法放入口中，进一步发展为牙关紧闭、口角上牵、眉举额皱，呈苦笑面容，阵发性全身肌肉强直性痉挛和角弓反张，呼吸肌和喉肌痉挛可引起呼吸困难、发绀、窒息。痉挛发作时患儿神志清楚，早期多无发热，轻微刺激可诱发痉挛发作。经合理治疗 1~4 周后痉挛逐渐减轻，发作间隔时间延长，能吮乳，完全恢复需 2~3 个月。病程中常并发肺炎和败血症。

（1）患儿先出现哭闹，张口困难，吃奶差，然后出现抽搐，表现为双手紧握拳，上肢屈曲发硬，下肢伸直，意识清醒，有时伴有面色发青，持续 0.5~3min，自行缓解，共发作 12 次，无发热。

（2）反应差，苦笑面容，牙关紧闭，刺激后伴有全身抽动，呈角弓反张状，口周无发绀，双肺呼吸音粗，闻及少许痰鸣音，脐带未脱落，有脓性分泌物，肝脾未触及，四肢肌张力高，拥抱反射亢进。

【治疗】

**1. 护理** 患儿宜置于安静而避光的环境中，尽量减少刺激以免痉挛的发作。病初应禁食，待痉挛减轻后试用胃管喂养。脐部用 3% 过氧化氢溶液或 1:4000 高锰酸钾溶液清洗，涂抹碘酒、乙醇。

**2. 中和毒素** 破伤风抗毒素（tetanus antitoxin, TAT）只能中和游离破伤风毒素，越早用越好。TAT 1 万~2 万 U 肌内注射或静脉滴注，另取 3000U 作脐周注射，用前须做皮肤过敏试验（皮试），皮试阳性者需用脱敏疗法注射。也可用破伤风免疫球蛋白（tetanus immunoglobulin, TIG）500U 肌内注射。TIG 半衰期较 TAT 长，且不会发生变态反应，不必做过敏试验。

**3. 控制痉挛** ①地西泮（安定）：为首选药，每次 0.1~0.3mg/kg，缓慢静脉注射，4~8h 一次，痉挛短暂停止后立即置胃管，每次 0.5~1mg/kg，必要时可加大至 2mg/kg。口服地西泮的半衰期长达 10 余小时至 3 日。用药期间注意观察呼吸、肌张力，防止药物副作用。②苯巴比妥钠：在地西泮使用过程中仍有痉挛者加用，首次负荷量为 10mg/kg，静脉注射，维持量为每日 5mg/kg，每 12~24h 一次，肌内注射或静脉注射。③10% 水合氯醛：一般作为发作时的临时用药。剂量为每次 0.5ml/kg，胃管注入或灌肠。

**4. 抗生素** 用于杀灭破伤风梭状芽孢杆菌。青霉素每日 10 万~20 万 U/kg，每日 2 次，共用 10 日；或甲硝唑首剂 15mg/kg，以后 7.5mg/kg，每 12h 一次，静脉滴注，用 7~10 日。

**案例 5-12 处方及医生指导**

1. 护理营养：保持室内安静，避光，禁止不必要的刺激，吸氧，及时吸痰，静脉供给营养。

2. 破伤风抗毒素皮试，破伤风抗毒素 2 万 U 静脉滴注。3000U 作脐周封闭。破伤风免疫球蛋白 500U 肌内注射。

3. 地西泮 0.7mg 静脉缓慢注射，6h 一次。

4. 青霉素 30 万 U 肌内注射，每日 2 次，痉挛短暂停止后立即置胃管管饲 3mg 地西泮，共 10 日。

5. 3% 过氧化氢溶液清洗脐部，并涂以 2% 碘伏。

【预防】 采用新法接生技术完全可预防本病的发生。一旦接生时未能严格消毒，须在 24h 内将患儿残留脐带剪去一段，重新结扎，用上法重新消毒脐带，同时肌内注射 TAT 1500~3000U，或注射 TIG。

# 第 20 节　新生儿呕吐

呕吐是新生儿期的常见症状，呕吐是由消化道及其他有关的一些器官借一系列复杂的神经反射来完成的。它也是消化功能紊乱或消化道梗阻的主要表现。引起新生儿呕吐的原因与其他年龄组小儿不尽相同，主要与新生儿食管下端括约肌发育不够成熟、胃容量小、胃呈水平位，食管下端括约肌压力低、幽门括约肌发育较好而贲门括约肌发育较差、肠道神经调节功能差等生理特点有关，新生儿呕吐中枢受全身炎症或代谢障碍产生的毒素刺激，也可引起呕吐。呕吐物易导致儿童窒息甚至死亡，因此早期诊断、及时处理尤为重要。

【病因和临床表现】 新生儿呕吐的原因主要有以下几类。

**1. 胃黏膜受刺激所致的呕吐** 新生儿出生时所吞咽的羊水、产道血液等刺激胃黏膜可引起呕吐，常在生后第一日尚未进食时即发生，开乳后加重，为非喷射性呕吐，呕吐物为泡沫样或咖啡色液体，多于生后 1~2 日内将吞入液体吐净后呕吐即消失。严重者用 1% 碳酸氢钠溶液洗胃 1~2 次即可痊愈。新生儿出血病、应激性溃疡等所致胃内出血时也常以呕吐为首发症状。

**2. 胃食管反流** 是新生儿呕吐最常见的原因，上海曾报道 54 例新生儿检测出胃食管反流（gastroesophageal reflux, GER）阳性者 35 例（64.8%），其中早产儿的阳性率为 80.0%，足月儿为 51.7%，主要与食管下端括约肌抗反流机制发育不成熟有关。新生儿胃食管反流的主要症状是呕吐，多数在生后一周内出现，常在儿童喂乳后平卧时引起溢乳或非喷射性呕吐，呕吐物为乳汁；当并发反流性食管炎时，呕吐物可带血；部分患儿可无呕吐表现而出现呼吸暂停、心动加速、反复吸入、发育迟缓等，甚至猝死。采取俯卧位和左侧卧位可改善胃食管反流，生后 1～2 个月可痊愈。

**3. 幽门痉挛**　为幽门神经、肌肉功能暂时性失调所致，不伴有解剖学异常。多在生后一周内发病；呕吐呈喷射性，但常表现为间歇性；呕吐物为乳汁，有少量乳凝块，但无胆汁。以 1：1000 阿托品治疗有效。

**4. 感染**　胃肠道感染（如感染性腹泻、坏死性小肠结肠炎等）或其他感染（如败血症、脑膜炎、肝炎、上呼吸道感染、肺炎及尿路感染等）均可引起呕吐。这类患儿往往有食欲减退和其他症状，但呕吐也可是感染的唯一症状（如尿路感染）。

**5. 先天性代谢缺陷**　患儿除呕吐外常伴有其他症状，如氨基酸代谢障碍常有神经症状，排泄物有特殊气味；糖代谢障碍常有黄疸、肝脾肿大、腹泻等；肾上腺皮质增生症有性征异常、皮肤色泽加深等。

**6. 外科疾病**　引起新生儿呕吐的外科疾病主要有食管闭锁、肥厚性幽门狭窄、肠闭锁、肠旋转不全、环状胰、胎粪性腹膜炎、先天性巨结肠和肛门直肠闭锁等。

**【诊断】**

**1. 病史**

（1）呕吐出现时间：①生后 1～2 日内出现者应考虑咽下综合征、消化道畸形、消化道出血或缺氧缺血性脑病、颅内出血引起的颅内压增高等，每次进食时均发生呕吐、咳嗽、发绀，应考虑食管闭锁；②3～7 日出现的呕吐可由幽门痉挛、胎粪排出延迟、喂养不当和各种感染引起，但应排除消化道畸形（如肠旋转不全、巨结肠等）引起的不完全梗阻；③7 日以上者多考虑与感染、喂养不当等有关，但肥厚性幽门狭窄等肠道畸形仍属可能。

（2）呕吐物性状：吐出物为原乳者提示病变在食管；吐乳凝块者提示病变在幽门、十二指肠上端；吐胆汁者应除外十二指肠壶腹以下的肠道畸形；贫血者应考虑新生儿出血病、胃食管反流和食管裂孔疝等情况。

（3）呕吐的特点：吃奶后立即呕吐者可能为胃食管反流、贲门痉挛、喂养方式不当等情况；吃奶后半小时以上呕吐可能为幽门痉挛、感染或肠道畸形等所致。呕吐呈持续性多见于消化道梗阻；呈间歇性多见于幽门痉挛、肠旋转不全；呈喷射性多见于肥厚性幽门狭窄。

（4）其他：24～48h 不排胎粪或量少应注意肠梗阻的可能性；3～5 日仍排出胎便且有腹胀常提示先天性巨结肠；发热、中毒症状提示感染；意识障碍、惊厥提示颅内病变等。

**2. 体格检查**　持续腹胀提示肠梗阻、坏死性小肠结肠炎；右上腹肿块提示肥厚性幽门狭窄；便秘、腹胀、肠型较粗大、下腹部粪块多，提示先天性巨结肠。

**3. X 线检查**

（1）胸腹透视和摄片：立位腹部平片可见空气积于腹内梗阻部位之上，显示有诊断意义的液平面；有钙化影者，可诊断胎粪性腹膜炎；有肠壁积气，尤其有门脉积气者，可诊断坏死性小肠结肠炎。

（2）钡剂检查：钡灌肠对肠旋转不全、先天性巨结肠等肠道畸形有诊断价值；对怀疑有高位或部分肠梗阻、胃食管反流、肥厚性幽门狭窄、食管闭锁及胃扭转等情况者，或以平片为明确诊断时可采用稀薄钡餐检查，以进一步确诊。

**4. 食管检查**

（1）食管 pH 测定：将一根 pH 探头插入食管下端括约肌上方，对食管 pH 进行监测，用以诊断胃食管反流，阳性率达 92%，24h 连续监测可提高阳性率。

（2）食管压力测定：主要测定食管下端压力，分析食管括约肌的功能状态。当食管下端括约肌压力 ＜1.33kPa（10mmHg）时，提示括约肌功能不良，本法操作简便安全，符合率为 87%。

**【处理原则】**

（1）明确诊断，治疗基本病因。喂养不当者予喂养指导，羊水吞入引起呕吐者可用生理盐水或 1% 碳酸氢钠溶液洗胃；幽门痉挛可在喂奶前 20min 服 1：1000 阿托品 1～5 滴；胃食管反流可应用多潘立酮，每次 0.3mg/kg，日服 2～3 次，喂奶前 30min 服用，连续 7～10 天。反流性食管炎可用西咪替丁，每次 4mg/kg，12h 一次。

（2）内科性疾病引起呕吐者宜采取右侧卧位，以防呕吐物吸入。

（3）外科性疾病引起呕吐者应禁食；腹胀明显者应做胃肠减压。巨结肠患儿则予结肠灌洗，一般不必禁食。

（4）维持水、电解质平衡。

# 第 21 节　新生儿坏死性小肠结肠炎

> **案例 5-13**
> 　　患儿，男，10 日，因呕吐、腹胀 2 日，大便带血 1 日，入院。系第 1 胎第 1 产，胎龄 34$^{+3}$ 周，因胎膜早破，经阴分娩，出生体重 2300g，脐带绕颈 2 周，生后 1min Apgar 评分为 6 分，5min Apgar 评分为 10 分，生后 24h 内排胎便，3 日后大便转为黄色，生后因无母乳，一直予以浓稠婴儿配方奶喂养，自 2 天前无明显原因出现呕吐，4～5 次 / 日，吐出胃内奶汁，含咖啡色

物质,伴有腹胀,大便为绿色水样,5~6次/日,每次量多,吃奶较少。自1日前大便呈暗红色水样,共3次,小便量少,无明显发热,在外给予口服蒙脱石散,一次1/3包,每日3次,效果不明显,今来院就诊。

查体:T 35.2℃,P 150次/分,R 56次/分,体重2.3kg。早产儿貌,反应差,哭声弱,全身皮肤、黏膜干燥,皮肤弹性差,前囟1.5cm×1.5cm,略凹陷,口唇干燥,颈软,双肺呼吸音稍粗,未闻及干湿啰音,心率150次/分,律齐,心音低钝,腹胀明显,腹壁发红,可见肠型,肝脾未触及,肠鸣音减弱,四肢活动可。

思考题:

1. 作为一个儿科医生,你首先应考虑作何诊断?

2. 在明确诊断之前,应做哪些实验室检查?

3. 如何明确诊断?应给出哪些处理建议?

新生儿坏死性小肠结肠炎(neonatal necrotizing enterocolitis,NEC)是新生儿期的一种严重威胁患儿生命的疾病,也是NICU最常见的胃肠道急症。临床以腹胀、呕吐、腹泻、便血为主要症状,肠壁囊样积气征为X线特征。本病多见于早产儿,病情严重。据报道,在NICU,NEC的发病率为2%~5%,其中极低出生体重(very low birth weight,VLBW)儿发病率为4.5%~8.7%,病死率为20%~30%,超低出生体重(extremely low birth weight,ELBW)儿病死率高达30%~50.9%。

【病因和发病机制】

1. 早产儿 肠道功能不成熟,循环调节能力差,胃酸分泌少,胃肠道动力差,消化酶活力低,消化道黏膜通透性高,消化吸收功能差,局部免疫反应低下。当喂养不当、感染和肠壁缺血时易导致肠损伤。

2. 肠黏膜缺氧缺血 NEC多发生在有窒息的早产儿,故认为肠壁缺血缺氧和再灌注损伤可能是NEC发病的高危因素。缺氧时机体重新分配全身血液以保证心、脑等重要脏器的供应,此时肠系膜血管收缩,肠道血流可减少至正常的35%~50%,肠黏膜发生缺氧缺血性损伤,如围生期窒息、严重呼吸暂停、严重心肺疾病、休克脐血管置管等。

3. 感染 败血症、肠炎或其他严重感染时,微生物产生的毒素可直接损伤黏膜或通过激活免疫细胞产生多种细胞炎症因子,引起微血管中血小板和白细胞的聚集,使血流淤滞;另外,肠道内细菌的过度繁殖造成的肠胀气也可导致肠道损伤。常见的细菌有大肠埃希菌、梭状芽孢杆菌、铜绿假单胞菌、沙门菌、肺炎克雷伯菌、产气荚膜杆菌等。病毒和真菌也可引起本病。

4. 喂养不当 90% NEC发生在开始肠道喂养后新生儿,不适当的肠内喂养会增加NEC的患病率。应用配方奶者多于母乳喂养者。渗透浓度过高(>400mmol/L)的乳汁或药物(如维生素E、茶碱、吲哚美辛等)可直接损伤发育尚未成熟的肠黏膜。

5. 其他 肠道菌群失调、输血、宫内生长受限等可能与NEC的发生有关。

**案例5-13 病因**
患儿为早产儿。浓稠婴儿配方奶喂养,故渗透浓度高。

【病理】 肠道病变轻重悬殊,轻者范围仅数厘米,重者可累及整个肠道,最常受累的是回肠远端和近端升结肠。肠腔充气,黏膜呈斑片状或大片坏死,肠壁有不同程度的积气、出血及坏死。显微镜下黏膜呈凝固性坏死,黏膜下层有弥散性出血或坏死,肌肉层也有坏死区,重者整个肠壁坏死,可伴有肠穿孔。

【临床表现】 本病多见于早产儿。大多在生后2~3周内发病,极低出生体重儿可迟至2个月。典型表现为腹胀、呕吐和腹泻或便血三联征,初起表现为胃排空延迟、胃潴留,而后全身腹胀。腹胀常为首发症状,之后出现呕吐和腹泻。呕吐物带胆汁或咖啡样物,开始排水样便,数日后变为血便。查体可见肠型、腹壁发红、肠鸣音减弱或消失。最后发展为呼吸衰竭、休克、弥散性血管内凝血而死亡。常见并发症有败血症、肠穿孔、气腹和腹膜炎等。

**案例5-13 临床表现**
1. 呕吐,腹胀,大便初为绿色水样,后为血便。
2. 早产儿貌,反应差,哭声弱,全身皮肤、黏膜干燥,皮肤弹性差,前囟略凹陷,口唇干燥,心率快,心音低钝,腹胀明显,腹壁发红,可见肠型,肠鸣音减弱。

【辅助检查】

1. 实验室检查 白细胞异常升高或降低,粒细胞总数、淋巴细胞和血小板减少,降钙素原、CRP持续升高,血糖异常、代谢性酸中毒、离子紊乱及凝血功能异常等。

2. 腹部X线片 对本病诊断有重要意义。早期主要表现为麻痹性肠梗阻:小肠排列紊乱、充气明显,肠腔内有多个小液平面,呈阶梯状;病情进展期肠壁间距因水肿而增宽,肠壁内出现积气,表现为局部密集的小泡沫状透亮区,即肠壁囊样积气,较重病例肠内气体进入门静脉可见门静脉充气征,严重者有袢固定(表明该段肠坏死)、腹水(腹膜炎)和气腹(肠穿孔)。肠壁积气和门静脉充气征为本病的特征性表现。

**3. B 超检查** 可以检测到肠壁积气、门静脉积气、腹腔游离气体，可很好地显示肠壁回声、肠蠕动、肠壁血流灌注。

> **案例 5-13 辅助检查**
> 1. 血常规：WBC $13.9×10^9$/L；RBC $4.2×10^{12}$/L；PLT $80×10^9$/L；L 76.8%；N 20.4%。
> 2. 大便常规：暗红色稀水样便，白细胞（++），红细胞（+++），OB（+++）。
> 3. 腹部立位平片：肠胀气，可见多个液平面，有肠壁囊样积气。

**【治疗】**

**1. 禁食** 绝对禁食可疑病例 2～3 天，确诊病例 10～14 天，目前主张禁食时间不宜太长。Ⅰ期 72h，Ⅱ期 7～10 天，Ⅲ期 14 天或更长。待临床情况好转，腹胀消失，大便潜血试验转阴后逐渐恢复饮食。喂养推荐以纯母乳开始，缓慢加奶，最大加奶量不宜 >20ml/（kg·d）。

**2. 胃肠减压** 禁食期间须常规胃肠减压。

**3. 抗感染** 抗生素的选择应覆盖新生儿败血症常见病原菌。一般可用氨苄西林、哌拉西林或第三代头孢菌素，如为厌氧菌首选甲硝唑。疗程为 7～10 日，重者为 14 日或更长。

**4. 支持疗法和对症处理，维持水、电解质平衡** 每日供给液体量为 120～150ml/kg，根据肠道丢失情况再作增减。由于禁食时间较长，给予胃肠外营养，保证每日 378～462kJ（90～110kcal/kg）的能量供给。有凝血机制障碍时可输新鲜冷冻血浆或冷沉淀。出现休克时给予抗休克治疗。

**5. 外科治疗** 有气腹或腹膜炎时应用手术治疗。

> **案例 5-13 处方及医生指导**
> 1. 禁饮食。给予静脉高营养，保证热量及液体供给。
> 2. 胃肠减压。
> 3. 哌拉西林或第三代头孢菌素抗感染。
> 4. 给予维生素 $K_1$ 以止血，输注新鲜冷冻血浆。

# 第 22 节 新生儿脐部病变

## 一、脐 炎

**【病因】** 脐炎（omphalitis）主要是出生时断脐或出生后处理不当，脐残端被细菌入侵、繁殖而引起的局部急性炎症，亦可由于脐血管置换血时被细菌污染而导致发炎。病原菌以金黄色葡萄球菌最常见，其次为大肠埃希菌、铜绿假单胞菌、溶血性链球菌等。

**【临床表现】** 轻者脐轮与脐周皮肤轻度红肿，有少量浆液脓性分泌物。重者脐部及脐周明显红肿发硬，脓性分泌物较多，常有臭味。严重者形成脐周围腹壁的蜂窝织炎或脓肿，也可沿着尚未闭合的脐血管向上蔓延到腹腔、门静脉，引起腹膜炎及败血症甚至脓毒血症。

**【治疗】** 局部用 3% 过氧化氢、2% 碘酒及 75% 乙醇消毒，每日 2～3 次。当脐周有扩散或伴有全身症状者，应根据药敏试验结果选用有效抗生素静脉注射。有脓肿形成者应切开排脓。并发腹膜炎、败血症或脓毒血症者，应根据药敏试验结果选用有效抗生素治疗。

**【预防】** 新生儿娩出断脐时必须无菌操作，生后每日用 75% 乙醇对脐部消毒处理，并涂以脐带粉防止污染。

## 二、脐 疝

脐疝（umbilical hernia）是一种先天性发育缺陷，为新生儿脐部常见病之一。女婴发病率是男婴的 2～3 倍。

**【病因】** 胎儿期有脐血管（两根脐动脉与一根脐静脉）通过脐环，脐血管在生后数周逐渐闭塞萎缩，脐环亦随之闭合并成为腹壁薄弱点之一；新生儿两侧腹直肌及其前后膜在脐部尚未闭合；因此，在各种使腹压增高因素如咳嗽、排便困难、过多啼哭等的作用下，肠管从尚未闭合的脐环（即疝孔）向外突出而形成脐疝。

**【临床表现】** 脐部突出，呈圆形或卵圆形，疝囊大小不一，直径多为 1cm，也有超过 3～4cm 者，多见于低出生体重儿，皮肤颜色正常；直立位、哭闹或咳嗽时，因腹压增高，腹腔内容物可突入疝囊内，疝囊皮肤紧张性越大，腹压越高，则疝囊膨出越大。安静时以手加压后肠管易还纳回腹腔为宜。脐疝婴儿一般并无痛苦，也无胃肠道功能紊乱症状，引起嵌顿或致肠梗阻者极少见。

**【治疗】** 脐疝在 1cm 以下者，绝大多数到 1 岁左右随腹肌发育逐渐使疝孔闭合而自愈，2 岁以下暂不处理；2 岁以上不闭合，脐环 ≤2cm，可考虑实施手术治疗，脐环直径 >2cm，则建议早期施行修补术。

## 三、脐肉芽肿

脐肉芽肿（umbilical granuloma）是指断脐后脐创面受异物刺激（如爽身粉、血痂）或感染，在局部形成小的肉芽组织增生。脐肉芽组织表面湿润，有少许黏液或黏液脓性渗出物，可用乙醇清洁肉芽组织表面，1 日数次，预后良好。顽固性肉芽组织增生者，呈灰红色，表面有脓血性分泌物，可用 10% 硝酸银烧灼或消毒剪剪除等治疗。

# 第 23 节　新生儿产伤

产伤（birth injury）是分娩过程中因机械因素对胎儿或新生儿造成的损伤，大部分因异常分娩所致，近年来由于加强了产前检查及产科技术的提高，产伤发生率已明显下降。

## 一、头颅血肿

【病因】　头颅血肿（cephalohematoma）是由于异常分娩、产钳或负压吸引助产时，因头颅受过度挤压，导致骨膜下血管破裂，血液积聚并局限于骨膜下引起血肿。

【临床表现】　常见于初产妇所生的新生儿，多见于顶部，偶见于枕部、额部、颞部，以一侧多见，偶发生于双侧。生后数小时至数天逐渐增大，不超越骨缝。血肿表面皮肤颜色可正常，负压吸引所致者呈紫红色，触诊时初期有胀满感，吸收过程中变软而有波动感，边缘清楚，由于血肿机化（钙质沉积而骨化）从边缘开始，故在基底部形成硬环，易误诊为凹陷性骨折，逐渐延至血肿中央部位，吸收常需 6～8 周，血肿大者甚至需 3～4 个月。血肿较大者，因血肿内红细胞破坏过多，引起血间接胆红素增高，黄疸加重。头颅血肿与产瘤可同时存在，血肿常隐于水肿之下，待水肿消失后显出血肿。

【鉴别诊断】

**1. 产瘤**（caput succedaneum）　又称先锋头或头皮水肿，见于头位产婴儿，是由于头先露部位头皮血液及淋巴循环受压所致的软组织水肿。出生时出现边界不清的梭状局部肿胀，常越过骨缝，局部皮肤颜色可正常或稍红，按压时凹陷而无波动感，2～3 日后吸收消失。

**2. 帽状腱膜下出血**（subaponeurotic hemorrhage）　是头颅帽状腱膜与骨膜间疏松组织内出血，因无骨膜限制，出血量较大，易于扩散，常越过骨缝，波动感明显，黄疸较重。出血多可导致贫血或出血性休克，这种情况需早期诊断、及时治疗。

【治疗】　一般不需要治疗，大多数患儿可自行吸收而不留痕迹。注意局部皮肤清洁，不宜穿刺抽出血液，以免引起继发感染。

## 二、锁骨骨折

【病因】　锁骨骨折（fracture of clavicle）是产伤骨折中最常见的一种。多见于难产及巨大儿。骨折多发生在锁骨中段外 1/3 处，此处锁骨较细，无肌肉附着，当胎儿肩娩出困难时容易出现锁骨骨折。

【临床表现】　大部分患儿无明显症状，故易漏诊，分为不完全（即青枝）骨折和完全骨折。患儿多表现为患侧上肢活动少，移动患侧上肢时哭闹，有的手下垂、不能移动或不灵活，常被误诊为臂丛瘫痪。数日后局部软组织肿胀，1～2 周后检查锁骨中 1/3 交界处扪及肿块，触之有压痛。有骨折移位时，患侧肩部锁骨中部有突起或肿胀，触之可有骨摩擦感。患侧拥抱反射减弱或消失。X 线片可确诊。

【治疗】　不完全骨折一般不需治疗；完全骨折则需腋下置一棉垫，并将患肢用绷带固定于胸壁，也有学者主张不需治疗，一般 2 周左右即可愈合。

## 三、臂丛神经麻痹

【病因】　臂丛神经麻痹（brachial plexus paralysis）是新生儿最常见的周围神经损伤，见于肩部不易娩出，由于难产、臀位或肩娩出困难等因素使臂丛神经过度牵拉受损引起上肢完全或部分的弛缓性瘫痪。

【临床表现】　可分为上臂型、中臂型和下臂型三类：

**1. 上臂型**　即 Duchenne-Erb 麻痹，最多见，损伤限于第 5、第 6 颈神经根。肩部不能外展；整个上肢下垂、内收、不能外展、不能外旋；前臂内收、伸直，不能旋后和弯曲。肱二头肌反射消失，受累侧拥抱反射不能引出，握持反射存在。当膈神经受损时，则出现膈肌麻痹。

**2. 中臂型**　第 7 颈神经根的损伤，使桡神经所支配的肌肉发生麻痹，前臂、腕、手的伸展动作丧失或减弱，而肱三头肌、拇指伸肌为不完全麻痹，受累侧拥抱反射通常不能引出。

**3. 下臂型**　较少见，由于第 8 颈神经及第 1 胸神经受损。其主要为手的瘫痪，若第 1 胸神经根的交感神经纤维受损，可引起 Horner 综合征，表现为受损侧的眼睑下垂、瞳孔缩小。

轻症病例不易发现，严重损伤的病例可累及整个上肢。有时需与肱骨头脱离和脱臼、肱骨骨折、锁骨骨折或脑性瘫痪等鉴别。

【治疗】　用夹板将上肢固定于外展、外旋，前臂肘关节屈曲的位置。2 周内不能活动。以后有肌肉萎缩者可考虑矫形手术。如 3～6 个月不恢复，考虑手术探查，修补损伤神经。

【预后】　多数患儿预后良好，经治疗，2～3 个月内可获得改善和治愈。如为神经撕裂则留有永久麻痹。

## 四、面神经瘫痪

【病因】　面神经瘫痪（facial nerve paralysis）是胎儿面部受产钳或骨盆压迫（难产），损伤第Ⅶ对脑神经的周围部分所致。

【临床表现】　以周围性面神经麻痹（又称 Bell 麻痹）最常见。其表现为婴儿哭叫时，患侧鼻唇沟消失、眼裂不能完全闭合、不能皱眉，口角向健侧歪斜。

【治疗】 90% 可在生后数周后自行痊愈，也可采用针灸、理疗或服用维生素 $B_1$ 和 $B_{12}$ 等促进其恢复，对不能闭合的眼睛要注意保护，久治不愈者会留下后遗症。

# 第 24 节　新生儿其他感染性疾病

**案例 5-14**

患儿，女，24 日，因皮肤黄染 15 日，加重 2 日入院。患儿于 15 日前出现面部明显黄染，渐遍及全身，食欲可，无恶心、呕吐及发热，大便淡黄。近 2 日黄疸加重，进食减少，哭声弱，小便色深、黄染，大便为白陶土色，以"新生儿黄疸待诊"收入院。系第 1 胎第 1 产，足月顺产，生后无窒息，出生体重 3.2kg，生后已接种卡介苗及乙肝疫苗。其母孕晚期患"感冒"，无黄疸等肝病史。

体格检查：T 36℃，P 136 次 / 分，R 48 次 / 分，体重 2.5kg。足月新生儿貌，反应欠佳，巩膜、面部及躯干四肢皮肤中度黄染，无出血点及瘀斑，头颅、五官无畸形，前囟 1.5cm×1.5cm，平软，巩膜明显黄染，口腔黏膜未见异常，颈软，胸廓无畸形，双肺呼吸音清，无啰音。心率 136 次 / 分，节律整齐，心音有力，未及杂音。腹膨隆，叩诊鼓音，肝肋下 3cm，质较软，脾肋下 1cm，肠鸣音正常。脊柱及四肢无畸形，活动自如，拥抱反射存在。

实验室检查：血常规 Hb 136g/L；RBC 4.5×$10^{12}$/L；WBC 10.3×$10^9$/L；PLT 178×$10^9$/L；N 48%；L 52%。肝功能：血清总胆红素 290μmol/L；间接胆红素 205μmol/L；直接胆红素 85μmol/L；GPT 131U/L；GGT 2401U/L；肝炎标志物：阴性；CMV（-），IgM（+）。

思考题：
1. 请提出诊断和诊断依据。
2. 本病应与哪些疾病相鉴别？
3. 如何治疗？

## 一、巨细胞病毒感染

巨细胞病毒（cytomegalovirus，CMV）感染是由人巨细胞病毒（human cytomegalovirus，HCMV）引起。巨细胞病毒属于疱疹病毒、DNA 病毒，普遍存在于自然界。我国是巨细胞病毒感染的高发地区，孕妇抗体阳性率高达 94%～98%。成人的感染率很高，但很少发病。

【感染途径】

**1. 先天性感染**（宫内感染）　是指母孕期初次（原发）或再发感染时病毒通过胎盘感染胎儿。其中母为原发感染时，30%～50% 胎儿被感染；母为再发感染时，仅 0.5%～3% 胎儿被感染。

**2. 围生期感染**　新生儿出生时经产道吸入含 CMV 的分泌物或出生后不久接触母亲含有 CMV 的唾液、尿液或摄入带病毒的母乳、输血引起的感染。

**3. 出生后感染**　由于母乳中 CMV 排毒率为 58%～69%，因此，摄入带病毒的母乳是生后感染的主要途径。

【临床表现】

**1. 先天性感染**（宫内感染）　出生 2 周内有病毒排出。主要表现为早产、低体重、黄疸、肝脾肿大、肝功能损害、皮肤瘀斑、血小板减少、贫血、脉络膜视网膜炎、脑钙化、腹股沟疝等多器官、多系统受损的表现。可出现智力低下、运动障碍、癫痫、牙釉质钙化不全，尤为突出的是感觉神经性耳聋，多在 1 岁左右出现。

**2. 围生期感染**　急性期感染可有多器官系统受累表现，中枢神经系统 CMV 感染的临床表现主要有惊厥（约 10%），严重感染者可发生颅内软化灶、钙化，见于 50%～60% 的患儿。脑脊液检查可见脑炎改变、白细胞计数和蛋白质含量升高。

**3. 出生后 CMV 感染**　出生 2～3 周内有病毒排出，多数无症状，主要表现为肝炎和间质性肺炎，早产儿还可表现为单核细胞增多症、血液系统受害和心肌炎等，死亡率高达 20%。足月儿常呈自限性经过，预后一般良好。输血传播可引起致命的后果。

【实验室检查】

**1. 病毒分离**　此法最可靠、特异性最强，将尿液、唾液或脑脊液标本接种于成纤维细胞分离病毒。

**2. 巨细胞病毒标志物检测**　在各种组织或脱落细胞中可检测出典型的包涵体、病毒抗原、颗粒或基因等 CMV 标志物。检测的方法如下：

（1）瑞氏-吉姆萨染色：取新鲜晨尿或脑脊液沉渣涂片，在光镜检查下找典型病变细胞或核内包涵体；此法特异性高，但阳性率低，有时需多样才获阳性结果。

（2）分子生物学技术：① DNA 杂交，检测患儿样本中的 CMV，这是特异性和敏感度都高的方法；② PCR 技术，在体外扩增特异性 CMV 基因片段检出微量病毒。

**3. 血清学检查**　包括血清 CMV-IgG、IgM、IgA，其中，IgM、IgA 抗体不能通过胎盘；因此，脐血或新生后 2 周内血清中检出 IgM、IgA 抗体是先天性感染的标志。但其水平低，故阳性率也低。由于 IgG 可通过胎盘，血清 IgG 阳性，可能是从母体获得的抗体，但双份血清 IgG 滴度超过 4 倍高，提示近期感染；从母体获得的 IgG 在生后逐渐下降，6～8 周降至最低点，若血清 IgG 滴度升高持续 6 个月以上，提示宫内感染。

---

**案例 5-14　诊断**

1. 晚期新生儿，起病缓，病程长。

2. 母孕晚期有"感冒"史。

3. 临床上以全身黄疸为突出表现，伴有奶量下降，小便深黄，大便淡黄，后转为白陶土色。

4. 查体：全身皮肤中度黄染，肝脾肿大。

5. 辅助检查：肝功能异常，总胆红素及直接胆红素均升高，CMV-IgM 阳性。

诊断：新生儿肝炎综合征（巨细胞病毒感染）。

---

【治疗】 更昔洛韦（丙氧鸟苷）：每次 6mg/kg，每 12h 一次，静脉滴注，疗程 6 周。副作用主要有白细胞和血小板减少、肝功能损害和脉络膜视网膜炎。

---

**案例 5-14　处方及医生指导**

1. 监测胆红素和肝功能变化情况。

2. 抗病毒治疗。更昔洛韦：每次 6mg/kg，每 12h 一次，静脉滴注，疗程 6 周。治疗过程中监测血常规。

3. 支持、对症治疗：足够的热量、水分补充；提供多种维生素等。

---

## 二、衣原体感染

新生儿衣原体感染（chlamydia infection）是由沙眼衣原体（*Chlamydia trachomatis*，CT）引起。本病主要通过性传播，是全世界最常见的性传播性疾病之一。

【病因】 衣原体是必须在活细胞内生活、增殖的一类独立微生物，它可分为沙眼衣原体、鹦鹉热衣原体和肺炎衣原体等。沙眼衣原体可经眼—手—眼或性接触途径传播；是成人尿道炎、附件炎、宫颈炎、输卵管炎和子宫内膜炎的主要致病菌之一。胎儿通过产道时，衣原体可定植于其结膜和（或）鼻咽部，出生后即发生衣原体结膜炎和（或）肺炎。剖宫产新生儿也有发生，一般常先有胎膜早破，提示为上行感染所致。

【临床表现】

**1. 沙眼衣原体结膜炎** 潜伏期为 5～14 日，主要表现为结膜明显充血、水肿，下睑结膜尤甚，先为浆液性分泌物，很快转为脓性。新生儿缺乏淋巴样组织，故无滤泡增生。眼睑常水肿，可有假膜形成，也可有角膜血管翳或瘢痕，但失明罕见。重症表现如淋菌性眼炎，常在生后 2～5 日发病，且有角膜溃疡，可在 24h 内坏死穿孔。

**2. 沙眼衣原体肺炎** 多在生后 2～4 周发病，约半数患儿有结膜炎病史，开始可见咽部充血明显，

随时间逐渐加重，可出现不发热或仅有低热，患儿外表尚好，主要表现为呼吸增快，明显的阵发性咳嗽，常影响患儿进食与睡眠，故体重不增。常可听到细湿啰音，无哮鸣音。胸部 X 线表现较临床表现重，主要表现为两肺充气过度、广泛间质和肺泡浸润，支气管周围炎，以及散在分布的局限性肺不张，可持续数周至数月。

【实验室检查】 结膜炎患儿可取下睑结膜刮片，肺炎患儿可取鼻咽拭子刮片或气管吸取物作为检测标本，刮下的上皮细胞越多，阳性率越高。

（1）直接涂片镜检刮片：用吉姆萨染色或碘染色后镜检查找上皮细胞质内包涵体。

（2）直接荧光抗体（direct fluorescent antibody，DFA）技术和酶联免疫吸附试验（enzyme linked immunosorbent assay，ELISA）法检测有无沙眼衣原体抗原存在。

（3）聚合酶链反应（PCR）：用 PCR 扩增 DNA，进行 DNA 分析诊断。

（4）细胞培养：采用 McCoy 细胞培养 48～72h 后供碘染色或吉姆萨染色，发现典型包涵体即阳性。

（5）血清学检查：肺炎患儿特异性 IgM 常 >1 : 64，IgG 抗体则因由母亲传给胎儿的 IgG 可持续数周，故需持续增高才有诊断价值。患儿血清 IgG 及 IgM 常增高，可 2～4 倍于同龄儿童正常值。

【治疗】 首选红霉素，每日口服 30～50mg/kg，分 3～4 次，共 2 周。阿奇霉素比红霉素易吸收、易进入细胞内，且不良反应少，剂量：每日 10mg/kg，每日 1 次，连用 3 日。衣原体结膜炎局部可使用 0.1% 利福平或磺胺醋酰钠滴眼液滴眼，也可用 0.5% 红霉素眼膏，每日 4 次，共 2 周。

## 三、新生儿梅毒

新生儿梅毒（neonatal syphilis）又称先天性梅毒（congenital syphilis）、胎传梅毒，是指梅毒螺旋体由母体经胎盘进入胎儿血液循环所致的感染。妊娠任何时期都可能发生母婴传播。孕母早期梅毒且未经治疗时，无论是原发或继发感染，其胎儿几乎均会受累，其中 50% 胎儿发生流产、早产、死胎或在新生期死亡。存活者在出生后不同的年龄出现临床症状，其中 2 岁以内发病者为早期梅毒，主要是感染和炎症的直接结果；2 岁后为晚期梅毒，主要为早期感染遗留的畸形或慢性损害。近年来，我国先天性梅毒发病率已有明显上升趋势。

【临床表现】 大多数患儿出生时无症状，于 2、3 周后逐渐出现症状。主要的表现如下：

**1. 一般表现** 多为早产、营养障碍、消瘦、皮肤松弛，可有发热、贫血、体重不增等。

**2. 皮肤改变** 常于生后 2～3 周出现。皮疹为散发或多发性，呈圆形、卵形或彩虹状，紫色或铜红

色浸润性斑块,外周有湿疹,带有鳞屑。多见于口周、臀部、手掌、足趾甚至全身。口周病损呈放射状皲裂,可持续多年。可出现梅毒性天疱疮,表现为掌趾部呈现大疱或大片脱皮。

**3. 黏膜损害**　鼻塞,张口呼吸,脓性、血性分泌物,含大量病原体,极具传染性,累及鼻软骨时形成"鞍鼻",累及喉部时引起声嘶。

**4. 肝脾淋巴结肿大**　几乎所有患儿均有肝大,其中 1/3 有梅毒性肝炎,出现黄疸、肝功能受损;可持续数月至半年之久;滑车上淋巴结肿大有诊断价值。

**5. 骨损害**　占 20%～95%,多发生于生后数周,但多数无临床体征,少数可因剧痛而致"假瘫"。X 线表现为对称性长骨骨骺端横行透亮带。

**6. 中枢神经系统**　在新生儿时期症状罕见,多在生后 3～6 个月时出现急性化脓性脑膜炎样表现,但脑脊液中细胞数以淋巴细胞为主,蛋白质含量中度增高,糖含量正常。

**7. 其他**　如肾损伤、胰腺炎、肺炎、心肌炎等。

【诊断和实验室检查】　诊断主要根据母亲病史、临床表现及实验室检查。确诊可根据如下检查结果。

(1)取胎盘、羊水、皮损等易感部位标本,在暗视野显微镜下找梅毒螺旋体。

(2)性病研究实验室(Venereal Disease Research Laboratory,VDRL)试验:简便、快速,敏感性极高,但有假阳性,可作为筛查试验。

(3)荧光密螺旋体抗体吸收试验(fluorescent treponemal antibody absorption test,FTA-ABS):特异性强,常用于确诊。

(4)快速血浆反应素(rapid plasma reagin,RPR)试验:广泛用于梅毒的筛查、诊断及判断疗效,该法简便、快速,敏感性极高,梅毒感染 4 周内即可出现阳性反应,但也可出现假阴性,需做特异性试验进一步证实。

(5)梅毒螺旋体颗粒凝集(treponema pallidum particle agglutination,TPPA)试验:特异性强,可用于确诊,但不会转阴,不能作为评估疗效的指标。

【治疗】　首选青霉素,为避免因大量杀灭螺旋体而释放异性蛋白出现不良反应,应从小剂量开始,每次 5 万 U/kg,每 12h 一次,静脉滴注,共 7 日,以后改为每 8h 一次,共 10～14 日。青霉素过敏者可用红霉素每日 15mg/kg,连用 12～15 日,口服或注射。疗程结束后应在 2、4、6、9、12 个月时追踪监测 VDRL 试验结果,一直至其滴度持续下降或呈阴性。

(金冬梅　张永峰)

# 第6章 遗传代谢性疾病

遗传（heredity）是研究遗传物质的复制、传递和遗传信息的表达过程；遗传性疾病是人体由于遗传物质结构或功能改变所导致的疾病，简称遗传病（genetic disease）。医学遗传学是一门研究人类各种遗传病的遗传规律、发病机制及诊治措施的学科。自20世纪50年代以来，随着DNA双螺旋结构的发现与阐明，人体细胞染色体数目的确定，尤其是重组DNA技术和人类基因组计划的完成，医学遗传学取得了突飞猛进的发展，对遗传病的认识已由传统的细胞学进入现代分子遗传学水平。科学和社会的进步，医疗卫生水平的提高，使急性感染性疾病得到了有效的控制，人类的疾病谱发生了很大的改变，遗传病所占的比重越来越大，虽然每种遗传病的发病率较低，但由于其种类繁多，总的患病率并不低，据有关资料分析人类遗传病或与遗传相关的疾病近年来明显升高，且遗传是导致儿童死亡和先天畸形的主要原因之一。

## 第1节 概 述

遗传物质主要由生殖细胞、受精卵和体细胞中的染色体及其中的基因所组成。染色体（chromosome，CS）是细胞遗传物质（基因）的载体，在保证基因稳定传递、基因分离和自由组合上具有重要意义。人类细胞染色体数为23对，其中22对是常染色体，一对为性染色体。正常男性的染色体核型为46，XY；正常女性为46，XX。所谓基因（gene）是指能够表达和产生一定功能产物的核酸序列（DNA或RNA），是遗传的最小功能单位，在一定条件下，它决定着遗传信息的表达，从而决定人体的遗传性状。基因组通常是指细胞染色体中的所有基因。

人体细胞的遗传物质信息几乎全部编码在组成染色体的DNA分子长链上，DNA分子是由两条多核苷酸链依靠核苷酸碱基之间的氢键相连接而成的双螺旋结构。其中一条核苷酸链的腺嘌呤（A）、鸟嘌呤（G）必定分别与另一条上的胸腺嘧啶（T）、胞嘧啶（C）连接，互补成对的A和T、G和C即称为互补碱基对。在DNA长链上，每三个相邻的核苷酸碱基组成的特定顺序（密码子）即代表一种氨基酸，即DNA分子储存的遗传信息。单倍染色体所具有的遗传信息即全部DNA分子称为基因组（genome），人的基因组DNA大约有30亿个碱基对（bp），组成

10万个左右结构基因。每个基因在染色体上都有特定的基因座（locus）。人类基因组研究是在整个基因组层次上，总体研究人类所有基因的结构与功能。该计划的最终目标是：确定人类基因组所携带的全部遗传信息，即确定、阐明和记录组成人类基因组的全部DNA序列的结构及功能。其主要任务是：建立人类基因组的遗传图、物理图、DNA序列测定、基因确定和分析。

## 一、遗传病的分类

根据遗传物质的结构和功能改变的不同，可将遗传病分为五大类，即染色体病（chromosomal disorder）、单基因遗传病（single gene disorder）、多基因遗传病（polygenic disorder）、线粒体遗传病（mitochondrial genetic disease）和体细胞遗传病（somatic cell genetic disorder）。

### （一）染色体病

染色体病指由人类染色体数目异常或结构畸变（structural aberration）所引起的疾病，可分为常染色体病和性染色体病两大类。该病的共性特点有：①生长发育落后；②智力低下；③皮肤纹理异常；④多发性先天畸形；⑤寿命较短。本病虽发生率较低，但由于引起该类疾病的遗传物质改变较多，通常累及数个甚至上百个基因。随着基因芯片技术的发展，染色体的微缺失、微重复病变得以诊断，总之，染色体疾病大多表现为累及多器官、多系统的复杂的临床综合征。

### （二）单基因遗传病

单基因遗传病是指单个基因突变所致的遗传性疾病。在一对同源染色体上，可能其中一条带有突变基因，引起的临床相应症状称常染色体显性遗传；也可能两条染色体上对应位点都是突变基因，导致的临床相应症状称常染色体隐性遗传。单基因遗传病可分类如下。

**1. 常染色体显性遗传病（AD）** 是致病基因位于常染色体上，且单个等位基因突变即可引起症状的遗传方式。常见的亚型：①完全显性（正常纯合子AA和杂合子Aa患者在表型上无甚差别，如家族性腺瘤样息肉病）；②不完全显性（杂合子Aa患者表型介于显性纯合子患者与正常人之间，常表现为轻

病型，如软骨发育不良、家族性高胆固醇血症等）；③不规则显性（由于某种原因可使杂合子 Aa 的显性基因不表现出相应的症状，如多指畸形、马方综合征等）；④共显性（等位基因之间无显性与隐性之分，在杂合体时两种基因都能表现，如血型系统的抗原表达、人类白细胞抗原等）；⑤延迟显性（杂合子 Aa 显性基因在生命早期并不表达，待一定年龄后才表达，如遗传性舞蹈症等）；⑥从性显性（杂合子在不同性别中的表现型不同，如秃发等）。

**2. 常染色体隐性遗传**（AR） 位于常染色体上的致病基因在杂合状态 Aa 时不表现相应的疾病（称为携带者），而只有在纯合子 aa 时才致病，如苯丙酮尿症、胱氨酸尿症、遗传性高度近视等。

**3. X 连锁遗传**（XL） 定位于 X 染色体上的致病基因随 X 染色体而传递疾病，包括 X 连锁显性遗传（抗 D 佝偻病等）和 X 连锁隐性遗传（血友病、进行性肌营养不良等）。

**4. Y 连锁遗传** 定位于 Y 染色体的致病基因随同 Y 染色体而传递疾病，故亦称全男性遗传。如性别决定基因（SRY 基因）突变所致的性反转等。

### （三）多基因遗传病

多基因遗传病指两对以上异常基因及环境因素共同作用，每对基因的作用是微小的，但有积累效应，多对基因叠加并加上环境因素影响使致病基因数量超出阈值而起病。此类疾病病种繁多，但每种疾病的发病率却较高，故危害面较广，如高血压、冠心病、先天性心脏病、高热惊厥、糖尿病等。

### （四）线粒体遗传病

线粒体遗传病指编码多种 tRNA、rRNA 及与细胞氧化磷酸化有关酶的线粒体基因突变所致的疾病，随同线粒体传递，呈细胞质遗传。目前已发现 100 余种疾病与线粒体基因突变或线粒体结构异常有关，如帕金森病、母系遗传糖尿病等。

### （五）体细胞遗传病

体细胞遗传病指由于体细胞中的遗传物质改变所引起的疾病。各种肿瘤发病中都涉及特定组织细胞中的染色体和癌基因或抑癌基因突变，故属于体细胞遗传病。某些先天畸形亦属此领域范畴。

## 二、遗传病的基因诊断、治疗和预防

基因诊断也可称为分子诊断，是利用分子生物学技术，检测体内 DNA 或 RNA 在结构或表达水平上的变化，从而对疾病作出诊断。通常采用两种诊断策略，即直接诊断和间接诊断策略。

### （一）诊断策略

**1. 直接诊断** 为直接揭示导致疾病发生的各种遗传缺陷。因此，其前提是被检测基因的正常序列和结构必须已被阐明。常用技术视基因突变性质而定：对已知点突变的基因诊断可采用聚合酶链反应-限制性片段长度多态性（PCR-RFLP）、等位基因特异性寡核苷酸（ASO）杂交 DNA 芯片技术等；未知点突变可采用单链构象多态性（SSCP）、变性梯度凝胶电泳（DGGE）、异源双链分析（HA）、DNA 测序及蛋白质截短试验（PTT）等；片段性突变采用 DNA 印迹法（Southern blotting）、PCR 等。

**2. 间接诊断** 在先证者中确定具有遗传缺陷的染色体，然后在家系其他成员中判断被检者是否也存在此类染色体。由于目前大部分遗传病的致病基因尚未被定位或克隆，故只能在家系中进行连锁分析。必须具备的条件包括较完整的家系、明确的先证者及家系关键成员（如父母）是杂合子。所谓间接诊断并非寻找 DNA 缺陷，而是通过分析 DNA 的遗传标记的多态性来估计被检者患病的可能性。常用技术有限制性片段长度多态性（RFLP）、可变数目串联重复序列（VNTR）、单核苷酸多态性（SNP）等。

### （二）遗传病的基因治疗

目前，在理论上只有通过基因治疗才有可能实现遗传病的根治已成为共识。所谓基因治疗（gene therapy）是运用遗传操作技术，纠正或者替代细胞中的缺陷基因，或者对基因表达进行干预，实现功能的恢复、替代或补偿，从而达到治疗遗传性或获得性疾病的目的。基因治疗的主要目标：①治疗体细胞中的基因缺陷，使患者的症状消失或得到缓解；②治疗生殖细胞中的基因缺陷，这是根治遗传病的方法，使其有害基因不再在人群中散布。目前已在临床实施基因治疗的遗传病有腺苷酸脱氨酶（ADA）缺乏症、血友病 B 等。虽然基因治疗在基因有效转录、安全表达等方面还不尽如人意，但它还是具有诱人的应用前景。

### （三）遗传病的预防

遗传病是一类严重危害人类身心健康的难治疾病，不仅为家庭及社会带来沉重负担，而且危及子孙后代，直接影响人口素质的提高。因此，为减少遗传病的发生，广泛开展预防工作就显得格外重要。

**1. 携带者的检出** 遗传携带者（genetic carrier）一般是指具有隐性致病基因（杂合子）或平衡易位染色体，且能传递给后代的外表正常个体。携带者检出：①在群体中每种隐性遗传病的发病率虽然很低，但致病基因携带者却相当多；②双亲之一为染色体平衡易位或罗氏易位，其后代只有 1/18 或 1/6 为正常胚胎；③对显性遗传病携带者的检出则有助于预先控制该病发作的诱因。故及时检出携带者，并在检出后积极进行婚育指导或产前诊断，对预防和减少遗传病患儿的出生具有现实意义。

**2. 医学遗传咨询** 是由咨询医师（counselor）向遗传病患者本人或其亲属，就某种遗传病或遗传性状在一个家庭中的发生、再发风险和防治上所面临的全面问题进行一系列的交谈和讨论。主要咨询对象应包括：①已确诊或怀疑为遗传病的患者及其亲属；②连续发生几代不明原因疾病的家庭成员；③与遗传有关的先天畸形、原发性低智者；④易位染色体或致病基因携带者；⑤不明原因的反复流产、死胎、死产及不孕（育）夫妇；⑥性发育异常者；⑦孕早期接触放射线、化学毒物、致畸药物或病原生物感染者；⑧有遗传病家族史并拟结婚或生育者。

**3. 产前诊断** 在遗传咨询的基础上，有目的地进行产前诊断，即通过直接或间接地对孕期胚胎或胎儿进行生长和功能状况的检测。常采用的方法都是通过观察胎儿表型的形态特征（X线、超声、胎儿镜检查）、染色体检查（细胞遗传学技术）及基因分析或其表达产物测定（分子生物学技术）来诊断的。所用标本的采集可选用羊膜腔穿刺术、绒毛膜绒毛取样术（CVS）、脐带穿刺术和从母血中分离胎儿细胞等方法。

**4. 出生缺陷监测和预防** 出生缺陷（birth defect，BD）亦称先天异常，是指胚胎发育紊乱所引起的形态、结构、功能、代谢、精神、行为等方面的异常。主要涉及遗传因素和环境因素。出生缺陷监测是指对出生时发现的人类胚胎在结构和功能方面异常的检测，通过对一定数量的出生婴儿进行一定时期、系统的动态监测，可及时掌握人群中出生缺陷的分布、频率等；发现和分析引起的原因及应采取的干预措施；消除不利因素的影响，减少出生缺陷的发生，以达到健康、优生优育的目的。

WHO已提出预防出生缺陷的三级概念。①一级预防：防止出生缺陷的发生，普遍开展生殖健康教育、遗传咨询、婚前检查及其孕期保健；②二级预防：降低少出生缺陷儿的出生率，对高危孕妇进行必要的产前诊断，一旦确诊则及时处理；③三级预防：出生缺陷的治疗，包括新生儿护理及疾病筛查、早期诊断和及时治疗等。

# 第2节 唐氏综合征

**案例6-1**

患儿，男，2个月，因生后反应差、吃奶少，加重半个月入院。患儿出生后家长发现该患儿反应差，睡眠多，吃奶少，哭声弱，哭闹时口周发绀。未行诊治，近半个月来，精神不振，嗜睡，流涎，较出生时加重，遂来就诊。既往无特殊病史。系 $G_2P_1$，足月顺产，无窒息。母乳喂养，至今吃奶欠佳，现不能抬头。生后接种过卡介苗和乙型肝炎疫苗。父母均健康，非近亲婚配，母初孕年龄35岁，孕早期接受X线透视多次，有农药接触史，无家族性遗传病和传染病史。

体格检查：T 36.6℃，P 132次/分，R 44次/分，体重3.9kg，身长50.5cm，头围34.5cm，胸围34cm。发育营养欠佳，神志清，反应差，呼吸略急促，口周略发绀。全身皮肤未见皮疹及出血点。前囟1cm×1cm，平坦，毛发细软、稀疏，发际低，眼距宽，眼裂小，双眼外侧上斜，有内眦赘皮，鼻梁低平，外耳小，硬腭窄小，舌伸出口外，流涎。颈部无抵抗，双肺可闻及干湿啰音，心率132次/分，律齐，心音有力，胸骨左缘第3、4肋间可闻及Ⅲ/Ⅳ级收缩期杂音，向心前区广泛传导，有震颤。腹部平软，肝右肋下3cm，质软，脾肋下未触及。四肢短，肌张力低，关节过度弯曲，手指粗短，小指向内弯曲，通贯手，掌纹atd角增大（大于45°），第4、5指桡箕，脚拇趾球区胫侧弓形纹，第5趾仅一条趾纹。肛门及外生殖器无畸形。拥抱反射消失，病理反射未引出。

**思考题：**

1. 为什么高龄孕妇容易生出唐氏综合征的孩子？

2. 有一位产妇生了一个易位型唐氏综合征孩子，她生正常孩子的概率是多少？

唐氏综合征（Down syndrome）又名先天愚型或21三体综合征，是1866年由唐（Down）详尽描述而正式命名，1959年又由勒琼（Lejeune）证实本病的细胞遗传学特征是第2号常染色体呈三体征（trisomy 2）。在活产婴儿中的发病率为1/（600～1000），男性稍多于女性（1.65：1）。本病发病率随孕母年龄增高而增加。临床主要特征为智能障碍、特殊面容、肤纹异常和体格发育落后，并可伴有多发畸形。

**【病因】**

**1. 母亲妊娠年龄过大** 孕母年龄越大，子代发生染色体病的可能性越大，可能与母体卵细胞老化有关。

**2. 放射线** 能诱发染色体畸变，畸变率随射线剂量的增多而增高，孕母接触放射线后，其子代发生染色体畸变的危险性增高。

**3. 病毒感染** EB病毒、流行性腮腺炎病毒、风疹病毒、肝炎病毒等都可造成胎儿染色体畸变。

**4. 化学因素** 许多化学药物（如抗代谢药物、抗癫痫药物等）和农药、毒物（如苯、甲苯、砷等）可致染色体畸变增加。

**5. 遗传因素** 染色体异常的父母（多是易位型）可将畸变的染色体遗传给下一代。

案例 6-1 病因

该患儿母受孕年龄较大，有流产史；孕早期有放射线接触史；母孕期有农药接触史。

**【临床表现】**

**1. 智能低下** 这是本病最突出、最严重的临床表现，但其严重程度不完全相同，一般随年龄增大而逐渐明显，嵌合体型患儿若正常细胞比例较大则智力障碍较轻。患者智力明显低下，智商（intelligence quotient，IQ）通常在 25～50 之间。由于肌张力低下，本病亦称软白痴或先天性白痴，性格较活泼，喜欢模仿，但行为动作倾向于定型化，抽象思维能力受损最大。

**2. 特殊面容** 患儿出生时即可有明显的特殊面容（图 6-1）：头颅小而圆、表情呆滞、颅缝宽、前囟大，新生儿时可有第三囟门，头发细软而较少，眼距宽、眼裂小、内眦赘皮、外眼角上翘、鼻梁低平、耳位低、耳郭畸形，硬腭窄小、腭弓高、舌大、常张口伸舌，流涎多，颈短，颈蹼；常呈现嗜睡和喂养困难。

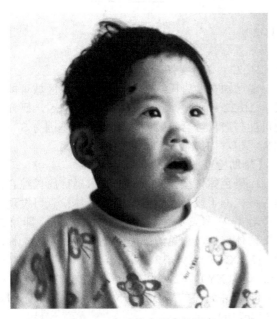

图 6-1 唐氏综合征患儿面容

**3. 生长发育迟缓** 患儿出生身长和体重均较正常儿低，生后体格发育、动作发育均迟缓，身材矮小，骨龄落后于实际年龄，出牙迟且出牙顺序异常；四肢短，韧带松弛，关节可过度弯曲；肌张力低下，腹膨隆，可伴有脐疝；手指粗短，小指尤短，中间指骨短宽，且向内弯曲。第 1 与第 2 足趾间距较大，呈草鞋脚（sandalfoot）。动作发育和性发育均延迟。

**4. 多发畸形** 可并发先天性心脏病，其次是先天性消化道畸形、甲状腺功能减退症等。50% 患儿伴有先天性心脏病；胃肠道畸形高于群体的发生率；患者生长发育明显落后，表现为矮身材，男孩可有隐睾，成年后大多无生育能力，女孩无月经，仅少数可有生育能力；由于韧带松弛可致关节过度弯曲，部分患儿可出现多指（趾）、并指（趾）畸形，四肢短，手指粗短、小指向内弯曲。患儿易患各种感染，白血病的发生率也增高 10%～30%。

**5. 皮肤纹理学改变** 尺侧箕形指纹频率高，手掌出现猿线（俗称通贯手）、轴三角的 atd 角一般大于 54°（图 6-2），第 4、5 指单一指间褶，环指桡箕增多，脚拇趾球区胫侧弓形纹。

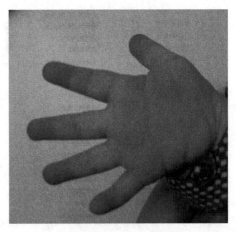

图 6-2 唐氏综合征患儿小指向内弯曲、通贯手

案例 6-1 临床表现

1. 患儿出生后呈现嗜睡、喂养困难和反应差，哭声弱，哭闹时口周发绀。

2. 有特殊面容：眼距宽，眼裂小，双眼外侧上斜，有内眦赘皮，鼻梁低平，外耳小，硬腭窄小，舌伸出口外，流涎；身材矮小。

3. 患儿出生的身长和体重均较正常儿低，生后体格发育、动作发育均迟缓，身材矮小，头围小，头发细软而较少，骨龄落后于实际年龄，四肢短，韧带松弛，关节可过度弯曲；肌张力低下，手指粗短，小指向内弯曲。

4. 胸骨左缘第 3、4 肋间可闻及Ⅲ/Ⅳ级收缩期杂音，向心前区广泛传导，有震颤。

5. 皮肤纹理特征：通贯手，atd 角增大，第 4、5 指桡箕，脚拇趾球区胫侧弓形纹，第 5 趾仅一条趾纹。

**【遗传学基础】** 唐氏综合征的形成是由于在亲代之一的配子形成时或在妊娠初期受精卵卵裂时出现染色体不分离，使一个配子含多余染色体，另一配子染色体有缺失，受精后形成异常的三体型或单体型子代细胞。由于单体型患儿多不能存活，故一般只能生出三体型后代。本病根据染色体核型可分为三型。

**1. 标准型**　约占唐氏综合征患者总数的92.5%。该型患者几乎都为新发病例，与父母核型无关。发生机制涉及染色体不分离（chromosome non-disjunction），即配子形成中细胞染色体第一次减数分裂不分离（初级不分离），导致子细胞含多余染色体，破坏了遗传物质间的平衡。不分离现象由于母源之因者占病例总数95%，此与孕妇高龄导致卵细胞老化有关；父源之因者占5%。仅有极少数为家族遗传（父母之一是唐氏综合征患者），其生殖细胞在减数分裂时形成次级不分离。由于本病男性患者不能生育，故不存在遗传子代的问题。其核型特征为47，XX，+21或47，XY，+21，见图6-3。

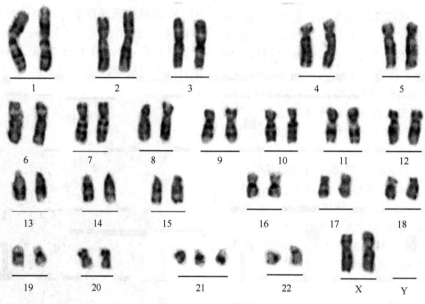

图6-3　21三体核型

**2. 嵌合型**　占2.5%～5%。患者体内具有两种以上细胞系，90%嵌合型（mosaic）为47，XY，+21/46，XY或47，XX，+21/46，XX。其发病机制是受精卵在早期卵裂过程中有丝分裂的不分离，形成异常配子与正常配子结合，使体内一部分为正常细胞，一部分为21三体细胞。此两种细胞系可有不同比例，决定不同程度的临床表型。正常核型与畸变核型比例主要取决于发生染色体不分离的时期早晚，发生越晚，正常细胞系所占比例就越多；反之则越少。

**3. 易位型**　占2.5%～5%，染色体总数为46条，其中一条是额外的21号染色体的长臂与一条近端着丝粒染色体长臂形成的易位染色体，即发生于近着丝粒染色体的相互易位，称罗伯逊易位（Robertsonian translocation），亦称着丝粒融合。有D/G易位和G/G易位两类，①D/G易位：最常见，D组中以14号染色体为主，其核型为46，XY（XX），-14，+t（14q21q），少数为15号或13号染色体。这种易位型约半数为遗传性，即亲代中有14/21平衡易位染色体携带者，核型为45，XX（XY），-14，-21，+t（14q21q）。②G/G易位：此型易位中绝大多数为两条21号染色体发生着丝粒融合，形成等臂染色体，核型为46，XY（XX），-21，+t（21q21q）。少数为21号与22号染色体之间的易位，核型为46，XY（XX），-22，+t（21q22q）。详见图6-4。

现已知有关唐氏综合征的关键决定区域可能局限于21q22片段上，包含50～100个基因，研究发现可能与唐氏综合征特定表型相关的基因有SIM2、ETS2及DYRK等。

**【辅助检查】**

**1. 染色体核型检查**　这是临床确诊唐氏综合征的关键检测手段。外周血细胞染色体检查可发现本病患者第21号常染色体比正常人多一条，即第21号染色体三体，常见的染色体核型有三种。①标准型：47，XX（XY），+21；②嵌合型：46，XX（XY）/47，XX（XY），+21；③易位型：有D/G易位和G/G易位，其中常见的为D/G易位，如46，XX（XY）-14，+t（14q21q）。

孕妇4个月后取羊水细胞染色体核型检查是本病产前诊断的有效方法，其常见核型与外周血细胞染色体核型相同。

**2. 分子细胞遗传学检查**（FISH技术）　以21号染色体或相应片段序列作探针，与外周血中的淋巴细胞或羊水细胞进行FISH杂交分析，在本病患者的细胞中呈现三个21号染色体的荧光信号。若选择唐氏综合征关键决定区域的特异序列作探针进行FISH杂交分析，可以对第21号常染色体的异常部位进行精确定位而确定诊断。

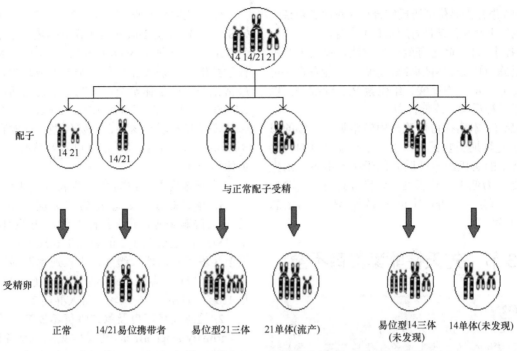

图 6-4　14/21 平衡易位携带者减数分裂后形成 6 种可能的配子及后代核型

【诊断与鉴别诊断】　根据本综合征的特殊面容、智力低下和皮肤纹理特点，对典型病例不难做出诊断。对嵌合型新生儿或症状不典型的患儿须作染色体核型分析后可确定诊断。本病主要与先天性甲状腺功能减退症相鉴别。

【遗传咨询】　本病发生率随母亲生育年龄的增长而增加，>35 岁者发病率明显上升；而孕母年龄过小者则孕育易位型唐氏综合征的概率可能会偏高，因此，实施适龄婚育十分重要。对高危孕妇做相应产前诊断，以预防本病患儿出生。预防措施应包括：

①保护环境，避免接触致畸、诱变物质；②婚前检查和生育指导；③遗传咨询；④产前诊断等。

对高危孕妇，目前都于孕早、中期筛查相关血清标志物。①三联筛查：即甲胎蛋白（AFP）、游离雌三醇（FE$_3$）和人绒毛膜促性腺激素（hCG）。由于在怀胎唐氏综合征的孕妇血清中，已发现血清 AFP 及 FE$_3$ 水平降低、hCG 增高，故可对妊娠 15 天至 2 周的孕妇检测此三项值，并结合孕妇年龄，计算出本病的危险度，以决定是否行产前诊断，其检出率为 48%～83%，假阳性率约为 5%。②单联筛查：即二聚体抑制素 A，是由黄体与胎盘分泌的一种异二聚体糖蛋白。由于在妊娠早期（妊娠 11～13 周）的唐氏综合征孕妇血清中，指标已明显升高，方法敏感而特异，又可提早诊断，减轻孕妇痛苦，因此是一种更具优势的临床上筛查唐氏综合征的新方法，其检出率为 48%，假阳性率为 4%。另外，目前已有无创产前筛查（noninvasive prenatal testing, NIPT），可检测到胎儿游离 DNA，用于胎儿染色体异常的筛查，将检出率提高到 99% 的水平。患儿为易位型唐氏综合征，其染色体多由亲代之一传递而来，双亲表型正常但他们之一是平衡易位携带者，在他们生殖细胞形成时，理论上经减数分裂可产生 6 种配子（图 6-4），但实际上只有 4 种配子形成，所以平衡易位携带者和正常人婚配将产生 4 种核型的个体，咨询时，染色体平衡易位携带者虽外表正常，但其结合受孕后，常有自然流产和死胎，所生子女中，约 1/3 正常，1/3 为易位型唐氏综合征患儿，1/3 为平衡易位携带者。但如果为 2/2 平衡易位携带者，其婚后所生胎儿 1/2 核型为 21 单体而流产，1/2 核型为 2/2 易位型唐氏综合征，即活婴 100% 患儿为易位型唐氏综合征。对此类双亲之一是染色体平衡易位携带者应劝其不生育。

【治疗】　目前尚无有效治疗方法。本病患儿可采取的措施：①进行体能训练；②促进智能发育，可试用 γ-氨基丁酸、谷氨酸、维生素 $B_6$、叶酸等，以促进儿童精神活动，改善智商。

【预后】　本病在自然流产中较常见，75% 的患儿可在胎儿早期夭折死亡，多见于孕 3 个月内，仅 20%～25% 的唐氏综合征胎儿能受孕至出生。出生后患儿抵抗力低下，易感染，如伴有其他先天畸形则死亡率较高；一般寿命比正常人短，只有 8% 的患者活过 40 岁。

# 第3节　先天性卵巢发育不全

## 案例 6-2

患儿，女，14 岁。因生长发育落后 3 年，无月经初潮入院。患儿家长 3 年前发现该患儿身材发育明显落后于同龄儿童，智力与同龄儿相似。平时常诉乏力，活动时明显。无晕厥、发绀。无多饮、多尿。至今月经未来潮。既往有反复发作中耳炎病史。系 $G_2P_1$，足月顺产，出生体重 2.5kg，身长 46cm，手足背水肿，1 岁消失，颈侧皮肤松弛。母乳喂养，2 岁断奶，18 个月会走，3 岁会说话，9 岁前发育同同龄儿童。现读小学 4 年级，学习成绩中等。母亲患"癫痫"，孕期服用苯妥英钠等抗癫痫药物，非近亲婚配，无家族性遗传病和传染病史。

体格检查：T 36.6℃，P 98 次/分，R 18 次/分，体重 35kg，身高 132cm，头围 54cm，上部量 68cm，下部量 66cm。发育落后，营养中等，神志清，精神好，全身皮肤散在黑素痣。头发浓密，发际低，上眼睑下垂，内眦赘皮，鼻根稍低平，耳郭无畸形，听力下降，上唇弯、下唇平直，上颌窄、下颌小，口周无发绀，牙列齐。双侧颈蹼，气管居中，甲状腺无肿大。盾状胸，乳晕不清，双乳头间距远，乳腺无结节，无腋毛，双肺呼吸音清，心音有力，律齐，心底部可闻及 Ⅲ/Ⅳ级以上粗糙收缩期杂音，向颈部传导。腹平软，肝脾未触及。脊柱无畸形，肘外翻，双侧第 4、5 指短，无通贯手，指（趾）甲发育不良。四肢肌力、肌张力正常。幼女外生殖器无阴毛。生理反射存在，病理反射未引出。

辅助检查：泌尿系统彩超示双侧马蹄肾。
心脏彩超示主动脉瓣缩窄。

**思考题：**
1. 该患儿的临床特点主要有哪些？
2. 为明确诊断应考虑做哪些检查？

先天性卵巢发育不全又名特纳（Turner）综合征（TS），1938 年由 Turner 首先详细描述和总结，故称为 Turner 综合征。1959 年由 Ford 等证实本病的遗传学基础是一条 X 染色体完全或部分缺失，是人类最常见的性染色体畸变。其发生率约为活产女婴的 1/5000，胎儿流产率可达 18%～20%。TS 的主要临床特征是身材明显矮小、特殊体型、性发育呈幼稚型和（或）原发性闭经，该病也是人类唯一能生存的单体综合征。

【临床表现】　TS 患者呈女性表型，临床表现多样。

**1. 身材矮小**　是患儿的常见就诊原因之一。其生长障碍在胎内即生长迟缓，出生体重多小于 -1SD；出生后至 3 岁的患儿生长速度可在正常范围但 3 岁后身高增长缓慢，生长速率明显下降，大多低于 -3SD；青春期至成年身高常不超过 150cm（常见 139～147cm），平均较正常人群矮 20cm。

**2. 性腺发育不良及第二性征不发育**　原发性闭经（primary amenorrhea）也是常见的就诊原因之一。外生殖器发育不良，外阴可保持幼女状态，阴毛和腋毛稀少，甚至缺如；阴道黏膜薄、无分泌物，不能触及子宫；乳房不发育，乳头间距较宽。

**3. 其他多发畸形**　新生儿时手、足和背部明显淋巴水肿（lymphedema），颈侧皮肤松弛或颈蹼（neck web），颈后发际较低。短掌骨、肘外翻、短颈、高腭弓；指（趾）甲发育不良，较多黑素痣，盾状胸；可有内脏畸形：包括肾畸形（肾旋转、马蹄肾、异位肾、肾积水等）、心脏畸形（二尖瓣和主动脉瓣缩窄等）、高血压、自身免疫性甲状腺炎和听觉损害等。

## 案例 6-2　临床表现

1. 身材矮小，出生体重和身长均低下，小于 -1SD，生长迟缓，现身高较正常同龄儿童明显偏低。

2. 原发性闭经，14 岁仍无月经初潮，乳腺发育落后，外生殖器幼稚，无腋毛、阴毛生长。

3. 多发畸形：新生儿时手、足和背部明显淋巴水肿，颈侧皮肤松弛和颈蹼，颈后发际较低。肘外翻、短颈、上唇弯、下唇平直、上颌窄、下颌小，指（趾）甲发育不良，较多黑素痣，盾状胸；肾畸形（马蹄肾）、心脏畸形（主动脉瓣缩窄）和听觉损害。

【遗传学基础】　TS 的发生是亲代生殖细胞在减数分裂过程中或早期合子分裂期中性染色体不分裂、合子卵裂中姐妹染色单体不分离或染色体在有丝分裂中部分缺失（嵌合体）所致。故临床可见多种染色体核型：单体型、嵌合型及结构变异型，其中以 X 染色体单体型最为常见（可占 95%）。结构变异型包括 X 染色体短（长）臂整臂缺失，也可以发生部分片段的丢失。

目前有关 TS 表型特征的相关分子遗传学研究显示，身材矮小相关基因（*SHOX*）和 *FOXC2* 基因分别与 Turner 骨骼异常、淋巴管膨胀及淋巴水肿有关。*SHOX* 基因定位于 Xp22 的假常染色体区段 1（pseudo-autosomal region segment 1），包含 7 个外显子，分别编码 292 和 225 个氨基酸残基组成的两种转录蛋白（SHOXa 和 SHOXb），目前推测 *SHOX* 基因缺陷所致相关蛋白单倍剂量表达不足是与 TS 患者矮小身材及骨骼畸形有关。*FOXC2* 基因定位于 16 号染色体长臂（16q），仅含 1 个外显子，mRNA 1.516，相关转录蛋白涉及胎儿相关发育旁路途径。该基因缺陷可致患者淋巴管发育不全，淋巴阻塞和继发性淋巴水肿。

**【辅助检查】**

**1. 染色体核型检查**　这是临床确诊 TS 的主要依据。外周血有核细胞染色体检查可发现本病患者仅有一条 X 染色体，即 X 染色体呈单体，使细胞染色体总数为 45 条。常见的细胞染色体核型有三种，① 标准型：45，XO（图 6-5）；② 嵌合型：46，XX/45，XO；③ 结构变异型：如 46，Xdel（Xp）或 46，Xdel（Xq）即一条 X 染色体的短臂或长臂缺失；46，Xi（Xq）等，即一条 X 染色体的短臂缺失而形成了等长臂 X 染色体。

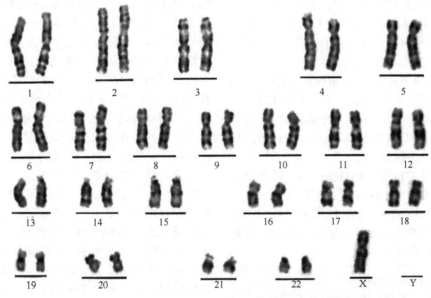

图 6-5　45，XO 核型

**2. 分子细胞遗传学检查**　随着细胞分子遗传学技术的不断发展，为 TS 的临床诊断提供更为精确的基因诊断，如 FISH 和 PCR 技术可提高对 X 染色体数目和结构异常（如易位等）的识别。

**3. 内分泌性激素检查**　患儿血 / 尿雌激素水平明显减少，卵泡刺激素（FSH）、黄体生成素（LH）明显增高，血清生长激素（GH）降低，其激发峰值常可小于 10ng/ml、24h 尿 GH 及血清胰岛素样生长因子分泌低下。

**4. B 超检查**　可见幼稚型卵巢，或卵巢萎缩呈条索状，子宫发育不良。

> **案例 6-2　辅助检查**
> 　1. 血常规：RBC 3.52×10¹²/L，Hb 115g/L，WBC 7.3×10⁹/L，PLT 220×10⁹/L，N 61.7%，L 38.3%。尿常规正常。血糖、肝功能、肾功能均正常。
> 　2. $T_3$、$T_4$、TSH 正常，甲状腺微粒体抗体和甲状腺过氧化物酶抗体均呈阴性。
> 　3. FSH 3.1（0.26～3.0）U/L，LH 0.4（0.02～0.3）U/L，$E_2$ 3（18～40）pmol/L。血

> 清生长激素（GH）降低，其激发峰值常可小于 10ng/ml、血清胰岛素样生长因子低下。
> 　4. 脑干听觉诱发电位：双耳听力轻度损害。
> 　5. 左腕部 X 线片：下尺骨骺和豆状骨未见骨化中心。
> 　6. 心脏彩色多普勒：主动脉狭窄（瓣上）。腹部 B 超：双侧马蹄肾；子宫发育不良，卵巢组织条束状纤维化。
> 　7. 智商 90。
> 　8. 染色体核型分析：45，XO。

**【诊断及鉴别诊断】**　儿童 TS 的临床诊断主要依据体格生长明显落后，青春发育期落后，第二性征不发育或原发性闭经，以及 TS 特殊外表特征等可作出临床诊断，其中染色体核型分析是确诊依据。对高危孕妇应提倡产前诊断，可行常规的超声检查、孕妇外周血三 / 四联筛查（AFP，hCG，抑制素 A，$FE_3$）及羊水细胞染色体核型分析。本病需与女孩垂体生长激素缺乏症相鉴别。

## 案例 6-2 诊断

该患儿依据体格生长明显落后，青春发育期落后，原发性闭经，特殊外表特征，以及染色体核型分析符合 TS 的诊断。虽血清 GH 及其激发峰值、血清胰岛素样生长因子降低，但染色体核型分析可排除垂体生长激素缺乏症。

【治疗】 本病的临床治疗如下。

（1）应用基因重组人生长激素（rhGH）治疗，目前大都采用剂量为 0.1U/kg，每晚临睡前皮下注射 1 次，改善成年身高。影响 GH 的疗效因素包括始治年龄及骨龄、GH 用药剂量及疗程、遗传靶身高、雌激素替代治疗的时间及是否联合类固醇同化类激素治疗。目前认为 rhGH 对成年身高的改善及 GH 应用效价比仍需临床进一步观察分析。

（2）GH 联合小剂量雌激素（诺坤复）或蛋白质同化类激素（司坦唑醇）促生长治疗，但疗效尚未肯定。

（3）雌性激素替代治疗：该治疗能诱导 TS 患者青春发育及人工周期，降低骨质疏松、骨折及胰岛素抵抗综合征相关疾病的风险。

（4）临床可用 17β-雌二醇（estrofem，诺坤复）、结合雌激素、利维爱（livial）及尼尔雌醇等。

（5）早期诊断和治疗在改善 TS 患者身高时应注意骨密度检测及性腺检查（彩色超声、活检），同时做好认知评估和心理咨询。

## 案例 6-2 处方及医生指导

改善其最终成人期身高和性征发育。

1. 基因重组人生长激素，每周 1.0U 皮下注射或合并口服司坦唑醇，每日 0.875～1.75g。

2. 该患儿骨龄未达 12 岁，不适于用小剂量雌激素治疗。

# 第 4 节　先天性睾丸发育不全

## 案例 6-3

患儿，男，14 岁，因右侧隐睾入院。患儿出生后，家长即发现右侧睾丸未下降至阴囊，未引起重视，平时体质弱，性格内向，智力发育较同龄儿略差。声音高尖、皮肤细嫩等女性化特征明显，遂来诊。系 $G_3P_2$，足月顺产，出生正常，儿童期身高高于同龄儿，智力发育略落后，现无遗精现象。父母为果农，母孕期较多接触农药，孕初期有多次"感冒"并接受 X 线检查史，非近亲婚配，无家族性遗传病和传染病史。

体格检查：T36.4℃，P88 次/分，R18 次/分，

BP 110/70mmHg，体重 42kg，身高 172cm，瘦高体型，神志清，精神好，皮肤细嫩，皮下脂肪丰满。无绒须，无喉结，心肺、腹部未触及异常，阴毛呈女性三角形分布，阴茎短小，右侧隐睾，左侧睾丸小，直径约 1.5cm，质硬。四肢无畸形，无蜘蛛指（趾），神经反射正常。

思考题：

1. 为什么先天性睾丸发育不全者不能生育？
2. 该患儿的主要临床表现有哪些？

先天性睾丸发育不全亦称克兰费尔特（Klinefelter）综合征（KS），是由 Klinefelter 于 1942 年首先报道而命名。1959 年由 Jacobs 和 Strong 证实本病的遗传学基础是多了一条 X 染色体。人类中其是仅次于 TS 的性染色体畸变，发生率为活产男婴的 1‰～2‰，国内报道约为 0.59‰。临床主要特征是男性性腺发育不良，身材瘦长，性情形态趋于女性化。

【临床表现】 KS 患儿以睾丸发育障碍和成人后不育为主要特征。出生时多正常，其身材在儿童期已较高，呈瘦长体型，但体力较弱。腋毛、阴毛及脂肪分布呈女性表型，稀少或无，胡须稀疏，喉结不明显。皮下脂肪发达，皮肤细嫩如女性，音调高尖。阴茎发育不良，睾丸极小而较硬，或为隐睾，精曲小管萎缩或呈玻璃样变和纤维化。不能产生精子，无生殖功能。患儿体征呈女性化倾向，大部分患者至青春发育期可有乳房发育，皮肤细嫩，部分患儿性格内向，智力发育尚可达正常，少数患儿可表现为智力落后。一些患儿有精神分裂症倾向。

## 案例 6-3 临床表现

1. 出生正常，儿童期身高高于同龄儿，体弱，智力落后。

2. 阴茎、睾丸发育障碍：隐睾，无遗精，阴茎短小，左侧睾丸小，质硬，条索状改变。

3. 女性性征表现：声音高尖，皮肤细嫩，皮下脂肪丰满。无绒须，无喉结，阴毛呈女性三角形分布。

【遗传学基础】 本病的发生机制可能与患者双亲之一的亲代在生殖细胞形成过程中发生了染色体不分离，即减数分裂中的卵子形成前性染色体时不分离，造成含有 2X 的卵子与一个 Y 的精子结合起来；或在形成精子时 XY 不分离，而卵子的 X 染色体分离，造成含有 XY 的精子与 1 个 X 的卵子结合，形成异常受精卵。本病患儿的额外 X 染色体有 40% 来自其父亲，60% 来自母亲。KS 患者不论其核型中有多少条 X 染色体，只要有一条 Y 染色体，临床即呈现男性表型，这是由于位于 Y 染色体性别决定区（SRY）基因所决定的。

【辅助检查】

**1. 染色体核型检查** 染色体核型分析有 47，XXY（占 80%）（图 6-6），其他可见 48，XXXY 或有更多的 X 染色体；47，XXY/46，XY（XX）或 47，XXY/48，XXXY 等嵌合体。

**2. 内分泌性激素检查** 血清垂体促性腺激素（FSH、LH）在青春期增高，但血睾酮（testosterone，T）水平低下。

**3. B 超检查** B 超可显示条索状睾丸。

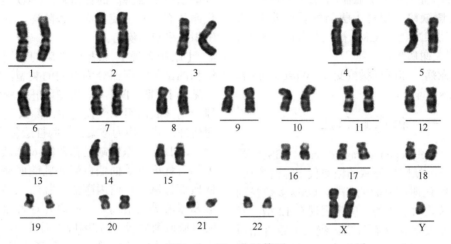

图 6-6 47，XXY 核型

案例 6-3 辅助检查

1. 该患儿 FSH 4.15U/L（0.26～3.0U/L），LH 0.4U/L（0.02～0.3U/L），T 1.55nmol/L（62～520nmol/L），E$_2$ 53pmol/L（18～60pmol/L）。

2. 睾丸超声：右侧隐睾，左侧条索状睾丸。

3. 智商（韦氏）65。

4. 染色体核型分析：患儿 47，XXY；双亲正常。

【诊断及鉴别诊断】 根据临床表现和染色体检查可确定本病。由于该病在青春发育期前多无明显临床症状，因而常被漏诊。如果在儿童期发现睾丸和阴茎极小，即考虑进行细胞遗传学检查，可对本病做出早期诊断。大多数 KS 患儿临床表现为男性，但有极少数可呈现女性表型或两性畸形，这些患儿可做基因检测（如 SRY 基因）以鉴别诊断。

案例 6-3 诊断

该患儿根据女性性征表现、睾丸发育不良、血清睾酮低下及染色体核型分析符合先天性睾丸发育不全。

【治疗】 自动强化教育培养，可提高患儿技能和学习水平。

**1. 雄激素替代治疗** 当患者年龄达 11～12 岁时方可开始，一般可选用长效睾酮制剂，如庚酸睾酮（环戊丙酸睾酮），开始时每次肌内注射 50mg，每 3 周 1 次，每隔 6～9 个月增加剂量 50mg，以临床化验血睾酮值后再调整临床用量，直至达到成人剂量（每 3 周 250mg）。

**2. 早期教养和评估及心理咨询** 有利于促进患儿身心健康，但雄激素只能促进男性化及恢复性功能，而不能恢复成年后的生育能力。

案例 6-3 处方及医生指导

庚酸睾酮（环戊丙酸睾酮），开始时每次肌内注射 50mg，每 3 周 1 次，每隔 6～9 个月增加剂量 50mg，以临床化验血睾酮值后再调整临床用量，直至达到成人剂量（每 3 周 250mg）。

# 第 5 节 遗传性代谢缺陷病

遗传性代谢缺陷病（inherited metabolic disease，IMD）是因维持机体正常代谢所必需的某些酶、受体、载体及膜泵生物合成发生遗传缺陷，即编码这类多肽（蛋白质）的基因发生突变而导致的一大类疾病。早在 1908 年，Garrod 将这类遗传病称为先天性代谢缺陷（inborn error of metabolism，IEM）。绝大多数为单基因病，多数属于常染色体隐性遗传，也可以是常染色体显性遗传、X 连锁遗传或者线粒体遗传等。这类疾病在临床上较为少见，误诊率极高，早期可累及神经系统，若得不到及时诊治，常可致残，甚至危及生命。因此，临床医师必须提高警惕，做好遗传咨询，减少该类疾病的发生，对可疑患儿及时诊断，早期治疗，改善和提高人口素质。

遗传代谢病的病种繁多，涉及各种生化物质在体内的合成、代谢、转运和储存等方面。根据累积的生化物质，其可分为以下几类。

**1. 糖代谢缺陷** 糖原贮积症、半乳糖血症、遗传性果糖不耐受症、蔗糖和异麦芽糖不耐受症、乳酸及丙酮酸酸中毒等。

**2. 氨基酸代谢缺陷** 苯丙酮尿症、酪氨酸血症、尿黑酸尿症、白化病、枫糖尿病、异戊酸血症、同型半胱氨酸血症、先天性高氨血症、高甘氨酸血症等。

**3. 脂类代谢缺陷** 如肾上腺脑白质营养不良、GM1 神经节苷脂贮积症、GM2 神经节苷脂贮积症、尼曼-皮克病和戈谢病等。

**4. 金属代谢病** 如肝豆状核变性（Wilson 病）和门克斯（Menkes）病等。

# 一、糖原贮积症

糖原贮积症（glycogen storage disease，GSD）是一组由于先天性酶缺陷所导致的糖原代谢障碍疾病。糖原合成和分解代谢需要酶的参与，GSD 多数是糖原分解代谢酶缺陷所造成的，临床表现有 12 型，其共同的生化特征是糖原储存异常。绝大多数为糖原在肝、肌肉、肾等组织中贮积量增加，仅少数糖原贮积量正常，但糖原分子结构异常。除 IX b 型为 X 连锁隐性遗传外，其余均为常染色体隐性遗传病。

【发病机制】 人体糖原合成主要有以下几个环节，①葡萄糖磷酸化；②鸟苷二磷酸葡萄糖生成；③ α-1，4 糖苷键；④ α-1，6 糖苷键。糖原分解是糖原在磷酸化酶作用下，将 α-1，4 糖苷键分解成葡萄糖 -1-磷酸，再由葡萄糖转移酶和分支酶作用，将 α-1，6 糖苷键水解生成游离的葡萄糖。GSD 是由于缺乏糖原代谢的有关酶，使糖原分解障碍，导致糖原沉积于组织而引起的疾病。

【临床表现】 根据酶缺陷的不同和糖原在体内沉积的部位不同而分为不同的类型，临床以 I 型最多见。I、III、IV、VI、IX 型以肝病变为主，II、V、VII 型则以肌肉组织受损为主。除 IX 型为 X 连锁隐性遗传外，其余均为常染色体隐性遗传病。

GSD I 型系因缺乏葡萄糖-6-磷酸酶所致，患儿大都有程度不等的低血糖和乳酸血症，少数可出现低血糖惊厥，血清丙酮酸、甘油三酯、磷脂、胆固醇和尿酸等均增高。一些患儿尽管血糖很低，但无明显低血糖症状，往往因肝大而就诊，伴有生长落后、大便次数增多等，智力发育多正常。GSD I 型主要的并发症是肝腺瘤及进行性肾功能不全。糖原的合成和分解及各型代谢障碍部位，以及临床表现见表 6-1。

表 6-1　各型糖原贮积症的特征

| 病名 | 酶缺陷 | 基因座位 | 临床表现 | 主要受累组织 | 治疗 |
|---|---|---|---|---|---|
| I 型（von Glweke 病） | 葡萄糖-6-磷酸酶 | 17 | 低血糖症、高乳酸血症及高脂血症引起的皮肤黄色瘤感染、酮中毒、肝肾肿大、生长迟缓 | 肝、肾、小肠黏膜、肌肉 | 少量多次及高糖饮食 |
| II 型（Pompe 病） | α-1, 4-葡萄糖苷酶 | $17q^{2\sim23}$ | 舌大、肌张力减退、心脏扩大、心力衰竭、发育迟钝 | 肝、肌肉、心及血细胞、成纤维细胞 | 少量多次及高蛋白饮食 |
| III 型（Cori 病） | 淀粉-1, 6- 葡萄糖苷酶 | $1p^2$ | 同 GSD I 型相似，但较轻。有生长迟缓、肝脾肿大、酸中毒、肌无力，低血糖症则轻或无 | 肝、肌肉、心及血细胞、成纤维细胞 | 少量多次及高蛋白饮食 |
| IV 型（Andersen 病） | 淀 粉-（1,4→1,6）转葡萄糖苷酶 | $3p^{12}$ | 肝脾肿大、进行性肝硬化 | 肝、白细胞 | 无有效的食物或药物疗法 |
| V 型（McArdle 病） | 肌磷酸化酶 | $11q^{13-qter}$ | 运动后肌痛、肌痉挛、间歇性肌球蛋白尿（红葡萄酒样）、继发性肾衰竭 | 肌肉 | 补充葡萄糖，可活动，避免剧烈活动 |
| VI 型（Hers 病） | 肝磷酸化酶 | $14q^2-q^{22}$ | 症状轻，偶见空腹低血糖，常有肝大、生长迟缓 | 肝、白细胞 | 无有效的食物或药物疗法 |
| VII 型（Tarui 病） | 肌磷酸果糖激酶 | $1cen-q^{32}$ | 与 V 型相似，运动时耐力减低，较 V 型明显，运动后肌痉挛、肌痛、肌无力、肌球蛋白尿，可伴溶血性贫血等 | 肌肉 | 同 V 型 |
| VIII 型 | 磷酸化酶激酶 | | 偶有轻型低血糖症，肝大 | 肝、白细胞 | 无有效的食物或药物疗法 |
| IX 型 | 磷酸甘油酸激酶 | $Xp^{22}$ | 抽搐、精神迟滞 | 肝 | |
| X 型 | 磷酸葡萄糖变位酶 | | 肌无力、肝脾肿大 | 肝、肌 | 无有效的食物或药物疗法 |
| XI 型 | 肌乳酸脱氢酶缺乏 | | 肌无力 | 肌肉 | 同 V 型 |
| 未定型 | 糖原合成酶 | | 低血糖 | 肝 | 无有效的食物或药物疗法 |

**【辅助检查】**

**1. 生化检查**　Ⅰ型患者血糖降低，血乳酸、血脂和尿酸水平升高，酸中毒，肝功能异常。

**2. 糖代谢功能试验**　①糖耐量试验：空腹测定血糖和血乳酸，给予葡萄糖 2g/kg（最多 50g）口服，服用后 30min、60min、90min、120min、180min 测定血糖和血乳酸，正常时血乳酸升高不超过 20%；血乳酸明显下降提示 GSD Ⅰ型。②胰高血糖素刺激试验：空腹和餐后 2h，肌内注射胰高血糖素 30～100μg/kg，注射后 15min、30min、45min、60min 测定血糖。空腹刺激试验，正常人 45min 内血糖升高超过 1.4mmol/L，而患者血糖无明显升高；餐后刺激试验，正常人可诱导餐后血糖进一步升高，而患者无此反应。

**3. 肌肉和组织活检**　对活检组织进行糖原定量和酶活性的测定，测定结果可作为确诊的依据。

**4. 分子生物学检测**　外周血白细胞 DNA 分析，可以进行基因诊断。

**【诊断】**　根据典型病史、临床特征及血生化、糖代谢功能试验可确立临床诊断。Ⅰ型糖原贮积症的确诊应以肝组织的糖原定量和葡萄糖-6-磷酸酶活性测定为依据，其他各型亦依酶学检查确诊。准确分型需进行基因诊断。

**【治疗】**　治疗首先维持患儿的血糖水平，控制各种继发的代谢紊乱，改善临床症状，延缓并发症的出现。

饮食方案：日间多次少量进食碳水化合物食物，夜间通过鼻饲管持续点滴葡萄糖 10mg/（kg·min），以维持血糖水平为 4～5mmol/L，或每 4～6h 口服生玉米淀粉（1.75～2.0）g/kg。严重低血糖时，可给予静脉点滴葡萄糖 0.5g/（kg·h）。有蛋白尿者应限制蛋白质饮食；尿酸高者用别嘌醇；高血脂者应给予低脂饮食。注意补充微量元素和矿物质。

# 二、苯丙酮尿症

**案例 6-4**

患儿，女，1 岁 6 个月，因尿有霉臭味 1 年、发现生长发育落后 6 个月入院。患儿家长 1 年前发现该患儿尿中有霉臭味，渐明显，表现为性情异常，易激惹、多动、烦躁，走路不稳，易摔倒。无尿频，排尿时不哭闹，无发热、无腹泻。患儿系 $G_1P_1$，足月顺产，出生体重 3.5kg，身长 52cm，头围 33cm。母乳喂养，吃奶好，6 个月添加辅食后，有时呕吐，1 岁断奶。3 个月抬头，6 个月会坐，10 个月会爬，15 个月会走，现仍走路不稳，不会讲话，智力落后于同龄儿。按程序免疫进行预防接种。父母均健康，非近亲婚配，无家族性遗传病和传染病史。

体格检查：T 36.4℃，P 114 次/分，R 32 次/分，体重 10.5kg，身高 76cm，头围 46cm。神志清，反应差，表情呆滞，身体有霉臭味，发育落后，营养一般。皮肤白皙干燥，面部湿疹，无出血点及瘀斑。毛发及虹膜色淡。咽部无充血，颈部无抵抗，双肺呼吸音清，心音有力，律齐，未闻及杂音，腹部平软，肝脾肋下未触及。四肢肌张力略高，有轻微震颤，膝腱反射亢进。病理反射未引出。

辅助检查：尿常规，大致正常。尿三氯化铁试验：阳性。尿细菌培养：阴性。血浆游离氨基酸分析：苯丙氨酸 1.32mmol/L（正常不超过 0.48mmol/L）。尿蝶呤分析（高压液相分析法）：尿蝶呤总排出量增高，新蝶呤和生物蝶呤的比值正常。脑电图：节律紊乱，各脑区散在灶性棘波、尖波。颅脑 CT 和 MRI：弥漫性脑皮质萎缩，脑白质病变。

思考题：

1. 苯丙酮尿症的遗传方式是什么？

2. 苯丙酮尿症的发病机制是什么？

3. 苯丙酮尿症的临床表现、筛查、诊断和治疗方法有哪些？

苯丙酮尿症（phenylketonuria，PKU）是一种较常见的遗传性氨基酸代谢病，是由于苯丙氨酸代谢途径中的酶缺陷，使得苯丙氨酸不能转变为酪氨酸，导致苯丙氨酸及其酮酸蓄积并从尿中大量排出而得名。PKU 是一种单基因遗传病，遗传模式为常染色体隐性遗传。临床主要特征为智力低下、癫痫发作、色素减少及特殊体味。本病发病率随种族而异，我国的发病率为 1/11 000。苯丙氨酸（phenylalanine）是人体必需氨基酸之一。正常儿童每日需要的摄入量为 200～500mg，其中 1/3 供合成蛋白，2/3 则通过肝细胞中苯丙氨酸羟化酶（phenylalanine hydroxylase，PAH）的作用转化为酪氨酸，以合成甲状腺素、肾上腺素和黑色素等。苯丙氨酸在转化为酪氨酸的过程中，除需 PAH 外，还必须有四氢生物蝶呤（tetra hydrobiopterin，$BH_4$）作为辅酶参与。人体内的 $BH_4$ 来源于鸟苷三磷酸（GTP），在其合成和再生途径中必须经过鸟苷三磷酸环化水合酶（GTP-CH）、6-丙酮酰四氢蝶呤合成酶（6-PTS）和二氢生物蝶呤还原酶（DHPR）的催化而合成。PAH、GTP-CH、DHPR 三种酶的编码基因分别定位于 12q24.1、14q11、4p15.1-p16.1；而对 6-PTS 编码基因的研究尚在进行中。上述任一编码基因的突变都有可能造成相关酶的活性缺陷，致使苯丙氨酸发生异常贮积（图 6-7）。

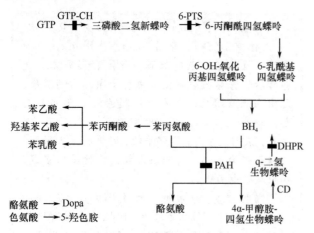

图 6-7　苯丙氨酸代谢途径

GTP-CH：鸟苷三磷酸环化水合酶；6-PTS，6-丙酮酰四氢蝶呤合成酶；
CD，甲醇胺脱水酶；DHPR，二氢生物蝶呤还原酶；PAH，苯丙氨酸
羟化酶

本病分为两种类型。一类是经典型 PKU：是由于患儿肝细胞缺乏 PAH，不能将苯丙氨酸转化为酪氨酸，致使苯丙氨酸在血液、脑脊液、各种组织和尿液中的浓度极度增高，由于酪氨酸生成减少，致使甲状腺素、肾上腺素和黑色素等合成不足，而蓄积的高浓度的苯丙氨酸及其旁路代谢产物导致细胞受损。高浓度的苯丙氨酸及其旁路代谢产物在脑、血和各种组织中大量蓄积，并可致脑细胞损害。同时，由于酪氨酸来源减少，造成甲状腺素、肾上腺素和黑色素等合成不足。另一类是 BH<sub>4</sub> 缺乏型 PKU：是 GTP-CH、6-PTS 或 DHPR 等酶缺乏所导致，BH<sub>4</sub> 是苯丙氨酸、酪氨酸和色氨酸等芳香类氨基酸在羟化过程中所必需的共同辅酶，缺乏时不仅使酪氨酸合成障碍，而且造成多巴胺、5-羟色胺等重要神经递质合成受阻，加重了患者的神经系统功能损害，故 BH<sub>4</sub> 缺乏型 PKU 的临床症状更重、治疗更困难。我国高苯丙氨酸血症（hyperphenylalaninemia，HPA）绝大多数为经典型 PKU，仅少数为 BH<sub>4</sub> 缺乏型 PKU，后者约半数为 6-PTS 缺陷所致。

> **案例 6-4　病因**
> 　　该病是苯丙氨酸代谢途径中苯丙氨酸羟化酶（PAH）缺陷所致。患儿尿液中排出大量苯丙酮酸等代谢产物。

【临床表现】　患儿出生时正常，随着进奶以后，一般在 3～6 个月时出现症状，1 岁时症状明显。

**1. 神经系统**　以智力发育落后为主，严重程度不一，早期可有神经行为异常，如兴奋不安、多动或嗜睡、萎靡。少数呈现肌张力增高、腱反射亢进，约 1/4 患儿有癫痫发作，继之智力发育落后日渐明显，80% 有脑电图异常。癫痫发作可随年龄增大而逐渐减轻或自动停止。神经系统体征不多见，少数可有小头畸形，肌张力增高，步态异常，腱反射亢进，

手部细微震颤，肢体重复动作等。BH<sub>4</sub> 缺乏型 PKU 的神经系统症状出现较早且较严重，常见肌张力减低、嗜睡、惊厥，如不经治疗，常在幼儿期死亡。

**2. 外貌**　约 90% 患儿在出生数月后因黑色素合成不足，毛发、皮肤和虹膜色泽变浅。约 1/3 患儿皮肤干燥，常有湿疹甚至持续数年。

**3. 其他**　由于患儿的尿和汗液中可排出苯乙酸，故有特殊的鼠尿样臭味。

PKU 的上述症状大部分是可逆的。经过饮食控制后，行为异常可好转，癫痫可控制，脑电图转为正常，毛发由浅变为正常色，特殊气味消失，但智力发育落后很难逆转。因而出生后早发现、早治疗是预防 PKU 患者智力发育障碍的最佳手段。

> **案例 6-4　临床表现**
> 　　1. 患儿出生时正常，6 个月后出现症状，渐加重。
> 　　2. 神经系统表现：患儿智力发育落后，行为异常、多动、走路不稳，四肢肌张力略高，有轻微震颤，膝腱反射亢进。
> 　　3. 外貌特点：表情呆滞，皮肤白皙干燥，毛发及虹膜色淡，面部湿疹。
> 　　4. 体味特点：汗液和尿有霉臭味。

【遗传学基础】　PKU 属常染色体隐性遗传病。经典型 PKU 的分子病理基础是 PAH 基因突变，导致 PAH 活性降低或丧失所致。PAH 基因位于人类第 12 号常染色体长臂（12q24.1），基因全长 90kb，互补（cDNA）2.4kb。BH<sub>4</sub> 型所涉及的 3 个酶的编码基因均已定位，DHPR 相关基因定位于 4p15.3，GTP-CH 基因定位于 14q22.1，6-PTS 基因位于 11q22.3。上述任一编码基因发生病理突变均可造成相关酶活性缺陷，致使体内苯丙氨酸发生异常积聚。

【辅助检查】

**1. 实验室检查**

（1）尿三氯化铁试验：用于较大婴儿和儿童的筛查。将三氯化铁滴入尿液，如立即出现绿色反应，则为阳性，表明尿中苯丙氨酸浓度增高。本实验特异性较差，枫糖尿病等代谢病亦可呈阳性反应。此外，二硝基苯肼试验也可检测尿中苯丙酮酸，若呈黄色沉淀则亦为阳性结果。

（2）血清苯丙氨酸（Phe）浓度测定：正常浓度 <0.12mmol/L。经典型 PKU 者 Phe 浓度 >1.2mmol/L，中度者为 0.36～1.2mmol/L，轻度者为 0.12～0.36mmol/L。

（3）尿蝶呤分析：应用高压液相层析（HPLC）测定尿液中新蝶呤和生物蝶呤的含量，用以鉴别各型 PKU。经典型 PKU 患儿尿中蝶呤总排出量增高，新蝶呤与生物蝶呤比值正常；DHPR 缺乏的患儿蝶呤总排出量增加，四氢生物蝶呤减少；6-PTS 缺乏的患

儿则新蝶呤排出量增加，其与生物蝶呤的比值增高；GTP-CH 缺乏的患儿，其蝶呤总排出量减少。

（4）酶学诊断：PAH 仅存在于肝细胞，因而它的活性检测比较困难，不适用于临床诊断。其他 3 种酶的活性都可采用外周血中红、白细胞或皮肤成纤维细胞测定。

（5）DNA 分析：该技术近年来已广泛用于 PKU 诊断、杂合子检出和产前诊断。但由于基因的多态性众多，分析结果务必谨慎。

（6）BH$_4$ 负荷试验：口服 BH$_4$，剂量为 20mg/（kg·d），检测血 Phe 浓度和酪氨酸含量，共 3 日，可供鉴别诊断时参考。BH$_4$ 缺乏症患者在 72h 负荷期间，血中 Phe 浓度可见明显下降。

（7）二氢生物蝶呤还原酶活性测定：十纸片法测定红细胞二氢生物蝶呤还原酶。

**2. 影像学检查**　在经典型 PKU 及 BH$_4$ 缺乏症患儿中，CT 和 MRI 检查可见弥漫性脑皮质萎缩，脑白质病变等。

**3. 脑电图检查**　节律紊乱，各脑区散在灶性棘波、尖波。

---

**案例 6-4　辅助检查**

1. 尿三氯化铁试验呈阳性。

2. 血清苯丙氨酸升高，尿蝶呤总排出量增高，新蝶呤和生物蝶呤的比值正常。

3. 颅脑 CT 和 MRI 示弥漫性脑皮质萎缩，脑白质病变。

4. 脑电图节律紊乱，各脑区散在灶性棘波、尖波。

---

【诊断】　本病为少数可治性遗传代谢病之一，由于患儿在早期症状不典型，因此，必须借助实验室检测才能在宫内或新生儿期早期确诊。

**1. 新生儿筛查**　新生儿喂以奶类 3 日后，采集婴儿足跟末梢血一滴，吸在厚滤纸上，晾干后立即寄送至相关筛查实验室。苯丙氨酸浓度可以采用 Guthrie 细菌生长抑制试验进行半定量测定；亦可在苯丙氨酸脱氢酶的作用下进行比色定量测定，后者的假阴性率较低。

**2. 诊断**　根据患儿智力落后、皮肤毛发色淡、特殊体味和血清 Phe 浓度升高，即可确诊。同时应注意鉴别经典型 PKU 及 BH$_4$ 缺乏症。

---

**案例 6-4　诊断**

根据神经系统表现、外貌特点、体味特点以及实验室检查，符合"苯丙酮尿症"（PKU）。

---

【治疗】　一旦确诊即应给予积极治疗，开始治疗年龄越小，疗效越佳。目前主要以饮食疗法为主。

（1）低苯丙氨酸饮食。适应证主要是经典型 PKU 患者，或血清 Phe 浓度持续高于 1.20mmol/L 者。可喂以特制的低苯丙氨酸奶粉，应以能维持血中 Phe 浓度在 0.12～0.36mmol/L（2～10mg/dl）为宜。由于 Phe 是合成蛋白质的必需氨基酸，缺乏时亦会导致神经系统损害，甚至死亡。故应注意不要极度限制 Phe 摄入，定期检测 Phe 水平，以便调整饮食。饮食控制至少需持续到青春期以后，甚至终身治疗。

（2）对 BH$_4$ 缺乏型 PKU 患儿尚应给予 BH$_4$、5-羟色胺、L-DOPA 治疗。应从小剂量开始，一般 BH$_4$ 每日 2～10mg/kg、L-DOPA 每日 5mg/kg、5-羟色胺每日 3～13mg/kg，分三四次给药。

---

**案例 6-4　处方及医生指导**

1. 饮食控制：以淀粉类、蔬菜和水果等低蛋白质食物为主。

2. 苯丙氨酸：每日 315～525mg，维持血中苯丙氨酸浓度 0.12～0.36mmol/L。

3. L-DOPA 每日 52.5mg、5-羟色胺每日 31.5～136.5mg，分三四次给药。

---

【预防】　避免近亲结婚。对有本病家族史的夫妇应在孕早期（7～9 周）采用 DNA 分析或检测羊水中蝶呤等方法对其胎儿进行产前诊断。开展新生儿筛查，以早发现 PKU 患儿，早期治疗，防止发生智力低下。

## 三、黏多糖贮积症

黏多糖贮积症（mucopolysaccharidosis，MPS）是一组由溶酶体异常引起的遗传性黏多糖代谢障碍，系酶的活性缺陷使氨基葡萄糖不能被降解，贮积在机体内而引起的先天性疾病。其共同临床特征为面容丑陋、智力落后、有程度不等的骨骼改变、内脏受累和角膜混浊；生化特点是酸性黏多糖分解代谢缺陷，以致细胞内贮积过多的黏多糖，同时尿中黏多糖排出也增多。

【发病机制】　黏多糖是一类含氮的蛋白质多糖，其中包括硫酸皮肤素（dermatan sulfate，DS）、硫酸乙酰肝素（heparan sulfate，HS）、硫酸角质素（keratan sulfate，KS）、透明质酸（hyaluronic acid，HA）和硫酸软骨素（chondroitin sulfate，CS）等，前 3 种和本组疾病关系最为密切。

黏多糖是构成人体细胞间结缔组织的主要成分，广泛存在于哺乳动物细胞内。由不同的双糖单位重复连接而成，其分解代谢首先由组织蛋白酶使蛋白多糖复合物的肽链分离并水解，然后经葡萄糖苷酶等逐步降解，最后释出单糖。整个多糖降解过程必须在溶酶体中进行。目前已知有 10 种溶酶体糖苷酶、硫酸酯酶和乙酰转移酶参与此过程，其中任何一种酶的缺陷都会造成黏多糖糖链的分解障碍而积聚于体内，并自尿中大量排出。MPS 患儿所缺陷的酶活性常常仅是正常人的 1%～10%。

根据临床表现和不同的酶缺陷，将 MPS 分成不同的类型。本病临床分型见表 6-2。

表 6-2　各型黏多糖贮积症的分型

| 病型 | 综合征 | 酶缺陷 | 尿中黏多糖 |
|---|---|---|---|
| MPS I H | Hurler | α-L-艾杜糖醛酸酶 | 硫酸皮肤素，硫酸乙酰肝素 |
| MPS I S | Scheie | 同上 | 同上 |
| MPS I H/S | Hurler-Scheie | 同上 | 同上 |
| MPS II A | Hunter（重型） | 硫酸艾杜糖醛酸硫酸酯酶 | 同上 |
| MPS II B | Hunter（轻型） | 同上 | 同上 |
| MPS III A | Sanfilippo A | 硫酸乙酰肝素硫酸酯酶 | 硫酸乙酰肝素 |
| MPS III B | Sanfilippo B | N-乙酰硫酸皮肤素-α-D-氨基葡萄糖苷酶 | 同上 |
| MPS IV | Morquio | 硫酸软骨素 N-乙酰己糖胺硫酸酯酶 | 硫酸角质素 |
| MPS VI A | 重型 Mar-oteaux-Lamy | N-乙酰半乳糖胺-4-硫酸酯酶 | 硫酸皮肤素 |
| MPS VI B | 轻型 Mar-oteaux-Lamy | 同上 | 同上 |
| MPS VII | β-葡萄糖苷酸酶缺乏型 | β-葡萄糖苷酸酶 | 同上 |

**【遗传学基础】**　参与黏多糖代谢的各种酶的编码基因均已定位。除 MPS II 型为 X 连锁隐性遗传外，其余均属常染色体隐性遗传。MPS 各型之间存在明显的遗传异质性，其中以 MPS I 型发病率最高、症状最为典型。MPS I H 型与 I S 型均为同一种 α-L-艾杜糖醛酸酶（IDUA）缺乏所致。现已知人 IDUA 基因定位于 4p16.3，基因全长约 19kb，包含 14 个外显子，cDNA 长度为 1959bp，编码蛋白由 653 个氨基酸残基组成。MPS I H 型是其重型，MPS I S 型则为轻型，而 MPS I H/S 表型介于此两型之间，通过实验室检查不能区分这 3 个亚型。

**【临床表现】**　自 Hunter（1917）和 Hurler（1919）分别报告 MPS II 型和 MPS I 型病例以来，人们对本病的认识也不断深入。现已阐明 MPS 的 7 个类型 11 个病种的临床和生化特点。MPS 各型主要临床表现见表 6-3。

表 6-3　各型黏多糖贮积症的主要临床表现

| 病型 | 智力低下 | 身材矮小 | 骨骼异常 | 容貌异常 | 角膜混浊 | 耳聋 | 肝脾肿大 | 心脏症状 | 其他 |
|---|---|---|---|---|---|---|---|---|---|
| MPS I H | +++ | +++ | +++ | +++ | +++ | ++ | +++ | +++ | 多毛，疝 |
| MPS I S | 0 | ± | + | ± | +++ | ± | ± | ± | 色素性网膜炎 |
| MPS I H/S | ± | + | ++ | ++ | +++ | ± | ++ | ± | 关节强直 |
| MPS II 重型 | + | ++ | ++ | ++ | ± | +++ | +++ | ± | 多毛，皮肤结节 |
| MPS II 轻型 | 0 | ± | ± | ± | ± | ++ | ++ | ± | 色素性网膜炎 |
| MPS III | +++ | 0 | ± | ± | | ± | ± | ± | 网膜变性，颅骨厚 |
| MPS IV | 0 或 + | +++ | +++ | ± | ++ | ± | ± | ++ | 关节松弛，环枕脱位 |
| MPS VI 重型 | 0 | ++ | +++ | +++ | +++ | ± | ++ | | 白细胞有异染颗粒 |
| MPS VI 轻型 | 0 | ± | ++ | ± | ± | ± | ± | | 白细胞有异染颗粒 |
| MPS VII | ++ | ++ | ++ | ± | 0 | | ++ | + | 白细胞有异染颗粒 |

**1. 体格发育障碍**　患儿出生时一般正常，大多在周岁以后呈现生长落后、身材矮小；患儿头大，面容丑陋，前额突出，毛发多而发际低，眼裂小，眼距宽，鼻梁低平，鼻孔大，下颌较小，唇厚；关节进行性畸变，脊柱后凸或侧凸，常见膝外翻、爪状手等改变。I S 型骨骼病变较轻，通常不影响身高。IV 型病变最严重：患儿椎骨发育不良，呈扁平状，表现为短颈、鸡胸，肋下缘外突和脊柱极度后侧凸；膝外翻严重；因第 2 颈椎齿状突发育欠佳和关节韧带松弛而常发生寰椎半脱位。

**2. 智能障碍**　1 岁以后即很明显，行动笨拙，语言发育落后，对周围环境反应迟钝。智力低下的程度与脑脊液中黏多糖的浓度有关。有惊厥发作者可有其他神经系统体征，如腱反射减低或亢进、痉挛性瘫痪、病理反射等。

**3. 眼部病变**　大部分患儿在 1 周岁左右出现角膜混浊，II 型发生较晚且较轻，因 III 型酶缺陷仅导致 HS 降解障碍，故无角膜病变。I S、II 和 III 型可能有视网膜色素改变。I S 型可发生青光眼。

**4. 心血管症状**　可有心脏肥大、肺动脉高压及由于瓣膜病变而引起的胸骨左缘或心尖部收缩期杂音。冠状动脉广泛性梗死，可引起猝死。

**5. 其他**　由于黏多糖在各器官的贮积，常见肝脾肿大、耳聋。随着病情进展，可发生肺功能不全、颈神经压迫症状和交通性脑积水等继发病变。

**【辅助检查】**

**1. 骨骼 X 线检查**　骨骼普遍疏松且有特殊形态改变，在管状骨主要为引起骨干成形收缩障碍和变短。早期骨干增粗，骨皮质增厚，髓腔狭窄，晚期则皮质变薄，髓腔增宽，骨干的一端或两端变细，常以生长慢的一端明显。这种改变在上肢较下肢明显。上肢长，管状骨粗短，中间部分膨隆，两端变细，此为本病特征性改变之一。此外，颅骨增大，蝶鞍浅长；脊柱后侧凸，胸、腰椎椎体前下缘呈鱼嘴样前突；肋骨的脊柱端细小而胸骨端变宽，呈飘带状；尺、桡骨粗短，掌骨基底变尖，指骨远端窄圆。

**2. 尿液黏多糖检测**

（1）定性试验：甲苯胺蓝呈色法、酸性白蛋白浊度法或氯化十六烷基铵代吡啶试验可作为筛查试验。用层析和乙酸纤维电泳可有助于区分黏多糖类别。

（2）定量试验：定性阳性者做 24h 尿黏多糖定量试验，MPS 患者尿黏多糖排出明显增多。

**3. 酶学分析**　可采用外周血白细胞、血清或经培养的成纤维细胞进行，是目前临床诊断 MPS 的重要手段，亦可用于诊断 MPS 各型别及其酶的缺陷程度。

**4. DNA 分析**　目前较为常用的诊断程序如 PCR、SSCP、RFLP 或测序等技术应用于临床检测 MPS Ⅰ 型等。由于 IDUA 基因突变热点相对较集中，使其对表型的预测、遗传咨询、基因诊断呈现较好的前景。

**【诊断与鉴别诊断】**　MPS 的诊断主要依靠黏多糖尿检和细胞内相关酶活性测定及基因诊断技术，其中细胞内酶活性的测定是目前确诊 MPS 的唯一方法，但不易区分各种亚型。本病应与先天性软骨发育不良、黏脂质贮积症、佝偻病、先天性甲状腺功能减退症相鉴别。

**【治疗】**　本病迄今尚无有效治疗方法。大剂量输注血浆以补充缺乏的酶活性，可使尿中黏多糖排出量减少，但不能改善已出现的临床症状。骨髓干细胞移植被认为是当今治疗该病的有效方法，特别适用于智力损伤轻微的患儿。但骨髓移植适应证要求严格，且疗效不一，从真正提高患者生命质量来看，该法并不十分理想。而酶替代法和基因治疗目前正在研究或探索之中。

## 四、肝豆状核变性

**案例 6-5**

患儿，男，13 岁，因言语不清、四肢不自主多动 1 年，加重半年；呼吸急促 1 日入院。患儿 1 年前开始出现言语不清、构音困难，四肢不自主多动伴细微震颤，渐加重，记忆力下降，表情呆滞，吞咽困难，时有头痛、非喷射性呕吐，曾给予维生素 $B_6$、曲克芦丁等治疗，无好转。近半年来渐加重，智能明显落后于同龄儿，出现行为异常。食欲差，厌油腻，少动，睡眠及大小便未见异常。1 日前发现患儿呼吸急促、深大，不能平卧，当地医院给予氨茶碱、地塞米松等治疗，症状渐加重而来诊。患儿半年前因"溶血性贫血"于当地医院治愈。患儿系 $G_1P_1$，足月顺产。母乳喂养，吃奶好，4 个月添加辅食，1 岁 6 个月断奶。3 个月抬头，6 个月会坐，9 个月会爬，13 个月会走，1 岁会说话，发病前学习成绩中等，半年前退学。预防接种按时进行。父母均健康，非近亲婚配，无家族性遗传病史。

体格检查：T 36.8℃，P 120 次 / 分，R 38 次 / 分，BP 125/80mmHg，体重 35kg。神志清，精神可，发育正常，营养良好，表情呆滞，端坐体位。全身皮肤无皮疹及出血点，浅表淋巴结无肿大，双瞳孔等大，对光反射灵敏，咽无充血，颈部无抵抗，双侧甲状腺不大。双肺呼吸音粗，无啰音，心音略低钝，律齐，心率 120 次 / 分，未闻及杂音。腹部平软，肝脾肋下未触及，双肾区叩痛。四肢肌张力偏高，双上肢意向性震颤，膝腱反射正常，病理反射未引出。

辅助检查：血常规 WBC $10.5×10^9$/L，N 61%，L 39%，RBC $3.46×10^{12}$/L，Hb 112g/L，PLT $228×10^9$/L。尿常规：潜血试验（++），蛋白质（+），糖（+）。血生化：$Na^+$ 140mmol/L，$K^+$ 4mmol/L，$Cl^-$ 127mmol/L，$Ca^{2+}$ 2.54mmol/L，$P^{3+}$ 4.6mmol/L，$CO_2CP$ 16mmol/L，AG 13mmol/L。肝功能：ALT 60U/L，TBIL 2μmol/L，DBIL 6μmol/L，ALB 30g/L；血糖（空腹）7.1mmol/L；肾功能及血脂正常。动脉血气分析：pH 7.20，$PaO_2$ 50mmHg，$PaCO_2$ 30mmHg，$HCO_3^-$ 9.6mmol/L，$BE^-$ 9mmol/L。腹部超声：肝实质不均质回声；双肾结石。颅脑 CT：双基底核区对称性片状低密度区。裂隙灯检查：K-F 环阳性。血清铜蓝蛋白测定：160mg/L（正常 200～400mg/L）。血清免疫球蛋白及 T 细胞亚群：体液、细胞免疫低下。智商（韦氏）：35。

**思考题：**

1. 肝豆状核变性发病机制是什么？

2. 肝豆状核变性的临床表现、辅助检查和治疗措施有哪些？

肝豆状核变性（hepatolenticular degeneration）又称 Wilson 病（WD），于 1912 年由 Wilson 作确切报道而命名。本病是由于 P 型 ATP7B 基因异常导致的遗传性铜代谢缺陷病，属常染色体隐性遗传。其特点是由于铜沉积在肝、脑、肾和角膜等组织，引起一系列临床症状。

**【发病机制】**　铜是人体必需微量元素之一。许多重要的酶都含有铜离子，如细胞色素氧化酶、过氧化物歧化酶、酪氨酸酶、多巴胺羟化酶、赖氨酸氧化酶和铜蓝蛋白等。体内铜含量缺乏或过量贮积都会影响机体正常功能。WD发病及其病程演变与铜在体内的蓄积过程有关。

肝是铜代谢的主要器官，食物中的铜有40%～60%在小肠上段被吸收，经门静脉进入肝，肝细胞靠其溶酶体合成铜蓝蛋白（CP），每日有0.5～1.0mg铜合成铜蓝蛋白，并分泌入胆汁由大便排出，每日由胆汁排出铜1.2～7.0mg。尿中排出量为0.07mg左右。由于患者铜代谢障碍，铜自胆汁中排出锐减，但由于患者肠道吸收铜功能正常，因此大量铜贮积在肝细胞及其他重要脏器中，最终导致肝功能异常和肝硬化及其他系统被累及的相应症状。同时由于肝合成铜蓝蛋白速度减慢，因而血液中铜蓝蛋白降低，而非铜蓝蛋白铜增高，致使由尿中排出增加。总之，WD的铜代谢障碍主要表现在两方面：①铜经胆汁排泄障碍；②铜与铜蓝蛋白结合率下降。

**案例 6-5　发病机制**

该病是一种常染色体隐性遗传的铜代谢缺陷病，肝不能正常合成铜蓝蛋白和自胆汁中排出铜量减少。

【病理】　肝细胞最初呈现脂肪浸润改变，以门脉区周围为显著，在电镜下可见线粒体形状、大小不一，基质密度增加，内、外层膜分离和嵴间距增宽等改变；同时可见基质内有空泡状或结晶状包涵体；溶酶体内含有脂质颗粒；过氧化酶体形态不一，且其基质呈颗粒状或絮状。特殊组化染色可见铜在肝小叶的分布不均。色素颗粒（铜）位于肝细胞质内，以后见于溶酶体内，致使溶酶体破裂。随着病程进展，肝组织出现纤维化和肝硬化改变。有些患者的肝损害改变与慢性活动性肝炎不易区别。脑的病变主要位于基底核的豆状核及尾状核。脑胶质细胞内及毛细血管周围见铜沉积。肾可见肾小管上皮细胞变性，胞质内有铜沉积。角膜的铜颗粒主要沉积于其周边部分，形成环状，称角膜色素（Kayser-Fleisher，K-F）环。

【遗传学基础】　本病相关基因被精确定位于第13号常染色体长臂（13q14.3-2.1），与红细胞酯酶D（ESD）基因和视网膜母细胞瘤（Rb）基因紧密连锁。由于WD基因的表达产物是一种参与铜转运三磷酸腺苷酶（ATP7B），故被称为*ATP7B*基因，包含2个外显子，编码由1411个氨基酸残基组成的B型ATP7B。WD存在明显的遗传异质性，该基因突变类型很多，不同人种间具有差异性突变热点，目前研究尚未明确*ATP7B*基因型与表型之间存在明显的相关性。人铜蓝蛋白基因位于3q23-25，由2个外显子组成，基因全长45kb，推测铜蓝蛋白基因突变亦可能与本病相关。目前已发现6种移码突变，导致编码蛋白功能缺陷或无铜蓝蛋白血症。

【临床表现】　本病常见于近亲结婚。临床症状变异较大，大致可分为3个阶段。

**1. 无症状期**　是从出生后开始，在此期间，患儿除有轻度尿铜增高外，其余一切正常，甚少被发现。

**2. 肝损害期**　6岁以后，随着肝细胞中铜沉积量的增加，逐渐出现肝受损症状，发病隐匿。初时因症状轻微，易被忽视，或可反复出现疲乏、食欲缺乏、呕吐、黄疸、水肿或腹水等。体检可见肝脾肿大、肝区压痛、水肿等体征，轻者仅见肝脾肿大，而无临床症状。

**3. 肝外症状期**　约15% WD患儿在出现肝病症状前或同时发生溶血性贫血，严重者合并暴发性肝衰竭，甚至死亡。

神经系统较常见，多在10岁以后出现。早期症状主要是构语困难、动作笨拙或不自主运动、表情呆滞、吞咽困难、肌张力改变等锥体外系症状。发展到晚期时精神症状更为明显，常见行为异常和智能障碍，罕见癫痫发作或偏瘫。无感觉障碍，无反射改变，一般没有严重的智力低下。

角膜早期正常，晚期可出现K-F环，是本病的特殊体征。

肾主要表现为肾小管重吸收功能障碍症状，如蛋白尿、糖尿、氨基酸尿和肾小管酸中毒，少数患者可有范科尼（Fanconi）综合征症状。

患儿发生背部或关节疼痛症状，最易受损的关节是膝、踝关节，双下肢弯曲变形，也可有自发性骨折。

**案例 6-5　临床表现**

1. 患儿12岁以后出现症状，如言语不清、构音困难，四肢不自主多动伴细微震颤，渐加重，记忆力下降，表情呆滞，吞咽困难及酸中毒。

2. 患儿半年前有溶血性贫血病史。

3. 智力低下，表情呆滞，端坐体位，呼吸深大，双肺呼吸音粗，无啰音，心音略低钝，未闻及杂音。双肾区叩痛。四肢肌张力偏高，双上肢意向性震颤。

【辅助检查】　主要改变是血清铜蓝蛋白降低，血清中非铜蓝蛋白的铜增多，尿排铜量增加，肝含铜量增高。

**1. 血清铜蓝蛋白（CP）测定**　血清铜蓝蛋白降低是诊断WD的重要依据之一。正常儿童其含量为200～400mg/L，患儿通常低于200mg/L，甚至在50mg/L以下。但有5%～10%的WD患儿血清铜蓝蛋白不低或在正常低限，多为不典型WD患者。

**2. 24h尿铜排出量测定**　高尿铜亦是本病的显著生化异常之一。正常儿童尿铜低于40μg/24h；未经治疗的WD患儿明显增高，常达100～1000μg/24h。

**3. 肝细胞含铜量测定** 肝铜含量增高是诊断 WD 的重要指标。可采用肝穿刺法测定肝组织内的铜含量。患儿可高达 200～3000μg/g（正常人肝铜含量多在 45μg/g 以下）。

**4. 血清铜氧化酶活性测定** 用于早期迅速诊断 WD，该酶活性能间接反映血清铜蓝蛋白水平，该酶活性的正常光密度（OD）为 0.17～0.57，WD 患者该酶活性常明显降低。

**5. 颅脑 CT、MRI 检查** 患者颅脑 CT 总异常率可达 85%，多见征象是脑室扩大、脑干和小脑萎缩、大脑皮质和白质萎缩及基底核低密度改变等，但以双侧豆状核区低密度灶最具特征性；头颅 MRI 比 CT 更具有诊断价值，异常信号常见于基底核，其次在丘脑、脑干和齿状核。$T_2$ 加权像低信号是本病与铜沉积相关的较具特征性改变。

**6. K-F 环检查** 开始时铜在角膜周缘的上、下方沉积，逐渐形成环状，呈棕黄色，是本病特有的体征。初期需用裂隙灯检查，以后肉眼亦可见到。

**7. 基因诊断** ①直接诊断：一般多采用 PCR 技术检出相关基因突变，SSCP 可用于筛查未知突变，继而进行基因测序；②间接诊断：限制性片段长度多态性（RFLP）和微卫星标记多态性技术分析是间接诊断的主要手段，主要用于患者家系中致病基因携带者和症状前患者的检测及其产前诊断。

> **案例 6-5 辅助检查**
> 1. 尿潜血试验（++），蛋白质（+），糖（+）。
> 2. 代谢性酸中毒。
> 3. 腹部超声示肝脏实质不均质回声、双肾结石。
> 4. 颅脑 CT：双基底核区对称性片状低密度区。
> 5. 裂隙灯检查：K-F 环阳性。
> 6. 血清铜蓝蛋白降低。
> 7. 中度智力低下。

**【诊断】** 对典型病例，根据肝受损及神经系统症状、体征及 K-F 环，结合血清铜蓝蛋白降低、铜氧化酶吸光度降低等可以确立诊断。

但由于本病的早期症状常较隐匿，容易漏诊或延误治疗。因此，对有本病家族史、父母近亲结婚、原因不明的肝病、溶血性贫血、肾病变或精神神经症状的患儿，都要考虑本病的可能性，采取必要的实验室检查以明确诊断。WD 患者的一级亲属须做 WD 筛查，以早期发现、早期治疗，避免不可逆的肝受损。

> **案例 6-5 诊断**
> 根据临床表现、辅助检查，符合"肝豆状核变性"诊断。

**【治疗】** 本病是目前少数可以对症治疗的单基因遗传病之一，其疗效与开始治疗的时间密切相关，

治疗开始时间越早，预后越好。WD 治疗原则是减少铜的摄入和增加铜的排出，避免铜在体内沉积，以恢复和维持机体正常功能。本病应终身治疗。

**1. 低铜饮食** 每日食物中含铜量不应＞1mg，避免进食富含铜元素的食物，如动物内脏、鱼虾等海鲜、坚果、玉米、蚕豆、豌豆、巧克力和蘑菇等。

**2. 促进铜排出** 主要使用螯合剂。D-青霉胺（D-penicillamine）是目前最常用的强效金属螯合剂，并促进尿铜排出。最大剂量为每日 20mg/kg，分 2～3 次餐前半小时空腹口服。治疗期间应监测尿铜排出量，通常在第 1 年内要求每日尿铜排出量＞2mg，血浆非铜蓝蛋白结合铜应＜25μg/L。一般在服药数周后可改善神经系统症状，而肝功能好转则常需经 3～4 个月治疗，可根据尿铜、血浆非铜蓝蛋白结合铜及临床症状调整药量并维持。该药的副作用有药物疹、血小板减少、蛋白尿、关节炎等，但发生率不高，必要时可进行药物减量或短期应用糖皮质激素合并治疗。因 D-青霉胺可能有拮抗维生素 $B_6$ 的作用，故应补充维生素 $B_6$，每日约 25mg。

**3. 减少铜吸收** 口服锌制剂能促进肝、肠黏膜细胞合成分泌金属硫蛋白，并与铜离子结合而减少肠铜吸收。常用药有硫酸锌或乙酸锌。每日口服量以相当于 50mg 锌为宜，分 2～3 次餐间服用。对于严重病例，开始可给予锌盐和小剂量 D-青霉胺联合治疗，症状改善后可单用锌剂。对轻症可单用锌剂治疗。与锌剂联用时，D-青霉胺剂量为每日 7～10mg/kg，两药宜间隔 2～3h 服用，以免降低疗效。

**4. 其他治疗** 锥体外系症状可对症处理，如用左旋多巴、苯海索等。肝、肾、造血、骨关节等病症可根据病情适当处理。对本病所致的暴发性肝衰竭或失代偿性肝硬化患儿，经上述各种治疗无效者可考虑进行肝移植。

> **案例 6-5 处方及医生指导**
> 1. 低铜饮食：每日食物含铜量＜1mg，不食动物内脏、鱼虾等海鲜和坚果等含铜量高的食物。
> 2. 铜络合剂：D-青霉胺 500mg/d，分 2～3 次餐前半小时空腹口服；维生素 $B_6$，每日 25mg。
> 3. 乙酸锌：每日剂量以相当于 50mg 锌为宜，分 2～3 次，餐间服用。
> 4. 其他支持治疗：左旋多巴 175mg，分次给予。
> 5. 必要时行肝移植术。

**【预后】** 未经治疗的 WD 患者可于数年内逐渐因病情恶化而死亡；无症状期患者立即开始治疗，可不发病；早期患者或脏器损害较轻者，用药后症状消失。坚持长期用药治疗患者可不再复发。晚期病例疗效差且预后不良。

（乔丽娜）

# 第7章 免疫缺陷病

## 第1节 小儿免疫功能特点

免疫（immunity）是机体的一种重要的生理性防御机制，具有免疫防御、免疫监视和免疫稳定等重要功能。机体免疫功能失调可导致异常免疫反应，如反应过高或紊乱，则表现为变态反应、自身免疫性和自身炎症性疾病；如反应过低，则表现为免疫低下或免疫缺陷，易发生感染性疾病或恶性肿瘤等。

小儿时期的免疫生理和免疫病理与成人不尽相同。小儿易患感染性疾病，其内在因素可能就是原发性或继发性免疫功能缺陷；儿童的免疫功能紊乱可导致自身免疫病、过敏性疾病及各类肿瘤的发生。此外，儿童时期的免疫功能异常引起慢性炎症也可能是成年期代谢综合征、糖尿病、心血管和神经系统疾病的原因。因此，掌握儿科临床免疫学理论和技术，对于做好儿童疾病防治和保健工作非常重要。

人类免疫系统的发生发育始于胚胎早期，并随着年龄增长逐渐完善。出生时胸腺重10～15g，此时诱导T细胞成熟的功能已基本完善；6～13岁可达30g左右；以后逐渐萎缩，20岁时约20g，老年人可低于10g。出生时脾重5～10g，成年人为100～300g，老年人稍有缩小；出生后3个月脾组织的生发中心和滤泡基本形成。出生后数周淋巴结的髓质和皮质才分化清楚，在接受抗原刺激后逐渐形成生发中心，至青春期淋巴结发育达到高峰，但其退化较慢，老年期仅有轻度萎缩。

免疫系统（immune system）由免疫器官、免疫细胞和免疫分子组成。免疫器官可分为中枢免疫器官和外周免疫器官；胸腺和骨髓属于中枢免疫器官，脾和全身淋巴组织是周围免疫器官。免疫细胞包括淋巴细胞系、单核巨噬细胞系、粒细胞系、自然杀伤细胞等。许多其他细胞也兼具免疫功能，如红细胞可运送免疫复合物。免疫分子主要包括免疫细胞膜分子，如抗原识别受体分子、分化抗原分子（CD）、主要组织相容性分子及其他受体分子等；还包括由免疫细胞、非免疫细胞合成和分泌的可溶性分子，如免疫球蛋白分子、补体分子及各类细胞因子等。

## 一、淋巴细胞

### （一）T细胞及其细胞因子

原胸腺细胞（即T细胞骨髓前体细胞）于胎龄8周时移至胚胎胸腺，获得T细胞受体（TCR）。随后，原胸腺细胞表达CD4和CD8分子，称为双阳性胸腺细胞。这些细胞经过负性选择，以清除具有强烈自身反应能力的胸腺细胞；而经过阳性选择，使双阳性胸腺细胞继续发育为能识别外来抗原的CD4单阳性T细胞和CD8单阳性T细胞，成为具有功能的周围T细胞。随着进一步分化，形成CD45RO⁺T细胞，这些细胞绝大多数为记忆/成熟T细胞，具有对抗原特异性回忆反应的能力，而CD45RA⁺T细胞则是从未受到抗原刺激的初始（naive）T细胞。T细胞占外周血淋巴细胞总数的70%～80%。足月新生儿外周血中T细胞绝对计数已达到成人水平，其中CD4细胞数较多，CD4/CD8值达3～4，以后逐渐下降；早产儿的T细胞数量减少，对有丝分裂原的转化率较低。

机体免疫应答过程中可产生多种细胞因子（cytokine，CK）。初始T细胞受到抗原或丝裂原刺激活化，可导致其向不同功能方向分化，依据其分泌的细胞因子不同，形成具有不同效应和调节功能的Th亚群：如Th1、Th2、Th17、Treg细胞等。Th1细胞可产生IL-2、IFN-γ和TNF-β，促进吞噬细胞和皮肤迟发型超敏反应（DTH）；Th2细胞分泌IL-4、IL-5、IL-6、IL-10和IL-13等，促进抗体反应，包括产生IgE，并抑制吞噬细胞多种功能；Th17主要分泌产生IL-17、IL-22、IL-6等，在机体炎症反应、自身免疫病及抗真菌功能等方面发挥重要作用；调节性T（Treg）细胞是一类特定亚群的CD4⁺T细胞，能通过抑制自身免疫细胞活化而发挥抑制作用，在免疫调节、免疫耐受、炎症疾病、肿瘤、器官抑制等中起重要作用。Th17细胞和效应T细胞在生物学功能上相互拮抗，相互制约，维持平衡。

### （二）B细胞和免疫球蛋白

与T细胞免疫相比，B细胞免疫的发育较迟缓。胎儿B细胞对抗原刺激可产生相应的IgM类抗体，而有效的IgG类抗体应答则需在出生后才出现。细胞表面CD19/20代表成熟B细胞，占外周血淋巴细胞总数的15%～20%。早产儿出生时外周血中B细胞数量减少，而足月新生儿B细胞量则略高于成人。B细胞不足不利于抗感染的特异性抗体生成，容易发生暂时性低丙种球蛋白血症。

免疫球蛋白（immunoglobulin，Ig）是具有抗体活性的球蛋白，是 B 细胞的产物，存在于血管内外体液中和 B 细胞的膜上，分为 IgG、IgA、IgM、IgD 和 IgE 五类。Ig 的合成依赖于两类抗原，即 T 细胞依赖性抗原（如破伤风、白喉类毒素等蛋白质类抗原）和 T 细胞非依赖性抗原（如肺炎球菌多糖类抗原）。在新生儿甚至胎儿已经能够产生抗 T 细胞依赖性抗原的抗体，而在 2 岁前抗 T 细胞非依赖性抗原的抗体产生能力极差。在胎儿期各种 Ig 产量都非常少。生后血清中 Ig 含量不但与年龄有关，也受种族、营养等因素影响。

**1. IgG**　足月新生儿血清 IgG 高于母体水平 5%～10%，早产儿和过期胎儿的 IgG 水平则低于母体。生后 3～5 个月 IgG 水平降至最低点，到 10～12 个月时体内的 IgG 均为儿童自身产生，8～10 岁 IgG 达到成人水平。IgG 有 IgG1、IgG2、IgG3 和 IgG4 四个亚类，在正常成人血清中的占比分别约为 70%、20%、6% 和 4%。儿童自身合成各亚类 IgG 发育过程不完全相同，IgG4 和 IgG2 水平的升高迟于 IgG1 和 IgG3。达到成人水平的年龄：IgG1 为 5～6 岁；IgG3 在 10 岁左右；IgG2 和 IgG4 约为 14 岁。IgG 的 4 个亚类都能通过胎盘，IgG 亚类的生物学功能存在很大差异，针对多糖抗原（如肺炎球菌荚膜抗原、流感杆菌荚膜抗原）的抗体主要属 IgG2 亚类；对病毒、细菌、外毒素等的蛋白质抗原的抗体主要为 IgG1；抗 Rh 常发生 IgG1 和 IgG2；IgG4 对组织有较低的亲和力，可能与过敏症有关。

**2. IgM**　不能通过胎盘。一般认为如出生时血清 IgM 水平升高，提示胎儿宫内感染。出生后 IgM 达成人水平先于其他各类 Ig。冷凝集素、嗜异性抗体和同族血凝素等乃属 IgM 类抗体。

**3. IgA**　脐血 IgA 很少超过 0.05g/L，若含量增高，同样提示有宫内感染可能。血清 IgA 发育最慢，在青少年时期才达到成人水平。分泌型 IgA（SIgA）是黏膜局部抗感染的重要因素。它的合成与黏膜部位受抗原刺激有关。出生后 2～3 个月的婴儿眼泪和眶液中可检出 SIgA。SIgA 不易被蛋白酶所破坏，婴儿可从母乳中获取 SIgA，发挥肠道抗感染的作用。

**4. IgD 和 IgE**　两者都难以通过胎盘。IgD 在新生儿血中含量极微，5 岁时才达成人水平的 20%，其生物学性状目前尚不清楚。IgE 是一种引起 I 型变态反应的抗体，在脐血中含量很少，有可能通过母乳获得，约 7 岁达到成人水平。

## 二、单核巨噬细胞 / 树突状细胞

外周血单核细胞表达 CD14，定位于组织后成为不同的单核巨噬细胞（Mφ），具有吞噬和消化抗原的能力，并能将抗原信息通过细胞膜表面的人类主要组织相容性抗原（MHC）与 T 细胞受体（TCR）结合而传递给 T 细胞，故属于抗原呈递细胞（APC）。树突状细胞（DC）是最重要的一类专职抗原提呈细胞。新生儿 Mφ 发育已经较为完善，但因缺乏辅助因子，其趋化、黏附、吞噬、氧化杀菌和抗原呈递能力均较成人差。

## 三、中性粒细胞

中性粒细胞为免疫应答的效应细胞，具有吞噬、释放氧自由基和溶酶体、杀灭化脓性致病菌的作用。新生儿中性粒细胞趋化性和黏附功能较低，而其吞噬和杀菌功能已趋成熟，但在疾病或应急状态下，新生儿的吞噬和杀菌功能则有不同程度下降。

## 四、自然杀伤细胞及其他免疫细胞

自然杀伤细胞（natural killer cell，NK 细胞）为非特异性免疫效应细胞，无须抗体存在，可对某些肿瘤和被病毒（疱疹病毒、巨细胞病毒等）感染的细胞发挥自然溶解作用。NK 细胞在成人外周血中占 10%～15%，儿童 NK 细胞活性于生后 1～5 个月达到成人水平。此外，杀伤细胞（killer cell，K 细胞）表面具有 IgG Fc 受体，当特异性抗原抗体结合后，IgG 抗体的 Fc 受体与 K 细胞的 Fc 受体桥连，促进 K 细胞杀伤抗原，称为抗体依赖细胞介导的细胞毒作用（ADCC）。

## 五、补体和其他介质

补体（complement）是存在于血清和体液中的一组糖蛋白。补体激活后具有溶解细胞、促进吞噬、炎症介质等作用。母体的补体不能传输给胎儿。足月新生儿补体经典途径（CH50、C3、C4、C5）活性为母亲的 50%～60%，生后 3～6 个月达成人水平。旁路途径的各种成分发育更为落后，B 因子和备解素分别为成人的 35%～60% 和 35%～70%。早产儿补体经典途径和旁路途径均低于足月儿。

（安云飞）

# 第 2 节　原发性免疫缺陷病

## 一、概　　述

免疫缺陷病（immunodeficiency disease，ID）是指免疫系统的器官、细胞、分子等发生缺陷，引起免疫应答障碍，导致一种或多种免疫功能缺损的一组临床综合征。临床特征为抗感染功能低下，容易发生反复而严重的感染，同时可伴有自身免疫病、过敏性疾病和恶性肿瘤的发病率增高。免疫缺陷病可分为原发性免疫缺陷病（primary immunodeficiency disease，PID）和继发性免疫缺陷病（secondary immunodeficiency disease，SID）两大类。1981 年又确认了一种与人类免疫缺陷病毒感染有关的免疫缺陷病，称获得性免疫缺陷综合征（acquired immunodeficiency syndrome，AIDS）。

自 1952 年发现首例 X 连锁无丙种球蛋白血症（XLA）以来，每年都有新的 PID 发现，迄今已发现 400 多种。PID 传统被认为属罕见病，以往 PID 发病率或患病率多通过病例登记方式获得，这种获取方式无疑会漏算部分患儿，尤其是在医疗水平欠发达的国家和地区，报道的发病率数据可能远低于实际数据。最保守的估计 PID 发病率为 1/（10 000～50 000）活产婴。由于分子诊断水平的不断发展、新基因层出不穷、免疫缺陷到免疫失调临床表型的大幅度拓展等原因，对 PID 的发病率估计越来越高。现在认为，作为一个整体，PID 的发病率至少应该为 1/（1000～5000）活产婴。我国作为世界第一人口大国，每年的新生儿出生量为 1600 万～1800 万，如按照 1/1000 活产婴发病率推算，我国每年新增 PID 患儿 16 000～18 000 例。

【PID 分类】 2019 年国际免疫学会联盟（IUIS）PID 专家委员会提出的 PID 更新报告包含 10 个亚类，404 种疾病，由 430 种已知遗传缺陷所致。10 个亚类分别为：同时影响细胞和体液免疫的缺陷、具有相关或综合征特征的联合免疫缺陷、抗体为主的缺陷、免疫失调性疾病、先天性吞噬细胞数量或功能缺陷、固有免疫和先天性免疫缺陷、自身炎症性疾病、补体缺陷、骨髓衰竭、先天性免疫缺陷的拟表型。

【PID 共同临床表现】 PID 的临床表现由于病因不同而极为复杂，但其共同的表现非常相似，即反复感染、易患肿瘤、自身免疫性、过敏和过度炎症性疾病。

**1. 反复和慢性感染** 表现为反复、严重、持久的感染，其病原菌多为致病力低或不常见的病原。感染发生的年龄：联合免疫缺陷和 T 细胞缺陷感染发生于出生后不久，而抗体缺陷者因有母体抗体的保护，一般在 6～12 个月及以后发生感染。感染的部位：以呼吸道最常见，如复发性或慢性中耳炎、鼻窦炎、结膜炎、支气管炎或肺炎。其次为胃肠道，如慢性肠炎。皮肤感染可为脓疖、脓肿或肉芽肿。其他部位感染如脑膜炎和骨关节感染。也可为全身性感染，如败血症、脓毒血症。感染的病原体：一般而言，抗体缺陷时易发生化脓性感染。T 细胞缺陷时则易发生病毒、结核分枝杆菌和沙门菌属等细胞内病原体感染；也易发生霉菌和原虫感染。补体成分缺陷好发生奈瑟菌属感染。中性粒细胞功能缺陷时的病原体常为金黄色葡萄球菌。病原体的毒力可能并不很强，常为机会性感染。PID 感染病原谱因病而异。有的 PID，感染病原谱十分广泛，如重症联合免疫缺陷病（severe combined immunodeficiency，SCID），几乎各类病原微生物均易感；而另一些

PID，则可能仅对窄谱甚至单个病原体易感，如孟德尔易感分枝杆菌病（Mendelian susceptibility to mycobacterial disease，MSMD）主要对结核分枝杆菌易感，TLR3 缺陷则仅对单纯疱疹病毒易感，感染后临床表现显著重于正常个体。病原学诊断对 PID 诊断和治疗均至关重要，病原学特征可提示机体免疫缺陷的分类和性质，当然对抗感染治疗方案的选择也起决定性作用。因 PID 基础疾病影响机体针对抗原的免疫应答，在采用血清学诊断手段时也注意客观分析，易出现假阴性结果。基于抗原、核酸等病原体成分的检测通常更为可靠。感染的过程：常反复发作或迁延不愈，治疗效果欠佳，尤其是抑菌剂疗效更差，必须使用杀菌剂，剂量偏大，疗程较长才有一定疗效。同时，也应该注意并非所有 PID 的感染都不可控制。吞噬细胞缺陷易患的细菌感染，常对敏感的静脉抗生素治疗反应良好。某些 PID 如 IRAK4 缺陷和 MyD88 缺陷，虽然幼年对细菌易感性明显增高，但在年长后，随着适应性免疫应答逐渐建立增强，感染病情可出现明显改善。

一些非免疫性因素也可能造成对感染的易感性，如呼吸道或尿道畸形、阻塞或发育异常、先天性功能异常、侵入性导管等。在考虑 PID 时，应排除这些易患感染的非免疫因素。

**2. 自身免疫病和肿瘤** PID 患儿易发生自身免疫病和肿瘤。诸多 PID 具有免疫失调表现，其中最为常见的是自身免疫病。主要表现包括血细胞减少、关节炎症、红斑狼疮样改变、血管炎症和各种器官特异性自身免疫表现，如免疫复合物性肾炎、1 型糖尿病、免疫性甲状腺功能低下等。自身免疫一旦发生，将明显增加治疗难度，预后更差。随着年龄增长，PID 易导致出现肿瘤，尤其是淋巴系统恶性肿瘤，其发生率较正常人群高数十倍乃至 100 倍以上。淋巴瘤，尤以 B 细胞淋巴瘤（50%）最常见，T 细胞淋巴瘤和霍奇金病、淋巴细胞白血病也可发生。大多数 PID 淋巴瘤发生机制尚不清楚，推测与机体免疫监视功能下降和继发病毒感染有关。

**3. 其他** 部分 PID 伴过敏性疾病，如 DOCK8 缺陷伴有食物过敏和气道过敏症，威-奥（Wiskott-Aldrich）综合征、RAG1/2 缺陷、IPEX 等调节性 T 细胞缺陷都可伴有不同程度 IgE 增高和过敏表现。部分 PID 以 I 型干扰素、炎症小体和炎症小体以外因子如 NF-κB 等一系列主要隶属于机体天然免疫机制介导的自发性炎症，临床上表现为周期热、皮疹、关节痛、关节炎、血管炎等。其他临床表现包括生长发育延迟或停滞、淋巴结肿大及淋巴增生表现，某些抗体缺陷却又表现为扁桃体／淋巴结缺如，威-奥综合征的湿疹和出血表现，胸腺发育不全的特殊面容、先天性心脏病及难以控制的低钙惊厥等。

【PID 的诊断】 PID 的早期诊断十分重要，可

为 PID 患儿的治疗赢得宝贵的时间和机会。但是由于 PID 种类繁多、临床表型复杂多变，给早期诊断带来很大困难。近年随着对 PID 重视程度的提高，免疫缺陷病三步诊断程序（第一步明确有无免疫功能缺陷，第二步明确是原发性还是继发性免疫缺陷，第三步明确免疫缺陷的部位和程度）的推行，PID 的诊断水平有了较大提高。

**1. 病史**

（1）反复感染史：包括感染的频率、部位和病原体种类。通常体液免疫缺陷患者细菌感染率增高，而细胞免疫缺陷患者则多发生病毒、真菌和原虫等病原感染。

（2）预防接种史：特别是活免疫疫苗接种后是否发生疫苗病。

（3）其他异常表现：如神经系统异常（共济失调、抽搐等）提示共济失调毛细血管扩张症或迪格奥尔格（DiGeorge）综合征；出血病史提示威-奥综合征；自身免疫表现（关节炎、贫血、皮疹等）的病史提示普通变异型免疫缺陷病和 IgA 缺陷等免疫缺陷病；了解输血后是否发生移植物抗宿主反应等。

（4）应注意曾作过的免疫抑制或外科处理，追查切除的淋巴组织所见情况等。

（5）家族史：采集关于感染、免疫缺陷、自身免疫和恶性肿瘤的家族史，一旦可疑则进行家系调查分析。原发性免疫缺陷病先证者也可能是基因突变的开始者，从而家族中无类似患者。了解家族中有无过敏性疾病如哮喘、湿疹，自身免疫病和肿瘤患者，有助于对先证者诊断的评估。

**2. 体格检查** 感染严重或反复感染发作可出现营养不良、贫血、发育滞后等；B 细胞缺陷者周围淋巴组织如扁桃体、淋巴结变小或缺如；X 连锁淋巴组织增殖性疾病的全身淋巴结肿大。反复感染可致肝脾肿大，皮肤疖肿、口腔炎、牙周炎和鹅口疮等感染证据可能存在。特别注意一些特征性表现，如湿疹、瘀斑和紫癜、毛细血管扩张等；还要注意面颈部、胸部、四肢和心脏的先天性异常等。

**3. 实验室检查** 免疫异常或免疫低下的最后确诊有赖于机体免疫功能水平的检测以及对试验结果的正确评估。PID 患儿一般先做筛查试验，然后再做确诊试验。筛查试验包括外周血全血细胞计数和分类，中性粒细胞计数，四唑氮蓝试验，血清 Ig 定量检测，流式细胞仪分析 T 细胞及其亚群（$CD3^+$、$CD4^+$、$CD8^+$）、B 细胞（$CD19^+$）和自然杀伤细胞（NK 细胞）等，皮肤迟发型超敏反应，补体活性检测，HIV 抗体检测等。确诊试验则根据 PID 具体临床类型选择确诊试验指标。目前大约 60% 的 PID 已有明确的突变基因，突变位点和突变形式也已确定。因此，基因测定已成为常规确诊试验方法。

目前临床常用的免疫功能检测方法主要有以下几种：

（1）T 细胞数量及功能

1）外周血淋巴细胞绝对计数：外周血中淋巴细胞 80% 为 T 细胞。因此，外周血淋巴细胞绝对计数可代表 T 细胞数量。正常值为（2～6）$\times 10^9$/L，低于 $1.5 \times 10^9$/L 提示 T 细胞缺陷。应重复检查，并作涂片观察形态学。正常婴儿外周血淋巴细胞绝对值高于儿童其他时期，此时若出现淋巴细胞 $< 1.5 \times 10^9$/L，更提示淋巴细胞减少症，对 SCID 及其他伴有淋巴细胞减少症的联合免疫缺陷病具有重要提示价值。

2）皮肤迟发型超敏反应（DTH）：代表 Th1 细胞功能。皮内注射 0.1ml 抗原或丝裂原引起的 DTH 是依赖性 T 细胞功能局部皮肤免疫应答。常用的抗原有腮腺炎病毒疫苗、结核菌素或结核菌纯蛋白衍生物（PPD）、毛霉菌素、白念珠菌素和白喉类毒素。注射抗原 48～72h 后观察结果，红斑及硬肿块直径 >5mm 者为阳性，提示 Th1 细胞功能正常。需结合预防接种史和以往病史来分析阴性皮肤试验的临床意义。2 岁以内正常儿童可出现阴性反应。故应该同时进行 5 种以上抗原皮试，如有 1 种抗原皮试阳性即说明 Th1 细胞功能正常。

3）T 细胞及其亚群检测：采用单克隆抗体 CD3、CD4、CD8 检测可反映 T 细胞数量和 T 亚群间的比例。

4）T 细胞功能检测：常用植物血凝素（PHA）、伴刀豆球蛋白 A（Con A）、美洲商陆丝裂原（PWN）、抗淋巴细胞球蛋白等刺激 T 细胞增殖。淋巴细胞转化试验结果以每分脉冲数（CPM）或刺激指数（SI）表示。

（2）B 细胞数量及功能

1）血清 Ig 含量测定：是检测 B 细胞功能最常用的试验，包括 IgG、IgA、IgM、IgE 和 IgD。但须注意：① Ig 测定值需与当地同龄正常人群血清含量（$\bar{x} \pm 2SD$）相比较，若 IgG 含量低于正常值低限，宜作 IgG 亚类检测或抗体反应试验。②正常人血清中 IgE 含量极少，正常值从低限到高限可相差数十到数百倍。故测定对某个过敏原的特异性 IgE 较有意义。

2）抗体检测：①抗 A、抗 B 同种血凝素，1 岁以上的非 AB 血型者抗 A、抗 B 的同种血凝素效价低于 1∶4，说明患者对抗原刺激后缺乏以 IgM 类为主的抗体形成，缺乏嗜异性凝集素也具有同样意义；②抗链球菌溶血素 O（ASO），12 岁以后的儿童 ASO 低于 50U 提示 IgG 类抗体缺陷；③预防接种后的抗体在完成百白破混合疫苗基础免疫后 2 周或加强注射后 2 周作皮肤锡克试验阳性反应者表示对白喉类毒素抗原刺激缺乏以 IgG 为主的抗体应答；④必要时可注入新抗原（流感杆菌的多糖抗原等）以观察相应抗体的水平。

3）B 细胞数量检测：常以荧光免疫方法用抗人 Ig 测定 B 细胞特有的细胞膜 Ig 或用单克隆抗体

CD19、CD20 测 B 细胞数量。在外周血单个核细胞中 B 细胞占 10%～20%。随年龄增长有一定变异。

（3）吞噬功能

1）外周血中性粒细胞计数：若＜1.0×10⁹/L，为高危易感患者。

2）硝基四唑氮蓝（nitroblue tetrazolium，NBT）还原试验：NBT 为淡黄色可溶性染料，还原后变成蓝黑色颗粒。未经刺激的中性粒细胞具有还原能力者占 8%～14%，增高时提示细菌感染，慢性肉芽肿病患者通常低于 1%，甚至测不出。预先用内毒素刺激中性粒细胞，或将 NBT 与乳胶颗粒混合后再进行中性粒细胞培养，涂片计数 NBT 阳性细胞数。正常人阳性细胞大于 90%，而慢性肉芽肿病患者常低于 1%，疾病携带者则可呈嵌合体。

（4）补体

1）血清 C3：测定血清 C3 浓度能较敏感地反映体内补体激活情况。可作为有些疾病的活动性指标之一。必须指出当 C3 生成障碍，如肝细胞病损时血清 C3 水平也会降低。

2）总补体溶血活性（CH50）：可反映参与补体经典激活途径的各成分依次激活后的总活性。当 CH50 低下而 C3 含量正常时，应在排除人为因素后做补体其他成分的检测，以便及时发现 C3 以外的其他补体缺陷。

（5）分子诊断：可采用各种细胞特异性标记和针对致病基因编码蛋白的抗体，直接用流式细胞术染色并观察相应蛋白质的表达水平，如 X-SCIDT 细胞表面 IL-2 受体 γ 链（CD130）表达缺如。基因突变分析是诊断 PID 的金标准。

【PID 的治疗】 PID 治疗原则：①保护性隔离，尽量减少与各种病原体的接触；②正确使用抗生素以清除或预防感染；③采用替代疗法或进行免疫重建。早期诊断和合理治疗对疾病预后具有重要意义。

**1. 一般治疗** 患儿应得到特别的儿科护理，包括适当的保护性隔离，预防和治疗感染；加强宣传教育，以增强家长和患儿战胜疾病的信心等；应尽量依据实验室药敏试验结果选用抗生素，要注意条件致病菌感染和混合感染；以杀菌药物为佳，剂量和疗程应大于免疫功能正常的患者。有严重细胞免疫缺陷的患者，输血时需避免发生移植物抗宿主反应，最好使用库存血并先用 X 线（剂量 30Gy）使血内淋巴细胞丧失增殖能力。血浆亦需先经 X 线照射或冻溶 2～3 次以破坏残留在血浆内的淋巴细胞。为防止巨细胞病毒（cytomegalovirus，CMV）的血源性感染，供血者应做 CMV 筛查。患儿最好不做扁桃体和淋巴结切除术，脾切除术通常视为禁忌，某些适应证必须做脾切除者，应在术前给予必要的疫苗接种，术后长期给予抗菌药物预防感染。糖皮质激素类也应慎用。先天性胸腺发育不全症患者的低钙血症除补充钙剂外还须给予维生素 D 或甲状旁腺激素。各种伴有细胞免疫缺陷的患者都禁忌接种活疫苗或活菌苗，以防止发生严重疫（菌）苗性感染。

当同胞中已确定为联合免疫缺陷者，新生儿期应进行免疫学筛查。当家庭中已发现有免疫缺陷患者，婚前应接受遗传学咨询，妊娠期应做产前筛查，必要时终止妊娠。

**2. 替代疗法**

（1）静脉注射丙种球蛋白（IVIG）：仅限于低 IgG 血症，一般剂量为每月静脉注射 IVIG 300～600mg/kg，注射后血清 IgG 呈现峰值，于第 2 次注射前下降至谷值。连续注射后，无论峰值或谷值均逐月上升，至 6 个月达到稳定平台。输注后务必使血清 IgG 谷值能达正常水平（＞6g/L）。近年来研究发现血清 IgG 谷浓度与患者远期预后相关，因此强调治疗剂量应个体化，以能控制感染，使患儿症状缓解，肺部影像学检查长时间维持稳定，获得正常生长发育为尺度。

（2）高效价免疫血清球蛋白（special immune serum globulin，SIG）：用于乙肝、水痘-带状疱疹、狂犬病、破伤风等高危患儿的特异性抗感染治疗。

（3）血浆：除含有 IgG 外，尚含有 IgM、IgA、补体和其他免疫活性成分，剂量为 20ml/kg，必要时可加大剂量。

（4）其他替代治疗：腺苷酸脱氨酶（ADA）缺陷时可输注红细胞（内含丰富的 ADA）或肌内注射牛 ADA-多聚乙二烯糖结合物。吞噬细胞缺陷伴严重感染时可采用新鲜白细胞输注，对免疫缺陷患者可适当选择细胞因子（如胸腺素类、转移因子、IFN-γ、IL-2 等）治疗。

**3. 免疫重建** 采用正常组织细胞或基因片段植入患者体内使患儿免疫缺陷得以纠正称为免疫重建。

（1）骨髓移植（BMT）：正常富含干细胞的骨髓植入患者体内可促进 T 和 B 细胞的免疫重建。1968 年首次采用 HSCT 成功治疗 SCID 以来，全球已有数千例 PID 患儿接受了骨髓移植，并成为多种 PID 的唯一根治手段。随着时间的推移，主要由于高分辨率 HLA 分型的广泛采用、供者和干细胞来源的不断丰富、毒性较小的降低强度预处理（RIC）方案探索以及移植物处理技术进步等原因，移植成功率和患者远期预后越来越好。在欧美部分移植中心，SCID、威-奥综合征等经典造血干细胞移植适应证总体生存率已达到或非常接近 100%，移植后患者的生存质量也得以有效保障。

（2）脐血干细胞移植：近年来随着细胞分离技术的进步，用相应的单克隆抗体将脐血中造血干细胞表面所特有的 CD34 抗原分离提取、输注给 SCID 患儿，可获一定程度的免疫重建。

（3）胎肝移植：胎肝内含有多能干细胞，出生

8～10 周胎儿的肝适于移植。肝单细胞悬液静脉输入，常因细胞量较少，重建免疫功效不如骨髓移植。故治疗 SCID 效果稍差。

（4）胸腺移植：主要用于纠正细胞免疫缺陷，是胎儿胸腺移植于腹肌与筋膜之间和（或）制成胸腺细胞悬液移植于腹腔内。疗效不确定，目前已少用。

**4. 基因治疗** 利用患者自体造血干细胞，将其中有缺陷的基因进行替换，再将基因纠正的自体干细胞移植给患者，可避免移植物抗宿主病（allo-HSCT 后发病和死亡的主要原因）风险，也解决众多患者无法获得合适供者的困难，因而被认为是极具潜力的挽救生命替代方法。目前许多 PID 的突变基因位点已经明确，为今后基因治疗提供了可能。

（张志勇）

## 二、联合免疫缺陷病

联合免疫缺陷病（combined immunodeficiency disease，CID）为一组主要表现为 T 细胞缺陷，同时伴有不同程度其他细胞（如 B 细胞、NK 细胞）缺陷的异质性疾病，目前发现至少数十种不同基因突变所导致的疾病。CID 中最为重症的类型为重症联合免疫缺陷病（severe combined immunodeficiency，SCID），如不经严格隔离、造血干细胞移植或基因治疗，SCID 患儿几乎均于 2 岁内死亡。

### （一）X 连锁重症联合免疫缺陷病

**案例 7-1**

患儿，男，5 个月，因腹泻 1 月余，加重伴发热 4 日入院。

患儿 1 个月前出现腹泻黄色稀便，每日 3～8 次，无脓血，无发热、咳嗽、惊厥等。尿量稍减少，经治疗未见好转。4 日前出现发热，体温 38～39.1℃。腹泻加重，每日多达 10 余次，呈墨绿色，带少许黏液，有腥臭味。进食少，尿量明显减少。精神差，哭声低弱。系第 2 胎第 2 产，足月顺产，以牛奶喂养为主，出生 3 日接种卡介苗，接种后反复破溃不愈，无结核病接触史。父母体健，第一胎亦为男孩，3 个月患肺炎，6 个月因腹泻死亡。

体格检查：T 38.5℃，P 135 次/分，R 45 次/分，体重 5.2kg。营养一般，神志清，精神萎靡，呼吸急促，中度脱水貌，皮肤干燥，弹性稍差。浅表淋巴结不大，双眼窝凹陷，口唇干燥，咽部充血，颈软，双肺呼吸音粗，未闻及啰音。心率 135 次/分，心音稍低钝，未闻及杂音。腹软，肝脏肋下 2cm，质韧，脾未触及。病理征未引出。

**思考题：**
1. 试述对该病的初步印象。
2. 该病有哪些特点？
3. 怎样诊断及鉴别诊断疾病？
4. 如何评估疾病活动度及治疗？

X 连锁重症联合免疫缺陷病（X-linked severe combined immunodeficiency，X-SCID）为一种外周血 T 细胞和 NK 细胞缺失，虽有 B 细胞但抗体合成障碍的疾病（OMIM #308380）。绝大部分病例免疫学表型为 T⁻B⁺NK⁻。本病系 X 连锁隐性遗传，致病基因为 IL-2 受体共同 γ 链（*IL2RG* 基因），位于 X 染色体长臂。X-SCID 约占所有 SCID 的 50%，患病率为 1/（150 000～200 000）活产婴。1968 年完成首例造血干细胞移植。

**【病因和发病机制】** X-SCID 是由于构成 IL-2、IL-4、IL-7、IL-9、IL-15 等细胞因子受体的组分 γc 基因（*IL2RG* 基因）突变所致。*IL2RG* 基因位于 Xq12-13.1，属于造血细胞因子受体家族，基因编码序列含 1124 个核苷酸，由 8 个外显子组成。5' 端包含有 22 个氨基酸的信号序列，引导蛋白质在细胞表面表达后即被清除。在胞外氨基酸序列的终末端包含 4 个保守的半胱氨酸序列。外显子 5 编码跨膜细胞外基序。外显子 6 主要编码跨膜序列。外显子 7 编码序列 Box1/Box2，类似于 Src 酪氨酸激酶的 SH2 结构域。

γc 是 IL-2、IL-4、IL-7、IL-9、IL-15 等多个细胞因子受体的组分，持续表达于 T 细胞、B 细胞、NK 细胞、髓红系祖细胞表面。*IL2RG* 基因突变将影响上述细胞因子与受体结合及活化信号转导，影响 T 细胞和 NK 细胞的发育及功能。JAK3 是酪氨酸激酶家族成员。JAK3 磷酸化后，依次活化信号转导分子，导致 STAT5 蛋白磷酸化，形成二聚体进入细胞核，从而改变细胞转录程序。多个研究者发现 X-SCID 的 B 细胞缺乏 JAK3 磷酸化。而且，JAK3 缺陷导致的 SCID 除了遗传方式差异外，具有与 X-SCID 高度相似的临床表现。

**【临床表现】** 由于母源性抗体的存在，患儿通常在生后 3～6 个月起病，表现为与抗生素无关的口腔念珠菌病，持续性腹泻，呼吸道各种细菌、病毒（如呼吸道合胞病毒、腺病毒、偏肺病毒、副流感病毒等）、卡氏肺囊虫等感染。细菌感染对抗生素治疗反应差，病毒排毒时间明显延长。消化道可发生轮状病毒或贾第鞭毛虫感染而致严重消化不良。生长发育延迟或停滞是 X-SCID 常见表现，但偶有患儿于生后 1 岁才发生。如果不进行造血干细胞移植，X-SCID 患儿通常在生后 2 岁内死亡。

SCID 患儿接种卡介苗后有发生播散性感染的风

险。我国 SCID 患儿生后数月内多接受卡介苗接种，部分患儿可发生局部、区域甚至全身播散性卡介苗感染，十分难治，死亡率高。

【实验室检查】

**1. 免疫学检查淋巴细胞减少症** 是非常有用的诊断线索。绝大部分患儿外周血淋巴细胞绝对计数 $<2.5\times10^9$/L，甚至 $<1.5\times10^9$/L。如发生 MF-GVHD，外周血淋巴细胞水平可有一定程度上升。由于 T 细胞的发育受阻，SCID 患儿可伴有 TREC（T 细胞受体剪切环）的降低。采用定量 PCR 的方法进行 TREC 检测将有助于诊断。通过流式细胞术可发现患儿外周血 T 细胞（CD3、CD3/CD4、CD3/CD8）和 NK 细胞显著减少，B 细胞相对数显著增高，绝对值正常。X-SCID 的患儿 B 细胞是未成熟 B 细胞，与初始 B 细胞的表面标志相似。B 细胞的免疫球蛋白重链序列分析显示 VDJ 重组正常，但缺乏高频突变。免疫球蛋白水平多全面下降。淋巴细胞增殖试验和混合淋巴细胞反应均显著异常，对疫苗和感染原的特异性抗体反应严重受损或缺乏。由于母源性淋巴细胞的植入，X-SCID 患儿可出现嗜酸性粒细胞增多、肝炎、皮疹等 GVHD 类似表现。

**2. *IL2RG* 基因分析** *IL2RG* 基因突变是确诊 X-SCID 的重要依据，最初报道的 344 例 *IL2RG* 基因突变绝大多数仅有一个或数个核苷酸突变。而且突变的分布并不均衡。外显子 5 占所有突变的 27% 左右，其次是外显子 4（14%）、外显子 6 和 7（10%）、外显子 3（2%）。外显子 8 仅有 3 个突变。突变类型包括错义突变、无义突变、插入突变、缺失突变和拼接位点突变等，包括 5 个热点突变（690C＞T R226C；691G＞A R226H；684C＞T R224W；879C＞T R289X；868G＞A R285Q）。

**3. γc 基因 mRNA 及蛋白表达** γc 基因 mRNA 及蛋白表达降低，可诊断 X-SCID。但是需要注意的是，部分 X-SCID 患儿 γc 基因 mRNA 及蛋白表达并不降低，尤其是 *IL2RG* 基因胞内部分发生突变的患儿（外显子 7 和外显子 8）。因此，γc 蛋白检测须结合 *IL2RG* 基因分析。

**4. 其他检查** X-SCID 很重要的免疫病理学特点是小胸腺及淋巴细胞缺如。胸腺基质存在但是分化不良。胸腺树突状细胞及上皮细胞异常。X-SCID 患儿胸腺 T 细胞受体 β 链重排提示 Dβ 和 jβ 重组可以发生，但随后的 VDJ 重排受阻。胸部影像学检查可发现胸腺影减小或缺如。此外，其他外周淋巴器官，包括淋巴结和扁桃体发育不良。

---

**案例 7-1 实验室检查**

血常规 WBC $13.5\times10^9$/L，N 86%，L 14%，Hb 98g/L，RBC $3.20\times10^{12}$/L，PLT $97\times10^9$/L。大便常规：脓细胞少许。大便培养无致病菌生长。血培养未见致病菌生长。胸部 X 线正位片示双下肺纹理重，未见胸腺阴影。免疫球蛋白检查：IgG 0.7g/L，IgA $<0.067$g/L，IgM $<0.05$g/L；淋巴细胞分类：CD3 10%，CD19 87%，CD16$^+$ 56.4%。

---

【诊断及鉴别诊断】 一旦临床疑诊联合免疫缺陷病，尤其是男性的 SCID 患儿，须首先考虑 X-SCID 可能，X 连锁的阳性家族史更有助于诊断。但是，没有家族史不能除外 X-SCID。

诊断 X-SCID 的进一步线索来自免疫学检查。T 细胞缺如，B 细胞比例升高，NK 细胞缺乏的男性极可能有 *IL2RG* 基因突变。需要注意的是在发生母源性 T 细胞植入，输入未经辐照的血液制品及感染时淋巴细胞表型可能会有误导。外周血 γc 蛋白表达降低有助于诊断 X-SCID。

对于有先证者的家族进行 *IL2RG* 基因携带者的检查将有助于遗传咨询和避免类似患儿出生。产前诊断的方法包括多种，主要取决于获取的关于表型的信息量。如果先证者或携带者基因型已明确，可采集孕妇羊水或绒毛膜的 DNA 直接进行鉴定。但如果不清楚 SCID 先证者的基因型，可采集胎儿血标本进行检查。如果发现淋巴细胞减少，T 细胞减少及 T 细胞丝裂原增殖反应低下同样可进行产前诊断。

---

**案例 7-1 诊断**

1. 患儿，男，生后 3 月余开始反复腹泻，发热，伴卡介苗感染，抗感染治疗效果差。伴生长发育落后。

2. 有阳性家族史：有一哥哥生后 6 个月夭折。

3. 体格检查：生长发育落后，营养不良。

4. 辅助检查：影像学未见胸腺影，血常规提示淋巴细胞减少，淋巴细胞分类显示 T 细胞数目和 NK 细胞减少，B 细胞数目正常。免疫球蛋白量下降。

综上，患者具有反复感染，有阳性家族史，生长发育落后，伴淋巴细胞显著降低，淋巴细胞分类提示 T$^-$B$^+$NK$^-$ SCID 的表型。故临床诊断 X-SCID。进行基因检查可进一步明确。

---

【治疗】 X-SCID 与其他 SCID 一样属儿科急症，自明确诊断即应启动严格隔离、给予 IVIG 替代治疗和复方新诺明预防感染。禁止接种一切减毒活疫苗。输注血液制品应经过辐照清除具有增殖能力的细胞。

本病的唯一根治方法为 HSCT，采用同胞兄妹遗传背景完全相同的供者，HSCT 成功率可高达 90% 以上。但大多数患儿缺乏 HLA 配型相合的同胞兄妹。配型的无关供者（MUD），脐血干细胞及半相合父母供者也可作为选择方案。X-SCID 进行 HSCT

通常并不需要清髓预处理，有时可完全不用免疫抑制药物，移植后虽然可能仅为嵌合状态，但亦可保全患儿生命。影响 HSCT 效果的另一重要因素为移植时机，如已发生感染，或已接种卡介苗，即使尚无卡介苗感染症状，亦大幅增加移植难度。国内数家单位进行了 X-SCID HSCT 探索，由于以上两方面原因，移植成功率尚十分低下。

作为 X-SCID 的另一根治手段，基因治疗越来越受到关注。X-SCID 基因治疗的优势在于不需要寻找 HLA 配型相合供者；避免 GVHD 的发生；γc 蛋白在血细胞系广泛表达；γc⁺ 细胞在体内有生长优势。首例 X-SCID 基因治疗在法国 Necker 医院采用反转录病毒载体转染成功进行。最初进行基因治疗的 5 例 X-SCID 患儿有 4 例获得完全的免疫重建。另 1 例患儿有播散性卡介苗（BCG）感染，基因治疗失败，但后来成功接受了半相合的骨髓移植。基因治疗同样存在风险，主要在于载体的插入可能异常活化癌基因。法国一项基因治疗试验中，10 例 X-SCID 患儿中有 3 例发生了白血病。其中 2 例分别在生后 1 月龄和 3 月龄进行基因治疗，在治疗后 30 个月左右发生白血病，并且发现 2 例患儿 *LMO2* 基因的 5′ 端插入反转录病毒载体。1 例患儿死亡，另 2 例化疗后获得持续缓解。因此，基因治疗的选择必须进行风险和效益的仔细评估，并且在治疗后进行长期严密监测。

> **案例 7-1　处方及医生指导**
> 1. 一般治疗：防控感染，注意隔离；禁止接种一切减毒活疫苗；复方新诺明预防感染。
> 2. 替代治疗：规律定期输注足够剂量的免疫球蛋白。
> 3. 免疫重建：造血干细胞移植或基因治疗。

### （二）腺苷酸脱氨酶

缺陷为常染色体隐性遗传 SCID 的主要病种之一，约占 SCID 的 14%。腺苷酸脱氨酶（ADA）存在于红细胞、淋巴细胞、羊水细胞及肝、肾、肺等脏器组织中，但以淋巴样组织细胞中此酶活性最高。T 细胞内的含量更高于 B 细胞。当 ADA 缺陷时，脱氧腺苷（deoxyadenosine）及其三磷酸盐大量堆积，抑制 DNA 的合成，对淋巴细胞呈毒性作用。本病典型者外周血淋巴细胞计数很低（可 $<0.5×10^9/L$）。多数病例起病早，常于生后 1~2 个月出现严重的间质性肺炎。若基因突变影响 ADA 功能较少，则可年长后发病，临床表现为反复感染、生长发育停滞等。近半数患者可出现骨骼系统的发育异常，如肋骨前端展宽、脊椎扁平、长骨干骺端不整齐、骨盆畸形等。体检淋巴组织缺如。ADA 的治疗包括一般措施、造血干细胞移植、酶替代治疗及基因治疗。

### （三）X 连锁高 IgM 综合征

本病属于少见的一种原发性免疫缺陷病。该病源于 T 细胞 CD40 配体基因突变导致 B 细胞内 Ig 类别转换障碍，不能从 IgM 向下游 Ig 转换，致 IgM 增高或正常，IgG、IgA、IgE 等减少或缺如。患儿常于生后 6~12 个月出现症状，以发生荚膜细菌感染为特征的反复呼吸道感染为主。伴有机会性感染，如肺孢子菌病等。此外，还可出现淋巴系统增生、自身免疫性溶血性贫血、血小板减少和粒细胞减少症等。实验室检查示 T 细胞和 B 细胞计数基本正常，血清 IgM 明显升高，IgG、IgA、IgE 缺乏或明显降低，*CD40L* 基因突变是确诊依据。

（张志勇）

## 三、以抗体缺陷为主的免疫缺陷病

> **案例 7-2**
>
> 患儿，男，4 岁 7 个月，因反复呼吸道感染 3 年，再次发热 8⁺ 天入院。患儿于 3 年前出现反复发热和呼吸道感染，每年约 10 次，诊断"支气管肺炎、支气管炎、扁桃体炎"等，每次病程持续 1 周至半个月不等，予以头孢类抗生素后症状有所好转，但易反复。入院前 8⁺ 天患儿再次出现发热，为中高热，伴流涕、喷嚏、咳嗽，偶有双下肢疼痛不适，予以抗生素抗感染治疗 6 天无好转。患儿 1 岁时曾患"脓毒血症（重症）、细菌性肠道感染、急性扁桃体炎（鲍曼不动杆菌）"，2 岁 4 个月时首次查出免疫球蛋白低下，之后每次出现上诉症状时予以丙种球蛋白输注。1 次因"右膝关节、臀部软组织化脓"行切开引流术，1 次中耳炎病史，有"花粉、尘螨"过敏史。患儿发育无显著异常，无家族遗传史。
>
> 体格检查：T 36.6℃，P 114 次/分，R 37 次/分，身高 105cm，体重 12.0kg。发育正常，营养差，神志清，左小腿可见色素沉着。唇周发绀，扁桃体未见，咽后壁无渗出物附着，无杨梅舌。双侧颈部、腋窝、腹股沟淋巴结未触及，双肺呼吸音粗，闻及中细湿啰音，心音有力，律齐，心底部心前区未闻及心脏杂音。腹软，肢端暖。膝关节、腕关节无肿胀、活动受限，右侧"4"字试验阳性，右侧膝关节上方可见长约 2cm、臀部可见长约 3cm 的陈旧性手术瘢痕。可见杵状指/趾。
>
> **思考题：**
> 1. 试述对该病的初步印象。
> 2. 该病有哪些特点？
> 3. 怎样诊断及鉴别诊断疾病？
> 4. 如何评估疾病活动度及治疗？

## （一）X连锁无丙种球蛋白血症

X连锁无丙种球蛋白血症（X-linked agamma-globulinemia，XLA，OMIM #300755）是一种由于BTK基因突变所致的罕见原发性免疫缺陷病，以B细胞缺乏、血清各类免疫球蛋白严重低下，以及由此所致的感染易感性增加为特征，而T细胞数量与功能正常。本病于1952年由Bruton首先报道，故又称为布鲁顿（Bruton）病。XLA患儿主要表现为早期反复细菌感染，主要治疗手段为免疫球蛋白替代治疗。该病在人群中发病率因人种而不同，为1/（100 000～200 000）。

【病因和发病机制】 XLA由于Bruton酪氨酸激酶（Bruton tyrosine kinase，BTK）基因突变所致，该基因位于X染色体长臂Xq2.3-22上，编码胞质酪氨酸激酶BTK蛋白。BTK为信号转导分子，属于非受体酪氨酸激酶Tec家族。BTK作用于前B细胞受体（BCR）与BCR信号复合体的下游，它的活化为B细胞活化与成熟所必需。BTK基因突变导致骨髓中B细胞的发育停止在原始B细胞到前B细胞的阶段。因此，XLA患者外周血中B细胞极少，从而导致各类免疫球蛋白水平极低。

BTK基因长度为37kb，包括19个外显子，编码BTK蛋白PH、TH、SH2、SH3和TK等5个功能区。BTK基因突变可发生在BTK蛋白的所有结构域，包括非编码区。突变形式包括错义突变、无义突变、移码突变、拼接位点突变、缺失突变等。BTK基因突变可表现为X连锁突变及新发突变。约40%的XLA患者具有家族史。

【临床表现】 XLA几乎全部见于男孩。因母体IgG可通过胎盘传递给胎儿，所以XLA患者一般在生后数月内可不出现任何症状。随着母源IgG不断分解代谢而逐渐减少，患者一般在出生后3～4个月开始出现感染症状。

**1. 反复细菌性感染** 是XLA患者最突出的临床表现，主要由荚膜化脓性细菌所致。细菌感染导致呼吸道感染、败血症、骨髓炎、化脓性关节炎以及中枢神经系统感染等。上呼吸道感染以中耳炎最为常见，反复中耳炎可能是XLA诊断前唯一的感染表现。多次肺炎病史是诊断XLA的常见特征性病史。即使给予Ig替代治疗后，也可能发生反复支气管炎和（或）肺炎，这是导致患者支气管扩张和慢性肺病的主要原因。XLA患者败血症最常见的病原为假单胞菌，其次为流感嗜血杆菌、肺炎球菌。胃肠道感染在该病也较为常见，蓝氏贾第鞭毛虫是常见致病源，难以根除，因而导致慢性腹泻和吸收不良。除此之外，空肠弯曲菌和沙门菌也是肠道感染病原菌。

**2. 病毒感染** XLA患者对肠道病毒特别易感，包括埃可病毒、柯萨奇病毒以及脊髓灰质炎病毒。肠道病毒所致脑膜脑炎的早期体征为行为改变，可逐渐进展为神经系统障碍与昏迷。XLA患者接种脊髓灰质炎活疫苗或者接触接种脊髓灰质炎活疫苗的个体后，可以发生疫苗相关性脊髓灰质炎。其主要特征表现为潜伏期相对较长，慢性脑脊髓炎，死亡率高。并且，这也为全球消灭脊髓灰质炎带来了障碍。

**3. 关节炎** 约20%的XLA患者可能发生关节炎。临床表现与类风湿关节炎相似，包括活动受限、疼痛、关节腔积液，这些症状应用IVIG治疗有效。据有关报道，肠道病毒和支原体感染与风湿性表现有关。

**4. 其他表现** 不同的研究指出10%～25%的XLA患者有中性粒细胞低下表现，但具体机制仍未阐明。其他罕见临床表现包括膜性肾病、肾小球肾炎、淀粉样变性、脱发、结膜炎、皮肤肉芽肿性血管炎等。肿瘤性疾病包括胃腺癌与皮肤T细胞淋巴瘤等。

【实验室检查】 血清免疫球蛋白显著降低、免疫接种抗体应答低下，以及B细胞缺如是XLA的典型实验室特征。

**1. 血清Ig与抗体应答** 患儿总Ig及各Ig亚类显著降低，血清IgG、IgA与IgM水平通常低于100mg/dl，甚至低于仪器最低检测水平。XLA患者抗原特异性抗体以及疫苗接种（如脊髓灰质炎、破伤风、白喉）抗体应答显著降低。

**2. 细胞计数与功能** 外周血及淋巴组织中成熟B细胞（CD19、CD20阳性B细胞、表达IgB细胞）显著降低。淋巴组织、骨髓以及直肠黏膜固有层中浆细胞缺如。T细胞数量与功能正常。10%～25%的XLA患者有中性粒细胞减低。

**3. BTK基因与蛋白检测** 根据临床表现及实验室检查拟诊XLA后，需进行BTK基因与蛋白表达检查。BTK基因突变可发生在BTK蛋白的所有结构域，以及非编码区。突变形式包括错义突变、无义突变、移码突变、拼接位点突变、缺失突变等。有条件的实验室可以采用流式细胞仪检测BTK蛋白表达，若无BTK表达，则确诊为XLA。

> **案例 7-2  实验室检查**
> 　1. 血常规：RBC $4.24×10^{12}$/L，Hb 112g/L，WBC $9.6×10^{12}$/L，PLT $293×10^9$/L，N 75%，L 17%；CRP 42mm/h。
> 　2. IgG 1.23g/L，血清 IgA<0.2g/L，IgM<0.05。
> 　3. 淋巴细胞分类：$CD3^+$ 85.18%，$CD3^+CD8^+$ 27.19%，$CD3^+CD4^+$ 51.6%，$CD3^+CD4^+CD8^+$ 0.34%，$CD3^+CD4^-CD8^-$ 6.73%，NK 14.66%，$CD19^+$ 0.07%，CD4/CD8 1.90。
> 　4. 胸片：双肺外带斑片影，右下肺实变。

【诊断与鉴别诊断】 根据家族史、临床表现、实验室检查发现Ig低下，外周血B细胞缺乏（<2%），结合BTK基因与蛋白检测，可以确诊XLA。

XLA需与其他可导致无丙种球蛋白血症或低丙

种球蛋白血症的疾病相鉴别，包括婴儿暂时性低丙种球蛋白血症、常见变异性免疫缺陷病、常染色体隐性遗传无丙种球蛋白血症及联合免疫缺陷病。结合 *BTK* 基因突变，往往可以准确诊断 XLA。

---

**案例 7-2 诊断**

1. 患儿，男性，生后 1⁺ 岁开始反复呼吸道感染和皮肤感染，抗感染治疗效果差。伴生长发育落后。

2. 体格检查：生长发育落后，扁桃体未见。

3. 辅助检查：淋巴细胞分类显示 B 细胞数目显著降低。免疫球蛋白全面下降。

综上，患者生后 1⁺ 岁开始反复感染，生长发育落后，扁桃体缺如，伴 B 细胞显著降低，免疫球蛋白全面下降。故临床诊断 XLA。进一步进行 *BTK* 基因检查明确。

---

**【治疗】** 免疫球蛋白替代治疗是 XLA 最主要的治疗手段。感染控制也是重要的环节。

**1. Ig 替代治疗** Ig 治疗包括静脉注射 Ig（IVIG）和皮下注射 Ig（SCIG）。Ig 治疗可减少 XLA 患者感染与住院治疗的次数，也能帮助预防长期慢性肺病的发生，降低肠道病毒系统性感染的危险。

IVIG 是 XLA 的重要治疗手段，所需剂量主要是根据患者体重、Ig 波谷浓度，以及临床应答等决定。目前普遍认为维持 >500mg/dl 的波谷 Ig 浓度可以降低感染以及住院次数。每 3～4 周注射 400mg/kg 的 Ig 通常可以维持该波谷浓度。但 Ig 治疗需考虑个体化。

目前 SCIG 非常具有前景，首先耐受性好，可用于对 IVIG 有较强副作用的患者。其次，SCIG 与 IVIG 同样有效，另外，皮下治疗患者可在患者家中进行，因此可提供更好的生活质量。

**2. 感染治疗与预防** XLA 患者一旦有感染发生，应立即使用抗生素治疗。可能需经常使用抗生素，治疗时间较长。

**3. 其他** 加强手卫生，避免接触感染源，从而减少对传染性感染性疾病的暴露。如果可能，尽量避免饮用未处理过的饮用水。对具有慢性肺病的患者需考虑物理治疗。XLA 患者对疫苗接种不能产生有效抗体应答，但一般推荐接种灭活病毒与细菌疫苗，以期能产生 T 细胞介导的免疫应答，可能提供一定的免疫保护。

---

**案例 7-2 处方及医生指导**

1. 一般治疗：防控感染，禁止接种脊髓灰质炎活疫苗。

2. 替代治疗：规律定期输注足够剂量的可维持 Ig 谷浓度 >500mg/dl 的 Ig，以降低感染发生。

3. 其他：加强手卫生，尽量避免饮用未处理过的饮用水。目前已有关于 XLA 进行造血干细胞移植治疗的患者。

---

**【预后】** Ig 替代治疗和抗生素的使用完全改变了 XLA 患者的预后。目前，只要早期诊断辅以合理治疗，XLA 患者少有侵袭性感染，大部分都能生存到成年，且生活质量显著提高。但是，肺部并发症、慢性肺病成为 XLA 患者死亡的重要原因之一。

## （二）普通变异型免疫缺陷病

普通变异型免疫缺陷病（common variable immunodeficiency，CVID）是一种常见的抗体缺陷病。估计发病率在 1/（10 000～50 000），任何年龄均可发病，但大多起病于幼儿期或青春期。临床以血清 Ig 降低、抗体反应缺陷和慢性持续感染为特征。本病存在 T 细胞和 B 细胞缺陷，并伴有固有免疫的缺陷。临床表现呈多样性，男女均可发病。临床表现常见反复呼吸道感染，包括鼻窦炎、中耳炎、气管炎、肺炎和支气管扩张等；也易患胃肠道感染和肠道病毒性脑膜炎。感染常呈慢性发病，病程持续较长。患儿可出现消化道症状，包括慢性吸收不良综合征、脂肪泻、叶酸和维生素 B₁₂ 缺乏、乳糖不耐受症、双糖酶缺乏症等。近半数患儿伴有淋巴组织增生，发生淋巴瘤及恶性肿瘤（胃癌、白血病等）风险较大。约 30% 患儿合并自身免疫病。常见自身免疫性溶血性贫血、自身免疫性血栓性血细胞减少、关节炎、特发性血小板减少性紫癜等。少数患者出现肉芽肿样间质性肺病，预后较差。实验室检查显示，血清总 Ig 水平普遍降低，大多数患儿血清 IgG <3g/L，个别病例 IgG 可达 5g/L，IgA 和 IgM 含量都很低，部分患儿 IgM 可正常。对各种抗原刺激缺乏免疫应答反应，血清血凝素效价低下。约半数患儿外周血 B 细胞数轻微下降，外周血记忆 B 细胞降低，淋巴结和直肠黏膜活检发现浆细胞缺如。部分患儿 T 细胞亚群出现异常，CD4⁺T 细胞降低，CD8⁺T 细胞升高，CD4⁺/CD8⁺ <1.0，T 细胞对 PHA 诱导的增殖反应和分化反应均可低下，多伴有脾和淋巴结肿大。

## （三）选择性 IgA 缺陷

选择性 IgA 缺陷是最常见的原发性免疫缺陷病。本病临床表现多种多样，轻者可长期无任何症状，多数患儿仅表现为轻度上呼吸道感染，部分患儿可伴发各种疾病，特别是自身免疫病（如系统性红斑狼疮、类风湿关节炎）、过敏性疾病（如哮喘、过敏性鼻炎）和反复感染等。本病诊断年龄一般在 6 个月～12 岁。有些患者伴有智力低下和感觉神经异常，与原发性癫痫有密切关系。实验室检查显示，患者血清 IgA 常 <0.05g/L，甚至测不出，重症患者唾液中分泌型 IgA 检测不到，IgG、IgM 水平正常或升高，甚至高出正常 2 倍以上。部分患者 T 细胞免疫功能不同程度下降，T 细胞数量减少，对有丝分裂原刺激的反应有所降低，还可见到辅助性 T 细胞不足，IgA 特异性抑制性 T 细胞存在。近年发现本病常合

并 IgG2 缺陷。

### （四）选择性 IgG 亚类缺陷

患儿血清总 IgG 水平一般都正常，而一种或多种 IgG 亚类的含量低于同龄儿正常值 2SD。我国儿童 IgG 亚类缺陷以 IgG3 为主，可无症状，也可表现为反复呼吸道感染。IgG2 和 IgG4 联合缺陷时，易患荚膜细菌感染。多数患儿随年龄增长症状可自行减轻甚至消失。

（安云飞）

## 四、伴有综合征特征的联合免疫缺陷

伴有综合征特征的联合免疫缺陷是指一组具有特征性临床表现，同时伴有免疫缺陷的疾病。其主要包括 DiGeorge 综合征、湿疹-血小板减少-免疫缺陷综合征（威-奥综合征）和共济失调毛细血管扩张症等多种疾病。

### （一）DiGeorge 综合征

DiGeorge 综合征是由 DiGeorge 在 1965 年首次发现并命名，由 22q11 微缺失或 t（11；22）易位引起，任何年龄均可发病，患病率为 1/（4000～6000）。存在高度的临床异质性，可表现为先天性心血管结构异常、颅面畸形、腭弓发育异常、免疫缺陷、发育迟缓和（或）学习障碍以及甲状旁腺功能减退。还可出现精神行为相关的并发症，包括精神分裂症、孤独症、注意缺陷多动障碍、焦虑障碍及智力和学习障碍。其中免疫缺陷在婴幼儿时期更为突出，虽然 T 细胞的数目会随年龄有所增长，青少年因反复感染而延迟诊断的病例亦不在少数。

根据胸腺受累的严重程度，又分为完全性 DiGeorge 综合征和部分性 DiGeorge 综合征。当 3 岁之前 CD3$^+$T 细胞减少（<1500/mm$^3$）合并以下情形之一，可以诊断为部分性 DiGeorge 综合征：①先天性心脏锥干畸形或临床发作的低钙血症；②先天性心脏锥干畸形和 22 号染色体 11.2 区域缺失；③实验室或临床提示低钙血症和 22 号染色体 11.2 区域缺失；④先天性心脏锥干畸形，实验室或临床提示低钙血症及 22 号染色体 11.2 区域缺失。当 3 岁之前 CD3$^+$T 细胞减少（<1500/mm$^3$），同时满足以下所有情形，可以诊断为完全性 DiGeorge 综合征：①胸腺新近输出功能减退（CD3$^+$CD45RA$^+$CD62L$^+$ 细胞<50/mm$^3$）和（或）T 细胞受体重排删除环（T cell receptor rearrangement excision circles，TREC）水平<100/100 000T 细胞；②甲状旁腺功能减退；③心脏结构异常。

DiGeorge 综合征的治疗主要是对症治疗，重点包括：①补充钙剂和 1,25-二羟基胆骨化醇；②在确认免疫功能健全前，行外科手术需输注辐照的血，避免移植物抗宿主病；③完全性或不典型完全性 DiGeorge 综合征患者需立即转移至专业免疫中心进行进一步评估和治疗，评估启动抗肺孢子菌肺炎、抗病毒、抗真菌的预防治疗和免疫球蛋白替代治疗；④部分性患者主要是对症治疗，随着年龄增长，病情会减轻；⑤腭裂可能在黏膜下，需仔细寻找。环咽肌失功能需尤其关注，可能需要语言治疗和教育辅助；⑥成年患者需关注精神方面异常。

### （二）威-奥综合征

**案例 7-3**

患儿，男，1 个月 4 天，因腹泻 5 天，便血 3 天入院。患儿于入院前 5 天开始无明显诱因出现腹泻，初为黄色糊状，后为黄色稀水状，不含黏液脓血，每次量较多，8～10 次/天；入院前 3 天，患儿开始出现便血，8～10 次/天，主要表现为大便中含有暗红色血液，1～2ml/次，偶有血凝块及鲜血；病程中无发热、咳嗽、气促、无呕吐、腹胀，无惊厥、意识障碍，面部有红色湿疹样皮疹，全身散在出血点，无鼻出血、牙龈出血、呕血、血尿等表现；无面色进行性苍白。系第 1 胎第 1 产，足月顺产，母乳喂养，出生体重 3.5kg，母孕期体健。已注射卡介苗、乙肝疫苗。有一个舅舅生后 1 岁因颅内出血、肺部感染夭折。

体格检查：T 36.8℃，P 130 次/分，R 35 次/分，体重 4kg，发育尚可，营养一般，神志清，精神欠佳，无明显脱水貌。面部见湿疹样皮疹，全身散在出血点，无皮肤瘀斑，双侧颈部淋巴结未扪及，前囟未闭，2cm×2cm，平软。咽部充血，上腭见散在出血点，双肺呼吸音清，未闻及干湿啰音，心音有力、律整、无杂音。腹软，肝脾未触及肿大，四肢活动好，生理反射存在，病理反射未引出。

思考题：

1. 试述对该病的初步印象。

2. 该病有哪些特点？

3. 怎样诊断及鉴别诊断疾病？

4. 如何评估疾病活动度及治疗？

威-奥综合征（WAS）是一种罕见的 X 连锁隐性遗传病，以血小板减少、血小板体积减小、湿疹、免疫缺陷、易患自身免疫病和淋巴瘤为特征。发病率为每百万新生儿 1～10 例，如不经造血干细胞移植，WAS 蛋白表达阴性患儿生存期仅约 15 岁。虽同为 WAS 基因突变所致，但本病病情严重程度和预后差异很大，轻至仅有独立的血小板减少，可存活至成年期，重至生命早期出现危及生命的出血、免疫缺陷病、自身免疫病和恶性肿瘤。

**【病因和发病机制】** 1994 年鉴定 WAS 的致病基

因，命名为 *WAS* 基因，定位于 X 染色体（Xp11.22-11.23）。该基因包括 12 个外显子，基因组 DNA 长约 9kb，cDNA 序列由 182 个碱基组成，编码含 502 个氨基酸的 WAS 蛋白（WASp）。WASp 为细胞骨架成熟促进因子家族中第一个被发现的成员，该家族还包括后来陆续发现的 N-WASp 和 WAVE1-3。WASp 特异性表达于造血系统，由 N 端的 EVH1、GBD、PRD 和 C 端的 VCA 几个功能域构成。在静息条件下，VCA 结构域与 GBD 区域相互结合，WASp 呈发夹状结构，此时 VCA 结构域不能与 Arp2/3 复合体结合。当细胞被激活时，Cdc42-GTP 与 GBD 结合导致 VCA 结构域释放，与 Arp2/3 复合体结合，并向其传递球状激动蛋白启动束状肌动蛋白合成。

WASp 特异性表达于造血细胞，调节肌动蛋白多聚化，影响造血细胞和免疫细胞诸多功能。目前已报道超过 400 种 *WAS* 基因突变。9 个热点突变占所有 *WAS* 基因突变的约 1/3。错义突变是最常见的突变类型，多位于第 1～4 外显子，一般伴有残余 WASp 表达，通常病情较轻。第 9 外显子 GBD 区的错义突变（L270P、S272P、I276S、和 I294T）导致 XLN。推测上述突变影响 VCA 区与 GBD 区的结合，WASp 自体抑制的发夹结构解除，导致活化型 WASp 增多，诱发粒细胞过度凋亡而产生特殊疾病类型。

**【临床表现】**

**1. 出血倾向** 超过 80% 的 WAS 和 XLT 患儿有早发出血倾向，尤其是血丝便，大部分患儿在新生儿期即可出现。另有瘀斑、瘀点、咯血和血尿等自发出血倾向，创伤后出血加重，严重者可出现威胁生命的消化道大出血、颅内出血。循环血小板数量减少伴血小板体积减小是该病的特征。导致血小板减少的机制长期以来都有争议，包括血小板生成缺陷假说，血小板在外周加速破坏也可能是血小板减少症的部分原因。此外，WAS 可能具有血小板功能内在缺陷，但与出血并发症之间的相关性尚不清楚。

**2. 湿疹** 约 80% 的 WAS 患儿可出现异位性湿疹，范围和严重程度差异很大，重者可严重影响患者生活质量并继发感染。部分患者嗜酸性粒细胞增多和血清 IgE 水平升高，皮疹特征符合特应性皮炎诊断标准。机制方面，可能与树突状细胞功能障碍和 Th2 过度极化，导致皮肤屏障功能损害有关。WAS 患者调节性 T 细胞功能不足，导致其对 Th2 效应细胞的抑制功能缺陷，可能是导致 IgE 介导食物过敏原的机制。

**3. 感染** WAS 患者易受细菌、病毒和真菌感染。细菌性中耳炎、鼻窦炎和肺炎较为常见，脓疱、蜂窝织炎和脓肿也常见。其他细菌感染包括小肠结肠炎和尿路感染，以及脑膜炎和败血症。易感的病毒病原包括 VZV、HSV、EBV、CMV 和 HPV，病情可能非常严重。机会性感染也可能发生，如念珠菌病、传染性软疣、曲霉病和肺孢子菌肺炎等。以上发现证实了 WAS 先天性免疫多种细胞成分的功能缺陷，除了易患感染，也可能与自身免疫和恶性肿瘤发病风险增高有关。

在适应性免疫方面，WAS 患者表现出多种 T 和 B 细胞亚群的表型和功能缺陷。首先，T 细胞数量和功能异常，损害细胞免疫，导致患者对细胞内病原体易感性增加。另外，WAS 患者 B 细胞发育和分化也存在内在缺陷。外周血 B 细胞绝对计数低于正常范围，成人患者 B 细胞绝对计数则基本正常。

**4. 自身免疫病** WAS 和 XLT 患儿均常发生自身免疫病，自身免疫病包括自身免疫性溶血性贫血、血管炎、关节炎和肾脏疾病，也可有炎症性肠病、中性粒细胞减少症和自身免疫性血小板减少性紫癜。自身免疫性细胞减少症（包括溶血性贫血、中性粒细胞减少症和血小板减少症）是最常见的并发症，其次是关节炎、血管炎、炎性肠病（表现为克罗恩病或溃疡性结肠炎）和免疫介导的肾病，如 IgA 肾病和过敏性紫癜。

**5. 恶性肿瘤** WAS 和 XLT 患儿发生淋巴系统恶性肿瘤的风险明显增高，恶性肿瘤的患病率高达 13%～22%，尤其是淋巴瘤。

**【实验室检查】** WAS 患儿血清免疫球蛋白水平可呈现特征性变化，IgG 水平可正常或升高，大部分患儿 IgM 水平降低，而 IgA 和 IgE 水平升高。湿疹严重者 IgE 水平尤高。外周血总 B 细胞水平可正常。随着年龄增长，较多出现淋巴细胞减少症和 T 细胞数量减少。T 细胞增殖、分化功能均降低。通过商品化的抗体和流式细胞术分析外周血单个核细胞胞质内 WAS 蛋白（WASp）表达是一种快速诊断手段，可在数小时内确诊 WAS。不仅如此，除个别例外，如 WASp 完全缺失，患儿临床表现通常为典型 WAS，预后较差，一般需要尽早接受造血干细胞移植。XLT 患儿 WASp 可有表达，但表达水平较正常同龄儿低。携带者 WASp 表达正常。WAS 基因突变为确诊依据。

> **案例 7-3 实验室检查**
> 1. 血常规：WBC $13.6×10^9$/L，RBC $3.62×10^{12}$/L，Hb 118g/L，PLT $22×10^9$/L，N 28%，L 72%。
> 2. 大便常规：WBC（－），RBC 3～5 个/HP。
> 3. 免疫球蛋白、淋巴细胞分类：无明显异常。
> 4. WAS 蛋白检测：表达显著降低。

**【诊断及鉴别诊断】** 参照欧洲免疫缺陷病协会（ESID）的推荐和修订，当男性患儿出现以下表现时，应当考虑诊断 WAS：

（1）血小板显著降低（＜70×10⁹/L）。

（2）血小板体积减小（平均血小板体积小于实验室平均体积的2个标准差）。

（3）婴儿或儿童早期出现反复细菌或病毒感染，或反复机会性感染。

（4）湿疹。

（5）自身免疫病。

（6）淋巴瘤。

（7）家族中有1个或1个以上母系相关的男性出现WAS相关表型或WAS相关疾病。

（8）淋巴细胞异常：①T细胞亚群降低，特别是CD8⁺T细胞比例和绝对计数降低；②自然杀伤（NK）细胞功能下降；③免疫球蛋白（Ig）水平异常：IgM降低，IgG正常或降低，IgA、IgE升高；④对多糖疫苗（如肺炎疫苗）无或低抗体应答。流式细胞仪检测外周血单个核细胞胞质内WASp表达可快速诊断。*WAS*基因突变为确诊依据，造血干细胞移植是其根治手段。

> **案例 7-3　诊断**
>
> 1. 患儿，男性，生后即出现反复感染和血便，抗感染治疗效果差，伴湿疹。有母系中成员阳性家族史。
> 2. 体格检查：面部湿疹样皮疹，全身出血点。
> 3. 辅助检查：WAS蛋白表达显著降低。
>
> 综上，患者生后即出现反复感染，湿疹，血小板降低和出血表现，且WAS蛋白表达显著降低，故WAS诊断明确。

【治疗】 WAS的治疗方案需根据临床严重程度、病程、*WAS*基因突变和WASp的表达情况而定。WAS患儿如未经根治治疗，终将死于感染、出血和恶性肿瘤等并发症。

**1. 一般治疗**　改善营养状态，可补充必需的维生素、微量元素及其他营养素。可接种灭活疫苗，但不应接种活疫苗，包括卡介苗和减毒脊髓灰质炎活疫苗等。

**2. 湿疹治疗**　严重湿疹需局部使用激素或短期全身激素治疗，近来也有用他克莫司软膏等治疗取得良好效果的报道。湿疹伴感染需局部使用抗生素制剂。如有食物过敏证据，应避免相应饮食。

**3. 感染防治**　WAS患儿易发生各种感染，对细菌、真菌、病毒、卡氏肺囊虫等病原体易感性增高。生后2~4年可使用复方新诺明预防感染。因血小板水平难以维持，出血倾向明显而行脾切除的患儿应终身使用抗生素预防感染。感染发生时，应仔细寻找病原学依据，争取针对性使用抗感染药物。

**4. IVIG 替代治疗**　典型WAS患儿通常具有对多糖抗原的抗体产生缺陷，对其他抗原的抗体应答也不充分，IgG抗体的代谢速度可高于正常同龄儿。

因此对典型WAS患儿应给予足量IVIG输注，即每次300~600mg/kg，每3~4周输注一次。该手段大幅度延长了WAS患儿生存期，使其获得造血干细胞移植机会。轻型患儿如无感染表现，可仅在血小板危象时使用大剂量IVIG治疗，不必进行常规替代治疗。

**5. 出血的治疗**　避免接触性运动，头部损伤应进行及时的医疗评估。无明显感染史的XLT提倡行脾切除术，但必须于术前有计划地接种多糖疫苗，抗生素预防也可明显减少术后脓毒症风险，所有脾切除术后XLT患者血小板减少症均立即且持续上升，且基本不会复发，血小板激动剂对提高WAS/XLT患者的血小板计数有一定作用，但在儿童中无效。血小板输注应尽量避免，除非有颅内出血、消化道大出血等严重出血情况，不应以血小板水平作为判断是否进行血小板输注的指标，即使出现皮肤瘀斑、瘀点、血丝便等出血情况也不应输注血小板。所使用的任何血液制品均应经过辐照。

**6. 造血干细胞移植（HSCT）**　异基因HSCT可以治愈该病所有临床表现，到目前仍是本病唯一可行的根治方法。

**7. 基因治疗**　与HSCT相比，基因治疗由于采用患者自体造血干细胞进行基因修饰，因而具有以下优势：①理论上所有患者都可适用；②理论上没有移植排斥反应风险；③预处理方案和术后免疫抑制的强度可大幅度减小，潜在的并发症明显减少。慢病毒介导的自体造血祖细胞基因矫正可为患者带来显著益处，可作为WAS的治疗方案之一，但有必要进行更长时间的随访观察，以确定其远期治疗效果和安全性。

> **案例 7-3　处方及医生指导**
>
> 1. 一般治疗：防控感染，可接种灭活疫苗，但不应接种活疫苗，包括卡介苗和减毒脊髓灰质炎活疫苗等。
> 2. 湿疹治疗：严重湿疹需局部使用激素或行短期全身激素治疗。
> 3. 替代治疗：规律定期输注足够剂量的免疫球蛋白。
> 4. 免疫重建：造血干细胞移植或基因治疗。

## （三）共济失调毛细血管扩张症

共济失调毛细血管扩张症（ataxia telangiectasia，AT）是一种罕见的常染色体显性遗传病。平均发病率为1/（40 000~100 000）活产婴儿。该病致病基因为位于染色体11q22.3的AT突变基因（ataxia telangiectasia-mutated gene，*ATM gene*），目前国际报道的*ATM*突变约有984种。其临床表现各异，根据ATM激酶的活性情况，临床表现不同，ATM激酶活性完全缺失者表现为典型的 AT 表型，ATM 激酶存在部分活性者仅表现出部分表型，相对病情较轻。

典型的 AT 表型主要表现为进行性小脑共济失调，最终导致严重的运动障碍；患儿在会走路后不久即出现共济失调，且进行性加重；其典型表现为注视快速运动物体时，头部转动快于眼球运动。患儿出现结膜和皮肤毛细血管扩张，一般在 1～6 岁发生毛细血管扩张。常伴有反复感染，表现为鼻旁窦炎和肺部细菌性感染，可致支气管扩张。部分患儿出现第二性征（男性睾丸，女性卵巢）萎缩，以及生长停滞等。易患恶性肿瘤，常见恶性淋巴瘤、生殖母细胞瘤及骨髓瘤等。实验室检查发现，常见 IgG2、IgG4、IgA 和 IgE 降低或缺如，抗体反应低下；T 细胞数量及功能下降，CD4$^+$T 细胞减少，CD4/CD8 细胞比率降低，皮肤迟发型超敏反应、增殖反应等降低。DNA 对放射性非常敏感，且不易修复。患儿血清甲胎蛋白和癌胚蛋白增高。该病无特异疗法，只能对症治疗。

（吴俊峰　张志勇）

# 五、其他原发性免疫缺陷病

## （一）免疫失调性疾病

免疫失调性疾病是一大类比较有鲜明特征的原发性免疫缺陷病，主要包括两大类临床表现：①噬血细胞性淋巴组织细胞增生症（HLH）/EB 病毒易感性疾病；②与自身免疫现象相关。迄今为止，已有 40 余种基因被纳入与免疫失调性疾病相关。在第一大类疾病中主要包括伴或不伴色素减退的家族性噬血细胞性淋巴组织细胞增生症（FHLH）和 EB 相关 HLH 或 EB 相关淋巴增殖性疾病。其中，临床医生较为熟悉的 FHLH、X 连锁淋巴组织增殖性疾病（XLP）等也纳入在内。既往认为这类原发性免疫缺陷病尤其是淋巴增殖性的疾病主要在男性相关患者中进行筛选，但值得注意的是，除 XLP 主要见于男性患者外，其他相关疾病无性别差异。在自身免疫现象相关疾病中，主要包括调节性 T（Treg）细胞功能异常相关性疾病、不伴淋巴细胞增生的自身免疫病、自身免疫性淋巴增殖综合征（ALPS）、合并结肠炎的免疫失调性疾病等。这一大类疾病可通过检测 αβ$^+$ 双阴性 T 细胞（αβ$^+$-DNT）数量是否上升或有无 Treg 细胞缺陷进行初筛。

## （二）吞噬细胞缺陷病

吞噬细胞缺陷病包括吞噬细胞数量和（或）功能缺陷。吞噬细胞是人体非特异性免疫系统的重要组成成分，包括中性粒细胞、单核细胞和巨噬细胞。主要包括中性粒细胞数量减少、内皮黏附缺陷和杀菌功能缺陷这几类。吞噬细胞数量缺陷的代表性疾病是由 ELANE、GFI1、HAX1、G6PC3、VPS45 等基因突变引起的 1～5 型严重先天性中性粒细胞减少症。该病常伴严重感染，恶性转化，需积极治疗及密切随访，必要时需骨髓移植。中性粒细胞介导的炎症依赖于与内皮的黏附，迁移入炎症部位和中性粒细胞有毒产物的释放。由 ITGB2、SLC35C1 及 FERMT3 基因突变导致的 1～3 型白细胞黏附分子缺陷是内皮黏附缺陷性疾病的典型代表。该病的严重程度与蛋白表达程度相关，严重型预后差。慢性肉芽肿病（CGD）是最常见的呼吸爆发缺陷，其中以 CYBB 基因突变引起 X 连锁隐性 CGD 最为多见，占所有 CGD 患者的 65% 以上。CGD 起病早，主要表现细菌、真菌感染和肉芽肿性病变。

## （三）天然免疫缺陷病

天然免疫又称固有免疫，是人体抵抗外来病菌的第一道防线。天然免疫缺陷是指与人体天然免疫相关的细胞、细胞因子或受体发生缺陷病的疾病。主要包括以下九大类：①呈孟德尔遗传的分枝杆菌病；②疣状表皮发育不良；③易被重型病毒感染的疾病；④单纯疱疹病毒脑炎；⑤易被侵袭性真菌感染的疾病；⑥慢性皮肤黏膜念珠菌病；⑦ Toll 样受体信号通路缺陷；⑧其他非造血组织相关固有免疫缺陷；⑨白细胞相关固有免疫缺陷。

## （四）自身炎症性疾病

自身炎症性疾病是一组由免疫系统某些炎症反应信号转导途径、调控因子相关基因突变引起的炎性疾病，导致发热（尤其是周期性发热）、皮疹、关节痛、关节炎、眼部病变等各部位炎症反应。与自身免疫病不同，自身炎症性疾病患者体内不能检测到特异性抗原、高滴度自身抗体或特异性 T 细胞克隆异常活化，而主要由机体固有免疫系统介导炎症反应。该病主要分为三大类：① I 型干扰素病；②炎症体相关缺陷；③非炎症体相关缺陷。值得注意的是，自身炎症性疾病和结缔组织疾病在部分临床表现上有交叉和类似，且该类型疾病相关的部分基因正常突变率较高，如 MEFV 基因在我国汉族人群中突变携带率可高达 50%，故该病的诊断需更加谨慎。

## （五）补体缺陷病

补体缺陷较为少见，在补体系统的组成成分中，几乎每一种均有遗传缺陷。大多数补体缺陷属常染色体隐性遗传，少数为常染色体显性遗传。由于共显性表达，杂合补体缺陷状态不增加感染风险，故补体缺陷通常由无效突变引起纯合子蛋白表达缺失。由于大部分补体缺陷基因频率低，近亲结婚常见。引起补体缺陷的大部分突变很少见，很难估计发病率。不同补体成分缺陷导致的临床表现有所不同，C1～C4 缺陷常表现为荚膜细菌感染和自身免疫病，

C5~C9 缺陷多表现为脑膜炎奈瑟菌和淋球菌感染。

## （六）骨髓衰竭性疾病

该类疾病主要指的是由单基因突变导致的骨髓衰竭性疾病，临床特点包括全血细胞减少、先天畸形及易患肿瘤。多数还具有反复感染，T 细胞、B 细胞或 NK 细胞数量异常或功能缺陷，低免疫球蛋白血症等典型 PID 表型。

## （七）免疫缺陷拟表型

主要包括一群由体细胞基因突变、自身抗体及细胞因子导致的与经典 PID 表现类似的疾病，目前共有 12 种疾病被纳入。

（杨　曦）

# 第3节　继发性免疫缺陷病

继发性免疫缺陷病（secondary immunodeficiency disease，SID）指的是出生后，因后天因素（理化因素、感染因素、营养因素、疾病因素、药物因素、生理发育不成熟等）所引起的免疫抑制或无效免疫应答，进而出现暂时或持续性的免疫缺陷状态。绝大多数患者在不利因素被纠正后，免疫功能即可恢复正常。人的一生中，在某一特定的时期或环境下均可发生 SID，其发病率远高于原发性免疫缺陷病。由艾滋病病毒感染导致的免疫缺陷称为获得性免疫缺陷综合征，本章节不涉及该病的讨论。

【病因和发病机制】　SID 病因复杂，常见的原因主要分为三大类（表 7-1）。

表 7-1　继发性免疫缺陷常见原因

| 分类 | 代表性疾病或药物 |
| --- | --- |
| 营养不良因素 | 蛋白质能量营养不良、铁缺乏症、锌缺乏症、维生素缺乏症、肥胖症 |
| 疾病因素 | |
| 感染性疾病 | 细菌感染、病毒感染、霉菌感染、寄生虫感染 |
| 肿瘤性疾病 | 白血病、淋巴瘤、噬血细胞性淋巴组织细胞增生症等 |
| 其他疾病 | 遗传代谢性疾病、染色体异常疾病、线粒体相关疾病、酶缺陷疾病、肾病、创伤后、脾切除术后 |
| 药物因素 | |
| 免疫抑制剂 | 糖皮质激素、环磷酰胺、吗替麦考酚酯、环孢素、他克莫司等 |
| 生物制剂 | 抗 CD20 单抗、TNF-α 抑制剂、IL-6 受体单抗等 |
| 化疗药物及抗生素 | |

**1. 营养不良因素**　蛋白质能量营养不良（PEM）和微量元素、维生素的缺乏都会对免疫应答产生不良影响。微量元素和维生素参与体内免疫细胞的合成和增殖，缺乏时会对如 T/B 细胞的增殖、中性粒细胞的氧化杀菌功能等产生影响。严重的 PEM 会损伤固有免疫反应（黏膜屏障、树突状细胞、中性粒细胞）和适应性免疫反应（T 细胞数量、抗原抗体呈递、细胞因子产生），从而削弱整个免疫系统。而严重的 PEM 常常会伴随微量元素及维生素的缺乏，也更加重了免疫系统的损伤。绝大多数因营养因素导致的 SID 在通过营养支持和治疗后免疫缺陷的状态均可出现明显的改善。

**2. 疾病因素**　几乎每一种疾病状态都会伴随某种程度的免疫系统损伤，SID 常发生在以下情况中：①感染性疾病：感染尤其是重症感染，可导致免疫功能异常，其机制尚不明了，部分患者在重症感染时出现胸腺体积急骤缩小，胸腺淋巴细胞死亡、解体，并被吞噬细胞吞噬，使胸腺的免疫功能下降或消失，从而导致免疫功能异常。②肿瘤性疾病：尤其是恶性肿瘤可导致免疫异常，尤其是淋巴系统的恶性病变，可导致 T、B 细胞功能的异常，从而导致免疫缺陷。③其他疾病：如遗传代谢性疾病、肾病、创伤、脾切除术后等均可导致继发性免疫缺陷可能。

**3. 药物因素**　多种药物如免疫抑制剂、生物制剂、化疗药物甚至抗生素的应用均有导致继发性免疫缺陷可能。①免疫抑制剂：如糖皮质激素、环磷酰胺、吗替麦考酚酯、环孢素、他克莫司等免疫抑制剂的生物效应主要是针对细胞因子或淋巴细胞，在治疗疾病的同时可导致机体出现严重的免疫系统的缺失，从而诱发免疫缺陷。②生物制剂：如抗 CD20 单克隆抗体、TNF-α 抑制剂、IL-6 受体单抗等生物制剂针对的是相应的淋巴细胞或细胞因子，使用后导致其淋巴细胞或细胞因子缺陷，从而出现免疫功能丧失。③化疗药物：化疗药物在杀伤肿瘤细胞的同时，也会对正常细胞产生杀伤作用，从而对机体的免疫系统造成伤害。④抗生素：抗生素的使用会损伤婴幼儿的黏膜免疫系统，从而导致患者出现对黏膜免疫的保护，免疫力下降。

【临床表现】　SID 最常见临床表现为反复呼吸道感染，包括反复上呼吸道感染、支气管炎和肺炎。此外，也常出现轻症的胃肠道感染、皮肤感染等。临床表现和原发性免疫缺陷类似，但总体较原发性免疫缺陷表现轻，大多数在不利因素消除后免疫力可得到恢复。

【诊断和治疗】　SID 的诊断参考 PID 的免疫学筛查和确诊。SID 的治疗原则是治疗原发病，任何免疫调节治疗都应充分考虑原发病病理生理的适应性。可输注静脉丙种球蛋白或皮下免疫球蛋白，作为补充免疫球蛋白的基本治疗。同时，还可以应用如胸腺肽、干扰素等免疫调节剂来对免疫功能进行调整。

（杨　曦）

# 第8章 风湿性疾病概述

风湿性疾病是指一大类以关节及关节周围组织为主侵犯全身结缔组织系统的疾病，涉及所有骨关节、肌肉及其他结缔组织疾病，涵盖病种达200余种，概括了风湿病、自身免疫病、结缔组织病、代谢、遗传、内分泌及感染等多种疾病。

除经典的风湿性疾病（如风湿热、系统性红斑狼疮、皮肌炎、硬皮病、类风湿关节炎等）以外，现代风湿性疾病泛指影响骨、软骨、关节及其周围软组织、肌肉、滑囊、肌腱、筋膜等的一组疾病，发病原因多与感染、自身免疫、内分泌、代谢、遗传、退化等因素相关。此前病因不明的血管炎综合征，现已明确为自身免疫病，并纳入风湿性疾病的范畴，如过敏性紫癜和川崎病等。其他如肾小球肾炎、1型糖尿病、自身免疫性甲状腺炎、重症肌无力等，目前认为其发病机制亦与自身免疫反应有关。

儿童风湿性疾病往往起病更急，全身症状更突出，如全身性起病的幼年型特发性关节炎（JIA）、系统性红斑狼疮（SLE）等，预后亦较成人差。川崎病、过敏性紫癜是常见的儿童时期风湿性疾病，风湿热、幼年型特发性关节炎及系统性红斑狼疮属于经典的风湿病，在本章将进行重点介绍。

## 案例 8-1

患儿，男，10岁2个月，因反复发热14天，游走性关节疼痛10天入院。患儿于14天前开始发热，体温高时达39～40℃，在家曾服"布洛芬混悬液（美林）""阿莫西林""复方大青叶合剂"治疗，疗效不佳，仍高热不退，10天前双膝、双腕、肘关节等局部皮温升高及活动障碍，无明显肿胀期间患儿诉胸闷，活动后明显咳嗽，患儿持续高热，精神差。其间患儿述胸闷，不伴水肿，尿少，无血尿。患儿平时身体健康，否认结核病接触史。

体格检查：T 38.8℃，P 110次/分，R 22次/分，体重39kg，BP 110/68mmHg，发育正常，营养中等，热性病容，神志清，精神反应可，面色红润，全身无皮疹及皮下包块，可见卡瘢。眼睑无水肿，颈静脉显露，口唇无发绀，颈部淋巴结肿大，可扪及直径1.0cm大小肿块2枚。咽红，左侧扁桃体Ⅱ度肿大，无分泌物，双肺闻及中细湿啰音，心前区无隆起，心率110次/分，无震颤，心音欠有力，律齐，心尖区闻及Ⅱ/Ⅵ

级收缩期杂音，腹软，肝脏肋下2cm，质软，脾脏未触及，双下肢轻度水肿，四肢肌力、肌张力正常，神经系统查体未见异常。

**思考题：**

1. 结合所学知识，你认为该病例的最可能诊断是什么？

2. 长期发热待查多见于哪些疾病？

3. 对该病例应进行哪些必要的辅助检查？

风湿热（rheumatic fever，RF）是一种由A组β溶血性链球菌感染后所致的免疫性炎性疾病，临床表现以关节炎和心脏炎为主，可伴有发热、皮疹、皮下结节、舞蹈症等。本病发作呈自限性，但可能反复发作，反复发作后可遗留轻重不等心脏损害，尤以瓣膜病变最为显著。

本病多发于冬春季，常见于5～15岁的儿童和青少年，男女患病概率大致相等。A组β溶血性链球菌感染后产生抗链球菌抗体，在清除链球菌的同时，可与人体组织产生交叉免疫反应导致器官损害；同时链球菌抗原与抗体形成循环免疫复合物也可在滑膜、心脏瓣膜沉积，产生炎性病变；此外，宿主的遗传易感性及免疫应答能力在风湿热发病中也有一定作用。

**【临床表现】**

**1. 前驱症状** 典型症状出现前1～6周常有咽喉炎或扁桃体炎等链球菌感染表现，如发热、咽痛、下颌下淋巴结肿大等症状。

**2. 典型症状**

（1）关节炎：通常是风湿热急性发病最早的症状，占急性风湿热的50%～60%，呈游走性、多发性关节炎，以大关节受累为主，局部可有红、肿、热、痛和功能障碍，症状可持续3～4周，不遗留关节畸形。

（2）心脏炎：风湿热中有40%～50%患儿可能累及心脏，出现心肌、心内膜、心包炎症，是风湿热唯一持续性器官损害。侵犯心内膜主要累及二尖瓣，其次为主动脉瓣，导致瓣膜关闭不全。临床可有心悸、气短、心前区不适等表现，严重时可出现充血性心力衰竭。心脏炎多为急性起病，1～2周内出现症状。心肌受累时可出现窦性心动过速，第一心音减弱，重症者出现心界扩大、心尖冲动弥散，可闻及奔马律，累及瓣膜时出现心脏杂音，表现为二尖瓣炎时可有心尖区高调、收缩期吹风样杂音；主动脉瓣炎时可在心底闻及舒张期柔和吹风样杂音。侵犯心包时可出现心包摩擦音。

（3）环形红斑：出现率为6%～25%。皮疹为淡红色环状红斑，中央苍白，时隐时现，分布在四肢近端和躯干，一般持续数小时或1～2天消退。环形红斑常在链球菌感染后较晚时间出现，可持续数周。

（4）皮下结节：发生率为2%～16%。为位于关节伸侧皮下组织的硬性、无痛性小结节，尤其肘、膝、腕、枕部或胸腰椎棘突处，与皮肤无粘连，一般2～4周内消失，常与心脏炎同时出现，是风湿热活动表现之一。

（5）舞蹈症：占风湿热的3%～10%，常发生于4～7岁儿童，以女孩多见。表现为一种无目的、不自主的面部或躯体动作，激动兴奋时加重。平均病程为3个月，呈自限性。

**3. 其他症状**　风湿热亦可累及其他脏器，出现肺炎、胸膜炎、脑炎，尿中可出现红细胞及蛋白质。

【辅助检查】

**1. 链球菌感染指标**　咽拭子培养链球菌阳性率为20%～25%，抗A组链球菌壁多糖抗体阳性率为70%～80%，抗链球菌溶血素O（ASO）增高，在感染后2周左右出现。

**2. 急性炎症反应指标**　急性期红细胞沉降率、C反应蛋白及外周血白细胞计数增高，提示风湿活动。

**3. 心电图及影像学检查**　心电图检查可出现窦性心动过速、P—R间期延长和心律失常。超声心动图对心瓣膜炎、心包积液敏感。

---

**案例 8-1　实验室检查**

1. 血常规：WBC $13.6 \times 10^9$/L；PLT $152 \times 10^9$/L；L 22%；N 78%；Hb 108g/L；RBC $3.62 \times 10^{12}$/L。

2. 免疫学检查：自身抗体、补体、类风湿因子阴性，ESR 58mm/h；ASO 1156U/ml。

3. 血培养、EB病毒抗体阴性。

4. 血生化：肝肾功能、心肌酶谱正常，尿常规正常。

5. 心脏超声：左心增大。二尖瓣、三尖瓣中度反流，轻度心包积液，射血分数58%。心电图：一度房室传导阻滞，关节超声未见异常。

---

【诊断】

风湿热目前沿用美国心脏病协会1992年修订的Jones诊断标准指导诊断。确定链球菌感染证据，两项主要表现或一项主要表现伴两项次要表现可诊断（表8-1）。2002～2003年WHO对本病分类标准作出如下改动：对伴有风湿性心脏病的复发性风湿热诊断仅需2项次要标准加链球菌感染证据；对隐匿发作的风湿性心脏炎和舞蹈症诊断不需要其他主

要标准及链球菌感染证据即可诊断；重视多关节炎、多关节痛或单关节炎，需动态随访，警惕发展成风湿热。

**表 8-1　风湿热 Jones 诊断标准**

| 主要标准 | 次要标准 | 链球菌感染证据 c |
|---|---|---|
| 心脏炎 | 1. 临床表现 | 1. 近期患过猩红热 |
| 杂音 | 1）既往风湿病史 | |
| 心脏增大 | 2）关节痛 a | 2. 咽拭子培养溶血性链球菌阳性 |
| 心包炎 | 3）发热 | |
| 多发性关节炎 | 2. 实验室检查 | 3. ASO 或风湿热抗链球菌抗体阳性 |
| 舞蹈症 | 1）ESR 增快、CRP 阳性、白细胞增多、贫血 | |
| 环形红斑 | | |
| 皮下小结节 | 2）心电图 b：P—R 间期延长、Q—T 间期延长 | |

注：a 如关节炎已列为主要表现，则关节痛不能作为1项次要表现。b 如心脏炎已列为主要表现，则心电图不能作为1项次要表现。如有前驱链球菌感染病史，并有2项主要表现或1项主要表现加2项次要表现，高度提示风湿热可能。但对以下3种情况，又找不到风湿热病因者，不必严格遵循上述诊断标准：①舞蹈症为唯一临床表现；②隐匿发病或缓慢发生的心脏炎；③有风湿热病史或患风湿性心脏病，当再次感染A组链球菌时，有风湿热复发的高度危险者。

【鉴别诊断】

（1）幼年型特发性关节炎：本病全身型以间隙高热为主，常伴风湿性皮疹，肝、脾、淋巴结肿大。关节型可累及小关节，无游走性特点，反复发作后可遗留关节畸形。

（2）感染性心内膜炎：感染性心内膜炎患儿可出现发热、贫血、肝脾肿大、皮肤瘀斑或其他栓塞表现，超声心动图可发现心瓣膜赘生物，血培养阳性可协助本病诊断。

---

**案例 8-1　诊断**

患儿为年长儿，表现为发热、关节游走性疼痛，心脏彩超提示瓣膜病变，心电图一度房室传导阻滞，辅助检查示白细胞计数增高、ESR增高，ASO增高提示近期链球菌感染，根据Jones诊断标准符合1项主要指标（心脏增大）+2项次要指标（关节痛，ESR、白细胞计数增高）+链球菌感染指标（ASO阳性）故诊断如下：

1. 风湿热（初发、活动期）。

2. 风湿性心脏炎。

3. 一度房室传导阻滞。

---

【治疗】

**1. 一般治疗**　注意保暖，预防感染。急性关节炎早期卧床休息，至红细胞沉降率（ESR）、体温正常开始活动。心脏炎无心功能不全患儿卧床休息4周；伴有心功能不全患儿卧床休息至心功能恢复后4周。

**2. 清除链球菌感染** 初发链球菌感染，首选青霉素 5 万~20 万 U/kg 注射，分 2~4 次给药，疗程 7~14 天；青霉素过敏者改用其他有效抗生素，如红霉素等。

**3. 抗风湿治疗**

（1）水杨酸制剂：常用药物阿司匹林，急性期 80~100mg/（kg·d）（≤3g/d）至体温正常、活动指标正常，逐渐减量，疗程 4~8 周，也可选用萘普生、吲哚美辛等，适用于风湿性关节炎者。

（2）糖皮质激素：风湿性心脏炎首选糖皮质激素治疗，一旦确诊，尽早使用。推荐使用泼尼松 1~1.5mg/（kg·d）（≤60mg/d），分 3 次口服，病情好转后减量为 10~15mg/（kg·d）维持治疗，总疗程 8~12 周。

**4. 舞蹈症治疗** 尽量避免强光、噪声刺激，药物治疗首选丙戊酸钠，该药物无效或重症舞蹈症患者，可选用利培酮治疗。

**5. 预防** 风湿热与链球菌感染密切相关，预防链球菌感染对于预防风湿热发生至关重要。

（1）一级预防（初发预防）：即预防风湿热首次发作。通过对链球菌感染进行及时诊断和彻底抗生素治疗，以青霉素首选，青霉素过敏者可选用红霉素等。

（2）二级预防（复发预防）：有风湿热既往史的患者预防链球菌感染防止复发即为二级预防。推荐使用苄星青霉素儿童 60 万~120 万 U，每月肌内注射一次；青霉素过敏者可选用红霉素或磺胺嘧啶/磺胺甲噁唑顿服。

（3）预防用药期限：单纯风湿性关节炎儿童患者预防用药最少持续 5 年；对曾有心脏炎，但无瓣膜病变遗留者，儿童预防期限最少 10 年或至 25 岁；有过心脏炎或遗留瓣膜病变者，预防期限应尽量延长甚至终身。

> **案例 8-1 处方及医生指导**
>
> 一般治疗：注意保暖、制动休息、控制饮食、减轻水肿。
>
> 青霉素 5 万~20 万 U/kg，肌内注射，分 2~4 次给药，疗程 14 天。长效青霉素 120 万 U，肌内注射 1 次。
>
> 风湿性心脏炎首选糖皮质激素治疗，泼尼松 1~1.5mg/（kg·d）（≤60mg/d），分 3 次口服。
>
> 阿司匹林，急性期 80~100mg/（kg·d）（≤3g/d）至体温正常、活动指标正常，逐渐减量，疗程 4~8 周。
>
> 定期随访心脏彩超，建议休息至心脏功能完全恢复 4 周以上。

**【预后】** 注意观察发热、皮疹及心脏受累症状，大约 70% 的急性风湿热患者 2~3 个月内恢复，65%

左右患者心脏受累，随访重点为心脏病变的治疗及预防风湿热发作。本病预后主要取决于心脏受累严重程度，首次发作是否进行正规治疗，是否按期实施规范预防措施等，个别患者远期可能遗留下心脏永久后遗症。

（张　宇　唐雪梅）

# 第 1 节　幼年型特发性关节炎

> **案例 8-2**
>
> 患儿，男，13 岁，因多关节肿痛伴活动受限 2 个月就诊。患儿于 2 个月前无明显诱因出现关节肿痛及活动受限，病初为双趾间关节活动时疼痛，伴肿胀、活动受限，不能自行缓解，有局部皮温升高，逐渐累及左指间关节、双腕关节。无发热、皮疹，无光过敏、口腔溃疡、肌无力，无盗汗、消瘦，无进行性面色苍白，无鼻出血等表现。病后未正规诊治，关节肿痛进行性加重，为进一步诊治来本院。患儿为 $G_3P_2$，足月顺产，既往体健，否认结核患者接触史；籍贯四川，家族中爷爷有指间关节变形病史，否认其他遗传病史。
>
> 体格检查：T 36.5℃，R 20 次/分，P 81 次/分，BP 127/80mmHg。精神反应可，面色红润，全身无皮疹。颈部、腋下及腹股沟浅表淋巴结无肿大。唇红润，咽部无充血，扁桃体 I 度肿大，无分泌物。双肺呼吸音对称、清晰。心音有力、律齐，未闻及杂音。腹软不胀，肝脏肋下未触及，脾脏肋下未触及。四肢肌力、肌张力正常。双腕关节，左侧第 1~4 掌指关节、第 1~5 近端指间关节、第 2~3 远端指间关节，右侧第 5 掌指关节，双侧踝关节，双侧跖趾关节，双侧第 1~5 近端趾间关节肿胀、疼痛、活动受限，表面皮温稍增高。双侧"4"字试验阴性。
>
> **思考题：**
>
> 1. 你对该病例的初步印象是什么？
>
> 2. 该病例关节肿痛有什么特点？
>
> 3. 运用所学知识，你认为应该做哪些检查来明确诊断？

幼年型特发性关节炎（JIA）是儿童时期最常见的风湿性疾病，2001 年国际风湿病协会联盟（ILAR）将其定义为 16 岁以下儿童持续 6 周以上不明原因的关节肿痛或活动受限，并除外其他原因的一组疾病。共分为七型：①全身型 JIA（sJIA）；②少关节型 JIA（oJIA 持续型/扩展型）；③多关节型 JIA（pJIA，RF 阴性）；④多关节型 JIA（pJIA，RF 阳性）；⑤银屑病关节炎；⑥与附着点炎症相关的 JIA（ERA）；

⑦未分类的 JIA。因分型不同,临床表现及预后各异。少关节型 JIA 预后好于其他类型,sJIA 如合并噬血细胞综合征,将威胁生命安全,需紧急处理。pJIA 可能过渡为成人期类风湿关节炎(RA),其中类风湿因子(RF)阳性者遗留关节功能残疾比例高于其他类型。

【病因与发病机制】 病因迄今不清楚,可能与感染、免疫、遗传等因素有关。发病机制目前仍不明确,与多重环境因素介导下遗传易感人群出现自身免疫反应,进而引起关节破坏及全身症状有关。

**1. 感染** 在 JIA 发病危险因素中,感染为首要原因,已报道 EB 病毒、微小病毒 B19 及支原体感染等与 JIA 发病密切相关。

**2. 免疫** JIA 的发生是在异常免疫系统下出现抗原驱动淋巴细胞介导的自身免疫反应,主要为 $CD4^+T$ 细胞紊乱,表现为 Th1 和 Th17 细胞的激活、调节性 T(Treg)细胞的抑制。细胞因子 IL-6 及 IL-1 过度表达是 sJIA 致病的重要因素,T 细胞激活及 TNF-α 过度释放是 pJIA 及 oJIA 致病的关键。

**3. 遗传** JIA 具有明显的遗传学背景。HLA 等位基因尤其是 HLA-DR4 与 JIA 发病密切相关,HLA-B27 是 ERA 发病的易感因素。

**4. 其他因素** 寒冷、潮湿、疲劳、外伤、精神因素等均与本病发生相关。

【病理】

**1. 关节病变** 以慢性非化脓性滑膜炎为特征。关节滑膜最早受累,出现充血、水肿及淋巴细胞浸润,常有区域浅表性滑膜细胞坏死、糜烂,并覆有纤维样沉积物。一方面,病变进一步发展形成血管翳,并逐渐向软骨面延伸,覆盖于关节软骨面上,阻断软骨与滑液的接触,导致营养障碍;另一方面血管翳中释放某些水解酶对关节软骨、软骨下骨、韧带和肌腱中的胶原基质具有侵蚀作用,使关节腔破坏、上下面融合,进而发生纤维化性强硬、错位甚至骨化,致使关节功能完全丧失,相邻的骨组织也产生失用性疏松。

**2. 皮下结节** 直径由数毫米到数厘米,位于受压或摩擦部位皮下组织,与关节囊相连,可侵入骨膜,对称发生,常见于鹰嘴突、腕部和踝部等处。

**3. 眼部病变** 可引起虹膜睫状体炎、巩膜炎、眼色素层炎或角膜结膜炎,也可导致角膜软化穿孔。

**4. 其他** 在肌肉组织、周围神经鞘、心包和胸膜等处的结缔组织内可有淋巴细胞浸润并聚集成小结节,可发生小动脉炎,在动脉各层有较广泛炎症细胞浸润。

【临床表现】

**1. 一般表现** 患儿可伴发热、厌食、疲乏、活动下降、体重减轻等表现。sJIA 发热呈间歇热或弛张热,病程长者可出现贫血及生长发育落后。

**2. 关节表现** 关节炎常呈对称性分布,任何关节均可能受累,表现为关节局部发热或疼痛,肿胀和活动受限,最易受累关节主要为膝关节、踝关节、指间关节以及腕关节,随后出现明显的 X 线改变及关节破坏,可伴晨僵。关节慢性炎症可持续数周或数月,关节病变大部分呈反复发作,病情逐渐加重,多次受侵关节周围组织发炎变厚,皮肤肌肉萎缩,部分患者最终关节发生畸形、强直,并常固定于屈曲位置。

**3. 关节外表现** sJIA 常伴典型风湿性皮疹,呈短暂的非固定的红斑,也可呈多形性,一般随体温升降而显现或隐退;同时可伴肝脾淋巴结肿大,多浆膜腔积液。oJIA 常可伴葡萄膜炎,少有类风湿结节。如出现持续高热,伴外周血三系下降、肝功能异常及凝血障碍等需警惕 sJIA 继发巨噬细胞活化综合征。

【辅助检查】 JIA 的诊断缺乏特异性的实验室检查,所有辅助检查仅作为鉴别诊断和疾病活动度判断。

**1. 血常规及急性炎症指标** sJIA 急性期白细胞计数增高,以中性粒细胞增高为主,甚至出现类白血病反应。活动期 ESR 明显加快,CRP 增高。可伴轻-中度贫血。

**2. 免疫学检查** 可合并免疫球蛋白如 IgG 增高,RF 部分阳性,部分可合并抗核抗体(ANA)、Ro52 阳性等。血清 ANA、抗环瓜氨酸肽抗体及 RF 阳性有助于诊断,同时也是估计预后的依据。

**3. 生化检查** 血清铁蛋白、肝功能、凝血功能等检查,结合血常规三系下降,有助于 sJIA 伴发巨噬细胞活化综合征的诊断。如伴关节腔积液,行关节液分析及滑膜组织学检查有助于鉴别感染性关节炎。血清细胞因子检查可了解炎症反应程度。

**4. 影像学检查** 早期 X 线检查显示骨关节周围软组织肿胀,晚期可见关节面骨破坏,骨质疏松,关节腔隙变窄、骨质侵蚀及关节面融合等。MRI 检查可更早期发现关节滑膜病变。关节超声检查因为更加便捷,可早期发现关节腔积液及滑膜增厚,已逐渐成为 JIA 的常规检查。肺部 HRCT 可了解合并肺部病变的程度及范围。

**5. 其他** 确诊 JIA 时需结合尿香草扁桃酸(VMA)检查、四肢长骨摄片、骨髓细胞学检查,必要时行病理活检等,但应除外白血病、淋巴瘤、腹膜后肿瘤等儿科常见肿瘤性疾病。行眼科检查可了解眼部病变受累情况。

案例 8-2 辅助检查
1. 血常规:WBC $6.09 \times 10^9$/L,N 73%,Hb 110g/L,PLT $369 \times 10^9$/L。

2. 免疫学检查：风湿四项示抗环瓜氨酸肽抗体（+）；类风湿因子 341IU/ml。ESR 81mm/h，CRP 51mg/L。自身抗体：抗核抗体 1：100；细胞因子 IL-6 43.95pg/ml。

3. 其他：生化全套、肿瘤标志物、免疫球蛋白水平、肝炎标志物、HLA-B27、结核干扰素测定未见异常。

4. 骨髓细胞学检查：刺激性骨髓象。

5. 影像学检查：关节彩超示双腕关节，左侧第 1～4 掌指关节、第 1～5 近端指间关节、第 2～3 远端指间关节，右侧第 5 掌指关节，双侧跖趾关节，双侧第 1～5 近端趾间关节滑膜增厚；双侧踝关节腔积液、滑膜增厚，双侧胫后肌腱

腱鞘炎。双髋＋骶髂关节 MRI 平扫增强，胸腹部 CT，四肢长骨摄片未见明显异常。骨密度：左髋（Z）≤−2.0，提示骨量严重降低。

【诊断和鉴别诊断】 JIA 为除外性诊断，根据 2001 年 ILAR 标准，16 岁以下起病，不明原因持续 6 周以上关节肿痛，除外其他感染及非感染性疾病则可考虑诊断。诊断每一型需排除以下情况：①银屑病患者；② 6 岁以上 HLA-B27 阳性的男性关节炎患儿；③家族史中一级亲属患有 HLA-B27 相关的疾病（强直性脊柱炎、与附着点炎症相关的关节炎、急性前葡萄膜炎或骶髂关节炎）；④类风湿因子间隔 3 个月以上两次阳性；⑤全身型 JIA。JIA 各型分类标准见表 8-2。

表 8-2　幼年型特发性关节炎分型标准（2001，ILAR）

| 类型 | 定义 | 标准 | 除外条件 |
|---|---|---|---|
| 全身型幼年型特发性关节炎（sJIA） | 每日间歇发热至少 2 周，伴有关节炎，同时伴随以下一项或更多症状 | （1）短暂的、非固定的红斑样皮疹<br>（2）全身淋巴结肿大<br>（3）肝脾肿大<br>（4）浆膜炎 | ①②③④ |
| 少关节型 JIA（持续型与扩展型） | 发病最初 6 个月≤4 个关节受累。有两个亚型 | （1）持续型少关节型 JIA：整个疾病过程中关节受累数≤4 个<br>（2）扩展型少关节型 JIA：病程 6 个月后关节受累数达≥5 个 | ①②③④⑤ |
| 多关节型 JIA（RF 阴性） | 发病最初 6 个月≥5 个关节受累，类风湿因子阴性 | | ①②③④⑤ |
| 多关节型 JIA（RF 阳性） | 发病最初 6 个月≥5 个关节受累，并且在最初 6 个月中伴最少间隔 3 个月 2 次类风湿因子阳性 | | ①②③⑤ |
| 与附着点炎症相关的 JIA（ERA） | 关节炎合并附着点炎症，或关节炎或附着点炎症，伴有下列情况中至少 2 项 | （1）骶髂关节压痛或炎症性腰骶部及脊柱疼痛<br>（2）HLA-B27 阳性<br>（3）6 岁以上发病的男性患儿 | ①④⑤ |
| 银屑病性关节炎 | 1 个或更多关节炎合并银屑病，或关节炎合并以下任何 2 项 | 家族史中一级亲属有 HLA-B27 相关的疾病。<br>（1）指（趾）炎<br>（2）指甲凹陷或指甲脱离<br>（3）家族史中一级亲属有银屑病 | ②③④⑤ |
| 未分类的 JIA | 不符合上述任何一项或符合上述两项以上类型的关节炎 | | |

注：①银屑病患者；② 6 岁以上 HLA-B27 阳性的男性关节炎患儿；③家族史中一级亲属患有 HLA-B27 相关的疾病（强直性脊柱炎、与附着点炎症相关的关节炎、急性前葡萄膜炎或骶髂关节炎）；④类风湿因子间隔 3 个月以上两次阳性；⑤全身型 JIA。

需与以下疾病鉴别。

**1. 感染性疾病**　注意败血症等全身感染，后者具有发热等感染中毒症状，结合血培养阳性可诊断。如为关节局部红肿热痛明显，伴感染中毒症状，警惕化脓性关节炎。同时需要与结核性关节炎等鉴别，关节穿刺液培养可检出相应病原菌。

**2. 非感染性疾病**

（1）风湿性关节炎：以游走性大关节受累为主，X 线一般无骨质损害，心肌炎发病率高，ESR 和抗 O 滴度均升高。

（2）进行性假性类风湿发育不良（PPD）：一种罕见的由 WISP3 突变导致的常染色体隐性遗传性软骨发育不良疾病，主要表现为进行性骨关节僵硬，关节膨大、畸形及活动受限。实验室各项检查包括 ESR、CRP、类风湿因子等均无异常。影像学检查通常提示全身多骨干骺端膨大、关节间隙变窄，基因检查有助于诊断。

（3）其他风湿性疾病：如系统性红斑狼疮、幼年皮肌炎、硬皮病、混合性结缔组织病等。如伴典型面部蝶形红斑及多系统受累，ANA 及抗 ds-DNA 抗

体阳性,补体下降提示 SLE;如出现典型面部向阳疹、肌无力及关节炎,检查肌酸激酶(CK)增高、肌电图异常等可以鉴别幼年皮肌炎。

(4)肿瘤:需经过骨髓检查、必要时淋巴结活检等除外白血病、淋巴瘤等血液系统及全身肿瘤性疾病。

> **案例 8-2 诊断**
> 根据患儿病史、查体及辅助检查结果,排除感染、肿瘤及其他风湿性疾病后,诊断为幼年型特发性关节炎(多关节型,RF 阳性)。

【治疗】 JIA 的治疗目的在于缓解症状,退热及消除关节肿胀、疼痛,维持关节及肌肉功能,控制疾病活动,减少致残,管理全身并发症及促进正常的身心发展。近年来提出达标治疗(treat to target, T to T)理念,即尽量在 3~6 个月内使病情稳定,并尽快减少药物剂量。

**1. 一般治疗** 急性发热需卧床休息,症状缓解后适当运动,注意加强营养,体育疗法、物理疗法、心理治疗在疾病治疗过程中具有重要作用。需定期行眼科检查,及早发现虹膜睫状体炎。

**2. 药物治疗**

(1)非甾体抗炎药(NSAID):可迅速缓解发热症状,减轻关节疼痛及肿胀,但不能延缓关节破坏,如萘普生、布洛芬、双氯芬酸钠等。

(2)改善病情抗风湿药(DMARD):可稳定病情、减少关节破坏与致残率,作用慢,需数周或数月方能见效。常用甲氨蝶呤、柳氮磺吡啶等。

(3)糖皮质激素:对 NSAID 治疗无效的 sJIA 可加泼尼松口服或静脉注射,体温控制后即逐渐减量至停药。一般 pJIA 及 oJIA 患儿不建议全身应用,仅在一线药物治疗后关节炎仍活动情况下,可短暂加用小剂量糖皮质激素,症状缓解后尽快减停。单个病变关节腔内可考虑激素局部注射治疗。合并葡萄膜炎时可局部应用激素眼药水。

(4)免疫抑制剂:重症 sJIA 及合并噬血细胞综合征患者可选用环孢素、依托泊苷、环磷酰胺等。其他如白芍总苷、正清风痛灵等中药制剂可作为 JIA 辅助治疗。

(5)生物制剂:DMARD 类药物规律使用 3 个月后仍未达临床缓解,则需考虑加用生物制剂治疗。如存在预后不良因素(RF/ 抗 CCP 阳性、中轴关节受累、早期骨侵蚀、疾病高度活动等),建议早期使用生物制剂联合非生物 DMARD 治疗,根据不同亚型 JIA 可选择 IL-6 受体拮抗剂或 TNF-α 拮抗剂等,常用 TNF-α 拮抗剂如依那西普、英夫利昔单抗、阿达木单抗等,IL-6 受体拮抗剂(托珠单抗)、IL-1 受体拮抗剂(阿那白滞素)、选择性共刺激调节剂(阿巴西普)及近年来新兴的小分子药物 JAK 抑制剂。

**3. 运动康复或外科手术** 稳定期患儿进行关节物理疗法及功能复健,可维持和恢复关节功能,预防畸形及残疾。如已发生药物及康复训练不能改善的关节残疾,需结合外科行矫形手术。sJIA 合并肺病变者实施有氧训练,进行呼吸康复等可能提高体能,改善远期预后。

> **案例 8-2 处方及医生指导**
> 入院后嘱患儿休息,予病变关节局部 TDP 理疗,萘普生解热抗风湿治疗,除外感染、肿瘤性疾病及其他风湿病后,予甲氨蝶呤 10mg/m² 口服、每周 1 次抗风湿,碳酸钙 D₃ 补钙,患儿关节肿痛仍无明显缓解;鉴于患儿受累关节多,CCP、RF 均阳性,征得家属知情同意后加用 TNF-α 抑制剂(阿达木单抗)皮下注射,观察 3 天患儿关节疼痛稍好转后出院。出院后患儿遵医嘱继续口服甲氨蝶呤等药物,阿达木单抗 40mg 皮下注射,每 2 周 1 次,患儿关节肿痛逐渐好转。长期规律专科门诊随访。

【预后】 JIA 患儿大多预后良好,但发热及关节症状易反复,尤其是 RF 阳性型 pJIA,易发生进行性骨关节破坏,部分遗留关节畸形或永久关节功能丧失。sJIA 合并噬血细胞综合征是致命并发症,建议加强锻炼,预防感染,减少病情反复。同时注意生活规律,定期于专科医生处复查。

# 第 2 节　过敏性紫癜

> **案例 8-3**
> 患儿,男,5 岁 8 个月,因双下肢和臀部皮疹伴腹痛和关节肿痛 1 周来急诊。患儿于入院前 1 周受凉后出现双下肢和臀部可触性皮疹,初为紫红色斑丘疹,数天后变为暗紫色,对称分布,压之不褪色。伴腹痛,以脐周为主,持续性腹痛,阵发性加剧。伴双侧膝关节和踝关节肿痛。不伴发热,伴血便,无肉眼血尿和水肿、少尿。院外抗感染治疗 2 日,症状均无缓解,为进一步诊治来我院。病后患儿精神尚可,进食少,伴有血便,小便基本正常。患儿为 G₂P₁,孕 39 周自然分娩,出生体重 3800g。生长发育良好。既往无血小板减少和关节炎病史。
>
> 体格检查:T 36.8℃,R 23 次/分,P 100 次/分,血压 95/65mmHg。精神反应可,双下肢和臀部可见紫红色斑丘疹,新旧不一,对称分布,高出皮面,压之不褪色。部分皮疹有融合,未见水疱和坏死。无贫血貌,头发无包块,颜面和双下肢无水肿。颈软,双肺呼吸音清,未闻

及啰音。心音有力，心律齐，未闻及杂音。腹软，脐周有压痛，无反跳痛和肌紧张，未扪及包块。双侧膝关节和踝关节可见肿痛，无皮肤发热和关节畸形。

**思考题：**
1. 请问怎样区别皮肤紫癜与皮肤瘀斑？
2. 该病例的初步诊断是什么？
3. 该病例最应该做什么检查？

过敏性紫癜（anaphylactoid purpura），又称亨-舒综合征（Henoch-Schönlein syndrome，HSP）、IgA 血管炎（immunoglobulin A vasculitis，IgAV），一种以小血管炎为主要病变的系统性血管炎。临床特点为非血小板减少性皮肤紫癜，常伴关节肿痛、腹痛、便血和肾脏损害等。多发生于 2～8 岁的儿童，男孩多于女孩；一年四季散发，但以秋冬季居多，目前国内报告过敏性紫癜患病率有逐年增高趋势，部分患儿紫癜表现延迟出现及伴有严重肾受累，给临床诊治带来一定的难度，须引起临床医生足够重视。

**【病因和发病机制】**　本病病因不明。可能与感染（细菌、病毒或寄生虫等）、药物（抗生素、磺胺药、异烟肼、水杨酸类、苯巴比妥钠等）、食物（鱼、虾、蟹、蛋、牛奶等）及其他（花粉吸入、虫咬、疫苗注射等）等因素有关。但是，目前均无确切证据。近年研究表明，约 50% 的过敏性紫癜患儿有链球菌性呼吸道感染史，提示链球菌起触发作用，但随后研究发现链球菌感染史在过敏性紫癜和健康儿童对照间并无差别。

本病存在以 B 细胞多克隆活化为特征的免疫功能失调。患儿 T 细胞和单核细胞 CD40 配体（CD40L）的过度表达，促进 B 细胞分泌大量 IgA、IgE。30%～50% 的患儿血清 IgA 水平增高。IgA、C3 和纤维蛋白沉积于肾小球系膜、皮肤和肠道毛细血管，引起广泛的毛细血管炎，严重时可发生坏死性小血管炎，血管壁通透性增加导致皮肤、黏膜和内脏器官出血及水肿。

此外，本病家族成员中可同时发病，同胞中可同时或先后发病，有一定遗传倾向，部分患儿 HLA-DRB1*07 及 HLA-DW35 等基因表达增加或 C2 补体成分缺乏。

**【病理】**　过敏性紫癜的基本病理改变为较广泛的急性无菌性毛细血管和小动脉、小静脉的炎性反应，可出现血管壁灶性坏死，纤维沉积，在受累血管周围有中性粒细胞、嗜酸性粒细胞、淋巴细胞和单核细胞浸润，还有不少由中性粒细胞解体而成的核碎裂及进入组织的血管外红细胞。真皮、泌尿道和胃肠道黏膜均可因受累而出血。肾的病理变化轻重不一，轻者为局灶性肾炎，重者为增殖性肾炎伴新月形改变。在电镜下观察肾小管系膜可见免疫复合物沉积，主要是 IgA（少量为 IgG、IgM）抗体与抗原的复合物。

**【临床表现】**　本病多为急性起病，初发症状以皮肤紫癜为主，约半数患儿有关节肿痛或腹痛。在起病前 1～3 周常有上呼吸道感染史，可伴有低热、乏力、纳差等。

**1. 皮肤紫癜**　反复出现皮肤紫癜为本病特点。多见于下肢和臀部，对称分布，分批出现，严重者延及上肢和躯干。紫癜大小不等，初为红色，数日后转为紫红色，逐渐转为棕褐色而消退。高出皮肤，压之不褪色，可伴有荨麻疹、多形红斑和血管性水肿，少数重症的紫癜可融合成大疱，导致出血性坏死。也可出现针尖大小的出血点。皮肤紫癜一般在 4～6 周后消退，间隔数周或数月可又复发。

**2. 胃肠道症状**　约有 2/3 患者可反复出现突发性腹痛、恶心、呕吐或便血，有的还发生在皮肤紫癜显现以前，腹痛位于脐周或下腹部，是肠道病变引起肠蠕动增强或痉挛所致。偶尔发生肠套叠、肠梗阻或肠穿孔。

**3. 关节症状**　约 1/3 患者出现膝、踝、肘等关节肿痛，活动障碍。可单发亦可多发，呈游走性，有积液，不遗留关节畸形。

**4. 肾症状**　30%～60% 患儿可伴发肾受损的症状。常于病程 1～8 周内出现，症状轻重不一。多数患者出现血尿，有管型，尿蛋白阳性，伴血压增高和水肿，称为紫癜性肾炎。少数呈肾病综合征表现。虽有些患儿的血尿、蛋白尿持续数月至数年，但大多数都能完全恢复。极少数发展为慢性肾炎，偶有发展为急性肾衰竭、死于尿毒症病例。

**5. 其他症状**　可伴有游走性的血管神经性水肿，部分男性患儿伴有阴囊肿胀、出血，严重者会出现睾丸扭转、坏死等急症。脑血管炎可导致头昏、头痛症状，偶可发生颅内出血，导致失语、昏迷、惊厥等表现。少数发生肺部改变及胸腔积液、腹水表现。

**【实验室检查】**

**1. 外周血检查**　白细胞数正常或轻度增高，可伴嗜酸性粒细胞增高。血小板计数、出血和凝血时间、血块退缩试验正常，这是与其他出血性疾病区别的重要特点。红细胞沉降率轻度增快。约半数患儿的毛细血管脆性试验阳性，部分患者可有纤维蛋白原、D-二聚体增高。

**2. 尿液检查**　尿常规可有红细胞、蛋白质、管型，重症有肉眼血尿，这是诊断紫癜性肾炎的重要依据，也是判断肾损害严重程度的依据。24h 尿蛋白定量、12h 阿迪斯（Addis）计数是判断蛋白尿、血尿的重要定量检测。

**3. 大便检查**　合并有消化道出血时大便潜血试验可呈阳性反应。

**4. 免疫学检查**　过敏性紫癜没有特异性免疫学

检查,血清 IgA 浓度大多增高,IgG、IgM 正常或增高,C3、C4 正常或升高,抗核抗体及 RF 阴性。自身抗体检查多数为阴性,可用于鉴别其他自身免疫病。

**5. 影像学检查**

(1)超声检查:用于并发肠套叠的诊断;在 HSP 消化道损伤的早期诊断和鉴别诊断中发挥重要作用。高频超声检查 HSP 急性期肠道损害显示病变肠壁水肿增厚,回声均匀减低,肠腔向心性或偏心性狭窄,其黏膜层及浆膜层呈晕环状低回声表现。彩色多普勒超声在皮肤紫癜出现前可显示受累的肠管节段性扩张、肠壁增厚、黏膜粗糙、肠腔狭窄、增厚肠壁血流丰富,也可显示肠系膜淋巴结大及肠间隙积液。

(2)腹部立卧位摄片可发现肠穿孔。

(3)腹部 CT 检查:可见多发性节段性的肠壁增厚、肠系膜水肿、血管充血及非特异性淋巴结肿大。CT 也有助于肠套叠、肠穿孔、肠梗阻等并发症的诊断,肠系膜血管炎时可见明显肠壁、血管壁水肿及增厚圈。

(4)消化道内镜检查:能直接观察 HSP 患儿的胃肠道改变,严重腹痛或胃肠道大出血时可考虑内镜检查。内镜下胃肠黏膜呈紫癜样改变、糜烂和溃疡。典型者为紫癜样斑点、孤立性出血性红斑、微隆起、病灶间可见相对正常黏膜。病变多呈节段性改变,主要累及胃、十二指肠、小肠和结肠,但往往以小肠为重,很少累及食管。侵犯部位以十二指肠黏膜改变最为突出,十二指肠降段不规则溃疡可能也是 HSP 在胃肠道的典型表现。

**6. 皮肤活检**  皮疹不典型或疑诊患者,可行皮肤活检协助诊断。

> **案例 8-3  实验室检查**
>
> 1. 血常规:WBC 9.4×10⁹/L, N 65%, Hb 120g/L, PLT 312×10⁹/L, 血 CRP <8mg/L。
> 2. 出血时间和凝血时间、血块退缩时间:均正常。
> 3. 大便常规:红细胞(++),潜血试验(+)。
> 4. 尿常规:血(+),蛋白质(+),红细胞 35 个/μl(参考值 0~17 个/μl)。
> 5. Addis 计数:红细胞 300 万/12h,白细胞 150 万/12h,管型 7500/12h,24h 尿蛋白定量:0.75g。
> 6. ESR 25mm/h;抗核抗体:均阴性;C3/C4:正常;免疫球蛋白:IgA 升高,IgG 和 IgM 正常。
> 7. 腹部 B 超:部分肠壁稍增厚,少量腹水,未见同心圆样结构。泌尿系统 B 超:双肾皮质回声稍增强,余未见异常。
> 8. 腹部立卧位平片:肠腔稍胀气,未见膈下游离气体。

**【诊断和鉴别诊断】**  根据本病特征性的皮肤紫癜,又同时合并消化道、关节或肾症状及反复发作史,诊断一般不难。若临床表现不典型、紫癜延迟出现或不出现者,则容易误诊为其他疾病,故本病应与特发性血小板减少性紫癜、风湿性关节炎、其他肾脏疾病和急性腹痛病症等疾病鉴别。

> **案例 8-3  诊断**
>
> 根据患儿病史、体格检查及辅助检查结果,考虑诊断如下:
> 1. 过敏性紫癜(混合型)。
> 2. 紫癜性肾炎。

**【治疗】**

**1. 一般治疗**  急性期应卧床休息。尽可能寻找并避免致病因素,避免接触过敏原,积极治疗感染。维生素 C 可改善血管脆性;伴有血管神经性水肿或荨麻疹时,可应用抗组胺药物、钙剂等。消化道出血时应控制饮食,腹痛及消化道出血严重时需禁食,可静脉滴注西咪替丁,每日 20~40mg/kg。

**2. 肾上腺皮质激素与免疫抑制剂**  肾上腺皮质激素可改善腹痛和关节症状,但不能减轻紫癜或减少肾损害的发生率,也不能防止复发,因此需掌握指针使用,如下情况可考虑使用激素:①严重消化道症状,尤其是合并消化道出血;②肾严重受累,尤其是合并肾病水平蛋白尿;③严重血管神经性水肿;④其他重要脏器严重血管炎表现者。一般仅于急性发作症状明显时服用泼尼松,每日 1~2mg/kg,分次口服,严重病例可静脉滴注甲泼尼龙,每日 5~10mg/kg,分 2~3 次使用,症状缓解后即可停药,疗程多在 10 日内。急性器官血管炎病情严重者,可应用甲泼尼龙冲击治疗。若并发肾炎,出现大量蛋白尿、明显和(或)迁延不愈的血尿、急进性肾炎,可考虑使用免疫抑制剂,根据肾损害的不同病理类型选择环磷酰胺、吗替麦考酚酯等治疗。

**3. 抗凝治疗**  可选用阻止血小板聚集和血栓形成的药物,如阿司匹林、双嘧达莫等;也可应用肝素、尿激酶等治疗。

**4. 中医中药**  常用复方丹参片或注射液,银杏叶片等治疗。

**5. 其他**  症状严重,常规糖皮质激素治疗无效时,可应用静脉丙种球蛋白治疗。血浆置换可用于急进性紫癜性肾炎,或 HSP 有严重合并症者。

**【预后及随访】**  本是自限性疾病,预后一般良好,除少数重症患者可死于肠道出血、肠道坏死或神经系统损伤外,大多痊愈。轻症经 7~10 日痊愈,重症病程则可长达数周至数月,也可反复发作持续 1 年以上。本病的远期预后取决于肾是否受累及其程度。肾病变常较迁延,可持续数月或数年,少数病例发展为持续性肾病变甚至肾功能不全。尿液分析正常患儿，至少随访 6 个月，6 个月后尿液检查仍异常者需继续随访 3～5 年。

（李晓梅）

# 第 3 节 川 崎 病

**案例 8-4**

患儿，女，1 岁 3 个月，因发热 8 日，伴眼红、唇红和手足硬肿 5 日来诊。患儿于入院前 8 日无明显诱因出现发热，弛张高热，无昼夜差异，伴寒战。入院前 5 日出现眼红、唇红和手足肿胀。病程中发热第 3 日开始躯干出现一过性多形性红斑。当地医院予以抗感染治疗 5 日，症状均无缓解，为进一步诊治来本院。患儿精神食欲尚可，大小便正常。患儿为 $G_2P_1$，孕 39 周自然分娩，出生体重 3300g。生长发育良好。已接种卡介苗，否认结核病接触史。否认风湿性疾病家族史。

体格检查：T 39℃，R 42 次/分，P 156 次/分，血压 95/60mmHg，体重 11kg。精神反应可，热病容，躯干部可见散在红色斑丘疹。右侧颈部可扪及 3 枚直径约 1.0cm×0.8cm 大小淋巴结，质软，皮肤表面不发红。双侧球结膜充血，未见脓性分泌物。巩膜无黄染。唇红、皲裂，可见杨梅舌和口腔弥漫性充血。颈软。双肺呼吸音稍粗，未闻及啰音。心音有力、节律整齐，未闻及杂音。腹软不胀，肝脾肋下未扪及。手足肿胀，未见膜状脱皮。肛周稍红，未见脱皮。卡介苗接种处未见红斑和破溃。四肢肌力、肌张力正常，克尼格征、布鲁津斯基征、巴宾斯基征均阴性。

思考题：
1. 本例患者的发热有什么特点？
2. 该病例的初步诊断是什么？
3. 确诊本病还需做哪些检查？

川崎病（Kawasaki disease，KD），又称黏膜皮肤淋巴结综合征（mucocutaneous lymph node syndrome，MCLS），于 1967 年由日本人川崎富作首次完整描述和报道，是一种病因未明的急性自限性全身性血管炎综合征。临床表现为发热，多形性皮疹，球结膜和口腔黏膜充血，手足红斑、硬性水肿及颈淋巴结肿大。好发于 5 岁以下儿童。本病虽四季可见，但每年 4～5 月、11 月至次年 1 月发病相对较多。世界各国均有发生，以亚裔人群发病率高，并有逐年增高趋势。在发达国家川崎病所致的冠状动脉病变（coronary artery lesions，CAL）已成为儿童常见的后

天性心脏病之一。未经治疗的川崎病患者中冠状动脉瘤（coronary artery aneurysm，CAA）的发生率为 15%～25%，而冠状动脉病变的死亡率为 2%～3%。如何及时确诊川崎病并采取有效治疗以减少冠状动脉病变的发生是临床关注的焦点。

【病因与发病机制】 本病病因尚不清楚。流行病学资料提示立克次体、丙酸杆菌、葡萄球菌、反转录病毒、支原体感染与本病有密切关系。大量流行病学和临床研究显示川崎病可能是感染因素所致的急性免疫调节紊乱，遗传因素亦与川崎病发病有关。推测感染原的特殊成分，如超抗原可不经过单核巨噬细胞，直接通过与 T 细胞抗原受体结合，激活 T 细胞和 CD40 配体表达。在 T 细胞诱导下，B 细胞多克隆活化和凋亡减少，产生大量免疫球蛋白和细胞因子，参与血管内皮损伤及干扰自身免疫耐受。

【病理】 本病病理变化系全身性血管炎，好发于冠状动脉。病理过程可分为 4 期，各期变化如下。

Ⅰ期：1～9 日，主要是小血管炎、微血管周围炎及中等大小动脉周围炎，如冠状动脉周围炎；在心肌间质、心包及心内膜有中性粒细胞、嗜酸性粒细胞、淋巴细胞浸润。

Ⅱ期：12～25 日，小血管炎减轻，冠状动脉主要分支等中等大小动脉全层血管炎（内膜、外膜、中膜均有炎症细胞浸润）突出，伴有坏死、水肿，血管弹力纤维和肌层断裂，出现冠状动脉扩张，易发生冠状动脉瘤及血栓。

Ⅲ期：28～31 日，小血管炎、微血管炎消退，中动脉发生肉芽肿及血栓，纤维组织增生，血管内膜增厚，冠状动脉一些分支可全部或部分阻塞，有冠状动脉瘤破裂危险。

Ⅳ期：数月至更长时间，急性血管炎消失，已经发生的血管内膜增厚、瘢痕、动脉瘤或血栓有一个漫长的吸收、修复过程。狭窄、阻塞的血管可能修复、再通，心肌可能遗留永久的瘢痕。

【临床表现】 本病大多为自限性，病程一般为 6～8 周，但有心血管并发症者可持续数月至数年。

**1. 主要表现**

（1）发热：为最早出现的症状，体温达 38～40℃及以上，可持续 1～2 周，呈稽留热或弛张热。

（2）皮肤黏膜表现，①皮疹：于发热同时或发热后不久发生，呈向心性、多形性，最常见的是遍布全身的荨麻疹样皮疹，其次为深红麻疹斑丘疹，还可见到猩红热样皮疹，无水疱或结痂。②手足症状：为本病特点。急性发热早期，手足皮肤广泛硬性水肿，指（趾）关节呈梭形肿胀，并有疼痛和强直，与急性类风湿关节炎相似，继之手掌、脚底弥漫性红斑，体温渐降时手足硬性水肿和皮疹亦随之消退，同时出现膜样脱屑，即在指（趾）端和甲床交界处，沿甲

床呈膜状或薄片脱皮，重者指（趾）甲亦可脱落。③黏膜表现：双眼球结膜充血，但无脓性分泌物或流泪增多，持续整个发热期或更长些。口腔咽部黏膜里弥漫性充血，唇红干燥、皲裂、出血或结痂，舌乳头突起呈杨梅舌。

（3）淋巴结肿大：一般在发热同时或发热后3日内出现，质硬、不化脓、不发热，可有触痛，常位于单侧颈部，少数为双侧，有时枕后或耳后淋巴结亦可受累。

**2. 心脏表现** 起病后1～6周可出现心包炎、心肌炎、心内膜炎、心律失常，在急性发热期，如心尖部出现收缩期杂音、心音遥远、心律不齐和心脏扩大，症状也可迟至急性期后数月甚至数年才发生。冠状动脉损害多发生于病程2～4周，但也可发生于疾病恢复期。少数可因冠状动脉瘤破裂和血栓梗死而引起猝死。川崎病发生冠状动脉病变的常见危险因素包括年龄3岁以内、男孩、ESR和CRP显著升高、血浆白蛋白降低和发生体动脉瘤等。

**3. 其他症状** 部分患者可出现消化道症状如腹泻、呕吐、腹痛，少数患儿可发生肝大、轻度黄疸、胆囊肿大（胆囊积液），血清转氨酶活性升高；少数可有间质性肺部感染；可有易激惹、烦躁不安、无菌性脑膜炎，偶有外周面神经麻痹，感觉神经性听力损失等神经系统症状。可有关节痛和关节炎、尿道炎、虹膜睫状体炎。

**【辅助检查】**

**1. 血液检查** 白细胞计数升高，且以中性占优势；早期血小板数正常，以后升高。发热期ESR明显增快，CRP增高。部分病例谷丙转氨酶（GPT）和谷草转氨酶增高。抗"O"滴度正常。

**2. 免疫学检查** 血清IgG、IgA、IgM和IgE增高，循环免疫复合物升高，总补体和C3正常或增高。Th2类细胞因子如IL-6明显增高。

**3. 尿与脑脊液等检查** 尿中白细胞可能增多，是由于血管炎导致的无菌性脓尿。脑脊液也可出现以淋巴细胞为主的白细胞增高。但各种体液的排泄物作细菌培养均为阴性。

**4. 心电图** 少数患儿心电图有改变，主要为ST段和T波改变、P—R间期和Q—T间期延长、低电压、心律失常等。R波和T波下降是预测冠状动脉病变的主要线索。

**5. 心脏超声** 二维超声为诊断冠状动脉损伤最可靠的无创伤方法，急性期还可见心包积液、左心室扩大等。根据超声检查结果，川崎病的冠状动脉病变严重程度分为四度。①正常（0度）：结合中国儿童年龄与体表面积的关系，将正常冠状动脉的判断标准定为，年龄小于3岁者冠状动脉内径小于2.5mm，3～5岁者冠状动脉内径小于3mm，大于5岁者冠状动脉内径小于3.5mm；②轻度（Ⅰ度）：瘤样扩张明显而局限，内径小于4mm；③中度（Ⅱ度）：可为单发、多发或广泛性，内径4～7mm；④重度（Ⅲ度）：巨瘤内径≥8mm，多为广泛性，累及1支以上。

日本指南建议使用Z值来定义冠状动脉扩张。Z值反映了个体相对于相同体表面积正常人群的位置变量，其大小反映个体偏离正常值的程度。推荐Z值评估冠状动脉损害的标准为：①无病变：Z值始终<2。②仅冠状动脉扩张：2≤Z值<2.5；或最初Z值<2，随访期间Z值下降>1。③小型CAA：2.5≤Z值<5。④中型CAA：5≤Z值<10，或绝对值内径<8mm。⑤GCAA：Z值≥10，或绝对值内径≥8mm。且将Z值≥2.5，定义为长期显著的冠状动脉损害（后遗症）。

**6. 其他影像学检查** 超声检查冠状动脉病变显著的可进行冠状动脉造影、多层螺旋CT检查，多层螺旋CT在检查冠状动脉狭窄、血栓形成、钙化等方面有明显优势。磁共振成像（MRI）及磁共振血管造影（MRA）、血管内超声和光学相干断层成像等也应用于心血管后遗症的诊断。

---

**案例8-4 辅助检查**

1. 血常规：Hb 125g/L，RBC $4.67×10^{12}$/L，WBC $21.7×10^9$/L，N 86%，L 14%，PLT $432×10^9$/L，ESR 62mm/h。

2. 血培养：2次血培养均未见致病菌生长。

3. 免疫学检查：CRP（+），ASO＜400U/ml，RF阴性；血清IgG 7.71g/L，IgA 1.43g/L，IgM 1.02g/L；冷凝集试验1：4；嗜异性凝集试验1：16；肥达反应及外斐反应均阴性。

4. 结核菌素试验：人型PPD（-），BCG-PPD（-），PHA 20mm×24mm。

5. 肝功能：GPT 27U/L，GGT 38U/L；HBV（-）。

6. 心脏检查：心电图示窦性心动过速，ST段压低，T波稍低平。心脏彩色多普勒：右冠状动脉近入口处内径约2.5mm，左冠状动脉内径为2.6mm。

---

**【诊断和鉴别诊断】** 诊断川崎病，需排除其他发热性疾病，根据临床表现是否典型，分为完全性川崎病（completeness KD，cKD）和不完全性川崎病（incompleteness KD，iKD）。

川崎病的主要临床特征：①发热（2020年日本第6版指南不再强调发热5天以上）；②双侧球结膜充血；③口唇及口腔的变化：唇红，草莓舌，口咽部黏膜弥漫性充血；④皮疹（包括卡介苗接种处发红）；⑤四肢末梢改变：急性期手足发红、肿胀，恢复期甲周脱皮；⑥非化脓性颈部淋巴结肿大。

传统的川崎病诊断标准：满足包括发热5天以上

在内中的 5 条主要临床特征为完全性川崎病。2020 年日本第 6 版诊断标准：①符合 5～6 项临床特征，诊断为 cKD；②符合 4 项临床特征，超声心动图显示冠状动脉异常，诊断为 cKD；③符合 3 或 4 项临床特征，未发现冠状动脉扩张，但具有"其他有意义临床特征"中的某些特征，排除其他疾病，诊断为 iKD；④符合 3 项临床特征，超声心动图显示冠状动脉异常，排除其他发热性疾病，诊断为 iKD；⑤只有 1 或 2 项主要临床特征，排除其他诊断，也可考虑 iKD。注：不足 4 项主要临床特征，观察到下列"其他有意义临床特征"时考虑川崎病：①病程早期肝转氨酶升高；②婴儿尿沉渣中白细胞增多；③恢复期血小板增多；④脑钠肽（brain natriuretic peptide，BNP）或 N 端脑钠肽前体（NT-pro BNP）升高；⑤超声心动图示二尖瓣反流或心包积液；⑥胆囊肿大（胆囊积液）；⑦低白蛋白血症或低钠血症。

川崎病休克综合征（Kawasaki disease shock syndrome，KDSS）是在 KD 的基础上发生血流动力学不稳定状态而出现低灌注的临床症状，包括低血压和心率增快、皮肤花白、毛细血管充盈时间（capillary refill time，CRT）＞3s、精神状态变化、少尿等低灌注表现。导致 KDSS 发展的原因尚不清楚，目前认为与毛细血管渗漏、心肌功能调节障碍、细胞因子及超抗原学说等多种因素综合作用有关，KDSS 患儿的休克既有心源性因素，也有分布性因素。

本病需与败血症、猩红热、儿童类风湿病和渗出性多形红斑等疾病相鉴别。

【治疗】

**1. 阿司匹林**　为一线药物，具有抗炎、抗凝作用。急性期每日 30～50mg/kg，分 2～3 次用；退热后 3 日可逐渐减量至每日 3～5mg/kg，维持 6～8 周，直到症状消失，ESR 正常，一般为 2～3 个月。有冠状动脉扩张（CAD）者需延长用药时间，可加用双嘧达莫每日 3～5mg/kg，直至冠状动脉内径正常。

**2. 静脉注射丙种球蛋白**　早期（病程 10 日以内）应用可明显减少冠状动脉病变发生。其剂量为 1～2g/kg，推荐 2g/kg，于 8～12h 静脉缓慢输入，部分对静脉丙种球蛋白效果不好者，可重复使用 1～2 次。

**3. 丙种球蛋白无反应性川崎病治疗**　川崎病患儿在发病 10 日内接受丙种球蛋白 2g/kg 规范治疗 48h 后体温仍高于 38℃，或给药 2～7 日（甚至 2 周）后再次发热，并至少出现一项川崎病诊断标准的临床表现，除外感染可能后，可考虑丙种球蛋白无反应性川崎病。目前国内对于丙种球蛋白无反应性川崎病治疗原则是尽早再次予以规则足量 2g/kg 的丙种球蛋白治疗。

**4. 糖皮质激素**　IVIG 治疗无效的患儿可考虑使用糖皮质激素治疗，但应与阿司匹林、双嘧达莫等

合并使用。剂量 1～2mg/kg，用药 2～4 周，也可应用甲泼尼龙 30mg/（kg·d）冲击治疗 3 天。单独应用糖皮质激素可促进血栓形成，易发生冠状动脉瘤和影响冠状动脉修复。

**5. 生物制剂治疗**　近年来对于丙种球蛋白无反应性川崎病患儿可尝试使用生物制剂，如 TNF-α 拮抗剂（依那西普、英夫利昔等）、IL-6 拮抗剂（托珠单抗）来抑制炎症反应。

**6. 不完全性川崎病治疗**　目前认为不完全性川崎病的患儿发生冠状动脉损伤和并发症的风险与典型川崎病患儿没有显著差别，因此，不完全性川崎病的治疗方案与典型川崎病患儿没有差别。

**7. 其他**　给予对症和支持治疗。有心肌损害者给予 ATP、辅酶 A 等；若发生心肌梗死、心源性休克等，应及时进行心肺复苏术；抗生素仅用于控制继发感染 KDSS 抗休克治疗，需适量液体复苏及血管活性药物应用。急性期冠状动脉血栓形成可行溶栓术，严重冠状动脉病变者可进行冠状动脉搭桥术。

【预后】　川崎病为自限性疾病，多数预后良好，复发率为 1%～2%。无冠状动脉病变患儿出院后 1 个月、3 个月、6 个月及 1～2 年常规检查心电图和心脏超声。未经有效治疗患儿，15%～25% 发生冠状动脉瘤，更应长期密切随访，每 6～12 个月复查一次。冠状动脉瘤多于病后 2 年消失，但常遗留管壁增厚、弹性减弱等功能异常。巨大冠状动脉瘤不易完全消失，常致血栓形成或管腔狭窄。

# 第 4 节　系统性红斑狼疮

**案例 8-5**

患儿，女，12 岁 2 个月，因颜面红斑 1 个月，发热半个月，水肿、少尿 1 周于 2020 年 5 月 16 日 10:00 入院。患儿于 1 个月前无明显诱因出现颜面部充血性皮疹，伴有指（趾）端皮疹，予以外用药（具体不详）后无缓解；半个月前患儿出现发热，以中高热为主，波动于 38.5～39.2℃，伴有乏力，无畏寒、寒战，无咳嗽、流涕，就诊于当地诊所，予以静脉输注头孢类抗生素 5 天，稍有好转，但仍反复发热。1 周前患儿出现眼睑水肿及双下肢凹陷性水肿，伴有尿量减少，泡沫多，无肉眼血尿。当地医院查血常规 WBC 1.34×10⁹/L，Hb 95g/L，尿常规示血（+++）、蛋白（+++），红细胞 23 个/HP，考虑"系统性红斑狼疮"，转入本院继续治疗。病程中无呕吐、腹泻，无骨关节肿痛，无头晕、头痛及视物模糊。患儿平素体健，患病以来精神、食欲差。

体格检查：T 36.7℃，P 95 次/分，R 23 次/分，BP 125/82mmHg，体重 40kg，发育正常，营养

WBC $1.34 \times 10^9$/L

中等，神清，神稍萎，颜面可见蝶形红斑，口腔多发溃疡，双眼睑水肿，指（趾）端可见血管炎样皮疹，颈部扣及 3～4 枚肿大淋巴结，最大直径约 1.5cm，双肺呼吸音粗，未闻及干湿啰音，心率 95 次/分，心音有力、律齐、无杂音。腹软，肝脾肋下未扣及。双肾区无叩痛，双下肢凹陷性水肿。

**思考题：**
1. 试述对该病的初步印象。
2. 该病有哪些特点？
3. 怎样诊断及鉴别诊断疾病？
4. 如何评估疾病活动度及治疗？

系统性红斑狼疮（systemic lupus erythematosus, SLE）为机体出现广泛的血管炎症及结缔组织炎症，伴多种自身抗体阳性，是一种可累及多系统、多器官的自身免疫性结缔组织疾病。15%～20% 的患者在儿童期起病，是儿童期主要的风湿性疾病之一。儿童期起病者较成人期起病者脏器损害更重，预后更差，是儿童风湿性疾病中死亡率最高的疾病。

【病因和发病机制】 病因及发病机制尚不十分清楚，可能为具有一定遗传背景个体经历易感环境因素及性激素水平改变，导致机体免疫功能紊乱。多个易感基因或修复基因的多态性可增加 SLE 易感性，如来自 MHC 基因位点及其他一些固有免疫（尤其 IFN-α 通路或淋巴细胞信号转导）相关的基因。紫外线照射及感染等均可增加 SLE 发生风险。SLE 患者女性明显多于男性，与雌激素可刺激免疫细胞、雌二醇可延长自身免疫性 B 细胞和 T 细胞寿命，从而延长免疫应答时间相关。另有罕见的单基因突变所致免疫缺陷，如补体成分缺陷，TREX1 基因突变等致自身免疫异常，出现狼疮样表现，尤其年幼起病者更需警惕。

发病机制：T 或 B 细胞异常活化、细胞因子网络失衡、细胞凋亡异常、多种自身抗体产生、免疫复合物清除能力下降等，均可促使免疫应答异常，自身抗体与相应抗原形成免疫复合物，沉积于不同组织器官，致多脏器损伤。

【临床表现】 该病具有异质性，临床表现多样，各系统均可受累，病初可仅累及 1～2 个系统，随病程进展，可出现其他系统及脏器受累，具有慢性复发性特点。早期表现可无特异性，儿童期起病者发热、乏力等全身症状明显，首发以皮肤黏膜、肾脏及血液系统受累多见。

**1. 全身症状** 儿童期患者全身症状及炎症改变较成人明显，约半数患儿活动期出现发热、乏力等表现，且易出现肝脾、淋巴结肿大。

**2. 皮肤黏膜表现** 大多数患儿病程中出现皮肤黏膜损害，可表现为多种皮疹。轻者为稍带水肿的红色斑丘疹，或紫癜样、冻疮样皮疹；颜面、躯干、四肢及掌跖、指（趾）端或甲周均可出现。重者可出现水疱、溃疡、糜烂及皮肤萎缩等。颊部蝶形红斑最具诊断特异性，其余较特异的皮肤损害包括光过敏、脱发、盘状红斑、网状青斑及雷诺现象等。

**3. 关节肌肉表现** 关节损害以关节痛、关节炎最常见，主要为对称性、多发性大小关节的非侵蚀性关节肿痛，很少发生骨质破坏、畸形及关节脱位。另可有滑囊炎和腱鞘炎，手屈肌腱可形成结节。肌炎表现者少见，但可有肌痛及肌无力表现。

**4. 肾脏表现** 儿童患者肾脏受累比例高于成人，且更严重。根据中华医学会儿科学分会肾脏病学组制定的诊疗指南，SLE 患儿有下列任一项肾受累表现者即可诊断为狼疮性肾炎（lupus nephritis, LN）：①尿蛋白检查满足以下任一项者：1 周内 3 次尿蛋白阳性；或 24h 尿蛋白定量 >150mg；或 1 周内 3 次尿微量白蛋白高于正常值。②离心尿每高倍镜视野 RBC >5 个。③肾功能异常（包括肾小球或肾小管功能）。④肾活检异常。狼疮性肾炎发生率为 40%～90%，表现为从轻度蛋白尿或镜下血尿到终末期肾衰竭，蛋白尿是最常见的临床表现（60%～70%）。90% 肾脏受累者在发病第一年内即出现症状。肾脏病理活检最常见的类型为预后较差的弥漫增殖性肾小球肾炎（IV 型狼疮性肾炎）。

**5. 血液系统表现** 全血细胞均可受累，贫血最为常见（60%～80%），其次为白细胞减少（20%～50%），其中以淋巴细胞减少更常见，是疾病活动的敏感指标。血小板减少可为儿童 SLE 的首发症状。

**6. 神经系统表现** 即神经精神性狼疮（neuropsychiatric systemic lupus erythematosus, NPSLE），又称为狼疮性脑病，包括 19 种中枢神经及 7 种外周神经病变。临床最常见表现为头痛，其他包括情绪异常、认知功能障碍、精神病症状、惊厥及脑血管疾病等。在精神病症状中，幻视为儿童 NPSLE 的特征性表现。

**7. 心血管系统表现** 可侵及心肌、心包、心内膜及冠状动脉等。以心包炎最常见，可为纤维蛋白性或渗出性，侵及传导系统可致心律失常和心功能不全。

**8. 呼吸系统表现** 狼疮性肺损伤见于 50% 的儿童 SLE，以胸膜炎及胸腔积液最多见，临床表现为咳嗽、气急及呼吸困难。部分患儿无临床症状但其肺部影像学异常。急性狼疮性肺炎起病急骤，病情进展快，死亡率高。肺出血少见，但具有潜在性致死风险。

**9. 消化系统表现** 并不少见。可伴胃肠道血管炎表现，如肠系膜血管炎导致胃肠道黏膜溃疡、水肿、梗阻及出血，引起腹痛、腹胀、腹泻、便血、肠梗阻甚至肠坏死、肠穿孔等急腹症。

**10. 眼部表现** 并不少见，包括结膜炎、前葡萄膜炎、视网膜血管炎、视神经病变等。前葡萄膜受累出现虹膜睫状体炎等。视网膜血管炎造成眼底改变如出血、视神经乳头水肿、视网膜渗出物等。视神经病变可为 SLE 并发视神经脊髓谱系疾病的一个表现。并可因长期使用激素导致激素性青光眼及白内障。

**11. 内分泌系统表现**　可合并甲状腺功能低下或功能亢进，抗甲状腺抗体阳性；此外，因疾病本身或药物使用，还可出现月经异常等。

**【实验室检查】**

**1. 一般检查**　血常规、尿常规、大便常规及肝肾功等一般检查均可出现异常。血常规可见白细胞、血小板及血红蛋白下降，以淋巴细胞绝对值下降多见。尿常规可出现血尿、蛋白尿及管型尿。红细胞沉降率（erythrocyte sedimentation rate，ESR）升高是 SLE 活动指标之一。

**2. 自身抗体**　包括多种自身抗体的检测，如抗核抗体谱、ENA 谱、抗组织细胞抗体及抗磷脂抗体等。其中，抗 ds-DNA 具有诊断特异性，其效价随病情缓解而下降；抗 Sm 抗体，为 SLE 标记性抗体，但与病情活动性无关。抗组织细胞抗体 Coombs 试验阳性提示免疫性溶血性贫血。抗磷脂抗体包括抗心磷脂抗体、狼疮抗凝物（lupus anticoagulant，LAC）及 $\beta_2$-糖蛋白 1（$\beta_2$-glucose protein1，$\beta_2$-GP1）抗体等，为分类标准依据之一。

**3. 其他免疫学指标**　血清总补体 CH50、C3 含量降低，并与疾病活动度相关。免疫球蛋白 IgG 及 CD19 细胞比例可明显升高。

**4. 脑脊液检测**　对于可疑 NPSLE 患儿应考虑脑脊液检测，常有脑脊液压力升高、白细胞数和蛋白质含量升高，糖及氯化物含量正常。

**5. 肾活检**　狼疮性肾炎病理分为 6 型：Ⅰ 型为正常或微小病变型；Ⅱ 型为系膜病变型；Ⅲ 型为局灶节段增殖型；Ⅳ 型为弥漫增殖型；Ⅴ 型为膜型肾病型；Ⅵ 型为肾小球硬化型。通常 Ⅰ 型和 Ⅱ 型预后较好，Ⅳ 型和 Ⅵ 型预后较差。病程进展及治疗缓解，可发生型别改变。

**【影像学检查】**　X 线片及 CT 有助于早期发现肺部病变，浆膜腔积液，骨骼、脑部及胃肠血管炎表现。胸部 CT 可检出胸膜增厚、肺部斑片影、条絮影及节段性实变等非特异性肺血管炎表现。腹部 CT 可发现肠系膜血管炎的"靶征"及"梳齿征"，协助对并发胰腺炎患儿的病情评估及外科急腹症的诊断。MRI 对于发现脑部的脱髓鞘病变等敏感性高。腹部彩超可发现肠壁水肿增厚表现。超声心动图对心包积液、心肌和瓣膜病变、冠状动脉病变及肺动脉高压等有较高敏感性。肺功能检测能提示肺通气及一氧化碳弥散功能障碍。

> **案例 8-5　实验室检查**
>
> 1. 辅助检查：血常规 WBC $1.56×10^9$/L，Hb 92g/L，PLT $20×10^9$/L，Lym $0.65×10^9$/L，ESR 45mm/h，CRP ＜8mg/L；尿常规：血（+++），蛋白（+++），红细胞 19 个 /HP；24h 尿蛋白定量 3.75g；肝功能：白蛋白 20g/L，肾功能无明显异常。
>
> 2. 自身抗体：ANA 1：1000，抗 ds-DNA（+），抗 Sm（+）；抗心磷脂抗体（-），LAC（-），$\beta_2$-GPI（-）；Coombs 试验：直抗（+），C3 0.19g/L，C4 0.04g/L，ESR 31mm/h。
>
> 3. 胸部 CT 提示少量胸腔积液，肾脏彩超提示双肾皮质回声增强。

**【诊断】**　系统性红斑狼疮分类标准多采用 1997 年美国风湿病学会（ACR）修订的分类标准，符合其中 4 项或以上即可诊断（表 8-3）。

**表 8-3　1997 年 ACR 修订的 SLE 分类标准**

| 序号 | 标准 | 临床表现 |
|---|---|---|
| 1. | 颊部红斑 | 遍及颊部的扁平或高出皮肤的固定性红斑，常不累及鼻唇沟部位 |
| 2. | 盘状红斑 | 隆起的红斑上覆盖有角质性鳞屑和毛囊栓塞，旧病灶可有萎缩性瘢痕 |
| 3. | 光过敏 | 日光照射引起皮肤过敏 |
| 4. | 口腔溃疡 | 口腔或鼻咽部无痛性溃疡 |
| 5. | 关节炎 | 非侵蚀性关节炎，累及 2 个或以上的周围关节，以关节肿痛或渗液为特点 |
| 6. | 浆膜炎 | 胸膜炎：胸痛、胸膜摩擦音、胸膜渗液；心包炎：心电图异常、心包摩擦音或心包渗液 |
| 7. | 肾脏病变 | 持续性蛋白尿（大于 0.5g/d 或＞+++）；细胞管型：红细胞、血红蛋白、颗粒管型或混合型管型 |
| 8. | 神经系统异常 | 抽搐：非药物或代谢紊乱，如尿毒症、酮症酸中毒或电解质紊乱所致精症症状；非药物或代谢紊乱（同上） |
| 9. | 血液学异常 | 溶血性贫血伴网织红细胞增多；白细胞减少，至少 2 次测定少于 $4×10^9$/L；淋巴细胞减少，至少 2 次测定少于 $1.5×10^9$/L；血小板减少，少于 $100×10^9$/L（除外药物影响） |
| 10. | 免疫学异常 | 抗 ds-DNA 抗体阳性、抗 Sm 抗体阳性、抗磷脂抗体阳性（具备抗心磷脂抗体或狼疮抗凝物，或梅毒试验假阳性持续至少 6 个月中 1 项即可） |
| 11. | 抗核抗体 | 免疫荧光法或其他相应方法检测 ANA 抗体滴度异常，并排除了药物因素 |

2019 年欧洲抗风湿病联盟 / 美国风湿病学会（EULAR/ACR）提出新的分类标准，经验证，新标准的敏感度和特异度均较 1997 年 ACR 分类标准及 2012 年 SLICC/ACR 标准有所提高。该标准采用计

分形式,需 ANA 1∶80(Hep2 细胞方法)才能进进计分(表 8-4)。

**表 8-4 2019 年欧洲抗风湿病联盟／美国风湿病学会 SLE 分类标准**

| 临床领域或标准 | 定义 | 权重 |
|---|---|---|
| 全身状况 | 发热>38.3℃ | 2分 |
| | 细胞减少症,<4000/mm³ | 3分 |
| | 血小板减少症,<100 000/mm³ | 4分 |
| | 溶血性贫血 | 4分 |
| 神经系统 | 谵妄(意识改变或唤醒水平下降,症状发展时间在数小时至2天内,一天内症状起伏波动,认知力急性或亚急性改变,或习惯、情绪改变) | 2分 |
| | 精神异常(无洞察力的妄想或幻觉,但没有精神错乱) | 3分 |
| | 癫痫(癫痫大发作或部分/病灶性发作) | 5分 |
| 皮肤黏膜 | 非瘢痕性脱发 | 2分 |
| | 口腔溃疡 | 2分 |
| | 亚急性皮肤狼疮 | 4分 |
| | 急性皮肤狼疮 | 6分 |
| 浆膜腔 | 胸腔积液或心包积液 | 5分 |
| | 急性心包炎 | 6分 |
| 肌肉骨骼 | 关节受累(≥2个关节滑膜炎或≥2个关节压痛 + ≥30min 的晨僵) | 6分 |
| 肾脏 | 蛋白尿>0.5g/24h | 4分 |
| | 肾活检:Ⅱ或Ⅴ型狼疮性肾炎 | 8分 |
| | 肾活检:Ⅲ或Ⅳ型狼疮性肾炎 | 10分 |
| 抗磷脂抗体 | 抗心磷脂抗体 IgG >40 IgG 磷脂单位或抗 $\beta_2$-GP1 IgG >40 单位或狼疮抗凝物呈阳性 | 2分 |
| 补体 | 低 C3 或低 C4 | 3分 |
| | 低 C3 和低 C4 | 4分 |
| 特异抗体 | 抗 ds-DNA 阳性或抗 Sm 抗体阳性 | 6分 |

如果计分标准可以被其他比 SLE 更符合的疾病解释,该计分标准不计分;每项标准至少出现一次就足够;SLE 分类标准要求包括至少 1 条临床分类标准以及总分≥10 分可诊断;所有的标准,不需要同时发生;在每个计分项,只计算最高分。目前该标准在推广应用中。

【鉴别诊断】

**1. 感染** 发热是儿童 SLE 常见的临床表现之一,大多为中高热,需与感染性疾病进行鉴别。抗生素治疗效果不佳,免疫学检查及相关感染指标有助鉴别。对于一些特殊病原的感染,如结核、真菌感染,需积极寻找病原学证据。

**2. 血液系统疾病** SLE 患儿可因溶血性贫血或血小板减少性紫癜起病而无其他系统受累症状,故需完善自身抗体检测以免漏诊;部分 SLE 患儿以发热、淋巴结肿大、肝脾肿大,伴或不伴血液系统受累起病,需注意与白血病及淋巴瘤等血液系统恶性疾病进行鉴别。必要时应及早行骨髓细胞学检测或淋巴活检。

**3. 肾脏疾病** 以肾炎或肾病起病患儿,应注意有无其他系统受累,部分 SLE 患儿在起病 1~2 年后才出现其他系统受累,应常规完善免疫学指标,必要时完善肾脏穿刺活检术以明确 SLE。

**4. 幼年型特发性关节炎(JIA)** 两病关节炎表现相似,但 SLE 关节症状较 JIA 轻,还可表现出其他系统症状。自身抗体的异常及影像学上 SLE 为非侵蚀性骨关节改变可与 JIA 鉴别。

**5. 药物相关性狼疮(DRL)** 指服用某些药物(如肼屈嗪、普鲁卡因、异烟肼等)后出现类似 SLE 的临床表现,但极少有肾脏和神经系统病变,抗 ds-DNA 抗体、抗 Sm 抗体阴性,血清补体常正常,有助于鉴别。

【疾病活动度评估】 SLE 表现的异质性及检测指标的多样性造成对该病监测的困难,目前国际通用的评价成人 SLE 活动度和累及器官损害的标准也用于儿童 SLE 的评估。SLE 疾病活动性指数(SLE disease activity index,SLEDAI)因操作简单、敏感性及特异性较高,目前应用较多,具体见表 8-5。

**表 8-5 SLE 疾病活动性指数评分**

| 计分 | 临床表现 | 定义 |
|---|---|---|
| 8 | 癫痫样发作 | 近期发作,除外代谢、感染和药物因素 |
| 8 | 精神症状 | 严重紊乱干扰正常活动。除外尿毒症和药物因素 |
| 8 | 器质性脑病 | 智力的改变伴定向力、记忆力或其他治疗功能的损害并出现反复不定的临床症状,至少同时有以下两项:感觉紊乱、不连贯的松散语言、失眠或白天瞌睡、精神运动性活动升高或降低,除外代谢、感染、药物所致 |
| 8 | 视觉障碍 | SLE 的视网膜病变,包括絮状渗出、视网膜出血、严重的脉络膜渗出或出血以及视神经炎。需除外高血压、感染及药物因素 |
| 8 | 脑神经异常 | 新发的包括脑神经在内的感觉或运动神经病 |
| 8 | 狼疮性头痛 | 严重持续的头痛,可以为偏头痛,麻醉性止痛药无效 |
| 8 | 脑血管意外 | 新发的脑血管意外,除外动脉硬化 |
| 8 | 血管炎 | 溃疡、坏疽、痛性指端结节,甲周梗死。片状出血或活检或血管造影证实存在血管炎 |
| 4 | 关节炎 | 2个以上关节疼痛及炎症表现,如压痛、肿胀及积液 |
| 4 | 肌炎 | 近端肌肉疼痛或无力,合并肌酸激酶或醛缩酶升高,或肌电图或肌活检存在肌炎 |
| 4 | 管型尿 | 出现颗粒管型或红细胞管型 |

续表

| 计分 | 临床表现 | 定义 |
|---|---|---|
| 4 | 血尿 | RBC >5 个 /HP，除外结石、感染或其他因素 |
| 4 | 蛋白尿 | 尿蛋白 >0.5g/24h |
| 4 | 脓尿 | WBC >5 个 /HP，除外感染 |
| 2 | 皮疹 | 新出现或复发的炎性皮疹 |
| 2 | 脱发 | 新出现或复发的异常片状或弥漫性脱发 |
| 2 | 黏膜溃疡 | 新出现或复发的口、鼻溃疡 |
| 2 | 胸膜炎 | 出现胸膜炎疼痛，有胸膜摩擦音或胸腔积液或胸膜增厚 |
| 2 | 心包炎 | 心包疼痛，加上以下至少一项：心包摩擦音、心包积液或心电图或超声心动图证实 |
| 2 | 低补体 | |
| 2 | 抗 ds-DNA 阳性 | |
| 1 | 发热 | 体温≥38℃，排除感染原因 |
| 1 | 血小板减少 | <100×10$^9$/L |
| 1 | 白细胞减少 | <3.0×10$^9$/L，排除药物原因 |

根据患者前 10 天内是否出现上述症状而给分，最高可得 105 分，超过 9 分可考虑疾病活动。该评分依据受累器官的部位和程度判定病情的严重程度，分数越高，活动性越高。SLEDAI 积分 <6 分为轻型 SLE；SLEDAI 积分在 7～12 分为中度活动；SLEDAI ≥13 分为重度活动。

---

**案例 8-5　诊断**

1. 系统性红斑狼疮（重度活动）。
2. 狼疮性肾炎。

诊断依据：①按照 1997 年 ACR 分类标准，患儿有蝶形红斑，口腔溃疡，肾脏及血液系统受累，伴有 ANA 阳性，达到分类标准；按照 2019 年 EULAR/ACR 标准，ANA 阳性进入计分，按每项标准以其中单项最高分计算，患儿有血红蛋白下降，直抗阳性，考虑存在溶血性贫血，计 4 分；有急性皮肤狼疮表现，计 6 分；胸腔积液，计 5 分；尿蛋白 >0.5g/24h，计 4 分；C3 和 C4 都降低，计 4 分；抗 ds-DNA、抗 Sm 抗体阳性，计 6 分；总分 29 分，>10 分，故诊断。②患儿具有发热，白细胞减少，分别计 1 分；有新发皮疹，口腔溃疡，胸腔积液，分别计 2 分；有血尿及蛋白尿，镜检红细胞 >5 个 /HP，24h 尿蛋白定量 >0.5g，分别计 4 分；低补体及抗 ds-DNA 抗体阳性，分别计 2 分；总分 20 分，为狼疮重度活动。③患儿在诊断狼疮基础上，合并尿常规异常（血尿及蛋白尿），24h 尿蛋白定量 3.75g，肝功能提示低白蛋白血症，故诊断狼疮性肾炎明确。

**1. 一般治疗**　强调治疗的依从性，并帮助其树

立战胜疾病的信心。同时，提示常规注意事项，包括避免紫外线照射，以物理防晒为主，SPF50+++ 防晒霜辅助，注意保暖，适当休息，适宜饮食及防治感染等。

**2. 根据疾病活动度选择治疗方案**

（1）轻度活动 SLE 患儿的治疗：针对仅有皮肤、黏膜和关节症状的 SLE 患儿，可选用非甾体抗炎药（NSAID）、羟氯喹（HCQ）及甲氨蝶呤（MTX）。由于儿童 SLE 脏器受累较成人多且重，绝大部分 SLE 患儿需加用糖皮质激素治疗。

（2）中度活动 SLE 患儿的治疗：口服足量糖皮质激素，如果需长时间应用 0.3mg/（kg·d）以上的糖皮质激素维持治疗，则需联合应用免疫抑制剂，常用药物有甲氨蝶呤、硫唑嘌呤（AZA）及来氟米特等。

（3）重度活动 SLE 患儿的治疗：治疗包括诱导缓解和维持治疗两个阶段。诱导缓解的目的在于迅速控制病情，阻止或逆转内脏损害，力求疾病完全缓解（包括症状、血清学和器官的功能恢复）。对于临床脏器损害严重或狼疮危象的患儿，应积极给予甲泼尼龙联合环磷酰胺（CTX）冲击治疗。其他免疫抑制剂可选吗替麦考酚酯（MMF）、环孢素（CsA）和他克莫司（FK506）。维持治疗阶段需根据病情逐渐减少糖皮质激素的用量，最后采用小剂量维持，免疫抑制剂可选用 CTX 或 MMF、CsA、MTX 及 AZA 等行序贯治疗。

**3. 特殊脏器受累的治疗**　①狼疮性肾炎的治疗：肾脏受累程度决定 SLE 患儿的远期预后。治疗仍以激素为基础，激素联合免疫抑制剂治疗已经使成人及儿童狼疮性肾炎患者的存活率明显提高。免疫抑制剂的使用可以显著降低肾损害和肾功能不全的发生率。临床应根据肾脏受累情况及时进行肾脏穿刺活检术，依照病理类型选择相应治疗方案。CTX 及 MMF 为增殖性狼疮性肾炎的首选用药；FK506 为 V 型狼疮性肾炎的有效用药。② NPSLE 的治疗：NPSLE 为重症狼疮和狼疮危象的表现之一，是威胁患儿生命及预后的重要因素，诊断必须除外结核性脑膜炎、化脓性脑膜炎、病毒性脑膜炎等中枢神经系统感染性疾病。治疗上需甲泼尼龙联合 CTX 双冲击治疗，以快速控制疾病活动和进展。对于治疗效果不满意的患儿可重复予甲泼尼龙冲击，并加用地塞米松 5～10mg 或联合 MTX 5～10mg 鞘内注射，每周 1 次，共 2～3 次。

**4. 糖皮质激素治疗**　糖皮质激素是 SLE 患儿治疗的基础用药。常用泼尼松 1.5～2.0mg/（kg·d），治疗开始时每日分 2～3 次给药，可更快更好地发挥抗炎和免疫抑制作用。初始足量激素治疗 3～8 周，病情稳定后缓慢减量，至 5～10mg/d 维持数年，也不建议过早改为隔日应用。若存在重要脏器急性进行性损伤，应予大剂量激素冲击治疗，甲泼尼龙

15～30mg/（kg·d）（最大量不超过 1g/d），静脉滴注，每天 1 次，连用 3～5 天，每周一个疗程，可连用 2～3 个疗程。甲泼尼龙冲击治疗前应充分除外各种感染。对于持续应用糖皮质激素大于 3 个月的患儿，无论剂量大小，均需加用普通或活性维生素 D 及钙剂。

**5. 羟氯喹** 为 SLE 的锚定药，没有用药禁忌的患儿应在开始治疗时即加用。常用量为 4～6mg/（kg·d），每日 1～2 次，对关节症状、光过敏、皮疹及乏力等有效。主要不良反应是眼底病变，晚期会出现不可逆的视野缺损。目前推荐剂量下[≤6.5mg/（kg·d）]很少出现视网膜的毒性作用，但推荐每 6～12 个月进行 1 次眼科检查。

**6. 免疫抑制剂治疗** 有重要脏器受累的 SLE 患者，诱导治疗建议首选 CTX 或 MMF，如无明显副作用，至少应用 6 个月。CsA 对狼疮性肾炎特别是 V 型狼疮性肾炎有效，每日剂量 3～5mg/kg，分 2 次口服，有效血药浓度维持在 120～200μg/ml。用药期间应密切观察肝、肾功能及高血压、高血钾、高尿酸血症。FK506 与 CsA 一样，能够明显降低狼疮活动指标，对 V 型狼疮性肾炎效果佳；常用量为 0.05～0.15mg/（kg·d），维持血药浓度在 5～15ng/ml；用药期间应密切监测血压和肾功能。甲氨蝶呤：剂量为 7.5～15mg/m²，每周 1 次，次日服用 5mg 叶酸；临床常用来治疗以关节炎、肌炎、浆膜炎和皮肤损害为主的轻型 SLE 患儿；副作用包括胃肠道反应、肝功能损害、骨髓抑制、口腔黏膜糜烂。硫唑嘌呤：对治疗浆膜炎、皮疹等较好。用法为 1～2.5mg/（kg·d），常作为 CTX 诱导缓解期后的维持治疗；

不良反应包括骨髓抑制、胃肠道反应、肝功能损害等。对我国人群，应检测巯基嘌呤甲基转移酶（TPMT）基因多态性以规避骨髓抑制。来氟米特：治疗轻中度 SLE 患者，为狼疮性肾炎长期治疗者有效且安全的药物。儿童用量：体重<20kg，10mg 隔日 1 次；体重 20～40kg，10mg，每日 1 次；体重>40kg，10～20mg，每日 1 次。

**7. 静脉用丙种球蛋白** 价格昂贵，主要用于重症 SLE，常规剂量的激素和（或）免疫抑制剂治疗无效，作为联合治疗的一部分；并发严重感染，顽固性血小板减少的长期治疗。方法：400mg/（kg·d），连用 2～5 天，以后酌情每月 1 次；或 1g/（kg·d），1 天内输入。

---

**案例 8-5 处方及医生指导**

患儿完善肾活检为 Ⅳ 型狼疮性肾炎，结合患儿为重度活动，予以诱导缓解＋维持治疗：诱导期予以甲泼尼龙冲击治疗，后予足量泼尼松行序贯治疗，并加用环磷酰胺冲击治疗；评估眼底无异常后，加用羟氯喹作为锚定药。患儿大剂量激素长期使用，加用钙剂及维生素 D 防治骨质疏松。注意提醒患儿防晒，避免食用光敏性食物，提醒患儿注意治疗依从性，注意监测血压及身高体重情况。

---

【预后】 随着激素及免疫抑制剂的使用，儿童 SLE 的 5 年、10 年存活率亦大大提高。发达国家及发达地区儿童 SLE 的 5 年存活率可达 90% 以上。

（罗 冲 唐雪梅）

# 第9章　感染性疾病

## 第1节　病毒感染

### 一、麻　疹

**案例 9-1**

患儿，男，4岁，因发热5天，皮疹、咳喘1天于2021年3月5日入院。患儿于5天前出现发热，体温为38~40℃，伴有流涕、流泪，在当地静脉输液3天，具体用药不详，疗效不佳，仍高热不退，且自1天前出现皮疹伴咳喘，皮疹首先见于耳后、发际、颈部，渐遍及胸背部，烦躁不安，急来医院就诊。自发病以来无呕吐，食欲缺乏。患儿平素健康，生长发育无异常。预防接种不及时，麻疹疫苗接种史不详。其邻居有1个3岁男孩于12天前患有麻疹。

体格检查：T 39℃，P 130次/分，R 32次/分。发育正常，营养中等，神志清，精神差，呼吸快，热病容。耳后、发际、颈部、面部、躯干部皮肤可见暗红色斑丘疹，压之褪色，疹间肤色正常，双眼畏光、流泪，结膜充血明显，咽红，双侧颊黏膜近第二磨牙处可见散在直径约1mm的白色小点，周围有红晕。颈软，胸廓无畸形，双肺呼吸音粗，可闻及干湿啰音，心率130次/分，心音尚有力，心律齐，未闻及杂音。腹软，肝脾肋下未触及，四肢活动自如，无病理征。

思考题：

1. 该病的初步诊断是什么？
2. 该病的皮疹特点有哪些？
3. 应该与哪些疾病鉴别？

麻疹（measles）是由麻疹病毒引起的一种具有高度传染性的疾病，是造成全球儿童死亡的主要原因之一。临床上以发热、呼吸道炎症、结膜炎、口腔麻疹黏膜斑（Koplik spot，科氏斑）、全身斑丘疹及疹退后遗留色素沉着伴糠麸样脱屑为特征。麻疹病毒的抗原决定簇结构较稳定，病后大多可获得终身免疫。常见并发症为肺炎、喉炎，也是引起麻疹死亡的重要原因。广泛使用麻疹疫苗后，麻疹发病率及死亡率大幅下降，一些国家和地区已经消灭了麻疹。但近年来麻疹发病率又有增加趋势。

【病原学】　麻疹病毒为RNA病毒，属副黏病毒科，为球形颗粒，有6种结构蛋白。仅存在一种血清型，抗原性稳定。人是唯一宿主。麻疹病毒在外界生存力弱，不耐热，对紫外线和消毒剂均敏感。随飞沫排出的病毒在室内可存活至少32h，但在流通的空气中或阳光下半小时即失去活力。

【流行病学】　麻疹患者是唯一的传染源。感染早期病毒在患者呼吸道大量繁殖，含有病毒的分泌物经过患者的呼吸、咳嗽、喷嚏排出体外并悬浮于空气中，通过呼吸道进行传播。与患者密切接触或直接接触患者的鼻咽分泌物亦可传播。麻疹患者出疹前后的5日均有传染性，有并发症的患者传染性可延长至出疹后10日。以冬春季发病为多。人群普遍易感，病后大多终身免疫。

【发病机制】　麻疹病毒通过鼻咽部进入人体，在呼吸道上皮细胞和局部淋巴组织中繁殖。感染后2~3日，少量病毒释放入血，引起第一次病毒血症。继之病毒在全身的单核巨噬细胞系统中复制活跃，于感染后5~7日，病毒再次大量释放入血，引起第二次病毒血症，通过血液向其他器官播散，如脾、胸腺、肺、肝、肾、消化道黏膜、结膜和皮肤，引起广泛损伤而出现一系列临床表现。同时患者的免疫反应受到抑制，常并发喉炎、支气管肺炎或导致结核病复燃，特别是营养不良或免疫功能缺陷的儿童，可发生重型麻疹或因严重肺炎、腹泻、脑炎等并发症而导致死亡。

【病理】　多核巨细胞是麻疹的病理特征，一类为网状内皮巨细胞（reticulo endothelial giant cell），又称华-佛细胞（Warthin-Finkeldey cell），另一类为上皮巨细胞。华-佛细胞广泛存在于全身淋巴结及肝、脾等脏器中；上皮巨细胞主要位于皮肤、结膜、呼吸道和肠道黏膜。真皮和黏膜下层毛细血管内皮细胞充血、水肿、增生，单核细胞浸润并有浆液性渗出而形成麻疹皮疹和麻疹黏膜斑。由于皮疹处红细胞裂解，疹退后形成棕色色素沉着。麻疹病毒引起的间质性肺炎为Hecht巨细胞肺炎，继发细菌感染则引起支气管肺炎。亚急性硬化性全脑炎（subacute sclerosing panencephalitis，SSPE）患者有皮质和白质变性，细胞核及细胞质内均见包涵体。

【临床表现】

**1. 典型麻疹**

（1）潜伏期：大多为6~18日（平均10日），潜伏期末可有低热、全身不适等症状。

（2）前驱期：也称出疹前期，常持续3~4日，主要表现如下。①发热：多为中度以上，热型不一。②上呼吸道炎及结膜炎表现：在发热同时出现咳嗽、喷嚏、流涕、咽部充血等上呼吸道感染症状，结膜充血、眼睑水肿、畏光、流泪等结膜炎表现。③麻疹黏膜斑（科氏斑）：是麻疹早期具有特征性的体征，一般在出疹前1～2日出现。开始时见于下磨牙相对的颊黏膜上，为沙粒大小的灰白色小点，周围有红晕，常在1～2日内迅速增多，可累及整个颊黏膜并蔓延至唇部黏膜，于出疹后1～2日消失，可留有暗红色小点。④其他非特异性症状：如全身不适、食欲减退、精神不振等。婴儿可有呕吐、腹泻等消化系统症状。偶见皮肤荨麻疹、隐约斑疹或猩红热样皮疹，在出现典型皮疹时消失。

（3）出疹期：多在发热3～4日后出皮疹，此时全身中毒症状加重，体温可突然高达40～40.5℃，咳嗽加剧，伴嗜睡或烦躁不安，重者有谵妄、抽搐。皮疹先出现于耳后、发际，渐及额、面、颈部，自上而下蔓延至躯干、四肢，最后达手掌与足底。皮疹初为红色斑丘疹，呈充血性，疹间可见正常皮肤，不伴痒感，以后部分融合成片，色加深呈暗红。此期肺部可闻及干湿啰音，X线检查可见肺纹理增多或轻重不等弥漫性肺部浸润。

（4）恢复期：若无并发症发生，出疹3～4日后发热开始减退，食欲、精神等全身症状逐渐好转，皮疹按出疹的先后顺序开始消退，疹退后皮肤有棕褐色色素沉着伴糠麸样脱屑，一般7～10日痊愈。

> **案例 9-1　临床表现**
>
> 1. 患儿4岁，春季发病，有麻疹接触史，麻疹疫苗接种史不详，持续高热，发病第4日出疹，出疹顺序为耳后、发际、颈部，渐遍及胸背部。
> 2. 皮疹为暗红色斑丘疹，压之褪色，疹间肤色正常，眼部改变，咽部充血，口腔有麻疹黏膜斑，呼吸快，肺部闻及干湿啰音。

**2. 非典型麻疹**

（1）轻型麻疹：多见于有部分免疫者，如潜伏期内接受过丙种球蛋白或8个月以下有母亲被动抗体的婴儿。主要临床特点为一过性低热，轻度眼、鼻卡他症状，全身情况良好，可无麻疹黏膜斑，皮疹稀疏、色淡，消失快，疹退后无色素沉着或脱屑，无并发症。常需要靠流行病学资料和麻疹病毒血清学检查确诊。

（2）重型麻疹：主要见于营养不良，免疫力低下继发严重感染者。体温持续40℃以上，中毒症状重，伴惊厥、昏迷。皮疹密集融合，呈紫蓝色出血性皮疹者常伴有黏膜和消化道出血，或咯血、血尿、血小板减少等，称为黑麻疹，可能是弥散性血管内凝血的一种形式。部分患者疹出不透、色暗淡，或出现皮疹骤退、四肢冰冷、血压下降等循环衰竭表现。

此型患儿常有肺炎、心力衰竭等并发症，死亡率高。

（3）异型麻疹：主要见于接种过麻疹灭活疫苗而再次感染麻疹野病毒株者。临床表现为前驱期短，常无麻疹黏膜斑，典型症状是持续高热、乏力、肌痛、头痛或伴四肢水肿，皮疹不典型，呈多样性，出疹顺序可从四肢远端开始延及躯干、面部，易发生肺炎，本型少见，临床诊断较困难，麻疹病毒血清学检查有助于诊断。

**【并发症】**

**1. 肺炎**　是麻疹最常见的并发症，占麻疹患儿死因的90%以上。多见于5岁以下儿童。麻疹病毒本身引起的间质性肺炎多不严重，常在出疹及体温下降后消退。继发性肺炎病原体多为细菌性，常见金黄色葡萄球菌、肺炎链球菌、流感嗜血杆菌等，故易并发脓胸和脓气胸。部分为病毒性肺炎，多见腺病毒，也可为多种病原体混合感染。多发生于出疹期。继发性肺炎常见于重度营养不良或免疫功能低下的儿童，预后较差，病死率高。

**2. 喉炎**　由于麻疹病毒本身可导致整个呼吸道炎症，麻疹患儿常有轻度喉炎表现。如并发细菌感染时喉部组织明显水肿，分泌物增多，表现出声音嘶哑、犬吠样咳嗽、吸气性呼吸困难及三凹征，严重者因喉梗阻而窒息死亡。

**3. 心肌炎**　常见于营养不良和并发肺炎的儿童。轻者仅有心音低钝、心率增快和一过性心电图改变，重者可出现心力衰竭、心源性休克。

**4. 神经系统**

（1）麻疹脑炎：发病率为1‰～2‰，大多发生在出疹后的2～6日，临床表现和脑脊液改变与病毒性脑炎相似。脑炎的轻重与麻疹轻重无关。病死率高，后遗症多，存活者中可伴有智力障碍、瘫痪、癫痫等。

（2）亚急性硬化性全脑炎：是少见的麻疹远期并发症，发病率为1/100万～4/100万。病理变化主要为脑组织慢性退行性病变。大多在患麻疹2～17年后发病，开始时症状隐匿，可仅为行为和情绪的改变，以后出现进行性智力减退，病情逐渐恶化，出现共济失调、视听障碍、肌阵挛等表现。晚期因昏迷、强直性瘫痪而死亡。患者血清或脑脊液中麻疹病毒IgG抗体持续强阳性

**5. 结核病恶化**　麻疹患儿因免疫反应受到暂时抑制，可使体内原有潜伏的结核病灶重趋活动恶化，甚至播散而致血行播散型肺结核或结核性脑膜炎。

**6. 营养不良与维生素A缺乏症**　由于麻疹病程中持续高热、食欲缺乏或护理不当，可致营养不良和维生素缺乏，常见维生素A缺乏，可引起干眼症，重者出现视力障碍，甚至角膜穿孔、失明。

**【实验室检查】**

**1. 血常规**　血白细胞总数正常或减少，淋巴细胞相对增多。若白细胞总数增多，以中性粒细胞为主，

提示继发细菌感染，如淋巴细胞严重减少，常提示预后不良。

**2. 多核巨细胞检查** 于出疹前2日至出疹后1日，取患者鼻、咽分泌物或尿沉渣涂片，瑞氏染色后直接镜检，可见多核巨细胞或包涵体细胞，阳性率较高。

**3. 血清学检查** 多采用酶联免疫吸附试验（ELISA）进行麻疹病毒特异性 IgM 抗体检测，敏感性和特异性均好，出疹早期即可出现阳性。IgM 抗体于病后5～10日最高。

**4. 病毒抗原检测** 用免疫荧光法检测鼻咽部分泌物或尿沉渣脱落细胞中麻疹病毒抗原，可早期快速帮助诊断。也可采用 PCR 法检测麻疹病毒 RNA。

**5. 病毒分离** 前驱期或出疹初期取血、尿或鼻咽分泌物接种人胚肾细胞或羊膜细胞进行麻疹病毒分离。出疹晚期则较难分离到病毒。

> **案例 9-1 实验室检查**
> 1. 血常规：Hb 120g/L；RBC 3.60×10¹²/L；WBC 4.8×10⁹/L；PLT 196×10⁹/L；N 22%；L 78%。
> 2. 胸片：双肺纹理增多，沿肺纹理见斑片状阴影。
> 3. 麻疹病毒特异性 IgM 抗体阳性。

**【诊断与鉴别诊断】** 根据流行病学资料、麻疹接触史、急性发热、上呼吸道卡他症状、口腔麻疹黏膜斑、皮疹形态和出现顺序、疹退后皮肤脱屑及色素沉着等特点，较易做出临床诊断。麻疹病毒血清 IgM 抗体阳性或分离到麻疹病毒可确诊。

> **案例 9-1 诊断**
> 1. 患儿，4岁，男孩，发热5天，皮疹、咳喘1天。
> 2. 病史特点：春季发病，有麻疹接触史，麻疹疫苗接种史不详，持续高热，发病第4日出疹，出诊顺序为耳后、发际、颈部，渐遍及胸背部。
> 3. 临床特点：体温高，呼吸快，皮疹为暗红色斑丘疹，压之褪色，疹间肤色正常，结膜充血伴流泪、畏光，咽部充血，口腔有麻疹黏膜斑，肺部闻及干湿啰音。
> 4. 实验室检查：血白细胞总数正常，淋巴细胞相对增多。胸片：双肺纹理增多，沿肺纹理见斑片状阴影。麻疹病毒特异性 IgM 抗体阳性。
> 5. 诊断：麻疹合并肺炎。

鉴别诊断包括各种发热、出疹性疾病，见表9-1。

表 9-1 常见发热、出疹性疾病的鉴别要点

| 类型 | 病原 | 全身症状及其他特征 | 皮疹特点 | 发热与皮疹关系 |
|---|---|---|---|---|
| 麻疹 | 麻疹病毒 | 发热、咳嗽、畏光、鼻卡他、结膜炎、科氏斑 | 红色斑丘疹，自头面部→颈部→躯干→四肢，退疹后有色素沉着及细小脱屑 | 发热3～4天后出疹，出疹期为发热的高峰期 |
| 风疹 | 风疹病毒 | 全身症状轻，耳后、枕部淋巴结肿大并触痛 | 面颈部→躯干→四肢，斑丘疹，疹间有正常皮肤，退疹后无色素沉着及脱屑 | 发热1～2天后出疹 |
| 幼儿急疹 | 人类疱疹病毒6型 | 主要见于婴幼儿，一般情况好，高热时可有惊厥，头颈部浅表淋巴结可肿大，常伴有轻度腹泻 | 红色细小密集斑丘疹，以躯干及腰臀部较多，面部及四肢远端皮疹较少，一天出齐，次日即开始消退 | 高热3～5天，热退疹出 |
| 猩红热 | 乙型溶血性链球菌 | 发热，咽痛，头痛，呕吐，杨梅舌，环口苍白圈，颈部淋巴结肿大 | 皮肤弥漫充血上有密集针尖大小丘疹，全身皮肤均可受累，疹退后伴脱皮 | 发热1～2天出疹，出疹时高热 |
| 肠道病毒感染 | 埃可病毒，柯萨奇病毒 | 发热、咽痛、流涕、结膜炎、腹泻，全身或颈部、枕后淋巴结肿大 | 散在斑疹或斑丘疹，很少融合，1~3天消退不脱屑，有时可呈紫癜样或水疱样皮疹 | 发热时或热退后出疹 |
| 药物疹 | | 原发病症状，有近期服药史 | 皮疹多变，斑丘疹、疱疹、猩红热样皮疹、荨麻疹等。痒感，摩擦及受压部位多 | 发热多为原发病引起 |

**【治疗】** 现无特异性抗病毒疗法，主要为对症治疗、加强护理和预防并发症。没有并发症的患儿大多在发病后的2～3周内康复。

**1. 一般治疗** 卧床休息，保持室内适当的温度、湿度和空气流通，避免强光刺激。注意皮肤和眼、鼻、口腔清洁。鼓励多饮水，给予易消化和营养丰富的食物。

**2. 对症治疗** 高热时可酌情使用小量退热剂，但应避免急骤退热，特别是在出疹期。烦躁者可适

当给予镇静剂。频繁剧咳时可用镇咳剂或雾化吸入。继发细菌感染者可给予抗生素。世界卫生组织（WHO）推荐给予麻疹患儿补充维生素 A 20万～40万 U，每日1次口服，连服2剂可减少并发症的发生，有利于疾病的恢复。

**3. 并发症的治疗** 有并发症者给予相应治疗。

**【预防】** 提高人群免疫力、减少麻疹易感人群是消除麻疹的关键。

**1. 主动免疫** 预防接种麻疹减毒活疫苗。我国

儿童计划免疫程序规定出生 8 个月为麻疹疫苗的初种年龄，18～24 个月要完成第 2 次接种。此外，应根据麻疹流行病学情况，在一定范围、短时间内对高发人群开展强化免疫接种。

**2. 被动免疫** 接触麻疹后 5 日内给予人丙种球蛋白 0.25ml/kg，可预防发病或减轻麻疹。如果接触麻疹 5 日后使用，仅可减轻症状。被动免疫只能维持 3～8 周，以后应采取主动免疫。

**3. 控制传染源** 对麻疹患者要做到早发现、早报告、早隔离、早治疗。一般隔离至出疹后 5 日，合并肺炎者延长至出疹后 10 日。对接触麻疹的易感儿应隔离检疫 3 周，并给予被动免疫。

**4. 切断传播途径** 流行期间易感儿童避免到人群密集的场所去。患者停留过的房间应通风并用紫外线照射消毒，患者衣物应在阳光下暴晒。无并发症的轻症患儿可在家中隔离，以减少传播和继发医院感染。

**5. 加强麻疹的监测管理** 目的是了解麻疹的流行病学特征、评价免疫等预防控制措施的效果、为制定有效的麻疹控制策略提供依据。对麻疹疑似病例要注意进行流行病学调查和必要的实验室检查，及时报告并采取针对性措施进行隔离观察，预防和控制疫情的发生和蔓延。

## 二、风　　疹

风疹是由风疹病毒（rubella virus）引起的急性出疹性传染性疾病，临床上以前驱期短、低热、皮疹和耳后、枕部淋巴结肿大为特征。一般病情较轻，病程短，预后良好。但妊娠早期感染风疹后，病毒可通过胎盘传给胎儿而导致各种先天畸形，称为先天性风疹综合征（congenital rubella syndrome，CRS）。

【病原学】 风疹病毒是 RNA 病毒，属于披膜病毒科（Toga viride），不耐热，37℃和室温中很快灭活，对紫外线、乙醚等均敏感，但耐受寒冷和干燥，-60℃下可存活数月。风疹病毒的抗原结构相当稳定，现知只有一种抗原型。风疹病毒可在胎盘或胎儿体内长期生存。本病毒可在兔肾、乳田鼠肾、绿猴肾、兔角膜等细胞培养中生长，能凝集家禽、飞禽和人 O 型红细胞。

【流行病学】 人类为风疹病毒唯一宿主，传染期在出疹前 5 日到出疹后 2 日，患者口、鼻、咽部分泌物及血液、大小便等中均可分离出病毒。患者是风疹唯一的传染源，包括亚临床型或隐性感染者，主要由飞沫经呼吸道传播，人与人之间也可经密切接触传染。多见于 1～5 岁的儿童，一年四季均可发病，但较多见于冬、春季。可流行于幼儿园、学校等聚集群体中。病后可获得持久免疫力。先天性风疹患儿在生后数月内仍有病毒排出，具有传染性。

【发病机制】 病毒首先侵入上呼吸道黏膜及颈部淋巴结，并在其内复制，从而导致上呼吸道炎症和病毒血症，临床表现为发热、皮疹和浅表淋巴结肿大。

【临床表现】 临床上可分为获得性风疹和先天性风疹综合征，以前者最为常见。

**1. 获得性风疹**

（1）潜伏期：14～20 日。

（2）前驱期：1～2 日，表现有低热、头痛、食欲减退、疲倦、乏力及咳嗽、打喷嚏、流涕、咽痛、结膜充血等轻微上呼吸道症状，偶有呕吐、腹泻、鼻出血、牙龈肿胀等，耳后、枕部、颈后淋巴结稍肿大。

（3）出疹期：通常于发热 1～2 日后出现皮疹，皮疹初见于面颈部，迅速扩展至躯干、四肢，1 日内布满全身，但手掌、足底大都无疹。皮疹初起为细点状淡红色斑疹、斑丘疹或丘疹，直径为 2～3mm。面部、四肢远端皮疹较稀疏，部分融合类似麻疹。躯干尤其背部皮疹密集，融合成片，又类似猩红热。皮疹一般持续 3 日（1～4 日）消退。出疹期常有低热至中等度发热及上呼吸道感染症状，此期全身浅表淋巴结肿大，尤以耳后、枕部、颈后淋巴结肿大最为明显。肿大淋巴结有轻度压痛，不融合，不化脓。疹退不留色素，无脱屑。疹退时体温下降，上呼吸道症状消退，肿大的淋巴结也逐渐恢复，但完全恢复正常需数周。脾可有轻度肿大。偶可伴有肺炎、心肌炎及血小板减少等。

（4）无疹性风疹：风疹患者只有发热、上呼吸道炎、淋巴结肿痛而无皮疹；也可在感染风疹病毒后没有任何症状、体征，血清学检查风疹抗体为阳性，即所谓的隐性感染或亚临床型患者。

**2. 先天性风疹综合征** 母体在孕期前 3 个月感染风疹，病毒可通过胎盘传给胎儿，使胎儿发生严重的全身感染，引起多种先天畸形，即先天性风疹综合征。感染发生越早，对胎儿损害越严重。胎儿被感染后，重者可导致死胎、流产、早产；轻者可导致胎儿发育迟缓，甚至累及全身各系统，出现多种畸形。先天畸形以先天性心脏病、白内障、耳聋、小头畸形及骨发育障碍等多见。出生后感染可持续存在，并可引起多脏器损害，如血小板减少性紫癜、脑炎及肝脾肿大等。

【诊断与鉴别诊断】 典型风疹患者的诊断并不困难，主要依据流行病学及临床表现诊断。对不典型者，可做相关病原学或血清学检测。妊娠 3～4 个月感染风疹，婴儿出生时若有畸形或多种病症，血中特异性抗风疹 IgM 阳性，可诊断先天性风疹综合征。若未见畸形，仅有实验室证据，可称为先天性风疹感染。

【治疗】 目前尚无特效治疗方法，主要是对症治疗。

【预防】 患者出疹 5 日后即无传染性。妊娠前 3 个月内应避免与患者接触，一旦接触，可于接触后 5 日内注射丙种球蛋白，可以减轻疾病的症状或阻止疾病的发生。对已确诊为风疹的早期孕妇，应考虑终止妊娠。对易感人群可接种风疹减毒活疫苗。风疹减毒活疫苗可通过胎盘感染胎儿，故孕妇不宜接种。

## 三、幼儿急疹

**案例 9-2**

患儿，女，8 个月，因发热 3 日入院。入院前 2 日无明显诱因出现发热，体温最高达 40.0℃。无咳嗽、咳痰，无流涕、鼻塞，无呕吐、腹泻。在外以口服药物治疗 2 日，具体不详。效果欠佳，患儿现仍有发热。患儿系第 1 胎第 1 产，足月剖宫产，母乳喂养，4 月添加辅食。6 月独坐，预防接种按计划进行。

体格检查：T 39.6℃，P 142 次 / 分，R 42 次 / 分，体重 9kg，发育正常，营养一般，神志清，精神欠佳，呼吸稍促。双侧颈部可触及黄豆粒大小淋巴结，质软，无触痛，活动度可。口唇无发绀，咽部充血。颈软，双肺未闻及干湿啰音。心律齐，心音有力，各瓣膜听诊区未闻及杂音。腹软，无压痛及反跳痛，肝脾肋下未触及肿大。四肢活动可。脑膜刺激征阴性。

辅助检查：血常规 WBC $8.4 \times 10^9$/L，RBC $4.26 \times 10^{12}$/L，Hb 105g/L，PLT $314 \times 10^9$/L，N 35.3%，予以补液、退热等对症支持治疗。

患儿于入院后第 2 日体温降至正常，但全身皮肤出现红色斑疹，压之褪色。

思考题：
1. 该病的好发年龄是多大？
2. 该病特征性的临床特点是什么？

幼儿急疹（exanthema subitum）又称婴儿玫瑰疹（roseola infantum），是人类疱疹病毒 6 型（HHV-6）感染引起的常见于婴幼儿的急性发热出疹性疾病。临床特征为高热 3～5 日，然后骤然退热并出现皮疹，病情很快恢复。

【病因和流行病学】 目前已确认 HHV-6 感染是引起幼儿急疹的病因。绝大多数幼儿急疹由 HHV-6B 组感染引起，极少由 A 组感染引起。隐性感染者和健康带病毒者是本病的传染源，经呼吸道飞沫、唾液及血液传播。发病后可获得终身免疫力。本病多见于 6～18 个月儿童，2 岁以后少见。以冬春季发病较多，无男女性别差异。

【临床表现】
1. **潜伏期** 7～14 日，平均 10 日。
2. **发热期** 起病急骤，常突起高热，体温 39～40℃，呈稽留热或弛张热型，持续 3～5 日。高热初期可伴惊厥。此期除有食欲减退、烦躁不安或轻咳、流涕外，体征不明显，仅有咽部和扁桃体轻度充血、头颈部浅表淋巴结轻度肿大。偶有前囟膨隆。表现为高热与轻微的症状及体征不相称。

3. **出疹期** 病程第 3～5 日体温骤然退至正常，同时或稍后出现皮疹。皮疹散在，为玫瑰红色斑疹或斑丘疹，压之褪色，很少融合。首现于躯干，然后迅速散布全身，以躯干及腰臀部较多，面部及四肢远端皮疹较少。皮疹数小时开始消退，1～3 日内完全消退，无色素沉着，也不脱屑。此外可有其他症状：眼睑水肿、前囟隆起、轻咳、流涕、腹泻、食欲减退等。部分患儿颈部淋巴结肿大。血常规：起病第 1 日白细胞计数增加，以中性粒细胞占优势，第 2 日及以后白细胞数明显下降，淋巴细胞相对增高，可达 90%。

**案例 9-2 临床表现**

1. 患儿，8 个月，有高热，体温正常后全身皮肤出现红色斑丘疹。
2. 精神好。全身皮肤较多红色斑疹，压之褪色。

【诊断和鉴别诊断】 本病发热期无特殊体征，但依据典型热退疹出的表现，结合年龄易做出诊断。不典型病例需依赖病毒分离。以间接免疫荧光法检测特异性抗体在急性期为阴性，恢复期转为阳性，且效价在 4 倍以上。

**案例 9-2 诊断**

1. 患儿 8 个月，高热 3 日，热退后全身皮肤出现红色斑丘疹。
2. 临床特点：精神好。全身皮肤较多红色斑疹，压之褪色。有肿大淋巴结。
3. 辅助检查：外周血常规不高，以淋巴细胞为主。
4. 临床诊断：幼儿急疹。

【治疗】 一般不需特殊治疗，主要是对症处理，对高热患者应降低周围环境温度，并给予足够水分，酌情予以退热镇静剂，惊厥者则及时止惊。可服用清热解毒的中成药。

【预防】 尚无预防方法。预后良好。

## 四、水 痘

**案例 9-3**

患儿，女，8 岁，因发热 4 日，皮疹 3 日入院。

患儿 4 日前无明显诱因出现发热，体温最高达 39.5℃。于 3 日前躯干部及面部出现红色斑疹，部分皮疹中央出现小水疱，有瘙痒感。无头痛、头晕，无咳嗽，无恶心、呕吐，无腹痛、腹泻。由当地医院静脉滴注头孢曲松、利巴韦林等药物治疗，具体不详，效果欠佳。患儿周围同学有相似情况。

患儿系第1胎第1产，足月顺产，出生于当地，智力发育与同龄儿相仿，预防接种按计划进行。

体格检查：T 37.8 ℃，P 105 次 / 分，R 23 次 / 分，BP 105/69mmHg，体重24kg，发育正常，营养一般，神志清，精神欠佳，头皮、面部、躯干部、外阴可见淡红色斑疹，部分皮疹中央部有似露珠样椭圆形小水疱，部分皮疹处有结痂，面部可见抓痕。口唇无发绀，咽部充血，双侧扁桃体无肿大。颈软，双肺未闻及干湿啰音。心律齐，心音有力，各瓣膜听诊区未闻及杂音。腹软，无压痛及反跳痛，肝脾肋下未触及肿大。四肢活动可。脑膜刺激征阴性。

思考题：
1. 该病的皮疹特点及出疹时间如何？
2. 如何明确诊断？需要与哪些病鉴别？

水痘（varicella）是由水痘-带状疱疹病毒（varicella-zoster virus，VZV）引起的传染性极强的儿童期出疹性疾病。其经飞沫或接触传播，感染后可获得持久免疫。临床特点为皮肤黏膜相继出现或同时存在斑疹、丘疹、疱疹和结痂等各类皮疹，全身症状轻微。冬春季节多发，对于新生儿或免疫功能低下的患儿，本病可能致命。

【病原学】　病原体VZV，属疱疹病毒科α亚科，为双链DNA病毒，目前已知仅一种血清型。但其与单纯疱疹病毒抗原有部分交叉免疫。人是其唯一自然宿主。该病毒在体外抵抗力弱，对热、酸和各种有机溶剂敏感，不能在痂皮中存活。

【流行病学】
1. 传染源　人是其唯一的自然宿主。水痘患者为本病的传染源。
2. 传播途径　主要通过空气飞沫经呼吸道传播，也可通过接触患者疱疹浆液或被污染的用具而感染。传染期从出疹前1～2日至病损结痂，共7～8日。胎儿感染水痘，常于出生后10日内发病。
3. 易感者　人群普遍易感，主要见于儿童，以2～6岁为高峰，20岁以后发病<2%。孕妇分娩前6日患水痘可传染给胎儿。

【发病机制】　病毒通过鼻咽部黏膜进入人体，在局部黏膜及淋巴组织内繁殖，然后侵入血液，形成病毒血症，如患者的免疫力不能清除病毒，则病毒可到达单核巨噬细胞系统内再次繁殖后入血，引起各器官损害。主要损害部位在皮肤和黏膜，偶尔累及内脏。病毒侵入血中为间歇性，皮疹分批出现。

皮疹出现1～4日后，产生特异性细胞免疫及抗体，病毒血症消失，症状随之缓解。

儿童初次感染时引起水痘，由于特异性抗体存在，受染细胞表面靶抗原消失，逃避致敏T细胞免疫识别，病毒可长期潜伏在脑、脊神经节中，少数人在青春期或成年后，受冷、热、药物、创伤、疾病及放射线等因素影响，病毒被激活而导致带状疱疹。

【病理改变】　多核巨细胞和核内包涵体形成为主要的病理改变。皮肤真皮层毛细血管内皮细胞肿胀，表皮棘状细胞层上皮细胞气球样变，细胞裂解、液化后形成水疱，内含大量病毒，以后液体吸收、结痂。有时疱疹破裂，留下浅表溃疡，很快愈合。黏膜病变与皮疹类似。

免疫功能低下的儿童可发生全身播散性水痘，病变可波及肺、肝、脾、胰、肾、肠等，受累器官可有局灶性坏死、充血、水肿和出血。并发脑炎者，脑组织可有水肿、充血和点状出血。

【临床表现】
1. 典型水痘　潜伏期多为2周左右。出疹前可出现前驱症状，如发热、不适、厌食等。次日出现皮疹。皮疹特点：①首发于头、面和躯干，继而扩展到四肢，末端稀少，呈向心性分布；②最初的皮疹为红色斑疹和丘疹，继而变为透明饱满的水疱，24h后水疱混浊并呈中央凹陷状，水痘易破溃，2～3日迅速结痂；③皮疹陆续分批出现，伴明显痒感，在疾病高峰期可见到斑疹、丘疹、疱疹和结痂同时存在；④黏膜皮疹还可出现在口腔、结膜、生殖器等处，易破溃形成浅溃疡。水痘为自限性疾病，全身症状和皮疹较轻，10天左右痊愈。皮疹结痂后多不留瘢痕。
2. 重症水痘　多发生在恶性疾病和免疫功能低下患儿。持续高热和全身中毒症状明显，皮疹多且易融合成大疱型或呈出血型，可继发感染或因伴血小板减少而发生暴发性紫癜。
3. 先天性水痘　母亲在妊娠早期感染水痘可导致胎儿多发性畸形。若母亲发生水痘数日后分娩，可导致新生儿水痘，其病死率可达25%～30%。

案例 9-3　临床表现
1. 发热1日后出疹，有瘙痒感。
2. 皮疹特点为分批出现红色斑疹及水疱样疹，部分已结痂，皮疹呈向心性分布。

【并发症】
1. 皮肤继发感染　常见为脓疱疮、丹毒、蜂窝织炎，甚至由此导致败血症等。
2. 血小板减少　可导致皮肤、黏膜甚至内脏出血，包括肾上腺出血，预后不良。
3. 水痘肺炎　主要发生在免疫缺陷儿及新生儿中，其他儿童少见。
4. 神经系统　可见水痘后脑炎、横贯性脊髓炎、面神经瘫痪、瑞氏（Reye）综合征等。

**5. 其他**　少数病例可发生心肌炎、肝炎、肾炎、关节炎等。

**【实验室检查】**

**1. 外周血白细胞计数**　白细胞总数正常或稍低。

**2. 疱疹刮片**　刮取新鲜疱疹基底组织和疱疹液涂片，瑞氏染色可见多核巨细胞；苏木精-伊红染色可查到细胞核内包涵体。

**3. 病毒分离**　取水痘疱疹液、咽部分泌物或血液进行病毒分离。

**4. 血清学检查**　血清水痘病毒特异性 IgM 抗体检测，可帮助早期诊断。双份血清特异性 IgG 抗体滴度 4 倍以上增高也有助于诊断。

> **案例 9-3　实验室检查**
> 1. 血常规：血常规 WBC 5.14×10⁹/L，RBC 4.78×10¹²/L，Hb 123g/L，PLT 314×10⁹/L，N 59%，L 34.8%。ESR 10mm/h。
> 2. 血清 VZV 特异性 IgM 抗体阳性。

**【诊断与鉴别诊断】**　典型水痘临床诊断并不困难。对非典型病例可选用实验室检查帮助确诊。水痘的鉴别诊断包括丘疹性荨麻疹及能引起疱疹性皮肤损害的疾病，如肠道病毒或金黄色葡萄球菌感染、接触性皮炎等。

> **案例 9-3　诊断**
> 1. 8 岁女孩，因发热 4 日，皮疹 3 日入院。有同类疾病接触史。
> 2. 临床特点：一般情况好。皮疹呈向心性分布，部分皮疹中央部有似露珠样椭圆形小水疱，部分皮疹处有结痂。
> 3. 血清 VZV 特异性 IgM 抗体阳性。
> 临床诊断：水痘

**【治疗】**　水痘是自限性疾病，无并发症时以一般治疗和对症处理为主。

**1. 一般治疗**　患者应隔离，加强护理，如勤换内衣、剪短患儿指甲、戴手套以防抓伤和减少继发感染等。保持空气流通，供给足够水分和易消化食物。皮肤瘙痒可局部使用炉甘石洗剂，必要时可给予少量镇静剂。

**2. 抗病毒药物**　首选阿昔洛韦，应尽早使用，一般应在皮疹出现的 48h 内开始。口服每次 20mg/kg（<800mg），每日 4 次。重症患者需静脉给药，每次 10～20mg/kg，每 8h 一次。

**3. 其他**　早期使用 α-干扰素能较快抑制皮疹发展，加速病情恢复。继发细菌感染时可给予抗生素治疗。出现胸腔积液或颅内高压者应给予脱水治疗。皮质激素对水痘病程有不利影响，可导致病毒扩散，一般不宜使用。

**【预防】**　儿童水痘预后一般良好，成人和 T 细胞免疫功能缺陷者、接受皮质类固醇治疗或化疗者预后差，甚至致命。患儿应隔离至皮疹全部结痂；对有接触史的患儿，应检疫 3 周。

水痘减毒活疫苗能有效预防易患儿童发生水痘，其保护率可达 85%～95%，并可持续 10 年以上。所有易患儿童及成人均应进行水痘减毒活疫苗接种。

高危易感个体（免疫功能受损者、妊娠者、接受免疫抑制治疗者、母亲为患水痘者的新生儿），在接触水痘 72h 内肌内注射水痘-带状疱疹免疫球蛋白 125～625U/kg。

# 五、手足口病

> **案例 9-4**
> 患儿，男，8 个月 15 日，因发热 1 日，皮疹 12h 来院就诊。
> 患儿于 1 日前无明显诱因出现发热，体温最高为 38.5℃，无畏寒、寒战，无抽搐及意识丧失，睡眠中下肢抖动，无喷嚏、流涕，无咳嗽、咳痰、喘憋，无恶心、呕吐，无腹泻，无四肢关节红肿，就诊于当地诊所，给予布洛芬、退热贴等药物对症处理，患儿仍反复发热。12h 前患儿出现皮疹，分布在手、足、臀部，为进一步诊治来院就诊，门诊以"手足口病"收入院。患儿自发病以来，神志清楚，精神差，饮食、睡眠差，大便未见明显异常，小便量少。
> 患儿既往身体健康，无急性传染病史及传染病接触史，无重大外伤史。无手术、输血史。无食物、药物过敏史，预防接种按时进行。
> 体格检查：T 38.5℃，P 125 次/分，R 26 次/分，体重 9kg，一般情况良好，发育正常，营养良好，神志清楚，精神欠佳，全身皮肤及黏膜色泽未见异常，口腔可见疱疹，手、足、臀部散在红色丘疹及疱疹，未见皮下出血，淋巴结无肿大，前囟平软，双侧瞳孔等大等圆，对光反射正常。口唇红润，牙龈及颊黏膜可见疱疹和溃疡，咽部充血，有疱疹。颈部无抵抗感，气管居中。无吸气性三凹征，胸廓双侧对称无畸形。双侧呼吸运动对称，双肺未闻及干湿啰音，心前区无隆起，心率 125 次/分，心律齐，心音有力，各瓣膜听诊区未闻及杂音。腹软，未触及腹部包块，无压痛及反跳痛，肝脾不肿大。肠鸣音正常。肛门周围可见疱疹。肢体活动自如，无下肢水肿。四肢末端暖，足背动脉搏动有力。肌张力正常，生理反射存在，病理反射未引出。
> **思考题：**
> 1. 该病的初步诊断是什么？
> 2. 怎样识别重症病例？

手足口病是由肠道病毒 [ 以柯萨奇 A 组 16 型（CoxA16）、肠道病毒 71 型（EV71）多见 ] 引起的急性传染病，多发生于学龄前儿童，尤以 5 岁以下年龄组发病率最高。主要症状为手、足、口腔等部位的斑丘疹、疱疹。少数病例可出现脑膜炎、脑炎、心肌炎、肺水肿、循环障碍等并发症，个别重症患儿病情发展快，可导致死亡。

【病原学与流行病学】 20 多种肠道病毒可引起手足口病，主要为小 RNA 病毒科肠道病毒属的柯萨奇病毒、埃可病毒和新肠道病毒。CoxA 组的 4、5、7、9、10、16 型，CoxB 组的 2、5、13 型，以及 EV71 型均为手足口病较常见的病原体，最常见为 CoxA16 及 EV71 型，有报道埃可病毒及 CoxB 组其他型别也可引起手足口病，但没有得到进一步证实。

人是人类肠道病毒的唯一宿主，患者和隐性感染者均为传染源，主要通过消化道途径传播，也可经呼吸道、直接接触和间接接触等途径传播。人对引起手足口病的肠道病毒普遍易感，受感染后可获得免疫力，但各型之间无交叉免疫。各年龄组均可感染发病，但病毒隐性感染与显性感染之比约为 100：1，成人大多已通过隐性感染获得相应的抗体。因此，手足口病的患者主要为学龄前儿童，尤以 ≤3

岁年龄组发病率最高，出现重症病例概率较大。

【临床表现】 本病潜伏期多为 2～10 日，平均为 3～5 日。

**1. 普通病例** 急性起病，发热，口腔黏膜出现散在疱疹，手、足和臀部出现斑丘疹、疱疹，疱疹周围可有炎性红晕，疱内液体较少。可伴有咳嗽、流涕、食欲缺乏等症状。部分病例皮疹表现不典型，如单一部位仅表现为斑丘疹或疱疹性咽峡炎，多在 1 周内痊愈，预后良好。见图 9-1、图 9-2。

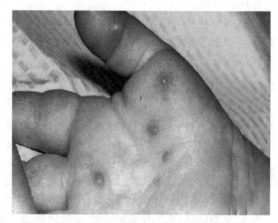

图 9-1  手足口病患儿的手部典型皮疹

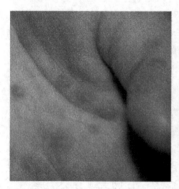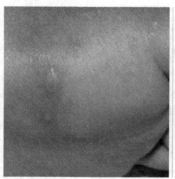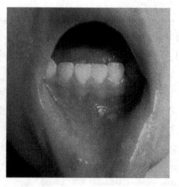

图 9-2  手足口病患儿的手部、足部和口腔皮损表现

**2. 重症病例表现** 少数病例（尤其是小于 3 岁者）病情进展迅速，发病 1～5 日出现脑膜炎、脑炎（以脑干脑炎最为凶险）、脑脊髓炎、肺水肿、循环障碍等，极少数病例病情危重，可致死亡，存活病例可留有后遗症。

（1）神经系统表现：精神差、嗜睡、易惊、头痛、呕吐、谵妄甚至昏迷；肢体抖动，肌阵挛、眼球震颤、共济失调、眼球运动障碍；无力或急性弛缓性瘫痪；惊厥。查体可见脑膜刺激征，腱反射减弱或消失，巴宾斯基征等病理征阳性。

（2）呼吸系统表现：呼吸浅促、呼吸困难或节律改变，口唇发绀，咳嗽，咳白色、粉红色或血性泡沫样痰；肺部可闻及湿啰音或痰鸣音。

（3）循环系统表现：面色苍灰、皮肤花纹、四肢

发凉，指（趾）发绀；出冷汗；毛细血管再充盈时间延长。心率增快或减慢，脉搏浅速或减弱甚至消失；血压升高或下降。

> **案例 9-4  临床表现**
> 1. 8 个半月婴儿，发热 1 日，皮疹 12h。
> 2. 皮疹分布在手、足、臀部，为红色丘疹及疱疹。
> 3. 查体：一般情况良好，牙龈及颊黏膜可见疱疹和溃疡，咽部充血，有疱疹。

【实验室检查】

**1. 血常规** 白细胞计数正常或降低，病情危重者白细胞计数可明显升高。

**2. 血生化检查** 部分病例可有轻度谷丙转氨酶、谷草转氨酶、肌酸激酶同工酶（CK-MB）升高，病情危重者可有肌钙蛋白（cTnI）、血糖水平升高。C反应蛋白（CRP）一般不升高。乳酸水平升高。

**3. 血气分析** 呼吸系统受累时可有 $PaO_2$ 降低、血氧饱和度下降，二氧化碳分压升高、酸中毒。

**4. 脑脊液检查** 神经系统受累时可表现为：外观清亮，压力增高，白细胞计数增多，多以单核细胞为主，蛋白质含量正常或轻度增多，糖和氯化物质含量正常。

**5. 病原学检查** CoxA16、EV71 等肠道病毒特异性核酸阳性或分离到肠道病毒。咽、气道分泌物及疱疹液、粪便中肠道病毒阳性率较高。

**6. 血清学检查** 急性期与恢复期血清 CoxA16、EV71 等肠道病毒中和抗体有 4 倍以上的升高。

**7. 其他物理学检查** 重症患者出现不同器官功能障碍的症状时，可做相应的检查，但无特异性。项目如下。

（1）胸部 X 线检查：可表现为双肺纹理增多，网格状、斑片状阴影，部分病例以单侧为主。

（2）磁共振成像：神经系统受累者可有异常改变，以脑干、脊髓灰质损害为主。

（3）脑电图：可表现为弥漫性慢波，少数可出现棘（尖）慢波。

（4）心电图：无特异性改变。少数病例可见窦性心动过速或过缓，Q—T 间期延长，ST-T 改变。

---

**案例 9-4　实验室检查**

颅脑 CT 检测未见明显异常。

胸片：双肺纹理增多。

血常规：WBC $10.4 \times 10^9$/L，RBC $4.56 \times 10^{12}$/L，Hb 122g/L，PLT $236 \times 10^9$/L，N 70.1%。

超敏 C 反应蛋白 3mg/L。

手足口病病毒抗体测定：抗 EV71-IgM 阳性。

---

**【诊断】** 根据流行季节、发病年龄及临床表现，可作出临床诊断。进一步检测肠道病毒血清型可确诊。

**1. 临床诊断**

（1）在流行季节发病，常见于学龄前儿童，婴幼儿多见。

（2）发热伴手、足、口、臀部皮疹，部分病例可无发热。极少数重症病例皮疹不典型，临床诊断困难，需结合病原学或血清学检查做出诊断。无皮疹病例，临床不宜诊断为手足口病。

**2. 确诊条件** 临床诊断病例具有下列之一者即可确诊。

（1）肠道病毒（CoxA16、EV71 等）特异性核酸检测阳性。

（2）分离出肠道病毒，并鉴定为 CoxA16、EV71

或其他可引起手足口病的肠道病毒。

（3）急性期与恢复期血清 CoxA16、EV71 或其他可引起手足口病的肠道病毒中和抗体有 4 倍以上的升高。

---

**案例 9-4　诊断**

1. 8 个半月婴儿，夏季发病。

2. 发热伴皮疹，皮疹分布在手、足、臀部，为红色丘疹及疱疹。一般情况良好，牙龈及颊黏膜可见疱疹和溃疡，咽部充血，有疱疹。

3. 血常规正常，手足口病病毒抗体测定示抗 EV71-IgM 阳性。

诊断：手足口病。

---

**3. 临床分类**

（1）普通病例：手、足、口、臀部皮疹，伴或不伴发热。

（2）重症病例

1）重型：出现神经系统受累表现。例如，精神差、嗜睡、易惊、谵妄；头痛、呕吐；肢体抖动，肌阵挛、眼球震颤、共济失调、眼球运动障碍；无力或急性弛缓性瘫痪；惊厥。体征可见脑膜刺激征，腱反射减弱或消失。

2）危重型：出现下列情况之一者：①频繁抽搐、昏迷、脑疝；②呼吸困难、发绀、血性泡沫痰、肺部啰音等；③休克等循环功能不全表现。

重症病例的早期识别：具有以下特征，尤其 3 岁以下的患者，有可能在短期内发展为危重病例，应密切观察病情变化，进行必要的辅助检查，有针对性地做好救治工作：①持续高热不退；②精神差、呕吐、易惊、肢体抖动、无力；③呼吸、心率增快；④出冷汗、末梢循环不良；⑤高血压；⑥外周血白细胞计数明显增高；⑦高血糖。

**【鉴别诊断】**

**1. 其他儿童发疹性疾病** 手足口病普通病例需要与丘疹性荨麻疹、水痘、不典型麻疹、幼儿急疹、带状疱疹及风疹等鉴别。可根据流行病学特点、皮疹形态和部位、出疹时间、有无淋巴结肿大及伴随症状等进行鉴别，以皮疹形态和部位最为重要。最终可依据病原学和血清学检测进行鉴别。

**2. 其他病毒所致脑炎或脑膜炎** 由其他病毒引起的脑炎或脑膜炎如单纯疱疹病毒、巨细胞病毒（CMV）、EB 病毒、呼吸道病毒等，临床表现与手足口病合并中枢神经系统损害的重症病例表现相似，对皮疹不典型者，应根据流行病学史尽快留取标本进行肠道病毒尤其是 EV71 的病毒学检查，结合病原学或血清学检查做出诊断。

**3. 脊髓灰质炎** 重症手足口病合并急性弛缓性瘫痪（AFP）时需与脊髓灰质炎鉴别。后者主要表现为双峰热,病程第 2 周退热前或退热过程中出现弛缓性瘫痪,病情多在热退后到达顶点,无皮疹。

**4. 肺炎** 重症手足口病可发生神经源性肺水肿,应与肺炎鉴别。肺炎主要表现为发热、咳嗽、呼吸急促等呼吸道症状,一般无皮疹,无粉红色或血性泡沫痰;胸片加重或减轻均呈逐渐演变,可见肺实变病灶肺不张及胸腔积液等。

**5. 暴发性心肌炎** 以循环障碍为主要表现的重症手足口病病例需与暴发性心肌炎鉴别。暴发性心肌炎无皮疹,有严重心律失常、心源性休克、阿-斯综合征发作等表现;心肌酶谱多有明显升高;胸片或心脏彩超提示心脏扩大,心功能异常恢复较慢。最终可依据病原学和血清学检测进行鉴别。

**【处置流程】** 门诊医师在接诊时要仔细询问病史,着重询问周边有无类似病例及接触史、治疗经过;体检时注意皮疹、生命体征、神经系统及肺部体征。

(1)临床诊断病例和确诊病例按照《中华人民共和国传染病防治法》中丙类传染病要求进行报告。

(2)普通病例可门诊治疗,并告知患者及家属在病情变化时随诊。3 岁以下患儿,持续发热、精神差、呕吐,病程在 5 日以内应密切观察病情变化,尤其是心、肺、脑等重要脏器功能,根据病情给予针对性的治疗。

(3)重症病例应住院治疗。危重病例及时收入重症监护室(ICU)救治。

**【治疗】**

**1. 普通病例** 目前尚无特效抗病毒药物和特异性治疗手段。主要是对症治疗。注意隔离,以避免交叉感染。适当休息,清淡饮食,做好口腔和皮肤护理。

**2. 重症病例**

(1)神经系统受累的治疗:①控制颅内高压。限制入量,积极给予甘露醇降颅压治疗,每次 0.5~1.0g/kg,每 4~8h 一次,20~30min 快速静脉注射。根据病情调整给药间隔时间及剂量。必要时加用呋塞米。②酌情应用糖皮质激素治疗。参考剂量:甲泼尼龙 1~2mg/(kg·d);氢化可的松 3~5(kg·d);地塞米松 0.2~0.5mg/(kg·d),病情稳定后,尽早减量或停用。③酌情应用静脉注射免疫球蛋白,总量 2g/kg,分 2~5 天给予。④对症治疗。降温、镇静、止惊。密切监护,严密观察病情变化。

(2)呼吸、循环衰竭的治疗:①保持呼吸道通畅,吸氧。②监测呼吸、心率、血压和血氧饱和度。③呼吸功能障碍的治疗,及时气管插管,使用正压机械通气,建议呼吸机初调参数:吸入氧浓度 80%~100%,PIP 20~30cmH_2O,PEEP 4~8cmH_2O,f 20~40 次/分,潮气量 6~8ml/kg 左右。根据血气、X 线胸片结果随时调整呼吸机参数。适当给予镇静、镇痛。如有肺水肿、肺出血表现,应增加 PEEP,

不宜进行频繁吸痰等降低呼吸道压力的护理操作。④保护重要脏器功能,维持内环境的稳定。

(3)恢复期治疗:①促进各脏器功能恢复;②功能康复治疗;③中西医结合治疗。

**【预防】** 我国研发的 EV71 手足口病灭活疫苗于 2016 年批准上市,目前尚缺乏有效的免疫持久性研究数据,尚未纳入我国儿童免疫规划。患儿应进行隔离。本病流行期间不宜到人群聚集的公共场所。注意保持环境卫生,勤洗手,居室要经常通风,勤晒衣被。

# 六、脊髓灰质炎

脊髓灰质炎(poliomyelitis)是由脊髓灰质炎病毒引起的儿童急性传染病,是儿童致残的主要疾病之一。多发生于<5 岁儿童,尤其是婴幼儿,四季均可发病,较集中于夏秋季,典型临床表现为发热及不规则、不对称、无感觉障碍及无大小便失禁的弛缓性瘫痪,重者可因呼吸肌麻痹而死亡。本病无特效治疗方法,但疫苗可有效预防。2000 年 10 月世界卫生组织(WHO)宣布,包括我国在内的西太平洋区域为无脊髓灰质炎地区。但在此后至 2011 年期间,全球 23 个以往无脊髓灰质炎国家因输入病毒而再度出现感染病例,脊髓灰质炎的防治仍面临新的挑战。

**【病因】** 脊髓灰质炎病毒(poliovirus)是肠道病毒属(Enterovirus genus)微小 RNA 病毒科(picornaviridae)的成员,病毒颗粒呈 20 面体,无囊膜,直径约为 20nm。脊髓灰质炎病毒只有 3 个血清型,Ⅰ、Ⅱ和Ⅲ型,不同血清型间一般无交叉免疫。引起瘫痪型疾病的多为Ⅰ型,其生存力强,耐寒,耐酸,耐乙醚、氯仿等有机溶剂,-20℃下能长期存活;高温、紫外线、含氯消毒剂、氧化剂等可将其灭活。

**【流行病学】**

**1. 传染源** 人是脊髓灰质炎病毒的唯一自然宿主。各型患者和隐性感染者是主要的传染源。

**2. 传播途径** 本病毒经粪-口途径传播,包括密切接触和飞沫传播。急性期患者和健康带病毒者的粪便是最重要的病毒来源。受此病毒感染者在潜伏后期和发病早期,血液中有病毒存在(病毒血症),持续时间短暂,为 3~5 日。发病后咽部也可带病毒,可持续 10 日左右。粪便中排出病毒的时间长,从发病早期至恢复期均可排出,最长可达 2 个月,以发病 2 周内排出最多。因此,在急性期一定要严格隔离患者,严密消毒处理患者的粪便。一般以 40 日作为本病的隔离期。

**3. 易感者** 本病的易感人群是儿童。5 岁以下、4 月龄以上儿童最易感。感染后获得对同型病毒株的持久免疫力。

【发病机制】 病毒经口进入人体后在咽部和回肠淋巴结组织中繁殖，同时向外排出病毒，如机体抵抗力强，形成相应的保护型抗体，患儿无临床症状，形成隐性感染；否则病毒可经淋巴进入血液循环，形成第一次病毒血症，进而扩散到全身淋巴组织中增殖，病毒大量增殖后再次入血形成第二次病毒血症。如果病毒未侵犯神经系统，机体免疫系统又能清除病毒则形成顿挫型感染；病毒侵入神经系统，轻者不发生瘫痪，称无瘫痪型感染，重者发生瘫痪，称瘫痪型感染。病毒进入中枢神经系统的确切机制还不清楚，主要侵犯脊髓前角运动神经元和脊髓、大脑的其他部位，包括小脑和皮质运动区都受不同程度的侵犯，引起回执细胞广泛性坏死，发生瘫痪。

【病理改变】 脊髓灰质炎病毒一般引起溶细胞性感染，即可直接破坏受其感染的细胞，引起其变性与坏死，同时伴有多形核白细胞、淋巴细胞和巨噬细胞等炎症细胞浸润。脊髓灰质炎病毒为嗜神经病毒，主要侵犯中枢神经的运动神经细胞，以脊髓前角运动神经元损害为主，尤以颈段和腰段受损最严重，脑干及其他部位受累次之。

【临床表现】 潜伏期通常为 8～12 日。临床表现差异很大，分为无症状型感染（又称隐性感染，占 90% 以上）、顿挫型感染（占 4%～8%）、无瘫痪型感染和瘫痪型感染。其中瘫痪型感染典型表现可分为以下各期。

**1. 前驱期** 主要表现为发热、全身不适、食欲缺乏、多汗、咽痛、咳嗽、流涕等上呼吸道感染症状，亦可见恶心、呕吐、腹痛、腹泻等消化道症状。持续 1～4 日，如病情不再发展而痊愈，即为顿挫型。

**2. 瘫痪前期** 多数患者由前驱期进入本期，少数于前驱期症状消失数日后再次发热至本期，亦可无前驱期症状而从本期开始发病。患儿出现高热、头痛，颈背、四肢肌肉疼痛，活动或变换体位时加重。同时有多汗、皮肤发红、烦躁不安等兴奋状态和脑膜刺激征阳性等神经系统体征。小婴儿拒抱，较大婴儿体检可见如下体征，①三脚架征（tripod sign）：患儿坐起时困难，需用两臂后撑在床上使身体形似三角形以支持体位，提示有脊柱强直；②吻膝试验（kiss-the-knee test）阳性：儿童坐起后不能自如地弯颈使下颌抵膝；③头下垂征（head drop sign）：将手置于患儿腋下并抬起躯干时，可发现头向后下垂。此时脑脊液已出现异常，呈蛋白-细胞分离现象。若 3～5 日后热退，症状消失则为无瘫痪型；如病情继续发展，浅反射和深反射逐渐减弱至消失，则可能发生瘫痪。

**3. 瘫痪期** 临床上无法将此期与瘫痪前期截然分开，一般于起病后的 2～7 日或第 2 次发热后 1～2 日后出现不对称性肌群无力或弛缓性瘫痪，随发热而加重，热退后瘫痪不再进展，无感觉障碍，大小便功能障碍少见。根据病变部位分为以下类型。

（1）脊髓型：最常见。多表现为不对称的单侧下肢弛缓性瘫痪，近端肌群瘫痪程度重于远端。如累及颈背肌、膈肌、肋间肌时，可出现抬头及坐起困难、呼吸运动受限、矛盾呼吸等表现。腹肌、肠肌或膀胱肌瘫痪可引起肠麻痹、顽固性便秘、尿潴留或尿失禁。

（2）延髓型：病毒侵犯延髓呼吸中枢、循环中枢及脑神经的运动神经核，病情大多严重，可见脑神经麻痹及呼吸、循环受损的表现。常与脊髓型同时发生。

（3）脑型：较少见。呈弥漫性或局灶性脑炎，临床表现与其他病毒性脑炎无异。可有上运动神经元瘫痪。

（4）混合型：同时存在上述两种或两种以上类型的表现。

**4. 恢复期** 一般在瘫痪后 1～2 周，肢体远端的瘫痪肌群开始恢复，并逐渐上升至腰部。轻症者 1～3 个月恢复，重症者则需更长时间。

**5. 后遗症期** 因运动神经元严重受损而形成持久性瘫痪，1～2 年内仍不能恢复则为后遗症。受累肌群萎缩，形成肢体或脊柱畸形。

【并发症】 呼吸肌麻痹者可继发吸入性肺炎、肺不张；尿潴留易并发尿路感染；胃肠道的并发症有出血、肠麻痹和淤血扩张。长期卧床可致压疮、肌萎缩、骨质脱钙、尿路结石和肾衰竭等。

【实验室检查】

**1. 血常规** 外周血白细胞正常或可升高，急性期红细胞沉降率可增加。

**2. 脑脊液** 瘫痪前期始出现异常，其变化与病毒性脑炎相似，可见细胞数增多，蛋白质增加不明显，呈蛋白-细胞分离现象，对诊断有一定的参考价值。至瘫痪第 3 周，细胞数恢复至正常，而蛋白质仍继续增高，4～6 周后方恢复正常。

**3. 病毒分离** 一般在发病 1 周内可从咽部分离出脊髓灰质炎病毒。对发病 2 周内、病后未再接受过脊髓灰质炎减毒活疫苗的患者，间隔 24～48h，收集双份粪便标本（重量≥5g），及时冷藏于 4℃以下并送各级疾病预防控制中心实验室检测。发病后数周内可从粪便中分离到该病毒。但与许多其他肠道病毒不同的是，从脑脊液中很难分离出脊髓灰质炎病毒。粪便病毒分离是本病最重要的确诊性实验。

**4. 血清学检查** 对病毒分离阴性，或无条件进行培养时，可用血清学方法诊断。血清和（或）脑脊液中特异性 IgM 抗体的检出，血清或脑脊液中 IgG 抗体或中和抗体滴度在恢复期显著（4 倍或更多）升高时均可确定诊断。

【诊断与鉴别诊断】 已知有脊髓灰质炎流行情况下，根据流行病学史、典型临床表现及实验室检查，本病诊断并不困难。但目前我国已消灭脊髓灰质炎。

遇到可疑的病例，应作全面仔细的病史询问、详尽的检查，留取急性期和恢复期血清、脑脊液和粪便标本。除作常规检验以外，一定要将留取的标本送到有条件做病原学、血清学检查的实验室，以及有分子生物学检查技术的实验室或国家指定的参考实验室进行有关的检查。

鉴别诊断比较困难的是顿挫型感染及瘫痪型感染的前驱期和瘫痪前期的病例。此外，脊髓灰质炎病毒引起的脑炎，与其他病毒引起的无菌性脑膜炎难以区分，须经实验室检查才可彻底鉴别。

**1. 急性感染性多发性神经根神经炎**（吉兰-巴雷综合征）起病前 1～2 周常有呼吸道或消化道感染病毒，一般不发热，出现对称的上行性瘫痪，80% 以上病例感觉丧失。双侧面瘫可发生于半数的病例中，脑脊液呈蛋白-细胞分离现象。血清学检查和大便病毒分离可鉴别。

**2. 周围神经炎**　由于肌内注射、维生素缺乏、瘫痪型脑带状疱疹、白喉后神经病变等均可引起瘫痪，可根据病史、感觉检查和有关临床特征鉴别。

**3. 家族性周期性瘫痪**　瘫痪突然出现，无前驱症状，呈对称性，发展迅速，常有家族史及周期性发作史，血钾降低，补钾后很快恢复。

**4. 假性瘫痪**　常见者有外伤（挫伤、扭伤、骨折、骨骺分离），非特异性滑膜炎（以髋关节及膝关节多见，一侧性，跛行）、急性风湿热、坏血病（维生素 C 缺乏史，骨 X 线特征表现）、婴儿先天性髋关节脱位等可见假性瘫痪，应予以鉴别。

**5. 其他引起瘫痪的疾病**　由其他肠道病毒引起的瘫痪，癔症性瘫痪，白喉或肉毒中毒神经病、长骨骨髓炎、骨折、关节脱位等引起的假性瘫痪和伴有瘫痪的脑炎等。

【治疗】　对脊髓灰质炎尚无特异性抗病毒治疗药，主要予以支持和对症治疗。

**1. 前驱期和瘫痪前期**

（1）应卧床休息，隔离 40 日。

（2）对症治疗：注意患者水电解质平衡；适当给予镇静剂，对疼痛的肢体局部使用湿热敷或口服镇痛剂，对减轻疼痛很有帮助。避免肌内注射及手术等刺激。

（3）静脉滴注高渗葡萄糖及维生素 C，以减轻神经组织水肿。有条件者可输注丙种球蛋白 400mg/（kg·d），连用 2～3 日，有减轻病情的作用。早期应用 α-干扰素有抑制病毒复制和免疫调节的作用，100 万 U/d 肌内注射，14 日为一个疗程。

**2. 瘫痪期**　应将患者收入院治疗。

（1）体位：卧床休息对防止瘫痪进展或扩展是必需的。对较大儿童病例，在床垫下放置木板，可减轻背部肌肉痉挛引起的疼痛。在下肢瘫痪病例中，将瘫痪肢体置于功能位置，可防止畸形。

（2）药物：地巴唑 0.1～0.2mg/（kg·d）顿服，10 日为 1 疗程，可兴奋脊髓和扩张血管；加兰他敏能促进神经传导，0.05～0.1mg/（kg·d），肌内注射，20～40 日为一个疗程；维生素 $B_{12}$ 能促进神经细胞代谢，0.1mg/d，肌内注射。

（3）呼吸道的处理：出现呼吸肌麻痹时，应当在缺氧出现之前就开始机械通气；吞咽困难者通过鼻饲保证营养，继发感染者选择适宜的抗生素进行治疗。

**3. 恢复期和后遗症期**　应当根据病情采取综合性康复治疗措施，防止肌肉萎缩，包括功能练习、理疗、针灸、推拿等，促进功能恢复，严重肢体畸形可予以手术矫正。

【预防】

**1. 主动免疫**　对所有儿童均应口服脊髓灰质炎减毒活疫苗糖丸进行主动免疫。基础免疫自出生后 2 月龄婴儿开始，连服 3 剂，每次间隔 1 个月，4 岁时加强免疫一次。还可根据需要对 <5 岁的儿童实施基础免疫外的强化补充免疫接种。

**2. 被动免疫**　未服用疫苗而与患者有密切接触的 <5 岁的儿童和先天性免疫缺陷的儿童应及早注射丙种球蛋白，每次 0.3～0.5ml/kg，每日 1 次，连用 2 日，可防止发病或减轻症状。

**3. 其他**　临床上可疑病例及时隔离，隔离期为自发病日至 40 日；密切接触者应医学观察 20 天。

【监测】　通过建立有效的疾病报告和监测系统，做好对急性弛缓性瘫痪病例的主动监测。发现急性弛缓性瘫痪的患者或疑似患者，要在 24h 内向当地疾病预防控制中心进行报告，并及时隔离患者，自发病之日起至少隔离 40 日。对有密切接触史的易感者要进行医学观察 20 日。所有急性弛缓性瘫痪病例均应按标准采集双份大便标本用于病毒分离，并尽可能进行血清学检测。

# 七、流行性腮腺炎

**案例 9-5**

患儿，男，6 岁，因发热伴颌面部肿痛 2 日入院。2 日前无明显诱因出现发热，体温最高达 39.5℃；伴双侧颌面部肿痛，偶有畏寒、头痛及四肢酸痛。无头晕及视物不清，无恶心、呕吐，无腹痛、腹泻。在当地中医院门诊就诊，考虑流行性腮腺炎，给予患者中药外敷及口服药物退热治疗（具体不详），患者肿痛较前减轻，但仍有发热。患儿周围有同学患有流行性腮腺炎。患儿系第 1 胎第 1 产，足月经阴产，出生于当地，智力发育与同龄儿相仿，预防接种按计划进行。

体格检查：T 39.6℃，P 103 次/分，R 23 次/分，BP 120/69mmHg，发育正常，营养一般，神志清，精神欠佳，言语流利，自主体位，查体合作。呼吸稍促。双侧颈部可触及黄豆粒大小淋巴结，质稍韧，无触痛，活动度可。双侧颌面部以耳垂为中心轻度肿大，质韧，有触痛。口唇无发绀，咽部充血。双侧扁桃体无肿大。颈软，双肺未闻及干湿啰音。心律齐，心音有力，各瓣膜听诊区未闻及杂音。腹软，无压痛及反跳痛，肝脾肋下未触及肿大。四肢活动可。脑膜刺激征阴性。

**思考题：**

1. 该病例腮腺肿大是否为化脓性炎症？
2. 为明确诊断应做哪些实验室检查？

流行性腮腺炎（epidemic parotitis）是由腮腺炎病毒引起的儿童急性呼吸道传染病，以 5～15 岁患者较为多见。四季均可发病，以冬春季节为高峰。多在幼儿园和学校中流行。以腮腺肿痛为临床特征，可并发脑膜脑炎、睾丸炎及胰腺炎等。一次感染后可获得终身免疫。

【病原学】　本病病原体为腮腺炎病毒，属于副黏病毒科，基因组为单链 RNA。仅有 1 个血清型。病毒颗粒呈圆形，大小悬殊，为 100～200nm，有包膜。该病毒可分为 A～J 共 10 个基因型，此病毒含有 6 种主要蛋白，其中病毒表面有 2 种，即血凝素-神经氨酸酶蛋白和溶解蛋白，对病毒毒力起着重要作用。该病毒对物理和化学因素敏感，来苏、40% 甲醛溶液等均能在 2～5min 内将其灭活，紫外线照射也可将其杀灭，加热至 56℃，20min 即失去活力。

【流行病学】

**1. 传染源**　人是病毒的唯一宿主。腮腺炎患者和健康带病毒者是本病的传染源，患者在腮腺肿大前 6 日到发病后 9 日内，从唾液中均可分离出腮腺炎病毒。

**2. 传播途径**　主要通过呼吸道飞沫传播，亦可因唾液污染食具和玩具，通过直接接触而感染。

**3. 其他**　人群对本病普遍易感，以年长儿及青少年发病者为多。感染后具有持久免疫力。

【发病机制】　病毒通过口、鼻进入人体后，在上呼吸道黏膜上皮组织和淋巴组织中增殖，导致局部炎症和免疫反应，然后进入血液引起病毒血症，进而扩散到腮腺和全身各器官。亦可经口腔沿腮腺管传播到腮腺。由于病毒对腺体组织和神经组织具有高度亲和性，可使多种腺体（腮腺、舌下腺、颌下腺、胰腺、生殖腺等）发生炎症改变，也可侵犯神经系统。在这些器官中病毒再度繁殖，并在此侵入血液循环，并侵犯第一次未曾受累的其他器官，临床上呈现出不同器官相继发生病理改变。

【病理】　主要的病理特征是受侵犯的腺体出现非化脓性炎症，如间质充血、水肿、点状出血、淋巴细胞浸润和腺体细胞坏死等。腺体导管细胞肿胀，管腔中充满坏死细胞及渗出物，使腺体分泌排出受阻，唾液中的淀粉酶经淋巴系统进入血液，使血、尿淀粉酶增高。如发生脑膜脑炎，可见脑细胞变性、坏死和炎症细胞浸润。

【临床表现】　潜伏期 14～25 日，平均 18 日。前驱期很短、症状较轻，大多无前驱症状，常以腮腺肿大和疼痛为首发体征，体温可上升达 40℃。常先见于一侧，然后另一侧也相继肿大，位于下颌骨后方和乳突之间，以耳垂为中心向前、后、下发展，边缘不清，表面发热但多不红，触之有弹性感并有触痛。面部一侧或双侧因肿大而变形，局部疼痛、过敏，张口咀嚼或吃酸性食物时胀痛加剧。腮腺肿痛于 2～3 日达高峰，一般一周左右消退。腮腺导管开口（位于上颌第二磨牙对面黏膜上）在早期可有红肿，有助于诊断。在腮腺肿胀时，颌下腺和舌下腺亦明显肿胀，并可触及椭圆形腺体。病程中患者可有不同程度的发热，持续时间不一，短则 1～2 日，多则 5～7 日，亦有体温始终正常者。可伴有头痛、乏力和食欲减退等。

【并发症】　由于腮腺炎病毒有嗜腺体和嗜神经性，常侵入中枢神经系统和其他腺体、器官而出现以下并发症。

**1. 神经系统**

（1）脑膜脑炎：是儿童时期最常见的并发症，男性较女性多 3～5 倍。常在腮腺炎高峰时出现，也可出现在腮腺肿大前或腮腺肿大消失后。表现为发热、头痛、呕吐、颈项强直、克尼格征阳性等，很少惊厥。脑脊液的改变与其他病毒性脑炎相似。预后大多良好，常在 2 周内恢复正常，多无后遗症。少数可遗留耳聋和阻塞性脑积水。

（2）感音性耳聋：多为一侧性，年长儿发病率高，大多于发病后 10 日内出现，如并发脑炎、耳聋，发病率则更高。由听神经水肿所致耳聋，经减轻水肿，改善局部微循环，大约 6 个月内可恢复，而由听神经变性所致耳聋，可成为永久性和完全性耳聋。

**2. 生殖系统**

（1）睾丸炎：是男孩最常见的并发症，多为单侧。常发生在腮腺炎起病后的 4～5 日、肿大的腮腺开始消退时。开始为睾丸疼痛，随之肿胀伴剧烈触痛，可并发附睾炎、鞘膜积液和阴囊水肿。大多数患者有严重的全身反应，突发高热、寒战等。一般 10 日左右消退，1/3～1/2 的病例出现不同程度的睾丸萎缩，一般不影响生育。双侧受累可导致不育，但非常少见。

（2）卵巢炎：5%～7% 的青春期女性患者可并发卵巢炎，症状多较轻，可出现下腹疼痛及压痛，月经不调等，一般不影响受孕。

（3）胰腺炎：可见于年长儿，严重的急性胰腺炎较少见。常发生在腮腺肿大数日后，表现为上腹部剧痛和触痛，伴发热、寒战、恶心、反复呕吐等，B超有时显示胰腺肿大。由于单纯腮腺炎即可引起血、尿淀粉酶增高，因此淀粉酶升高不能作为诊断胰腺炎的证据，需要做血清脂肪酶检查，以助于诊断。

（4）其他并发症：心肌炎较常见，而肾炎、乳腺炎、胸腺炎、甲状腺炎、泪腺炎、角膜炎、血小板减少及关节炎等偶可发生。

> **案例 9-5　临床表现**
>
> 1. 发热，体温最高达 39.5℃；伴双侧颌面部肿痛，偶有畏寒、头痛及四肢酸痛。无头晕及视物不清，无恶心、呕吐，无腹痛、腹泻。患儿周围同学有流行性腮腺炎患者。
>
> 2. 体格检查：呼吸稍促。双侧颈部可触及黄豆粒大小淋巴结，质稍韧，无触痛，活动度可。双侧颌面部以耳垂为中心轻度肿大，质韧，有触痛。咽部充血。颈软，腹软，无压痛及反跳痛，肝脾肋下未触及肿大。四肢活动可。脑膜刺激征阴性。

【实验室检查】

**1. 常规检查**　白细胞计数和尿常规一般正常，有睾丸炎者白细胞可增高，有肾损害时尿有改变。

**2. 血、尿淀粉酶测定**　90% 的患者发病早期血清和尿淀粉酶有轻度至中度增高，2 周左右恢复正常，血清及尿中淀粉酶活力与腮腺肿胀程度平行，血脂肪酶增高有助于胰腺炎的诊断。

**3. 血清学检测**　近年来大多采用 ELISA 法检测患者血清中腮腺炎病毒特异性 IgM 抗体，可以早期快速诊断（前提是 1 个月内未接种过腮腺炎减毒活疫苗）。双份血清特异性 IgG 抗体效价有 4 倍以上增高有诊断意义。亦可用 PCR 技术检测腮腺炎病毒 RNA，有很高的敏感性。

**4. 病毒分离**　在发病早期取患者唾液、尿液、脑脊液或血液标本，及时接种鸡胚或人胚肾细胞进行病毒分离试验，阳性标本采用红细胞吸附抑制试验或血凝抑制试验进行鉴定，阳性者可以确诊。

> **案例 9-5　实验室检查**
>
> 1. 血常规：WBC $5.14×10^9/L$，RBC $4.78×10^{12}/L$，Hb 138g/L，PLT $314×10^9/L$，N 59%，L 34.8%，ESR 10mm/h。
>
> 2. 胸片示双肺纹理增多。腮腺彩超示：①双侧腮腺增大，回声欠均匀，血流稍丰富，提示炎症可能；②双颈部多发肿大淋巴结；③腹部彩超示：肝、胆、胰、脾、肾未见异常。
>
> 3. 血淀粉酶 575.6U/L（正常值为 35～200U/L）。

【诊断和鉴别诊断】　通常根据流行病学史、临床症状和体格检查即可做出腮腺炎的诊断。对可疑病例可进行血清学检查及病毒分离试验以确诊。

> **案例 9-5　诊断**
>
> 1. 周围有患流行性腮腺炎的同学。
>
> 2. 患儿，男，6 岁，发热伴颌面部肿痛 2 日。
>
> 3. 体温最高达 39.5℃；伴双侧颌面部肿痛，偶有畏寒、头痛及四肢酸痛。
>
> 4. 体格检查：呼吸稍促。双侧颈部可触及黄豆粒大小淋巴结，质稍韧，无触痛，活动度可。双侧颌面部轻度肿大，质韧，有触痛。咽部充血。
>
> 5. 辅助检查：血常规 WBC $5.14×10^9/L$，RBC $4.78×10^{12}/L$，Hb 138g/L，PLT $314×10^9/L$，N 59%，L 34.8%，ESR 10mm/h。胸片示双肺纹理增多。腮腺彩超示：①双侧腮腺增大，回声欠均匀，血流稍丰富，提示炎症可能；②双颈部多发肿大淋巴结；③腹部彩超示：肝、胆、胰、脾、肾未见异常。血淀粉酶 575.6U/L（正常值为 35～200U/L）。
>
> 诊断：流行性腮腺炎。

需与以下疾病相鉴别。

**1. 化脓性腮腺炎**　主要是一侧腮腺肿大，腮腺剧烈疼痛及触痛，导管中有脓液流出，白细胞总数和中性粒细胞增高。

**2. 其他病毒性腮腺炎**　流感病毒、副流感病毒、巨细胞病毒、HIV 等均可引起腮腺肿大，依靠病毒分离可鉴别。

**3. 其他原因引起的腮腺肿大**　如白血病、淋巴瘤、口眼干燥关节综合征或罕见的腮腺肿瘤等。一般不伴急性感染症状。

【治疗】　目前尚无特异性抗病毒治疗，以对症处理为主。

急性期避免刺激性食物，给予清淡饮食，忌酸性食物，多饮水，注意保持口腔清洁，对高热、头痛和并发睾丸炎者给予解热止痛药物。睾丸肿痛时可用"丁"字形带托起。中药治疗多用清热解毒，软坚消痛法，常用普济消毒饮加减内服和青黛散调醋局部外敷等。发病早期可使用利巴韦林 10～15mg/（kg·d）静脉滴注，疗程为 5～7 日。对重症患者可短期使用肾上腺皮质激素治疗，疗程为 3～5 日。脑膜脑炎、胰腺炎等的治疗见相关章节。

【预防】　及早隔离患者至腮腺肿胀完全消退。集体机构中有接触史的儿童应检疫 3 周。对易感儿，可接种腮腺炎减毒活疫苗，除皮下接种外，也采用喷喉、喷鼻或气雾吸入等方式，同样能够取得良好效果。接种麻疹-风疹-腮腺炎三联疫苗也具有良好的保护作用。

## 八、获得性免疫缺陷综合征

获得性免疫缺陷综合征（acquired immunodeficiency syndrome，AIDS），即艾滋病，是由人类免疫缺陷病毒（human immunodeficiency virus，HIV）所引起的一种传播迅速、病死率极高的传染性疾病。

【病因】 HIV 属 RNA 反转录病毒，直径为 100～200nm，目前已知 HIV 有两个型，即 HIV I 和 HIV II。两者均能引起 AIDS，但 HIV II 致病性较 HIV I 弱。HIV I 共有 A、B、C、D、E、F、G、H、O 9 种亚型，以 B 型最常见。本病毒为圆形或椭圆形，外层为类脂包膜，表面有锯齿样突起，内有圆柱状核心，含 $Mg^{2+}$ 依赖性反转录酶。病毒包括结构蛋白 P19、核心蛋白 P24 和 P15、反转录酶蛋白 P77 和 P51、外膜蛋白 gp120 和跨膜蛋白 gp41 等。病毒对热敏感，56℃ 30min 能灭活，50% 浓度的乙醇、0.3% 的过氧化氢、0.2% 次氯酸钠及 10% 漂白粉经 10min 能灭活病毒，但对甲醛溶液、紫外线和 γ 射线不敏感。

【流行病学】 儿童患病是由成人传播而来。1995 年我国首次发现经母婴途径传播的 HIV 感染者。母婴传播的阻断策略是目前最为有效的控制婴儿感染的方式，若干预成功，母婴传播风险可降至 2% 以下，但这样的干预在多数资源有限的国家仍未普及。感染 HIV 的新生儿通常在感染后的第一年即出现临床症状，到 1 岁时约有 1/3 的患儿死亡，到 2 岁时如果没有有效治疗，近一半的患儿将面临死亡。

**1. 传染源** 患者和无症状病毒携带者是本病的传染源，特别是后者。病毒主要存在于血液、精子、子宫和阴道分泌物中。其他体液如唾液、眼泪和乳汁亦含有病毒，均具有传染性。

**2. 儿童 HIV 感染的传播方式**

（1）母婴传播：是儿童感染的主要途径。感染本病的孕妇可以通过胎盘、产程中及产后血性分泌物或喂奶等方式传播给婴儿。

（2）血源传播：如输血、注射、器官移植等。

（3）其他途径：如性接触传播、人工授精等，主要发生在成年人。

目前尚未证实空气、昆虫、水、食物及与 AIDS 患者的一般接触，如握手、公共游泳、被褥等会造成感染，亦未见到偶然接触发病的报告。

【发病机制】 HIV I 病毒的基本受体为 CD4 分子。因 CD4$^+$ 淋巴细胞富含 CD4 分子，是 HIV 的主要靶细胞；其他 HIV 感染细胞包括单核巨噬细胞、朗格汉斯细胞、肠上皮细胞、毛细血管内皮细胞、星形细胞和小胶质细胞。HIV 进入体内，到达淋巴组织，通过 CD4 分子及辅助受体（CXCR4 或 CCR5）侵犯 CD4$^+$ T 细胞，并在其内大量繁殖，直接使其破坏。释放出的病毒再感染并破坏其他细胞。病毒抗原可招募大量的 CD4$^+$ T 细胞到达淋巴组织并

被感染，从而引起全身淋巴结的肿大。HIV 最先感染与其发生反应的细胞，从而使机体免疫功能对其复制失去控制，在感染后的 3～6 周，出现突发的病毒血症，患者出现流感样症状（发热、皮疹、淋巴结肿大、关节痛）。在感染后 2～4 个月，随着机体细胞免疫和体液免疫的出现，病毒载量明显下降，患者症状消失，CD4$^+$ T 细胞有所恢复，进入到无症状期。此期 HIV 仍在体内不断复制并感染破坏 CD4$^+$ T 细胞，最终导致 CD4$^+$ T 细胞的耗竭、免疫系统的崩溃，患者终将死于严重机会性感染或恶性肿瘤。HIV 除形成产毒性感染导致靶细胞溶解外，还能通过其他机制损伤宿主免疫系统功能，如 HIV 通过 gp120 封闭辅助性 T（Th）细胞 CD4 受体，影响其免疫调控功能，诱导抗 CD4 受体的自身抗体而阻断 Th 细胞功能，触发抗体依赖细胞介导的细胞毒作用（ADCC），使 CD4$^+$ T 细胞受到免疫攻击，使单核巨噬细胞的抗原呈递能力下降、B 细胞多克隆活化与功能异常、NK 细胞功能异常，诱导 T 细胞和 B 细胞凋亡和细胞因子表达异常等。

【病理】 HIV 感染后可见淋巴结和胸腺等免疫器官病变。淋巴结呈反应性病变和肿瘤性病变两种。早期表现是淋巴组织反应性增生，随后可出现类血管免疫母细胞淋巴结病，继之淋巴结内淋巴细胞稀少，生发中心空虚。脾小动脉周围 T 细胞区和脾小结淋巴细胞稀少，无生发中心或完全丧失淋巴成分。胸腺上皮严重萎缩，缺少胸腺小体。AIDS 患儿往往发生严重的机会性感染，其病理改变因病原体不同而异。HIV 常侵犯中枢神经系统，病变包括胶质细胞增生，灶性坏死，血管周围炎性浸润，多核巨细胞形成和脱髓现象。

【临床表现】 母婴传播获得者常在 2～3 岁时发病，输血途径感染者潜伏期为 9 个月至 5 年。婴儿、儿童和青少年 HIV 感染者的临床表现差异很大。

**1. 非特异性表现** 婴儿大多出生时无异常，最初的表现呈非特异性，包括肝脾肿大、全身淋巴结肿大、轻度生长迟缓、获得性小头畸形、间歇性或慢性腹泻、间质性肺炎、鹅口疮、间歇发热和慢性皮肤病。在儿童多为反复的细菌感染、腮腺肿大、淋巴细胞间质性肺炎、进行性的神经功能退化等。

**2. 各种机会性感染** 可引起呼吸道、消化道、中枢神经系统、皮肤等慢性或弥漫性感染。常为胞内病原体感染，包括呼吸道合胞病毒（RSV）、腺病毒（ADV）、巨细胞病毒（HCMV）、单纯疱疹病毒（HSV）、人乳头瘤病毒（HPV）、水痘-带状疱疹病毒（VZV）、风疹病毒（RV）等病毒；棘阿米巴、弓形体等寄生虫；分枝杆菌、沙门菌、痢疾杆菌、空肠弯曲菌等细菌；白假丝酵母菌、组织胞浆菌、球孢子菌、隐球菌等真菌。

**3. 淋巴增生性间质性肺炎（LIP）** 表现为干咳

和进行性缺氧发作。全身淋巴结肿大、慢性腮腺炎、生长迟缓、杵状指（趾），胸部 X 线表现为特征性间质性小结节型浸润。

**4. AIDS 脑病** 有精神和神经症状，以痴呆为突出表现，常于症状出现后数周或数月死亡。

**5. 胃肠并发症** 机会性感染所致慢性腹泻、肠炎和结肠炎，常伴肠吸收不良和小肠穿孔。

**6. 恶性肿瘤** 儿童较成人少见，已报告的肿瘤有非霍奇金淋巴瘤、卡波西肉瘤、肝母细胞瘤、B 细胞型白血病和肝肠平滑肌肉瘤等。

**7. 其他并发症** ①心脏并发症：充血性心力衰竭、心脏压塞、非细菌性血栓性心内膜炎、心肌病、心律失常等；②肾：局灶性肾小球硬化、肾小球膜性增生和肾病，主要见于年长儿；③血液系统：白细胞减少、中性粒细胞减少、贫血和血小板减少。

【实验室检查】

**1. 病原学诊断**

（1）病毒抗体检测：是初筛试验的主要手段，如下所示：

1）初筛试验：血清或尿的酶联免疫吸附试验，血快速试验。

2）确认试验：印迹试验或免疫荧光检测试验。病毒抗体检查对小于 18 月龄儿童的诊断存在局限性。

（2）病毒分离：目前常采用的方法是将受检者周围血单个核细胞（PBMC）与经植物血凝素（PHA）激活 3 日的正常人 PBMC 共同培养（加入 IL-2 10U/ml）。3 周后观察细胞病变，检测反转录酶或 P24 抗原或病毒核酸（PCR），确定有无 HIV。目前一般只用于实验研究，不作为诊断指标。

（3）抗原检测：主要是检测病毒核心抗原 P24，一般在感染后 1～2 周内即可检出。

（4）病毒核酸检测：利用 PCR 或连接酶链反应（LCR）技术，可检出微量病毒核酸。

**2. 免疫缺陷的实验室诊断**

（1）血淋巴细胞亚群分析：CD4+/CD8+ 倒置，自然杀伤细胞活性降低，皮肤迟发型超敏反应减退或消失，抗淋巴细胞抗体和抗精子抗体、抗核抗体阳性。$\beta_2$ 微球蛋白增高，尿中新蝶呤升高。

（2）各种机会性感染病原的检诊：应尽早进行，以便及时明确感染病原，实施针对性治疗。

【诊断】我国目前对婴幼儿早期诊断的策略是：婴儿出生后 6 周采集第一份血液样本，若第一份血液样本检测呈阳性反应，尽快再次采集第二份血液样本进行检测。若两份血液样本检测均呈阳性反应，报告"婴儿 HIV 感染早期诊断检测结果阳性"，诊断儿童 HIV 感染。

2002 年中华医学会儿科学分会感染学组与免疫学组共同制定了儿童 HIV 感染和 AIDS 的诊断标准。

**1. 儿童无症状 HIV 感染**

（1）流行病史：① HIV 感染母亲所生的婴儿；②输入未经 HIV 抗体检测的血液或血液制品史。

（2）临床表现：无任何症状、体征。

（3）实验室检查：≥18 个月儿童，HIV 抗体阳性，经确认试验证实者；患儿血浆中 HIV RNA 阳性。

（4）确诊标准：①≥18 个月儿童，具有相关流行病史，实验室检查中任何一项阳性可确诊；②<18 个月儿童，具备相关流行病学史，2 次不同时间的血浆样本 HIV RNA 阳性可确诊。

**2. 儿童 AIDS**

（1）流行病史同无症状 HIV 感染。

（2）临床表现：不明原因的持续性全身淋巴结肿大（直径>1cm）、肝脾肿大、腮腺炎；不明原因的持续发热超过 1 个月；慢性反复发作性腹泻；生长发育迟缓；体重下降明显（3 个月下降>基线 10%）；迁延难愈的间质性肺炎和口腔霉菌感染；常发生各种机会性感染等。与成人 AIDS 相比，儿童 AIDS 的特点为：① HIV 感染后，潜伏期短，起病较急，进展快；②偏离正常生长曲线的生长停滞是儿童 HIV 感染的一种特殊表现；③易发生反复的细菌感染，特别是对多糖夹膜细菌更易感染；④慢性腮腺炎和淋巴细胞性间质性肺炎常见；⑤婴幼儿易发生脑病综合征，且发病早、进展快、预后差。

（3）实验室检查：HIV 抗体阳性并经确认试验证实，患儿血浆中 HIV RNA 阳性；外周血 CD4+T 细胞总数减少，CD4+T 细胞占淋巴细胞数的百分比减少。

（4）确诊标准：患儿具有一项或多项临床表现，≥18 个月患儿 HIV 抗体阳性（经确认试验证实）或 HIV RNA 阳性可确诊；<18 个月患儿 2 次不同时间的样本 HIV RNA 阳性者均可确诊。有条件者应做 CD4+T 细胞计数和百分比以评估免疫状况（表 9-2）。

表 9-2 AIDS 患儿 CD4+T 细胞计数和 CD4+T 细胞百分比与免疫状况分类

| 免疫学分类 | 小于 1 岁 | 1～5 岁 | 6～12 岁 |
|---|---|---|---|
| 无抑制 | ≥1500/mm³<br>（≥25%） | ≥1000/mm³<br>（≥25%） | ≥500/mm³<br>（≥25%） |
| 中度抑制 | 750～1499/mm³<br>（15%～24%） | 500～999/mm³<br>（15%～24%） | 200～499/mm³<br>（15%～24%） |
| 重度抑制 | <750/mm³<br>（<15%） | <500/mm³<br>（<15%） | <200/mm³<br>（<15%） |

【治疗】

**1. 抗反转录病毒治疗的指征** 最近对 HIV 感染发病机制的了解和新的抗反转录病毒药物的出现，使 HIV 感染的治疗已发生很大变化。所有抗反转录病毒药物均可用于儿童病例，目前使用抗反转录病毒药物的指征为：具有 HIV 感染的临床症状；CD4$^+$T 细胞绝对数或百分比下降，达到中度或严重免疫抑制；年龄在 1 岁以内的患儿，无论其临床、免疫学或病毒负荷状况；年龄大于 1 岁的患儿，无临床症状者，除非能明确其临床疾病进展的危险性极低或存在其他需延期治疗的因素，也主张早期治疗。应严密监测未开始治疗病例的临床、免疫学和病毒负荷状态。

一旦发现以下情况即开始治疗：HIV RNA 复制物数量极高或进行性增高；CD4$^+$T 细胞绝对数或百分率很快下降，达到中度免疫学抑制，出现临床症状。

**2. 抗病毒治疗**

（1）核苷类反转录酶抑制剂：如齐多夫定（zidovudine，AZT）、二脱氧肌苷（DDI）、拉米夫定（lamivudine，LAM）和司他夫定（stavudine，d4T），此类药物能选择性地与 HIV 反转录酶结合，并渗入正在延长的 DNA 链中，使 DNA 链终止，从而抑制 HIV 的复制和转录。

（2）非核苷类反转录酶抑制剂：如奈韦拉平（nevirapine，NVP），地拉韦啶（delavirdine，DLR），其主要作用于 HIV 反转录酶的某个位点，使其失去活性，从而抑制 HIV 复制。

（3）蛋白酶抑制剂：如沙奎那韦（saquinavir）、茚地那韦（indinavir，IDV）、奈非那韦（nelfinavir）和利托那韦（ritonavir），其机制是通过抑制蛋白酶即阻断 HIV 复制和成熟过程中所必需的蛋白质合成，从而抑制 HIV 的复制。

单用一种药物治疗效果差，目前提倡 2 种以上药物联合治疗，但药物最佳搭配并无定论。已确诊的 AIDS 患儿应转入指定医院接受治疗。

**3. 免疫学治疗**　基因重组 IL-2 与抗病毒药物同时应用对改善免疫功能是有益的，IL-12 是另一个有治疗价值的细胞因子，体外试验表明 IL-12 能增强免疫细胞杀伤被 HIV 感染细胞的能力。

**4. 支持及对症治疗**　包括输血及营养支持疗法，补充维生素特别是维生素 B$_{12}$ 和叶酸。

**5. 抗感染和抗肿瘤治疗**　发生感染或肿瘤时，应给予相应的治疗。

【预防】　儿童 AIDS 的预防应特别注意以下几点：①普及 AIDS 知识，减少育龄期女性感染 HIV；②HIV 感染者避免妊娠，对 HIV 感染或 AIDS 孕妇，应规劝其终止妊娠或尽量进行剖宫产；③严格禁止高危人群献血，在供血员中必须除外 HIV 抗体阳性者；④HIV 抗体阳性母亲及其新生儿应服用 AZT，以降低母婴传播；⑤严格控制血液及各种血制品的质量；⑥疫苗预防：美国和泰国等地使用的由美国 Vax Gen 公司研制的 AIDS VAX 疫苗采用的是基因重组技术，以 HIV-1 的糖蛋白 gp120 为靶位点，目前正在进行三期临床试验。

# 九、流行性感冒

流行性感冒（流感）是人类面临的主要公共健康问题之一，儿童是流感的高发人群及重症病例的高危人群。自 2017 年以来乙型流感出现了新的流行趋势，重症流感的表现形式也有所变化。

【病原学】　流感病毒属正黏病毒科（Orthomyxoviridae），为有包膜病毒。根据病毒内部的核壳蛋白（nucleocapsid protein，NP）和基质蛋白（matrix protein，MP）抗原性的不同分为 A（甲）、B（乙）、C（丙）、D（丁）4 型。以 A 型、B 型较多见。目前已知 A 型流感病毒表面的血凝素蛋白（hemag-glutinin，NA）有 11 种亚型（N1～11），除 H17N10 和 H18N11 两种亚型仅在蝙蝠中发现，其余所有亚型均能在鸟类中检测到。流感病毒对热、酸碱和紫外线均敏感，通常 56℃ 下 30min 即可被灭活。在 pH 3.0 以下或 10.0 以上环境中感染力很快被破坏。对消毒剂和乙醚、氯仿、丙酮等有机溶剂均敏感，75% 乙醇或 1% 碘伏作用 30min，均可灭活流感病毒。

【流行病学】　流感患者和隐性感染者是流感的主要传染源，主要通过其呼吸道分泌物的飞沫传播，也可以通过口腔、鼻腔、眼睛等黏膜直接或间接接触传播。潜伏期常为 1～4 天（平均 2 天），从潜伏期末到发病的急性期均有传染性。一般感染者在临床症状出现前 24～48h 即可排出病毒，在发病后 24h 内达到高峰。成人和较大年龄儿童一般持续排毒 3～8d（平均 5 天），低龄儿童发病时的排毒量与成人无显著差异，但排毒时间更长。与成人相比，婴幼儿病例长期排毒很常见（1～3 周）。儿童在流感的流行和传播中具有重要作用，流感流行季节儿童的感染率和发病率通常很高，经常将流感病毒传给家庭成员，或作为传染源带入学校和社区。

婴幼儿、老年人和慢性病患者是流感高危人群，患流感后出现严重疾病和死亡的风险较高。流感所致死亡多发生于存在基础疾病儿童中，包括神经系统疾病（如神经发育异常、神经肌肉疾病）、呼吸系统疾病（如哮喘）、心血管疾病（如先天性心脏病）、染色体病或基因缺陷病、肿瘤、糖尿病等，部分死亡病例无基础疾病，这部分儿童多＜5 岁，尤其是＜2 岁儿童。

【发病机制】　感染人类的流感病毒的靶细胞主要是呼吸道黏膜上皮细胞。流感病毒首先通过病毒表面的 HA 蛋白与宿主上、下呼吸道或肺泡上皮细胞的唾液酸（SA）结合，然后病毒体进入宿主细胞内质网系统，与内质网解离后释放病毒核糖核蛋白（vRNP）复合体，通过细胞质运输到宿主细胞核。病毒 RNA 通过宿主细胞翻译系统合成流感病毒的蛋白质和 RNA，在宿主细胞膜组装成新的病毒体，通过出芽、剪切、释放等过程，形成新的病毒体。在流感病毒感染过程中的不同环节，均有药物的作用靶点。流感病毒感染后1~3天往往是决定预后的关键时期，与宿主是否具有保护性抗体及自身免疫功能有关。

儿童重症流感出现比例较高，可能与以下机制有关：婴幼儿天然免疫系统发育不成熟，婴儿和儿童鼻部的炎症细胞因子水平显著高于成人，机体免疫功能异常，如过度活化的 Toll 样受体 3（TLR3）或肺巨噬细胞功能异常等，可导致过度的炎性反应，合并细菌感染和宿主细胞能量代谢衰竭。

【临床表现】　儿童流感多突然起病，主要症状为发热，体温可达 39~40℃，可有畏寒、寒战，多伴头痛、全身肌肉酸痛、乏力、食欲减退等全身症状，常有咳嗽、咽痛、流涕或鼻塞、恶心、呕吐、腹泻等，儿童消化道症状多于成人，常见于乙型流感。婴幼儿流感的临床症状往往不典型。新生儿流感少见，但易合并肺炎，常有脓毒症表现，如嗜睡、拒奶、呼吸暂停等。大多数无并发症的流感患儿症状在 3~7 天缓解，但咳嗽和体力恢复常需 1~2 周。

重症患儿病情发展迅速，体温常持续在 39℃ 以上，可快速进展为 ARDS、脓毒症、脓毒症休克、心力衰竭、肾衰竭，甚至多器官功能障碍。主要死亡原因是呼吸系统并发症和流感相关性脑病或脑炎。合并细菌感染会增加流感病死率，常见细菌为金黄色葡萄球菌、肺炎链球菌及其他链球菌属细菌。

【并发症】

**1. 肺炎及其他呼吸系统并发症**　肺炎是流感患儿最常见的并发症，多见于 2 岁以下婴幼儿，多于 48h 内持续高热或起病 2~3 天后体温逐渐升高，有气促、喘息、发绀、呼吸困难，可伴有呕吐、腹泻等症状。胸片检查示早期双肺呈点状或絮状不规则影，后期融合为小片或大片状阴影，可见气漏综合征，可以有塑形性支气管炎表现。流感肺炎可同时合并其他病毒、支原体等不同病原感染，合并细菌感染是病情严重和死亡的主要原因之一。还可出现其他呼吸系统并发症，如喉炎、气管炎、支气管炎等，也可使哮喘等呼吸系统基础疾病加重。

**2. 神经系统并发症**　包括脑病、脑炎、脑膜炎、脊髓炎、吉兰-巴雷综合征（Guillain Barré syndrome）等。急性坏死性脑病（ANE）是一种相对少见、危及生命、快速进展的感染后急性脑病，多在流感病毒感染后 12~72h 出现不同程度的意识障碍、惊厥，可在 24h 内进展至昏迷、脑疝甚至死亡。血清转氨酶水平不同程度地升高，无高氨血症，脑脊液细胞数基本正常，蛋白质含量增高。影像学显示多灶性脑损伤，包括双侧丘脑、脑室周围白质、内囊、壳核、脑干被盖上部和小脑髓质等。死亡率和致残率较高。

**3. 心脏损伤**　部分患儿出现心肌酶升高，心电图改变，少数可能发生心肌炎甚至暴发性心肌炎。

**4. 肌炎和横纹肌溶解**　急性肌炎是流感的一种相对少见的并发症，受累肌肉极度压痛，最常见于小腿肌肉，严重病例可出现肌肉肿胀和海绵样变性。血清磷酸肌酸激酶显著增高，肌红蛋白升高，可引起肾衰竭。轻微的暂时性肌炎伴肌酸激酶轻度升高较典型急性肌炎更常见。

**5. 其他并发症**　中耳炎较常见，有 10%~50% 的患儿会并发中耳炎，中耳炎的典型发病时间为流感症状出现后 3~4 天。肝脏损害多表现为转氨酶异常、继发性硬化性胆管炎等。流感病毒感染后可引起免疫功能紊乱，尤以 CD4 比例降低明显。还可出现低钾血症等电解质紊乱等。重症病例可出现肌酐水平增高，甚至溶血尿毒症综合征、急性肾小球肾炎、急性肾损伤等。危重症病例可出现脓毒症休克、噬血细胞综合征，危及生命。

【实验室检查】

**1. 血常规检查**　白细胞总数正常或减少，C 反应蛋白（CRP）可正常或轻度增高。合并细菌感染时，白细胞和中性粒细胞总数增高。重症病例淋巴细胞计数明显降低。

**2. 血生化**　肝酶、乳酸脱氢酶、肌酸激酶、肌酸激酶同工酶可升高。

**3. 脑脊液**　中枢神经系统受累时脑脊液细胞数和蛋白质可正常或升高。ANE 典型表现为细胞数大致正常，蛋白质含量升高。

**4. 影像学**　合并肺炎时可表现为肺内斑片影、磨玻璃影、双侧或多叶段渗出性病灶或实变，少数病例可见胸腔积液。

**5. 病原学检测**　流感的病原学检测方法主要包括抗原检测、核酸检测和病毒分离与鉴定，标本类型包括鼻（咽）拭子、鼻咽吸取物及肺泡灌洗液等呼吸道标本。高质量的合格呼吸道标本是病原学诊断的基础。

流感病毒抗原和核酸检测抗原是临床上主要的流感实验室诊断方法。由于抗原检测的敏感性较低，其阴性不能除外流感病毒感染。在流感流行季节，所有流感病毒抗原检测阴性的呼吸道感染住院患儿，有条件的情况下均建议进行核酸检测。病毒分离虽是流感病例确诊的金标准，但其费时费力，不适合临床中流感病毒感染的实验室诊断。

**6. 血清免疫学检测**　血清免疫学方法用于检测血清中的抗流感病毒抗体，包括血凝集抑制（hemagglutination inhibition，HI）试验、微量细胞中和试验和酶联免疫吸附试验（enzyme linked immunosorbent assay，ELISA）等，血清抗体检测主要用于流感的回顾性诊断和流行病学调查。单份血清流感病毒特异性 IgM 抗体阳性不能作为流感的实验室诊断标准，当患者恢复期血清较急性期血清特异性抗体滴度有 4 倍或 4 倍以上升高时具有诊断价值。

**7. 流感病原学诊断的建议**　流感的实验室诊断有助于患儿的管理、感染控制及避免抗菌药物的滥用。下列情况建议进行流感病原学检测，最好进行流感的核酸检测。

（1）流感流行季节

1）门诊患儿：出现呼吸道症状的流感危重症高危患儿及免疫功能不全患儿；慢性病恶化的患儿（如哮喘、心力衰竭等）。

2）住院患儿：所有因急性呼吸道疾病住院的患儿；所有住院期间出现呼吸道症状的患儿（伴或不伴发热），或没有明确诊断的呼吸窘迫患儿；所有慢性心肺疾病急性恶化的患儿。

（2）非流感流行季节

1）门诊患儿：出现急性发热伴呼吸道症状的免疫功能不全患儿和流感危重症高危患儿。

2）住院患儿：因急性呼吸道疾病（伴或不伴发热）住院的患儿，同时与流感患者、来自流感暴发地区发热伴有急性呼吸道症状者、有流感活动区域近期旅行史者有流行病学上的联系；免疫功能低下或有出现并发症高风险的急性发热性呼吸道疾病患儿。

**【诊断标准】**　诊断主要结合流行病学史、临床表现和病原学检查。

**1. 流感样病例**　在流感流行季节，出现以下表现：①发热，体温≥38℃；②伴有咳嗽和（或）咽痛。

**2. 临床诊断病例**　出现上述流感临床表现，有流行病学史（发病前 7 天内在无有效个人防护的情况下与疑似或确诊流感患者有密切接触，或属于感染病例聚集发病者之一，或有明确传染他人的证据）且排除其他有流感样症状的疾病。

**3. 确诊病例**　流感临床诊断病例，具有以下 1 种或以上病原学检测结果阳性：①流感病毒核酸检测阳性；②流感抗原检测阳性；③流感病毒分离培养阳性；④急性期和恢复期双份血清流感病毒特异性 IgG 抗体水平呈 4 倍或 4 倍以上升高。

**4. 重症病例**　流感病例出现下列 1 项或 1 项以上情况者为重症流感病例：①呼吸困难和（或）呼吸频率增快：5 岁以上儿童＞30 次 / 分；1～5 岁＞40 次 / 分；2～12 月龄＞50 次 / 分；新生儿至 2 月龄＞60 次 / 分。②神志改变：反应迟钝、嗜睡、躁动、惊厥等。③严重呕吐、腹泻，出现脱水表现。④少尿：儿童尿量＜0.8ml/（kg·h），或每日尿量婴幼儿＜200ml/m²，学龄前儿童＜300ml/m²，学龄儿童＜400ml/m²，14 岁以上儿童＜17ml/h，或出现急性肾衰竭。⑤合并肺炎。⑥原有基础疾病明显加重。⑦需住院治疗的其他临床情况。

**5. 危重病例**　出现以下情况之一者：①呼吸衰竭；②ANE；③脓毒症休克；④多脏器功能不全；⑤出现其他需进行监护治疗的严重临床情况。

**【鉴别诊断】**

**1. 普通感冒**　通常流感的全身症状比普通感冒重；追踪流行病学史有助于鉴别；普通感冒的流感病原学检测阴性，或可找到相应的感染病原证据。流感和普通感冒的区别见表 9-3。

表 9-3　流感和普通感冒的区别

| 项目 | 流感 | 普通感冒 |
| --- | --- | --- |
| 传染性 | 丙类传染病，传染性强 | 非传染病 |
| 病原 | 流感病毒 | 鼻病毒、冠状病毒、副流感病毒及呼吸道合胞病毒等 |
| 季节性 | 有明显季节性（中国北方为 11 月至次年 3 月） | 季节性不明显 |
| 发热程度 | 多高热（39～40℃），可伴有寒战 | 不发热或轻、中度发热，无寒战 |
| 发热持续时间 | 3～5d | 1～2d |
| 全身症状 | 重，头痛、全身肌肉酸痛乏力食欲差 | 少或没有 |
| 并发症 | 可以出现中耳炎、肺炎，脑罕见病或脑炎、心肌炎 | |
| 病程 | 5～10d | 1～3d |
| 病死率 | 较高，死亡多由流感引起，原发病急性加重（肺病、心脑血管病）或合并细菌感染（尤其是肺炎链球菌）或死于并发症（肺炎、脑病） | |

**2. 其他病原引起的呼吸道感染**　包括急性咽炎、扁桃体炎、鼻炎和鼻窦炎、气管支气管炎。合并肺炎时需与其他肺炎如细菌性肺炎、支原体肺炎、衣原体肺炎、其他病毒性肺炎、真菌性肺炎、肺结核等相鉴别。根据临床特征可作出初步判断，病原学检查可确诊。

其他病毒感染相关性脑病和脑炎出现神经系统并发症时需与其他病毒感染引起的神经系统损伤相鉴别，如单纯疱疹病毒脑炎、流行性乙型脑炎等。脑脊液检查、病原学检查、头颅 CT 或磁共振成像（MRI）和脑电图，可助于鉴别。

**【治疗】**

**1. 治疗原则**　评估患儿的一般状况、疾病的严重程度、症状起始时间及当地流感流行状况等，确定流感患儿治疗方案。重症或有重症流感高危因素的患儿在发病 48h 内尽早开始抗流感病毒药物治疗，早期治疗可获得更好的临床效果，但是在出现流感样症状 48h 后的治疗也有一定临床获益。合理使用对症治疗药物及抗菌药物。

**2. 抗流感病毒药物**　目前我国批准上市的是奥

司他韦颗粒及胶囊剂、扎那米韦吸入剂和帕拉米韦注射液。推荐的用法和用量见表9-4,口服奥司他韦仍然是治疗流感的首选抗病毒药物。

**表9-4　儿童抗流感病毒药物治疗量及预防量、疗程**

| 药物 | 治疗量 | 预防量、疗程 |
| --- | --- | --- |
| 奥司他韦 | 疗程5d,重症可适当延长 | 疗程10d |
| ≥12个月 | | |
| ≤15kg | 30mg/次,2次/d | 30mg/次,1次/d |
| 15~23kg | 45mg/次,2次/d | 45mg/次,1次/d |
| 23~40kg | 60mg/次,2次/d | 60mg/次,1次/d |
| >40kg | 75mg/次,2次/d | 75mg/次,1次/d |
| 9~11个月 | 3.5mg/kg,2次/d | 3.5mg/kg,1次/d |
| 0~8个月 | 3.0mg/kg,2次/d | 3~8月龄,3.0mg/kg,1次/d;0~3月龄,不推荐使用,除非紧急情况下,经临床评估必须应用 |
| 扎那米韦儿童<br>(≥7岁治疗量,≥5岁预防量) | 10mg,2次/d | 10mg,1次/d |
| 帕拉米韦 | 每天给药1次,最大量为600mg,不少于30min滴注完毕,治疗1~5d,重症可适当延长 | |
| 91d~17岁 | 10mg/kg | |
| 31~90d | 8mg/kg | |
| 0~30d | 6mg/kg | |

注:美国食品药品监督管理局(FDA)批准帕拉米韦为2岁以上人群使用;2009年H1N1流行期间美国FDA紧急批准帕拉米韦可用于2岁下急危重症患儿使用。

流感患儿联合应用抗菌药物的诊疗,建议临床或实验室确诊流感患儿如出现以下征象,应在抗病毒治疗同时行进一步检查并经验性治疗合并的细菌感染:出现重症流感的早期征象;早期抗病毒治疗临床好转后病情再次恶化;应用抗病毒治疗3~5d仍无好转。

**3. 重症病例的治疗**　治疗原则:积极治疗原发病,防治并发症,并进行有效的器官功能支持。

(1)呼吸支持:低氧血症或呼吸衰竭是重症和危重症患儿的表现,需要密切监护,及时给予相应的治疗,包括常规氧疗、鼻导管高流量氧疗、无创通气或有创机械通气等。对常规治疗和挽救性治疗措施无效的难治性低氧血症患儿,可考虑使用体外膜氧合(extracorporeal membrane oxygenation,ECMO)。

(2)循环支持:临床诊断脓毒症休克的患儿,应尽快给予液体复苏,应用正性肌力药物。

(3)合并神经系统并发症:给予降颅压、镇静止惊等对症处理。ANE目前无特效治疗,可给予糖皮质激素和丙种球蛋白等治疗。

(4)肾脏替代治疗:合并急性肾损伤的患儿可采用持续的静脉-静脉血液滤过或间断血液透析治疗。肾脏替代治疗有助于合并急性肾功能不全的ARDS患儿的液体管理。

(5)其他支持治疗:重视营养支持,纠正内环境紊乱,出现其他脏器功能损害时,给予相应支持治疗。

**【儿童流感的预防】**

**1. 疫苗**　每年接种流感疫苗是预防流感最有效的手段,可以显著降低接种者罹患流感和发生严重并发症的风险。流感疫苗对健康儿童的保护效果高于有基础疾病的儿童,对大龄儿童的保护效果优于低龄儿童。9岁以下儿童首次接种流感疫苗时,接种2剂次较1剂次能提供更好的保护作用。

推荐以下人群为优先接种对象:①6月龄至2岁婴幼儿:患流感后出现重症的风险高,流感住院负担重。②2~5岁儿童:流感疾病负担也较重,但低于2岁以下儿童。③6月龄以下婴儿的家庭成员和看护人员:该人群接种可间接保护6月龄以下婴儿。此外,孕妇接种流感疫苗可通过胎盘传递抗体给胎儿。

流感疫苗接种实施和注意事项:6月龄至8岁儿童,既往未接种过流感疫苗者,首次接种需接种2剂次(间隔≥4周);上一流行季接种过1剂或以上流感疫苗的儿童,则建议接种1剂。8岁以上儿童仅需接种1剂。

**2. 药物**　尽管疫苗接种是预防流感病毒感染最好的方法,但在流感暴发时,不能采用疫苗预防的人群和以下重点儿童人群可推荐采用药物预防。

推荐人群:①有流感疫苗禁忌证的流感并发症高危儿童;②接种流感疫苗2周内并未获得最佳免疫力的高危儿童;③未经免疫且可能与未经免疫的高危儿童或24个月以下的婴幼儿有持续、密切接触的家庭成员或卫生保健人员;④用于封闭的机构环境下(如扩大护理设施)和高风险的儿童有紧密接触的未经免疫的工作人员和儿童控制流感的暴发;⑤作为高危儿童疫苗接种的补充,包括免疫功能受损的儿童和接种疫苗后没有产生足够的保护性免疫反应的高危儿童;⑥作为家庭成员和与流感并发症高风险人群有密切接触的感染患者的暴露后化学预防;⑦社区内流感病毒株与季节性流感疫苗株不匹配时,用于流感并发症高风险的儿童及其家庭成员、密切接触者和健康保健人员的抗病毒化学预防。因为安全性和有效性数据有限,化学预防上常规不推荐用于小于3个月的婴儿。

预防药物奥司他韦:对符合预防性用药指征者,

建议早期（尽量于暴露后 48h 内）服用，连续用至末次暴露后 7～10d；未能于暴露后 48h 内用药者，仍建议预防给药。详细剂量见表 9-4。

**3. 其他** 非药物干预措施：保持良好的个人卫生习惯是预防流感等呼吸道传染病的重要手段，包括勤洗手；在流感流行季节，尽量避免去人群聚集场所，避免接触呼吸道感染患者；出现流感样症状后，要保持良好的呼吸道卫生习惯，咳嗽或打喷嚏时，用纸巾、毛巾等遮住口鼻，咳嗽或打喷嚏后洗手，尽量避免触摸眼睛、鼻或口。家庭成员出现流感患者时，要尽量避免相互接触。当家长带有流感症状的患儿去医院就诊时，应同时做好患儿及自身的防护（如戴口罩），避免交叉感染。学幼机构等集体单位中出现流感样病例时，患儿应居家休息，减少疾病传播。

住院患儿的防护隔离：

（1）切实落实呼吸道传播疾病的隔离、消毒工作。

（2）流感患儿必须与其他普通患儿分开，单独收治。有条件者宜安置在负压病房。无条件时住单间或收治在同一间病房，床间距不小于 1.2m。隔离室需粘贴隔离标志。

（3）患儿在病情允许时宜戴医用外科口罩，其活动宜限制在隔离病室内。

（4）呼吸道传染病者原则上不陪住。严格执行探视管理制度，加强住院患儿探视人员的管理，限制探视时间及人数。谢绝发热或有呼吸道症状的人员进入病房探视。

（石　涛）

# 第 2 节　细菌感染

## 一、脓　毒　症

**案例 9-6**

患儿，男，7 月，因发热 5 日入院。

患儿于 5 日前无明显诱因出现发热，体温最高达 39.9℃，呈稽留高热，伴寒战、拒食，无抽搐，无皮疹。伴阵发性哭闹不安，无咳嗽，无呕吐，无流涎，无鼻出血，无牙龈出血，无血尿、血便。在家自行口服"布洛芬颗粒"4 日，且当地门诊给予中药灌肠治疗 2 次，效果欠佳，仍有高热。在本院门诊就诊，血常规示 WBC $18.90 \times 10^9$/L，RBC $3.8 \times 10^{12}$/L，Hb 95g/L，PLT $167 \times 10^9$/L，N 79.9%，L 23.2%；CRP 202.96mg/L；腹部彩超未见异常团块回声。

既往史：生后 15 日因"肺炎"在当地医院住院治疗 10 日，具体不详。无肝炎、结核病等急性传染病病史及传染病接触史，无药物过敏史，

预防接种按计划进行，有卡瘢。患儿系 $G_1P_1$，足月顺产，出生体重 3.1kg，出生时无窒息缺氧。生长发育同同龄儿。父母体健，无家族遗传病史及传染病接触史。

体格检查：T 39.0℃，P 156 次 / 分，R 52 次 / 分，体重 9kg，发育正常，营养一般，神志清，精神差，呼吸急促。全身皮肤黏膜未见黄染，躯干部皮肤可见红色斑丘疹，无出血点，浅表淋巴结无肿大。头颅外观无异常，前囟 1.0cm×1.0cm，平、软。眼睑无水肿，双侧瞳孔等大等圆，直径约 2mm，对光反射灵敏。口唇无发绀，咽部充血，无疱疹。颈软，双肺呼吸音粗糙、对称，未闻及干湿啰音。心律齐，心音有力，未闻及杂音。腹胀，未触及包块，肝肋下 2cm，剑下 3cm，脾肋下 1cm。四肢活动好，肌力、肌张力正常。膝腱反射、跟腱反射正常，双侧巴宾斯基征、克尼格征阴性。

**思考题：**

1. 你对该病例的初步诊断是什么？

2. 如要明确诊断应做哪些辅助检查？

脓毒症（sepsis）是指感染（可疑或证实）引起的全身炎症反应综合征（systemic inflammatory response syndrome，SIRS）；严重脓毒症（severe sepsis）是指脓毒症导致的器官功能障碍和（或）组织低灌注。脓毒症、严重脓毒症及脓毒症休克是机体在感染后出现的一系列病理生理改变及临床病情严重程度变化的动态过程，其实质是全身炎症反应不断加剧、持续恶化的结果。本节对脓毒症、脓毒症休克作了系统介绍，脓毒症、脓毒症休克的诊断标准与治疗原则需重点掌握。

**【病因】** 各种致病菌都可引起脓毒症。革兰氏阳性球菌主要为葡萄球菌、肠球菌和链球菌；革兰氏阴性菌主要为大肠埃希菌、肺炎克雷伯菌、假单胞菌属、变形杆菌等；厌氧菌以脆弱类杆菌、梭状芽孢杆菌及消化道链状菌为多见。脓毒症致病菌种类可因不同年龄、性别、感染灶、原发病、免疫功能、感染场所和不同地区而有一定差别。自抗生素应用以来，特别是随着新型抗生素的不断问世和广泛应用于临床，革兰氏阳性菌感染率有所下降，而革兰氏阴性菌及各种耐药菌株感染率逐年上升。除细菌外，病毒、立克次体、真菌和原虫以及其他非感染因素也能引起 SIRS，如不及时发现与治疗，可发展为重症脓毒症、脓毒症休克和多器官功能衰竭（multiple organ failure，MOF）。由于糖皮质激素等免疫抑制剂及抗肿瘤药物的广泛应用，机体防御功能受损，致使一些既往认为不致病或致病力弱的条件致病菌引起的脓毒症亦有所增加。

【发病机制】 侵入人体的病原微生物能否引起脓毒症,不仅与微生物的毒力及数量有关,更重要的是取决于人体的免疫防御功能。当人体的抵抗力因各种慢性病、皮肤黏膜屏障破坏、免疫抑制而被削弱时,致病微生物可自局部侵入血液循环。细菌进入血液循环后,在生长、增殖的同时产生了大量毒素,造成机体组织受损,进而激活 TNF、IL-1、IL-6、IL-8、IFN-γ 等细胞因子,发生 SIRS,激活补体系统、凝血系统、血管舒缓素、激肽系统等,造成广泛的内皮细胞损伤、凝血及纤溶过程改变,血管张力丧失及心肌抑制,引发感染性休克、弥散性血管内凝血(DIC)和多器官功能衰竭。

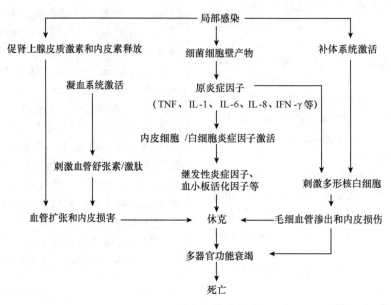

图 9-3 脓毒症的病理过程

【病理】 脓毒症是 SIRS 的一种,患者共同的和最显著的病理变化是毒血症引起的中毒改变。组织器官细胞变性、微血管栓塞、组织坏死、出血及炎症细胞浸润。除肺、肠、肝、肾、肾上腺等具有上述病变外,心、脾等也常被波及。

【临床表现】

**1. 原发感染灶** 多数脓毒症患者都有轻重不等的原发感染灶。原发感染灶的特点为所在部位红、肿、热、痛和功能障碍。

**2. 感染中毒症状** 大多起病较急,突然发热或先有畏冷或寒战,继之高热,弛张热或稽留热,间歇或不定型。体弱、重症营养不良和小婴儿可不发热,甚至体温低于正常。精神萎靡或烦躁不安、面色苍白或青灰、头痛,肌肉、关节酸痛,软弱无力、不思饮食、气急、脉速甚至呼吸困难。少数患者可有恶心、呕吐、腹痛、腹泻等胃肠道症状。重者可出现中毒性脑病、中毒性心肌炎、肝炎、肠麻痹、感染性休克、DIC 等。

**3. 皮疹** 可有出血点、斑疹、丘疹或荨麻疹等。金黄色葡萄球菌脓毒症可出现猩红热样皮疹、荨麻疹;脑膜炎双球菌脓毒症常有大小不等的瘀点、瘀斑;坏死性皮疹可见于铜绿假单胞菌脓毒症。

**4. 肝脾肿大** 一般仅轻度增大,当发生中毒性肝炎或肝脓肿时则肝增大显著且伴明显压痛,并可出现黄疸。

**5. 迁徙性病灶** 随病原菌而不同,常见的迁徙性病灶有皮下及深部肌肉脓肿、肺炎、渗出性胸膜炎、肺脓肿、脓胸、感染性心内膜炎、化脓性心包炎、脑脓肿、骨髓炎等。

【实验室检查】

**1. 外周血常规** 白细胞总数及中性粒细胞增加,核左移,细胞质中出现中毒颗粒。重症或衰弱者白细胞总数减少,红细胞以及血红蛋白常降低,重症者血小板减少。

**2. 病原学检查** 微生物血培养是临床诊断脓毒症的重要手段,血培养检测的重要指征包括:发热(体温 ≥38℃ 或 ≤36℃;寒战;白细胞计数大于 $10.0×10^9/L$;皮肤黏膜出血,昏迷,多器官功能衰竭;血压降低、呼吸加快及 C 反应蛋白升高;血液患者出现粒细胞减少;血小板减少或同时具备上述几种特征而临床怀疑脓毒症,应采集标本进行血培养)。为提高病原菌检出率,尽量于早期、抗菌药物治疗之前多次于发热和寒战发作期间采血,建议留取 2 个或 2 个以上不同部位的至少 2 套血培养标本,以提高培养的敏感性,不同部位的血培养应同时留取。此外,还可送骨髓培养、原发病灶及迁徙病灶的脓液培养、涂片和瘀点涂片寻找病原菌,其他部位如尿、脑脊液等可能感染病原体的标本,也应在抗菌药应用前留取。注意不能因留取标本时间过长而延误抗菌药物治疗的时机。当感染的病原菌鉴别诊断涉及真菌及其他病原体，建议进行相应的病原体检测，如厌氧瓶培养或其他特殊病原体的培养。

**3. 其他检查** 聚合酶链反应（PCR）可用于检测病原菌 DNA，方法快速，敏感性强，但易出现假阳性。对流免疫电泳、乳胶凝集试验用于检测病原菌抗原，有辅助诊断价值。

【诊断和鉴别诊断】 凡急性发热、外周血白细胞及中性粒细胞明显增高，而无局限于某一系统的急性感染时，都应考虑有脓毒症的可能。凡新近有皮肤感染、外伤，特别是有挤压疮疖史者，或者呼吸道、尿路等感染病灶或局灶感染虽经有效抗菌药物治疗但体温仍未控制且感染中毒症状明显，应高度怀疑脓毒症的可能。建议对有潜在感染的重症患者进行常规脓毒症的筛查，确定是否发生严重脓毒症 / 脓毒症休克。血培养和（或）骨髓培养阳性为脓毒症确诊的依据，但一次血培养阴性不能否定脓毒症的诊断。

脓毒症应与伤寒、血行播散型肺结核、恶性组织细胞病、结缔组织病，如幼年型特发性关节炎（全身型）等相鉴别。

【治疗】

**1. 一般治疗** 患儿宜卧床休息，加强护理，供给营养丰富的食品及足够液体，注意电解质平衡及维生素补充，防止压疮等发生。感染中毒症状严重，怀疑或证实存在肾上腺皮质功能不全的患儿，可在足量应用有效抗生素的同时给予小剂量糖皮质激素治疗 5～7 天。

**2. 抗菌治疗** 应尽早使用抗生素，在未获得病原学结果之前应根据情况给予抗菌药物经验性治疗，以后再根据病原菌种类和药敏试验结果调整给药方案。常选用二联或三联杀菌性抗生素联合静脉给药，建议脓毒症患者的抗菌药物疗程一般为 7～10 天，对临床反应缓慢、感染灶难以充分引流和合并免疫缺陷者可适度延长疗程。

针对革兰氏阳性球菌，可用青霉素加氨基糖苷类（阿米卡星或庆大霉素）；金黄色葡萄球菌耐药菌株可用万古霉素；耐药性革兰氏阴性菌可用第三代头孢菌素或含有酶抑制剂的第三代头孢菌素。抗生素宜用足量或大剂量静脉给药，无尿或少尿者不宜用对肾脏有毒副作用的药物。

**3. 并发症的防治**

（1）脓毒症休克：详见有关章节。

（2）原发炎症及迁徙性化脓性炎症或脓肿：应及时进行处理，有效引流。

（3）基础疾病的治疗：脓毒症易发生在某些有基础疾病的患者，如糖尿病、肝硬化、慢性肾炎、恶性肿瘤等。对这些基础疾病仍应继续治疗。

# 二、脓毒症休克

脓毒症休克（septic shock）是指脓毒症诱导的组织低灌注和心血管功能障碍，主要为分布异常性休克。在儿童常同时伴低血容量性休克。儿童脓毒症休克早期可以表现为血压正常，休克晚期呈难治性低血压。

【病因】 多种病原微生物的感染均可伴发脓毒症休克，其中尤以革兰氏阴性菌所致者最多见。常见病原菌为痢疾杆菌、脑膜炎球菌、铜绿假单胞菌、大肠埃希菌、克雷伯菌、沙门菌属及变形杆菌等。因革兰氏阴性菌能分泌内毒素，极易引起内毒素休克。严重革兰氏阳性菌感染亦能引起脓毒症休克。另外，在有全身免疫功能缺陷时，如患有慢性病、白血病、淋巴瘤等，器官移植，长期应用免疫抑制剂抗癌药物、放射治疗和放置静脉导管、导尿管等，极易诱发革兰氏阴性菌感染而导致脓毒症休克。

【发病机制】 现在认为，休克是在外因、内因和医源性因素构成的致病网络作用下，机体由 SIRS、严重脓毒症发展为多器官功能不全综合征过程中的急性循环衰竭。

**1. 微循环障碍** 在休克发生发展过程中，微血管经历痉挛、扩张和麻痹三个阶段。有效循环血量减少，回心血量进一步降低，血压明显下降，缺氧和酸中毒更明显。

**2. 免疫炎症反应失控** 全身或局部感染时，病原体刺激机体细胞（主要是血管内皮细胞、中性粒细胞和单核巨噬细胞）产生多种促炎和抗炎介质，由于促炎 / 抗炎平衡失调，产生 SIRS 或代偿性抗炎反应综合征（compensatory anti-inflammatory response syndrome，CARS）。

**3. 神经体液、内分泌机制和其他体液介质。**

【临床表现】 脓毒症休克的临床分期：

**1. 休克代偿期** 以器官低灌注为主要表现。患者神志尚清，但烦躁焦虑、面色和皮肤苍白、口唇和甲床轻度发绀、肢端湿冷。呼吸、心率代偿性增快，血压正常或略低。

**2. 休克失代偿期** 器官低灌注进一步加重，患者烦躁或意识不清、面色青灰、四肢厥冷，唇、指（趾）端明显发绀，皮肤毛细血管再充盈时间＞3s，心音低钝，血压下降。

**3. 休克不可逆期** 患儿表现为血压明显下降、心音极度低钝，常合并肺水肿或 ARDS、DIC、肾衰竭、脑水肿和胃肠功能衰竭等多器官功能衰竭（诊断标准见表 9-5）。

**表 9-5 婴儿及儿童系统器官功能衰竭的诊断标准**
**（1995 年 5 月于太原）**

1. 心血管系统
(1) 血压（收缩压）：婴儿＜40mmHg，儿童＜50mmHg 或需持续静脉输入药物，如多巴胺＞5μg/（kg·min）以维持上述血压，或任何剂量的多巴酚丁胺、去甲肾上腺素、肾上腺素
(2) 心率：体温正常，安静状态，连续测定 1min，婴儿＜60 次／分或＞200 次／分；儿童＜50 次／分或＞180 次／分
(3) 心搏骤停
(4) 血清 pH＜7.2（$PaCO_2$ 不高于正常值）
2. 呼吸系统
(1) 呼吸频率：体温正常，安静状态，连续测定 1min，婴儿＜15 次／分或＞90 次／分；儿童＜10 次／分或＞70 次／分
(2) $PaCO_2$＞65mmHg
(3) $PaO_2$＜40mmHg（不吸氧，除外紫绀型心脏病）
(4) 需机械通气（不包括手术后 24h 内的患儿）
(5) $PaO_2/FiO_2$＜200mmHg（除外紫绀型心脏病）
3. 神经系统
(1) 格拉斯哥（Glasgow）昏迷评分≤7 分
(2) 瞳孔固定、散大（除外药物影响）
4. 血液系统
(1) 急性贫血危象：Hb＜50g/L
(2) 白细胞计数＜$2×10^9$/L
(3) 血小板计数＜$20×10^9$/L
5. 肾脏系统
(1) 血清 BUN＞35.7mmol/L（100mg/dl）
(2) 血清肌酐＞176.8μmol/L（2.0mg/dl）
(3) 因肾功能不良需透析
6. 胃肠系统
(1) 应激性溃疡出血需输血
(2) 出现中毒性肠麻痹、高度腹胀
7. 肝脏系统 总胆红素＞85.5μmol/L（5ml/dl）及 AST 或 LDH 为正常的 2 倍以上（无溶血）

**【实验室检查】**

**1. 外周血常规** 白细胞计数大多增高，为（10～30）×$10^9$/L；中性粒细胞增多伴核左移现象，血细胞比容和血红蛋白增高为血液浓缩的标志。

**2. 病原学检查** 在抗菌药物治疗前常规进行血液或其他体液、渗出液、脓液培养（包括厌氧菌培养）。分离得到致病菌后进行药敏试验。

**3. 尿常规和肾功能检查** 发生肾衰竭时，尿比重由初期的偏高转为低而固定（1.010 左右）；尿／血肌酐比值＞15，尿／血毫渗量比值＜1.5，尿钠排泄量＞40mmol/L。

**4. 血液生化及血气分析** ①血清电解质测定：血钠偏低，血钾高低不一，取决于肾功能状况；②血清酶测定：血清谷丙转氨酶（ALT）、肌酸激酶（CPK）、乳酸脱氢酶同工酶的测定可反映组织脏器的损害情况。

**5. 血液流变学和有关 DIC 的检查** 发生 DIC 时，血小板数进行性降低，凝血酶原时间及凝血活酶时间延长、纤维蛋白原减少、纤维蛋白降解产物增多、凝血酶时间延长、血浆鱼精蛋白副凝试验（3P 试验）阳性。

**6. 其他** 心电图、X 线检查等可按需进行。

**【诊断】** 中华急诊医学分会儿科组和中华医学会儿科分会急诊组于 2006 年制定了儿科感染性休克（脓毒症休克）诊疗推荐方案。

**1. 休克代偿期（早期）** 临床表现符合以下 6 项之中的 3 项。

（1）意识改变：烦躁不安或萎靡、表情淡漠、意识模糊，甚至昏迷、惊厥。

（2）皮肤改变：面色苍白或发灰，唇周、指（趾）发绀，皮肤花纹、四肢凉。如有面色潮红、四肢温暖、皮肤干燥，为暖休克。

（3）心率、脉搏：外周动脉搏动细弱，心率、脉搏增快。

（4）毛细血管再充盈时间≥3s（须除外环境因素影响）。

（5）尿量＜1ml/（kg·h），液体复苏后尿量仍＜0.5ml/（kg·h），持续至少 2h。

（6）代谢性酸中毒（除外其他缺血缺氧及代谢因素）。

**2. 休克失代偿期** 代偿期临床表现加重伴血压下降，收缩压小于该年龄组第 5 个百分位或小于该年龄组平均值减 2 个标准差，即 1～12 个月＜70mmHg，1～10 岁＜70mmHg+[2×年龄（岁）]，≥10 岁＜90mmHg。

**3. 临床表现分型**

（1）暖休克：为高动力型休克早期，可有意识改变、尿量减少或代谢性酸中毒等，但面色潮红、四肢温暖、脉搏无明显减弱，毛细血管再充盈时间无明显延长。此期容易漏诊，且可很快转为冷休克。心率快、血压低、过度通气、中心静脉压高、心排血量低多为失代偿表现。

（2）冷休克：为低动力型休克，皮肤苍白、花纹，四肢凉，脉搏快、细弱，毛细血管再充盈时间延长。儿科患者以冷休克为多。

**【治疗】**

**1. 液体复苏** 充分液体复苏是逆转病情、降低病死率最关键的措施。需迅速建立两条静脉或骨髓输液通道。条件允许者应放置中心静脉导管。不推荐应用羟乙基淀粉，因有致急性肾损伤和需要肾替代治疗的风险。

（1）第 1 小时快速输液：常用 0.9% 氯化钠溶液，首剂 20ml/kg，10～20min 静脉推注。然后评估循环与组织灌注情况（心率、血压、脉搏、毛细血管再充盈时间等）。若循环无明显改善，可再予第 2 剂、第 3 剂，每次均为 10～20ml/kg。总量最多可达

40～60ml/kg。第 1 小时输液既要重视液量不足，又要注意心肺功能（如肺部啰音、奔马律、肝大、呼吸做功增加等）。条件允许者应做中心静脉压监测。第 1 小时液体复苏不用含糖液，血糖应控制在正常范围，若有低血糖，可用葡萄糖 0.5～1g/kg 纠正；当血糖＞11.1mmo/L（200mg/dl）时，用胰岛素 0.05U/（kg·h），称强化胰岛素治疗。

（2）继续和维持输液：由于血液重新分配及毛细血管渗漏等，感染性休克的液体丢失和持续低血容量可能持续数日，因此要继续补液和维持补液。继续输液可用 1/2～2/3 张液体，可根据血电解质测定结果进行调整，6～8h 内输液速度为 5～10ml/（kg·h）。维持输液用 1/3 张液体。24h 内输液速度为 2～4ml/（kg·h），24h 后根据情况进行调整。在保证通气的前提下，根据血气分析结果给予碳酸氢钠，使 pH 达 7.25 即可。可以适当补充胶体液，如血浆等。一般不输血，若血细胞比容（HCT）＜30%，应酌情输注红细胞悬液或鲜血，使 Hb＞100g/L。继续及维持补液阶段也要动态观察循环状态，评估液量是否恰当，随时调整输液方案。

**2. 血管活性药物**　在液体复苏的基础上休克难以纠正，血压仍低或仍有明显灌注不良表现，可考虑使用血管活性药物以提高血压、改善脏器灌注。

（1）多巴胺：5～10μg/（kg·min）持续静脉泵注，根据血压监测调整剂量，最大量不宜超过 20μg/（kg·min）。

（2）肾上腺素：0.05～2μg/（kg·min）持续静脉泵注，冷休克或有多巴胺抵抗时首选。中剂量 5～9μg/（kg·min），增加心肌收缩力，用于心输出量降低者；大剂量 10～20μg/（kg·min），增加血管收缩压，用于休克失代偿期。

（3）去甲肾上腺素：0.05～0.3g/（kg·min）持续静脉泵注，暖休克或有多巴胺抵抗时首选。对儿茶酚胺的反应个体差异很大，用药要注意个体化原则。若有 α 受体敏感性下调，出现对去甲肾上腺素的抵抗，有条件者可试用血管紧张素或精氨酸血管加压素，这类药物发挥作用不受 α 受体的影响。

（4）莨菪类药物：主要有阿托品、山莨菪碱（654-2）、东莨菪碱。

（5）正性肌力药物：伴有心功能障碍，疗效不佳时可用正性肌力药物。常用多巴酚丁胺 5～10μg/（kg·min）持续静脉泵注，根据血压调整剂量，最大量不宜超过 20μg/（kg·min）。对多巴酚丁胺抵抗，可用肾上腺素。若存在儿茶酚胺抵抗，可选用磷酸二酯酶抑制剂氨力农、米力农。

（6）硝普钠：心功能障碍严重且又存在高外周阻力的患儿，在液体复苏及应用正性肌力药物的基础上可使用半衰期短的血管扩张剂，如硝普钠 0.5～8μg/（kg·min），应从小剂量开始，避光使用。

在治疗过程中进行动态评估，适时调整药物剂量及药物种类，使血流动力学指标达到治疗目标。切勿突然停药，应逐渐减少用药剂量，必要时以小剂量持续数天。

**3. 控制感染和清除病灶**　病原未明确前使用广谱高效抗生素静脉滴注，同时注意保护肾脏功能并及时清除病灶。

**4. 肾上腺皮质激素**　对液体复苏无效、儿茶酚胺（肾上腺素或去甲肾上腺素）抵抗型休克或有暴发性紫癜、因慢性病接受肾上腺皮质激素治疗、垂体或肾上腺功能异常的脓毒症休克患儿，应及时应用肾上腺皮质激素替代治疗，可用氢化可的松，应急剂量为 50mg/（m²·d），维持剂量为 3～5mg/（kg·d），最大剂量可至 50mg/（kg·d），静脉输注（短期应用）。也可应用甲泼尼龙 1～2mg/（kg·d），分 2～3 次给予。一旦升压药停止应用，肾上腺皮质激素逐渐撤离。对无休克的脓毒症患儿或经足够液体复苏和升压药治疗后血流动力学稳定的脓毒症休克患儿，无须肾上腺皮质激素治疗。

**5. 纠正凝血障碍**　早期可给予小剂量肝素 5～10μg/kg 皮下或静脉注射，1 次 /6h。若已明确有 DIC，则应按 DIC 常规治疗。

**6. 其他治疗**

（1）血制品治疗：若 HCT＜30% 伴血流动力学不稳定，应酌情输红细胞悬液，使血红蛋白维持在 100g/L 以上。当病情稳定后或休克和低氧血症纠正后，则血红蛋白目标值＞70g/L 即可。血小板＜10×10⁹/L（没有明显出血）或血小板＜20×10⁹/L（伴明显出血），应预防性输注血小板；当活动性出血、侵入性操作或手术时，需要维持较高血小板（≥50×10⁹/L）。

（2）丙种球蛋白：对严重脓毒症患儿可静脉输注丙种球蛋白。

（3）保证氧供及通气，充分发挥呼吸代偿作用。可应用 NCPAP，必要时小婴儿更需积极气管插管及机械通气，以免呼吸肌疲劳。儿童肺保护策略与成人相似。

（4）镇痛、镇静：脓毒症休克机械通气患儿应给予适当镇痛镇静治疗，可降低氧耗和保护器官功能。

（5）营养支持：能耐受肠道喂养的严重脓毒症患儿及早予以肠内营养支持，如不耐受可予以肠外营养，保证能量营养供给，注意监测血糖、血电解质。

**【效果评价】**　治疗目标是维持正常心肺功能，恢复正常灌注及血压：①毛细血管再充盈时间＜2s；②外周及中央动脉搏动均正常；③四肢温暖；④意识状态良好；⑤血压正常；⑥尿量＞1ml/（kg·h）。

## 三、中毒性细菌性痢疾

**案例 9-7**

患儿，男，5岁，因发热、腹泻12h、抽搐3次于2000年8月3日9:00入院。患儿于12h前开始发热，体温最高达40.5℃，无流涕及咳嗽，伴呕吐，呈喷射性，抽搐3次，表现为双眼上翻、口吐泡沫、颈后仰、四肢抖动，每次持续2～3min，经按压人中后缓解，缓解后入睡。第二次发作时伴大便失禁。同时出现腹泻2次，为绿色稀便，无明显脓血，量中等。在院外肌内注射退热药物、静脉注射青霉素治疗1次，疗效不佳。既往体健。无传染病史及其接触史。3天前从床上摔下，但未发现有外伤。系第1胎第1产，足月顺产，母乳喂养，1岁断乳后饮食同成人。生长及智力发育同一般同龄儿。已接种卡介苗。

体格检查：T 39.1℃，P 160次/分，R 35次/分，体重16.5kg，BP 88/56mmHg。发育正常，营养中等，神志恍惚，精神极差，皮肤无皮疹及出血点，弹性可，浅表淋巴结未触及肿大，头颅无畸形。双侧瞳孔等大、等圆，对光反射尚灵敏，耳、鼻无异常分泌物，口唇无发绀，咽无充血，颈软，双肺呼吸音稍粗，未闻及啰音。心率160次/分，律齐，心音有力，无杂音。腹软，肝肋下1.5cm，质软，脾未触及。四肢活动好，生理反射存在，脑膜刺激征阳性，巴宾斯基征阳性。

**思考题：**

1. 本案例有消化道症状也有神经系统症状，你对此怎么判断？

2. 该病与其他消化道细菌感染有何区别？

中毒性细菌性痢疾（bacillary dysentery, toxic type），简称中毒性菌痢，是急性细菌性痢疾的危重型。起病急骤，病情经过极为凶险，如治疗不及时，患儿可很快发生呼吸和（或）循环衰竭而死亡。本型多见于2～7岁健壮儿童。

【病原学】 病原是各型痢疾杆菌，属于肠杆菌的志贺菌属，分A、B、C、D四群（志贺菌、福氏志贺菌、鲍氏志贺菌、宋内氏志贺菌），我国以福氏志贺菌多见。近年来，痢疾杆菌对各种药物的耐药性逐渐上升，同一株痢疾杆菌可对多种抗生素具有耐药性。

【发病机制】 志贺菌属经口进入胃肠道，依靠其毒力质粒所编码的一组多肽毒素侵入结肠上皮细胞，并生长繁殖，细菌裂解后产生大量内毒素与少量外毒素。中毒性痢疾的发病机制尚不十分清楚，可能和机体对细菌毒素产生异常强烈的过敏反应（全身炎症反应综合征）有关。志贺菌内毒素从肠壁吸收入血后，引起发热、毒血症及急性微循环障碍。内毒素作用于肾上腺髓质及兴奋交感神经系统释放肾上腺素、去甲肾上腺素等，使小动脉和小静脉发生痉挛性收缩。内毒素直接作用或通过刺激网状内皮系统，使组氨酸脱羧酶活性增加，或通过溶酶体释放，导致大量血管扩张物质释放，使血浆外渗，血液浓缩；还可使血小板聚集，释放血小板因子，促进血管内凝血，加重微循环障碍。中毒性菌痢的上述病变在脑组织中最为显著。可发生脑水肿甚至脑疝，出现昏迷、抽搐及呼吸衰竭，是中毒性菌痢死亡的主要原因。

【病理】 中毒性菌痢由于全身应激反应来势迅猛，肠道病变轻微，多见充血水肿，个别病例结肠有浅表溃疡，但全身病变重，多脏器的微血管痉挛及通透性增加，其中大脑及脑干水肿明显，神经细胞变性及点状出血，这种改变可能是中枢性呼吸衰竭而致早期死亡的原因。肺脏可见肺内淤血、肺泡内出血、肺泡及间质水肿、小血管内有凝血和血栓，这些改变在肺型病例中尤为明显。心肌有淤血、间质水肿、细胞变性。肝脏有脂肪变性。肾小管上皮细胞变性坏死，部分病例肾上腺充血、皮质出血和萎缩。

【临床表现】 潜伏期为数小时至1～2天，起病急，发展快，高热可>40℃（少数不高），但严重休克者可体温不升。多数患儿有意识障碍、谵妄或躁动，可有频繁抽搐或呈惊厥持续状态，并进入昏迷；肠道症状多不明显甚至无腹痛与腹泻；也有在发热、脓血便后2～3天始发展为中毒性菌痢。根据其主要表现又可分为以下三型。

**1. 休克型**（皮肤内脏微循环障碍型） 早期可见精神萎靡、面色灰白、四肢厥冷、脉细速，呼吸急促，血压正常或偏低，脉压小；后期微循环淤血、缺氧，口唇及甲床发绀、皮肤花斑，血压下降或测不出，可伴心、肺、血液、肾脏等多系统功能障碍。

**2. 脑型**（脑微循环障碍型） 反复惊厥、昏迷和呼吸衰竭（因脑缺氧、水肿）。轻者有嗜睡、呕吐、头痛，心率相对缓慢，出现阳性病理反射。重度表现为中枢性呼吸衰竭。也可发生脑疝。此型较严重，病死率高。

**3. 肺型**（肺微循环障碍型） 又称呼吸窘迫综合征，以肺微循环障碍为主，此型少见，常在中毒性痢疾脑型或休克型基础上发展而来，病情危重，病死率高。

**4. 混合型** 上述两型或三型同时或先后出现，是最为凶险的一型，病死率很高。

**案例 9-7 临床表现**

该患儿起病急骤，高热伴吐泻，同时有抽搐。查体：神志恍惚，精神极差，体温高，脑膜刺激征及巴宾斯基征阳性。

**【实验室检查】**

**1. 大便常规** 肉眼观察为黏液便、黏液血便、脓血便，镜检有成堆脓细胞、红细胞和吞噬细胞。

**2. 大便培养** 可分离出志贺菌属痢疾杆菌。

**3. 外周血常规** 白细胞总数多增高至（10～20）×$10^9$/L 及以上。以中性粒细胞为主，并可见核左移。当有 DIC 时，血小板明显减少。

**4. 快速诊断法** 可采用荧光抗体染色法、免疫染色法或玻片固相抗体吸附免疫荧光技术等快速检测方法。其优点是快速、敏感、简便，但其敏感性与特异性尚有待进一步提高。现在可采用 PCR 快速诊断。

**5. 血清电解质及二氧化碳结合力测定** 血钠、血钾、血氧及二氧化碳结合力多偏低。

> **案例 9-7 实验室检查**
>
> 1. 血常规：WBC 18.9×$10^9$/L；RBC 3.76×$10^{12}$/L；PLT 119×$10^9$/L；Hb 129g/L；N 82.6%；L 17.4%；HCT 0.35；MCV 90.7fl；MCH 34pg；MCHC 340g/L。
>
> 2. 大便常规：黄黏便，WBC（++）；RBC 少许；大便培养：生长福氏志贺菌。
>
> 3. 血生化：$Na^+$ 135mmol/L；$K^+$ 4.34mmol/L；$Cl^-$ 101mmol/L；$Ca^{2+}$ 2.30mmol/L；$Mg^{2+}$ 0.87mmol/L；无机磷1.09mmol/L；BUN 2.4mmol/L；BS 4.5mmol/L；Cr 48mmol/L。
>
> 4. 脑脊液：正常。
>
> 5. 头颅 CT：平扫未见异常。

**【诊断】** 2～7 岁健壮儿童，夏秋季节突起高热，伴反复惊厥、脑病和（或）休克表现者，均应考虑中毒性菌痢，用肛拭子或灌肠取粪便镜检有大量脓细胞或红细胞可初步确诊。

**【鉴别诊断】**

**1. 高热惊厥** 多见于 6 个月至 3 岁小儿，常在上呼吸道感染体温突然升高时出现惊厥，抽搐时间短，止惊后一般情况好，无感染中毒的其他症状。一次病程多发生 1 次惊厥，大便常规正常。

**2. 流行性乙型脑炎** 发病季节、高热、惊厥与本病相似，但昏迷多在 2～3 天后发生，多不出现循环衰竭。脑脊液检查可能异常而粪便检查正常。

**3. 大叶性肺炎** 该病与中毒性菌痢都起病急，外周血细胞总数及中性粒细胞升高，早期可致休克、脑水肿，但胸片有改变。

**4. 其他侵袭肠黏膜细菌所致肠炎、结肠炎** 主要依据大便致病菌培养结果确诊。

> **案例 9-7 诊断**
>
> 1. 5 岁男孩，发热，腹泻12h，抽搐 3 次，夏季发病，病情重，发展快。
>
> 2. 神志恍惚，精神极差，体温高，脑膜刺激征及巴宾斯基征阳性。
>
> 3. 外周血白细胞高，脑脊液正常，大便培养阳性。
>
> 临床诊断：中毒性细菌性痢疾。

**【治疗】**

**1. 降温止惊** 高热易引起惊厥，加重脑缺氧和脑水肿，可综合使用物理、药物降温或亚冬眠疗法。如用冷盐水灌肠，既可降温又可获取大便送检；常用降温药很多。惊厥不止者，可用地西泮 0.1～0.3mg/kg 肌内注射或静脉注射（最大剂量≤10mg/次）；或用 10% 水合氯醛 40～60mg/kg 保留灌肠；或肌内注射苯巴比妥钠 5～8mg/（kg·次）。

**2. 治疗循环衰竭**

（1）扩充血容量，纠正酸中毒，维持水与电解质平衡。

（2）改善微循环：在充分扩容的基础上应用血管活性药物以改善微循环，常用药物有东莨菪碱、酚妥拉明、多巴胺或间羟胺等。

（3）其他药物：如糖皮质激素，早期、大剂量、短程应用，常用地塞米松 0.2～0.5mg/（kg·次）静脉滴注，每天 1～2 次，疗程为 3～5 天。纳洛酮能有效提高血压和心肌收缩力，剂量为 0.01～0.02mg/（kg·次），肌内注射或静脉注射，必要时可重复使用。

**3. 防治脑水肿和呼吸衰竭** 保持呼吸道通畅，给氧。降颅压，首选 20% 甘露醇降颅压，剂量为 0.5～1g/（kg·次），静脉注射，每 6～8h 一次，疗程为 3～5 天，或与利尿剂交替使用，可短期静脉推注地塞米松，剂量同上。若出现呼吸衰竭，应及早使用呼吸机。

**4. 抗菌治疗** 为迅速控制感染，应静脉给予强力广谱抗生素，根据局部地区流行菌株药物敏感性或耐药状况选择抗菌药物。通常选用两种痢疾杆菌敏感的抗生素静脉滴注。因近年来痢疾杆菌对氨苄西林、庆大霉素等耐药菌株日益增多，故可选用阿米卡星、头孢噻肟钠或头孢曲松钠等药物。

# 四、猩 红 热

> **案例 9-8**
>
> 患儿，女，5 岁，因发热 2 天、皮疹伴腹痛 1 天而于 1998 年 3 月 5 日 20 点入院。患儿于 2 天前开始发热，体温可达 39℃，伴咽痛，无咳嗽及吐泻，在家给予"螺旋霉素、复方大青叶、

清开灵"口服治疗，效果不佳，于1天前自面、颈部渐遍及全身皮肤出现较多小红疹，且全身皮肤发红，尤以胸背部为重，伴脐周痛，呈持续性疼痛。为求进一步诊治来诊。既往健康，无肝炎、结核病接触史，当地有类似发热出疹性疾病患儿。系第1胎第1产，生后母乳喂养，1岁断奶后饮食同成人，无异食癖，6个月会坐，1岁会独走、说话。现上学前班，生长及智力发育同同龄儿。预防接种按计划进行。

体格检查：T 38.6℃，P 102次/分，R 32次/分，体重20kg，发育正常，营养良好，神志清，热性病容，精神稍差，颈部及颌下淋巴结肿大，颈部、面部及全身皮肤满针尖大小的红色丘疹，触之似砂纸感，疹间皮肤充血明显，压之暂呈苍白，约数秒钟可恢复红色。面部发红，口周皮肤明显苍白，双腋下及双肘窝、腹股沟处皮疹明显密集，呈紫红色线状，其局部有散在性针尖大小出血点，咽部充血，扁桃体Ⅱ度肿大，局部散在小脓栓，舌黏膜充血鲜红，舌乳头红肿，散在部分灰白色舌苔，心肺听诊无异常，腹软，肝脾未触及，脐周轻压痛，麦氏点压痛（－），四肢肌张力可，生理反射存在，病理反射未引出。

思考题：

1. 你对该病的初步印象是什么？
2. 如何明确诊断？怎样处理？

猩红热（scarlet fever）是由产红疹毒素的A族β溶血性链球菌引起的急性呼吸道传染病。本病全年均可发病，但以冬、春季多见。5～15岁为好发年龄。其临床特征有发热、咽峡炎、草莓舌、全身弥漫性红色皮疹，疹退后明显脱屑。少数患儿在病后2～3周发生风湿热或急性肾小球肾炎。

【病原学】 链球菌分甲型（α）半溶血性、乙型（β）完全溶血性、丙型（γ）不溶血性三种。其中乙型完全溶血性链球菌致病力强，常引起人和动物多种疾病；根据其细胞壁多糖抗原的不同，又可分为A～H和K～V等不同的族。感染人类的是A族乙型链球菌，能产生致热外毒素（pyrogenic exotoxin；又称红疹毒素，erythrogenic toxin），是本病的致病菌，能致发热和猩红热皮疹，还可抑制吞噬系统功能，影响T细胞功能及触发施瓦茨曼（Schwartzman）反应。链激酶扩散因子、透明质酸酶能溶解组织的透明质酸，利于细菌在组织内扩散。该细菌对热及干燥的抵抗力较弱，加热56℃ 30min及一般消毒剂均可将其杀灭，但在痰及脓液中可生存数周。

【流行病学】

**1. 传染源** 为患者和带菌者。A族β溶血性链球菌引起的咽峡炎，排菌量大且不易被隔离，是重要的传染源。

**2. 传播途径** 主要通过呼吸道飞沫传播，也可经破损的皮肤传播，引起外科型猩红热；此外，偶可见由细菌污染的玩具、食物、生活用具等经口传播。

**3. 易感人群** 普遍易感。儿童尤其以3～7岁为主要易感人群，感染后可获得较长久的抗菌和抗红疹毒素能力。由于红疹毒素有5种血清型，其间无交叉免疫，而且近年猩红热轻型较多，早期应用抗生素使病后免疫不充分，故患猩红热后仍可再患。

【发病机制】 链球菌表面有纤丝，其胞壁能分泌脂磷壁酸（lipoteichoic acid），侵入人体后，黏附在呼吸道上皮细胞表面，其纤丝含有的M蛋白能抵抗机体白细胞的吞噬作用；其释出的链球菌溶血素（streptolysin）、脱氧核糖核酸酶（DNase）、透明质酸酶和蛋白酶等多种毒素/酶则可导致血栓形成和化脓过程，使感染进一步扩散到附近组织，引致扁桃体周围脓肿、咽后壁脓肿、中耳炎、鼻窦炎，甚至肺炎、败血症和骨髓炎等严重感染。链球菌产生的多种致热外毒素（A～C）具有发热作用和细胞毒性，可导致发热，并使皮肤充血、水肿、上皮细胞增生、白细胞浸润，以毛囊周围最为明显，形成典型的猩红热皮疹；这类毒素还可增强内毒素的作用，引致中毒性休克。少数患儿对细菌毒素可发生过敏反应，在病程2～3周时会发生心、肾和关节滑膜等处的胶原纤维变性或坏死、小血管内皮细胞肿胀和单核细胞浸润病变，临床呈现风湿热、肾炎等疾病。

【临床表现】 潜伏期1～7天，平均3天；外科型1～2天。其临床表现轻重判别较大，可有几种不同类型。

**1. 普通型** 典型病例可分为3期。

（1）前驱期：起病较急，从发热到出疹时间约数小时到24h。可有高热（38～40℃），幼儿常有惊厥，年长儿有畏寒、头痛、咽痛、全身不适。咽部及扁桃体充血、水肿明显，扁桃体腺窝处可有点状或片状白色脓性分泌物，易剥离。软腭处可见针尖大小出血点或红疹。病初舌被白苔，红肿的乳头突出于白苔之处，称为白草莓舌（white strawberry tongue）；以后白苔脱落，舌面光滑鲜红，舌乳头红肿突起，称为红草莓舌。颈及颌下淋巴结常肿大并有压痛。

（2）出疹期：一般在发热第二天出现皮疹，颈部、腋下和腹股沟等处先出现且皮疹密集，于24h内布满全身。在全身皮肤弥漫性充血潮红的基础上，有均匀、密集的红色细小皮疹广泛分布，呈鸡皮样，触之似砂纸感，用手按压可消退，去压后红疹又出现。面部皮肤潮红而口鼻周围皮肤发白，形成口周苍白圈。皮疹在皮肤皱褶处如腋窝、肘窝、腹股沟处密集并伴有出血点，形成明显的横纹线，称为巴氏线（Pastia lines）。出疹同时体温更高，体温一般持续1周左右。

（3）恢复期：一般情况好转，体温降至正常，皮疹按出疹时的顺序于 3～4 天消退，疹退 1 周后开始脱皮；脱皮程度与出疹程度一致，轻者呈糠屑样，重者则大片状脱皮，个别患儿可持续长达 6 周。

**2. 轻型** 发热、咽炎和皮疹等临床表现轻微，易被漏诊，常因脱皮或并发肾炎等症时才被回顾诊断。

**3. 重型** 又称中毒型，除上述症状明显外，全身中毒症状重，并可出现不同程度的嗜睡、烦躁或意识障碍，常并发化脓性脑膜炎、肺炎、败血症等；甚至可发生脓毒症休克、中毒性肝炎。近年来本型已很少见。

**4. 外科型** 细菌经损伤的皮肤侵入，故无咽炎及草莓舌，而有局部急性化脓性病变，皮疹首先出现在伤口附近皮肤，然后蔓延至全身。

> **案例 9-8 临床表现**
> 1. 发热 2 日，皮疹 1 日。
> 2. 躯干部及四肢皮肤可见红色小丘疹，似鸡皮样，疹间皮肤充血明显，压之呈苍白色，松开恢复红色。面部发红，口周皮肤苍白，有巴氏线、草梅舌及咽部改变。

**【实验室检查】**

（1）血常规：白细胞总数可达 $10×10^9/L$～$20×10^9/L$ 或更高，中性粒细胞＞80%，有时胞质中可见到中毒颗粒。

（2）咽拭子或伤口细菌培养：有 A 族 β 溶血性链球菌生长。

（3）血清学检查：85%～90% 链球菌感染患者于感染后 1～3 周至病愈后数月可检出链球菌溶血素 O 抗体，一般其效价在 1：400 以上，并发风湿热患者的血清滴度明显增高。

> **案例 9-8 实验室检查**
> 1. 血常规：WBC $18×10^9/L$，RBC $4.72×10^9/L$，PLT $328×10^9/L$，Hb 134g/L，N 88%，L 12%。
> 2. 抗链球菌溶血素 O（ASO）425U/ml。
> 3. 咽拭子培养：为 A 族 β 溶血性链球菌阳性。

**【诊断】**

**1. 流行病学资料** 有接触猩红热病史。

**2. 临床表现** 出现发热、典型的皮疹、咽峡炎、草莓舌、口周苍白圈等即可诊断。皮疹的特点是发热后 24h 内出疹，出疹时高热最明显，在皮肤弥漫性潮红的基础上，分布均匀的细小斑丘疹，疹退后有时会有全身大片脱屑。

**3. 实验室检查** 分泌物培养和涂片有 A 组 β 溶血性链球菌可确诊。

> **案例 9-8 诊断**
> 1. 5 岁女孩，发热 1 天后起皮疹，全身性，伴腹痛，当地有类似发热出疹性患儿。
> 2. 临床特点：全身皮肤布满针尖大小红色丘疹，有砂纸感，疹间皮肤充血明显，压之褪色，有口周苍白圈，皮肤皱褶处有巴氏线，咽红，扁桃体有脓栓，草莓舌，浅表淋巴结肿大。
> 3. 辅助检查：外周血白细胞高，ASO 高，咽拭子培养阳性。
> 4. 临床诊断：猩红热。

**【鉴别诊断】**

**1. 与其他咽峡炎相鉴别** 与白喉、传染性单核细胞增多症引起的咽峡炎相鉴别。白喉咽部充血不如链球菌感染明显，灰白色假膜不易拭去，病原学检查有助于诊断。传染性单核细胞增多症，扁桃体可附有白色渗出物，发热时间长，抗生素治疗无效，肝脾肿大，异型淋巴细胞增多（高于 10%），EB 病毒抗体检测可以助诊。

**2. 猩红热与其他出疹性疾病鉴别诊断**

（1）金黄色葡萄球菌感染：某些金黄色葡萄球菌菌株也可产生红疹毒素而引起猩红热样皮疹。临床上与猩红热易混淆，鉴别主要靠细菌培养。

（2）药疹：皮疹多样化，有时可呈猩红热样皮疹，但分布较不均匀，伴瘙痒。有用药史，常无咽峡炎等其他表现，停用可疑药物后病情迅速缓解。

（3）其他出疹性疾病：①风疹，全身症状较轻，淋巴结肿大较明显，而且有触痛，起病第 1～2 日出疹，无弥漫性皮肤潮红，疹退后没有脱屑。②幼儿急疹：突起高热，持续 3～5 日，热骤降后出现皮疹，热退后疹出。③麻疹：典型皮疹一般在第 3～4 日出疹，皮疹之间有正常皮肤，有麻疹接触史、上呼吸道卡他症状、结膜充血、口腔麻疹黏膜斑等即可诊断。

**【治疗】**

**1. 一般治疗** 呼吸道隔离 7 日，强调休息，供给充足的水和营养；皮肤护理，防止继发感染。

**2. 药物治疗**

（1）病原治疗：早期抗感染治疗可缩短病程，减少并发症。青霉素为首选药物，儿童每日 3 万～5 万 U/kg，分 2 次肌内注射，疗程为 7～10 日。口服可选阿莫西林、青霉素 V 钾。中毒型者可加大用药剂量，每日 10 万～20 万 U/kg，分 3～4 次静脉滴注，必要时可联合克林霉素。如果青霉素过敏，可以改用头孢菌素、红霉素等。

（2）并发症治疗：若发生感染性脓毒症休克，要积极补充血容量，纠正酸中毒等。

**【预防】**

**1. 控制传染源** 隔离患者 7 日，隔离到咽拭子培养连续 3 次阴性为止。接触者严密观察 7 日，条件允许时，可以做咽拭子培养。咽拭子培养持续阳性应延长隔离时间。

**2. 切断传播途径** 主要通过呼吸道传播，所以要注意通风，消毒环境，隔离患者。在当地有链球菌呼吸道感染流行时，应避免儿童在公共场所活动。

（石 涛）

# 第3节 结 核 病

## 一、概 述

结核病（tuberculosis）是由结核分枝杆菌引起的慢性传染性疾病。全身各个脏器均可受累，但以肺结核最常见。据统计，2018 年全球约有 1000 万新发结核病病例，其中儿童结核病约为 112 万例，死亡儿童高达 20 万。我国是结核病高负担国，14 岁以下儿童结核分枝杆菌感染率为 9%，活动性肺结核患儿约 26.6 万例，结核病防治形势依然严峻。另外，多药耐药性结核菌株（MDR-TB）的产生，已成为防治结核病的严重问题。因此，结核病的防治工作仍然艰巨，任重而道远。

**【病因】** 结核分枝杆菌属于分枝杆菌属，为需氧菌，革兰氏染色阳性，具有抗酸性，抗酸染色呈红色。结核分枝杆菌分裂繁殖缓慢，在固体培养基上需 4～6 周才出现菌落。如果采用放射性核素标记的液体培养基，可在 1～3 周内检测到结核分枝杆菌生长。结核分枝杆菌可分为 4 型：人型、牛型、鸟型和鼠型，对人有致病力的主要是人型，其次是牛型，感染鸟型甚少，鼠型对人不致病。

**【流行病学】**

**1. 传染源** 开放性肺结核（open pulmonary tuberculosis）患者是主要传染源，尤其是成年人排菌者，儿童原发性肺结核传染性相对较低。正规化疗 2～4 周后，随着痰菌排量减少而传染性降低。

**2. 传播途径** 呼吸道为主要传染途径，儿童吸入带结核分枝杆菌的飞沫或尘埃（直径为 1～5μm）后即可引起感染，形成肺部原发病灶。少数经消化道传染者，产生咽部或肠道原发病灶；经皮肤或胎盘传染者少见。

**3. 易感人群** 生活贫困、居住拥挤、营养不良、社会经济落后的人群是结核病高发人群。新生儿对结核分枝杆菌非常易感。儿童发病与否主要取决于：①结核分枝杆菌的毒力及数量。②机体抵抗力的强弱：患麻疹或百日咳等传染病及白血病、淋巴瘤或艾滋病时，免疫功能受到抑制或接受免疫抑制剂治疗，尤其好发结核病。③遗传因素：与本病的发生有一定关系。单卵双胎儿患结核病的一致性明显高于双卵双胎儿；亚洲人种（主要为菲律宾）发病率最高，白色人种最低；身材瘦长者较矮胖者易感。另外，

研究发现组织相容性抗原（HLA）与结核病密切相关，特别是有 HLA-BW35 抗原者发生结核病的危险性比一般儿童高 7 倍。

**【发病机制】** 儿童初次接触结核分枝杆菌后是否发展为结核病，以及原发性肺结核形成后病变是否进展，是宿主和病原体相互作用的结果，不仅取决于结核分枝杆菌的毒力和数量，而且与机体的免疫力密切相关，尤其是细胞免疫力。机体在感染结核分枝杆菌后，同时产生免疫力和变态反应，均为致敏 T 细胞介导，属于同一细胞免疫过程的两种不同表现。

**1. 细胞介导的免疫反应** 其特征是巨噬细胞吞噬和消化结核分枝杆菌，并将特异性抗原传递给辅助性 T 细胞（CD4$^+$ 细胞）。巨噬细胞（主要为树突状细胞）通过分泌 IL-12，诱导 CD4$^+$ 细胞向 Th1 细胞极化，分泌和释放 IFN-γ。IFN-γ 进一步促进单核细胞聚集、激活、增殖和分化，产生大量反应性产物，释放氧化酶、消化酶及其他杀菌素，以吞噬和杀灭更多的结核分枝杆菌。同时，IFN-γ 可增强细胞毒性 T 细胞（CTL、CD8$^+$ 细胞）和自然杀伤（NK）细胞的活性。上述细胞免疫反应，可最终消灭结核分枝杆菌，但亦可破坏宿主细胞和组织。当细胞免疫反应不足以杀灭结核分枝杆菌时，结核分枝杆菌尚可通过巨噬细胞经淋巴管扩散到淋巴结。

**2. 迟发型超敏反应** 是机体对结核分枝杆菌及其产物的超常免疫反应，亦由 T 细胞介导，以巨噬细胞为效应细胞。迟发型超敏反应的直接和间接作用，可导致细胞坏死及干酪样改变，甚至形成空洞。机体感染结核分枝杆菌后可获得免疫力，90% 可终身不发病；5% 因免疫力低下当即发病，即为原发性肺结核；另 5% 于日后机体免疫力降低时才发病，称为继发性肺结核，为成人肺结核的主要类型。初次感染结核分枝杆菌，除潜匿于胸部淋巴结外，亦可随感染初期菌血症转到其他脏器，并长期潜伏，成为肺外结核（extrapulmonary tuberculosis）发病的来源。

**【诊断】** 早期诊断主要包括尽早发现病灶，确定其性质、范围、是否排菌及是否活动，这可作为预防和治疗的依据。

**1. 病史**

（1）结核中毒症状：长期低热、轻咳、盗汗、乏力、食欲减退、消瘦等。

（2）结核病接触史：应特别注意家庭病史，肯定的开放性结核病接触史对诊断有重要意义，年龄越小，意义越大。

（3）预防接种史：接种卡介苗可能提高对结核病的抵抗力，应仔细检查患儿左上臂有无卡介苗接种后瘢痕。

（4）急性传染病史：麻疹或百日咳等传染病可使机体免疫功能暂时降低，成为感染结核病的诱因，

或可导致体内隐伏的结核病灶活动、恶化。

（5）结核过敏表现：如结节性红斑、疱疹性结膜炎等。

**2. 结核菌素试验** 是对结核分枝杆菌感染高危人群进行筛查和结核病诊断的标准诊断方法。儿童受结核分枝杆菌感染 4～8 周后，作结核菌素试验即可呈阳性反应。结核菌素反应属于迟发型超敏反应，是由于致敏淋巴细胞和巨噬细胞聚集在真皮的血管周围，释放细胞因子，导致局部血管通透性增高、水肿及纤维蛋白沉积，在注射局部形成硬结。

（1）方法：目前结核菌素试验采用结核菌素纯蛋白衍生物（tuberculin purified protein derivative，PPD）皮内注射，一般采用 0.1ml 含 5U PPD（0.0001mg），注入前臂掌侧面中下 1/3 交界处皮内，使之形成直径为 6～10mm 的皮丘。注射后 48～72h 观测反应结果，测定局部硬结的平均直径（横径和纵径的平均值），大小以 mm 记录。硬结平均直径不足 5mm 为阴性；5～9mm 为阳性（+）；10～19mm 为中度阳性（++）；≥20mm 为强阳性（+++）；局部除硬结外，还有水疱、破溃、淋巴管炎及双圈反应等，为极强阳性反应（++++）。

若患儿结核变态反应强烈，如患疱疹性结膜炎、结节性红斑或一过性多发性结核过敏性关节炎等，宜用 1 个结核菌素单位的 PPD 试验，以防局部的过度反应及可能的病灶反应。

（2）临床意义：应结合患儿的年龄、病史、预防接种史、临床表现、机体免疫状态等，综合判断试验结果的临床意义。

1）阳性反应：见于①接种卡介苗后。②年长儿无明显临床症状仅呈一般阳性反应，表示曾感染过结核分枝杆菌。③婴幼儿尤其是未接种卡介苗者，阳性反应多表示体内有新的结核病灶。年龄越小，活动性结核的可能性越大。④强阳性反应者，表示体内有活动性结核病。⑤由阴性反应转为阳性反应，或反应强度由原来小于 10mm 增至 >10mm，且增幅超过 6mm 时，表示有新近感染。

接种卡介苗后与自然感染阳性反应的主要区别见表 9-6。此外，PPD 皮试阳性亦可见于非结核分枝杆菌感染，该病常见于热带地区，且其硬结直径一般为 10～12mm。

**表 9-6 接种卡介苗与自然感染阳性反应的主要区别**

| 区别点 | 接种卡介苗后 | 自然感染 |
|---|---|---|
| 硬结直径 | 5～9mm | 10～12mm |
| 硬结颜色 | 浅红 | 深红 |
| 硬结质地 | 较软、边缘不整 | 较硬、边缘清楚 |
| 阳性反应持续时间 | 较短，2～3 日即消失 | 较长，可达 7～10 日及以上 |

续表

| 区别点 | 接种卡介苗后 | 自然感染 |
|---|---|---|
| 阳性反应的变化 | 有明显的逐年减弱倾向，一般 3～5 年内逐渐消失 | 无明显减弱倾向，可持续若干年，甚至终身 |

2）阴性反应：见于①未感染过结核。②结核迟发型超敏反应前期（初次感染后 4～8 周内）。③假阴性反应，为机体免疫功能低下或受抑制所致，如部分危重结核病；急性传染病如麻疹、水痘、风疹、百日咳等；体质极度衰弱者，如重度营养不良、重度脱水、重度水肿等；应用糖皮质激素或其他免疫抑制剂治疗时；原发或继发免疫缺陷病。④技术误差或结核菌素失效。

**3. 实验室检查**

（1）结核分枝杆菌检查：从痰、胃液（婴幼儿可抽取空腹胃液）、脑脊液、浆膜腔液中找到结核分枝杆菌是重要的确诊手段，并对治疗有指导意义。结核分枝杆菌生长缓慢，难以快速诊断，近年应用 BACTEC 系统进行结核分枝杆菌培养，其主要原理为测定分枝杆菌的代谢产物，结核分枝杆菌阳性培养时间只需 2 周左右，用于快速鉴别结核分枝杆菌与非结核分枝杆菌。

（2）免疫学诊断及分子生物学诊断

1）γ-干扰素释放试验（IGRA）：根据特异性 T 细胞产生原理，通过检测抗原再次刺激时，单个核细胞释放 γ-干扰素的水平来判断是否存在既往结核分枝杆菌感染，目前有 T-SPOT.TB 和 QFT-G-IT 两种方法。IGRA 具有较高的特异性和敏感性，不受卡介苗接种的影响，亦可鉴别结核分枝杆菌与非结核分枝杆菌感染。但是 IGRA 结果也会受患儿自身因素的影响，重症患儿、免疫缺陷患儿、接受免疫抑制剂治疗患儿容易出现假阴性，但较结核菌素试验敏感。此外，IGRA 不能区分儿童潜伏性和活动性结核感染，仅作为辅助诊断。

2）聚合酶链反应（PCR）：选择性地扩增对结核分枝杆菌复合物有特异性的 MP-B64 蛋白质的编码基因片段，可以快速诊断结核病。临床应用的问题在于假阳性和假阴性，关键在于试剂的标准化、操作的规范化及建立质控管理体系。

3）DNA 探针：利用基因探针技术、分枝杆菌 DNA 放大和杂交技术，能快速检测结核分枝杆菌。

4）线条 DNA 探针杂交试验：将不同寡聚核苷酸探针固定在硝酸纤维膜上，与 PCR 扩增产物杂交反应，以诊断 MDR-TB。

5）酶联免疫吸附试验（ELISA）：用于检测结核病患者血清、浆膜腔液、脑脊液等的抗结核分枝杆菌抗体，可作为结核病辅助诊断指标之一。该项诊断的关键在于所用抗原应具有特异性和强的免疫原性。近十多年来纯化抗原有了较大进展,提高了诊断的可靠性。

6)酶联免疫电泳技术(ELIEP):是将 ELISA 与电泳结合起来的一项免疫技术,是对各种结核性疾病较为可靠的血清学诊断方法。

(3)红细胞沉降率:多增快。若有结核病的临床表现及影像学表现,可作为结核病活动的证据之一,但是红细胞沉降率正常不能完全否定病灶的活动。

**4. 结核病影像学诊断**

(1)X 线检查:胸部 X 线检查是筛查儿童结核病不可缺少的重要手段,应同时拍正侧位片。可检出结核病病灶的范围、性质、类型、活动或进展情况。重复检查有助于结核病疾病与非结核的鉴别,亦可作为治疗过程中疗效判断的指标。

(2)计算机断层扫描(CT):胸部 CT 检查具有较高的分辨度和灵敏度,可以较准确、全面地反映结核病的病理变化,有利于发现隐蔽区病灶。特别是高分辨薄切 CT 可显示早期(2 周内)肺粟粒样物及直径超过 4mm 的肺门纵隔淋巴结。对淋巴结钙化的显示率也高于 X 线检查。

**5. 其他辅助检查**

(1)纤维支气管镜检查:有助于支气管内膜结核及支气管淋巴结结核的诊断。

(2)周围淋巴结穿刺液涂片检查:可发现特异性结核改变,有助于结核病的诊断和鉴别诊断。

(3)肺穿刺活体组织检查或胸腔镜取肺活体组织检查:病理和病原学检查,对特殊疑难病例确诊有帮助。属创伤性检查,需慎重选用,但具有较高诊断及鉴别诊断价值。

**【治疗】**

**1. 一般治疗** 注意营养,选用富含蛋白质和维生素的食物,特别是维生素 A 和维生素 C;有明显结核中毒症状及高度衰弱者应卧床休息;居住环境应阳光充足,空气流通;避免接触各类传染病,尤其是麻疹、百日咳等;一般原发性结核病可在门诊治疗,但要填报疫情,定期复查随诊。

**2. 抗结核药物** 治疗目的:①杀灭病灶中的结核分枝杆菌;②防止血行播散。治疗原则:①早期治疗;②适宜剂量;③联合用药;④规律用药;⑤坚持全程;⑥分段治疗。

(1)目前常用的抗结核药物分类

1)杀菌药物:①全杀菌药,异烟肼(isoniazid,INH)和利福平(rifampin,RFP),对细胞内外处于生长繁殖期的细菌及干酪病灶内代谢缓慢的结核分枝杆菌均有杀灭作用,且在酸性和碱性环境中均能发挥作用。②半杀菌药,链霉素(streptomycin,SM)和吡嗪酰胺(pyrazinamide,PZA),SM 能杀灭在碱性环境中生长、分裂、繁殖活跃的细胞外的结核分枝杆菌;PZA 能杀灭在酸性环境中细胞内结核分枝杆菌及干酪病灶内代谢缓慢的结核分枝杆菌。

2)抑菌药物:常用者有乙胺丁醇(ethambutol,EMB)及乙硫异烟胺(ethionamide,ETH),具有抑菌作用,与其他抗结核药物联用可延缓耐药性的出现。

(2)针对耐药菌株的几种新型抗结核药

1)老药的复合剂型:如 INH 和 RFP 的复合剂型 rifamate,INH、RFP 和 PZA 的复合剂型 rifater 等。

2)老药的衍生物:如利福喷丁(rifapentine),一种长效利福霉素衍生物,对利福霉素以外的耐药结核分枝杆菌有较强的杀菌作用。

3)新的化学制剂:如帕司烟肼(dipasic),是一种独立合成的新抗结核药,具有较好的耐受性,属于 INH 类,可延缓对 INH 的耐药性。

(3)抗结核药的使用:见表 9-7。

**表 9-7　儿童抗结核药物的使用**

| 药物 | 剂量/[mg/(kg·d)] | 给药途径 | 主要副作用 |
| --- | --- | --- | --- |
| 异烟肼(INH 或 H) | 7～15(≤300mg/d) | 口服、肌内注射、静脉滴注 | 肝毒性、末梢神经炎、过敏、皮疹、发热等 |
| 利福平(RFP 或 R) | 10～20(≤600mg/d) | 口服 | 肝毒性、恶心、呕吐、流感样症状等 |
| 链霉素(SM 或 S) | 20～30(≤750mg/d) | 肌内注射 | 第Ⅷ对脑神经损害、肾毒性、过敏、皮疹、发热 |
| 吡嗪酰胺(PZA 或 Z) | 20～30(≤750mg/d) | 口服 | 肝毒性、高尿酸血症、关节痛、过敏、发热 |
| 乙胺丁醇(EMB 或 E) | 15～25 | 口服 | 皮疹、视神经炎 |
| 乙硫异烟胺(ETH)、丙硫异烟胺 | 10～15 | 口服 | 胃肠道反应、肝毒性、末梢神经炎、过敏、皮疹、发热 |
| 卡那霉素 | 15～20 | 肌内注射 | 肾毒性、第Ⅷ对脑神经损害 |
| 对氨柳酸 | 150～200 | 口服 | 胃肠道反应、肝毒性、过敏、皮疹和发热 |

(4)化疗方案

1)标准疗法:一般用于无明显自觉症状的原发性肺结核。每日服用 INH、RFP 和(或)EMB,疗程为 9～12 个月。

2)两阶段疗法:适用于活动性原发性肺结核、急性血行播散型肺结核及结核性脑膜炎。①强化治疗阶段：联用 3～4 种杀菌药物。目的在于迅速杀灭敏感菌及生长繁殖活跃的结核分枝杆菌与代谢低下的结核分枝杆菌，以减轻临床症状、限制疾病的进展和播散及减少获得性耐药的危险，为化疗的关键阶段。在长程化疗时，此阶段一般需 3～4 个月；短程疗法时一般为 2 个月。②巩固治疗阶段：联用 2 种抗结核药物，目的在于杀灭持续存在的结核分枝杆菌，以巩固疗效，防止复发。在长程疗法时，此阶段可长达 12～18 个月；短程疗法时，一般为 4 个月。

3）短程疗法：为结核病现代疗法的重大进展。儿童肺结核多为初治病例，WHO 倡导的 DOTS 策略（directly observed treatment of short course strategy），即直接督导下的短程化疗方案，是 WHO 治愈结核病患者的重要策略。作用机制是快速杀灭机体内处于不同繁殖速度的细胞内、外结核分枝杆菌，使痰菌早期转阴并持久为阴性，具有疗效高、毒性小、费用少、防止耐药菌株发生等优点。以 INH 和 RFP 组合为基础贯穿全程，在强化治疗阶段加用 PZA 或 SM 8～12 周，疗程 6～9 个月。可选用以下几种短程化疗方案：① 2HRZ/4HR（数字为月数，以下同）；② 2SHRZ/4HR；③ 2EHRZ/4HR。若无 PZA，则将疗程延长至 9 个月。

**【预防】**

**1. 控制传染源** 结核分枝杆菌涂片阳性患者是主要传染源，早期发现及合理治疗痰涂片结核分枝杆菌阳性患者，是预防儿童结核病的根本措施。

**2. 普及卡介苗接种** 卡介苗接种是预防儿童结核病的有效措施。目前我国计划免疫要求在全国城乡普及新生儿卡介苗接种。但有下列情况之一者，禁止接种卡介苗：①先天性胸腺发育不全症或重症联合免疫缺陷病；②急性传染病恢复期；③注射局部有湿疹或患全身性皮肤病；④结核菌素试验阳性。

**3. 预防性化疗**

（1）目的：①预防儿童活动性肺结核；②预防肺外结核病发生；③预防青春期结核病复燃。

（2）适应证：①密切接触家庭内开放性肺结核者；② 3 岁以下未接种卡介苗的婴幼儿，而结核菌素试验阳性者；③结核菌素试验新近由阴性转为阳性者；④结核菌素试验阳性伴结核中毒症状者；⑤结核菌素试验阳性，新患麻疹或百日咳小儿；⑥结核菌素试验阳性儿童需较长期使用糖皮质激素或其他免疫抑制剂者。

（3）方法：INH 每日 10mg/kg（≤300mg/d），疗程 6～9 个月；或 INH 每日 10mg/kg（≤300mg/d）联合 RFP 每日 15mg/kg（≤300mg/d），疗程 3 个月。

# 二、原发性肺结核

**案例 9-9**

患儿，女，6 岁。因发热 15 日，咳嗽 5 日入院。患儿于入院 15 日前无明显诱因出现发热，体温最高 38.5℃，无咳嗽及流涕，口服退热药后体温可降至正常，每日发热 1～2 次，多于午后出现。当地诊所先后予患儿青霉素及头孢呋辛输注治疗，效果不佳。近 5 日出现咳嗽，无痰，仍有低热。为进一步明确诊断和治疗来本院。发病以来，有盗汗，精神食欲差，睡眠尚可，大小便正常。患儿为足月顺产，生后无窒息，新生儿期体健。生长发育如同龄儿，生后曾接种卡介苗，半年前父亲患肺结核，现治疗中，与其有接触。

体格检查：T 38.0℃，R 32 次/分，P 110 次/分，体重 20kg。神志清楚，反应差，发育正常，营养一般，全身皮肤、黏膜无黄染，未见皮疹、出血点，全身未触及肿大淋巴结。卡瘢（+）。双侧瞳孔等大等圆，对光反射灵敏。气管居中，呼吸稍促，双肺呼吸音粗，未闻及干湿啰音。心音有力，节律规整，各瓣膜听诊区未闻及杂音。腹平软，肝脾肋下未触及，移动性浊音阴性，肠鸣音正常。四肢肌力、肌张力正常，神经系统查体未见异常。

思考题：

1. 儿童长期发热，考虑有哪些问题？

2. 为了明确诊断，需要进一步完善哪些检查？

3. 如何诊断？如何治疗？

原发性肺结核（primary pulmonary tuberculosis）是原发性结核病中最常见的，为结核分枝杆菌初次侵入肺部后发生的原发感染，是儿童肺结核的主要类型，占儿童各型肺结核总数的 85.3%。原发性肺结核包括原发复合征（primary complex）和支气管淋巴结结核（tuberculosis of trachebronchial lymphnodes）。前者由肺原发病灶、局部淋巴结病变及两者相连的淋巴管炎组成。后者以胸腔内肿大淋巴结为主，因肺部原发病灶范围较小或被纵隔影掩盖，X 线无法查出，或原发病灶已经吸收，故在临床上诊断为支气管淋巴结结核。两者实际为同一疾病或同一疾病发展过程中的两种表现，故将两者并为一型，即原发性肺结核。

**【病理】** 肺部原发病灶多位于近胸膜处，肺上叶底部和下叶的上部，右侧较多见。基本病理改变为渗出、增殖和坏死。渗出性病变以炎症细胞、单核细胞及纤维蛋白为主要成分；增殖性改变以结核结节及结核性肉芽肿为主；坏死的特征性改变为干酪样改变，常出现于渗出性病变中。结核性炎症的主要特征是上皮样细胞结节及朗格汉斯细胞。

典型的原发复合征呈"双极"病变，即一端为原发病灶，一端为肿大的肺门淋巴结。由于儿童机体处于高度过敏状态，使病灶周围炎症甚广泛，原发病灶范围扩大到一个肺段甚至一叶，亦可累及邻近的胸膜；年龄越小，此种大片性病变越明显。引流淋巴结肿大多为单侧，但亦有对侧淋巴结受累者。

原发性肺结核的病理转归如下：

**1. 吸收好转** 绝大多数的儿童原发性肺结核向好的方向转化，发病 3～6 个月后开始吸收或硬结，可在 2 年内吸收痊愈和钙化。

**2. 进展** ①原发病灶扩大，产生空洞；②支气管淋巴结周围炎，形成淋巴结支气管瘘，导致支气管内膜结核或干酪性肺炎；③支气管淋巴结肿大，造成肺不张或阻塞性肺气肿；④结核性胸膜炎。

**3. 恶化** 血行播散，导致急性血行播散型肺结核。

【临床表现】 症状轻重不一。半数以上儿童在早期无症状，仅在 X 线检查时发现。年龄较大儿童一般起病缓慢，可仅表现为一过性上呼吸道感染样症状，稍重者可出现低热、食欲缺乏、乏力、盗汗等结核中毒症状，可伴有慢性咳嗽。婴幼儿及症状较重者可急性起病，高热可达 39～40℃，但一般情况尚好，与发热不相称，持续 2～3 周后转为低热，并伴结核中毒症状，常见干咳和轻度呼吸困难。婴儿可表现为体重不增或生长发育障碍。部分高度过敏状态儿童可出现疱疹性结膜炎、皮肤结节性红斑和（或）多发性一过性关节炎。当胸内淋巴结高度肿大时，易压迫侵蚀胸内其他器官和组织，可产生一系列压迫症状：压迫气管权处可出现类似百日咳样痉挛性咳嗽；压迫支气管使其部分阻塞时可引起喘鸣；压迫喉返神经可致声嘶；压迫腔静脉可引起上腔静脉综合征。另外，支气管淋巴结结核钙化纤维化也不代表其生物性痊愈，一些纤维钙化的淋巴结内结核分枝杆菌可生存数十年，可引起长期不明发热，也是日后引起成人型结核病的主要根源。

肺部体征可不明显，与肺内病变不一致。胸片呈中到重度肺结核病变者，一半以上可无体征。如原发病灶较大，叩诊呈浊音，听诊呼吸音减低或有少许干湿啰音。婴儿可伴肝大及周围淋巴结不同程度肿大。

案例 9-9 临床表现
　　1. 该患儿为学龄前儿童，热程较长，以午后低热为主，伴有纳差、盗汗、咳嗽等结核中毒症状；有结核病接触史。
　　2. 查体仅有呼吸稍促，未闻及啰音，符合肺部体征不明显的特点。

【诊断和鉴别诊断】
**1. 诊断** 应结合病史、临床表现、结核菌素试验、实验室检查及肺部影像学进行综合分析，争取做到早诊断和早治疗，以减少肺部并发症和肺外的播散。

案例 9-9 诊断
　　1. 患儿系学龄前儿童，有结核病接触史。
　　2. 临床表现：热程较长，以午后低热为主，伴有纳差、盗汗、咳嗽等结核中毒症状。
　　3. 体格检查：肺部体征不明显。
　　4. 辅助检查：红细胞沉降率增快，PPD 试验强阳性；胸部 X 线检查可见团块状阴影，其中间见连接，呈哑铃状。
　　临床诊断：原发性肺结核。

**2. 鉴别诊断** 本病应与上呼吸道感染、支气管炎、百日咳、风湿热、伤寒、各种肺炎、支气管异物、支气管扩张、纵隔良恶性肿瘤相鉴别。鉴别方法为寻找结核分枝杆菌、结核菌素试验、实验室检查、X 线摄片动态观察及淋巴结活检等。

【治疗】 一般治疗及治疗原则见本节"概述"。抗结核药物的应用如下。

**1. 无明显症状的原发性肺结核** 选用标准疗法，每日服用 INH、RFP 和（或）EMB，疗程为 9～12 个月。

**2. 活动性原发性肺结核** 宜采用直接督导下短程化疗（DOTS）。强化治疗阶段宜用 3～4 种杀菌药：INH、RFP、PZA 或 SM，2～3 个月后以 INH、RFP 或 EMB 巩固维持治疗。常用方案为 2HRZ/4HR。

案例 9-9 处方及医生指导
　　1. 一般治疗：注意营养，选用富含蛋白质和维生素的食物，卧床休息。
　　2. 抗结核治疗：采用两阶段疗法。强化治疗采用 INH、RFP、PZA 或 SM 2～3 个月；巩固治疗采用 INH、RFP 或 EMB 4 个月（具体药物剂量见表 9-7）。

判断儿童活动性结核病的参考指标：①结核菌素试验强阳性和极强阳性；②3 岁以下未接种卡介苗的婴幼儿，而结核菌素试验阳性者，年龄越小，活动性可能越大；③有发热及其他结合重度症状者；④排出物中找到结核分枝杆菌；⑤胸部 X 线检查示活动性原发性肺结核改变者；⑥红细胞沉降率加快而无其他原因解释者；⑦纤维支气管镜检查有明显支气管结核病变者。

# 三、急性血行播散型肺结核

案例 9-10
　　患儿，男，5 个月。因发热 20 日入院。患儿自 20 日前无明显诱因出现发热，最高 39℃，每日 1 次体温高峰，午后多见，口服退热药后可降至正常，无寒战，无咳嗽，无皮疹及出血点。自服"感冒药"，具体不详，体温控制不理想，就诊于当地医院，予青霉素治疗 5 日，效果不佳。10 日前出现咳嗽，干咳，无痰，无喘息，予止咳药治疗后咳嗽有所减轻。4 日前咳嗽加重，呼吸增快，当地医院以"肺炎"收入院。入院后给予头孢类抗生素静脉滴注抗感染，疗效不明显。发病以来，患儿食欲差，无盗汗，睡眠尚可，大小便正常，体重不增。患儿为足月顺产，生后无窒息，接种卡介苗，否认结核病接触史。既往无反复感染史。父亲患肺结核 8 年。

体格检查：T 38.5℃，R 50 次/分，P 155 次/分，体重 8kg。神志清楚，精神反应欠佳，时有哭闹，营养发育正常。呼吸急促，三四征阳性，口周无发绀。无皮疹及出血点，皮肤弹性好，无脱水貌，卡瘢（+）。全身浅表淋巴结未触及肿大。咽无充血，双扁桃体不大。双肺可闻及散在痰鸣音。心音有力、律齐，未闻及杂音。腹软，肝肋下 2.5cm。脊柱、四肢无畸形，活动自如。神经系统未见异常。

思考题：
1. 该患儿考虑诊断何种疾病？
2. 为了明确诊断，需要进一步完善哪些检查？
3. 如何治疗？

急性血行播散型肺结核（acute hematogenous disseminated pulmonary tuberculosis）或称急性粟粒性肺结核，是大量结核分枝杆菌同时或在极短期内相继进入血液，经血行播散而引起的肺结核。主要见于儿童时期，尤其是婴幼儿，常是原发复合征发展的后果。年龄幼小，患麻疹、百日咳或营养不良时，机体免疫力低下，特别是 HIV 感染，易诱发本病。婴幼儿和儿童常并发结核性脑膜炎。

【病理】 多在原发感染后 3～6 个月，此时婴幼儿免疫功能低下，机体处于高度敏感状态，致血管壁的通透性增强，感染结核后，易形成结核分枝杆菌血症。当原发病灶或淋巴结干酪样坏死发生溃破时，则大量结核分枝杆菌由此侵入血液而引起急性全身粟粒性结核病，可累及肺、脑膜、脑、肝、脾、肾、心、肾上腺、肠、腹膜、肠系膜淋巴结等。播散到上述脏器中的结核分枝杆菌，在间质组织中形成细小结节。在肺脏中的结核结节分布于上肺部者多于下肺部，为灰白色半透明或淡黄色不透明的结节，如针尖或粟粒一般，直径为 1～2mm。显微镜检查示结核结节由类上皮细胞、淋巴细胞和朗格汉斯细胞加上中心干酪坏死性病灶组成。

【临床表现】 任何年龄均可发病，最多见于婴幼儿，在初染结核分枝杆菌后 6 个月特别是 3 个月内最易发病。多起病急骤，婴幼儿多突然高热（39～40℃），呈稽留热或弛张热，部分病例体温可不太高，呈规则或不规则发热，常持续数周或数月，多伴有寒战、盗汗、食欲缺乏、咳嗽、面色苍白、气促和发绀等。病灶融合或继发感染时，肺部可听到细湿啰音而被误诊为肺炎。一半以上的患儿在起病时就出现脑膜炎征象。部分患儿伴有肝脾及浅表淋巴结肿大等，易与伤寒、败血症等混淆。少数婴幼儿缓慢起病，除低热和结核中毒症状外，常伴有食欲缺乏、消化不良、腹泻、营养不良等而被误诊为营养不良。6 个月以下婴儿血行播散型肺结核的特点为发病急、症状重而不典型，累及器官多，特别是伴发结核性脑膜炎者居多，病程进展快，病死率高。全身性肺结核患者的眼底检查可发现脉络膜结核结节，后者分布于视网膜中心动脉分支周围。少数患儿可见皮肤粟粒疹。重症患儿可并发急性心力衰竭、急性呼吸衰竭、弥散性血管内凝血（DIC），也可发生气胸、纵隔气肿和皮下气肿。

> **案例 9-10 临床表现**
> 1. 患儿为 5 个月婴儿，急性起病，持续高热，热程长，咳嗽频繁，以干咳为主。
> 2. 体格检查：呼吸急促，有明显呼吸困难，肺部听诊可闻及散在痰鸣音，肝大。

【诊断和鉴别诊断】 诊断主要根据结核病接触史、临床表现、肝脾肿大及结核菌素试验阳性，可疑者应进行病原学检查、血清抗结核菌抗体检测与胸部 X 线检查。胸部 X 线检查常对诊断起决定性作用，早期因粟粒阴影细小而不易查出。在起病 2～3 周后胸部检查方可发现大小一致、分布均匀的粟粒状阴影，密布于两侧肺野（图 9-4）。肺部 CT 扫描可见肺影显示大小（1～3mm）、密度（中度）、分布（全肺）一致粟粒影，部分病灶有融合（图 9-5）。

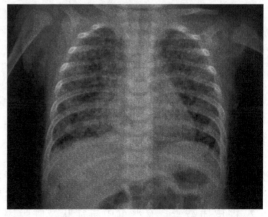

图 9-4 血行播散型肺结核胸片
双肺可见均匀分布的、大小一致、密度一致的粟粒状病灶

临床上应与肺炎、伤寒、败血症、朗格汉斯细胞组织细胞增生症、肺含铁血黄素沉着症及特发性肺间质疾病等相鉴别。

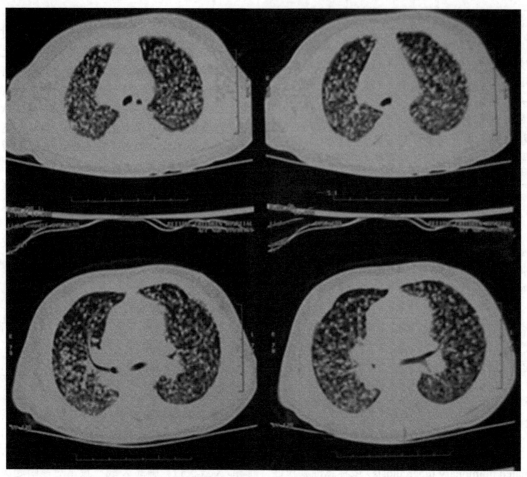

图 9-5 血行播散型肺结核胸部 CT

双肺可见均匀分布、大小一致、密度一致的粟粒状病灶

**案例 9-10 诊断**

1. 5 个月婴儿,高热 20 日,持续不退,伴有干咳,抗生素治疗效果不佳。

2. 患儿呼吸急促,有明显呼吸困难,肺部听诊可闻及散在痰鸣音;肝大。

3. 胸部平片、胸部 CT 示肺粟粒样改变。

4. 胃洗出液找到结核分枝杆菌。

临床诊断:急性血行播散型肺结核。

【治疗】 一般治疗及治疗原则见本节"概述",抗结核治疗尤为重要。

**1. 抗结核药物** 目前主张将抗结核治疗的全疗程分为两个阶段进行,即强化抗结核治疗阶段及维持治疗阶段,此方案可提高疗效。详见本节"概述"。

**2. 糖皮质激素** 有严重中毒症状及呼吸困难者,在应用足量抗结核药物的同时,可用泼尼松 1~2mg/(kg·d),疗程 1~2 个月。

**案例 9-10 处方及医生指导**

1. 注意营养,选用富含蛋白质和维生素的食物,卧床休息。对症退热处理。

2. 抗结核治疗:两阶段疗法,即 INH、RFP、PZA 及 SM 3~4 个月,INH、RFP 12 个月(具体药物剂量见表 9-7)。

3. 泼尼松:每日 45mg,分 3 次口服,疗程为 1~2 个月。

【预后】 病情多急重,但若能早期诊断和彻底治疗仍可治愈。如延误诊断和治疗,则可导致死亡。

## 四、结核性脑膜炎

**案例 9-11**

患儿,男,1 岁 8 个月。因发热 10 日,呕吐 4 日,嗜睡 2 日,抽搐 1 次入院。患儿于入院前 10 日无明显诱因出现发热,体温最高达 39.5℃,无咳嗽及流涕,口服退热药体温可降至正常。入院前 8 日患儿再次出现发热,体温 38.5℃,偶有咳嗽,就诊于当地医院,查胸片示两肺纹理增粗,考虑"肺炎",先后予头孢呋辛和头孢曲松静脉用药 4 日,患儿仍发热,体温波动于 37.5~39℃。4 日前出现频繁呕吐,为喷射性，继续应用抗生素，同时予对症补液治疗，呕吐略有缓解。2 日前出现精神差、嗜睡，半日前突然抽搐 1 次，抽搐时表现双眼凝视、四肢抽动、面色口唇发绀、意识丧失，持续约 3min 缓解，抽搐后测体温 38.0℃，为求进一步诊治来本院。发病以来，患儿精神食欲差，睡眠尚可，大小便正常，体重下降 1kg。患儿为足月顺产，生后无窒息，新生儿期体健。平素体质弱，未接种卡介苗，否认结核病接触史。既往无反复感染史，无抽搐史及癫痫家族史。无鸽子和家禽接触史。

体格检查：T 38.8℃，R 36 次 / 分，P 140 次 / 分，体重 8.0kg。精神反应差，嗜睡，时有烦躁，消瘦，面色苍白，全身皮肤、黏膜无黄染，未见皮疹、出血点，背部未见皮毛窦，皮下脂肪菲薄，双颌下、颈部可触及数个黄豆大小肿大淋巴结，活动度可，无压痛。卡瘢（-）。前囟已闭，双侧瞳孔等大等圆，对光反射灵敏，左侧鼻唇沟变浅，口角稍向右歪斜，右眼内斜视，外展受限。颈强阳性，气管居中，双肺呼吸音粗，可闻及散在痰鸣音。心音有力，节律规整，各瓣膜听诊区未闻及杂音。腹平软，肝脾肋下未触及，移动性浊音阴性，肠鸣音正常。四肢肌力、肌张力正常，克尼格征阳性，布鲁津斯基征阴性，双侧巴宾斯基征阳性。

**思考题：**

1. 发热伴有呕吐、嗜睡、抽搐时，应考虑哪些疾病？

2. 为了明确诊断，需要进一步完善哪些检查？

3. 如何诊断？如何治疗？

结核性脑膜炎（tuberculous meningitis）简称结脑，是儿童结核病中最严重的类型。常在结核原发感染后 1 年以内发生，尤其最易发在初染结核 3～6 个月内。多见于 1～5 岁儿童，3 岁以内婴幼儿约占 60%。自普及卡介苗接种和有效抗结核药物应用以来，本病的发病率较过去明显降低，预后有很大改进，但若诊断不及时和治疗不当，病死率及后遗症的发生率仍较高，故早期诊断和合理治疗是改善本病预后的关键。

**【发病机制】** 结脑常为全身性粟粒性结核病的一部分，多经血行播散而来，与婴幼儿中枢神经系统发育不成熟、血脑屏障功能不完善及免疫功能低下密切相关。结脑亦可由脑实质或脑膜的结核病灶破溃，结核分枝杆菌进入蛛网膜下腔及脑脊液中所致。偶见脊椎、颅骨或中耳与乳突的结核灶直接蔓延侵犯脑膜。

**【病理】**

**1. 脑膜病变** 软脑膜弥漫充血、水肿、炎性渗出，

并形成许多结核结节。蛛网膜下腔大量炎性渗出物积聚，因重力关系、脑底池腔大、脑底血管神经周围的毛细血管吸附作用等，使炎性渗出物易在脑底诸池聚集。渗出物中可见上皮样细胞、朗格汉斯细胞及干酪样坏死。

**2. 脑神经损害** 浆液纤维蛋白渗出物波及脑神经鞘，包围挤压脑神经引起脑神经损害，常见面神经、舌下神经、动眼神经、展神经障碍的临床症状。

**3. 脑部血管病变** 在早期主要为急性动脉炎，病程较长者，增生性结核病变较明显，可见栓塞性动脉内膜炎，严重者可引起脑组织梗死、缺血、软化而致偏瘫。

**4. 脑实质病变** 炎症可蔓延至脑实质，或脑实质原已有结核病变，可致结核性脑膜脑炎。少数病例脑实质内有结核瘤。

**5. 脑积水及室管膜炎** 室管膜及脉络丛受累，出现室管膜炎。如室管膜或脉络丛结核病变使一侧或双侧室间孔粘连狭窄，可出现一侧或双侧脑室扩张。脑底部渗出物机化、粘连、堵塞，使脑脊液循环受阻，导致脑积水。

**6. 脊髓病变** 有时炎症蔓延至脊膜、脊髓及脊神经根，脊膜肿胀、充血、水肿和粘连，蛛网膜下腔完全闭塞。

**【临床表现】** 典型结脑起病多较缓慢。根据临床表现，病程大致可分为 3 期。

**1. 早期（前驱期）** 1～2 周，主要症状为性格改变，如少言、懒动、易倦、烦躁、易怒等。可有发热、盗汗、纳差、呕吐、消瘦、便秘（婴儿可为腹泻）等。年长儿可自诉头痛，多轻微或非持续性；婴儿则表现为蹙眉皱额，或凝视、嗜睡，或发育迟滞等。

**2. 中期（脑膜刺激期）** 1～2 周，因颅内压增高出现剧烈头痛、喷射性呕吐、嗜睡或烦躁不安、惊厥等。幼婴则表现为前囟膨隆、颅缝裂开。出现明显脑膜刺激征，如颈项强直、克尼格征阳性、布鲁津斯基征阳性等。此期可出现脑神经障碍，最常见者为面神经瘫痪，其次为动眼神经和展神经瘫痪。部分患儿出现脑炎体征，如定向、运动或语言障碍。眼底检查可见视神经乳头水肿、视神经炎或脉络膜粟粒状结核结节。

**3. 晚期（昏迷期）** 1～3 周，以上症状逐渐加重，由意识朦胧、半昏迷继而昏迷。阵挛性或强直性惊厥频繁发作。患儿极度消瘦，呈舟状腹。常出现水、电解质代谢紊乱。最终因颅内压急剧增高导致脑疝，致使呼吸及心血管运动中枢麻痹而死亡。

不典型结脑表现：①婴幼儿起病急，进展较快，有时仅以惊厥为主诉；②早期出现脑实质损害者，可表现为舞蹈症或精神障碍；③早期出现脑血管损害者，可表现为肢体瘫痪；④合并脑结核瘤者可似颅内肿瘤表现；⑤当颅外结核病变极度严重时，可

将脑膜炎表现掩盖而不易识别；⑥在抗结核治疗过程中发生脑膜炎时，常表现为顿挫型。

根据儿童结脑的病理变化、病情轻重及临床表现，可分为以下4型：

（1）浆液型：特点为浆液渗出物仅局限于脑底，脑膜刺激征及脑神经障碍不明显，脑脊液变化轻微。多见于疾病早期，病情较轻。

（2）脑底脑膜炎型：最常见，浆液纤维蛋白性渗出物较弥漫，炎性病变主要位于脑底。其临床特征有明显脑膜刺激征、颅高压及脑神经障碍，但没有脑局灶性症状。脑脊液呈现典型结脑改变。多见于疾病中期，病情较重。

（3）脑膜脑炎型：脑膜和脑实质均受累，脑血管变化明显，可出现脑局灶性症状，如肢体瘫痪或偏瘫、语言障碍、失语、手足徐动或震颤，颅高压或脑积水症状显著。脑脊液改变较轻，恢复较快，与临床表现不平行。此型病程长，迁延不愈或恶化、复发，预后差。

（4）脊髓型：炎症蔓延至脊髓膜或脊髓，除脑及脑膜症状明显外，出现了脊髓和神经根障碍，如截瘫、感觉障碍、括约肌功能障碍等。因脑脊液通路梗阻，脑脊液可呈黄色，有明显蛋白-细胞分离现象。此型病程长，多见于年长儿，临床恢复慢，常遗留截瘫后遗症。

> **案例9-11　临床表现**
> 1. 患儿，2岁以内婴幼儿，以发热起病，经过抗生素治疗效果不佳，在病程中出现神经系统症状如嗜睡和抽搐，故考虑中枢神经系统感染可能性大；平素体质弱，未接种卡介苗，亚急性起病，进行性加重，出现嗜睡和抽搐，应考虑结核性脑膜炎。
> 2. 患儿出现明显的脑膜刺激征、脑神经障碍、颅内压增高表现，提示中枢神经系统感染。

【诊断】　强调早期诊断，主要依靠详细的病史询问、周密的临床观察及对本病高度的警惕性，综合资料全面分析，最可靠的诊断依据是脑脊液中查到结核分枝杆菌。

**1. 病史**　①结核病接触史：大多数结脑患儿有结核病接触史，特别是家庭内开放性肺结核患者接触史，对小婴儿的诊断尤有意义；②卡介苗接种史：大多数结脑患儿未接种过卡介苗；③既往结核史：尤其是1年内发现结核病又未经治疗者；④近期急性传染病史：如麻疹、百日咳等常为结核病恶化的诱因。

**2. 临床表现**　凡有上述病史的患儿出现性格改变、头痛、不明原因的呕吐、嗜睡或烦躁不安相交替及顽固性便秘时，即应考虑本病的可能。眼底检查发现有脉络膜粟粒结节对诊断有帮助。

**3. 结核菌素试验**　阳性有助于诊断，但部分结脑患儿病情危重、免疫功能低下，高达50%的患儿可呈阴性反应。

**4. IGRA**　具有高度的敏感性和特异性，可用于结核病的辅助诊断，虽然受机体免疫力的影响相对较小，但也要注意假阴性。

**5. 脑脊液检查**　对本病的诊断极为重要。

（1）常规检查：脑脊液压力增高，外观无色透明或呈毛玻璃样，蛛网膜下腔阻塞时，可呈黄色，静置12~24h后，脑脊液中可有蜘蛛网状薄膜形成，取之涂片作抗酸染色，结核分枝杆菌检出率较高。白细胞数多为（50~500）×10$^6$/L，以淋巴细胞为主，但急性进展期，脑膜新病灶或结核瘤破溃时，白细胞数可超过1000×10$^6$/L，其中1/3病例以中性粒细胞为主。糖和氯化物均降低为结脑的典型改变。蛋白质含量增高，一般多为1.0~3.0g/L，椎管阻塞时可高达40~50g/L。对脑脊液改变不典型者，需重复化验，动态观察变化。脑脊液（5~10ml）沉淀物涂片，抗酸染色镜检阳性率可达30%。

（2）其他检查

1）聚合酶链反应（PCR）：应用PCR技术在结脑患儿脑脊液中扩增出结核分枝杆菌所特有的DNA片段，能使脑脊液中极微量结核分枝杆菌菌体DNA被准确地检测。

2）结核分枝杆菌抗原检测：以ELISA法检测脑脊液结核分枝杆菌抗原，是敏感、快速诊断结脑的辅助方法。

3）抗结核抗体测定：以ELISA法检测结脑患儿脑脊液PPD-IgM抗体和PPD-IgG抗体，其水平常高于血清中的水平。PPD-IgM抗体于病后2~4日开始出现，2周达高峰，至8周时基本降至正常，为早期诊断依据之一；而PPD-IgG抗体于病后2周起逐渐上升，至6周达高峰，约在12周时降至正常。

4）腺苷酸脱氨酶（adenosine deaminase，ADA）活性测定：ADA主要存在于T细胞中，有63%~100%结脑患者脑脊液ADA增高（>9U/L），ADA在发病1个月内明显增高，治疗3个月后明显降低，为简单可靠的早期诊断方法之一。

5）脑脊液结核分枝杆菌培养：培养阳性是诊断结脑可靠的依据。

**6. 影像学检查**　约85%结脑患儿的胸片有结核病改变，其中90%为活动性病变，呈血行播散型肺结核者48%。胸片证明有血行播散型肺结核对确诊结脑很有意义。颅脑CT在疾病早期可正常，随着病情进展可出现基底核阴影增强，脑池密度增高、模糊、钙化，脑室扩大、胸腔积液或早期局灶性梗死症。

> **案例9-11　诊断**
> 1. 患儿有发热、消瘦等结核中毒症状。
> 2. 明显的脑膜刺激征、脑神经障碍、颅内

压增高表现。

3. 脑脊液外观混浊，细胞总数为 $150×10^6/L$，以单核细胞为主，葡萄糖和氯化物含量同时降低，蛋白质含量升高；脑脊液 ADA 水平增高。

4. 颅脑 CT 出现基底核阴影增强，脑室系统（第三、四脑室及两侧室）扩大，周围可见低密度，大脑半球各叶沟回变平，脑池密度增高、模糊（图 9-6）。

5. 1 岁 8 个月幼儿未接种卡介苗，卡瘢（-），结核分枝杆菌感染 T 细胞斑点试验阳性，PPD（+）。

临床诊断：结核性脑膜炎。

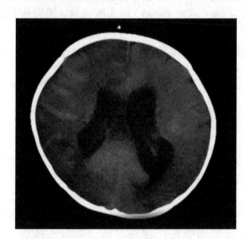

图 9-6 结核性脑膜炎颅脑 CT

**【鉴别诊断】**

**1. 化脓性脑膜炎（化脑）** 婴儿急性起病者，易被误诊为化脑；而治疗不彻底的化脑脑脊液细胞数不甚高时，又易误诊为结脑，应注意鉴别。鉴别主要依靠脑脊液检查：化脑脑脊液外观混浊，细胞数＞$1000×10^6/L$，以中性粒细胞为主，若涂片或培养找到致病菌，鉴别一般不难。但治疗不彻底的化脑，脑脊液改变不典型，单凭脑脊液检查有时难以与结脑鉴别，需结合病史、临床表现及其他检查综合分析。

**2. 病毒性脑膜炎** 起病较急，早期脑膜刺激征较明显。脑脊液外观无色透明，白细胞为（50～200）×$10^6/L$，以淋巴细胞为主，蛋白质一般不超过 1.0g/L，糖和氯化物含量正常。

**3. 隐球菌脑膜炎** 起病较结脑更缓慢，病程更长，多有长期使用广谱抗生素和（或）免疫抑制剂史。病初多无明显发热，但颅高压症状显著，头痛剧烈，与脑膜炎其他表现不平行。视力障碍及视神经乳头水肿较常见，其症状有时可自行缓解。脑脊液呈蛋白-细胞分离，糖含量显著降低，脑脊液墨汁涂片可找到厚荚膜圆形发亮的菌体。

**4. 脑肿瘤** 婴幼儿较常见的髓母细胞瘤可经蛛网膜下腔播散转移，易发生脑神经障碍、脑膜刺激征及脑脊液改变，易误诊为结脑。但脑肿瘤一般无

发热史，少见抽搐、昏迷，颅高压症状与脑膜刺激征不平行，脑脊液改变较轻微，影像学检查有助于诊断。

**【并发症及后遗症】** 最常见的并发症为脑积水、脑实质损害、脑出血及脑神经障碍，其中前三者是导致结脑死亡的常见原因。早期结脑后遗症甚少，晚期结脑发生后遗症者约占 2/3。严重后遗症为脑积水、肢体瘫痪、智力低下、失明、失语、癫痫及尿崩症等。

**【治疗】** 重点环节为抗结核治疗和降低颅高压。

**1. 一般疗法** 应卧床休息，但需经常变换体位，以防止压疮和坠积性肺炎。注意营养及能量供应，对昏迷患者可予鼻饲或胃肠外营养，以保证足够热量。加强护理，应做好眼睛、口腔、皮肤的清洁护理。

**2. 抗结核治疗** 联合应用易透过血脑屏障的抗结核杀菌药物，分阶段治疗。

（1）强化治疗阶段：联合使用 INH、RFP、PZA 及 SM，疗程为 3～4 个月。开始治疗的 1～2 周，将 INH 全日量的一半加入 10% 葡萄糖溶液中静脉滴注，余量口服，待病情好转后改为全日量口服。

（2）巩固治疗阶段：继续应用 INH、RFP 或 EMB。RFP 或 EMB 疗程为 9～12 个月。抗结核药物总疗程不少于 12 个月，或待脑脊液恢复正常后继续治疗 6 个月。早期患者可采用 9 个月短程治疗方案（3HRZS/6HR）。

**3. 降低颅高压** 由于室管膜炎症的刺激，脑脊液分泌增多，颅内压力增高；加之脑底大量炎性渗出物及肉芽充填后，使脑脊液循环通路受阻而产生各种类型脑积水。最早于发病后 10 日即可出现，故应及时控制颅内压，措施如下。

（1）脱水剂：常用 20% 甘露醇，系组织脱水药，作用机制为提高血浆渗透压，使脑脊液渗入静脉而降低颅内压。一般剂量为每次 0.5～1.0g/kg，于 30min 内快速静脉注入，4～6min 一次，脑疝时可加大剂量至每次 2g/kg。2～3 日后逐渐减量，7～10 日停用。

（2）利尿剂：乙酰唑胺（diamox），系碳酸酐酶抑制剂，通过减少脑脊液的产生，起到降低颅内压作用。一般于停用甘露醇前 1～2 日开始应用，每日 20～40mg/kg（＜0.75g/d）口服，每日服或间歇服（服 4 日，停 3 日），根据颅内压情况，可服用 1～3 个月或更长。

（3）侧脑室穿刺引流：适用于急性脑积水而其他降颅压措施无效，或疑有脑疝形成时。引流量根据脑积水严重程度而定，一般每日 50～200ml，持续引流时间为 1～3 周。有室管膜炎时可于侧脑室内注药。特别注意防止继发感染。

（4）腰椎穿刺减压及鞘内注药：适应证如下。①颅内压较高，应用肾上腺皮质激素及甘露醇效果

不佳，但不急做侧脑室引流或没有做侧脑室引流的条件者；②脑膜炎症状控制不好以致颅内压难以控制者；③脑脊液蛋白质含量＞3.0g/L以上。方法：根据颅内压情况，适当放出一定量脑脊液以减轻颅内压；3岁以上每次注入INH 20～50mg及地塞米松2mg，3岁以下剂量减半，开始为每日1次，1周后酌情改为隔日1次、1周2次及1周1次。2～4周为1疗程。

（5）分流手术：由于脑底脑膜粘连梗阻而发生梗阻性脑积水时，经侧脑室引流等难以奏效，而脑脊液检查已恢复正常，为彻底解决颅高压问题，可考虑作侧脑室小脑延髓池穿刺术。

**4. 糖皮质激素**　是结脑抗结核治疗有效的辅助疗法，早期应用效果好。能抑制炎症渗出，从而降低颅内压、减轻中毒症状及脑膜刺激症状，有利于脑脊液循环，并可减少粘连，从而减轻或防止脑积水的发生。一般使用泼尼松，每日1～2mg/kg（<45mg/d），1个月后逐渐减量，疗程为8～12周。

**5. 对症治疗**

（1）惊厥的处理：见惊厥篇。

（2）水、电解质紊乱的处理：①稀释性低钠血症：由于丘脑下部视上核和室旁核受炎症渗出物刺激，使垂体分泌抗利尿激素增多，导致远端肾小管回吸收水增加，造成稀释性低钠血症。若水潴留过多，可致水中毒，出现尿少、头痛、频繁呕吐、反复惊厥甚至昏迷。治疗宜用3%氯化钠溶液静脉滴注，每次6～12ml/kg，可提高血钠5～10mmol/L，同时控制入水量。②脑性耗盐综合征：结脑患儿可因间脑或中脑发生损害，调节醛固酮的中枢失灵，使醛固酮分泌减少；或因促尿钠排泄激素过多，大量$Na^+$由肾排出，同时带出大量水分，造成脑性耗盐综合征。应检测血钠、尿钠，以便及时发现。可用2∶1等张含钠液补充部分失去的体液后，酌情补以3%氯化钠溶液以提高血钠浓度。③低钾血症：宜用含0.2%氯化钾的等张溶液静脉滴注，或口服补钾。

**6. 随访观察**　复发病例全部发生在停药后4年内，绝大多数在2～3年内。停药后随访观察至少3～5年，凡临床症状消失，脑脊液正常，疗程结束后2年无复发者，方可认为治愈。

---

**案例9-11　处方及医生指导**

1. 卧床休息，细心护理，加强营养，鼻饲喂养。

2. 抗结核治疗：采用分阶段治疗法，开始给予强化治疗，联合应用INH、RFP、PZA及SM，疗程为3～4个月。首先INH全日量一半加入10%葡萄糖溶液中静脉滴注，余量口服，待病情好转后改为全日量口服。其后于巩固治疗阶段继续应用INH、RFP，疗程为9～12个月。

---

3. 降低颅高压：20%甘露醇溶液40ml，于30min快速静脉滴注，6h应用1次。病情好转后，逐渐减量，7日后停用。甘露醇停用1日前加用乙酰唑胺，每日200mg，服用1～3个月。

4. 泼尼松：每日15mg，1个月后逐渐减量，疗程为8～12周。

---

**【预后】**　与下列因素有关，①治疗时机：治疗越晚，病死率越高，早期病例无死亡，中期病死率为3.3%，晚期病死率高达24.9%；②年龄：年龄越小，脑膜炎发展越快，病情越严重，病死率越高；③病期和病型：早期，浆液型预后好；晚期，脑膜脑炎型预后差；④结核分枝杆菌耐药性：原发耐药菌株已成为影响结脑预后的重要因素；⑤治疗方法：剂量不足或方法不当时可使病程迁延，易出现并发症。

（尚云晓　冯　雍）

# 第4节　深部真菌病

深部真菌病（deep mycosis）是指致病真菌不仅侵犯皮肤、黏膜，而且侵犯深部组织和内脏所致的疾病。真菌广泛分布于自然界，某些真菌可以感染人体而致病。致病真菌可分为两大类，①原发病原菌：如组织胞浆菌、球孢子菌、新型隐球菌、芽生菌等；②条件致病菌：如念珠菌、曲霉菌、毛霉菌等。深部真菌病常为继发感染，一般在机体抵抗力低下、免疫功能不全时发生，多在糖尿病、血液病、恶性肿瘤、大面积烧伤、严重营养不良或其他慢性消耗性疾病的基础上发病。近年来，由于抗生素、糖皮质激素和免疫抑制剂的广泛应用，深部真菌病发病率有明显上升趋势，已引起医学界高度重视。在我国，儿童以念珠菌病多见，隐球菌病及曲霉病次之，组织胞浆菌病较少见。

## 一、念 珠 菌 病

念珠菌病（candidiasis）是由念珠菌属引起皮肤、黏膜、脏器的急性、亚急性或慢性炎症，少数可导致败血症。大多数为机会性感染，多见于儿童，部分自婴儿发病后，长期潜伏至成人时再发病。引起人类感染的主要菌种有白念珠菌（*Candida albicans*）、热带念珠菌、克柔念珠菌、光滑念珠菌等，其中致病力最强的是白念珠菌，但随着预防性药物应用的增多，非白念珠菌的感染有上升趋势。

**【病因和发病机制】**　白念珠菌是一种假丝酵母菌，菌体呈圆形或椭圆形，直径为2～4μm，主要以出芽方式繁殖，产生芽生孢子及假菌丝，易在酸性环境中繁殖，革兰氏染色阳性。白念珠菌属于条件致病菌，可寄生于正常人皮肤、口腔、上呼吸道、消化道及阴道等处,健康儿童带菌率达 5%~30%。当机体抵抗力降低时可致病,称内源性感染,原发病灶常在口腔,感染自口、咽部向下蔓延而引起食管、胃及小肠病变。外源性感染是由接触致病力强的白念珠菌所致,可有(或无)诱发因素。深入组织的真菌可产生菌丝,当机体抵抗力降低时菌丝进一步穿透弥散,导致血行播散。

【病理】 根据念珠菌侵犯不同器官和发病阶段,可以呈炎症、化脓或肉芽肿等改变。黏膜病变以其坏死组织、纤维素及大量菌丝和芽孢形成假膜,假膜脱落后形成灶性糜烂和出血性溃疡;内脏病变多呈肉芽肿改变;急性播散性病灶显示灰白色的微小脓肿。病灶内可找到孢子及假菌丝,外围有中性粒细胞及组织细胞浸润。血管受累时呈急、慢性血管炎改变,易破裂出血,亦可见微血管内血栓形成。严重免疫抑制者炎症反应较轻,仅见念珠菌及坏死组织形成的脓肿。

【临床表现】 本病可呈急性、亚急性或慢性病程,根据累及部位可分为皮肤黏膜型和内脏型。

**1. 皮肤黏膜型** 好发于新生儿和肥胖多汗小婴儿,尤其是肛周、臀部、外阴及腹股沟等尿布包裹区;其次为腋窝、颈前及下颌。以皮肤皱褶处擦伤最常见,可见皮肤潮红、糜烂,边界清楚,上有灰白色脱屑,周围见散在的红色丘疹、小水疱或脓疱。镜检见菌丝和芽孢,培养为白念珠菌。患儿若有免疫缺陷,皮肤可呈肉芽肿改变。播散性可见全身性粟粒疹。

黏膜受损以鹅口疮(thrush)最多见,在颊、牙龈、上下腭黏膜表面出现白色乳酪样物,不易擦去,强行剥削后可见鲜红色糜烂面,可有溢血。免疫功能低下时,黏膜病变由舌、颊黏膜蔓延至咽喉、食管、气管和肺,甚至血行播散。因此,鹅口疮常为消化道、呼吸道念珠菌病的局部表现,或是播散性念珠菌病的早期征象。

**2. 内脏型**

(1)消化道念珠菌病(gastrointestinal candidiasis):以念珠菌性肠炎(candida enteritis)最为常见,多发生在慢性或迁延性腹泻病的基础上,常伴有低热,大便呈稀便、水样便或豆腐渣样便,多泡沫,有发酵气味,每日 3~10 余次,严重者形成肠黏膜溃疡而出现血便。

念珠菌性食管炎(candida esophagitis)主要表现为恶心、呕吐、拒食、吞咽困难、流涎,年长儿可诉胸骨下疼痛、烧灼感和吞咽痛。X 线检查见食管狭窄、蠕动改变。食管镜检可见白色厚膜。

(2)呼吸道念珠菌病(respiratory candidiasis):以念珠菌性肺炎(candida pneumonia)多见,由于呼吸道柱状上皮细胞具有对真菌侵袭的自然抵抗力,故原发念珠菌性肺炎罕见,常继发于婴幼儿细菌性肺炎、肺结核及血液病,亦可从口腔直接蔓延或经血行播散。起病缓慢,具有支气管肺炎的症状和体征,常咳出无色胶冻样痰,有时带血丝,可闻及中、细湿啰音,当病灶融合时可出现相应肺实变体征。X 线表现与支气管肺炎相似。起病缓慢、病程迁延、抗生素治疗无效时应注意本病。

(3)尿路道念珠菌病(urinary moniliasis):多为白念珠菌经血行播散所致,全身性念珠菌病患者常见肾内病灶,肾皮质和肾髓质均可见小脓肿,膀胱受累者少见。轻者临床症状不明显,重者可有尿频、尿急、尿痛及肾功能改变。

(4)播散性念珠菌病综合征和念珠菌菌血症:主要表现为长期发热,在原发病(白血病、恶性肿瘤等)的基础上体温增高,症状加重,全身状况恶化。念珠菌播散时往往侵犯多个器官,以心内膜、肾和颅脑的病变最常见。因累及的部位不同而出现相应的表现,如心肌炎、心内膜炎、心包炎、肾小脓肿、脑膜炎、骨髓炎、眼炎或肺炎等。念珠菌心内膜炎的赘生物较大且易发生栓塞;亦可经血行播散引起脑膜炎、脑脓肿,病死率高。

【诊断】 本病多为继发性,临床表现无特异性。婴幼儿、营养不良、免疫缺陷、长期应用抗生素/皮质激素及其他免疫抑制剂者,其免疫功能低下,易感染念珠菌。鹅口疮具有典型临床表现,易于诊断,再结合病史及其他临床表现综合分析后作出诊断。临床表现不典型者,需借助下列检查。

**1. 真菌检查** 咽拭子、痰液、尿液、粪便、病灶组织或假膜、渗液等,均可检查。因念珠菌是常驻菌,查到孢子不能肯定其为致病菌,必须在镜下见到出芽的酵母菌与假菌丝,结合临床表现才能确定念珠菌病的诊断。①病灶组织或假膜、渗液等标本镜检,可见厚膜孢子及假菌丝,多次镜检阳性有诊断意义;②标本真菌培养 1 周内出现乳白色光滑菌落,菌落数大于 50%,有诊断意义。

**2. 血清学试验** 抗体滴度升高。抗体凝集试验和沉淀反应比补体结合试验更有价值。

**3. 病理诊断** 病理组织中发现真菌和相应病理改变即可确诊。

**4. 眼底检查** 念珠菌菌血症患者视网膜和脉络膜上可见白色云雾状或棉球样病灶,应常规行眼底检查。

## 二、隐球菌病

隐球菌病(cryptococcosis)是一种侵袭性真菌疾病,是由单相荚膜酵母菌引起的深部真菌疾病。新型隐球菌(*Cryptococcus neoformans*)是人类主要的致病菌,主要侵袭中枢神经系统,亦可播散至肺部、皮肤、黏膜、骨骼、关节和其他内脏,呈急性或慢性病程,各年龄均可发病。

【病因和发病机制】 新型隐球菌属酵母菌，在脑脊液、痰液或病灶组织中呈圆形或半圆形，直径为5～20μm，四周包围肥厚的胶质样夹膜菌，以芽生方式繁殖，不生成假菌丝，芽生孢子成熟后脱落成独立个体。新型隐球菌有3个变种，即新型变种、格特变种和上海变种。其血清型有A、B、C、D及AD型5种，此外尚有少量不确定型。新型隐球菌广泛分布于自然界，存在土壤、干燥鸽粪、水果、蔬菜、正常人皮肤和粪便中。在干燥鸽粪中可以生存达数年之久，是人的主要传染源。一般认为该菌可经呼吸道或皮肤黏膜破损处侵入人体，血行播散至脑、骨骼和皮肤。正常人血清中存在可溶性抗隐球菌因子，而脑脊液中缺乏，故利于隐球菌生长繁殖。约80%病例为中枢神经系统受损，可能为隐球菌从鼻腔沿嗅神经及淋巴管传至脑膜所致。

本病常继发于长期接受糖皮质激素、抗代谢药物或免疫抑制剂治疗及慢性感染患者，如白血病、淋巴瘤、组织细胞增生症、1型糖尿病和免疫缺陷病。部分原发病患者可无明显诱因。近年随着艾滋病发病率的增高，本病的发生率也相应增高。

【病理】 基本病理变化有两种：早期表现为弥漫性浸润渗出性改变，晚期为肉芽肿形成。早期病灶组织中有大量的新型隐球菌集聚，因菌体周围包绕胶样荚膜，抑制白细胞趋化因子，故组织炎症反应不明显。而肉芽肿的形成常在感染数月后，可见巨细胞、巨噬细胞及成纤维细胞的增生、淋巴细胞和浆细胞浸润，偶见坏死灶及小空洞形成。该病主要侵犯中枢神经系统，较其他组织更易形成小空洞，脑膜增厚，有肉芽肿形成，以基底核及皮层的灰质受累最严重。肺部病变可见少量淋巴细胞浸润、肉芽肿形成及广泛纤维化。

【临床表现】

**1. 隐球菌性脑膜炎**（cryptococcal meningitis） 是真菌性脑膜炎中最常见的类型。起病隐袭，进展缓慢，早期表现为轻度间歇性头痛，而后逐渐加重，但仍可缓解，经常反复发作，可伴有恶心、呕吐、晕眩及不同程度发热。数周或数月后可出现颅内压增高症状及脑神经受累的表现，如颈强直、脑膜刺激征及各种眼部征象，常伴有眼底和视网膜渗出性改变。晚期可出现偏瘫、共济失调、抽搐、昏迷等。临床表现颇似结脑，但有间歇性自然缓解的特点。如隐球菌肉芽肿局限于脑的某一部位，临床表现与脑脓肿或脑肿瘤相似。慢性者颅底蛛网膜粘连，脑脊液循环受阻而致脑积水。病程长短不一，短者病情逐渐加重，在数月内死亡，长者病情反复缓解、复发迁延多年，亦有自发缓解而痊愈的个例报告。本病预后不良。

**2. 肺隐球菌病**（pulmonary cryptococcosis） 常并发于中枢神经系统感染，亦可单独发生。起病缓慢，常因无明显症状而被忽略。一旦出现症状，则与肺结核不易区分，如低热、轻咳、乏力、盗汗、体重减轻等。多趋自愈，少数呈急性肺炎的表现，若病灶延及胸膜，可有胸痛和胸膜渗出。胸部X线可呈单侧或双侧块状病变，亦可为广泛性浸润、支气管周围浸润或粟粒状病变，但不侵犯肺门或纵隔淋巴结。肺部感染者一般预后良好。

**3. 皮肤黏膜隐球菌病**（mucocutaneous cryptococcosis） 常为全身性隐球菌病的局部表现，可由脑膜、肺部或其他病灶播散所致，很少单独发生。皮肤黏膜隐球菌病主要表现为痤疮样皮疹、丘疹、硬结或肉芽肿等，中央可见坏死，形成溃疡、瘘管等。黏膜损害见于口腔、鼻咽部，表现为结节、溃疡和肉芽肿样，表面覆盖黏性渗出性薄膜。自觉症状不严重，病程较长。

【诊断】 除临床表现外，实验室检查是本病诊断的重要依据。

**1. 病原体检查** ①墨汁染色法：是迅速、简便、可靠的方法。根据受损部位取所需检查的新鲜标本，如脑脊液、痰液、病灶组织或渗液等，置于玻片上，加墨汁1滴，覆以盖玻片，在显微镜暗视野下找隐球菌。可见圆形菌体，外周有一圈透明的肥厚荚膜，内有反光孢子，但无菌丝。反复多次查找可提高阳性率。脑脊液应离心后取沉淀涂片。②真菌培养：取少许标本置于沙氏培养基中，在室温或37℃下培养3～4日可见菌落长出。

**2. 血清学检查** 血清抗体检查阳性率低，特异性差，仅作辅导诊断。检测新型隐球菌荚膜多糖抗原，尤其是乳胶凝集试验（latex agglutination test），灵敏而特异，是早期诊断的主要手段，且抗原滴度的升、降有估计预后和疗效的作用。

# 三、曲 霉 病

曲霉病（aspergillosis）是由致病曲霉菌（aspergillus）所引起的慢性深部真菌病。致病曲霉菌主要经呼吸道吸入而侵犯肺部，也可侵犯皮肤、黏膜。严重者可出现败血症，导致其他组织和系统受累。致病曲霉菌已经成为继念珠菌之后引起深部真菌感染的第二位致病真菌，近年来已发现一些曲霉菌可致癌，并已成为真菌感染的首位死因。

【病因和发病机制】 曲霉菌属是一种常见的条件致病性真菌，属丝状真菌，种类较多，引起的人类疾病常见的有烟曲霉菌（aspergillus fumigatus）和黄曲霉菌（aspergillus flavus）。曲霉菌广泛分布于自然界，尤其是谷物、稻草、家禽及牲畜的皮毛，也可寄生于正常人的皮肤和上呼吸道，为条件致病菌。正常人对曲霉菌有一定的抵抗力，不引起疾病。当机体抵抗力低下时，病原菌主要经呼吸道吸入侵犯肺部，也可侵犯皮肤、黏膜。严重者可侵犯入血，引起败血症，继而侵犯其他组织或器官而致病。过敏性体质者吸入曲霉菌孢子可触发IgE介导的变态反应而引起支气管痉挛。

【病理】 曲霉菌最常侵犯支气管和肺，亦可侵犯鼻窦、外耳道、眼和皮肤，或经血行播散至全身各器官。早期病变为弥漫性浸润、渗出性改变，晚期为坏死、化脓和肉芽肿形成，病灶内可找到大量菌丝。菌丝穿透血管可引起血管炎、血管周围炎、血栓形成等，血栓形成可导致组织缺血、坏死。

【临床表现】

**1. 肺曲霉病**（pulmonary aspergillosis） 最常见，多发生在慢性肺部疾病基础上。临床表现可分为两型。①曲霉菌性支气管肺炎（aspergillus bronchopneumonia）：大量曲霉孢子被吸入后引起急性支气管炎，若菌丝侵袭肺组织，则引起广泛的浸润性肺炎或局限性肉芽肿，也可引起坏死、化脓，形成多发性小脓肿。起病可急可缓；急性者表现为高热或不规则发热、咳嗽、气促、咳绿色脓痰；慢性者则以反复咳嗽、咯血等类似肺结核表现为主。肺部体征不明显或闻及粗湿啰音。胸部X线检查见肺纹理增多，可见弥漫性斑片状模糊阴影、团块状阴影。②球型肺曲霉病：系菌丝体在肺内空腔中繁殖、聚集并与纤维蛋白和黏膜细胞形成的球形肿物，不侵犯其他肺组织。常在支气管扩张、肺脓肿、肺结核等慢性肺部疾病基础上发生，多数患者无症状或仅表现为原发病症状，或出现发热、咳嗽、气急、咳含绿色颗粒的黏液脓痰。由于菌球周围有丰富的血管网，可反复咯血。胸部X线检查可见圆形曲霉球悬在空洞内，形成一个新月体透亮区，有重要诊断价值。

**2. 变态反应性曲霉病** 过敏性体质者吸入大量含有曲霉孢子的尘埃，引起过敏性鼻炎、支气管哮喘、支气管炎或变应性肺曲霉病。吸入后数小时出现喘息、咳嗽、呼吸困难，咳棕黄色黏痰，可伴发热。多数患者3～4天缓解，再吸入后又复发上述症状，反复发作最终可导致肺纤维化及多发性浸润性病变。痰液镜检可见大量嗜酸性粒细胞和菌丝，培养可见烟熏色曲霉菌生长。外周血嗜酸性粒细胞增多，血清IgE明显增高。

**3. 播散性曲霉病**（disseminated aspergillosis） 多见于原发性或继发性免疫缺陷者。曲霉菌多由肺部病灶进入血液循环，播散至全身各脏器组织。白血病、恶性淋巴瘤、肿瘤、慢性肺部疾病、长期使用抗生素和皮质激素等，是本病的诱因。临床表现随所侵犯的脏器而异，以发热、全身中毒症状和栓塞最为常见。中枢神经系统受累引起脑膜炎和脑脓肿；累及心内膜、心肌或心包，引起化脓、坏死和肉芽肿；消化系统以肝受累多见；肾受累可出现血尿、氮质血症或尿路梗阻。

【诊断】 曲霉菌的临床表现多无特异性，以找到病原菌为主要诊断依据。

**1. 病原体检查** 取自患处的标本涂片可见菌丝或曲霉菌孢子，培养见曲霉菌生长。曲霉菌是实验室常见的污染菌，必须反复涂片或培养，多次阳性且为同一菌种才有诊断价值。

**2. 曲霉菌抗体测定** 目前已有用酶联免疫吸附试验、免疫扩散法测定患者血清曲霉菌抗体的报告。

**3. 病理组织检查** 取受损组织或淋巴结活检，可根据真菌形态确诊。尤其对播散性曲霉病，可及时作出诊断。

## 四、组织胞浆菌病

组织胞浆菌病（histoplasmosis）是由荚膜组织胞浆菌（histoplasma capsulatum）引起的一种传染性很强的真菌病，以侵犯单核巨噬细胞系统或肺部为主，可累及全身各脏器。其变形菌杜氏组织胞浆菌引起者，以累及皮肤或骨骼为主，不侵犯肺部。本病半数为儿童，多见于6个月至2岁婴幼儿，且多为播散性。

【病因和发病机制】 荚膜组织胞浆菌是一种双相真菌，在自然界它以菌丝形态存在，在人体组织由以酵母菌形态出现，以出芽方式繁殖。本菌存在于被蝙蝠、鸡粪等污染的土壤中，在污染严重的地区可见组织胞浆菌病的区域性暴发和流行。人类主要感染途径是呼吸道，吸入小分生孢子后，可在局部繁殖并转变成酵母菌，引起肺部感染，经血源播散到单核巨噬细胞系统。细胞介导的免疫使病变局限，形成肉芽肿，不治自愈，临床上无症状。而免疫功能低下者，肺部病灶内的组织胞浆菌可经淋巴和血液播散到全身各脏器，引起广泛病变。目前认为，Ⅱ型和Ⅳ型变态反应参与了肺组织胞浆菌的发病。

【病理】 典型的病理变化是由于单核巨噬细胞系统的组织细胞和吞噬细胞吞噬组织胞浆菌以后，在肺、肝、脾、肾上腺和其他组织器官形成上皮样或组织细胞样肉芽肿、结核样结节、干酪样坏死及钙化，部分形成空洞，但较少化脓。播散性除软骨和骨皮质外，身体任何部位均可被侵犯。由于组织细胞明显浸润和增生，常破坏受累器官的正常结构，50%患者发生肾上腺皮质坏死。

【临床表现】 一般分为以下3型：

**1. 急性肺组织胞浆菌病**（acute pulmonary histoplasmosis） 起病急，症状无特异性，可有发热、寒战、咳嗽、胸痛、呼吸困难等。肺部阳性体征较少，少数可闻及湿啰音，肝脾肿大。胸部X线检查可见弥漫性与多个浸润区，愈后复查可见多个大小分布一致的钙化点，此为本病特征。

**2. 慢性肺组织胞浆菌病**（chronic pulmonary histoplasmosis） 可由肺部原发病灶蔓延所致，亦可为二重感染。任何年龄均可发病，2 岁以下婴幼儿最多见。病程长，肺部呈进行性、退化性病变。临床表现与肺结核相似，可表现为发热、咳嗽、盗汗、乏力、体重下降。胸部 X 线检查可见肺实变，以单或双侧上肺多见，部分患者肺尖形成空洞。病情进行性加重，最终导致肺纤维化和肺功能减退，病死率高。

**3. 播散性组织胞浆菌病**（disseminated histoplasmosis）　相对少见，常见于免疫功能低下患者，1/3 为婴幼儿。播散一般发生在肺部感染后，几乎可侵犯所有器官，以皮肤、黏膜、胃肠道、呼吸系统、循环系统、中枢神经系统、血液系统较为多见。起病急缓不一，全身症状明显，发热、寒战、咳嗽、呼吸困难、头痛、胸痛、腹痛、腹泻、便血、肝脾及淋巴结肿大、低色素性贫血、白细胞减少、血小板减少等。婴幼儿患儿的表现类似严重血行播散型肺结核。部分儿童伴有皮肤黏膜损害。胸部 X 线检查可见肺部浸润、肺门淋巴结大，有时可见孤立状、结节状阴影或蜂窝状改变。

【诊断】

**1. 病原体检查**　痰液、尿液、血液、骨髓和分泌物涂片或培养分离出组织胞浆菌，或病理切片发现酵母型真菌即可确诊。播散性患者周围血涂片瑞氏 - 吉姆萨染色在中性粒细胞和单核细胞内、外见典型芽状的酵母型组织胞浆菌。

**2. 组织胞浆菌素皮肤试验**　皮试后 48～72h 查看结果，以红肿硬结≥5mm 为阳性。阳性提示过去或现在有感染。

**3. 组织胞浆菌抗体检测**　①补体结合试验：检测抗体敏感性高、特异性强，抗体滴度≥1：8 或近期升高 4 倍以上为阳性；②酶联免疫吸附试验：简便易行，滴度≥1：16 为阳性。血清抗体的存在可协助诊断，但免疫功能低下者可呈假阴性。

**4. 组织胞浆菌抗原检测**　从血清、尿液、脑脊液中可检出抗原，阳性示活动性感染。对免疫缺陷的患者更具诊断意义。

# 五、深部真菌病的治疗

## （一）一般治疗

（1）纠正免疫缺陷及治疗原发病，去除病因。

（2）严格掌握抗生素、糖皮质激素和免疫抑制剂的用药指征，尽可能少用或不用这些药物。

（3）加强护理和支持疗法，补充维生素和微量元素。

（4）以过敏症状为主要临床表现者，可同时对症使用抗组胺药物；隐球菌性脑膜炎除抗真菌治疗外，须采用降颅压措施，包括必要的侧脑室引流术等。

## （二）抗真菌治疗

根据致病真菌种类、病变部位、病情等，及时、合理、针对性地使用抗真菌药物。

**1. 制霉菌素**

（1）局部用药：可制成油剂、霜剂、粉剂、溶液等，浓度为含制霉菌素（nystatin）10 万 U/g 基质，根据患者具体情况选用一种剂型局部涂擦，每日 2～4 次。

（2）口服：肠道念珠菌病可口服制霉菌素，新生儿每日 20 万～40 万 U，2 岁以下每日 40 万～80 万 U，2 岁以上每日 100 万～200 万 U，分 3～4 次饭前服用，疗程为 7～10 日。此药口服不易吸收，全部由粪便排出。常见不良反应有恶心、呕吐、轻度腹泻等。

（3）雾化吸入：适用于呼吸道念珠菌病，制霉菌素 5 万 U 溶于生理盐水溶液 2ml 中行雾化吸入治疗。

**2. 两性霉素 B**（amphotericin B）　为广谱抗真菌药，属于多烯类抗生素，可与真菌胞膜上的固醇类结合，改变膜的通透性，使菌体破坏，起杀菌作用，是目前治疗隐球菌病、组织胞浆菌病和全身念珠菌病的首选药物，对曲霉病效果较差。

（1）静脉滴注：宜从小剂量开始，每日 0.1mg/kg，如无不良反应，逐渐增至每日 1～1.5mg/kg，疗程为 1～3 个月。以 5% 葡萄糖溶液稀释，浓度不超过 0.05～0.1mg/ml，缓慢静脉滴注，每剂须不少于 6h 滴完。浓度过高易引起静脉炎，滴注速度过快可发生抽搐、心律失常、血压骤降，甚至心搏骤停。

（2）椎管内注射或脑室内注射：仅限于治疗隐球菌脑膜炎，适用于病情严重或静脉滴注失败的病例。儿童鞘内注射，首次 0.01mg，用蒸馏水稀释，浓度不超过 0.25mg/ml，或将药物与腰椎穿刺时引流出的脑脊液 3～5ml 混合后缓慢注入。以后每日 1 次，剂量渐增，约 1 周内增至每次 0.1mg，以后每隔 1～3 日增加 0.1mg，直至每次 0.5mg，不超过 0.7mg。疗程一般约 30 次，如有副作用可减量或暂停用药。脑脊液内药物过多可引起蛛网膜炎而致脑脊液细胞增多、暂时性神经根炎、感觉消失、尿潴留，甚至瘫痪、抽搐。如及早停药，大多能缓解。

（3）两性霉素 B 的副作用：主要有恶心、呕吐、腹痛、发热、寒战、头痛、头晕、贫血、血小板减少、血栓性脉管炎等，对肝、肾及造血系统有一定毒性。为减轻副作用，可于治疗前半小时及治疗后 3h 给予阿司匹林，严重者可用静脉滴注氢化可的松或地塞米松，以减轻副作用。用药期间，应每隔 3～7 日检查血常规、尿常规、肝功能及肾功能，血清肌酐＞2.5mg/dl 时用药应减量，尿素氮＞40mg/d 应停药。停药 2～5 周恢复正常后，再从小剂量开始给药。注射部位易发生血栓性脉管炎，输液部位宜先从四肢远端小静脉开始。

**3. 5-氟胞嘧啶**（5-fluorocytosine） 是一种合成口服抗真菌药物，对隐球菌和白念珠菌有良好抑制作用。剂量为每日 50～150mg/kg，分 4 次口服，疗程为 4～6 周，婴儿剂量酌减。此药口服吸收良好，血清浓度高，脑脊液药物浓度可达血清的 64%～88%。但该药容易产生耐药性。副作用主要有恶心、呕吐、皮疹、中性粒细胞减少、血小板减少、肝及肾损伤等。可与两性霉素 B 合用，治疗全身性隐球菌病，两者合用可减少耐药性、减少药量、减轻副作用并缩短疗程。

**4. 克霉唑**（clotrimazole） 为广谱抗真菌药，可外用或口服。1%～5% 软膏局部皮肤外用。此药口服易吸收，剂量为每日 20～60mg/kg，分 3 次口服。全身性深部真菌感染可与两性霉菌 B 联合使用。副作用主要有胃肠症状、兴奋失眠、荨麻疹、白细胞减少及谷丙转氨酶升高等。

**5. 酮康唑**（ketoconazole） 是一种合成口服抗真菌药物，系咪唑类衍生物，是通过抑制麦角甾醇的合成，改变真菌细胞的通透性，导致真菌死亡。此药抗菌谱广，对念珠菌病、曲霉病、组织胞浆菌病等疗效均显著。口服易吸收，毒性反应相对较低，初始剂量：体重 30kg 以下，每日 100mg；30kg 以上，每日 200～400mg；1～4 岁，每日 50mg；5～12 岁，每日 100mg。如儿童每日达 400mg 高剂量时，可有恶心、呕吐、一过性的低胆固醇血症和肝功能异常。

**6. 氟康唑**（fluconazole） 双三唑类抗真菌药，作用机制和抗菌谱与酮康唑相似，体内抗真菌活性比酮康唑强，生物利用度高，口服吸收好，对念珠菌、新型隐球菌等有抑制作用，可在脑脊液中达到有效治疗浓度。3 岁以上儿童每日 3～6mg/kg，1 次顿服或静脉滴注。副作用主要有胃肠反应和皮疹，偶可导致肝功能异常。

### （三）免疫调节治疗

真菌感染患者常存在免疫功能低下，单纯使用抗真菌药时常效果不佳，临床治疗还需重视改善机体免疫状态，如配合转移因子、γ-干扰素及免疫调节剂等，治疗效果会更显著。

### （四）手术治疗

（1）形成局限性病灶者，如皮肤、肺部肉芽肿及空洞等，可辅以手术治疗，术前、术后均需用抗真菌药物治疗。

（2）曲霉病有下列情况可考虑手术治疗：①单纯曲霉球患者；②复杂型曲霉球感染，而原发病需要外科治疗者；③肺曲霉球伴陈旧性结核空洞引起反复大咯血者；④肺肿瘤性疾病患者。清除病灶后加用抗真菌药物治疗，可巩固疗效。

（尚云晓 冯 雍）

# 第5节 寄生虫病

寄生虫病（parasitic disease）是儿童时期的一类常见疾病，寄生虫寄生于人体后，可掠夺机体营养和造成机械性或化学性损伤，轻者出现消化不良、营养不良等症状，重者可导致生长发育障碍或某些重要器官的病理损害，甚至致残或致命，对儿童的健康危害较大。按寄生部位可分为体内寄生虫病和体外寄生虫病。2014～2016 年我国的第 3 次寄生虫病流行病学调查显示，随着社会经济的发展、科学防治工作的深入、生活水平的提高等，我国儿童寄生虫感染率显著下降，且呈低度流行或散发状态，流行区域缩小。我国 3～6 岁儿童蛲虫感染率为 3.43%，推算感染人数约为 155 万，仍是一个不可忽视的重要问题。

## 一、蛔虫病

似蚓蛔线虫（*Ascaris lumbricoides*），简称蛔虫，成虫寄生于人体小肠，可引起蛔虫病（ascariasis），幼虫能在人体内移行引起内脏幼虫移行症（visceral larva migrans）或眼幼虫移行症（ocular larva migrans）。蛔虫病是儿童的常见寄生虫病之一，因食入感染期虫卵而被感染，轻者可无明显症状，异位寄生虫可导致胆道蛔虫病、肠梗阻、肠穿孔等并发症，严重者可危及生命。

**【病因和流行病学】** 蛔虫是寄生人体肠道内最大的线虫，雌雄异体，成虫呈圆柱形，形似蚯蚓，活虫略带粉红色或微黄色，一般长 15～35cm，横径为 0.2～0.6cm。成虫寄生于人体小肠，以肠内容物为食物，雌虫每日排卵可多达 20 万个，随粪便排出体外，在适宜环境条件下 5～10 日发育成熟，即为感染性虫卵。感染性虫卵被人吞食后，大部分被胃酸杀灭，少数随食物到达小肠，幼虫破卵而出，穿入肠壁通过门静脉系统循环移行至肝，经右心、肺泡、支气管、气管到咽部再次吞咽至小肠并发育为成虫。寄生部位以空肠为主，回肠次之，十二指肠最少。在移行过程中幼虫也可随血流到达其他器官，一般不发育为成虫，但可造成器官损害。自人体感染到雌虫产卵需 60～75 日，雌虫寿命为 1～2 年。

蛔虫病患者是主要的传染源，生吃未经洗净且附有传染性虫卵的食物或用感染的手取食是主要的传染途径，虫卵亦可随飞扬的尘土被吸入咽下。由于雌虫产卵量极大和虫卵对外界理化因素抵抗力强，虫卵可在泥土中生存数月，在 5～10℃ 下可生存 2 年仍具感染力，因此是构成蛔虫易于传播的重要因素。

人蛔虫病是世界上流行最广的人类蠕虫病，据 WHO 统计，全球蛔虫病患者达 13 亿，儿童特别是学龄前儿童感染率高，在温暖、潮湿和卫生条件差的地区感染较普遍。农村感染率高于城市，儿童感染率高于成年人。蛔虫是国内感染率最高、分布最广的寄生虫。随着在全国学校贯彻肠道感染综合防治方案，近年来感染率逐渐下降。

【临床表现】

**1. 幼虫移行引起的症状**　①幼虫移行：蛔虫卵或幼虫移行至肺可引起蛔幼性肺炎或单纯性肺嗜酸细胞浸润症，又称洛夫勒（Loffler）综合征，表现为干咳、胸闷、哮喘样症状、咳血丝痰或发热等，症状1～2周消失，肺部体征不明显。血嗜酸性粒细胞增多，X线胸片可见肺部点状、片状或絮状阴影，病灶易变或很快消失。②重症感染：幼虫可侵入脑、肝、脾、肾、甲状腺和眼，引起相应的临床表现，如肝大、肝功能异常、脑膜炎、癫痫、视网膜炎、眼睑水肿等。

**2. 成虫引起的症状**　成虫寄生于肠道，以肠腔内半消化食物为食。临床表现取决于蛔虫的数目、状态和寄生部位。轻者可无任何症状，大量蛔虫感染可表现为食欲缺乏或多食易饥，异食癖；常有脐周腹痛，不剧烈，喜按揉；部分患者烦躁易惊或萎靡、磨牙；虫体的异种蛋白可引起荨麻疹、哮喘等过敏症状。感染严重者可造成营养不良，影响生长发育。

**3. 并发症**　蛔虫成虫有移行、钻孔的习性，在人体不适（发热、胃肠病变等）或大量进食辛辣食物和服用不当剂量的驱虫药物等因素刺激下，蛔虫钻入开口于肠壁的各种管道，不仅可引起胆道蛔虫症、蛔虫性肠梗阻，而且可上蹿阻塞气管、支气管造成窒息死亡，亦可能钻入阑尾或胰管引起炎症。

（1）胆道蛔虫症（biliary ascariasis）：较为常见，典型表现为突起剧烈腹部绞痛，以剑突下偏右侧为主、屈体弯腰、哭叫打滚、恶心、呕吐，可吐出胆汁或蛔虫。腹部检查无明显阳性体征或仅有右上腹压痛。部分患儿可发生胆道感染，表现为发热、黄疸、外周血白细胞数增高。个别患儿，蛔虫可直接蹿入肝引起出血、脓肿或虫体钙化。少数患儿亦可出现胆道大出血、胆结石、胆囊破裂、胆汁性腹膜炎、急性出血性坏死性胰腺炎、肠穿孔等。

（2）蛔虫性肠梗阻：多见于10岁以下的儿童，以2岁以下发病率最高。常为机械性或不完全性肠梗阻，多见于回肠下段，空肠、结肠部位少见，系蛔虫扭曲成团堵塞肠管或蛔虫毒素刺激肠壁引起肠蠕动障碍所致。常表现为急性起病，脐周或右下腹阵发性剧痛、呕吐、腹胀、肠鸣音亢进、肠型和蠕动波、扪及条索状包块。腹部X线检查可见肠充气和液平面。

（3）肠穿孔及腹膜炎：多继发于持续较久的蛔虫性肠梗阻或阑尾炎，由于肠壁血液循环障碍导致缺血、坏死而穿孔，进而发生腹膜炎。主要表现为突发剧烈全腹痛，伴恶心呕吐、进行性腹胀，查体可

见明显腹膜刺激征。腹部X线检查见膈下游离气体。

【诊断】　根据临床症状和体征，有排蛔虫或呕吐蛔虫史，粪便涂片查到蛔虫卵，即可确诊。血中嗜酸性粒细胞增高有助于诊断。若出现上述并发症时，需注意与其他外科急腹症鉴别。

【治疗】

**1. 驱虫治疗**

（1）苯咪唑类药物：是一类广谱驱虫药，能杀灭蛔虫、蛲虫、钩虫、鞭虫等，具有杀死成虫和虫卵的作用。因为能选择性及不可逆地抑制寄生虫对葡萄糖的利用，导致糖原和ATP生成减少，使虫体无法生存，并在杀灭幼虫、抑制虫卵发育方面亦起作用。常用的药物如下。①甲苯达唑（mebendazole）：>2岁，每次100mg，每日2次，或每日200mg顿服，连服3日，2岁以下儿童慎用。虫卵转阴率达90%～100%，未愈者可于3周后重复第二疗程。副作用小，偶见胃肠不适、腹泻、呕吐、头痛、皮疹等。复方甲苯达唑（mebendazole compound），每片含甲苯达唑100mg和左旋咪唑25mg，剂量同前。②阿苯达唑（albendazole）：>2岁，每次400mg，睡前1次顿服，2岁以下儿童慎用。治愈率可达96%，必要时10日后可重复治疗一次。副作用小，可有口干、乏力、头晕、头痛、食欲减退、恶心、腹痛、腹胀等。

（2）枸橼酸哌嗪（piperazine citrate）：是安全有效的抗蛔虫和蛲虫药物，能阻断虫体神经肌肉接头冲动传递，使虫体不能吸附在肠壁而随粪便排出体外，麻痹前不兴奋虫体，适用于有并发症的患儿。每日剂量为150mg/kg（最大剂量不超过3g），睡前顿服，连服2日。严重者可1周后重复治疗。该药毒性低，大量时偶有恶心、呕吐、腹痛、荨麻疹、震颤、共济失调等，肝肾功能不良及癫痫患儿禁用。肠梗阻时慎用，以免引起虫体骚动。

（3）左旋咪唑（levamisole）：为广谱驱肠虫药，可选择性地抑制虫体肌肉中琥珀酸脱氢酶，抑制无氧代谢，减少能量产生，使虫体肌肉麻痹随粪便排出。口服吸收快，由肠道排泄，无蓄积中毒。驱蛔效果达90%～100%，对钩虫、蛲虫也有效，同时也是一种免疫调节剂，可恢复细胞免疫功能。驱蛔虫时每日剂量为2～3mg/kg，睡前1次顿服或空腹顿服。不良反应轻微，可有头痛、恶心、呕吐、腹痛，偶有白细胞减少、肝功能损害、皮疹等，肝肾功能不良者慎用。

**2. 并发症的治疗**

（1）胆道蛔虫症：治疗原则为解痉止痛、驱虫、控制感染及纠正脱水、酸中毒及电解质紊乱。驱虫最好选用枸橼酸哌嗪，可使虫体肌肉麻痹。内科治疗持久不缓解者，必要时可行手术治疗。

（2）蛔虫性肠梗阻：不完全性肠梗阻可予内科治疗，采用禁食、胃肠减压、输液、解痉止痛等处理，

疼痛缓解后可予驱虫治疗。完全性肠梗阻时应及时行手术治疗。

（3）肠穿孔及腹膜炎：一旦确诊，应及早手术治疗。

【预防】 普及卫生知识，注意饮食卫生和个人卫生，做好粪便管理，不随地大小便。广泛给易感人群投药以降低感染是比较可行的方法，但蛔虫病的感染率极高，应隔3～6个月再给药。人粪便必须进行无害化处理后再当肥料使用和提供处理污水的卫生设施，是长期预防蛔虫病的最有效措施。

## 二、蛲虫病

蛲虫又称蠕形住肠线虫（*Enterobius vermicularis*）。蛲虫病（enterobiasis）是由蛲虫寄生于人体小肠下段至盲肠所引起的一种常见寄生虫病，常见于幼儿期，临床表现为夜间会阴部和肛门附近瘙痒。

【病因和流行病学】 蛲虫的成虫细小，乳白色线头状，虫卵为不对称椭圆形。雌雄异体，雄虫长0.2～0.5cm，尾部弯曲，雌虫长0.8～1.3cm，中部较粗。成虫寄生于人体的回肠下段、结肠及盲肠，可在人体内存活2～4周，一般不超过2个月，交配后雄虫很快死亡。雌虫向肠腔下段移行，当人熟睡时，肛门括约肌较松弛，雌虫从肛门爬出，受温度、湿度改变和空气的刺激大量排卵，然后大多数死亡，少数雌虫可再进入肛门、阴道、尿道等处，引起异位损害。虫卵在肛周内约6h发育成为感染期虫卵。当虫卵污染患儿手指，再经口食入，则为自身感染。感染期虫卵抵抗力强，在室内一般可存活2～3周，虫卵可散落在衣裤、被褥、玩具或食物上，经吞食或空气吸入等方式传播。蛲虫患者是唯一的传染源，蛲虫病常在集体儿童机构和家庭中传播流行。蛲虫感染呈世界性分布，国内感染也较普遍，一般城市高于农村，儿童高于成人，尤其集体生活的儿童感染率更高。

【临床表现】 近1/3蛲虫感染者可无症状，部分蛲虫感染可引起局部和全身症状，典型症状为肛门和会阴皮肤强烈瘙痒和影响睡眠。局部皮肤可因瘙痒抓而发生皮炎和继发感染。全身症状有胃肠激惹现象，如恶心、呕吐、腹痛、腹泻、食欲缺乏，还可见不安、失眠、易激动、夜惊等精神症状。蛲虫偶可异位寄生于其他器官和侵入邻近器官而引起阑尾炎、阴道炎、盆腔炎和腹膜炎等。外周血见嗜酸性粒细胞增多。

【诊断】 主要依靠临床症状，同时检出虫卵或成虫可确定诊断。因蛲虫一般不在肠内产卵，故粪便直接涂片法不易检出虫卵，必须从肛门周围皮肤皱襞处直接采集标本。可于夜间患儿入睡后1～3h观察肛周皮肤皱襞处有无白色小线虫；或凌晨用透明胶纸紧压肛周部位粘取虫卵，然后在显微镜下观察虫卵，多次检查可提高阳性率。

【治疗】 蛲虫的寿命一般为20～30日，感染期虫卵可存活3周，本病再感染机会很多，药物治疗的同时必须与预防结合。如能避免重复感染，则可自行痊愈。

**1. 内服驱虫药**
（1）恩波吡维铵（pyrvinium embonate）：又称扑蛲灵，是治疗蛲虫感染的首选药物。可干扰虫体的呼吸酶系统，抑制其呼吸，并阻碍虫体对葡萄糖的吸收。剂量为5mg/kg，总量不超过0.25g，睡前1次顿服，2～3周后重复治疗一次。副作用小，少数有腹痛、腹泻、恶心、呕吐等。口服本品可将粪便染成红色，属正常现象。

（2）噻嘧啶（pyrantel）：常用双羟奈酸噻嘧啶，又称抗虫灵，为广谱高效驱虫药，可抑制虫体胆碱酯酶，阻断虫体神经肌肉接头冲动传递，麻痹虫体，安全排出体外。口服很少吸收，剂量为11mg/kg（基质），总量不超过1g，睡前1次顿服，2周后重复治疗一次。副作用小，少数有恶心、眩晕、腹痛等，严重溃疡病者慎用。

（3）甲苯达唑：剂量和用法与驱蛔虫治疗相同，2周后重复治疗一次。

**2. 局部外用药** 每晚睡前清洗会阴和肛周，局部涂擦蛲虫软膏（含百部浸膏30%、甲紫0.2%）杀虫止痒；或用噻嘧啶栓剂塞肛，连用3～5日。

【预防】 强调以预防为主，培养良好的卫生习惯，饭前便后洗手，勤剪指甲，纠正吮手指习惯，婴幼儿尽早穿满裆裤，玩具、用具、被褥要常清洗和消毒。

## 三、钩虫病

钩虫病（ancylostomiasis）是由钩口线虫（hookworm）寄生于人体小肠所引起的寄生虫病，以十二指肠钩虫和美洲钩虫最为常见。典型临床表现主要为贫血、营养不良、胃肠功能失调。轻者无症状表现，仅在粪便中发现虫卵，称为钩虫感染（hookworm infection），严重者可出现心功能不全和生长发育障碍。

【病因和流行病学】 钩虫成虫细长，约1cm，呈半透明灰白色或米黄色，雌雄异体，寄生于人体小肠上段，以其口囊咬吸在肠黏膜上，摄取血液及组织液。成熟十二指肠钩虫雌虫每日产卵1万～3万个；美洲钩虫雌虫每日产卵0.5万～1万个。虫卵随粪便排出，在温暖、潮湿、疏松土壤中孵育成杆状蚴，1～2周后，经过二次蜕皮发育为丝状蚴，即感染期蚴。丝状蚴通过毛囊、汗腺口或皮肤破损处钻入人体，进入血管和淋巴管，随血流经右心至肺，穿过肺微血管进入肺泡，向上移行至咽部，被吞咽入胃，达小肠发育为成虫。成虫在人体内一般可存活 3 年左右,最长可达 15 年。

钩虫病患者为主要传染源。皮肤接触污染的土壤是主要感染途径;进食污染的食物也是感染途径之一;婴幼儿可因尿布、衣服晾晒在或落在沾有钩蚴的土地上而感染,或因坐地、爬玩而感染。

人群普遍易感,据统计全世界约有 10 亿人感染钩虫,在热带、亚热带和温带地区特别流行。在我国除少数气候干燥、寒冷的地区外,其他地区均有不同程度流行,尤以四川、浙江、湖南、福建、广东、广西等地较重。华东和华北地区以十二指肠钩虫为主;华南和西南地区以美洲钩虫为主,大多为混合感染;福建、四川、台湾等省发现锡兰钩虫感染。钩虫感染率为农村高于城市,成人高于儿童。儿童随年龄增大,感染率有增高趋势,以 5~9 岁儿童感染率最高。

**【临床表现】**

**1. 钩蚴引起的症状**

(1)钩蚴皮炎:钩蚴多入侵足趾或手指间皮肤较薄处及其他部位暴露的皮肤,可出现红色点状丘疹或小疱疹、烧灼、针刺感、奇痒,数日内消失。搔抓破损后常继发感染,形成脓疱,并可引起发热和淋巴结炎。

(2)呼吸道症状:感染后 3~7 日,幼虫移行至肺部,引起炎症细胞浸润及出血,可引起喉咙发痒、发热、咳嗽、痰中带血丝,重者可有胸痛、哮喘发作,甚至大咯血,肺部听诊可闻及湿啰音或哮鸣音。胸部 X 线检查见肺部有短暂的浸润性病变,血嗜酸性粒细胞增高。病程持续数日或数周。

**2. 成虫引起的症状**

(1)贫血:系钩虫吸附在小肠黏膜上吸血及造成肠黏膜损伤而失血所致,表现为不同程度的贫血、皮肤黏膜苍白、乏力、眩晕,影响体格和智力发育。严重者可发生贫血性心脏病。

(2)消化道症状:初期表现为贪食、多食易饥,但体重下降。后期表现为食欲下降,胃肠功能紊乱,腹胀不适,异食癖,营养不良等,严重者可出现便血。

**3. 婴儿钩虫病** 多见于 5~12 月婴儿,亦有新生儿发病的报道,但随着生活条件及卫生习惯的改变,现已少见。临床表现为急性便血性腹泻,大便呈黑色或柏油样,胃肠功能紊乱,发热,面色苍白,心尖部可闻及明显收缩期杂音,肝脾肿大,生长发育迟缓,严重贫血,血红蛋白低于 50g/L,大多数患儿周围血白细胞总数增高,嗜酸性粒细胞显著增高,有时呈类白血病样反应。

**【诊断】** 在流行地区,对有贫血、胃肠功能紊乱、异食癖、营养不良、生长发育迟缓的儿童,应考虑钩虫病的可能。

**1. 病原体检查** 粪便中检出钩虫卵或孵化出钩蚴是确诊的依据。粪便饱和盐水漂浮法较直接镜检的阳性率明显增高,钩虫培养法检出率较高。当咳嗽时痰中找到钩蚴亦可确诊。

**2. 免疫学诊断** 适用于大规模普查。用钩虫体抗原作皮内试验,阳性者结合流行病学及临床特点可作出早期诊断。

**【治疗】**

**1. 驱虫治疗**

(1)苯咪唑类药物:是一类广谱驱虫药,作用机制同前,服药 3~4 日排虫。常用剂型如下,①甲苯达唑:>2 岁儿童,每次 100mg,每日 2 次,连服 3 日,治愈率在 90% 以上;②阿苯达唑:单剂有效,>2 岁儿童,每次 200mg,10 日后可重复 1 次。2 岁以下儿童慎用。

(2)噻嘧啶:服药 1~2 日后排虫,常用剂量为 11mg/kg(基质),每日 1 次,睡前顿服,连服 2~3 日。

(3)左旋咪唑:常用剂量为 1.5~2.5mg/kg,睡前 1 次顿服,连用 3 日为 1 疗程。

(4)联合用药:左旋咪唑和噻嘧啶合用可提高疗效。

**2. 对症治疗** 纠正贫血,给予铁剂和充足营养,严重贫血者可少量多次输血。

**【预防】** 加强卫生宣教,注意饮食卫生,不随地大便,加强粪便无害化管理。在流行区定期普查普治,加强个人防护,防止感染。

# 四、绦 虫 病

绦虫病(taeniasis)是由绦虫寄生在人体肠道引起的疾病。常见的有猪带绦虫病和牛带绦虫病,系因进食含有活囊尾蚴的猪肉或牛肉而感染。

**【病因和流行病学】** 绦虫(cestode)又称带虫(tapeworm),成虫扁长如带,长 2~4m,乳白色,雌雄同体。成虫寄生于人的小肠,虫体分为头节、颈节和体节三部分:头节具有固着器官,上有吸盘和小钩(牛带绦虫无小钩);颈节具有生发功能,节片由此向后连续长出;体节靠近颈节部分因其生殖器官未发育成熟称为未成熟节,中间部分因生殖器官发育成熟称为成熟节,后部节片中存满虫卵称为孕节,每一孕节含卵 8 万~10 万个。虫卵或孕节随粪便排出体外,当虫卵被猪、牛等中间宿主吞食后,卵内的六钩蚴在其小肠内逸出,钻进肠壁血管或淋巴管随血液循环或淋巴循环到达全身,主要在运动较多的肌肉组织中发育成为囊尾蚴,囊尾蚴如黄豆大,内有白色米粒大小的囊尾蚴头节。这种含有囊尾蚴的肉(俗称米猪肉)未经煮熟而被人摄入后即在人小肠中经 8~10 周发育为成虫而致病,成虫的寿命可达 20~30 年甚至更长。人也可以成为猪带绦虫的中间宿主,即由于吞食的虫卵或孕节在人体内发育成囊尾蚴所造成,称为囊虫病(cysticercosis),但这种囊尾蚴不能在人体内继续发育为成虫。寄生在人体的绦虫除大量掠夺宿主的营养外,其固有器官吸盘和小钩对宿主肠道亦造成机械刺激和损伤。囊尾蚴在人体内寄生的危害性比绦虫病更大，其程度因囊尾蚴寄生的部位和数量而不同，其中以脑囊虫病最为严重。大脑是对包囊最敏感的器官，当入侵大脑的包囊数目多或其阻塞脑脊液通路时，可导致症状。包囊死亡分解后，可完全吸收或钙化。

绦虫在全世界分布很广，主要流行于欧洲、中美一些国家和东南亚地区。我国以内蒙古、新疆、广西、云南、贵州、四川等地多见，呈局限性流行或散在发生。在绦虫病严重流行区，居民有爱吃生的或未煮熟的猪肉、牛肉的习惯，是本病传播的主要因素。生熟砧板不分，易造成交叉污染，而致感染。患病人数为农村多于城市，以青壮年为主，儿童受感染者也不少。

**【临床表现】**

**1. 成虫引起的症状** 潜伏期为 2～3 个月。常无临床症状，发现粪便中白色带状节片常为最初和唯一表现，部分年长患儿可有肛门瘙痒或不愉快感，以及在排节片前肛门或直肠内有 5～10min 的蠕动感。腹痛常见于中上腹和脐部，进食后腹痛缓解为其特征。部分患儿有恶心、呕吐、腹泻、食欲缺乏或亢进、体重减轻等症状。

**2. 囊尾蚴寄生的症状** 因囊虫寄生的部位和数量不同而异。

（1）脑囊虫病：症状极为复杂多样，可无任何症状，亦可见猝死。癫痫发作、颅内压增高和精神症状是三个主要的症状。其中最突出的是癫痫发作，一般在排虫后或皮下包囊出现后半年发生。脑脊液检查多数正常，少数病例可见细胞数和蛋白质含量轻度增加。依颅内寄生部位分为皮质型、脑室型、蛛网膜下腔型或颅底型，会产生不同的症状，也有寄生于椎管压迫脊髓。

（2）肌肉与皮下组织囊虫病：常无症状，于触摸皮肤或体检时发现。囊尾蚴侵入肌肉和皮下组织形成圆形或卵圆形结节，微隆起或不隆起于皮肤表面，如黄豆或蚕豆，大小相近，硬如软骨，与周围组织无粘连，无压痛，无炎症反应。数量不等，分布以头和躯干多见，大腿和上臀也较多，但膝、肘以下较少。可分批出现，亦可逐渐自动消失。肌肉寄生者出现感染时，可有局部肌肉酸痛、发胀，严重者出现假性肌肥大，经一定时间后钙化。

（3）眼囊虫病：可发生在眼的任何部位，以玻璃体和视网膜多见。轻者视力障碍，重者失明，以单眼多见。眼底检查在玻璃体内可见大小不等的圆形或椭圆形的浅灰色包囊，周围有红晕光环。

**【诊断】** 根据生食或进食半生的牛肉、猪肉史，结合粪便中发现绦虫节片或检出虫卵即可确诊。囊虫病的诊断依据：①有猪带绦虫病史，或粪便中发现有绦虫卵或孕节片。②皮下结节病理检查见囊尾蚴。③免疫试验：囊尾蚴抗原皮内试验、补体结合试验阳性，用囊尾蚴液纯化抗原与患者脑脊液进行酶联免疫吸附试验，结果呈阳性。④患病时间较长者，囊虫已死亡而有钙化者（一般显示需 5 年以上），可摄头颅 X 线片或脑室造影帮助诊断。⑤颅脑 CT 和 MRI 对脑囊虫病的诊断有重要价值。颅脑 CT 典型改变为单发或多发圆形或椭圆形低密度灶，阳性率达 80%～90%。颅脑 MRI 特征性改变为带有头节的囊腔，$T_1WI$ 为低信号，$T_2WI$ 为高信号。

**【治疗】**

**1. 驱虫治疗**

（1）阿苯达唑：作用温和、缓慢，副作用小，疗效确切。剂量：每日 15～20mg/kg，分 2 次饭后服用，10 日为一疗程，一般需 2～3 个疗程或更长，每疗程间隔 2～3 周。未愈者适当增加疗程或改用吡喹酮治疗。

（2）吡喹酮（praziquantel）：为广谱抗寄生虫药，能作用于虫体细胞膜，影响其通透性，虫体表面被破坏而挛缩，治疗绦虫病和囊虫病均有效，疗效高于阿苯达唑，但副作用较重。治疗肌肉与皮下组织囊虫病：每日 30mg/kg，分 3 次服用，4 日为一疗程。治疗脑囊虫病：每日 20mg/kg，分 3 次服用，9 日为一疗程。疗程间隔 2～4 个月，一般需 2～3 个疗程。此药副作用较为严重，因虫体死亡后，炎症反应和水肿加重，颅内压明显增高，原有症状加重，个别病例因脑疝而死亡。故应高度警惕，必要时先降颅内压再行治疗。

（3）槟榔与南瓜子：槟榔对绦虫的头节和前段有瘫痪作用，南瓜子能使绦虫中、后段节片瘫痪，两者合用可使虫体变软，借小肠蠕动作用随粪便排出体外。驱猪带绦虫，服 35% 槟榔煎剂 60～120ml，清晨顿服。驱牛带绦虫，先服炒熟去皮南瓜子 30～60g，2h 后服上述剂量的槟榔煎剂。一般服药后 3h 内有完整虫体排出。槟榔有胃肠痉挛和剧烈腹痛的不良反应，婴儿应慎用。

驱绦虫治疗的注意事项：①无论用何种药物驱绦虫，在排便时应坐在盛有水温与体温相同的生理盐水中排便，以免虫体遇冷收缩而不能全部排出；②留存 24h 粪便寻找头节；③治疗 3 个月无虫卵和节片排出为治愈。

**2. 手术治疗** 眼囊虫病目前主张以手术摘除为宜。颅内尤其脑室内单个囊虫也可行手术治疗。

**3. 对症治疗** 对脑囊虫病者，积极降颅压、控制癫痫发作。

**【预防】** 加强卫生宣传，改变不良饮食习惯；加强肉品检验，不吃生的或未煮熟的猪肉、牛肉；仔细清洗蔬菜与水果；应区分生、熟食品的砧板；彻底治疗绦虫病患者。

（尚云晓 冯 雍）

# 第10章 消化系统疾病

## 第1节 儿童消化系统解剖生理特点

### 一、小儿口腔解剖生理特点

口腔是消化道的起端，具有吸吮、吞咽、咀嚼、消化、味觉、感觉和语言等功能。足月新生儿出生时已具有较好的吸吮、吞咽功能。新生儿及婴幼儿口腔黏膜薄嫩，血管丰富，唾液腺不够发达，口腔黏膜干燥，因此易受损伤和局部感染；3～4月龄时唾液分泌开始增加，5～6月龄时唾液分泌明显增多，但婴儿口底浅，尚不能及时吞咽所分泌的全部唾液，因此常发生生理性流涎。

### 二、小儿食管、胃的解剖生理特点

新生儿和婴儿的食管呈漏斗状，黏膜纤弱、腺体缺乏、弹力组织及肌层尚不发达，下食管括约肌发育不成熟，控制能力差，常发生胃食管反流，绝大多数在8～10月龄时症状消失。婴儿吸奶时常吞咽过多空气，易发生溢奶。

胃容量在新生儿时为30～60ml，1～3月龄时为90～150ml，1岁时为250～300ml，5岁时为700～850ml，成人约为2000ml，故年龄越小每日喂养的次数越多。由于哺乳后不久幽门即开放，胃内容物陆续进入十二指肠，故实际胃容量不完全受上述容量限制。婴儿胃略呈水平位，当开始行走时其位置变为垂直。胃平滑肌发育尚未完善，胃在充满液体食物后易扩张。由于贲门和胃底部肌张力低，幽门括约肌发育较好，故易发生幽门痉挛而出现呕吐。胃排空时间随食物种类不同而异，稠厚含凝乳块的乳汁排空慢；水的排空时间为1.5～2h；母乳为2～3h；牛乳为3～4h；早产儿胃排空更慢，易发生胃潴留。

### 三、小儿肠道解剖生理特点

小儿肠管相对比成人长，为身长的5～7倍，或为坐高的10倍。小肠的主要功能包括运动（蠕动、摆动、分节运动）、消化、吸收及免疫保护。大肠的主要功能是储存食物残渣、进一步吸收水分及形成粪便。小儿肠黏膜肌层发育差，肠系膜柔软且长，结肠无明显结肠带与脂肪垂，升结肠与后壁间固定

差，易发肠扭转和肠套叠。肠壁薄故通透性高，屏障功能差，肠内毒素、消化不全产物和变应原等可经肠黏膜进入人体内，引起全身感染和变态反应性疾病。由于小儿大脑皮质功能发育不完善，进食时常引起胃-结肠反射，产生便意，所以大便次数多于成人。

## 第2节 口 炎

口炎（stomatitis）是由各种感染口腔黏膜引起的炎症，常由病毒、真菌、细菌感染引起。若病变限于局部如舌、齿龈、口角亦可称为舌炎、齿龈炎或口角炎等。本病多见于婴幼儿。

### 一、鹅 口 疮

> **案例 10-1**
>
> 患儿，女，2月龄。口腔内有白色块状物4天，无呕吐、无发热、无咳嗽、无气喘等，尿量多，大便黄糊状。10天前曾因咳嗽诊断为肺炎，应用抗菌药物8天，症状明显好转时停用。近4天喂奶时发现患儿口腔内有白色块状物，患儿精神食欲可，进奶时无明显哭闹，无明显发热、无腹泻、无惊厥等。体格检查：体温36.5℃，体重6.0kg，呼吸33次/分，心率110次/分。发育正常，营养一般，神志清，反应尚好，无脱水貌。全身皮肤无皮疹、出血点等。前囟2cm×2cm，平坦，张力不高，口唇无发绀，口腔颊黏膜可见片状乳白色凝结状物，不易擦去，用棉签剥落后见局部黏膜潮红、粗糙，少量渗血。颈软，双肺呼吸音清晰，心律齐，心音有力，未闻及杂音，腹软、不胀，肝脾未触及，四肢温暖。
>
> **思考题：**
> 1. 如何诊断鹅口疮？
> 2. 如何处理鹅口疮？

鹅口疮（thrush）为白色念珠菌感染引起、可在口腔黏膜表面形成白色斑膜的疾病。多见于新生儿、小婴儿和营养不良、腹泻、长期使用广谱抗生素或糖皮质激素患儿。

【临床表现】 表现为口腔黏膜表面覆盖白色乳凝块样小点或小片状物，可逐渐融合成大片，不易擦去，周围无炎症反应，强行剥离后局部黏膜潮红、

粗糙、可有溢血，不痛、不流涎，多不影响吃奶，无全身症状。重症则整个口腔均被白色斑膜覆盖，甚至可蔓延到咽、喉、食管、气管、肺等处而危及生命。重症患儿可伴低热、拒食、吞咽困难。取白膜少许放玻片上加 10% 氢氧化钾溶液 1 滴，在显微镜下可见真菌的菌丝和孢子，即可确诊。

---

**案例 10-1　诊断**

1. 患儿，女，2 月龄。
2. 口腔内有白色块状物，患儿精神食欲可，进奶时无明显哭闹，无发热。病前曾应用抗生素 8 天。
3. 查体：口腔颊黏膜处可见片状乳白色凝块状物覆盖，强行剥去易出血。
4. 白膜涂片真菌镜检查：找到真菌的菌丝和孢子。

临床诊断：鹅口疮。

---

【治疗】　可用弱碱性溶液，如 2% 碳酸氢钠溶液于哺乳前后清洗口腔，局部涂抹 10 万～20 万 U/ml 制霉菌素混悬溶液，每日 2～3 次。另可口服肠道微生态制剂，纠正肠道菌群失调，抑制真菌生长。必要时可口服或静脉给予抗真菌药物。预防应注意哺乳卫生，加强营养，适当增加维生素 $B_2$ 和维生素 C。

## 二、疱疹性口腔炎

---

**案例 10-2**

患儿，男，1 岁 6 个月。发热 4 天伴流涎 3 天就诊。患儿于 4 天前始发热，体温 39℃ 左右，热退后精神可，无咳嗽、气喘、抽搐，3 天前出现流涎，易哭闹，进食时哭闹甚至拒食，偶尔呕吐，呕吐物为胃内容物，无腹泻。体格检查：体温 39.2℃，脉搏 130 次 / 分，呼吸 34 次 / 分，体重 11kg。发育正常，营养良好。神志清，面色可，精神欠佳，哭闹不安，烦躁。全身皮肤无皮疹。双侧颌下淋巴结肿大，有压痛。前囟闭合，咽部充血，颊、舌及唇内侧黏膜充血，其上可见数粒小疱疹，直径约 2mm，有数个溃疡，牙龈红肿，触之出血。口角及唇周亦有疱疹，双肺呼吸清晰。心律齐，心音有力，未及杂音。腹软，无压痛，肝脾未触及。脊柱及四肢未见异常，颈软，克尼格征、布鲁津斯基征、巴宾斯基征阴性。

思考题：

1. 如何诊断？
2. 应做哪些实验室检查？
3. 如何明确诊断？

---

疱疹性口腔炎（herpetic stomatitis）由单纯疱疹病毒感染所致。多见于 1～3 岁小儿，发病无明显季节差异，传染性强，主要通过飞沫或直接接触感染。从患者的唾液、皮肤病变和大小便中均能分离出病毒。

【临床表现】　起病时发热可达 38～40℃，1～2 天后，齿龈、唇内、舌、颊黏膜等部位口腔黏膜出现单个或成簇的小疱疹，直径约 2mm，周围有红晕，迅速破溃后形成溃疡，有黄白色纤维素性分泌物覆盖。有时可累及软腭和咽部。由于疼痛剧烈，患儿可表现拒食、流涎、烦躁，所属淋巴结肿大，有触痛。体温在 3～5 天后恢复正常，病程 1～2 周。局部淋巴结肿大可持续 2～3 周。

本病应与疱疹性咽峡炎鉴别，后者大多由柯萨奇病毒引起，多发生于夏秋季。常骤起发热及咽痛，疱疹主要发生在咽部和软腭，有时见于舌但不累及齿龈和颊黏膜。

---

**案例 10-2　诊断**

1. 患儿，男，1 岁 6 个月，起病急，病程短。
2. 发热 4 天，流涎 3 天，伴烦躁、拒食。
3. 咽部充血，颊、舌及唇内侧黏膜充血，其上可见数粒小疱疹、直径约 2mm，有数个溃疡，牙龈红肿，触之出血。口角及唇周亦有疱疹。双侧颌下淋巴结肿大，有压痛。

临床诊断：疱疹性口腔炎。

---

【治疗】

**1. 治疗原则**　保持口腔的清洁，抗病毒治疗，对症治疗。

**2. 治疗方案**

（1）一般治疗：饮食以清淡为主，可进食微温或凉的流质或软食，避免粗糙或刺激性食物。多饮水。发热时宜卧床休息，热退后可适当活动，注意保持室内空气流通。

（2）药物治疗：①局部治疗，保持口腔清洁，局部可涂脒苷（疱疹净）抑制病毒，亦可喷涂西瓜霜、锡类散等。疼痛严重者可在进食前用 2% 利多卡因涂局部。②对症治疗，发热时可用退热剂，或用冰袋等物理方法降温。抗菌药物仅用于合并细菌感染者。

---

**案例 10-2　处方及医生指导**

1. 予口腔的护理，保持口腔清洁，多饮水。
2. 合理饮食，食用微温或凉的流质。
3. 口腔局部用药。
4. 对症处理：发热时用退热剂。

# 第3节　胃食管反流病

胃食管反流病（gastroesophageal reflux disease，GERD）是指胃内容物，包括从十二指肠流入胃的胆盐和胰酶等反流入食管引起的一种疾病。临床主要表现为呕吐、食管炎和反流综合征。随着直立体位时间和固体饮食的增多，到2岁时60%患儿的症状可自行缓解，部分患儿症状可持续到4岁以后。

【病因和发病机制】

**1. 抗反流功能低下**　正常情况下，食管下端括约肌位于食管末端与胃相连接处，其相应的食管黏膜有增厚改变呈"Z"形线，此线在抗反流中起一定的作用。由食管下端括约肌形成的高压区是最有效的抗反流屏障，食管下端括约肌压高于胃内压；当胃内压增高时，食管下端括约肌反应性主动收缩，超过其增高的压力，因此食管下端括约肌压力降低是引起GERD的主要原因。某种因素使上述正常功能发生紊乱时，食管下端括约肌短暂性松弛即可导致胃内容物反流入食管。另外食管下端括约肌周围组织作用减弱，如缺少腹腔段食管可致使腹内压增高时不能将其传导至食管下端括约肌使之收缩达到抗反流的作用、小婴儿食管角（由食管和胃贲门形成的夹角，即His角，正常为30°～50°）较大、膈肌食管裂孔钳夹作用减弱、膈食管韧带和食管下端黏膜瓣解剖结构存在器质性或功能性病变以及胃内压或腹内压增高等，也可破坏正常的抗反流功能。

**2. 食管廓清能力降低**　正常情况时，食管可通过蠕动、唾液的冲洗及对酸的中和、食物的重量及食管黏膜细胞分泌碳酸氢盐等机制发挥有效清除作用。食物吞咽至食管上端起始部时，食管反射性地产生"原发性"顺蠕动波，将食物输送入胃中；有时食物从胃反流到食管，食管上端可产生"继发性"顺蠕动波，迅速将反流到食管的食物再送入胃内。当食管蠕动振幅低、"继发性"顺蠕动减弱或消失，食管黏膜抗酸能力变弱，食管清除酸性内容物能力减弱，食管接触有害反流物时间延长，加重对黏膜的损伤。

**3. 食管黏膜的屏障功能受损**　反流物中的某些物质，如胃酸、胃蛋白酶以及十二指肠反流入胃的胆盐和胰酶可使食管黏膜的屏障功能受损，从而引起食管黏膜损伤。

**4. 胃、十二指肠功能失常**　胃蠕动异常使胃排空能力低下，胃内压力增高，当胃内压力高于食管下端括约肌压力时，食管下端括约肌可开放而发生反流。胃内容物增加可使胃扩张，贲门食管段缩短，从而使其抗反流能力下降。另外，胃内容物增加还使胃内压增加，从而引起反流。当存在食管裂孔疝时，胃底部往往纳入胸腔，而胃底部有蠕动发出点，导致胃底对液体排空的作用受到影响，引起反流。蠕动波与幽门开放不协调，也可影响到胃的排空。十二指肠病变时，幽门括约肌关闭不全则可导致十二指肠胃反流，甚至进一步反流入食管。

【临床表现】　主要有四大临床表现，即呕吐、食管炎、Barrett食管和反流综合征。

**1. 呕吐**　新生儿和婴幼儿以呕吐为主要表现。呕吐程度轻重不一，多数发生在进食后，有时在夜间或空腹时，严重者呈喷射状。呕吐物为胃内容物，有时含少量胆汁，也有表现为溢乳或吐泡沫。年长儿以反胃、反酸、嗳气等多见。

**2. 食管炎**　常见症状有：①灼烧感，见于有表达能力的年长儿，位于胸骨下端，饮用酸性饮料可加重，服用抗酸剂症状减轻。②咽下疼痛，婴幼儿表现为喂奶困难、烦躁、拒食，年长儿诉咽痛；如并发食管狭窄，可出现严重呕吐和持续性咽下困难。③呕血和便血。

**3. Barrett食管**　由于慢性GERD，食管下端鳞状上皮被增生的柱状上皮所替代，抗酸能力增强，但易发生食管溃疡、狭窄和腺癌。溃疡较深者可发生食管气管瘘。

**4. 反流综合征**

（1）呼吸系统疾病：反流物直接或间接引发反复呼吸道感染、吸入性肺炎、难治性哮喘，最严重的呼吸道并发症为窒息或呼吸暂停，多见于早产儿及小婴儿，表现为发绀、苍白、心率过缓，甚至发生婴儿猝死综合征。其由喉痉挛引起呼吸道梗阻所致。

（2）营养不良：表现为体重不增和生长发育迟缓、贫血。

（3）其他：如声音嘶哑、中耳炎、鼻窦炎、反复口腔溃疡、龋齿等。部分患儿可出现精神、神经症状：①桑迪弗综合征，是指 GERD 患儿呈现类似斜颈样的一种特殊"公鸡头样"的姿势；此为一种保护性机制，以期保持气道通畅或减轻酸反流所致的疼痛；同时伴有杵状指、蛋白丢失性肠病及贫血。②婴儿哭闹综合征，易激惹、夜惊、进食时哭闹等。

> **案例 10-3 临床表现**
> 1. 患儿，男，3 岁。
> 2. 反复呕吐 2 年余伴胸骨后灼烧感半年。伴嗳气，无腹胀腹泻；经常咳嗽、喘息，曾因患"支气管炎""肺炎"多次住院治疗。近半年患儿诉胸骨后灼烧感，上腹部不适，头晕，纳差。
> 3. 体重 17kg，身高 90cm，精神稍欠佳，营养欠佳，皮肤弹性稍差，眼睑结膜、甲床、口唇稍苍白，上腹部有轻压痛。

**【辅助检查】**

**1. 食管钡餐造影** 可对食管与胃连接部的组织结构进行观察，并能观察到食管裂孔疝以及严重病例的食管黏膜炎症改变。

**2. 食管内镜检查及黏膜活检** 可确定是否存在食管炎病变及 Barrett 食管。食管炎分级：①食管黏膜无异常，即为非糜烂性反流病（但可有病理组织学改变）。②Ⅰ级，食管黏膜点状或条状发红、糜烂、无融合现象。③Ⅱ级，食管和膜有条状发红、糜烂，并有融合但小于周径的 2/3。④Ⅲ级，食管黏膜病变广泛发红、糜烂融合呈全周性或有溃疡。难治性食管炎常需要组织活检以除外嗜酸性细胞性食管炎。

**3. 24h 食管 pH 动态监测** 将微电极放置在食管括约肌的上方，24h 连续监测食管下端 pH，如有酸性胃食管反流发生则 pH 下降，还可反映胃食管反流发生频率、时间、反流物在食管内停留的状况，还可观察反流与起居活动、临床症状之间的关系，有助于区分生理性和病理性反流，是目前最可靠的诊断方法。

**4. 食管动力功能检查** 应用测压仪了解食管运动情况及食管下端括约肌功能。食管下端括约肌压力正常的患儿应连续测压，动态观察食管运动功能。

**5. 超声学检查** B 超可检测反流情况，同时可探查有无食管裂孔疝。

**6. 胃食管同位素闪烁扫描** 可了解食管运动功能，明确呼吸道症状与胃食管反流的关系。

> **案例 10-3 辅助检查**
> 1. 血常规：血红蛋白 90g/L，红细胞 2.80×10$^{12}$/L；白细胞 8.0×10$^9$/L，中性粒细胞 0.42，淋巴细胞 0.58。
> 2. 大便检查：常规无异常，潜血（++）。
> 3. 心电图：窦性心律不齐。心脏超声：房室大小正常。
> 4. 胸片：肺纹理增多，未见斑片状影。
> 5. 上消化道钡餐造影：有胃食管反流现象。
> 6. 食管内镜：发现有食管充血和糜烂炎性病变。

**【诊断】** 临床中有不明原因的反复呕吐、反复发作的呼吸道感染、难治性哮喘、生长发育迟缓、营养不良、早产儿或小婴儿反复呼吸暂停等症状，应考虑 GERD 的可能，选择适当的辅助检查以明确诊断。

> **案例 10-3 诊断**
> 1. 不明原因反复呕吐、胸骨下端灼烧感、反复发作的呼吸道症状、生长发育迟缓、营养不良、贫血。
> 2. 食管钡餐造影：有胃食管反流现象。
> 3. 食管内镜：食管炎病变。
> 临床诊断：胃食管反流病。

**【鉴别诊断】**

**1. 生理性胃食管反流** 往往出现于日间餐时或餐后不久，而无 GERD 的临床表现。

**2. 贲门失弛缓症** 又称贲门痉挛，为食管下端括约肌松弛障碍导致的食管功能性梗阻。婴幼儿表现喂养困难、呕吐，重者有营养不良；年长儿诉胸痛、胃灼热感、反食。通过食管钡餐、内镜和食管测压可鉴别。

**3. 先天性肥大性幽门狭窄** 典型表现为喷射性呕吐，胃蠕动波和右上腹橄榄状包块，胃肠道 B 超及上消化道钡餐造影可鉴别。

**【治疗】**

**1. 治疗原则** 体位治疗、饮食治疗、药物治疗和手术治疗。

**2. 治疗方案**

（1）体位治疗：上半身抬高 30°，是一种简单、有效的治疗方法。睡眠时婴儿取仰卧位。

（2）饮食疗法：少量多餐稠厚食物有助于防呕吐，以高蛋白、低脂肪饮食为主。避免食用降低食管下括约肌张力的食物和药物。

（3）基本药物治疗

1）促胃肠动力剂：GERD 是消化道动力性疾病，

治疗应首先改善动力。多潘立酮为周围性多巴胺拮抗剂，能增加胃排空，但对食管动力改善不明显；剂量每次 0.3mg/kg，每日服 3～4 次，饭前 10～30min 及睡前服。

2）抑酸剂：包括 $H_2$ 受体抑制剂和质子泵抑制剂，疗程 8～12 周，能减少胃酸分泌，减轻反流物对食管黏膜刺激，是治疗及预防反流性食管炎的重要措施。西咪替丁，10～15mg/（kg·d），口服制剂分 4 次、饭前 10～30min 口服。雷尼替丁 4～6mg/（kg·d），每 12h1 次或睡前口服，法莫替丁 0.6～0.8mg/（kg·d），睡前口服。奥美拉唑，为质子泵抑制剂，0.6～0.8mg/（kg·d），清晨顿服。

3）黏膜保护剂：能与糜烂、溃疡面结合形成屏障，阻止黏膜免受盐酸、胆盐和胰蛋白酶的侵蚀。可选用硫糖铝、磷酸铝、枸橼酸铋或蒙脱石散等。

（4）手术治疗：对保守治疗后症状仍严重、有严重并发症者，应考虑手术治疗。具有下列指征时可考虑外科手术：①内科正规治疗 6～8 周无效；②复发性吸入性肺炎或窒息；③食管炎出血、贫血严重、食管狭窄或发现有食管裂孔疝者；④进餐后呕吐明显、难以维持正常发育、合并严重神经系统疾病者。

> **案例 10-3　处方及医生指导**
>
> 1. 加强护理。
> 2. 一般治疗：①体位治疗，上半身抬高 30°。②饮食疗法，少量多餐稠厚食物，以高蛋白、低脂肪饮食为主。
> 3. 药物治疗：①多潘立酮，每次 0.3mg/kg，每日服 3～4 次，饭前 10～30 分钟及睡前服；②奥美拉唑，0.6～0.8mg/（kg·d），清晨顿服，疗程为 8～12 周；③硫糖铝，15～25mg/（kg·d），分 3 次服，两餐间及睡前服用。

# 第4节　胃　炎

胃炎（gastritis）是指由各种生物性或理化性、环境性有害因子引起的胃结构和组织炎性改变的一种疾病。根据病程可分急性和慢性两种。

## 一、急性胃炎

> **案例 10-4**
>
> 患儿，女，6 岁。因"呕吐、上腹部疼痛 3 天"就诊。患儿 3 天前进食较多肉制品及饮料后出现呕吐，约 7 次／天，呕吐物为所进食物，后为黏液。上腹疼痛，呈阵发性，能忍受。无发热、无头痛，尿量减少，无尿急和尿痛。病后曾在当地输液及对症治疗 2 天。既往健康，无类似疾病发作史，无外伤史。
>
> 体格检查：体温 36.4℃，脉搏 100 次／分，呼吸 32 次／分，体重 23kg。发育正常、营养一般、神志清，精神欠佳、皮肤稍干燥、弹性稍差、全身未见皮疹及出血点。面色苍白，两眼窝轻度凹陷，双肺呼吸音清晰，心率 100 次／分，心律齐，心音有力，无杂音，腹部软，剑突下局限性压痛，无反跳痛及包块，肝脾未触及。四肢活动正常，神经系统检查无异常。
>
> **思考题：**
> 1. 小儿急性胃炎的临床特点是什么？
> 2. 小儿急性胃炎如何治疗？

急性胃炎（acute gastritis）是由各种有害因子引起胃的急性炎性改变和损伤的一种疾病。发病急骤，轻者仅有食欲缺乏、腹痛、恶心、呕吐，严重者可出现呕血、黑便、脱水、电解质及酸碱平衡紊乱。

**【病因和发病机制】**

**1. 内源性病因**　指有害物质通过血流到达胃黏膜引起炎症，主要为：

（1）细菌和病毒感染性疾病：在全身感染的同时，细菌毒素可通过血流引起胃炎，如白喉、猩红热、肺炎、扁桃体炎、流行性感冒等感染性疾病。

（2）应激反应：严重感染、休克、脏器（心、肺、肾、脑）功能衰竭、手术和白血病晚期等严重疾病所致应激反应，导致胃黏膜病变。

（3）其他：情绪波动、体内各种因素所致变态反应，也可导致本病。

**2. 外源性病因**　指有害物质通过口腔进入胃内引起胃黏膜炎症，主要为：

（1）化学因素：①服用对胃黏膜有损害的药物，如阿司匹林、皮质激素、铁剂等。②误服毒物或腐蚀剂等。③食物过敏。

（2）物理因素：过冷或过热的食物、饮料、浓茶、咖啡、烈酒、刺激性调味品及过于粗糙的食物等。

（3）细菌、病毒及其毒素：常见致病菌为沙门菌、嗜盐菌、致病性大肠杆菌等，常见毒素为金黄色葡萄球菌及肉毒杆菌毒素。病毒也可引起本病。

（4）其他：胃内异物、胃区放射治疗等。

> **案例 10-4　病因**
>
> 患儿 3 天前进食较多肉制品及饮料后出现呕吐。

**【病理】**　急性胃炎表现为上皮细胞变性、坏死，固有层大量中性粒细胞浸润，无或极少有淋巴细胞、浆细胞，腺体细胞呈不同程度变性坏死。

【临床表现】 急性胃炎发病急骤，轻者仅有食欲缺乏、腹痛、恶心、呕吐，严重者可出现呕血、黑便、脱水、电解质及酸碱平衡紊乱。感染者常伴发热等全身中毒症状。常见体征为上腹部及脐周压痛。

> **案例 10-4 临床表现**
> 1. 患儿，女，6岁。因"呕吐3天"就诊。
> 2. 发病前曾进食较多肉制品及饮料，呕吐物为胃内所进食，上腹疼痛，呈阵发性，能忍受，不发热，无头痛，尿量减少，无尿急和尿痛。
> 3. 精神欠佳，皮肤弹性稍差，两眼窝轻度凹陷，腹部剑突下局限性压痛。

【诊断】 多数病例根据病史、临床表现不难做出诊断。少数病例需要做胃镜检查，可见胃黏膜充血、水肿、黏液增多，表面有灰黄色渗出物，少数可见黏膜大面积糜烂、浅表溃疡和出血。

> **案例 10-4 诊断**
> 1. 患儿。女，6岁。因"呕吐、腹痛3天"就诊。
> 2. 发病前饮食不当（曾进食较多肉制品及饮料）后出现呕吐和腹痛，呕吐物为胃内所进食，上腹疼痛，呈阵发性，能忍受，不发热，无头痛，尿量减少，无尿急和尿痛。
> 3. 精神欠佳，皮肤弹性稍差，两眼窝轻度凹陷，剑突下局限性压迫感。
> 4. 大便潜血阳性。胃镜检查示胃黏膜充血、水肿、点状出血。
> 临床诊断：急性胃炎。

【治疗】 本病治疗主要是去除病因、积极治疗原发病及对症治疗。

患儿应注意休息，重者卧床。进食清淡流质饮食，少食多餐，避免生冷食物、刺激性食物及药物。及时纠正水、电解质及酸碱失衡。细菌感染者，应用抗菌药物等。呕吐明显者可予多潘立酮。腹痛明显者可给阿托品等。若有上消化道出血，应积极止血治疗，可用冰生理盐水洗胃，去甲肾上腺素加生理盐水口服或胃管注入，同时密切观察呕吐、黑便、贫血及生命体征，必要时可输血。

> **案例 10-4 处方及医生指导**
> 1. 加强护理，合理饮食。
> 2. 去除病因。
> 3. 维持水、电解质平衡。
> 4. $H_2$受体拮抗剂：西咪替丁。
> 5. 胃黏膜保护剂：硫糖铝。

# 二、慢性胃炎

> **案例 10-5**
> 患儿，女，9岁。上腹部胀痛10月余。近4周加重，疼痛能忍受，无明显诱因和规律性，进食后自觉中上腹不适，伴恶心，无反酸，病程中无发热、咳嗽，大小便无异常。其母有胃炎病史。余无特殊疾病史，无心、肾、肝脏疾病史。
> 体格检查：体温37.2℃，脉搏80次/分，呼吸25次/分，血压100/60mmHg。神志清楚，营养发育中等，皮肤巩膜无黄染，无出血点及皮疹，浅表淋巴结未触及，两侧瞳孔等大等圆，对光反应敏感，颈软，两肺呼吸音清晰，未闻及啰音，心率80次/分，律齐，各瓣膜区未闻及杂音，腹软，中上腹及剑突下压痛，麦氏点反跳痛阴性，四肢脊柱无异常，神经系统未引出病理反射征。
> **思考题：**
> 1. 小儿慢性胃炎的临床特点是什么？
> 2. 试述慢性胃炎的胃镜下表现。

慢性胃炎（chronic gastritis）是有害因子长期反复作用于胃黏膜引起的损伤所致，小儿以浅表性胃炎最常见，占90%～95%，萎缩性胃炎极少。

【病因和发病机制】 病因尚未完全明确。现认为与周围环境有害因素及易感体质有关，可能与下列因素有关。

**1. 感染因素** 已证实幽门螺杆菌（*Helicobacter pylori*，Hp）所致感染是慢性胃炎的主要病因；活动性、重度胃炎中Hp检出率达90%～100%。Hp相关慢性胃炎亦有家族聚集倾向。

**2. 化学因素** 长期大量服用非甾体类抗炎药，如阿司匹林等。

**3. 物理因素** 长期进食过热、过冷、粗糙、辛辣刺激性食物。

**4. 精神神经因素** 持续精神紧张、压力过大，可使消化道激素如胃泌素等分泌异常。

**5. 胆汁反流** 胆盐刺激降低了胃黏膜的屏障功能，使得胃液中氢离子得以反弥散进入胃黏膜引起炎症。

**6. 某些慢性疾病** 如慢性心力衰竭、肝硬化并发门脉高压、营养不良、慢性肾炎、尿毒症、重症糖尿病、甲状腺疾病、类风湿关节炎、系统性红斑狼疮等，常合并慢性胃炎。

**7. 其他因素** 如X线照射、胃窦内容物潴留、遗传、免疫、营养等因素均与发病有关。

【病理】 浅表性胃炎可见上皮细胞变性，小凹上皮细胞增生，固有层细胞主要为淋巴细胞、浆细胞浸润。萎缩性胃炎主要为固有腺体萎缩，肠腺化生及炎症细胞浸润。

【临床表现】 病程迁延，多有不同程度消化道症状。常见症状为：①反复上腹或脐周疼痛，幼儿常伴有不安或哭闹；年长儿症状与成人相似，疼痛常发生于进餐过程中或餐后。②不同程度的恶心、呕吐、食欲缺乏、厌食等，年长儿可有反酸、嗳气。③少数患儿可有少量上消化道出血。④部分患儿可影响生长发育，导致营养不良。

> **案例 10-5  临床表现**
> 1. 患儿，女，9 岁。上腹胀痛不适 10 月余。
> 2. 腹部胀痛，疼痛能忍受，规律性，进食后自觉中上腹不适伴恶心，无反酸，病程中无发热、咳嗽；母有胃炎史；无心、肾、肝脏疾病史。
> 3. 中上腹及剑突下压痛；营养及生长发育正常，血压正常；无黄疸，皮肤未见出血点及皮疹；心、肾、肝脏查体无异常。

【辅助检查】

**1. 胃镜检查** 为最有价值、安全、可靠的诊断方法。可直接观察胃黏膜病变及其程度，可见黏膜广泛充血、水肿、糜烂、出血，有时可见黏膜表面的黏膜斑或反流的胆汁。Hp 感染所致还可见到胃黏膜微小结节形成（又称胃窦小结节或淋巴细胞样小结节增生）。同时，可取病变部位组织进行 Hp 和病理学检查。

**2. X 线钡餐造影** 多数胃炎病变在黏膜表层，胃窦部有浅表炎症者有时可呈现胃窦部激惹征，黏膜纹理增粗、迂回、锯齿状，幽门前区呈半收缩状态，可见不规则痉挛收缩。

**3. Hp 检测**

（1）胃黏膜组织切片染色与培养：由于 Hp 定植于胃黏膜黏液层，用组织切片可见其分布部位和形态。Hp 培养需要在微氧环境下用特殊培养基进行，3～5 天可出结果，是最准确的诊断方法。

（2）尿素酶试验：尿素酶试剂中含有尿素和酚红，Hp 产生的尿素酶可分解尿素产生氨，氨可使试剂中的 pH 上升，从而使酚红由棕黄色变成红色。感染 Hp 的胃黏膜放入上述试剂中，试剂变为红色。此法快速、简单，特异性和敏感性可达 90% 以上。

（3）血清学检测抗 Hp-IgG：感染 Hp 者的血清抗 Hp-IgG 水平在相当长的时间内保持不变。经药物根除 Hp 感染后，抗体水平则逐渐下降，但下降缓慢，故 Hp-IgG 检查不能作为判断活动性感染依据和根除 Hp 的监测指标。

（4）核素标记尿素呼吸试验：如果患儿消化道内含有 Hp，患儿口服一定量 $^{13}C$ 标记尿素后，Hp 产生的尿素酶可将尿素分解产生 $CO_2$，由肺呼出。通过测定呼出气体 $^{13}C$ 含量即可判断胃内 Hp 感染程度，其特异性和敏感性均达 90% 以上。可作为监测 Hp

根除治疗疗效的方法。

> **案例 10-5  辅助检查**
> 1. 血常规：WBC $7.4\times10^9$/L，RBC $3.12\times10^{12}$/L，PLT $198\times10^9$/L。尿常规、大便常规正常。CRP 9mg/L，CHOL 4.01mmol/L，TG 1.1mmol/L。肝肾功能无异常。
> 2. 胃镜检查：胃体黏膜充血，胃窦黏膜皱襞增粗。
> 3. Hp 检测：胃黏膜组织快速尿素酶试验阳性；$^{13}C$ 呼气试验阳性。
> 4. 胃黏膜组织病理检查：胃黏膜固有层有炎症细胞，主要为淋巴细胞、浆细胞浸润。
> 5. B 超：肝胆胰脾无异常。
> 6. 心电图：正常心电图。
> 7. 胸片：心肺无异常。

【诊断和鉴别诊断】 根据病史、体检、临床表现、胃镜和病理学检查，可以确诊。由于小儿腹痛的病因很多，急性发作的腹痛必须注意与外科急腹症以及肝、胆、胰、肠等腹内脏器的器质性疾病腹型过敏性紫癜相鉴别。慢性反复发作性腹痛应与肠道寄生虫、肠痉挛等疾病鉴别。

**1. 肠蛔虫病** 常有腹痛、偏食、异食症、恶心、呕吐等消化功能紊乱症状，有时出现全身过敏症状。往往有吐虫或排虫史。粪便中找虫卵，驱虫治疗有效等可协助诊断。随着卫生条件的改善，肠蛔虫病在我国已经大为减少。

**2. 肠痉挛** 婴儿多见，出现反复发作的阵发性腹痛，腹部无异常体征，排气、排便后可缓解。

**3. 心理因素所致功能性腹痛** 是一种常见的儿童期身心疾病。原因不明，与情绪改变、生活事件、家庭成员过度焦虑等有关。表现为弥漫性、发作性腹痛，持续数十分钟或数小时而自行缓解，可伴有恶心、呕吐等症状。临床体征和辅助检查常无阳性发现。

> **案例 10-5  诊断**
> 1. 反复上腹部隐痛饱胀，偶有嗳气，腹痛无明显节律，无放射痛。
> 2. 查体：除上腹部压痛外，无异常发现。
> 3. 胃镜检查诊断：浅表性胃炎。
> 4. 胃黏膜活检组织尿素酶试验阳性。
> 5. 病理检查：胃黏膜固有层有炎症细胞浸润。
>
> 临床诊断：Hp 相关慢性胃炎。

【治疗】

**1. 治疗原则** 去除病因，治疗原发病，养成良好饮食习惯，积极对症处理，合理使用药物治疗。

**2. 治疗方案**

（1）饮食治疗：养成良好的饮食习惯和生活规律。饮食定时定量，避免进食过于粗糙、过热、过冷、刺激性食物及对胃黏膜有损害的药物。

（2）药物治疗：①黏膜保护剂，硫糖铝、枸橼酸铋、磷酸铝、蒙脱石散。②抑酸剂，$H_2$受体拮抗剂（西咪替丁、雷尼替丁或法莫替丁）、质子泵抑制剂（奥美拉唑）。③促胃肠动力剂，呕吐、腹胀或胆汁反流者，可选用多潘立酮、西沙比利等。④ Hp 相关者应规范抗 Hp 治疗。详见"消化性溃疡"。

---

**案例 10-5　处方及医生指导**

1. 去除病因，积极治疗原发病。

2. 饮食治疗：养成良好的饮食习惯和生活规律。避免服用刺激性食品和对胃黏膜有损害的药物。

3. 药物治疗

（1）胃黏膜保护剂：硫糖铝。

（2）$H_2$受体拮抗剂：雷尼替丁。

（3）促胃肠动力药：多潘立酮。

（4）规范的抗 Hp 治疗。

---

# 第 5 节　消化性溃疡

**案例 10-6**

患儿，女，10 岁。反复中上腹隐痛饱胀两年，近两个月来腹部不适加重，疼痛常与进餐时间不规则有关，或由饥饿引起，疼痛于进食后 2～3h 出现，常有嗳气、反酸，疼痛有时呈烧灼样、可忍受，进食少许饼干可缓解，曾黑便两次，未引起重视。

体格检查：体温 37℃，脉搏 88 次 / 分，呼吸 22 次 / 分，血压 100/60mmHg。神志清楚，营养发育中等，皮肤巩膜未见黄染，无皮疹，浅表淋巴结未触及，两肺呼吸音清晰，心率 88 次 / 分，律齐，各瓣膜区未闻及杂音，腹软，中上腹压痛、有跳痛，无原跳痛，以脐右上方为重，肝脾肋下未及。

思考题：

1. 结合本病例分析小儿消化性溃疡的临床表现。

2. 简述小儿消化性溃疡的药物治疗方法。

3. 结合本病例，试述小儿消化性溃疡应与哪些疾病进行鉴别诊断。

---

消化性溃疡（peptic ulcer，PU）是常见的慢性消化系统疾病，胃肠道与酸性胃液接触的任何部位均可发生，但以胃、十二指肠溃疡最常见。各年龄儿童均可发病，以学龄儿童多见。男孩多于女孩，可有明显的家族史。其临床特征为反复发作性脐周及上腹痛，可伴呕吐，严重者呕血、便血、穿孔，甚至危及生命。

【病因和发病机制】　本病病因尚不十分清楚。现较为公认的为"天平学说"，即对胃和十二指肠黏膜有损害作用的侵袭因子（胃酸、胃蛋白酶、Hp、胃肠激素、药物、食物因素等）与黏膜自身防御因子（黏液-黏膜屏障、黏膜的血液循环、上皮细胞更新、前列腺素、胃肠激素等）之间失衡的结果。一般认为，十二指肠溃疡发生与侵袭因子损害有关，而胃溃疡由组织防御因素减弱所致。

**1. 侵袭因子**

（1）胃酸和胃蛋白酶：胃酸和胃蛋白酶的侵袭是胃和十二指肠黏膜损害的主要因素，可因破坏黏膜屏障而形成溃疡。

（2）Hp：大量研究证实 Hp 与消化性溃疡的发病有关。

（3）一些胃肠激素与溃疡形成有关，如胃泌素、血管活性肠肽、促甲状腺激素释放激素等。

（4）药物：阿司匹林、吲哚美辛、保泰松及肾上腺皮质激素等药物可抑制胃黏膜前列腺素合成，降低胃黏膜的防御能力。

（5）食物因素：消化性溃疡在食米地区较食面地区发病率高；浓茶、咖啡、碳酸盐饮料、过冷、油炸、辛辣食品或暴饮暴食、不吃早餐、晚上贪吃等不良习惯都可对胃黏膜造成损伤。

（6）其他：①遗传因素，25%～60% 消化性溃疡患儿有家族史。②精神因素，有研究表明 39% 消化性溃疡患者有精神负担，如管教太严、心理负担过重、父母不和等。

**2. 防御因子**

（1）黏液-黏膜屏障：黏液是由黏膜表面上皮细胞、贲门腺、幽门腺和黏液颈细胞分泌，其主要成分为糖蛋白，起润滑作用，使胃黏膜免受机械损伤。黏液与上皮细胞分泌的碳酸氢盐，可阻挡 $H^+$ 与胃黏膜接触。此屏障可被多种侵袭因子破坏，从而形成溃疡。

（2）黏膜的血液循环和上皮细胞更新：某些原因使血液循环发生障碍，黏膜缺血坏死，细胞更新不及时，则可能在胃酸、胃蛋白酶作用下形成溃疡。

（3）前列腺素：存在于胃黏膜，有细胞保护作用；可促进上皮细胞分泌黏液和碳酸氢盐，加强黏膜血液循环和蛋白合成作用；还可抑制组胺引起的胃酸分泌。

（4）某些胃肠激素如生长抑素、神经降压素、γ-内啡肽、蛙皮肽、降钙素对黏膜有保护作用。

继发性溃疡是全身疾病引起胃、十二指肠黏膜的局部损害，见于各种危重疾病所致的应激反应。

【病理】 胃溃疡多见于胃窦、胃体交界的小弯侧，溃疡大小不等，深浅不一，胃镜下观察呈圆形、不规则圆形或线形，底部有灰白苔，周围黏膜充血、水肿。十二指肠溃疡多发于球部。球部因黏膜充血、水肿或因多次复发后纤维组织增生和收缩而导致球部变形，有时出现假憩室。胃和十二指肠同时有溃疡时，称复合溃疡。

【临床表现】 儿童消化性溃疡临床表现多样，不典型，大致分为3型。

**1. 潜在型** 常缺乏溃疡病史，因突然出血、穿孔等急性并发症而就医。

**2. 消化不良型** 常诉脐周或上腹隐痛、腹部饱胀等不适，伴恶心、呕吐、反酸、嗳气、食欲较差。患儿多消瘦，部分有黑便史。

**3. 疼痛型** 表现上腹部无规律性或偶有规律性疼痛，常伴反酸、嗳气，进食后或服制酸剂后可临时缓解。

不同年龄患儿临床表现不同。新生儿及婴幼儿多以突然呕血、排柏油样大便或消化道穿孔为首发症状，常为伴发于败血症、休克、心脏病、严重呼吸困难等的应激性溃疡。学龄前儿童可表现为脐周及上腹痛、呕吐及消瘦，可出现消化道出血。学龄儿童症状和成人相似，上腹痛为常见症状，呈周期性发作，多为钝痛；胃溃疡常为餐后痛，十二指肠溃疡多饥饿痛，进食后可缓解，并常有夜间痛；可有流涎、反酸、嗳气、恶心、呕吐，可单独或与腹痛伴发；进食少，常消瘦。有幽门梗阻者呕吐明显，常呕吐宿食。慢性失血可致贫血及粪便隐血阳性。偶可急性大量出血，出现呕血、便血或黑粪。若溃疡穿孔可致腹膜炎、胰腺炎、休克、贫血等，多见于继发性溃疡。

---

**案例 10-6　临床表现**

1. 患儿，女，10岁。反复中上腹疼痛两年。
2. 腹痛常于进食后2~3h出现，特点为灼烧感、上腹饱胀、反酸、嗳气、食欲下降，解黑便两次。
3. 体格检查：腹部平软，中上腹压痛，无反跳痛，血压正常，无黄疸，无皮疹，肝脏查体无异常

---

【并发症】 主要为出血、穿孔和幽门梗阻。出血可引起贫血甚至失血性休克；溃疡穿孔到腹腔或邻近器官，可出现腹膜炎、胰腺炎等；广泛的炎症和水肿可致急或慢性幽门梗阻。

【辅助检查】

**1. 胃镜检查** 是诊断消化性溃疡首选方法。不仅能准确诊断溃疡、观察病灶大小、溃疡周围炎症轻重、溃疡表面有无血管暴露，还可同时取黏膜活检进行病理组织学和细菌学检查、在内镜下控制活动性出血，此外治疗后复查胃镜还可评估溃疡是否愈合。

**2. 胃十二指肠钡餐造影** 是诊断消化性溃疡的补充手段。适用于对胃镜检查有禁忌者。典型表现为胃、十二指肠球部龛影。间接征象为溃疡对侧切迹，幽门痉挛梗阻，球部充盈欠佳、缩小、持久性不张等。

**3. Hp 检测** 胃黏膜组织细菌学检查、尿素酶试验、$^{13}C$ 标记尿素呼吸试验等方法。

**4. 粪便隐血试验** 阳性提示消化性溃疡有活动性。

---

**案例 10-6　辅助检查**

1. 常规检查：①血常规，WBC $5.4×10^9$/L，N 58%，L 40%，M 2%，RBC $3.8×10^{12}$/L，Hb 110g/L，PLT $120×10^9$/L；②尿常规正常；③大便隐血试验阴性；④肝肾功能及血电解质正常。
2. 胃镜检查：十二指肠球部变形，前壁见一个 0.8cm×0.8cm 溃疡，边缘光整，周围黏膜明显充血水肿。
3. 胃黏膜快速尿素酶试验阳性。

---

【诊断和鉴别诊断】

**1. 诊断要点** 下列情况应进行胃镜检查以明确：①反复发作性脐周及上腹痛，伴恶心、呕吐、反酸、流涎等症状；②原因不明的上消化道出血、穿孔、幽门梗阻及失血性休克者，尤其新生儿及婴幼儿。

**2. 鉴别诊断**

（1）慢性胃炎：常有上腹痛和其他消化不良症状，多与消化性溃疡症状相似，鉴别主要依靠胃镜检查。

（2）功能性消化不良：是一种有消化不良症状而无器质性病变的疾病。本病常有上腹痛、饱胀、嗳气、食欲减退等消化不良症状，胃镜检查正常。

（3）肠痉挛：常发生于婴儿。腹痛突然发作，无规律性，与进食或饥饿无关，腹部体检无固定压痛点，肛门排气或排便后缓解。

（4）过敏性紫癜：腹痛，可便血，但有双下肢紫癜、关节疼痛及血尿等。

（5）腹型癫痫：以腹痛为主要表现，腹部查体无异常，脑电图有异常。

---

**案例 10-6　诊断**

1. 慢性节律性、反复中上腹痛两年。
2. 疼痛节律为疼痛—进食—缓解。
3. 有黑便史。
4. 体检：中上腹有压痛，以脐右上方为重。
5. 胃镜检查：十二指肠球部变形，前壁见溃疡。

---

【治疗】

**1. 目的** 缓解和消除症状，促进溃疡愈合，防止复发，预防并发症。治疗原则：消除病因，控制症状，注意休息，避免食用损伤胃黏膜的食物和药物，积

极治疗原发病, 合理使用药物治疗。

**2. 一般治疗** 养成良好生活习惯, 饮食定时定量, 消除有害因素如避免食用刺激性食物、避免服用对胃黏膜有损害药物 (如非甾体类抗炎药和肾上腺皮质类固醇)。调整好精神状态, 避免过度疲劳及精神紧张, 适当休息, 急性出血时应禁食, 密切监测生命体征如血压、心率及末梢循环, 失血严重时应及时输血以保证有效血容量。积极消化道局部止血及全身止血。

**3. 药物治疗**

(1) 抗酸和抑酸治疗: 中和胃酸, 抑制胃酸分泌, 消除侵袭因子。

1) 抑酸剂: 中和胃酸, 缓解症状, 促进溃疡愈合。多采用复合制剂, 以加强疗效和减少副作用, 以液态和粉剂剂型为佳。氢氧化铝, 5 岁以上儿童 $0.15\sim0.3\text{mg/kg}$, 每日 3 次, 餐后 1h 服。此外, 还可服用复方氢氧化铝片、铝碳酸镁片或复方碳酸咀嚼片。

2) $H_2$ 受体拮抗剂 ($H_2RI$): 可直接抑制组胺、阻滞乙酰胆碱和胃泌素分泌, 达到抑酸和加速溃疡愈合的目的。西咪替丁, $10\sim15\text{mg/}(\text{kg}\cdot\text{d})$, 分 4 次于饭前 $10\sim30\text{min}$ 口服, 或 $1\sim2$ 次静脉滴注, 疗程为 $4\sim8$ 周。雷尼替丁, $4\sim6\text{mg/}(\text{kg}\cdot\text{d})$, 每 12h 1 次或睡前 1 次口服, 或 $2\sim3$ 次静脉滴注, 疗程 $4\sim8$ 周。法莫替丁, $0.9\text{mg/}(\text{kg}\cdot\text{d})$, 睡前 1 次口服, 或 1 次静脉滴注, 疗程 $2\sim4$ 周。

3) 质子泵抑制剂 (PPI): 奥美拉唑 (omeprazole), $0.6\sim0.8\text{mg/}(\text{kg}\cdot\text{d})$, 清晨顿服。疗程为 $2\sim4$ 周。

(2) 胃黏膜保护剂: 增强胃黏膜抵抗力。

1) 硫糖铝: 能凝聚成糊状物覆盖于溃疡表面起保护作用, 尚可增强内源性前列腺素合成, 促进溃疡愈合。$10\sim25\text{mg/}(\text{kg}\cdot\text{d})$, 分 4 次, 饭后 2h 服用, 疗程为 $4\sim8$ 周。

2) 枸橼酸铋: 在酸性环境中, 枸橼酸铋与溃疡面的蛋白质结合, 在其表面形成凝固的隔离屏障。还可促进前列腺素分泌, 并有抗 Hp 作用。$6\sim8\text{mg/}(\text{kg}\cdot\text{d})$, 分 3 次口服, 疗程为 $4\sim6$ 周。本药有导致神经系统不可逆损害和急性肾衰竭等副作用, 长期大剂量应用时应谨慎, 最好监测血铋。

3) 蒙脱石散、L-谷氨酰胺呱仑酸钠颗粒: 亦可保护胃黏膜、促进溃疡愈合。

4) 米索前列醇: 有前列腺素样作用, 但同其副作用临床应用较少。

(3) 根除 Hp: 有 Hp 感染的消化性溃疡, 需要用抗菌药物治疗。临床常用药物有枸橼酸铋 $6\sim8\text{mg/}(\text{kg}\cdot\text{d})$; 阿莫西林 $50\text{mg/}(\text{kg}\cdot\text{d})$; 克拉霉素 $15\sim20\text{mg/}(\text{kg}\cdot\text{d})$; 甲硝唑 $20\text{mg/}(\text{kg}\cdot\text{d})$; 呋喃唑酮 $5\sim10\text{mg/}(\text{kg}\cdot\text{d})$, 分 3 次口服。奥美拉唑亦具有抗 Hp 作用。由于 Hp 栖居部位环境的特殊性,

不易被根除, 目前多主张联合用药。联合方案如下:

1) 以质子泵抑制剂为中心的 "三联" 方案: 质子泵抑制剂 +2 种抗生素, 持续 $1\sim2$ 周。

2) 以铋剂为中心的 "三联" 及 "四联" 方案: 枸橼酸铋 $4\sim6$ 周 +2 种抗生素 (阿莫西林 4 周、克拉霉素 2 周、甲硝唑 2 周、呋喃唑酮 2 周); 另一方案为枸橼酸铋 $4\sim6$ 周 +$H_2$ 受体拮抗剂 $4\sim8$ 周 +2 种抗生素。

**4. 内镜下止血** 如有出血, 可在无禁忌证的情况下行胃镜直视下局部止血。

**5. 外科治疗** 如有以下情况可考虑外科治疗: ①上消化道大出血内科治疗无效; ②急性穿孔; ③器质性幽门梗阻。

---

**案例 10-6 处方及医生指导**

1. 一般治疗 培养良好的生活习惯, 饮食定时定量, 避免过度疲劳及精神紧张, 适当休息, 消除有害因素如避免食用刺激性、对胃黏膜有损害的食物和药物。

2. 药物治疗

(1) 质子泵抑制剂: 奥美拉唑, 剂量为 $0.6\sim0.8\text{mg/}(\text{kg}\cdot\text{d})$, 清晨顿服, 疗程为 2 周。

(2) 胃黏膜保护剂: 硫糖铝, $10\sim25\text{mg/}(\text{kg}\cdot\text{d})$, 分 4 次口服, 疗程为 4 周。

(3) 抗 Hp 治疗: 阿莫西林 $50\text{mg/}(\text{kg}\cdot\text{d})$ 和甲硝唑 $20\text{mg/}(\text{kg}\cdot\text{d})$, 分 3 次口服, 2 周。

3. 对症处理

(1) 腹痛明显时口服颠茄。

(2) 小量出血, 注意饮食和休息, 密切观察。

---

# 第 6 节 先天性肥大性幽门狭窄

**案例 10-7**

患儿, 男, 4 月龄。因 "反复呕吐 2 月余, 加重 1 周" 入院。

患儿于 2 个月前出现呕吐, 多在进奶后 $5\sim30\text{min}$, 呕吐呈喷射性, 呕吐物为胃内容物, 混有奶块, 带酸味, 几乎每次进奶后均吐, 有时喝水亦吐, 呕吐后吃奶好。大便 $2\sim3$ 天 1 次。1 周前呕吐频繁, 量多, 奶块较多, 不含胆汁。吐后饥饿, 吐后食欲增加, 日渐消瘦, 尿量少。无抽搐, 无发热、咳嗽。患儿系第 1 胎, 第 1 产, 足月顺产, 出生体重 3.5kg, 母乳喂养, 未添加辅食。

体格检查: 体温 $36\,^\circ\text{C}$, 脉搏 120 次 / 分, 呼吸 36 次 / 分, 体重 4.5kg。发育正常, 营养较差,

神清，精神萎靡，呼吸急促，未见发绀。皮肤弹性较差，腹部皮下脂肪近消失，双下肢皮肤松弛，无皮疹。前囟 2cm×2cm，凹陷，张力不高。心肺未闻及异常。上腹部可见胃蠕动波及肠型，右上腹可触及一橄榄样包块，约 1.5cm×1.5cm，可移动，无明显压痛，肝脾未触及。四肢肌张力低下。

**思考题：**

1. 结合本病例分析先天性肥大性幽门狭窄的临床特点。

2. 先天性肥大性幽门狭窄的治疗方法。

3. 结合本病例总结先天性肥大性幽门狭窄需要与哪些疾病进行鉴别诊断？

先天性肥大性幽门狭窄（congenital hypertrophic pyloric stenosis）系幽门环肌增生、肥厚，致使幽门管腔狭窄，引起上消化道不完全性梗阻，是常见的消化道畸形。主要临床表现为喷射性呕吐、胃蠕动波及腹部肿块。占消化道畸形的第三位。男性多见，多为足月儿。

**【病因和发病机制】** 至今尚未完全清楚，一般认为与下列因素有关。

**1. 遗传因素** 本病为多基因遗传病，父或母有本病史者，其子代发病率可高达 7% 左右；母亲有本病史者，其子代发病机会比父亲有本病史者为高。

**2. 胃肠激素紊乱** 近年发现幽门环状肌中含脑啡肽、P物质和血管活性肠肽的肽能神经纤维有不同程度的稀疏甚至缺如，血清胃泌素升高，以上胃肠激素分泌紊乱导致幽门环肌持续收缩，进而增生肥厚。

**【病理】** 幽门肌肉全层增生、肥厚，以环肌更为明显。幽门明显增大呈橄榄形，色苍白，表面光滑，质地硬。肿块随日龄而逐渐增大。肥厚的肌层渐向胃壁移行，胃窦部界限不明显，十二指肠端则界限清楚。肥厚组织突然终止于十二指肠始端，使十二指肠黏膜反折呈子宫颈样。幽门管腔狭窄，易造成食物潴留，胃扩张。胃黏膜可见炎症和溃疡。

**【临床表现】** 典型症状和体征为无胆汁的喷射性呕吐、胃蠕动波和右上腹肿块。

**1. 呕吐** 为本病首发症状，可在生后至数周内出现，但多见于 2~4 周，开始溢乳，偶有呕吐，后呕吐频繁，几乎每次喂奶后立即或不久即吐，逐渐变为喷射状。吐出物为带凝块的奶汁。少数病例，因剧烈呕吐使胃黏膜毛细血管破裂，呕吐物呈咖啡色或带血。随着胃逐渐扩张和弛缓，胃内残留量增加，呕吐次数可减少，但呕吐量常明显增多。患儿食欲旺盛，吐后即饥饿欲食，吮奶急。

**2. 胃蠕动波** 常见，但非特有体征。蠕动波从左季肋下向右上腹部移动，到幽门即消失。在喂奶时或呕吐前容易见到，轻拍上腹部常可引出。

**3. 右上腹部肿块** 80%~90% 的病例在右上腹肋缘下与右侧腹直肌间可触及枣核至橄榄大小肿物，表面光滑，硬如软骨，稍能移动。此为本病特征性体征，具有诊断意义。

**4. 黄疸** 1%~2% 患儿伴有黄疸，以间接胆红素增高为主。

**5. 其他** 随病情进展，呕吐加重，出现营养不良、佝偻病、脱水、低钾与低氯性碱中毒、代谢性酸中毒及各种微量元素缺乏等。

**案例 10-7 临床表现**

1. 患儿，男，4 月龄。因"反复呕吐2月余，加重1周"就诊。

2. 频繁呕吐，呈喷射性，呕吐物为奶汁及奶块，无胆汁，吐后饥饿感明显，尿少，大便减少，日渐消瘦。

3. 营养差，精神萎靡，体重低，皮肤弹性差，皮下脂肪近消失，扪及右上腹一橄榄样包块。

**【辅助检查】**

**1. 腹部 B 超检查** 首选检查方法。可发现幽门肌层肥厚，也可显示肥厚肌层厚度、幽门直径和幽门管长度。幽门肌厚度≥4mm、幽门管直径≥13mm、幽门管长度≥17mm，可诊断本病。

**2. X 线钡餐造影** 可用于临床和 B 超诊断不明确的病例。幽门管变细变长呈线状为本病直接征象。间接征象有胃腔扩大、蠕动增强及胃排空时间延长。

**案例 10-7 辅助检查**

1. 血常规：Hb 119g/L，RBC 4.0×10$^{12}$/L，WBC 9.0×10$^9$/L，N 32%，L 68%。

2. 血电解质及 $CO_2$ 结合力：Na$^+$ 126mmol/L，K$^+$ 3.5mmol/L，Cl$^-$ 106mmol/L，CO$_2$CP 2mmol/L。

3. 腹部 B 超：胃扩张，幽门环增厚达 0.5cm。

**【诊断和鉴别诊断】** 根据典型的呕吐病史，右上腹部扪及橄榄状肿块，腹部 B 型超声检查，可确诊。对疑似病例应与下列疾病鉴别。

**1. 喂养不当** 喂奶过多过急、人工喂养时吸过多气体入胃、喂奶后体位放置不当等，为小婴儿呕吐常见原因。如系喂养不当所致呕吐，应加以注意，喂奶后抱起小儿、轻拍后背使积存在胃内的气体排出，呕吐会减少或停止。

**2. 幽门痉挛** 发病早，多于生后数日出现呕吐，呈间歇性，量少，不影响小儿营养状况，右上腹无肿物，用解痉及镇静剂效果良好。

**3. 胃食管反流病** 呕吐为非喷射状，竖立位时停止；无胃蠕动波，无右上腹肿块。X 线钡餐造影、食管动力功能检查可确诊。

**4. 胃扭转** 发病较早，呕吐多在喂奶后，尤其是变换体位后，呕吐量多，一般不影响生长发育，腹部无阳性体征，X 线钡餐造影可确诊。

**5. 高位肠梗阻** 十二指肠或高位空肠不全性梗阻可表现反复呕吐，但呕吐物多含有胆汁。

> **案例 10-7 诊断**
> 1. 患儿，男，4 月龄。因"反复呕吐 2 月余，加重 1 周"就诊。
> 2. 频繁呕吐，呈喷射性，为奶汁及奶块，无胆汁，吐后饥饿感明显，尿少，大便减少，日渐消瘦。
> 3. 营养差，精神萎靡，体重低，皮肤弹性差，皮下脂肪近消失，右上腹一橄榄样包块。
> 4. 腹部 B 超示幽门环增厚，血钠浓度低。
> 临床诊断：先天性肥大性幽门狭窄，营养不良，低钠血症。

**【治疗】** 确诊后应及早进行幽门环肌切开术，手术方法简便，效果良好。

> **案例 10-7 治疗**
> 外科行幽门环肌切开术。

# 第 7 节 肠 套 叠

> **案例 10-8**
> 患儿，男，6 月龄。因"阵发性哭闹 10h"就诊。患儿于 10h 前无诱因出现哭闹不安，阵发性，面色苍白，蜷曲体位，出汗，间隙 10～20min 后反复发作，同时伴呕吐数次，呕吐物为奶块，后呕吐物可见胆汁。大便 1 次，呈果酱样。病后精神差，拒乳，无发热、咳嗽、抽搐。既往健康，未患过其他疾病。混合喂养，5 个月时添加辅食。3 个月时抬头，现已认人。预防接种按时进行。
> 体格检查：体温 36℃，脉搏 140 次/分，呼吸 38 次/分，体重 8kg。发育正常，营养良好。神志清，精神差，哭闹不安。面色苍白，前囟平、软。双肺呼吸音清晰，心率 140 次/分，律齐，心音有力，未闻及杂音。腹胀，右中腹触及约 9cm 腊肠样包块，右下腹似有空虚感，肠鸣音活跃，四肢未见异常，活动好。
> 思考题：
> 1. 结合本病例分析肠套叠的临床特点。
> 2. 肠套叠的诊断与治疗。
> 3. 结合本病例总结肠套叠与哪些疾病进行鉴别诊断。

肠套叠（intussusception）系指部分肠管及其肠系膜套入邻近肠腔所致的一种绞窄性肠梗阻，是婴幼儿时期常见的急腹症之一，是 3 月龄至 6 岁引起肠梗阻的最常见原因。主要临床表现为腹痛、呕吐、便血及腹部肿块。男孩发病率多于女孩，约为 4∶1。

**【病因和发病机制】** 病因尚不完全清楚。本病分为原发性和继发性。前者约占 95%，多见于婴幼儿。一般认为婴幼儿肠系膜的某些解剖特点（如回肠部系膜固定差，活动度大），可能是易致肠套叠的解剖因素。腹泻、饮食改变、环境和气候改变等所致的肠蠕动紊乱，可能是促发因素。病毒（如腺病毒）感染或其他原因引起回盲部集合淋巴结肿大也可诱发本病。后者指肠壁或肠腔内器质性病变，如肠息肉、肿瘤、梅克尔憩室、肠囊肿、肠壁血肿翻入等，牵带肠壁作为起点引起的肠套叠，多见于年长儿，约占 5%。

**【病理】** 肠套叠多为近端肠管及其肠系膜套入远端肠腔内，依据其套入部位不同分为：①回盲型，回盲瓣是肠套叠头部，带领回肠末端进入升结肠，盲肠、阑尾也随着翻入结肠内，此型最常见。②回结型，回肠从距回盲瓣数厘米处起，套入回肠最末端，穿过回盲瓣进入结肠。③回回结型，回肠先套入远端回肠内，然后整个再套入结肠内。④小肠型，小肠套入小肠，少见。⑤结肠型，结肠套入结肠，少见。⑥多发型，回结肠套叠和小肠套叠合并存在。肠套叠时，由于鞘部尤其是颈部的痉挛收缩，挤压套入肠管，牵拉和压迫肠系膜，使静脉和淋巴回流受阻。套入部肠管淤血、水肿、肠壁增厚、颜色变紫，由于血性渗出液产生及腺体黏液分泌增加，形成果酱样血便。随着肠系膜绞窄逐渐加重，静脉压及组织压力升高，影响动脉血供，使套入的肠管发生缺血性坏死并出现全身中毒症状。若肠管过度膨胀和长期严重痉挛，末梢小动脉循环障碍，可出现散在灰白色缺血坏死灶，可出现穿孔和腹膜炎。年长儿肠腔较大，多表现为不完全性肠梗阻。

**【临床表现】**

**1. 腹痛** 患儿突然出现剧烈的阵发性哭闹不安，面色苍白、拒食、出汗，持续数分钟或更长时间后，腹痛缓解，安静或入睡，间歇 10 多分钟又反复发作。

**2. 呕吐** 早期呕吐物为奶块或食物，次数不多。晚期呕吐物含有胆汁，甚至粪便样物，为肠梗阻严重的表现。呕吐后常拒绝再进食。

**3. 血便** 为重要症状。出现症状的最初几小时大便可正常，以后大便少或无便。约 85% 病例在发病后 6～12h 排出果酱样黏液血便，或做直肠指检时发现血便。

**4. 腹部包块** 多数病例在右上腹季肋下可触及有轻微触痛的套叠肿块，腊肠样，光滑不太软，稍可移动。晚期病例发生肠坏死或腹膜炎时，出现腹胀、腹水、腹肌紧张和压痛，不易扪及肿块，有时腹部扣诊和直肠指检双合检查可触及肿块。

**5. 全身情况** 早期一般情况尚可，仅有面色苍白、精神欠佳、食欲缺乏。晚期出现精神萎靡、嗜睡、脉搏快而弱、发热、脱水、腹胀，甚至腹膜炎及休克等。

> **案例 10-8 临床表现**
> 1. 患儿，男，6 月龄。因"阵发性哭闹"就诊。
> 2. 哭闹不安伴面色苍白，蜷曲体位，反复发作，同时伴呕吐，呕吐物含胆汁，排果酱样大便。
> 3. 精神差，哭闹不安，腹胀，腹肌紧，右中腹可触及腊肠样包块，右下腹有空虚感。

【辅助检查】

**1. 腹部 B 超检查** 在套叠部位横断扫描可见同心圆或靶环状肿块图像，纵断扫描可见"套筒征"。

**2. 空气灌肠** 由肛门注入气体，在 X 线透视下可见杯口阴影，能清楚看见套叠头的块影，并可同时进行复位治疗。

> **案例 10-8 辅助检查**
> 1. 血常规：Hb 110g/L，RBC $3.5 \times 10^{12}$/L，WBC $12 \times 10^9$/L，N 55%，L 45%。
> 2. 大便常规：白细胞（＋），潜血（＋）。
> 3. 腹部 B 超：右中上腹探及一异常回声区，其短轴切面可见"套筒征"。

【诊断和鉴别诊断】 婴幼儿突然出现阵发性哭闹或腹痛、呕吐、便血和腹部肿块者，可临床诊断。对可疑病例应行腹部 B 超、直肠指检或做空气灌肠造影协助诊断。本病应与下列疾病鉴别。

**1. 急性细菌性痢疾** 以发热、腹痛、里急后重及黏液血便为主要症状。

**2. 过敏性紫癜** 除腹痛、便血外，有双下肢紫癜、关节疼痛、血尿等。该病由于肠功能紊乱和肠壁血肿，亦可并发肠套叠。

**3. 急性坏死性小肠结肠炎** 主要表现为腹痛、便血、腹泻，常伴休克，腹部 X 线检查见轻度动力性肠淤胀，不同程度的非特异性肠充气、扩张、积液等。

> **案例 10-8 诊断**
> 1. 患儿，男，6 月龄。因"阵发性哭闹"就诊。
> 2. 病史特点：哭闹不安伴面色苍白，蜷曲体位，反复发作，同时伴呕吐，吐出物含胆汁，排果酱样粪便。
> 3. 体格检查：精神差，哭闹不安，腹胀，腹肌紧，右中腹可触及腊肠样包块，右下腹有空虚感。

> 4. 腹部 B 超：右中上腹探及一异常回声区，其短轴切面可见"套筒征"。
> 5. 临床诊断：肠套叠。

【治疗】

**1. 非手术疗法** 即灌肠疗法，适用于病程在 48h 以内的原发性回结型和结肠型肠套叠，一般状况较好，无明显腹胀及无腹膜刺激症状者。

（1）空气灌肠复位法：为目前治疗肠套叠的常规首选疗法。其原理是通过肛门向肠道注入气体，以空气压力变化促使肠管复位。

（2）钡剂灌肠复位：无空气灌肠复位条件时，可用此法。

（3）B 型超声波监视下水压灌肠疗法。

（4）注意事项：灌肠复位时进行如下观察①拔出肛管后排出大量带臭味的黏液血便和黄色粪水；②患儿很快入睡，不再哭闹及呕吐；③腹部平软，触不到原有的包块；④灌肠复位后口服 0.5～1g 活性炭，6～8h 后应有炭沫排出，表示复位成功。

**2. 手术治疗** 肠套叠超过 48～72h，或虽时间不长但病情严重疑有肠坏死或穿孔者，以及小肠型肠套叠均需要手术治疗。根据患儿全身情况及套叠肠管的病理变化选择进行肠套叠复位、肠切除吻合术或肠造瘘术等。5%～8% 患儿可有肠套叠复发。灌肠复位比手术复位的复发率高。

> **案例 10-8 治疗**
> 本例经空气灌肠，使套叠的肠管复位。

# 第8节 先天性巨结肠

> **案例 10-9**
> 患儿，男，3 月龄。因"间断呕吐、便秘 40余天"入院。
> 患儿 40 余天前开始反复呕吐，呕吐物为所进食的奶汁，有时含少量胆汁，呈喷射状，伴腹胀。无发热、无咳嗽、无抽搐。顽固性便秘，6～7 天排便 1 次，均在应用开塞露或肥皂条塞肛后，方能排出较多大便，排便时排出较多气体，有恶臭，排便后腹胀减轻。自发病以来，食欲低下，体重不增且日渐消瘦。患儿系第一胎，第一产，足月顺产，无窒息史，其母孕期无服药、接触放射线病史。生后一般情况好，生后 2 天排胎便，1 周后胎便排净，母乳喂养，未添加辅食。已接种乙肝疫苗、卡介苗。
> 体格检查：体温 36℃，脉搏 120 次/分，呼吸41 次/分，体重 4kg。发育正常，营养差，神志清，

精神差，轻度贫血貌，轻度脱水征，皮肤巩膜未见黄疸，无皮疹，头颅无异常，前囟 1.5cm×1.5cm，稍凹陷，眼窝轻度凹陷。胸廓无畸形，双肺呼吸音清晰，无啰音，心率 120 次／分，律齐，心音有力，无杂音。腹膨隆，腹壁静脉显露，可见肠型和蠕动波，左下腹可触及包块，肠鸣音活跃。四肢活动正常。

思考题：

1. 结合本病例分析先天性巨结肠的临床特点。

2. 先天性巨结肠如何诊断与治疗？

3. 结合本病例总结先天性巨结肠应与哪些疾病进行鉴别。

先天性巨结肠（congenital megacolon）是由于直肠或结肠远端的肠管持续痉挛，粪便淤滞在近端结肠，使肠管肥厚、扩张。本病是小儿常见的先天性肠道畸形，发病率为 1/5000～1/2000，男女之比（3～4）∶1，有遗传倾向。临床表现为顽固性便秘和腹胀。

**【病因和病理生理】** 目前认为，该病是一种多基因遗传和环境因素共同作用的结果。其基本病理变化是肠壁肌间和浆膜下神经丛内缺乏神经节细胞，致使远端无神经节细胞的肠段经常处于痉挛状态，发生非器质性肠狭窄，粪便通过困难，近端肠管逐渐扩张、肥厚，形成巨结肠。除形成巨结肠外，也可见其他病理生理变化如排便反射消失等。

**【临床表现】**

**1. 顽固性便秘** 多数患儿生后 24～48h 不排胎便或仅排少量胎便，以后每 3～5 天或更长时间排便一次，甚至不能自行排便，需要用开塞露、扩肛或灌肠排便。本病患儿易发生小肠结肠炎，因而易出现腹泻，故便秘与腹泻交替出现是该病特点之一。

**2. 腹胀** 为本病最突出体征，逐渐加重。典型者腹胀明显，腹壁皮肤张紧发亮，静脉怒张，脐突出，可见肠型和蠕动波，甚至压迫膈肌引起呼吸困难。

**3. 呕吐、营养不良、发育迟缓** 由于功能性肠梗阻，可出现呕吐，量不多，呕吐物含少量胆汁，严重者可见粪便样物质。患儿食欲下降，可有发育迟缓、消瘦、贫血或有低蛋白血症伴水肿。

**4. 直肠指检** 直肠壶腹部空虚，拔指后由于近端肠管内积存多量粪便，可排出恶臭气体及大便。

案例 10-9 临床表现

1. 患儿，男，3 月龄。因"间断呕吐、便秘 40 余天"入院。

2. 反复呕吐，顽固性便秘，体重不增，生后排胎便延迟。

3. 营养差，轻度脱水征，腹胀，可见肠型和蠕动波，腹壁静脉显露。

**【并发症】**

**1. 小肠结肠炎** 为本病的常见并发症。患儿表现有高热、高度腹胀、呕吐、排出恶臭并带血的稀便。重者炎症侵犯肌层，出现浆膜充血、水肿、增厚，导致渗出性腹膜炎。由于呕吐及扩张肠管内大量肠液的积存，可迅速出现脱水和酸中毒，重者死亡。

**2. 肠穿孔** 多见于小婴儿，常见的穿孔部位为乙状结肠和盲肠。

**3. 继发性感染** 如败血症等。

**【辅助检查】**

**1. X 线检查** 有利于确诊。

（1）腹部立位平片：常显示低位结肠梗阻，近端结肠扩张，下腹部或盆腔无气体。

（2）钡剂灌肠检查：可显示痉挛段及其上方的扩张肠管，排钡功能差。若黏膜皱襞变粗（锯齿状变化），提示伴有小肠结肠炎。

**2. 直肠肛管测压** 当直肠受膨胀刺激时，正常人肛门外括约肌收缩，压力升高，内括约肌弛缓，肛管压力下降，称直肠肛管反射。本病患儿肛门外括约肌收缩，内括约肌无变化或有明显收缩，肛管压不变或升高。

**3. 直肠黏膜组织化学检查** 患儿直肠黏膜乙酰胆碱含量和胆碱酯酶活性均较正常儿高 5～6 倍。

**4. 直肠肌层活检** 从直肠壁取肌层组织活检，计数神经节细胞数量。患儿直肠肌层缺乏神经节细胞，而无髓鞘的神经纤维增殖。

案例 10-9 辅助检查

1. 血常规：Hb 90g/L，RBC 4.10×10¹²/L，MCV 28fl，MCH 27pg，MCHC 30%，WBC 5.6×10⁹/L，N 34%，L 66%，PLT 120×10⁹/L。

2. 钡灌肠检查：降结肠及部分横结肠示扩张积气，钡剂依次充盈直肠、乙状结肠、降结肠及横结肠达升结肠。示直肠末端呈"鸟嘴样"改变。直肠大部及乙状结肠、降结肠、横结肠大部均显示明显扩张。

**【诊断和鉴别诊断】** 新生儿生后胎粪排出延迟或不排粪者；婴幼儿长期便秘、腹胀者，均应考虑本病。确诊需要做钡灌肠检查、直肠肛管测压，有条件者可做直肠黏膜组织化学染色检查或活检。需要与下列疾病鉴别：

**1. 单纯性胎粪便秘** 新生儿可有便秘、腹胀甚至呕吐。但直肠指检多能诱发排便反射，盐水灌肠排出胎粪后，腹胀减轻，便秘消失。

**2. 功能性便秘** 是一种原因不明的慢性便秘，分为慢传输型、出口梗阻型及混合型。表现为排便次数少、排便费力、粪质较硬或呈球状、排便不尽感，有时需要借助人工方式（手抠）来协助排便。诊断需要钡剂灌肠或肠镜检查排出器质性疾病。

**3. 先天性低位肠闭锁** 表现为低位肠梗阻。腹部 X 线片可见多个大液气平面，下腹部无气体。钡灌肠见结肠细小。

**4. 特发性巨结肠** 该症与排便训练不当有关，特点是患儿直、结肠有正常的神经节细胞。表现为新生儿期无便秘史，2～3 岁出现症状，慢性便秘常伴肛门遗便，便前常有腹痛。肛诊感觉除直肠扩张积便外，括约肌处于紧张状态，直肠肛门测压有正常反射。

**5. 继发性巨结肠** 先天性肛门直肠畸形术后、肛门直肠外伤后瘢痕挛缩狭窄等，可引起排便不畅、粪便滞留、结肠继发性扩张。根据病史及临床检查不难鉴别。

**6. 先天性甲状腺功能减退症** 除有腹胀、便秘外，还有特殊面容和体态、生长发育迟缓、智能发育低下、$T_4$ 降低及 TSH 升高等。

> **案例 10-9　诊断**
> 1. 患儿，男，3 月龄。因"间断呕吐、便秘 40 余天"入院。
> 2. 反复呕吐，顽固性便秘，体重不增，生后排胎便延迟。
> 3. 营养差，轻度脱水征，腹胀，可见肠型和蠕动波，腹壁静脉显露。
> 4. 外周血示小细胞低色素性贫血，钡灌肠检查结果符合巨结肠征象。
> 5. 临床诊断：先天性巨结肠；营养不良；缺铁性贫血。

【治疗】 应进行根治手术切除无神经节细胞肠段和部分扩张结肠。先天性巨结肠并发症多发生在生后 2 个月内，故要特别重视此期间的治疗。

**1. 手术治疗** 一旦确诊，应尽早手术，最好做根治术。若条件不成熟，可先做造瘘术，择期再行根治术。

**2. 内科治疗** 适用于轻症、并发感染或全身情况较差者。

（1）营养支持，维持水、电解质平衡。

（2）辅助排便：温生理盐水灌肠，每次 50～100ml，使粪便、气体排出，可每日或隔日 1 次。可口服缓泻剂和润滑剂，也可使用开塞露。忌用肥皂水或清水灌肠，以防发生水中毒。

> **案例 10-9　治疗**
> 1. 择期手术治疗。
> 2. 营养支持，维持水、电解质平衡。

# 第 9 节　婴儿腹泻

## 一、小儿消化功能和粪便的特点

**1. 肝** 年龄越小，肝脏相对越大。婴儿肝脏结缔组织发育较差，肝细胞再生能力强，不易发生肝硬化，但易受各种不利因素的影响，如缺氧、感染、药物中毒等均可使肝细胞发生肿胀、脂肪浸润、变性、坏死、纤维增生而肿大，影响其正常功能。婴儿时期胆汁分泌较少，故对脂肪的消化、吸收功能较差。

**2. 胰腺** 出生后 3～4 个月时胰腺发育较快，胰液分泌量也随之增多，出生后 1 年，胰腺外分泌部生长迅速，为出生时的 3 倍。胰液分泌量随年龄增长而增加，至成人每日可分泌 1～2L。酶类出现的顺序最先为胰蛋白酶，其次为糜蛋白酶、羧基肽酶、脂肪酶，最后为淀粉酶。新生儿胰液所含脂肪酶活性不高，直到 2～3 岁时才接近成人水平。婴幼儿时期胰液及其消化酶的分泌易受炎热天气和各种疾病的影响而被抑制，容易发生消化不良。

**3. 小儿肠道细菌** 在母体内胎儿肠道无菌，生后数小时细菌侵入肠道，主要分布在结肠和直肠。肠道菌群受食物成分影响，单纯母乳喂养儿以双歧杆菌占绝对优势，人工喂养和混合喂养儿肠内的大肠杆菌、嗜酸杆菌、双歧杆菌及肠球菌所占比例几乎相等。正常肠道菌群对侵入肠道的致病菌有一定的拮抗作用。婴幼儿肠道正常菌群脆弱，易受许多内外界因素影响而致菌群失调，引起消化功能紊乱。

**4. 健康小儿粪便的特点** 食物进入消化道至粪便排出时间因年龄而异：母乳喂养的婴儿平均为 13h，人工喂养者平均为 15h，成人平均为 18～24h。

（1）母乳喂养婴儿的粪便：为黄色或金黄色，多为均匀膏状或带少许黄色粪便颗粒或较稀薄，绿色、不臭，呈酸性（pH4.7～5.1）。平均每日排便 2～4 次，在添加辅食后次数减少。

（2）人工喂养婴儿的粪便：为淡黄色或灰黄色，较干稠，呈中性或碱性（pH6～8）。因牛乳含蛋白质较多，粪便有明显的蛋白质分解产物的臭味，有时可混有白色酪蛋白凝块。排便 1～2 次／日，易发生便秘。

（3）混合喂养婴儿的粪便：母乳加牛乳者的粪便与单喂牛乳者相似，但较软、黄。添加淀粉类食物可使大便增多，稠度稍减，稍呈暗褐色，臭味加重。添加各类蔬菜、水果等辅食时大便外观与成人粪便相似，初加菜泥时，常有少量绿色粪便排出。便次每日 1 次左右。

## 二、婴儿腹泻

**案例 10-10**

患儿，男，10 月龄。因"呕吐、腹泻 5 天伴尿少 1 天"入院。患儿 5 天前始呕吐，非喷射状，呕吐物为所进奶汁，有时伴有黏液，3～5 次 / 日。大便为黄稀水便，量中，15～20 次 / 日，伴有发热，体温 38℃左右。入院前 1 日起患儿烦躁不安，口渴，精神差，尿量减少。入院时患儿萎靡、嗜睡，反应差，10h 未解小便。

体格检查：体温 37.8℃，脉搏 150 次 / 分，呼吸 60 次 / 分，血压 70/50mmHg，体重 8kg。嗜睡，意识蒙眬，呼吸深长，前囟明显凹陷，双眼深陷，口唇红、干燥，皮肤弹性差，颈软，两肺呼吸音粗，未闻及干湿性啰音，心率 150 次 / 分，心音低钝，腹软，肝脏肋下 1cm，质软，脾肋下未触及包块，肠鸣音亢进，10 次 / 分。四肢凉，有花纹，脉细弱。Kernig 征阴性，Babinski 征阴性，病理反射征未引出。

思考题：
1. 婴儿腹泻脱水的临床表现有哪些？
2. 中度以上脱水患儿应如何进行补液治疗？
3. 补钾的原则是什么？

婴儿腹泻（infantile diarrhea）或称腹泻病，是一组由多病原、多因素引起的以大便次数增多和大便性状改变为特点的消化道综合征，是我国婴幼儿最常见的疾病之一。根据病因分为感染性和非感染性两类，前者更为多见。发病年龄多在 2 岁以下，1 岁以内者约占半数，夏秋季发病率最高，是我国儿童重点防治的"四病"之一；是造成小儿营养不良、生长发育障碍的主要原因之一。

**【病因】**

**1. 易感因素**　婴幼儿易患腹泻，主要与下列因素有关。

（1）消化系统特点：婴儿消化系统的发育不成熟，各种消化酶的分泌少，活性低，因而对食物的耐受力差，不能适应食物质和量的较大变化；小儿生长发育迅速，需要的营养物质相对较多，胃肠的负担较重，消化功能经常处于紧张状态，因此易发生消化功能紊乱。

（2）防御功能差：婴儿胃内酸度低，胃排空快，对胃内细菌的杀灭能力弱；婴儿血液中免疫球蛋白（尤其是 IgM，IgA）和胃肠道分泌型 IgA 均较少，免疫功能较差；正常肠道菌群对入侵的致病微生物有拮抗作用，新生儿生后尚未建立正常肠道菌群时，或由于使用广谱抗生素等引起肠道菌群失调，均易患肠道感染。

（3）人工喂养：人工喂养儿由于牛乳等动物乳类中所含的体液因子（分泌型 IgA、乳铁蛋白等）和巨噬细胞及粒细胞等在加热时被破坏，人工喂养的食物和食具又易污染，故人工喂养儿肠道感染发病率明显高于母乳喂养者。

**2. 感染因素**

（1）肠道内感染：可由病毒、细菌、真菌、寄生虫引起。以前两者多见，尤其是病毒。

1）病毒感染：轮状病毒是引起秋季腹泻的常见病原。诺沃克病毒侵犯儿童及成人，与婴幼儿腹泻关系不密切。其他病毒如埃可病毒、柯萨奇病毒、腺病毒、冠状病毒、星状病毒等虽可引起肠炎，但不是主要病原，在正常小儿肠道亦常可检出。

2）细菌感染（不包括法定传染病）

A. 大肠杆菌：①致病性大肠杆菌，近年来研究发现，本菌可黏附在小肠，黏膜表面，损伤微绒毛而致病。②产毒性大肠杆菌，可因产生不耐热和（或）耐热毒素而致腹泻，是引起腹泻的常见病原。③侵袭性大肠杆菌：可侵入结肠黏膜引起细菌性痢疾样病变和临床症状。④出血性大肠杆菌：可产生 Vero 毒素而致病，多为 $O_{157}：H_7$。

B. 空肠弯曲菌：是近 20 年来才认识到的引起肠炎的重要病原菌。本菌可侵入空肠、回肠和结肠，有些还可产生肠毒素。

C. 耶尔森菌：亦为近年来认识到的较常见的病菌。主要是小肠结肠炎耶尔森菌。

D. 其他：鼠伤寒沙门菌、克雷伯菌、变形菌、铜绿假单胞菌、枸橼酸杆菌等亦可引起腹泻。大量滥用广谱抗菌药物引起肠道菌群失调，可诱发金黄色葡萄球菌、难辨梭状芽孢杆菌等肠炎。

3）真菌感染：长期应用广谱抗菌药物和糖皮质激素，使机体免疫功能低下，亦易发生真菌性肠炎。

4）寄生虫感染：梨形鞭毛虫或结肠小袋虫可引起急慢性肠炎。蠕虫感染偶可发生腹泻。

（2）肠道外感染：患中耳炎、上呼吸道感染、肺炎、肾盂肾炎、皮肤感染以及其他急性传染病时均可伴腹泻，是由发热及病原体的毒素作用而使消化功能紊乱所致。有时肠道外感染的病原体（主要是病毒）可同时感染肠道。

**3. 非感染因素**

（1）饮食因素：喂养不当是引起轻型腹泻的常见原因，多见于人工喂养儿。喂养过多、过少、不定时，食物成分不适宜，如过早地喂大量淀粉类或脂肪类食物，或突然改变食物品种或断奶，均可引起消化功能紊乱而发生腹泻。对牛奶或其他食物过敏或不耐受（如乳糖酶缺乏），喂食后可发生腹泻。

（2）其他因素：气候骤变，腹部受凉使肠蠕动增加；天气过热使消化液分泌减少，或因口渴又吃奶量过多，加重消化道负担，均易诱发腹泻。

## 【发病机制】

**1. 感染性腹泻** 病原微生物多随污染的食物或饮水进入消化道，亦可通过污染的日用品、手、玩具或带菌者传播。病原微生物能否引起肠道感染，取决于宿主抵抗能力、肠道的微生态状况和感染病原菌量的多少及其毒力。

近年来对小儿感染性腹泻发病机制的研究认为，大致有以下几种发病机制：

（1）细菌毒素作用：如产毒性大肠杆菌及霍乱弧菌等，并不直接侵袭破坏肠黏膜，但能分泌肠毒素。

细菌在肠腔释放 2 种肠毒素，即不耐热肠毒素（LT）和耐热肠毒素（ST），LT 与小肠上皮细胞膜上的受体结合后激活腺苷酸环化酶，致使三磷酸腺苷（ATP）转变为环磷酸腺苷（cAMP），cAMP 增多后即抑制小肠绒毛上皮细胞吸收 $Na^+$、$Cl^-$ 和水，并促进肠腺分泌 $Cl^-$；ST 则通过激活鸟苷酸环化酶，使三磷酸鸟苷（GTP）转变为环磷酸鸟苷（cGMP），cGMP 增多后亦使肠上皮细胞减少 $Na^+$ 和水的吸收、促进 $Cl^-$ 的分泌。两者均使小肠液总量增多，超过结肠的吸收限度而发生腹泻，排出大量水样便，导致患儿脱水和电解质紊乱。

（2）病原菌直接侵袭作用：典型的侵袭性细菌如痢疾杆菌、侵袭性大肠杆菌、沙门菌等，这类细菌直接侵袭小肠或（和）结肠黏膜细胞，使肠黏膜发生炎症充血、水肿、渗出，甚至发生溃疡，临床上出现黏液脓血便。

（3）渗透性腹泻：指由于肠腔内液体渗透压过高所引起的腹泻，其中双糖酶先天性或继发性缺乏最常见，某些高渗药如 50% 硫酸镁溶液、乳果糖、甘露醇等口服也可引起。肠内渗透压增高时，不但影响水的吸收，还使细胞外液渗入肠腔的液体增多，引起腹泻。

（4）病毒作用：轮状病毒能侵犯小肠上皮细胞，破坏其微绒毛，影响水和食物的消化吸收，因为微绒毛受损引起双糖酶缺乏，尤其乳糖酶最易受累，所以渗透性腹泻也可是病毒性腹泻的发病机制之一。

**2. 非感染性腹泻** 主要由饮食不当（进食过多、辅食进入不当等）引起。当进食过量或食物成分不恰当时，消化过程发生障碍，食物不能被充分消化和吸收而积滞在小肠上部，使肠腔内酸度降低，有利于肠道下部的细菌上移和繁殖；食物发酵和腐败，分解产生的短链有机酸使肠腔内渗透压增高，腐败性毒性产物刺激肠壁使肠蠕动增加导致腹泻，进而发生脱水和电解质紊乱。近年来，食物蛋白过敏所致腹泻发病率升高，引起了较多关注。此外，食物不耐受可引起腹泻。

## 【临床表现】

不同病因引起的腹泻常各具临床特点和有不同的临床过程。按病程分为：①急性腹泻，即病程在 2 周以内的腹泻；②迁延性腹泻，即病程 2 周至 2 个月；③慢性腹泻，病程在 2 个月以上。

**1. 急性腹泻**

（1）按病情分型

1）轻型腹泻：多为饮食因素或肠道外感染所致，亦可由肠道内病毒或非侵袭性细菌感染引起。主要是胃肠道症状，食欲减退，有溢奶、呕吐；大便每日 10 次以内，稀薄、呈黄或黄绿色，稍有酸味，大便镜检可见大量脂肪球。全身症状不明显，精神尚好，体温大多正常，偶有低热，体重不增或稍降，无脱水症状，多在数日内痊愈。

2）重型腹泻：有重度脱水或有明显的中毒症状，其特点如下：

A. 多由肠道内感染所致。常急性起病，也可由轻型逐渐加重转变而来。除有较重的胃肠道症状外，还有明显的水、电解质紊乱及发热等全身中毒症状，一般状态较差，烦躁不安、精神萎靡、意识不清甚至昏迷。

B. 胃肠道症状：食欲低下，常有呕吐，严重者可吐出咖啡渣样液体。腹泻频繁，每日 1 至数十次。大便呈黄绿色、黄色或微黄色，每次量多，呈蛋花汤或水样，可有少量黏液。大便镜检可见脂肪球及少量白细胞。

C. 水、电解质和酸碱平衡紊乱症状：由于呕吐和腹泻丢失体液及摄入量不足，使体液总量尤其是细胞外液量减少，导致不同程度脱水。由于腹泻患儿丢失的水和电解质比例不尽相同，可造成等渗、低渗或高渗性脱水。出现眼窝、囟门凹陷，尿少泪少，皮肤黏膜干燥、弹性下降，甚至出现血容量不足引起的末梢循环改变。

代谢性酸中毒发生的原因是：①由于腹泻丢失大量碱性物质；②进食少，肠吸收不良，热量不足使机体得不到正常能量供应而导致脂肪分解增加，产生大量酮体；③脱水使血容量减少，血液浓缩使血流缓慢，组织缺氧导致无氧酵解增多而使乳酸堆积；④脱水亦使肾血流量不足，其排酸、保钠功能低下使酸性代谢产物滞留体内。

呕吐和腹泻丢失大量钾盐 [ 腹泻时大便中含钾量为 $(17.9 \pm 11.8)$ mmol/L]；进食少，钾的摄入量不足；肾脏保钾功能比保钠差，缺钾时仍有一定量钾继续排出；所以腹泻病时常有体内缺钾。在脱水时，由于血液浓缩，代谢性酸中毒时钾由细胞内向细胞外转移，尿少而致钾排出量减少等，体内钾总量虽然减少，但血清钾常正常。随着脱水及代谢性酸中毒的纠正、排尿后钾排出增加、大便继续失钾以及输入葡萄糖合成糖原时消耗钾等因素，血钾迅速下降，出现不同程度的缺钾症状，如精神萎靡、无力、腹胀、心律失常、碱中毒等。

腹泻患儿进食少，吸收不良，从大便丢失钙、镁，可使体内钙镁减少，活动性佝偻病和营养不良患儿更易发生。但是脱水、代谢性酸中毒时由于血液浓缩、离子钙增多等，患儿不出现低钙的症状，待脱水、代谢性酸中毒纠正后则出现低钙症状（手足搐搦和惊厥）。极少数久泻和营养不良患儿输液后出现震颤、抽搐。用钙治疗无效时，应考虑有低镁血症可能。

---

**案例 10-10　临床表现及辅助检查**

1. 患儿，男，10 月龄。呕吐、腹泻 5 天，呕吐 3～5 次/日，腹泻 15～20 次/日，烦躁不安、口渴、精神萎靡、嗜睡、反应差。尿量减少转为无尿。

2. 患儿意识蒙眬，呼吸深长，前囟和双眼深陷，口唇红、干燥，皮肤弹性差，肠鸣音亢进，四肢凉，有花纹，脉细弱，神经系统无阳性体征。

以上临床特点表明有重度脱水，代谢性酸中毒存在。

3. 辅助检查：①大便常规，黄稀水样，脓细胞 0～2 个/HP，RBC 0～1 个/HP，潜血（-）；②血电解质及血气分析，$Na^+$ 138mmol/L，$Cl^-$ 103mmol/L，$K^+$ 4.0mmol/L，$Ca^{2+}$ 2mmol/L，pH 7.20，$HCO_3^-$ 12mmol/L，$PaCO_2$ 30mmol/L，BE -8mmol/L。

根据电解质检查，提示患儿脱水的性质是等渗性的；血气分析提示有代谢性酸中毒。

---

（2）几种常见类型肠炎的临床特点

1）轮状病毒肠炎：轮状病毒是秋冬季婴幼儿腹泻最常见的病原。主要经粪-口途径传播，也可经呼吸道感染而致病。主要侵犯 6 个月至 2 岁婴幼儿。潜伏期为 1～3 天。起病急，常伴发热和上呼吸道感染症状，并有呕吐，后出现腹泻。大便次数多、量多、水分多，黄色水样或蛋花样便，无腥臭味，常并发水、电解质紊乱和酸中毒。本病为自限性疾病，病程为 3～8 天。大便镜检多无异常，偶有白细胞。感染后 1～3 天即有大量病毒自大便排出，最长可达 6 天。血清抗体一般在感染后 3 周上升。有条件可直接用电镜检测病毒，或用 ELISA 法检测病毒抗原、抗体，或用 PCR 技术检测病毒抗原。

2）产毒性大肠杆菌性肠炎：该菌通过产生毒素引起腹泻，多发生在夏季。潜伏期 1～2 天，起病较急。主要表现为腹泻、呕吐，大便呈蛋花汤样或水样，重者可有脱水、电解质及酸碱平衡紊乱。自限性疾病，自然病程 3～7 天，亦可较长。

3）侵袭性细菌（包括侵袭性大肠杆菌、空肠弯曲菌、耶尔森菌、鼠伤寒沙门菌等）性肠炎：全年均可发病，多见于夏季。潜伏期长短不等。起病急，主要表现黏液脓血便，有腥臭味，伴发热、呕吐、腹痛、里急后重等，严重者可出现明显中毒症状甚至休克。大便镜检有大量白细胞及数量不等的红细胞。大便细菌培养可明确致病菌。

4）出血性大肠杆菌肠炎：大便次数增多，常先有腹痛，后出现腹泻，初为稀便或水样便，随后转为血水便，有特殊臭味。大便镜检有大量红细胞，常无白细胞。

5）抗生素相关性肠炎：长期应用广谱抗生素使肠道菌群失调，耐药金黄色葡萄球菌、某些梭状芽孢杆菌、白念珠菌等大量繁殖引起的肠炎。多在持续用药 2～3 周后发病，亦有短至数日者。体弱、患严重疾病、长期应用肾上腺皮质激素或免疫抑制剂及免疫功能低下者更易发病。

A. 金黄色葡萄球菌肠炎：多继发于使用大量抗生素后，病程与症状常与菌群失调的程度有关，主要临床表现为腹泻，黄色或暗绿色海水样便，黏液较多，少数有血便。可有恶心、呕吐、腹痛。严重者可有发热、脱水、电解质紊乱、酸中毒甚至休克等。粪便镜检有大量脓细胞和成簇革兰氏阳性细菌，大便培养阳性，凝固酶试验阳性。

B. 难辨梭状芽孢杆菌肠炎：由难辨梭状芽孢杆菌引起。本病症状轻重不一，轻者每日腹泻数次，停抗生素后很快缓解。重者腹泻频繁，为黄色或黄绿色水样便，可有伪膜排出（故也称伪膜性小肠结肠炎），少数大便带血。可出现脱水、电解质紊乱及酸中毒，伴有腹痛、腹胀、发热、乏力、谵妄甚至休克。除万古霉素和胃肠道外用的氨基糖苷类抗生素外，几乎各种抗生素均可诱发本病，可在用药 1 周内或迟至停药后 4～6 周发病。亦见于外科手术后或患有肠梗阻、肠套叠、巨结肠等病的体弱患者。对可疑病例可行结肠镜检查。大便厌氧菌培养、组织培养法检测细胞毒素可协助确诊。

C. 真菌性肠炎：多为白念珠菌所致，2 岁以下婴儿多见。常并发于其他感染，或肠道菌群失调时。病程迁延，大便次数多，为泡沫较多、带黏液的黄色稀便，有时可见豆腐渣样细菌块（菌落），偶有血便。可伴有鹅口疮。大便镜检见真菌孢子和菌丝、少量白细胞、红细胞，真菌培养阳性。

6）隐孢子虫肠炎：是一种人畜共患病，在世界范围内流行，小儿较常见，年龄越小，患病率越高。主要通过粪-口途径传播。表现腹泻、呕吐、发热及脱水等。大便常为黄或黄绿色水样，黏液无或较少，大便常规检查无或有少量白细胞。诊断依靠肠黏膜组织学检查或粪便中查到隐孢子虫囊合子，后者简单、灵敏、快速、经济，患儿无痛苦，为目前常用方法。螺旋霉素、大蒜素有一定疗效。

**2. 迁延性及慢性腹泻**　引起此类疾病的危险因素包括营养不良、佝偻病、早产儿、人工喂养儿、急慢性感染、原发性或继发性双糖酶缺乏、原发性或继发性免疫功能低下、长期滥用广谱抗生素致肠道菌群失调、对牛乳或某些食物成分过敏或不耐受，以及急性腹泻未及时彻底治疗等。临床表现以消化功能紊乱和慢性营养紊乱为主。腹泻迁延不愈，或时好时坏，食欲低下，生长发育迟缓，促发或加重营养不良、贫血、多种维生素及微量元素缺乏，免疫功能低下，易发生呼吸道、消化道、泌尿道等继发感染，形成恶性循环。若不积极正确治疗，病死率较高。

【诊断和鉴别诊断】 根据发病季节、病史（包括喂养史和流行病学资料）、临床表现和大便性状可以做出临床诊断。同时必须判定有无脱水（程度和性质）、电解质紊乱和酸碱失衡。临床常与以下疾病鉴别：

**1. 细菌性痢疾** 起病急，全身症状重，便次多，量少，排脓血便伴里急后重，大便镜检有较多脓细胞和红细胞，大便细菌培养有痢疾杆菌生长可确诊。

**2. 坏死性小肠结肠炎** 中毒症状较严重，腹痛、腹胀、频繁呕吐、高热，大便暗红色、糊状，可出现典型的赤豆汤样血便，常伴休克。腹部立卧位 X 线摄片呈小肠局限性充气扩张、肠间隙增宽、肠壁积气等。

> **案例 10-10 诊断**
> 1. 急性起病，大便每日 10 次以上，除有较重的胃肠道症状外，有明显水、电解质和酸碱平衡紊乱表现及全身中毒症状。
> 2. 患儿呕吐、腹泻 5 天，尿少 1 天，无尿 10h。
> 3. 嗜睡与烦躁交替，血压 70/50mmHg，前囟凹陷，双眼深陷，口唇和皮肤干燥弹性差，四肢凉，有花纹，脉细弱，心率 150 次 / 分，呼吸深长，60 次 / 分，肠鸣音亢进。
> 4. 中度代谢性酸中毒：$HCO_3^-$ 9～13mmol/L。
> 临床诊断：感染性腹泻伴重度脱水。

【治疗】 原则为加强护理，调整饮食，预防和纠正脱水，合理用药，预防并发症。急性腹泻多注意维持水、电解质平衡及抗感染，迁延及慢性腹泻则应纠正肠道菌群失调及饮食疗法。

**1. 急性腹泻的治疗**

（1）加强护理：做好胃肠道隔离，及时更换尿布。每次大便后用温水冲洗臀部，以预防泌尿系逆行感染、尿布疹和臀部感染。

（2）饮食疗法：腹泻时进食和吸收减少，发热时代谢旺盛，侵袭性肠炎丢失蛋白等因素使得营养需要量增加，如限制饮食过严或禁食过久常造成营养不良，并发酸中毒，以致病情迁延不愈影响生长发育。故应强调继续饮食，满足生理需要，补充疾病消耗，以缩短腹泻后的康复时间，应根据疾病的特殊病理生理状况、个体消化吸收功能和平时的饮食习惯进行合理调整。以母乳喂养的婴儿继续哺乳，暂停辅食；人工喂养儿可喂以等量米汤或稀释的牛奶或其他代乳品，由米汤、粥、面条等逐渐过渡到正常饮食。有严重呕吐者可暂时禁食 4～6h（不禁水），待好转后继续喂食，由少到多，由稀到稠。病毒性肠炎多有继发性双糖酶（主要是乳糖酶）缺乏，对疑似病例可暂停乳类喂养，改为豆制代乳品、发酵奶或去乳糖配方奶粉以减轻腹泻，缩短病程。腹泻停止后逐渐恢复营养丰富的饮食，并每日加餐一次，共 2 周。

（3）纠正水、电解质紊乱及酸碱失衡

1）口服补液（第 3 章）。

2）静脉补液：适用于中度以上脱水、吐泻严重或腹胀的患儿。输用溶液的成分、量和滴注持续时间必须根据不同的脱水程度和性质决定，同时要注意个体化，结合年龄、营养状况、自身调节功能而灵活掌握。

A. 第 1 天补液

a. 总量：包括补充累积损失量、继续丢失量和生理需要量。一般轻度脱水需要 90～120ml/kg，中度脱水为 120～150ml/kg，重度脱水为 150～180ml/kg。其中，累积损失量轻度脱水为 30～50ml/kg，中度脱水为 50～100ml/kg，重度脱水为 100～120ml/kg。

b. 补充液体种类：应根据脱水的性质（等渗性、低渗性、高渗性）分别选用适当的溶液。等渗性脱水给予 1/2 张含钠液（如 2：3：1 液）、低渗性脱水给予 2/3 张含钠液（如 4：3：2 液）、高渗性脱水给予等张含钠液等张力较高液体（患儿血钠浓度高，血钠浓度须缓慢降低且每天降低不得超过 10mmol/L）。判断脱水性质有困难，可先按等渗脱水处理。

c. 输液速度：主要取决于脱水和腹泻严重程度。分为补充累积损失量阶段和维持输液阶段。

补充累积损失量阶段：重度脱水有明显周围循环障碍者，不论脱水性质如何，均应先予等张含钠液 20ml/kg 进行液体复苏，30～60min 快速静脉滴入，以迅速增加血容量，改善循环功能。若代谢性酸中毒严重，可适当增加等渗碳酸氢钠溶液比例。经扩容循环功能改善后，应继续补充累积损失，以纠正脱水。轻、中度脱水输液速度为 8～10ml/（kg·h），于 8～12h 纠正脱水。

维持输液阶段：补充生理需要量和继续丢失量，速度为 5ml/（kg·h），12～16h 补充完。若呕吐腹泻缓解，可改为口服补液并酌情减少静脉补液量。

d. 纠正代谢性酸中毒：随着脱水的纠正和尿量的恢复，轻、中度酸中毒可纠正，重症酸中毒则需要根据血气分析检测结果补充碱性溶液以纠正（第 3 章）。

e. 补钾：入院前 6h 或输液后有尿即可开始补钾。患儿按每日 3～4mmol/kg（相当于氯化钾 200～300mg/kg），缺钾症状明显者可增加 4～6mmol/kg（相当于氯化钾 300～450mg/kg）。氯化钾静脉滴注浓度常为 0.2%，不超过 0.3%。补钾时间不宜短于 8h。

细胞内钾浓度恢复需要一定时间,纠正缺钾血症应补钾 4～6 日以上。口服补钾较安全。

f. 补钙和补镁:治疗过程中如出现抽搐者,给予 10% 葡萄糖酸钙溶液 1ml/kg(最大量不超过 10ml)用等量 5% 或 10% 葡萄糖溶液稀释后静脉缓推或静脉滴注。当疑有低镁时,给予 25% 硫酸镁溶液每次 0.1ml/kg,深部肌内注射,必要时重复使用。

B. 第 2 天及以后的补液:主要是补充生理需要量和继续丢失量。若呕吐、腹泻缓解,可口服补液;若腹泻仍频繁或口服量不足,应继续静脉输液。生理需要量用 1/5～1/3 张含钠液补充;继续丢失量原则是丢多少补多少,用 1/3～1/2 张含钠液。于 12～24h 匀速输入。

(4)合理药物治疗

1)控制感染:70% 的腹泻病为非细菌所致,故应注意避免滥用抗菌药物。①水样便腹泻患者多为病毒或非侵袭性细菌所致,一般不用抗菌药物,应合理使用液体疗法,选用微生态制剂和黏膜保护剂。如伴有明显中毒症状且不能用脱水解释者,尤其是对重症患儿、新生儿、小婴儿和衰弱患儿(免疫功能低下)应选用抗菌药物治疗。②黏液、脓血便患者多为侵袭性细菌感染,应根据临床特点,针对病原经验性选用抗菌药物,再根据大便细菌培养和药敏试验结果进行调整。大肠杆菌、空肠弯曲菌、耶尔森菌、鼠伤寒沙门菌所致感染常选用抗革兰氏阴性杆菌或大环内酯类抗菌药物等。金黄色葡萄球菌肠炎、伪膜性肠炎、真菌性肠炎应立即停用原使用的抗菌药物,根据症状可选用万古霉素、苯唑西林、利福平、甲硝唑或抗真菌药物治疗。婴幼儿选用氨基糖苷类及其他副作用较为明显的抗菌药物时应慎重。

2)微生态制剂:有助于恢复肠道正常菌群的生态平衡,抑制病原菌定植和侵袭,控制腹泻。常用双歧杆菌、嗜酸乳杆菌、粪链球菌、需氧芽孢杆菌、蜡样芽孢杆菌等制剂。

3)消化道黏膜保护剂:能吸附病原体和毒素,维持肠细胞的吸收和分泌功能,与肠道黏液糖蛋白相互作用可增强其屏障功能,阻止病原微生物的攻击,如蒙脱石粉。

4)锌剂治疗:<6 月患儿,补充元素锌 10mg/d;>6 月患儿,补充元素锌 20mg/d;疗程 10～14 天。

5)对症治疗:①呕吐轻者不必处理,重者可予多潘立酮、氯丙嗪等。②避免应用止泻剂;对经治疗后好转、中毒症状消失而腹泻仍频繁者,可给予次碳酸铋、鞣酸蛋白。③腹胀常与缺钾有关,可补充钾盐。必要时肛管排气或肌内注射新斯的明。④腹痛可给予颠茄、阿托品或山莨菪碱。⑤助消化药如多酶片、胃蛋白酶、干酵母等,可酌情使用。

**案例 10-10 处方及医生指导**

1. 加强护理,注意消毒隔离、观察病情等。调整饮食、继续进食以预防营养不良。

2. 纠正水、电解质紊乱及酸碱失衡。第一天的补液内容包括以下。

(1)确定补液总量:150ml/kg×8kg=1200ml。

(2)确定液体种类:重度脱水首先使用 2∶1 等张含钠液液体复苏;因是等渗性脱水,随后选用 1/2 张(2∶3∶1)溶液继续补液。

(3)补液的速度

1)补充累积损失量阶段:重度脱水有明显周围循环障碍,用 2∶1 等张含钠液,以 20ml/(kg·h),在 30～60min 快速输入。累积损失量的余量以 8～10ml/(kg·h)的输液速度,在 8～12h 输完。

2)维持输液阶段:以 5ml/(kg·h)的输液速度于 12～16h 静脉滴注,若呕吐、腹泻缓解,可酌情减少补液量或改为口服补液。

(4)纠正代谢性酸中毒:因输入的混合溶液中已含有一部分碱性溶液,输液后血液循环和肾功能改善,酸中毒可纠正。

(5)补钾:输液后有尿时即可开始补钾,补钾的量按 200mg/kg 计算加入 2∶3∶1 溶液中,氯化钾静脉滴注浓度不超过 0.3%,补钾时间不宜短于 8h。连续补钾 4～6 日。

3. 药物治疗:双歧杆菌,蒙脱石散。

**2. 迁延性和慢性腹泻治疗** 病因复杂,常伴营养不良和其他并发症,除上述治疗外,还应注意:①仔细寻找病程迁延原因,采取针对性治疗。②严格选用抗菌药物,切忌滥用,以免引起菌群失调。③调整饮食,增加热量、多种维生素及微量元素供给,以保证营养需要,应用微生态制剂和肠黏膜保护剂。必要时胃肠外营养。中医辨证论治有良好疗效,并可配合中药、推拿、捏脊、针灸和磁疗等。因迁延性、慢性腹泻常伴有营养不良和其他并发症,病情较为复杂,必须采取综合治疗措施。

【预防】 合理喂养,提倡母乳喂养,及时添加辅助食品,每次限一种,逐步增加,适时断奶。人工喂养者应根据具体情况选择合适的代乳品。

加强卫生宣传,加强食品、水源及粪便管理。培养良好卫生习惯,饭前便后洗手。对食物、食具、尿布、便器、玩具等要做好日常消毒工作。注意气候变化,避免过热和受凉。

轮状病毒肠炎流行甚广,接种疫苗为理想的预防方法,国内外已较广泛使用,效果良好。

(许红梅 赵瑞秋)

# 第 11 章　呼吸系统疾病

小儿呼吸道疾病包括上、下呼吸道急、慢性感染以及呼吸道变态反应性疾病、胸膜疾病、呼吸道异物、呼吸系统先天畸形及肺部肿瘤等。其中以急性呼吸道感染最为常见，且肺炎仍是我国 5 岁以下儿童死亡的主要原因之一。

本章仅介绍小儿呼吸系统解剖、生理特点、检查方法和常见急性呼吸道感染性疾病。

## 第 1 节　小儿呼吸系统解剖生理特点和检查方法

小儿时期呼吸系统感染性疾病发病率较高，与小儿呼吸系统解剖生理特点和机体免疫特点密切相关。呼吸系统以环状软骨下缘为界，分为上、下呼吸道。上呼吸道包括鼻、鼻窦、咽、咽鼓管、会厌及喉；下呼吸道包括气管、支气管、毛细支气管、肺泡管及肺泡。

【解剖特点】

**1. 上呼吸道**

（1）鼻：婴幼儿鼻和鼻咽腔相对短，鼻道狭窄，鼻黏膜柔嫩并富含血管，感染时鼻黏膜肿胀，易造成阻塞，导致呼吸困难或张口呼吸。

（2）鼻窦：新生儿上颌窦和筛窦极小，2 岁以后迅速增大，至 12 岁才充分发育。额窦 2～3 岁开始出现，12～13 岁时才发育完全。蝶窦 3 岁时开始出现，并与鼻腔相通，6 岁时很快增大，由于鼻窦黏膜与鼻腔黏膜相连续，鼻窦口相对大，故急性鼻炎常累及鼻窦，儿童易发生鼻窦炎。

（3）鼻泪管和咽鼓管：婴幼儿鼻泪管短，开口接近于内眦部，且瓣膜发育不全，故鼻腔感染常易侵入结膜引起炎症。婴儿咽鼓管相对宽，且直而短，呈水平位，故患鼻咽炎时易致中耳炎。

（4）咽部：较狭窄且垂直，富于集结淋巴组织，扁桃体包括腭扁桃体及咽扁桃体，腭扁桃体在 1 岁末才逐渐增大，4～10 岁发育达高峰，14～15 岁又渐退化，故扁桃体炎常见于年长儿，婴儿则少见。咽扁桃体又称腺样体，6 个月已发育，位于鼻咽顶部与后壁交界处，严重的腺样体肥大是儿童阻塞性睡眠呼吸暂停综合征的重要原因。

（5）喉：呈漏斗形，喉腔较窄，声门狭小，软骨柔软，黏膜柔嫩且富有血管及淋巴组织，故轻微炎症即可引起声音嘶哑、吸气性呼吸困难。

**2. 下呼吸道**

（1）气管、支气管：婴幼儿的气管、支气管相对短且狭窄，黏膜柔嫩，血管丰富，软骨柔软，弹力组织支撑作用差，黏液腺分泌不足易致气道干燥，纤毛运动较差而清除能力差，故婴幼儿容易发生呼吸道感染，且一旦感染则易发生充血、水肿，从而导致呼吸道不畅。左主支气管细长，由气管向侧方伸出，而右主支气管短而粗，为气管直接延伸，故异物较易进入右主支气管。

（2）肺：弹力纤维发育较差，血管丰富，肺泡数量少且面积小，间质发育旺盛，致肺含血量多而含气量少，故易发生感染。感染时易致黏液阻塞，引起间质炎症、肺气肿和肺不张等。

**3. 胸廓**　婴幼儿胸廓较短，前后径相对长，呈桶状；肋骨呈水平位，膈肌位置较高，胸腔小而肺相对较大；呼吸肌发育差。因此呼吸时肺的扩张受到限制，不能充分换气，故当肺部病变时，容易出现呼吸困难。儿童纵隔体积相对较大，周围组织松软，富有弹力，在胸腔积液或气胸时易致纵隔移位。

【生理特点】　呼吸生理特点以婴幼儿期明显，5 岁后若按体表面积计算其生理数值大致与成人相同。

**1. 呼吸频率与节律**　小儿代谢旺盛需氧量高，但由于解剖特点，其呼吸量受到限制，故只有增加呼吸频率来满足机体代谢的需要。年龄越小，呼吸频率越快。不同年龄小儿呼吸频率参考值为新生儿 40～45 次 / 分，1 个月～1 岁 30～40 次 / 分，1～3 岁 25～30 次 / 分，3～7 岁 20～25 次 / 分，7～14 岁 18～20 次 / 分，14～18 岁 16～18 次 / 分。婴幼儿由于呼吸中枢发育尚未完全成熟，易出现呼吸节律不整。

**2. 呼吸形态**　婴幼儿胸廓活动范围小，呼吸肌发育不全，呼吸时肺主要向膈方向扩张而呈腹式呼吸。随年龄增长，膈肌和腹腔脏器下降，肋骨由水平位变为斜位，胸廓前后径和横径增大，逐渐转化为胸腹式呼吸。7 岁以后为混合式呼吸为主。

**3. 呼吸功能特点**

（1）肺活量：小儿肺活量为 50～70ml/kg。在安静情况下年长儿仅用肺活量的 12.5% 来呼吸，而婴儿则需用 30% 左右，说明婴幼儿呼吸储备量较小，因此容易发生呼吸衰竭。

（2）潮气量：小儿潮气量为 6～10ml/kg，年龄越小，潮气量越小；死腔 / 潮气量值大于成人。

（3）每分通气量：是每分钟呼吸频率和潮气量的乘积。正常婴幼儿由于呼吸频率较快，每分通气量按体表面积计算与成人相近。

（4）气体弥散量：$CO_2$ 排出主要靠弥散作用。小儿肺体积小，肺泡毛细血管总面积和总容量均比成人小。故气体总弥散量也小，但以单位肺容积计算则与成人接近。

（5）气道阻力：由于气道管径细小，小儿气道阻力大于成人。随年龄增大气道管径逐渐增大，气道阻力递减。

**4. 血液气体分析** 反映气体交换和血液酸碱平衡情况，为及时诊断与合理治疗提供客观依据。

（1）动脉血 pH：是指动脉血内的氢离子浓度的负对数，表示血液的酸碱度。正常值为 7.35～7.45。血中 pH 为呼吸性和代谢性因素共同作用的结果，pH 升高超过正常范围提示碱中毒，低于正常范围提示酸中毒。动静脉血 pH 差在 0.3 左右。

（2）动脉血氧分压（$PaO_2$）：是指血液中溶解的氧所产生的压力或张力，也称氧张力。正常值为 80～100mmHg。

（3）动脉血氧饱和度（$SaO_2$）：是指动脉血氧含量与氧结合量的比值。婴幼儿为 93%～95%，成人约为 96%。

（4）动脉血二氧化碳分压（$PaCO_2$）：是指血液中溶解的二氧化碳所产生的压力或张力，也称二氧化碳张力。正常值为 35～40mmHg。当 $PaO_2$＜60mmHg（8.00kPa）和（或）$PaCO_2$＞50mmHg（6.67kPa），提示呼吸衰竭。

**【呼吸道免疫特点】** 儿童呼吸道的非特异性和特异性免疫功能均较差。例如，咳嗽反射及纤毛运动功能差，难以有效清除吸入的尘埃和异物颗粒。肺泡吞噬细胞功能不足，婴幼儿辅助性 T 细胞含量暂时性较少，分泌型 IgA、IgG，尤其是 IgG2 亚类含量低微。此外，乳铁蛋白、溶菌酶、干扰素及补体等的数量和活性不足，故易患呼吸道感染。

**【检查方法】**

**1. 体格检查**

（1）望诊：①呼吸频率改变，呼吸困难的第一征象为呼吸频率增快，年龄越小越明显。呼吸频率减慢或节律不规则也是危险征象。②发绀，肢端发绀为末梢性发绀，舌、黏膜发绀为中心性发绀。中心性发绀较末梢性发绀发生晚，但更有意义。③吸气时胸廓软组织凹陷，上呼吸道梗阻或严重肺实变时，胸骨上、下窝，锁骨上窝及肋间隙软组织凹陷，称为"三凹征"。④其他，小婴儿呼吸困难时常有呻吟、鼻翼扇动等表现。

（2）听诊：①吸气喘鸣和呼气喘鸣，吸气时出现喘鸣音同时伴吸气延长，是上呼吸道梗阻的表现。

呼气时出现哮鸣音同时伴呼气延长，是下呼吸道梗阻的表现。②哮鸣音，常于呼气相明显，提示下呼吸道阻塞。不固定的中、粗湿啰音常来自支气管的分泌物。于吸气相，特别是深吸气末，听到固定不变的细湿啰音提示肺泡内存在分泌物，常见于肺泡炎症。

**2. 肺脏影像学** 胸部 X 线摄片仍为呼吸系统疾病影像学诊断的基础。近年来胸部 B 超、CT、高分辨 CT、胸部磁共振成像等技术的发展，使儿童呼吸系统疾病的诊断率大为提高。

**3. 肺功能检测** 是呼吸系统疾病重要的辅助诊断手段，针对不同年龄的儿童选择流量-容积曲线肺功能、脉冲震荡肺功能、潮气呼吸肺功能等不同检测方法，在此基础上可进一步开展支气管舒张试验、支气管激发试验等检测。

**4. 支气管镜检查** 不仅能直视气管和支气管内的各种病变，还能利用黏膜刷检技术、活检技术、支气管肺泡灌洗技术提高对儿童呼吸系统疾病的诊断率。近年，介入肺科学的发展为儿童呼吸系统疑难疾病的诊治提供了新的思路和手段。

（舒　畅　代继宏）

# 第 2 节　急性上呼吸道感染

**案例 11-1**

患儿，男，1 岁 3 个月。因"发热、拒食、流涎 1 日"就诊。患儿 1 日前发热，体温最高为 38.7℃，伴流涎及轻咳，不愿进食，吞咽时哭闹。在家喂服"咽扁颗粒"1 日无好转就诊。病后无恶心、呕吐、腹泻，无皮疹、无抽搐。大小便未见异常。平素体健。无传染病史及接触史。系第二胎第二产，足月顺产，混合喂养，4 个月始添加辅食，11 个月断奶。6 个月会独坐，现能独走，预防接种按时进行。

体格检查：T 38.9℃，P 132 次 / 分，R 35 次 / 分，体重 11kg，急性病容，营养良好，发育正常，全身皮肤未见黄染及皮疹，浅表淋巴结未触及肿大。眼、耳未见异常，鼻腔通畅，口周无发绀，流涎多，咽部明显充血，于咽腭弓、悬雍垂上可见 7～8 个直径 3～5mm 大小的疱疹，周围有红晕，颈软，胸廓对称未见畸形。双肺呼吸音清晰，心脏、腹部未见异常。四肢肌力、肌张力可。手掌、足底及肛周未见皮疹。生理反射存在，未引出病理反射。

思考题：

1. 你对该病例的初步诊断是什么？

2. 与一般类型的上呼吸道感染临床表现相比，本病例有何不同之处？

3. 该患者应如何处理？

急性上呼吸道感染（acute upper respiratory tract infection，AURI）系由各种病原引起的上呼吸道的急性感染（简称上感），俗称"感冒"，是儿童时期最常见呼吸道感染性疾病。该病主要侵犯鼻、鼻咽、咽部，根据主要诊断部位的不同可诊断为急性鼻炎、急性咽炎、急性扁桃体炎等。可见急性上呼吸道感染就是上呼吸道局部感染的说法并不确切。通常病情轻、病程短、多可自愈，预后好。但发病率高，有时可伴有严重并发症，需要积极防治。

【病因】 各种病毒和细菌均可引起上呼吸道感染，但90%以上为病毒引起的。常见的有鼻病毒、呼吸道合胞病毒、流感病毒、副流感病毒、腺病毒，以及某些肠道病毒如柯萨奇病毒、埃可病毒等。病毒感染后可继发细菌感染，最常见为溶血性链球菌，其次为肺炎链球菌、流感嗜血杆菌等，肺炎支原体也可引起上呼吸道感染。

婴幼儿由于上呼吸道解剖和免疫特点而易患本病。此外，营养状况欠佳如维生素D缺乏性佝偻病以及亚临床维生素A、锌或铁缺乏症；环境因素如居室拥挤、气候改变、被动吸烟、空气污染护理等，婴幼儿易发生反复上呼吸道感染或使病程迁延。

【临床表现】 由于年龄大小、体质强弱及病变部位的不同，病情的缓急、轻重程度也有所不同。婴幼儿全身症状重而局部症状不明显；年长儿全身症状较轻，以局部症状为主。

**1. 一般类型上呼吸道感染**

（1）症状：①局部症状，鼻塞、流涕、喷嚏、干咳、咽部不适、发痒咽痛等，多于3~4日自然痊愈。②全身症状，发热，体温可达39~40℃，可持续1~2日或数日，可出现烦躁不安、头痛、全身不适、乏力及食欲减退、呕吐、腹泻、腹痛等消化道症状。腹痛多为脐周阵发性疼痛，无压痛，为肠痉挛所致。如腹痛持续存在，多为并发急性肠系膜淋巴结炎。部分婴儿起病时由于突发高热而引起热性惊厥。

（2）体征：体检可见咽部充血，扁桃体肿大，有时可见颌下和颈淋巴结肿大且有触痛。婴儿因鼻塞而张口呼吸或拒乳。肺部听诊一般正常。肠道病毒感染者可见不同形态的皮疹。

**2. 两种特殊类型急性上呼吸道感染**

（1）疱疹性咽峡炎（herpetic angina）：病原为柯萨奇A组病毒。好发于夏秋季。起病急骤，临床表现为高热、咽痛、流涎、厌食、呕吐等，也可伴有头痛、腹痛等。体检咽部充血，在咽腭弓、软腭、悬雍垂等处可见数个或十几个2~4mm大小的疱疹，周围有红晕，疱疹破溃后形成小溃疡，疱疹也可发生于口腔的其他部位。病程为1周左右。

---

**案例 11-1　临床表现**

1. 急性起病，发热、拒食、流涎，吞咽时哭闹不安。

2. 查体：流涎多，咽部明显充血，咽腭弓、悬雍垂上可见7~8个直径3~5mm大小的疱疹，周围有红晕。双肺呼吸音清晰，手掌、足底及肛周未见皮疹。

---

（2）咽眼结合膜热（pharyngoconjunctival fever）：病原体为腺病毒3、7型。好发于秋冬季，散发或小流行。临床表现以高热、咽痛、眼部刺痛多见，有时伴消化道症状。体检发现咽部充血，有时可见白色点块状分泌物，周围无红晕；一侧或双侧眼结合膜充血，可见滤泡。颈部、耳后淋巴结肿大。病程1~2周。

【并发症】 以婴幼儿多见，病变向邻近器官组织蔓延可引起中耳炎、鼻窦炎、咽后壁脓肿、扁桃体周围脓肿、颈淋巴结炎、喉炎、支气管炎及肺炎等。年长儿若患A组溶血性链球菌咽峡炎，以后可引起急性肾小球肾炎和风湿热。

【实验室检查】 病毒感染者白细胞计数正常或偏低，中性粒细胞减少，淋巴细胞计数相对增高。病毒分离和血清学检查可明确病原。近年来免疫荧光、免疫酶及分子生物学技术可做出早期诊断。

细菌感染者白细胞可增高，中性粒细胞增高，在使用抗菌药物前行咽拭子培养可发现致病菌。C反应蛋白（CRP）和前降钙素原（PCT）测定有助于鉴别细菌感染。

---

**案例 11-1　实验室检查**

血常规 Hb 135g/L；RBC $4.59×10^{12}$/L；WBC $5.5×10^9$/L；N 40%，L 60%；PLT $301×10^9$/L，CRP <8mg/L。

---

【诊断和鉴别诊断】 根据临床症状和体征一般不难诊断，但需要与以下疾病鉴别。

**1. 流行性感冒** 简称"流感"，由流感病毒、副流感病毒引起。有明显的流行病学史，局部症状较轻，全身症状较重。常有高热、头痛、四肢肌肉酸痛等，病程较长。

**2. 急性传染病早期** 上呼吸道感染常为各种传染病的前驱症状，如麻疹、流行性脑脊髓膜炎、百日咳、猩红热等，易与本病混淆。应结合流行病史、临床表现及实验室资料等进行综合分析，并观察病情演变加以鉴别。

**3. 急性阑尾炎** 上呼吸道感染伴腹痛者应与急性阑尾炎鉴别。急性阑尾炎腹痛常先于发热，腹痛部位以右下腹为主，呈持续性，有固定压痛点、反跳痛及腹肌紧张，腰大肌试验阳性，白细胞及中性粒细胞增高。

**4. 过敏性鼻炎** 某些学龄前或学龄期儿童"感冒"症状如流清涕、喷嚏、鼻痒持续超过 2 周或反复发作,而全身症状轻微,则应考虑过敏性鼻炎可能,查体鼻黏膜苍白水肿,嗜酸性粒细胞增多有助于诊断。在排除上述疾病后,尚应对上呼吸道感染的病因进行鉴别,以便更好地指导治疗。

---

**案例 11-1 诊断**

1. 患儿,男,1 岁 3 个月。急性起病,病程 1 日。

2. 主要症状:发热、轻咳、拒食、流涎、吞咽时哭闹。

3. 主要体征:一般情况好,流涎多,咽部明显充血,咽腭弓、悬雍垂上可见 7~8 个直径 3~5mm 大小的疱疹,周围有红晕,手掌、足底及肛周未见皮疹。

4. 血常规正常,符合病毒感染血常规。

临床诊断:疱疹性咽峡炎。

---

**【治疗】**

**1. 一般治疗** 注意休息、多饮水,加强护理,注意呼吸道隔离,保持呼吸道通畅,预防并发症。

**2. 抗感染治疗**

(1) 抗病毒药物:一般不需要积极抗病毒治疗。若为流感病毒感染,可口服磷酸奥司他韦,疗程为 5 日。

(2) 抗菌药物:细菌性上呼吸道感染或病毒性上呼吸道感染继发细菌感染者,或发生并发症者可选用抗菌药物治疗。咽拭子培养阳性有助于指导抗菌药物选择。若证实为溶血性链球菌感染,或既往有风湿热、肾炎病史,青霉素疗程应为 10~14 日。

**3. 对症治疗**

(1) 高热:可物理降温如冷敷、温湿敷,或口服对乙酰氨基酚或布洛芬。高热烦躁不安者或有热性惊厥史者可给苯巴比妥以预防惊厥发生。

(2) 鼻塞:清除鼻腔分泌物,合理使用鼻减充血剂,疗程不超过 7 日。

(3) 中药:小儿感冒有风热型、风寒型、内伤型等,根据中医辨证施治的原则选择合适的治疗方剂。

---

**案例 11-1 处方及医生指导**

1. 多饮水,注意休息,增强营养。

2. 对症:退热,口服布洛芬。

---

**【预防】** 加强体格锻炼以增强机体抵抗力从而防止病原体侵入;提倡母乳喂养,避免被动吸烟,防治佝偻病及营养不良;避免去人多拥挤的公共场所。

(邓 昱 代继宏)

# 第 3 节 急性感染性喉炎

**案例 11-2**

患儿,男,1 岁 6 个月。因"发热、犬吠样咳嗽半日,呼吸困难 3h"入院。患儿于半日前着凉后出现发热,体温高达 38.7℃,伴阵发性犬吠样咳嗽,在家喂服"布洛芬、氨酚黄那敏"治疗,体温降至正常。3h 前患儿出现犬吠样咳嗽,伴声嘶、呼吸困难,不能入睡,急来我院。病后无呕吐、腹泻,否认异物吸入。既往无类似发作,无传染病接触史。系 G1P1,足月顺产。生后母乳喂养,5 个月添加辅食,11 个月断奶。4 个月翻身,6 个月独坐,周岁独走,按计划进行预防接种。

体格检查:T 37.8℃,P 155 次/分,R 50 次/分,体重 12kg。急性病容,发育正常,营养中等。呼吸促,安静时有吸气性呼吸困难,可闻及吸气性喉鸣,可见吸气性三凹征。哭闹时声嘶明显。全身皮肤未见皮疹及出血点,浅表淋巴结未触及肿大。头颅大小如常,前囟闭合。唇周稍发绀,咽部充血,扁桃体Ⅰ度,充血,无分泌物。颈软,胸廓对称,吸气时可见三凹征。双肺呼吸音粗,无啰音,可闻及喉部传导的喉鸣音。心率 155 次/分,心音有力,心律齐,无杂音。腹部未见异常。四肢肌力、肌张力正常,生理反射存在,病理反射未引出。

思考题:

1. 该病例突出的症状是什么?如何明确诊断?

2. 急性感染性喉炎应如何及时正确处理?

---

急性感染性喉炎(acute infectious laryngitis)是指喉部黏膜急性弥漫性炎症。以犬吠样咳嗽、声嘶、喉鸣、吸气性呼吸困难为临床特征。冬春季多发,多见于婴幼儿。

**【病因】** 由病毒或细菌感染引起,亦可并发于麻疹、百日咳、流感等急性传染病。常见的病毒为副流感病毒、流感病毒、腺病毒等,常见的细菌为金黄色葡萄球菌、链球菌、肺炎球菌等。由于儿童喉部解剖特点,炎症时易充血、水肿而出现喉梗阻。

**【临床表现】** 起病急、症状重。可有发热、犬吠样咳嗽、声嘶、吸气性喉鸣和三凹征。严重时出现发绀、烦躁不安、面色苍白、心率加快。查体咽部充血,间接喉镜检查可见喉部、声带有不同程度充血、肿胀。症状一般白天轻,夜间入睡后加重,喉梗阻者若不及时抢救,可窒息死亡。

按吸气性呼吸困难的轻重,将喉梗阻分为四度。Ⅰ度:患者仅于活动后出现吸气性喉鸣和呼吸困难,肺部听诊呼吸音及心率无改变。Ⅱ度：于安静时亦出现喉鸣和吸气性呼吸困难，肺部听诊可闻喉传导音或管状呼吸音，心率加快。Ⅲ度：除上述喉梗阻症状外，患儿因缺氧而出现烦躁不安，口唇及指趾发绀，恐惧，出汗。肺部听诊呼吸音明显降低，心率快，心音低钝。Ⅳ度：患儿渐显衰竭，昏睡状态，由于无力呼吸，三凹征可不明显，面色苍白发灰，肺部听诊呼吸音几乎消失，或仅有气管传导音，心律不齐，心音钝、弱。

> **案例 11-2 临床表现**
> 1. 起病急，发热、声嘶、犬吠样咳嗽。
> 2. 口唇无发绀可闻及吸气性喉鸣，安静时可闻及吸气性喉鸣且有吸气性呼吸困难及吸气性三凹征，哭闹时有声嘶，查体咽部充血，扁桃体Ⅱ度肿大，无分泌物，肺部无啰音。

【实验室检查】 病毒感染者白细胞计数正常或偏低，中性粒细胞减少，淋巴细胞计数相对增高。细菌感染者白细胞可增高，中性粒细胞增高。胸片正常。

> **案例 11-2 实验室检查**
> 1. 血常规：Hb 132g/L，RBC $4.55 \times 10^{12}$/L，WBC $7.5 \times 10^9$/L，N 48%，L 52%，PLT $165 \times 10^9$/L，CRP 9mg/L。
> 2. 胸部平片：双肺无异常。

【诊断和鉴别诊断】 根据急起犬吠样咳嗽、声嘶、喉鸣、吸气性呼吸困难等临床表现不难诊断。但需要与白喉、急性会厌炎、喉痉挛、喉或支气管异物、喉先天畸形等所致的喉梗阻鉴别。

> **案例 11-2 诊断**
> 1. 患儿，男，1岁6个月。急性起病。
> 2. 以发热、犬吠样咳嗽、声嘶、吸气性呼吸困难为主要表现，无异物吸入史。
> 3. 主要体征：安静时可闻吸气性喉鸣，可见吸气性三凹征，口唇无发绀，咽明显充血，扁桃体Ⅱ度肿大，无分泌物，双肺未闻及啰音。
> 4. 胸片无异常。
> 5. 临床诊断：急性感染性喉炎；Ⅱ度喉梗阻。

【治疗】 儿童急性喉炎病情发展快，易并发喉梗阻，治疗应及时。

**1. 一般治疗** 保持呼吸道通畅，防止缺氧加重，缺氧者给予吸氧。

**2. 控制感染** 如考虑细菌感染者，在无病原学检查结果前，需要根据经验选用抗生素，如青霉素、大环内酯类、头孢菌素类等。如已有病原学检查结果，根据感染病原菌选用敏感抗生素控制感染，以静脉给药为宜，严重者予以两种以上抗生素。应取咽拭子做细菌培养及药物敏感试验，以选择适当抗生素。

**3. 糖皮质激素** 有抗炎和抑制变态反应等作用，能及时减轻喉头水肿，缓解喉梗阻症状。病情轻者可口服泼尼松；Ⅱ度喉梗阻以上患儿，静脉滴注氢化可的松或甲泼尼龙，症状缓解即停药。可雾化吸入布地奈德混悬液，促进喉部炎症及喉黏膜水肿消退。

**4. 对症治疗** 缺氧者予以吸氧；烦躁不安者需要镇静；痰多者可选用祛痰剂；体温高者，可用物理或药物降温。

**5. 气管切开** 经上述处理仍存在严重缺氧症状者或者Ⅲ度以上喉梗阻者，应及时进行气管插管或气管切开术。

> **案例 11-2 处方及医生指导**
> 1. 吸氧。
> 2. 雾化吸入：布地奈德混悬液、氨溴索雾化吸入，每日两次。
> 3. 抗感染：阿莫西林静脉滴注。
> 4. 对症：口服异丙嗪、布洛芬等。

（闫 莉 代继宏）

# 第4节 急性支气管炎

> **案例 11-3**
> 患儿，女，2岁9个月。因"发热、咳嗽2日"就诊。患儿于2日前受凉后出现发热，间歇性发热，中低热，体温最高为$37.8 \sim 38.4$℃，同时伴有咳嗽，初为单声干咳，后为阵性湿咳，$3 \sim 5$声/次，有痰不能咳出，在家服用"好娃娃"2日，效果欠佳来我院就诊。既往体健，无传染病史及传染病接触史。系第一胎第一产，足月顺产，产重3.9kg。生后无窒息史。生长发育正常。按卡全程预防接种。
> 体格检查：T 37.7℃，P 109次/分，R 27次/分，体重15kg。发育正常，营养良好，神志清，精神可。呼吸平稳，全身皮肤未见皮疹，浅表淋巴结未触及肿大。头颅无畸形，耳鼻未见异常，口唇无发绀，咽充血，扁桃体Ⅱ度肿大，充血。颈软，胸廓对称，双肺呼吸音粗，可闻及散在粗啰音。腹软，肝脾未触及。四肢肌力、肌张力正常，生理反射存在，病理反射未引出。
> **思考题：**
> 1. 儿童急性支气管炎的临床表现如何？
> 2. 儿童急性支气管炎应与哪些疾病相鉴别？

急性支气管炎（acute bronchitis）是指由各种病原引起的支气管黏膜炎症，由于气管常同时受累，故称为急性气管支气管炎。常继发于上呼吸道感染，或为急性传染病的一种表现，是儿童时期常见的呼吸道疾病，婴幼儿多见。

【病因】 病原为各种病毒或细菌，或为混合感染。能引起上呼吸道感染的病原体都可引起支气管炎。免疫功能低下、特异性体质、营养障碍、佝偻病和支气管局部结构异常等均为本病的危险因素。

【临床表现】 大多先有上呼吸道感染症状，以后渐出现咳嗽，开始为干咳，以后渐有痰。婴幼儿症状较重，常有发热、呕吐及腹泻等。一般无全身症状。体格检查双肺呼吸音粗糙，可有散在不固定的干啰音和粗中湿啰音。婴幼儿有痰常不易咳出，可在咽喉部或肺部闻及痰鸣音。

婴幼儿伴有喘息的支气管炎，如伴有湿疹或其他过敏者，少数可发展为哮喘。

> **案例 11-3 临床表现**
> 1. 2 岁 9 个月幼儿，发热、咳嗽 2 日。初为单声干咳，后为阵性湿咳。
> 2. 精神尚可，呼吸平稳，无缺氧表现，咽充血，双肺呼吸音粗糙，可闻及散在湿啰音。

【辅助检查】
(1) 胸部 X 线检查正常或肺纹理增粗。
(2) 白细胞数正常或略高，合并细菌感染时可明显增高，中性粒细胞亦增高。

> **案例 11-3 辅助检查**
> 1. 血常规：Hb 124g/L，RBC 4.35×10$^{12}$/L，WBC 14×10$^9$/L，N 70%，L 30%，PLT 25×10$^9$/L，CRP 15mg/L。
> 2. 胸部平片：双肺纹理增粗。

【诊断与鉴别诊断】 根据临床表现一般较易诊断，但需要与下列疾病鉴别。
(1) 急性上呼吸道感染：可有发热和咳嗽等，但听诊两肺呼吸音清晰，X 线胸片正常。
(2) 支气管肺炎：以发热、咳嗽、气促、呼吸困难及肺部固定湿啰音为典型的临床表现。患儿肺部中、细湿啰音，位置固定，不随咳嗽后或体位改变而变化，X 线胸片多有云絮状斑片状阴影。但要注意的是婴幼儿较严重的急性支气管炎应与早期肺炎相鉴别，当难以区分时，应按肺炎处理。
(3) 支气管哮喘。其特点是：①喘息反复发作（或可追溯与某种变应原或刺激因素有关）；②发作时双肺闻及呼气相为主的哮鸣音，呼气相延长；③气管舒张剂有明显疗效。

反复发作的支气管炎还应与支气管异物吸入、呼吸系统先天畸形、支气管扩张症等疾病鉴别。

> **案例 11-3 诊断**
> 1. 2 岁 9 个月幼儿，急性起病，病程 2 日。
> 2. 主要症状：有受凉诱因，低中度发热、逐渐加重的湿性咳嗽。
> 3. 主要体征：精神尚可，呼吸平稳无缺氧征，咽充血，双肺呼吸音粗，可闻及散在粗啰音。
> 4. 辅助检查。血常规：白细胞高，中性粒细胞比例增高，CRP 增高；胸部 X 线胸片示双肺纹理增粗。
> 临床诊断：急性支气管炎。

【治疗】
**1. 一般治疗** 同上呼吸道感染，经常变换体位，多饮水，适当空气湿化，使呼吸道分泌物易于咳出。

**2. 控制感染** 怀疑有细菌感染者则可用 β-内酰胺类或头孢类抗生素，如系支原体感染，则应予大环内酯类抗生素。

**3. 对症治疗** 咳嗽反射是机体的防御反应，儿童一般不主张使用中枢镇咳剂或镇静剂，以免抑制咳嗽反射，影响黏痰咳出。①祛痰药：如氨溴索、N-乙酰半胱氨酸、愈创甘油醚等。咳嗽频繁而影响儿童睡眠时可给予适量的镇静剂，但应避免用药过量抑制咳嗽反射。异丙嗪可使痰液干燥而不易排出，痰多时尽量少用。②止喘：如伴有喘憋严重者，可使用支气管舒张剂，如速效 β$_2$ 受体激动剂沙丁胺醇、特布他林等雾化吸入，或口服丙卡特罗或氨溴特罗，严重者时可短期使用糖皮质激素。

> **案例 11-3 处方及医生指导**
> 1. 休息、多饮水、常变换体位。
> 2. 抗感染：阿莫西林。
> 3. 止咳化痰：氨溴索。

（闫 莉 代继宏）

# 第 5 节 毛细支气管炎

> **案例 11-4**
> 患儿，男，2 个月。因"咳嗽 4 天，加重伴喘息 2 天"入院。入院前 4 天开始出现咳嗽，阵咳，伴痰响，无发热、无腹泻、无皮疹，2 天前咳嗽加剧，伴喘息、气促，烦躁不安，夜间哭闹，病后于当地附近诊所予以雾化治疗无缓解，急诊入院。病后精神食欲尚可，大小便正常。系第一胎，足月顺产，出生无异常，母乳喂养。可抬头、追声追视，自发笑。已接种卡介苗、乙肝疫苗。平素健康，既往无喘息史，无食物过敏史。无喘息家族史。

体格检查：T 36.8℃，P 156 次 / 分，R 62 次 / 分，体重 5.5kg，发育正常，营养中等，神志清，反应好，呼吸急促，呼气相延长，可见点头呼吸及三凹征，皮肤弹性可。前囟 2cm×2cm，平软，唇周发绀，咽红，双肺呼吸音粗，可闻及大量哮鸣音及少量细湿啰音，心音有力、律齐、心前区未闻及杂音。腹软，肝脾未及肿大，四肢活动好，甲床无发绀。

思考题：

1. 试对该病进行初步诊断？需要完善哪些辅助检查？

2. 该病的临床表现有哪些特点？

3. 对该病的治疗建议是什么？

毛细支气管炎是 2 岁以下婴幼儿特有的下呼吸道感染性疾病，主要发生在 75～300μm 的细支气管，峰值发病年龄为 2～6 月龄；以咳嗽、阵发性喘息、气促、胸壁凹陷（三凹征）、听诊呼气相延长、可闻及哮鸣音及细湿啰音为主要临床表现。

【病因】 毛细支气管炎可由不同的病毒所致。呼吸道合胞病毒是引起毛细支气管炎最常见的病原，此外，鼻病毒、副流感病毒、人偏肺病毒、肠道病毒、腺病毒及肺炎支原体也可引起本病。

【流行病学】 本病多发生于 2 岁以下儿童，尤其是 2～6 个月的小婴儿。好发于冬春季，可引起局部流行。发病率男女相似，但男婴重症较多，高危人群为早产儿、支气管肺发育不良、先天性心脏病及原发性免疫缺陷等有基础疾病的患儿。

【发病机制及病理变化】 毛细支气管炎的病变主要在 75～300μm 的细支气管，急性炎症、黏膜水肿、上皮细胞坏死、黏液分泌增多，致细支气管狭窄与阻塞是该病的病理基础。

【临床表现】 常在上呼吸道感染后 2～3 天出现持续性干咳和发作性呼吸困难，主要表现为下呼吸道梗阻症状，喘憋和肺部哮鸣音为其突出表现，出现呼气性呼吸困难。严重发作者，面色苍白、烦躁不安、口周和口唇发绀。一般全身中毒症状较轻，体温高低不一，这与病情无平行关系。

重者体检可见有明显鼻翼扇动和三凹征，呼气延长伴喘鸣；呼吸浅而快，60～80 次 / 分，甚至 100 次 / 分以上；心率加快，可达 160～200 次 / 分。肺部听诊以哮鸣音为主，偶有笛音。喘憋缓解期可闻及中、细湿啰音。双肺叩诊可呈鼓音。因肺气肿肝脾可推向肋缘下，因此可触及肝和脾。由于喘憋，$PaO_2$ 降低，$PaCO_2$ 升高，$SaO_2$ 降低而致呼吸衰竭。症状严重时甚至可伴有急性心力衰竭，感染中毒性脑病，水、电解质酸碱紊乱。

本病高峰期在呼吸困难发生后的 2～3 天，病程一般为 5～15 天。

【实验室检查】 白细胞总数及分类大多在正常范围。快速诊断用免疫荧光技术、免疫酶技术及分子生物学技术可明确病原。血气分析可了解患儿缺氧和二氧化碳潴留程度。胸部 X 线检查：可见不同程度的肺气肿，肺纹理增粗，部分患儿有散在斑片或节段性肺不张，大片实变少见。

【诊断】 患儿年龄小，冬季发病，以下呼吸道阻塞咳嗽、喘憋为主要表现，体格检查肺部哮鸣音为主以及 X 线检查出现肺气肿，需要考虑毛细支气管炎。

【鉴别诊断】

1. **支气管哮喘** 婴儿的第一次感染性喘息发作多为毛细支气管炎，如有多次喘息发作，亲属有哮喘及变应性鼻炎，需要警惕支气管哮喘的可能。

2. **肺结核** 有时呈发作性喘憋，且有其他结核病症状，根据结核接触史，结核菌素试验阳性及胸部 X 线，均有助于结核的诊断。

3. **其他疾病** 百日咳、充血性心力衰竭、先天性气道发育异常、吸入异物、喉软化都可发生喘憋，有时需要鉴别。

【治疗】 一般治疗与护理详见支气管肺炎章节。本症以对症治疗为主，早期一般不需要用抗生素，但如有继发细菌感染，应积极进行抗感染治疗。

**案例 11-4　治疗**

1. 对症支持治疗为主，补充水分，注意水、电解质及酸碱平衡。纠正缺氧，鼻导管吸氧。

2. 祛痰药物雾化吸入，及时吸痰保持呼吸道通畅。

3. 疾病高峰期可予以无创呼吸机辅助呼吸，烦躁时可予以镇静。

4. 室内保持一定的温度和湿度，防止空气干燥。

（田代印　代继宏）

# 第 6 节　肺　炎

肺炎（pneumonia）是指不同病原体或其他因素（如吸入羊水、奶汁或变态反应等）所致的肺部炎症。肺炎病因不同，其病变部位、病理特点及临床表现亦各有所异，临床表现主要为发热、咳嗽、气促、呼吸困难及肺部固定中细湿啰音。重症患者可累及循环、神经及消化系统而出现相应的临床症状，如缺氧中毒性脑病、缺氧中毒性肠麻痹等。

肺炎全年四季均可发病，尤以冬春气温骤变时多见。本病是婴儿时期常见病，是婴幼儿时期主要死亡原因。就全球而言，肺炎占 5 岁以下儿童死亡总数的 1/4～1/3。因此卫生健康委员会（原卫生部）把它列为儿童四病（肺炎、腹泻、佝偻病、贫血）防治方案中的首位。加强本病的防治十分重要。

肺炎的分类尚无统一的分类法，常用以下几种：

**1. 按病理分类**　分为大叶性肺炎、支气管肺炎和间质性肺炎，其中以支气管肺炎最为常见。

**2. 按病因分类**

（1）病毒性肺炎：呼吸道合胞病毒感染占首位，其次为腺病毒 3 型、腺病毒 7 型、腺病毒 11 型、腺病毒 2 型、流感病毒、副流感病毒 1 型、流感病毒 2 型、流感病毒 3 型、巨细胞病毒、麻疹病毒、肠道病毒等的感染。

（2）细菌性肺炎：肺炎链球菌、葡萄球菌、流感嗜血杆菌、肺炎克雷伯菌、大肠杆菌、铜绿假单胞菌、军团菌等的感染。

（3）支原体肺炎：大多由肺炎支原体所致。

（4）衣原体肺炎：由沙眼衣原体、肺炎衣原体和鹦鹉热衣原体引起，以沙眼衣原体多见。

（5）原虫性肺炎：肺孢子菌肺炎、溶组织阿米巴性肺炎，免疫缺陷病患者为易感人群。

（6）真菌性肺炎：由白念珠菌、肺曲菌、组织胞浆菌、毛霉菌球孢子菌、隐球菌等引起的肺炎。多见于免疫缺陷病及长期使用抗生素者。

（7）非感染病因引起的肺炎：吸入性肺炎、嗜酸细胞性肺炎（过敏性肺炎）、坠积性肺炎、类脂性肺炎等。

**3. 按病程分类**

（1）急性肺炎：病程 < 1 个月。

（2）迁延性肺炎：病程为 1～3 个月。

（3）慢性肺炎：病程 > 3 个月。

**4. 按病情分类**

（1）轻症：除呼吸系统外，其他系统仅轻微受累，无全身中毒症状。

（2）重症：除呼吸系统衰竭外，其他系统亦严重受累，可有酸碱平衡失调，水、电解质紊乱，全身中毒症状明显，甚至发生生命体征危象。

**5. 按临床表现典型与否分类**

（1）典型性肺炎：由肺炎链球菌、金黄色葡萄球菌、流感嗜血杆菌、肺炎克雷伯菌、大肠杆菌等引起的肺炎。

（2）非典型性肺炎：肺炎支原体、衣原体、军团菌引起的肺炎及病毒性肺炎等。2002 年冬季和 2003 年春季在我国及一些国家发生了一种传染性非典型肺炎，世界卫生组织将其命名为严重急性呼吸综合征（severe acute respiratory syndrome，SARS）。

**6. 按发生肺炎的地区进行分类**

（1）社区获得性肺炎（community-acquired pneumonia，CAP），指原本健康的儿童在院外获得的感染性肺炎，包括感染了具有明确潜伏期的病原体而在入院后潜伏期内发病的肺炎。

（2）医院获得性肺炎（hospital-acquired pneumonia，HAP），指患儿入院时不存在，也不处于潜伏期而在入院 ≥48h 发生的感染性肺炎，包括在医院感染而于出院 48h 内发生的肺炎。

临床上如果病原体明确，则按病因分类，有助于指导治疗，否则按病理分类。本节着重讨论支气管肺炎。

## 一、支气管肺炎

**案例 11-5**

患儿，男，1 岁 2 个月。因"咳嗽 5 日，发热 2 日，气促 1 日"入院。患儿于入院前 5 日受凉后开始咳嗽，初起咳嗽不剧烈，为单声干咳，近 2 日加重为 4～5 声 / 次，伴痰响，并出现发热，体温 37.5～39.5℃，自行服用感冒退热药病情无好转，1 日前患儿出现呼吸增快、烦躁不安，故急诊入院。病程中无喘息，无呕吐、腹泻，病初精神食欲好，近 2 日精神食欲欠佳。系第二胎，第一产，足月顺产，出生时无异常，产重 3.15kg，生后纯母乳喂养至 4 个月，4 个月添加辅食,周岁断奶,6个月会独坐,周岁会独走,预防接种按计划进行。

体格检查:T 38.5℃,P 127次/分,R 52次/分,体重10kg,急性病容,神志清楚,自动体位,营养中等,发育正常,皮肤黏膜无黄染,无皮疹及出血点,五官端正,唇周发绀,咽充血,双侧扁桃体 I 度肿大,充血,颈软,胸廓对称,无吸气性三凹征,双肺呼吸音粗糙,可闻及较多中细湿啰音,以双侧脊柱旁及背部下方明显,心音有力,律齐,未闻杂音,腹平软,肝肋下1.5cm,质软,脾未触及,脊柱四肢无畸形,活动自如,双膝腱反射存在,对称,脑膜刺激征阴性,病理反射未引出。

思考题:

1. 你对本病例的初步诊断是什么?

2. 支气管肺炎肺部体征有何特点?胸部 X 线有何特点?

3. 如何明确诊断?请给出治疗建议。

支气管肺炎(bronchopneumonia)是累及支气管壁和肺泡的炎症,是婴幼儿时期最常见的一种肺炎,2岁以内儿童多发,这可能与此期儿童免疫力低下及下呼吸道解剖生理特点有关。一年四季均可发病,北方多发生于冬春寒冷季节及气候骤变时。营养不良、先天性心脏病、低出生体重儿、免疫缺陷等患儿合并肺炎时,不仅病情重,而且往往迁延不愈。

【病因】 最常见为细菌和病毒,也可由病毒、细菌"混合感染"。发达国家肺炎病原体以病毒为主,主要有呼吸道合胞病毒、腺病毒、流感病毒、副流感病毒及鼻病毒等。发展中国家则以细菌为主,常见革兰氏阳性菌包括肺炎链球菌、金黄色葡萄球菌、A群链球菌,常见革兰氏阴性菌包括流感嗜血杆菌、大肠杆菌、肺炎克雷伯菌和卡他莫拉菌等;其他病原包括肺炎支原体、衣原体等。病原体常由呼吸道入侵,少数经血行入肺。

【病理】 以肺组织充血、水肿、炎性细胞浸润为主。肺泡内充满渗出物,经肺泡壁通道(肺泡孔)向周围肺组织蔓延,呈点片状炎症灶。若病变融合成片,可累及多个肺小叶或更广泛范围。当小支气管、毛细支气管发生炎症时,可导致管腔部分或完全阻塞,引起肺气肿或肺不张。

不同病原体引起的肺炎病理改变亦有不同:病毒性肺炎以肺间质受累为主,亦可累及肺泡;而细菌性肺炎则以肺实质受累为主。临床上支气管肺炎与间质性肺炎两者常同时并存。

【病理生理】 主要变化是由于支气管、肺泡炎症引起通气和换气功能障碍,导致缺氧和二氧化碳潴留,低氧血症、二氧化碳潴留和毒血症可导致机体代谢及器官功能障碍等一系列病理生理改变。

**1. 呼吸功能不全** 由于通气和换气障碍,氧进入肺泡及氧自肺泡弥散至血液均发生障碍,血液含氧量下降,动脉血氧分压($PaO_2$)和动脉血氧饱和度($SaO_2$)降低,引起低氧血症。当 $SaO_2 < 50g/L$ 时,出现发绀。肺炎早期以通气功能障碍为主,仅有缺氧,无明显二氧化碳潴留,为代偿缺氧。患儿呼吸和心率加快以增加每分通气量,改善通气血流比。随着病情的进展,换气功能严重障碍,在缺氧的基础上出现二氧化碳潴留,此时 $PaO_2$ 和 $SaO_2$ 下降,$PaO_2$ 升高,当 $PaO_2 < 60mmHg$ 和(或)$PaCO_2 > 50mmHg$ 时即为呼吸衰竭。为增加呼吸深度,以吸进更多的氧,呼吸辅助肌也参加活动,因而出现鼻翼扇动和三凹征。

**2. 水、电解质和酸碱平衡失调** 严重缺氧时,体内有氧代谢发生障碍,无氧酵解增加,加上发热、进食少、脂肪分解等,体内酸性代谢产物增加,从而引起代谢性酸中毒;同时,由于二氧化碳潴留又可产生呼吸性酸中毒;严重者存在不同程度的混合性酸中毒。另外,6个月以上的儿童,因呼吸代偿功能较强,呼吸加深,二氧化碳排出加快,可致呼吸性碱中毒,故血 pH 变化不大,影响较小;而6个月以下的儿童,呼吸代偿能力较差,二氧化碳潴留往往明显,甚至发生呼吸衰竭。缺氧和二氧化碳潴留导致肾小动脉痉挛,从而引起水钠潴留,且重症肺炎缺氧时常有抗利尿激素(ADH)分泌增加,加上缺氧使细胞膜通透性改变,钠泵功能失调,$Na^+$ 进入细胞内,造成稀释性低钠血症。

**3. 循环系统** 常见心肌炎、心力衰竭和微循环障碍。病原体和毒素使心肌受累,引起心肌炎;缺氧使肺小动脉反射性收缩,肺循环压力增高,右心负荷增加。肺动脉高压和中毒性心肌炎是诱发心力衰竭的主要原因。重症患儿常出现微循环障碍、休克甚至弥散性血管内凝血。

**4. 神经系统** 缺氧和二氧化碳潴留使血与脑脊液 pH 降低,高碳酸血症使脑血管扩张,血流减慢,血管壁通透性增加,脑细胞及血管周围水分增加,致使颅内压增高;严重缺氧使脑细胞无氧代谢增加,造成乳酸堆积、ATP 生成减少和 $Na^+$-$K^+$ 离子泵转运功能障碍,引起脑细胞内钠、水潴留,均可形成脑水肿,导致颅内压增高。病原体毒素作用亦可引起脑损伤,导致脑水肿。

**5. 消化系统** 低氧血症和病原体毒素作用可引发胃肠黏膜糜烂、出血、上皮细胞坏死脱落等应激反应,导致黏膜屏障功能破坏,胃肠功能紊乱,出现厌食、呕吐及腹泻,严重者可致中毒性肠麻痹和消化道出血。

【临床表现】 2岁以下的婴幼儿多见,起病多数较急,主要临床表现为发热、咳嗽、气促以及肺部固定性的中、细湿啰音,发病前数日多先有上呼吸道感染。

**1. 一般症状** 发病前数日常有上呼吸道感染，婴儿多数起病缓慢，发热不高，其他表现可有拒食、呕吐、呛奶。

**2. 呼吸系统** 大多起病较急，主要症状为发热、咳嗽、气促。①发热：热型不定，多为不规则发热，亦可为弛张热或稽留热。新生儿、重度营养不良、佝偻病等患儿体温可不升高或低于正常。②咳嗽：早期为刺激性干咳，急性期咳嗽反而减轻，恢复期咳嗽有痰。新生儿、早产儿则表现为口吐白沫。③气促：多在发热、咳嗽后出现，呼吸增快：可达 40～80 次／分，重者有点头呼吸、明显三凹征、唇周发绀。④全身症状：常有精神不振、食欲减退、烦躁不安、轻度腹泻或呕吐等症状。肺部体征早期不明显或仅有呼吸音粗糙，以后可闻及较固定中、细湿啰音，以背部两侧下方及脊柱旁较多，于深吸气末更为明显。肺部叩诊多正常，若病灶融合扩大累及部分或整个肺叶时，则可出现相应肺实变体征（如语颤增强、叩诊呈浊音、呼吸音减弱或有支气管呼吸音）。

**3. 心血管系统** 轻度缺氧可致心率增快，重症肺炎可并发心肌炎、心力衰竭及微循环障碍。心肌炎时表现为面色苍白、心动过速、心音低钝、心律不齐，心电图示 ST 段下移和 T 波低平、倒置。重症肺炎可出现心率和呼吸增快、肝大、烦躁不安等，有心脏基础疾病者更容易发生心力衰竭。

**4. 神经系统** 轻度缺氧表现为烦躁、嗜睡，脑水肿时出现意识障碍、惊厥、前囟隆起、球结膜水肿、瞳孔对光反射迟钝或消失、呼吸不规则甚至呼吸停止。

**5. 消化系统** 轻症常为食欲减退、呕吐和腹泻等。若发生中毒性肠麻痹则腹胀加重，膈肌升高，呼吸困难加重，肠鸣音消失。消化道出血时可呕吐咖啡样物，大便潜血阳性或排柏油样便。

**6. 弥散性血管内凝血** 可表现为血压下降，四肢凉，脉弱而速，皮肤、黏膜及胃肠道出血等症状。

**7. 抗利尿激素分泌失调综合征** （syndrome of inappropriate secretion of antidiuretic hormone, SIADH）表现为全身水肿，呈凹陷性，血清钠 ≤130mmol/L，血渗透压 <270mmol/L，尿钠 ≥20mmol/L，尿渗透摩尔浓度高于血渗透摩尔浓度。血清抗利尿激素分泌增加。若血清抗利尿激素不升高，可能为稀释性低钠血症。

**【并发症】** 早期合理治疗者并发症少见。若延误诊断或病原体致病力强者可引起并发症。在治疗过程中，中毒症状或呼吸困难突然加重，体温持续不退或退而复升，均应考虑有并发症可能。

**1. 脓胸**（empyema） 多由金黄色葡萄球菌引起，其次为革兰氏阴性杆菌。病变常累及一侧胸膜，表现为高热不退，呼吸困难加重，患侧呼吸运动受限，语颤减弱，叩诊呈浊音，听诊呼吸音减弱或消失，其上方有时可听到支气管呼吸音。当积脓较多时，患侧肋间隙饱满，纵隔和气管移向健侧。胸部 X 线（立位）示患侧肋膈角变钝，透明度减低，或呈反抛物线阴影，重者有纵隔移位。胸腔穿刺可抽出脓液。

**2. 脓气胸**（pyopneumothorax） 因肺边缘的脓肿破裂与肺泡或小支气管相通，以致气体进入胸腔，引起脓气胸。表现为突然出现呼吸困难加剧，剧烈咳嗽，烦躁不安，面色发绀，胸部叩诊在积液上方呈鼓音，下方为浊音，听诊呼吸音明显减弱或消失。立位 X 线检查可见液气面。若支气管破裂处形成活瓣，气体只进不出，则胸腔内气体越积越多而形成张力性气胸，严重影响呼吸与心脏功能，危及生命。此时必须积极抢救，迅速抽出胸腔内的气体及脓液。

**3. 肺大疱**（pulmonary bulla） 多由金黄色葡萄球菌引起。由于细支气管形成活瓣性部分阻塞，空气能吸入而不易呼出，导致肺泡扩大、破裂而形成肺大疱。其大小取决于肺泡内压力和破裂肺泡的多少。体积小者无症状，体积大者可引起急性呼吸困难。

**4. 其他** 还可引起肺不张、肺脓肿、脓毒症、化脓性心包炎、支气管扩张等。

> **案例 11-5 临床表现**
> 1. 起病急骤，咳嗽、发热，渐加重。
> 2. 急性病容，呼吸急促，唇周发绀，双肺可闻及固定中、细湿啰音。

**【辅助检查】**

**1. 外周血检查**

（1）白细胞检查：细菌性肺炎白细胞总数增高，中性粒细胞增多，并有核左移，胞质可见中毒颗粒。病毒性肺炎白细胞大多正常或降低，淋巴细胞增高或出现异型淋巴细胞。

（2）C 反应蛋白（CRP）：细菌感染时增多，而非细菌感染时则增多不明显。

（3）前降钙素（PCT）：细菌感染时可升高，抗菌药物治疗有效时可迅速下降。

**2. 病原学检查**

（1）细菌培养和涂片：采集气管吸取物、肺泡灌洗液、胸腔积液、脓液和血标本作细菌培养，同时进行药物敏感试验，对明确细菌病原和指导治疗有意义。亦可作涂片染色镜检，进行初筛试验。

（2）病毒学检查

1）病毒分离和血清学试验：可取气管吸取物、肺泡灌洗液等并将其接种于敏感的细胞株，通过病毒分离来诊断病毒性病原体。亦可采取急性期和恢复期（14 日后）双份血清测定特异性 IgG 抗体水平，若抗体滴度升高≥4 倍为阳性，可作为回顾性诊断。

2）快速诊断：①检测抗原，取咽拭子、鼻咽分泌物、气管吸取物或肺泡灌洗液涂片，或快速培养后用病毒特异性抗体（包括单克隆抗体）免疫荧光技术、免疫酶法，或放射免疫法来检测特异性病毒抗原。②检测抗体，血清中 IgM 特异性病毒抗体出现较早（最早可于发病 2～4 日出现），但消失快，故病毒特异性 IgM 抗体阳性说明是新近感染。其分为直接 ELISA-IgM 和 IgM 抗体捕获试验（MCA-IgM）。③其他快速诊断方法，核酸分子杂交技术、聚合酶链反应技术等敏感性高，但易于因污染而出现假阳性，因而较高的实验室条件才可准确测定。

（3）其他病原学检查

1）肺炎支原体（MP）：①冷凝集试验，50%～76% 支原体肺炎患者血清冷凝集素效价升高，发病后 1～2 周即可上升，滴度≥1：32 为阳性，持续数月转阴。该试验为非特异性，可作为过筛试验。②特异性诊断，包括肺炎支原体分离培养或特异性 IgM 和 IgG 抗体测定，基因探针及 PCR 技术可检测肺炎支原体的特异性且敏感性强，但易发生污染。

2）衣原体：分为沙眼衣原体、肺炎衣原体和鹦鹉热衣原体。用细胞培养方法可诊断沙眼衣原体和肺炎衣原体。直接免疫荧光或吉姆萨染色可检查沙眼衣原体。ELISA、放射免疫电泳法检测双份血清特异性抗体或抗原、核酸探针及 PCR 技术可检测抗原。

**3. X 线检查** 早期肺纹理增强，以后出现小斑片状阴影，以双肺下野、中内带多见，可伴肺气肿或肺不张。若并发脓胸、脓气胸或肺大疱等并发症则有相应的 X 线改变，如并发脓胸，早期示患侧肋膈角变钝，积液多时，患侧呈一片致密阴影，肋间隙增宽，纵隔及心影向健侧移位。并发脓气胸时，患侧胸膜腔可见液平面。肺大疱则可见完整的薄壁、无液平面的大疱。肺炎支原体肺炎患儿肺门阴影加深。

---

**案例 11-5　辅助检查**

1. 血常规：Hb 127g/L，WBC 15.70×10⁹/L，N 80%，L 20%，CRP 45mg/L，提示细菌感染。

2. 血清抗肺炎支原体抗体及肺炎支原体 DNA 检测阴性。

3. 痰液培养：肺炎链球菌。

4. X 线检查：双肺中、内带中下野有大小不等的斑片状或片絮状阴影，或融合成片状阴影，提示肺部炎症浸润。

---

**【诊断】** 典型支气管肺炎一般有发热、咳嗽、呼吸急促或呼吸困难，肺部有较固定中、细湿啰音，据此可临床诊断，胸部 X 线片肺部见斑片状阴影可确诊。确诊后需要判断病情轻重，有无并发症，并做病原学检查，以指导治疗。若为反复发作者，应尽可能明确导致反复感染的原发疾病或诱因，如原发性或继发性免疫缺陷病、呼吸道局部畸形或结构

异常、支气管异物、先天性心脏病、营养不良和环境因素等。

**【鉴别诊断】**

**1. 急性支气管炎** 以咳嗽为主要症状，一般不发热或低热。肺部呼吸音粗糙或有不固定的干、湿啰音。婴幼儿因气管狭窄且易发生痉挛，常出现呼吸困难，与肺炎不易区分，若鉴别困难，可按肺炎处理。

**2. 支气管异物** 有异物吸入史，突然出现呛咳。吸入异物可致支气管部分或完全阻塞而致肺气肿或肺不张，且易继发感染引起肺部炎症。可结合 X 线检查，特别是透视进行诊断和鉴别，必要时行支气管镜检查。

**3. 支气管哮喘** 儿童哮喘可无明显喘息发作，主要表现为持续性咳嗽，胸部 X 线示肺纹理增多、排列紊乱和肺气肿，易与本病混淆。患儿具有过敏性体质，肺功能检查及激发和舒张试验有助于鉴别。

**4. 肺结核** 婴幼儿活动性肺结核的症状和胸部 X 线改变，有时与支气管肺炎相似，但肺部啰音不明显。应根据结核接触史、卡介苗接种史、结核菌素试验和 X 线随访观察等加以鉴别。

---

**案例 11-5　诊断**

1. 患儿，男，1 岁 2 个月。急性发病。

2. 临床特点：发热、咳嗽、气促、唇周发绀、肺部闻及固定中细湿啰音。

3. 辅助检查：外周血白细胞总数及中性粒细胞明显增加，CRP 升高；痰培养肺炎链球菌；胸部 X 片示支气管肺炎。

临床诊断：支气管肺炎。

---

**【治疗】** 应采取综合性措施，积极控制炎症，改善肺通气功能，防止并发症。

**1. 护理** 注意隔离，不同病原体肺炎、急性期与恢复期患儿宜分室居住，避免交叉感染；保持室内空气流通，以室温 18～20℃、湿度 60% 为宜；给予营养丰富易消化的食物，重症患儿进食困难者，可给予肠道外营养；及时清除呼吸道分泌物，常翻身变换体位以减少肺部淤血，以利痰液排出，促进炎症吸收。

**2. 抗病原体治疗** 根据不同病原体选择药物。

（1）抗菌药物治疗：明确为细菌感染或病毒感染继发细菌感染者应使用抗菌药物。选用抗生素应考虑疾病的严重程度、可能的致病菌种类及给药途径。

1）使用原则：①有效和安全是选择抗生素的首要原则；②在使用抗菌药物前采集合适的呼吸道分泌物或血标本进行细菌培养和药敏试验，以便明确病原菌，指导治疗；在未获得培养结果前，可根据经验选择敏感药物；③选择的药物在肺组织有较高

浓度；④轻症患者口服抗菌药物有效且安全，重症患者或因呕吐等致口服难以吸收者，可考虑胃肠道外抗菌药物治疗；⑤适宜剂量、合适疗程；⑥重症经静脉途径联合给药。

2）根据不同病原选择抗生素：①肺炎链球菌，青霉素敏感者首选青霉素或阿莫西林；青霉素中介者首选大剂量青霉素或阿莫西林；青霉素耐药者首选头孢曲松、头孢噻肟，备选万古霉素或利奈唑胺；青霉素过敏者选用大环内酯类抗生素。②金黄色葡萄球菌，甲氧西林敏感者首选苯唑西林钠或氯唑西林钠，耐药者选用万古霉素或联用利福平。③流感嗜血杆菌，首选阿莫西林 / 克拉维酸钾、氨苄西林舒巴坦。④大肠杆菌和肺炎克雷伯菌，不产超广谱β-内酰胺酶（ESBL）菌首选头孢他啶、头孢哌酮，产ESBL 菌首选亚胺培南、美罗培南；铜绿假单胞菌首选替卡西林 / 克拉维酸。⑤卡他莫拉菌，首选阿莫西林 / 克拉维酸。⑥肺炎支原体和衣原体，首选大环内酯类抗生素如红霉素、罗红霉素及阿奇霉素。⑦真菌性肺炎，可选用克霉唑、两性霉素 B、酮康唑等。

3）用药时间：通常疗程为 7～10 日，一般用至体温正常后 3～5 日，临床症状基本消失后 3 日。肺炎链球菌肺炎疗程为 7～10 日，葡萄球菌肺炎易复发且易产生并发症，疗程宜长，一般甲氧西林敏感金黄色葡萄球菌肺炎疗程为 14 日左右，耐甲氧西林金黄色葡萄球菌宜延长至 21～28 日。革兰氏阴性肠杆菌肺炎疗程为 14～21 日，肺炎支原体肺炎、肺炎衣原体肺炎疗程平均为 10～14 日，个别严重者可适当延长。

（2）抗病毒治疗：目前有肯定疗效的抗病毒药物较少。奥司他韦、扎那米韦和帕拉米韦是神经氨酸酶抑制剂，对流感病毒 A 型、B 型均有效。利巴韦林对呼吸道合胞病毒有体外活性，但吸入利巴韦林治疗呼吸道合胞病毒性肺炎的有效性仍存在争议，不推荐用于抗呼吸道合胞病毒感染治疗。α-干扰素能抑制病毒复制、扩散，雾化吸入较肌内注射疗效好。更昔洛韦是儿童巨细胞病毒感染的一线用药，儿童巨细胞病毒性肺炎可先进行诱导治疗，持续 2 周后再维持治疗。

**3. 对症治疗**

（1）保持呼吸道通畅：及时清除鼻痂、鼻腔分泌物和吸痰，以保持呼吸道通畅，改善通气功能。

（2）氧疗：有呼吸困难、喘憋、口周发绀、面色苍灰时应立即吸氧。鼻前庭导管给氧，氧流量为 0.5～1L/min，氧浓度不超过 40%，氧气应湿化，以免损伤气道纤毛上皮细胞或使痰液变黏稠。缺氧明显时可用面罩或头罩给氧，氧流量为 2～4L/min，氧浓度为 50%～60%。严重缺氧出现呼吸衰竭时，可使用间歇正压给氧或持续正压给氧以改善通气（人工呼吸机）。

（3）支气管舒张剂：喘憋严重者可用支气管舒张剂雾化吸入，如沙丁胺醇、特布他林等。

（4）腹胀的治疗：伴低钾血症者应及时补钾，如系中毒性肠麻痹，应禁食、胃肠减压，可予酚妥拉明加入 10% 葡萄糖静脉滴注。

（5）其他：高热患儿可用物理降温，口服布洛芬或对乙酰氨基酚等。若伴烦躁不安可给予水合氯醛或苯巴比妥（每次 5mg/kg）肌内注射镇静。

**4. 肾上腺皮质激素**　可减少炎症渗出，解除支气管痉挛，改善血管通透性和微循环，降低颅内压。使用指征为：①出现严重憋喘或呼吸衰竭；②全身中毒症状明显；③合并感染性休克；④出现胸腔积液等；⑤胸腔短期有较大量渗出。常用氢化可的松 5～10mg/（kg·d）或用地塞米松 0.1～0.3mg/（kg·d）静脉滴注，疗程为 3～5 日。有细菌感染者必须在有效抗菌药物使用的前提下加用糖皮质激素。

**5. 并存症和并发症治疗**　注意纠正水、电解质与酸碱平衡紊乱，对并存营养不良、贫血、佝偻病者应给予相应治疗。并发脓胸、脓气胸者，应及时抽脓、排气，必要时胸腔闭式引流。合并感染性休克、胸腔积液、心肌炎及呼吸衰竭等应予相应治疗（详见有关章节）。

> **案例 11-5　处方及医生指导**
> 1. 保持呼吸道通畅；多饮水，保证足够的营养；注意水、电解质及酸碱平衡，保证液量 60～80ml/（kg·d）
> 2. 抗感染：首选阿莫西林。
> 3. 祛痰止咳。
> 4. 对症：发热可给予物理或药物降温。

# 二、几种不同临床特点的肺炎

## （一）呼吸道合胞病毒性肺炎

呼吸道合胞病毒性肺炎（respiratory syncytial virus pneumonia）简称合胞病毒性肺炎，是最常见的病毒性肺炎。目前，其发病占病毒性肺炎的首位。呼吸道合胞病毒只有一个血清型，A、B 两个亚型。我国以 A 亚型为主。本病多见于 2 岁以内的婴幼儿，尤多见于 1 岁以内儿童。一般认为其发病机制是呼吸道合胞病毒对肺的直接侵害而引起间质性炎症，而非变态反应所致。这与呼吸道合胞病毒引起细支气管炎机制不同。本病可呈流行性，起病急骤，以明显的呼吸道梗阻症状为主要临床表现。临床上轻症患者发热、呼吸困难等症状不重，中、重症患者有较明显呼吸困难、喘憋、口唇发绀、鼻扇及三凹征，发热可为低、中度热，偶有高热。肺部叩诊鼓音，听诊呼吸音减弱并有明显哮鸣音，喘憋缓解时可闻及中、细湿啰音。胸部 X 线检查示两肺小点片状、斑片状阴影，少数呈支气管周围炎，部分患儿有不同程度的肺气肿。

## （二）腺病毒性肺炎

腺病毒性肺炎（adenoviral pneumonia）由腺病毒感染所致。在我国，引起儿童肺炎最常见的腺病毒型有 3、7 型，其次为 11、2 型，1、2、5、6、14 型亦可见到。在 20 世纪 70 年代前，腺病毒性肺炎曾是我国儿童患病率和死亡率最高的病毒性肺炎。主要病理改变为支气管和肺泡间质炎，严重者病变互相融合，气管、支气管上皮广泛坏死，引起支气管管腔闭塞，加上肺实质的严重炎性病变，从而使病情严重、病程迁延，易引起肺功能损害和其他系统功能障碍。

本病可发生于任何年龄，但多见于 6 个月～2 岁婴幼儿，冬春季多发，常呈流行性。临床特点为：①发病急骤，常于 1～2 日发热，体温可达 39℃甚至以上，呈稽留热或弛张热，热程长，可持续 2～3 周。②呼吸道症状，咳嗽频繁，呈阵发性喘憋，出现不同程度的缺氧症状；肺部啰音出现较晚，多于发热 3～5 日后才开始闻及湿啰音，并日渐增多。病情发展肺部病变融合时出现实变体征。③中毒症状重，发病早期出现精神不振，面色苍白或发灰，嗜睡与烦躁交替，且易发生中毒性心肌炎、心力衰竭、中毒性脑病等。④其他，可出现腹泻、呕吐、消化道出血及嗜睡、昏迷、惊厥等。少数有麻疹样皮疹、肝大、脾大。

白细胞数正常或偏低，以淋巴细胞为主，常有异型淋巴细胞。肺部 X 线改变较肺部体征出现早，示大小不等的片状影或病灶周围性肺气肿。病灶吸收较慢，达数周或数月。

目前多数腺病毒性肺炎症状较轻，但较易继发细菌感染。当高热持续不退，症状恶化或一度好转又恶化；痰液由白痰转为黄痰；外周血白细胞明显升高，中性粒细胞增高，有核左移；胸部 X 线示病变增多或发现新的病灶时，应考虑继发细菌感染。

## （三）巨细胞病毒性肺炎

巨细胞病毒感染在先天性或后天性病例中症状一般不明显，出现症状者称为巨细胞病毒感染，而肺炎是其中的一个组成部分。

巨细胞病毒性肺炎（cytomegalovirus pneumonia）病原体为巨细胞病毒，其是一种 DNA 病毒，属疱疹病毒类，健康儿童也可携带此病毒，病毒可通过胎盘、呼吸道、尿及输血等途径传染，引起先天或后天病例。患病者和携带者均可从尿液和唾液中排出病毒。本病多在生后 4 个月发病，尤多见于早产儿及新生儿。近年来由于广泛使用激素及免疫抑制剂，巨细胞病毒性肺炎在较大儿童中有增多趋势。

肺炎症状常被其他全身严重症状所掩盖。临床上可出现轻重不同的咳嗽、呼吸困难、发绀及三凹征。新生儿和出生后数月发病者，可表现为持续性呼吸窘迫，常伴有肝大、脾大、黄疸、皮疹和神经系统症状，有时还并发肺孢子菌肺炎。患儿有病毒血症时，出现肝大和肝功能低下等慢性肝炎的表现。肺部听诊多无异常，而胸部 X 线可见广泛的索条状纹理增粗和小叶性炎症浸润灶，呈网点状阴影，这与体征不相平行。

应用人成纤维细胞可从患儿呼吸道分泌物及尿培养出巨细胞病毒。应用荧光免疫、间接血凝抑制及补体结合等试验，可发现抗体滴度升高。

## （四）金黄色葡萄球菌性肺炎

金黄色葡萄球菌性肺炎（staphylococcal pneumonia）由金黄色葡萄球菌引起，分原发性和继发性。新生儿、婴幼儿发病率较高。当儿童免疫功能低下，或滥用抗生素致耐药菌株明显增加时，金黄色葡萄球菌由呼吸道或经血行播散入肺，从而引起肺炎。

病理改变以肺组织广泛出血性坏死和多发性小脓肿为特点。由于病变发展迅速，组织破坏严重，故易形成肺脓肿、脓胸、脓气胸、肺大疱、皮下气肿、纵隔气肿。本病还可引起败血症及其他器官的迁徙性化脓性病灶，如化脓性心包炎、脑膜炎、肝脓肿、皮肤脓肿、骨髓炎和关节炎等。

临床特点为起病急骤，病情较重，进展迅速，常呈弛张高热，早产儿和体弱儿有时可无发热或体温过低。患儿全身中毒症状明显，表现为面色苍白、烦躁不安、咳嗽、呻吟、气促、发绀；引起胃肠功能障碍可出现呕吐、腹泻和腹胀；皮肤可见猩红热样或荨麻疹样皮疹，严重者可出现惊厥甚至休克。

肺部体征出现较早，双肺可闻及散在中、细湿啰音。若发生脓胸、脓气胸和皮下气肿，则气促及发绀加重，并有相应体征；发生皮下气肿时于气肿部位的皮下扪及有捻发感；发生纵隔气肿时呼吸困难加重。

外周血白细胞明显增高，中性粒细胞增高伴核左移，可见中毒颗粒。婴幼儿和重症患者可出现外周血白细胞减少，但中性粒细胞百分比仍较高。X 线检查特点：①病变发展迅速，甚至数小时内，小片炎症病灶就可发展成肺脓肿；②病程中，易发生小脓肿、脓气胸、肺大疱，甚至并发纵隔气肿、皮下气肿及支气管胸膜瘘；③X 线片病灶阴影持续时间一般较长，2 个月左右阴影仍不能完全消失。

## （五）革兰氏阴性杆菌肺炎

革兰氏阴性杆菌肺炎（Gram negative bacillary pneumonia）以感染流感嗜血杆菌和肺炎克雷伯菌多见，伴有免疫缺陷者易发生铜绿假单胞菌肺炎。新生儿时期则易患大肠杆菌肺炎。革兰氏阴性杆菌肺炎目前有增多趋势。临床特点为病情较重，治疗困难，预后较差。其病理改变为肺内浸润、实变、出血性坏死等。大多先有数日呼吸道感染症状，呈亚急性，但全身中毒症状较重。例如，发热、咳嗽、呼吸困难、精神萎靡、嗜睡、面色苍白、口周及口唇发绀，病重者可发生休克。肺部听诊可闻及湿啰音，病变融合时则有实变体征。

肺部 X 线改变多种多样，但基本改变为支气管肺炎征象，或呈一叶或多叶节段性或大叶性炎症阴影，常见胸腔积液。例如，肺炎克雷伯菌可为肺段或大叶性致密实变阴影，其边缘往往膨胀突出；铜绿假单胞菌肺炎示结节状浸润阴影及细小脓肿，也可融合成大脓肿；流感嗜血杆菌肺炎可呈粟粒状阴影。

### （六）肺炎支原体肺炎

肺炎支原体肺炎（mycoplasmal pneumoniae pneumonia）主要病原为肺炎支原体（*Mycoplasma pneumoniae*），是学龄儿童和青年常见的一种肺炎，婴幼儿也不少见，本病占儿童肺炎的 10%～20%，流行时可达 30%。肺炎支原体是一种介于细菌和病毒之间的微生物，无细胞壁结构，主要通过呼吸道飞沫传播，一年四季均可发病，冬季较多。

潜伏期为 2～3 周，起病缓慢，病初有厌食、乏力、头痛、咽痛、胸痛等症状，2～3 日后以上症状加重并出现发热，为低、中度热，可持续 1～2 周，可伴有咽痛和肌肉酸痛、恶心、呕吐、腹泻等症状。

咳嗽为本病最突出的症状，一般于病后 2～3 日开始，由轻微干咳转为顽固性剧咳，常有黏稠痰液，偶带血丝。有时咳嗽类似百日咳，可持续 1～4 周。少数患儿可有胸腔积液。肺部体征多不明显，或仅有局部呼吸音减弱或少许干、湿啰音。剧咳、发热等临床症状与轻微的体征不一致，为本病特点之一。婴幼儿起病急，病程长，病情较重，以呼吸困难、喘憋、喘鸣音为突出表现；肺部啰音比年长儿明显。此外，可有肺外感染表现，如溶血性贫血、脑膜炎、心肌炎、肾炎、吉兰-巴雷综合征等。

肺部 X 线检查呈多样改变：可呈支气管肺炎的改变，常为单侧性，以右肺中下野多见；也可为间质性肺炎的改变，两肺呈弥漫性网状结节样阴影；可为均匀一致的大叶性浸润影；两肺下部呈云雾状浸润影；也可有肺门阴影增浓和胸腔积液。上述改变可相互转化，有时一处消散，而另一处又出现新的病变，即呈游走性浸润。

实验室检查：周围白细胞数正常或增多，中性粒细胞增多，血沉多增快，血清冷凝集素大多于发病 1 周末开始出现，第 4 周时达高峰，2～4 个月时消失。其效价在 1 : 32 以上有意义，其阳性率为50%～75%。但如传染性单核细胞增多症、腺病毒感染、溶血性贫血等血凝素亦可增高，故特异性不高。肺炎支原体特异性 IgM 抗体在病后第 3 日即可升高，

2 周大部分消失（76.5%）。

经大环内酯类抗生素正规治疗 7 日及以上，临床征象加重、仍持续发热、肺部影像学加重者，可考虑为难治性肺炎支原体肺炎。

### （七）衣原体肺炎

衣原体肺炎（chlamydia pneumonia）是由衣原体引起的肺炎，病原体有沙眼衣原体（*Chlamydia trachomatis*，CT）、肺炎衣原体（*Chlamydia pneumoniae*，CP）、鹦鹉热衣原体（*Chlamydia psittaci*）和家畜衣原体。与人类关系最密切的为沙眼衣原体和肺炎衣原体，偶见鹦鹉热衣原体引起的肺炎。

**1. 沙眼衣原体肺炎**　①多见于婴儿，尤 3 个月以内儿童多发。②起病缓慢，多无发热或仅有低热，先有鼻塞、流涕等上呼吸道感染症状，50% 的患儿有结膜炎。③主要临床表现为呼吸急促和百日咳样阵咳，但无回声。阵咳可引起发绀和呕吐，可出现呼吸暂停。④肺部偶闻及干、湿啰音。⑤肺部 X 线示双侧间质性或小片状浸润影，双肺过度充气。

**2. 肺炎衣原体肺炎**　①多见于学龄儿童。②大部分症状轻发病常隐匿，多无特异性临床表现，早期有上呼吸道感染症状，如咽痛、声音嘶哑，周身不适等。③咳嗽为最常见症状，于 1～2 周上感症状渐消退而咳嗽逐渐加重，并出现下呼吸道感染征象；如未予及时有效治疗，咳嗽可持续 1～2 个月或更长时间。④肺部偶闻及干、湿啰音或哮鸣音。⑤肺部X 线可见到肺炎病灶。多为单侧下叶浸润，重症可并发胸腔积液。

（刘　铮　代继宏）

## 第 7 节　支气管哮喘

**案例 11-6**

患儿，女，7 岁 6 个月。因"咳嗽、喘息 1 日"入院。于 1 日前受凉后出现咳嗽，痰少，很快出现喘息，活动后加重，夜间睡眠差，自述"无法平卧"，无发热、呕吐及腹泻等。生后 1 个月面部出现明显"湿疹"，一直到 6 个月时缓解。平时易感冒，且感冒后喘息发作多次，最近 1 年内每 1～2 个月都出现 1 次喘息，大多给予静脉滴注"头孢菌素"，1 周左右缓解。平素经常感到鼻痒，喜揉鼻，清晨起床时常出现打喷嚏、流清鼻涕。否认结核接触史，患儿父亲患"过敏性鼻炎"。

体格检查：T 36.8℃，P 106 次 / 分，R 40 次/ 分，体重 30kg，背入病房，发育营养好，神志清，精神欠佳，呼吸急促，口周略发绀，可见轻微

吸气性三四征，鼻翼扇动，口唇稍干燥，咽部充血，扁桃体Ⅰ度肿大，颈软，胸廓饱满，肺呼吸音粗，可闻及弥漫性哮鸣音，心律齐，心音有力，未闻及杂音。腹软，无压痛，肝脾肋下未及肿大，病理反射征未引出。

思考题：

1. 你对该病例的初步诊断是什么？

2. 如何鉴别该病例与支气管肺炎？

3. 结合该病例，应注意排除哪些疾病？

支气管哮喘（bronchial asthma）简称哮喘，是儿童最常见的呼吸道慢性疾病。2002年，《全球哮喘防治创议》（GINA）提出的新概念，哮喘是一种以慢性气道炎症和气道高反应为特征的异质性疾病；具有反复发作的喘息、气促、胸闷和咳嗽的呼吸道症状病史，伴有可变的呼气气流受限和阻塞性通气功能障碍，呼吸道症状和强度可随时间变化。

哮喘发病率近年呈上升趋势，据估计目前全球约有3亿人罹患哮喘。我国儿童哮喘协作组分别于1990年、2000年和2009年进行了三次全国流行病学调查，我国儿童哮喘现患病率分别为0.91%、1.59%和2.11%，呈明显的上升趋势，为社会和家庭带来沉重的经济负担。

【病因与发病机制】 哮喘病因复杂，至今未完全清楚，有研究认为，其受免疫因素和遗传因素等的影响。

1. 免疫因素 气道慢性炎症是哮喘的本质，研究认为，哮喘发生是由于机体免疫耐受功能受损，导致免疫细胞和免疫成分对自身组织结构和功能的破坏。包括变应原刺激、Th1/Th2失衡、炎症介质释放等。

2. 遗传因素 目前认为哮喘是一种多基因遗传病。其中过敏性体质是哮喘发病的最确定因素。多数哮喘患儿有婴儿湿疹、过敏性鼻炎、过敏性结膜炎、特应性皮炎、食物或药物过敏史，不少患儿有明显的家族史。

3. 神经、精神和内分泌因素 哮喘患者β肾上腺素受体功能低下、迷走神经亢进，或同时伴α肾上腺素神经反应增强，从而发生气道高反应。另外，还存在非肾上腺非胆碱能神经系统失调等因素。

**案例 11-6　病因**

本例患儿有明显过敏性体质和家族史。生后1个月面部出现明显"湿疹"，一直到6个月时缓解，平素经常感鼻痒，喜揉鼻，清晨起床时常打喷嚏、流清鼻涕。患儿父亲患"过敏性鼻炎"。

常见诱发因素如下：

（1）变应原：吸入性变应原对气道的持续刺激是引起气道慢性炎症反应的主要原因。1岁以内婴儿由于免疫系统发育尚未完善，最易对吸入变应原产生变应。常见的过敏原包括尘螨、蟑螂、花粉、动物皮毛、真菌、被动吸烟等。

（2）呼吸道感染：据调查，近90%的哮喘患儿发作由呼吸道感染引起。其中，病毒感染是诱发哮喘发作的最重要因素，国外的一项流行病学调查结果显示，80%的学龄儿童的哮喘急性发作及40%的成人哮喘急性发作与病毒性上呼吸道感染有关。此外，肺炎支原体、细菌感染也可能是引起哮喘发作的诱因之一。

（3）气候变化：包括气温、湿度及气压等变化。交替季节是哮喘好发季节。气温的突然变化对于气道高反应的哮喘患者，也是一种常见的诱发因素，其他如剧烈运动、精神紧张、用药不当（阿司匹林）、某些特殊食物（冷饮、鸡蛋、鱼虾）、化妆品、环境污染、肥胖、种族等也是哮喘诱因或危险因素。

（4）环境污染物：尤其是细颗粒物（particular matter2.5，PM2.5）对儿童呼吸健康的多重负面影响，环境污染物可加重哮喘儿童症状，增加哮喘急性发作和住院风险。

**案例 11-6　诱发因素**

本例患儿平时易感冒，且感冒后喘息发作多次，最近1年内每1～2个月都出现1次喘息。

【病理】 支气管哮喘的气道炎症是特殊类型的慢性炎症，甚至在轻度哮喘也存在。以多种细胞（包括嗜酸性粒细胞、淋巴细胞、肥大细胞等）、细胞介质产生为特点。在此基础上，由于支气管痉挛、气道壁肿胀、慢性黏液栓、气道重塑等导致气流受限。

因支气管哮喘而死亡的患者呈明显肺气肿、大小气道内填满黏液栓。显微镜下可见气道上皮脱落，管壁广泛细胞浸润，血管扩张，基底膜增厚，平滑肌增生肥厚，杯状细胞增加，黏膜下腺体增生。

【临床表现】 婴幼儿哮喘多为呼吸道病毒感染诱发，起病较缓慢；年长儿大多在接触变应原后发作，呈急性过程。典型症状为喘息、咳嗽、胸闷、呼吸困难，以夜间和清晨多见。部分患儿以咳嗽为唯一症状，即咳嗽变异性哮喘。

起病可急可缓，但以急性为多，发病前有感冒受凉病史，与上呼吸道感染类似。病初为干咳，咳嗽剧烈时可致上腹部疼痛。随着病情进展，可咳出白色黏稠痰液。以后出现喘息，发热可有可无。严重者出现烦躁不安、强迫坐位、恐惧不安、面色发绀。

体格检查可示胸廓饱满，吸气性三凹征，听诊全肺满布哮鸣音。重症患儿呼吸困难加剧时，呼吸音可明显减弱，哮鸣音亦随之消失（"沉默肺"），此时通常存在呼吸衰竭的其他相关体征，甚至危及生命。在发作间歇期可无任何症状和体征，有些病例在深呼吸时仍可听到哮鸣音。

若哮喘急剧严重发作，经合理应用常规缓解药物治疗后，仍有严重或进行性呼吸困难，称作哮喘危重状态。表现为哮喘急性发作，明显喘息、呼吸困难、大汗淋漓、烦躁不安、端坐呼吸、语言不连贯、严重发绀、意识改变，甚至心肺功能不全。部分患儿由于肺通气量减少，两肺几乎听不到呼吸音，称为"闭锁肺"，是哮喘危险征象。

哮喘长期反复发作者，可出现桶状胸，常伴营养障碍和生长发育落后。

### 案例 11-6 临床表现

本患儿于 1 日前受凉后出现咳嗽，痰少，很快出现喘息，活动后加重，夜间睡眠差，自述"无法平卧"，无发热、呕吐及腹泻等。

查体: R 40 次 / 分，背入病房，神志清，精神欠佳，呼吸急促，口周略发绀，见轻微吸气性三四征，鼻翼扇动，口唇稍干燥，胸廓饱满，肺呼吸音粗，可闻及弥漫性哮鸣音。

【辅助检查】

**1. 肺功能检测** 有助于确诊哮喘，是评估哮喘病情严重程度和控制哮喘水平的重要依据之一。对于第一秒用力呼气量（$FEV_1$）>正常预计值 70% 的疑似哮喘患儿，可选择支气管激发试验测定气道反应性，对于 $FEV_1$<正常预计值 70% 的疑似哮喘患儿，选择支气管舒张试验评估气流受限的可逆性，支气管激发试验阳性、支气管舒张试验阳性或最大呼气流量峰值（PEF）每日变异率（连续监测 1~2 周）≥20% 均有助于确诊哮喘。

**2. 过敏状态检测** 吸入变应原致敏是儿童发展为持续性哮喘的主要危险因素，儿童早期食物致敏可增加吸入变应原致敏的危险性，并可预测持续性哮喘的发生。因此，对于所有反复喘息怀疑为哮喘的儿童，尤其无法配合进行肺功能检测的学龄前儿童，均推荐进行变应原皮肤点刺试验或血清变应原特异性 IgE 测定，以了解患者的过敏状态，协助哮喘诊断。也有利于了解导致哮喘发生和加重的个体危险因素，有助于制定环境干预措施和确定变应原特异性免疫治疗方案。

**3. 气道无创炎症指标检测** 痰或诱导痰中嗜酸性粒细胞、呼出气一氧化氮水平等，可作为哮喘气道炎症指标。虽然目前尚无前瞻性研究证实这些无创炎症指标在儿童哮喘诊断中的确切价值，但这些指标的监测有助于评估哮喘的控制水平和制定最佳哮喘治疗方案。

**4. 胸部影像学检查** 儿童哮喘胸部 X 线片无特异性征象，但是对于诊断困难、治疗后症状控制不佳的患儿，适时进行胸部 X 线、胸部 CT 等检查，有利于鉴别诊断。

### 案例 11-6 辅助检查

本例患儿白细胞总数 $5.6×10^9$/L，淋巴细胞 76%，中性粒细胞 24%，肺功能 $FEV_1$ 占正常预计值 50%，提示病毒感染可能，肺功能降低。

【诊断】 哮喘的诊断依据包括反复发作的喘息表现、家族史、气流受限的证据及治疗的反应等，同时可排除其他肺部疾病。2016 年中华医学会儿科分会呼吸学组修订的儿童哮喘诊断标准如下：

**1. 诊断标准**

（1）反复发作喘息、咳嗽、气促、胸闷，多与接触变应原、冷空气、物理、化学性刺激、呼吸道感染、运动及过度通气（如大笑和哭闹）等有关，常在夜间和（或）清晨发作或加剧。

（2）发作时在双肺可闻及散在或弥漫性，以呼气相为主的哮鸣音，呼气相延长。

（3）上述症状和体征经抗哮喘治疗有效或自行缓解。

（4）除外其他疾病所引起的喘息、咳嗽、气促和胸闷。

（5）临床表现不典型者（如无明显喘息或哮鸣音）应至少具备以下 1 项：

1）支气管激发试验。

2）证实存在可逆性气流受限：①支气管舒张试验阳性，吸入速效 $β_2$ 受体激动剂（如沙丁胺醇）后 15min 的 $FEV_1$ 增加≥12%；②抗哮喘治疗有效，给予吸入糖皮质激素和（或）抗白三烯药物治疗 4~8 周，$FEV_1$ 增加≥12%。

3）PEF 每日变异率（连续监测 2 周）≥13%。

符合第（1~4）条或第（4）、（5）条者，可以诊断为哮喘。

**2. 咳嗽变异性哮喘的诊断** 是儿童慢性咳嗽最常见原因之一，以咳嗽为唯一或主要表现，诊断依据：①咳嗽持续时间>4 周，常在运动、夜间和（或）凌晨发作或加重，以干咳为主，不伴有喘息；②临床上无感染征象，或经较长时间抗生素治疗无效；③抗哮喘药物诊断性治疗有效；④排除其他原因引起的慢性咳嗽；⑤支气管激发试验阳性和（或）PEF 每日变异率（连续监测 2 周）≥13%；⑥个人或一、二级亲属特应性疾病史，或变应原检测阳性。诊断标准的第（1）~第（4）项为诊断基本条件。

**3. 哮喘分期** 可分为急性发作期、慢性持续期、临床缓解期。急性发作期是指突然发生喘息、咳嗽、气促、胸闷等症状，或原有症状急剧加重；慢性持续期是指近 3 个月内不同频度和（或）不同程度地出现过喘息、咳嗽、气促、胸闷等症状；临床缓解期系指经过治疗或未经治疗症状、体征消失，肺功能恢复到急性发作前水平,并维持3个月以上。

> **案例 11-6 诊断**
> 1. 患儿,女,7岁6个月。因"咳嗽、喘息1日"入院。
> 2. 于1日前受凉后出现咳嗽,痰少,很快出现喘息,活动后加重,夜间睡眠差,自述"无法平卧"。有过敏性体质家族史。
> 3. 体格检查:R 40次/分,背入病房,精神欠佳,呼吸急促,口周略发绀,可见轻微吸气性三四征,鼻翼扇动,胸廓饱满,肺可闻及弥漫性哮鸣音。
> 4. 肺功能明显下降。
> 临床诊断:支气管哮喘(急性发作期)。

【鉴别诊断】 以喘息为主要症状的患儿,要注意与细支气管炎、闭塞性细支气管炎、肺结核、气道异物、先天性气道发育畸形等鉴别。咳嗽变异性哮喘患儿,要与鼻炎、鼻窦炎、支气管炎、胃食管反流等疾病鉴别。

【治疗】 哮喘控制治疗应越早越好,重在预防。要坚持长期、持续、规范、个体化的治疗原则。治疗包括:①快速缓解症状,如平喘、抗炎治疗;②防止症状加重和预防复发,如避免触发因素、抗炎、降低气道高反应、防止气道重塑,并做好自我管理,注重药物治疗和非药物治疗相结合,不可忽视非药物治疗如哮喘的防治教育、变应原回避、患儿心理问题的处理、生命质量的提高、药物经济学等诸方面在哮喘长期管理中的作用。

哮喘的治疗目标是:①达到并维持症状的控制,维持正常活动,包括运动能力;②使肺功能水平尽量接近正常;③预防哮喘急性发作;④避免因哮喘药物治疗导致的不良反应;⑤预防哮喘导致的死亡。

治疗哮喘的药物分为缓解用药和控制用药。缓解用药用于哮喘急性发作,快速缓解症状、扩张支气管,包括:①速效 $\beta_2$ 受体激动剂;②糖皮质激素;③抗胆碱能药物;④短效茶碱。控制用药用于抑制气道炎症,需要长期使用,包括:①糖皮质激素,吸入型为主,部分患者需要口服;②白三烯受体调节剂;③缓释茶碱;④长效 $\beta_2$ 受体激动剂;⑤抗 IgE 抗体。

**1. 急性发作期治疗** 主要根据急性发作的严重程度及对初始治疗措施的反应,在原基础上进行个体化治疗。

(1)吸入速效 $\beta_2$ 受体激动剂:是缓解哮喘急性发作症状的首选用药。具备雾化给药条件,雾化吸入应为首选。使用氧驱动(氧气流量 6~8L/min)或空气压缩泵雾化吸入,第1h可每20min1次,以后根据病情每 1~4h 重复吸入治疗。如无雾化吸入器,可使用压力型定量气雾剂经储雾罐吸药。如治疗后喘息症状未能有效缓解或症状缓解维持时间短于4h,

应即刻前往医院就诊。急性发作较轻时也可选择口服短效 $\beta_2$ 受体激动剂,如沙丁胺醇、特布他林等。

(2)糖皮质激素:全身应用糖皮质激素是治疗儿童哮喘重度发作的一线药物,早期使用可以减轻疾病的严重度,给药后 3~4h 即可显示明显的疗效。大剂量吸入型糖皮质激素对儿童哮喘发作的治疗有一定帮助。但病情严重时不能以吸入治疗替代全身糖皮质激素治疗,以免延误病情。

(3)抗胆碱能药:短效抗胆碱能药物(SAMA)是儿童危重哮喘联合治疗的组成部分,其临床安全性和有效性已确立,对 $\beta_2$ 受体激动剂治疗反应不佳的重症者应尽早联合使用抗胆碱能药。

(4)短效茶碱:静脉滴注氨茶碱可作为儿童危重哮喘附加治疗的选择。

**2. 哮喘危重状态的处理**

(1)氧疗:使用鼻导管或面罩给予湿化氧气吸入,氧气浓度以 40% 为宜。同时,应监测血氧饱和度,以维持血氧饱和度>0.94。

(2)补液、纠正酸中毒:维持水、电解质、酸碱平衡。

(3)糖皮质激素:全身应用糖皮质激素应作为儿童危重哮喘治疗的一线药物,应尽早使用。

(4)支气管扩张剂:可根据患者病情选择①吸入型 $\beta_2$ 受体激动剂;②氨茶碱静脉注射;③抗胆碱能药物;④肾上腺素皮下注射。

(5)镇静剂:有导致呼吸抑制的风险,应严格避免使用。

(6)抗菌药物:有合并细菌感染的临床证据时,选用病原体敏感的抗菌药物。

(7)辅助机械通气指针:①持续严重的呼吸困难;②呼吸音减低或几乎听不到哮鸣音或呼吸音;③因过度通气和呼吸肌疲劳而使胸廓运动受限;④意识障碍、烦躁或抑制,甚至昏迷;⑤吸氧状态下发绀进行性加重;⑥ $PaCO_2 \geqslant 65mmHg$。

**3. 慢性持续期治疗**

(1)吸入型糖皮质激素:是长期控制哮喘的首选药物,可有效控制哮喘症状、提高生命质量、改善肺功能、减轻气道炎症和气道高反应、减少哮喘发作、降低哮喘死亡率。通常需要长期、规范使用才能起预防作用。主要药物有丙酸倍氯米松、布地奈德和丙酸氟替卡松。

(2)白三烯调节剂:可分为白三烯受体拮抗剂和白三烯合成酶抑制剂。其能抑制气道平滑肌中的白三烯活性,并预防和抑制白三烯导致的血管通透性增加、气道嗜酸性粒细胞浸润和支气管痉挛。目前用于临床的白三烯受体拮抗剂有孟鲁斯特和扎鲁斯特。

(3)吸入型长效 $\beta_2$ 受体激动剂(LABA):包括沙美特罗、福莫特罗等。目前主要用于经中等剂量吸入糖皮质激素仍无法完全控制的≥5 岁儿童哮喘的联合治疗。鉴于临床有效性和安全性的考虑，不应单独使用 LABA。

（4）长效口服 $\beta_2$ 受体激动剂：包括沙丁胺醇控释片、特布他林控释片、盐酸丙卡特罗、班布特罗等。可明显减轻哮喘的夜间症状。但由于其潜在的心血管、神经肌肉系统等不良反应，一般不主张长期使用。

（5）缓释茶碱：有助于哮喘控制、减少激素剂量，尤其适用于预防夜间哮喘发作和夜间咳嗽。推荐与糖皮质激素联合使用，但应注意副作用、药物相互作用。

（6）全身用糖皮质激素：长期口服糖皮质激素仅适用于重症未控制的哮喘患者，尤其是糖皮质激素依赖型哮喘。为减少其不良反应，可采用隔日清晨顿服。但因长期口服糖皮质激素副作用大，尤其是正在生长发育的儿童，应选择最低有效剂量，并尽量避免长期使用。

（7）抗 IgE 抗体：对 IgE 介导的过敏性哮喘具有较好的效果。但由于价格昂贵，仅适用于血清 IgE 明显升高、吸入糖皮质激素无法控制的 12 岁以上重度持续性过敏性哮喘患儿。

（8）抗过敏药物：口服抗组胺药物，如西替利嗪、氯雷他定、酮替芬等对哮喘的治疗作用有限，但对明显过敏性体质者如伴变应性鼻炎和湿疹等患儿的过敏症状的控制，可以有助于哮喘的控制。

（9）变应原特异性免疫治疗（SIT）：可以预防对其他变应原的致敏，对于已证明对变应原致敏的哮喘患者，在无法避免接触变应原和药物治疗症状控制不良时，可以考虑针对变应原的特异性免疫治疗，如皮下注射或舌下含服尘螨变应原提取物，治疗尘螨过敏性哮喘。应在良好环境控制和药物治疗的基础上，再考虑对确定变应原致敏的哮喘儿童进行变应原特异性免疫治疗。要特别注意可能出现的严重不良反应，包括急性全身变态反应（过敏性休克）和哮喘严重发作。

【**教育与管理**】 哮喘对患者、患者家庭及社会有很大的影响。虽然目前哮喘尚不能根治，但通过有效的哮喘防治教育与管理，建立医患之间的伙伴关系，可以实现哮喘临床控制。因此，哮喘防治教育是达到哮喘良好控制目标最基本、最重要环节之一。

通过哮喘教育管理，使患儿及家属正确认识哮喘，调动患儿及家属参与哮喘防治的积极性，提高防治的依从性，巩固疗效，防止复发，提高生活质量。减少患儿对危险因素的接触，可改善哮喘控制并减少治疗药物需求量。

---

**案例 11-6 处方及医师指导**

1. 尽快控制哮喘急性发作：吸氧，监测血氧饱和度；保证水、电解质、酸碱平衡；首选吸入型短效 $\beta_2$ 受体激动剂，如沙丁胺醇、特布他林等，第 1h 内每 20min 一次；全身用糖皮质激素；必要时可使用抗胆碱能药物、氨茶碱等。

2. 病情缓解后，应正确、长期、规范使用吸入型糖皮质激素。

3. 哮喘教育管理：定期随访、避免接触变应原、记录哮喘日志、加强户外活动、增强体质。

---

（邓 昱 代继宏）

# 第12章 循环系统疾病

## 第1节 小儿循环系统疾病检查方法

### 一、病史和体格检查

在小儿循环系统疾病的诊断中，病史和体格检查十分重要。详细的病史采集及仔细的体格检查，对于大多数心血管疾病可以做出基本诊断及鉴别诊断，另外还要有针对性地安排辅助检查。

#### （一）询问病史

小儿时期，心血管疾病以先天性心脏病最常见。患儿多因心脏杂音、发绀或心功能不全就诊。体循环缺血的表现（生长发育迟缓、乏力、多汗、活动后气促、面色苍白、喂养困难）和肺循环充血的表现（易患呼吸道感染、活动时易气促）是大量左向右分流型先天性心脏病的证据；声音嘶哑常提示肺动脉扩张或左心房扩大压迫喉返神经可能。有发绀者需了解发绀出现的时间，持续性、间歇性或有无进行性加重，是否伴发蹲踞症状、缺氧发作等。年长儿心功能不全多表现为活动耐力下降、水肿、尿量减少等。婴幼儿心功能不全往往出现吃奶中断、气促、多汗等表现。

后天性心脏病的发病率相对较低。5岁以内是川崎病的好发年龄，川崎病在临床上多有典型的皮肤、黏膜、淋巴结改变。风湿性心脏病多见于学龄期儿童，应仔细询问近期有无链球菌感染表现，有无游走性关节疼痛、舞蹈症等。以心悸、胸闷、乏力等就诊者应注意心律失常及心肌疾病等。

病史询问中还应注意有无家族遗传病史。母体妊娠早期有无病毒感染史、放射线接触史、特殊药物应用史。母体在妊娠期内有无糖尿病、甲状腺疾病及自身免疫病等病史。以及母亲既往生产史，如有无自然流产、死产及早产。

#### （二）体格检查

**1. 全身检查** 首先评价患儿生长发育情况，注意面部表情及有无特殊面容、有无全身合并畸形、精神状态、体位、呼吸是否急促、发绀情况、肝大小及质地、下肢有无水肿、有无杵状指（趾）等。测量儿童血压时应注意不同年龄血压亦不同，年龄越小，血压越低。

**2. 心脏检查**

（1）视诊：患儿通常取平卧位。注意心前区有无隆起，心尖搏动的位置、强弱及范围。心前区隆起者多提示有心脏扩大。胸壁薄者心尖搏动易见，而肥胖者相反。正常<2岁的儿童，心尖搏动见于左侧第4肋间，其左侧最远点可达锁骨中线外1cm，5~6岁时在左侧第5肋间、锁骨中线上。正常的心尖搏动直径一般不超过2~3cm，心尖搏动如果强烈、范围扩大提示心室增大。左心室肥大时，心尖搏动最强点向左下偏移；右心室肥大时，心尖搏动弥散，有时扩散至剑突下均有强烈搏动。但在心包积液和心肌病变时心影虽大而搏动明显减弱。右位心的心尖搏动则位于右侧第4、5肋间。

（2）触诊：应注意心尖搏动的位置、强弱、时限及范围，心前区有无抬举冲动感及震颤。胸骨左缘第5、6肋间锁骨中线外有抬举感为左室肥大之征，心前区和剑突下有明显抬举感为右室肥大之征。震颤的位置有助于判断杂音的来源，凡杂音伴有震颤者，杂音一定是病理性的，且强度已达4~6级。

（3）叩诊：可粗略估计心脏的位置及大小。因儿童胸壁较薄，手法应轻。

（4）听诊：注意心率、心律、杂音以及各瓣膜听诊区第一、二心音特点及其变化，如心脏的动力增强，致心排出量增加使第一心音（S1）增强，而心功能不全则S1减弱；肺动脉瓣区第二心音（P2）固定性分裂是房间隔缺损的独特体征。注意有无第三心音（S3）或第四心音（S4），S3发生于舒张早期心室快速充盈时，健康儿童常可听到，运动、贫血等心排量增加时增强。S4为心房收缩音，在心肌病和严重高血压时可能听见。杂音是发现心脏畸形和瓣膜病变的重要体征，需要注意其位置、性质（吹风样、乐音样或隆隆样）、响度（分为6级）、时相（收缩期、舒张期或连续性）及传导方向。心包炎时可能听到心包摩擦音。

**3. 周围血管征** 比较四肢脉搏及血压，如股动脉搏动减弱或消失、下肢血压低于上肢提示主动脉缩窄可能性大。脉压增宽，伴有毛细血管搏动和股动脉枪击音，提示动脉导管未闭或主动脉瓣关闭不全等。

### 二、心脏特殊检查

#### （一）普通X线检查

X线检查是心血管疾病最基本的影像学检查手

段,包括摄片和透视。胸部X线片具有价格相对低廉、快捷简便、辐射量小、易于复查、不需要镇静等优势,现在小儿心脏病诊断中仍具有不可替代的作用。但胸部X线透视由于辐射量较大,图像空间分辨率较低且图像不能客观记录,现已少用。胸部X线片多采用正位,侧位投照可作为辅助摄片体位。观察腹部脏器的位置可帮助判断心房位置,因此先天性心脏病胸部X线摄片必须包括上腹部。分析胸部X线片应注意以下几点。

（1）小儿心胸较成人大,随年龄的增长而逐渐减小。婴幼儿心胸比超过55%,年长儿心胸比超过50%是判断心影增大的标准。卧位、呼气相、横膈上抬时心胸比增大。

（2）肺血管阴影：肺血增加或减少,有无侧支血管。

（3）心脏的形态及位置,各房室有无增大,肺动脉段及主动脉结变化。

（4）注意腹腔脏器位置,气管支气管形态,判断有无内脏异位症。

### （二）心电图

心电图对心脏病的诊断有一定的帮助,尤其是各种心律失常,心电图是确诊的手段。对房室扩大、心脏位置及心肌病变有辅助诊断作用。此外,心电图对电解质紊乱及药物中毒等也有重要提示作用。通常采用同步12导联心电图,而动态心电图及负荷心电图能够提供更多信息。分析心电图应结合年龄阶段特点。

（1）由于小儿解剖生理的特点,心电图有些指标正常值与成人有差别。各间期及各波时限较短,年龄越小,差别越明显。

（2）在新生儿及婴幼儿,QRS综合波以右心室占优势,代表右心室的心前导联的R波随着年龄增长逐渐变浅,S波逐渐加深。之后随着年龄增长逐渐转为左心室占优势,代表左心室的心前导联的R波逐渐增高,S波逐渐变浅。

（3）右胸前导联的T波在不同年龄有一定变化。例如,生后第1日,$V_1$导联T波直立,7日后转为双向或倒置。$V_5$、$V_6$的T波生后24h内也可有平坦、双向、倒置,以后呈直立。

### （三）超声心动图

超声心动图能精确显示心脏内部结构图像信息,提供心脏血流动力学信息及评判心功能,其作为一种无创、简便、经济的检查方法,已成为目前儿童心脏病,特别是先天性心脏病首选诊断方法。甚至在胎儿期也可用于部分心脏病的诊断。常用的有以下几种。

**1. M型超声心动图**　是单一条声束所通过的心脏内部结构的显像,能清楚显示心脏各层结构,特别是瓣膜活动,可以同时显示心电图,用于测量心腔血管内径及计算评价心功能。

**2. 二维超声心动图**　是通过多条声束回声做心脏扇形切面显像,它是目前各类超声心动图的图像基础。能显示心脏各个结构的形态、活动状态和大血管各解剖结构的实时活动图像,以及它们的空间毗邻关系。经食管超声成像更清晰,多用于心脏手术的术中监测。

**3. 多普勒超声**　分为脉冲多普勒、连续多普勒及彩色多普勒血流显像三种。对心脏及大血管的分流方向及速度、瓣膜口及血管狭窄程度、瓣膜反流的诊断及估算肺动脉压力等有着十分重要的价值。

**4. 三维超声心动图**　应用计算机将二维超声心动图进行三维重建以立体方式显示心脏内部结构、大血管及其相互关系等。成像直观、立体感强、易于识别,较二维超声心动图提供更多的解剖学信息,显示了极大的临床应用价值与前景。

### （四）心导管检查

心导管检查是先天性心脏病进一步明确诊断和介入治疗的一项重要方法,分为右心导管检查、左心导管检查两种,以右心导管检查较常用。方法是经皮穿刺股静脉,在X线透视下将不能透过X线的导管送入,再经"下腔静脉—右心房—右心室—肺动脉"来了解心腔及大血管不同部位的氧含量及压力变化,明确有无分流及分流部位、肺动脉的阻力、导管是否进入异常通道等。左心导管检查是从股动脉插入,逆行进入降主动脉及左心室。此外,经心导管检查还可以进行心内膜组织活检及心电生理检查。

### （五）心血管造影

导管顶端置于心腔或大血管指定部位,造影剂经导管快速注入心血管,根据观察不同部位病变的要求采用轴向造影,同时进行快速摄片或电影摄影,以明确心血管的解剖畸形。尤其是对于复杂性先天性心脏病及血管畸形,心血管造影仍是主要检查手段。数字减影血管造影的发展及新一代造影剂的出现降低了心血管造影对人体的伤害,使诊断更准确。心血管造影是介入治疗不可缺少的条件,近年来随着先天性心脏病介入治疗飞速发展,其应用更加广泛。

### （六）放射性核素心血管造影

用精密的γ闪烁照相机将流经心腔的注入液,如常用的$^{99m}$Tc静脉注射后,演示成可见的放射性核素心血管造影图。其主要用于心功能的测定和心腔内左向右分流的定量分析,还可以了解各种疾病引起的心肌缺血。

## （七）磁共振成像

磁共振成像（MRI）具有无电离辐射损伤、多剖面成像能力等特点，有多种技术选择，包括自旋回波技术（SE）、电影磁共振成像、磁共振血管造影（MRA）及磁共振三维成像技术等。磁共振成像有可能替代心导管检查供测定心内分流，定量和定性研究瓣膜反流，计算心室容积和射血分数等。对于以心外大血管异常为主的先天性心脏病及复杂性先天性心脏病，磁共振检查常能比超声心动图提供更多诊断信息。

## （八）计算机断层扫描

电子束计算机断层扫描（EBCT 又称电子束 CT）和多层螺旋 CT 已应用于心血管领域。多层螺旋 CT 对于心肌病、心包疾病、心脏肿瘤、肺动脉血栓、各种先天性心脏病的诊断作用较好，是超声心动图和心血管造影的有力补充，对指导手术有重要价值。

（姜殿东　韩　波）

# 第 2 节　先天性心脏病总论

先天性心脏病（congenital heart disease，CHD）是胚胎期心脏及大血管发育异常而致的心血管先天畸形，为小儿最常见的心脏病，占我国重大出生缺陷发病率和死亡率的首位。国外的流行病学调查资料提示，先天性心脏病的发病率在活产婴儿中为 0.6%～1.0%，是造成 5 岁以下儿童死亡的主要原因，而国内缺乏多中心大范围的先天性心脏病流行病学调查资料。上海市两个区针对 2 万余名活产婴儿的调查资料提示先天性心脏病的发病率为 0.687%，按照这个比率计算，我国每年约出生 15 万患有先天性心脏病的新生儿，这些患儿若不治疗，约 34% 可在出生后 1 年内因病情严重和复杂畸形而死亡。根据国内外资料统计，新生儿期死亡的病例以大动脉转位最多见，其次是左心发育不良综合征。各类先天性心脏病的发病情况以室间隔缺损最多见，其次为房间隔缺损、动脉导管未闭和肺动脉瓣狭窄。法洛四联症是存活的发绀型先天性心脏病中最常见的类型。

近年来，随着先天性心脏病介入技术的大力发展，低温麻醉和体外循环下心脏直视手术的不断改进及带瓣管道的应用，大多数先天性心脏病的根治手术效果明显提高，小年龄、低体重、复杂性先天性心脏病的手术成功率不断提高，先天性心脏病的预后已大为改观。近年来，介入与外科手术的镶嵌治疗也成为研究热点。

## 一、胚胎时期心脏发育过程

熟悉心脏及血管的胚胎发育过程对理解先天性心脏血管畸形的病理改变及临床诊断均有重要意义。

**1. 心管的形成**　胚胎第 3 周初由中胚层的原始基形成原始心管，它是一对血管源性纵直的管道，在一系列基因的调控下，自下而上将心管分为静脉窦、原始心房、原始心室、心球和动脉干等结构。由于心管和心包膜发育不平衡，原始心管形成"S"形扭曲，其表面逐渐出现两个收缩环，心房转向原始心室的后上方，原始心室渐渐向前向左突出。

**2. 心腔的形成**　胚胎第 4 周时，外表上心房、心室已能分辨，但是，这时房室是共腔的，第 4 周以后开始形成间隔，至第 8 周逐渐将二腔心分隔为四腔心。

（1）心内膜垫发育在原始心房和原始心室交界处，从其前后左右逐渐长出四组心内膜垫。前后两组心内膜垫逐渐靠拢，互相连接，将心脏分为左右两个房室管。

（2）房间隔形成于第 3 周末，在心房腔的前背部长出一镰状（半月形）组织，称为第一房间隔，其下缘向心内膜垫生长，与心内膜垫汇合之前形成暂时的孔道，称为第一房间孔（或原发孔）。当第一房间隔与心内膜垫完全汇合前，在第一房间隔上部发生筛孔状吸收，筛孔逐渐融合而形成第二房间孔（或继发孔），这样使左右心房仍保持相通。至第 5～6 周，在第一房间隔的右上方又长出一镰状组织，称为第二房间隔。由前上方向后下方生长，此隔在向心内膜垫延伸过程中，于后方的游离缘也留下一孔，名卵圆孔，它的位置要比第二房间孔低，两孔上下相对。随着心脏的发育，第一、第二房间隔逐渐接近，第二房间孔被第二房间隔完全掩盖，而第一房间隔则成为卵圆孔的幕帘。鉴于这个解剖特点，两侧心房间只有单向交通：胎儿时期由下腔静脉来的血液可以推开幕帘顺利地通过卵圆孔进入左心房，反向时幕帘遮盖卵圆孔而阻止血液从左心房倒流入右心房（图 12-1）。

（3）室间隔的形成：在房间隔形成的同时，由原始心室底部突出的室间隔基胚，称为肌隔，即室间隔肌部，其沿着心室前缘和后缘向房室管方向生长，与心内膜垫融合，将原始心室分为左右两部分，但在其前方暂时留有一孔，称为心室间孔，约在胚胎第 7 周末，室间隔上缘的结缔组织、漏斗部及心内膜垫融合成膜部室间隔使室间孔完全闭合，此即室间隔膜部。

在房间隔和室间隔发育过程中，各瓣膜的发育也同时完成。

**3. 腔静脉的形成和大血管分隔**　原始心管各部分的发育是不平衡的。胚胎发育 5～8 周时，静脉窦的近端部分被右心房吸收，组成右心房壁的一部分，远端部分形成了腔静脉。心球的近端部分被右心室吸收，组成右心室的流出道。动脉总干内层的对侧各长出一纵嵴，两者在中央轴处相连，将动脉分隔为肺动脉与主动脉，由于该纵隔自总干分支处呈螺旋形向心室生长，使肺动脉向前向右旋转与右心室连接，主动脉向左向后旋转与左心室连接。

原始心脏于胚胎第 2 周开始形成后，约于第 4 周起有循环作用，至第 8 周房室间隔已完全长成，即成为四腔心脏。先天性心脏畸形的形成主要就是在这一时期。

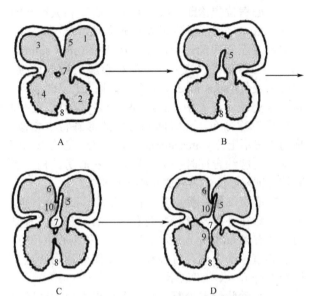

图 12-1 房间隔、室间隔及心内膜垫发育示意图

A、B. 胚胎第 3～4 周；C. 胚胎第 5～6 周；D. 胚胎第 7～8 周；1. 左心房；2. 左心室；3. 右心房；4. 右心室；5. 第一房间隔；6. 第二房间隔；7. 心内膜垫；8. 室间隔肌部；9. 室间隔膜部；10. 卵圆孔

## 二、胎儿血液循环及出生后的改变

**1. 正常胎儿血液循环** 胎儿由于不存在有效的呼吸运动，肺循环血流量甚少，卵圆孔与动脉导管开放，故胎儿心脏在解剖上和血液循环的通路与成人不同，几乎左右心都经主动脉向全身输送血液。胎儿的正常血液循环如图 12-2 所示。胎儿的营养和气体代谢是通过胎盘和脐血管与母体之间经弥散方式而进行交换的。含氧量充足的动脉血经脐静脉进入胎儿体内，在肝下缘约 50% 血流入肝与门静脉血流汇合，余下部分经静脉导管直接流入下腔静脉与下半身静脉血相混合。含氧较多的下腔静脉血到达右心房后，由于下腔静脉瓣的阻隔作用，约 1/3 血流通过卵圆孔进入左心房—左心室，主要供应心脏、脑及上肢；其余的进入右心室。从上腔静脉回流的来自上半身的静脉血（血氧饱和度较低）到达右心房后，几乎完全进入右心室再流入肺动脉，小部分进入肺部（由于胎儿肺处于压缩状态）经肺静脉回到左心房；大部分（80% 左右）则通过动脉导管与来自升主动脉的血汇合后进入降主动脉（以静脉血为主），

供应腹腔脏器和下肢，再经脐动脉回流至胎盘，换取氧气及营养。

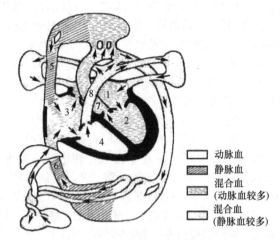

图 12-2 胎儿正常血液循环

1. 左心房；2. 左心室；3. 右心房；4. 右心室；5. 上腔静脉；6. 下腔静脉；7. 主动脉；8. 肺动脉

正常的胎儿血液循环，具有以下特点：①存在动脉导管；②卵圆孔起分流作用；③肺未张开，肺循环基本无功能；④营养和气体交换在胎盘进行；⑤脑、心、肝及上肢的血氧量远远较下半身为高；⑥左右两心均向全身供血，右心室的容量负荷较左心室重。

**2. 出生后血液循环的改变** 出生后脐血管剪断，脐-胎-胎盘循环终止，呼吸建立，肺开始进行气体交换，肺循环建立完善。

（1）由于肺泡扩张及氧含量的增加，肺小动脉管壁肌层逐渐退化，管壁变薄并扩张，肺循环阻力下降，血液从右心室经肺动脉流入肺，以致经肺静脉回流至左心房的血量增多，左心房压力随之增高，卵圆孔的瓣膜（幕帘）先发生功能上的关闭，到生后 5～7 个月可形成解剖上的关闭，留下卵圆窝。

（2）由于呼吸的建立，肺循环压力降低和体循环压力的升高，流经动脉导管的血流逐渐减少，同时体循环血氧增高可以直接促使动脉导管壁平滑肌收缩，因此足月儿大多于出生后 10～15h，动脉导管产生功能性关闭。血氧、前列腺素 $E_2$（prostaglandin $E_2$，$PGE_2$）浓度及新生儿的成熟度是影响动脉导管关闭的主要因素。约 80% 婴儿于生后 3 个月，95% 婴儿于生后 1 年内形成解剖性关闭。

（3）脐血管则在血流停止后 6～8 周均完全闭锁，形成韧带。

## 三、先天性心脏病的病因

先天性心脏病的病因迄今还不十分清楚。目前认为心血管畸形的发生主要包括遗传、母体接触的环境等因素。

遗传因素方面，包括单基因遗传缺陷、染色体

畸变、多基因遗传缺陷等。目前已报道至少有 40 多种基因突变与先天性心脏病的发生密切相关，涉及基因中研究比较全面的有 *NKX2.5*、*GATA4*、*TBX5* 等。例如，遗传性心血管上肢畸形综合征（Holt-Oram syndrome）与 *TBX5* 基因突变相关，威廉姆斯综合征（Williams syndrome）为 *Elastin* 基因缺陷，努南综合征为 *PTPN11* 基因缺陷。染色体畸变所致心血管畸形的常见临床类型包括唐氏综合征，18 三体综合征等。但绝大部分先天性心脏病属于多基因遗传缺陷。某些先天性代谢疾病也可同时合并心血管畸形。

母体接触的环境因素中包括各种化学污染物，放射线暴露等。而母体妊娠早期三个月内病毒感染（如风疹、腮腺炎、流行性感冒、柯萨奇病毒感染等）、母体患糖尿病等代谢性疾病、服用药物（避孕药、抗癫痫药、解热镇痛药等）、酗酒吸烟等不良生活方式均可导致后代发生先天性心脏畸形的危险度明显升高。

虽然引起先天性心脏病的原因尚未完全明确，但目前认为先天性心脏病的发生可能是母体接触的环境因素与遗传因素相互作用的结果。因此，加强对孕妇的保健，特别是在妊娠早期积极预防病毒感染、适量补充叶酸及避免上述一切不利因素，对预防先天性心脏病具有积极的意义。

## 四、先天性心脏病的分类

先天性心脏病有多种分类方法。临床上常根据左、右两侧及大血管之间有无分流将先天性心脏病分为三大类。

**1. 左向右分流**（left to right shunt）型（潜伏发绀型）　左右心之间有异常通道及分流。正常情况下由于体循环压力高于肺循环，故平时血液从左心向右心分流而不出现发绀。当大哭、屏气或病理情况致使肺动脉或右心室压力增高，并超过左心压力时，则可使血液自右向左分流而出现暂时性发绀，故又称潜伏发绀型，如室间隔缺损、动脉导管未闭、房间隔缺损等。

**2. 右向左分流**（right to left shunt）型（发绀型）　为先天性心脏病中最严重的一组。左右心之间有异常通道及分流，某些原因（如肺动脉高压或右心流出道梗阻）使右心压力增高并超过左心，致血流经常从右心向左心分流，或因大血管起源异常使大量静脉血流入体循环，临床显示持续性发绀，如法洛四联症、大血管转位、三尖瓣下移畸形、艾森曼格综合征等。

**3. 无分流型**（无发绀型）　心脏左、右两侧或动、静脉之间无异常通道及分流，如肺动脉瓣狭窄、主动脉缩窄等。

## 五、先天性心脏病的顺序分段诊断

先天性心脏病种类繁多，病理解剖复杂，导致诊断命名及分类困难。现国内外普遍采用 Van Praagh 顺序分段诊断方法。该方法是由 20 世纪 60 年代美国 Van Praagh 率先提出，经过 Anderson 等的不断修订及完善，逐渐被普遍接受。完整的先天性心脏病顺序分段诊断包括心房位置、心室位置、房室连接、大动脉位置、心室大动脉连接及心脏位置和合并畸形的诊断等。正确判断心房、心室及大动脉的分布是顺序分段诊断的基础。

**1. 心房位置诊断**　根据心房、心室和大动脉的位置，依次采用三个字母表示病变基本情况。第一个字母表示心房的位置，如心房正位（situs solitus，"S"），通常以"S"表示；若左右心房呈镜像反位，称心房反位（situs inversus，"I"），通常以"I"表示。先天性心脏病患者中，2%～4% 患者的胸腔、腹腔器官呈对称分布，此时两侧心房的形态特点相似，称为心房不定位（situs ambiguus，"A"），通常以"A"表示。无脾综合征时心房多为双侧右心房结构，多脾综合征时心房多为双侧左心房结构。

**2. 心室位置诊断**　第二个字母表示心室袢位置，如房室管在胚胎发育时弯向右侧，右室在心脏右侧为心室右袢（d-loop），以"D"表示。如果心室反位，即左心室位于右侧，右心室位于左侧则称为心室左袢（l-loop），以"L"表示。

**3. 大动脉位置诊断**　第三个字母表示大动脉位置，主动脉在肺动脉的右后方为正常位（situs solitus，"S"），主动脉在肺动脉的左后方为反位（situs inversus，"I"），其他尚有主动脉在肺动脉右前侧（D）、左前侧（L）、正前方（A）等。主动脉干与肺动脉干的走行关系可为平行或螺旋状。不论右位或左位主动脉弓，弓的位置均在左、右肺动脉之上。

Van Praagh 分段诊断方法及命名中将心房、心室、大动脉（瓣膜水平）位置三段分别以字母表示。例如，[S、D、S] 代表心房位置正常（S），右袢心室（D），大动脉位置正常（S），主动脉位于肺动脉右后方。镜像右位心时则为 [I、L、I] 即心房反位（I），左袢心室（L），大动脉反位（I），主动脉位于肺动脉左后方，以上各段连接均正常。大动脉转位中，心房正位，右袢心室，主动脉位于肺动脉右前与右心室连接的大动脉转位，为完全性大动脉转位 [S、D、D]；心房反位，左袢心室，主动脉位于肺动脉左前，并与右心室连接的大动脉转位，为完全性大动脉转位 [I、L、L]；心房正位，左袢心室，主动脉位于肺动脉左前，并与左心室连接的，为矫正型大动脉转位 [S、L、L]。

分段诊断概念对推动和提高先天性心脏病诊断和治疗水平发挥了非常重要的作用。分段诊断方法不仅对复杂性先天性心脏病的诊断是必要的，也应该作为所有先天性心脏病诊断的基础。

## 六、先天性心脏病的治疗

**1. 一般治疗**　注意营养，适度锻炼，保障生长发育。注意个人卫生，接受扁桃体摘除术、拔牙及其他手术者，手术前后应用足量抗生素，避免感染性心内膜炎的发生。发绀型先天性心脏病患儿应保证足够饮水量，预防脱水。

**2. 并发症的治疗**　合并肺炎、感染性心内膜炎时应积极控制感染；发生心力衰竭时及时给予抗心力衰竭药物治疗。

**3. 动脉导管的药物治疗**　布洛芬、吲哚美辛（前列腺素合成酶抑制剂）可促进早产儿动脉导管关闭。对于新生儿依赖动脉导管开放的重症发绀型先天性心脏病，滴注 PGE$_1$ 可维持动脉导管开放，为手术治疗争取时间。

**4. 介入性心导管治疗**　为近年来发展迅猛的微创治疗方法。不仅广泛应用于动脉导管未闭、房间隔缺损、室间隔缺损、肺动脉瓣狭窄等常见先天性心脏病的治疗，还对一些少见的先天性心脏病，如冠状动脉瘘、肺动静脉瘘、侧支循环等开展经导管堵塞术。而针对复杂性先天性心脏病的内外科镶嵌治疗及支架在先天性心脏病中的应用也相继在一些儿童心脏中心逐渐开展，并取得较好疗效。

**5. 外科手术治疗**　近年来可外科手术治疗的先天性心脏病病种范围不断扩大，小年龄、低体重、复杂性先天性心脏病的手术成功率不断提高。根据心血管畸形类型及严重程度，可采取根治或姑息治疗方案。根治性手术包括缺损修补、梗阻解除、心血管连接异常解剖纠正等。对于复杂畸形还不能根治或不能一期根治者，可选择姑息性手术。

## 七、先天性心脏病的预后

随着诊断技术及儿童心脏内、外科治疗技术的发展，目前绝大多数的先天性心脏病均能得到明确诊断及有效治疗，先天性心脏病的预后已大为改观。目前先天性心脏病的防治重心已前移至子宫内，早期诊断尤其是子宫内早期诊断可尽早对先天性心脏病进行预测和决策，对于干预时机及方式的选择十分重要，直接关系先天性心脏病患儿的预后。

（姜殿东　韩　波）

# 第 3 节　常见先天性心脏病

## 一、房间隔缺损

**案例 12-1**

患儿，女，3 岁。因"常规体检时发现心脏杂音"而就诊。婴儿期有吃奶中断、多汗等表现，经常患急性上呼吸道感染，曾患两次肺炎。活动耐量稍差，无发绀。第一胎第一产，足月顺产，无窒息抢救史。出生体重为 3.0kg，母乳喂养。其母妊娠最初三个月内曾患上呼吸道感染。

体格检查：T 36.8℃，P 114 次 / 分，R 26 次 / 分，BP 92/60mmHg，体重 12.5kg，身高 95cm。发育正常，营养一般，体形消瘦。呼吸平稳，口唇甲床无发绀。双肺呼吸音清，无干湿啰音。心前区稍隆起，心尖搏动弥散，无震颤；心浊音界向右扩大；心率 114 次 / 分，心音有力，节律整齐，胸骨左缘第 2～3 肋间闻及（2～3）/6 级收缩期杂音，呈喷射状，较柔和，传导不广，肺动脉瓣区第二心音增强伴固定分裂。肝脾肋下未触及，双下肢无水肿，双侧足背动脉搏动正常。全身各部位未见其他畸形。

思考题：

1. 此案例有哪些临床特点？

2. 应考虑什么诊断？

3. 各种辅助检查对诊断有何意义？

房间隔缺损（atrial septal defect，ASD）是先天性心脏病中较为常见的一种，占先天性心脏病发病总数的 10%～15%，女孩多见，男∶女约为 1∶2，是成人最常见先天性心脏病之一。

【病理解剖】　原始心房间隔的发育、融合、吸收异常，导致左右心房之间存在通道，称为房间隔缺损。临床分型如下：①继发孔型房间隔缺损，最常见（占 70%～75%），缺损多在卵圆窝及其附近，亦称中央型或 II 孔型房间隔缺损；②原发孔型房间隔缺损，约占 15%，也称为 I 孔型房间隔缺损，缺损位于房间隔与心内膜垫交界处，常伴有二尖瓣及三尖瓣裂，称为部分型心内膜垫缺损；③静脉窦型房间隔缺损，约占 5%，分为上腔型和下腔型，后者常伴部分肺静脉异位引流；④冠状静脉窦型房间隔缺损，约占 2%，缺损位于冠状静脉窦上端与左心房之间，常合并左侧上腔静脉残存。

卵圆孔在解剖上不关闭是常见的现象，一般不引起左向右分流，故不称为缺损。

【病理生理】　缺损小者可无症状，缺损大者可引起一系列血流动力学变化和临床表现。

婴儿出生时肺小动脉肌层尚未完全退化，右心房压力可能超过左心房，使血液从右向左分流，可有暂时性发绀。随着体循环血流量的增加，左心房压力超过右心房，血液通过缺损口从左心房进入右心房。分流量的大小取决于：①缺损口的大小；②两侧心房的压力差；③左右心室的顺应性。分流使右心血流量增加，舒张期负荷加重，致右心房、右心室增大。肺循环血量增加易致呼吸道感染，活动时易气促；而体循环血量减少可致组织器官供血不足，影响生长发育。房间隔缺损血流动力学变化及其临床表现见图12-3，图12-4。

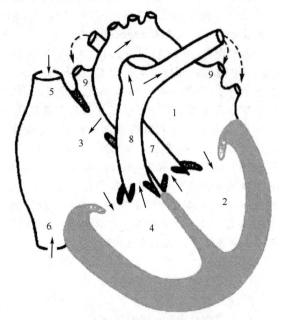

图 12-3 房间隔缺损血流动力学变化示意图
1. 左心房；2. 左心室；3. 右心房；4. 右心室；5. 上腔静脉；6. 下腔静脉；
7. 主动脉；8. 肺动脉；9. 肺静脉

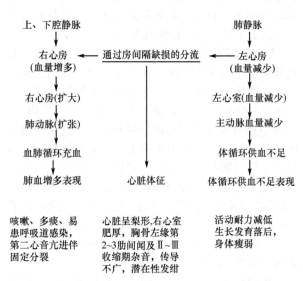

图 12-4 房间隔缺损血流动力学变化及其临床表现

【临床表现】

**1. 症状** 一般小型缺损、分流量少者，可无任何临床症状，活动量正常，在体检时才被发现。大缺损者症状发生较早，症状随年龄增长更加明显，由于分流量大，出现体循环供血不足表现：生长发育落后、消瘦、多汗、面色苍白、活动耐量差、易感疲乏。因肺循环血流量增多使肺充血，表现为易患呼吸道感染，活动时易气促，严重者可发生心功能不全。

**2. 体征** 多数患儿在婴幼儿期无明显体征，2～3岁后心脏增大，心前区隆起，触诊心前区有抬

举搏动感，一般无震颤，少数大缺损或伴有肺静脉异位引流者可出现震颤。由于右心室增大，大量的血流通过正常肺动脉瓣时在胸骨左第2肋间可闻及（2～3）/6级喷射性收缩期杂音（肺动脉瓣相对狭窄所致），较柔和，传导不广。当肺循环血流量达体循环一倍以上时，则在胸骨左缘第4～5肋间处可出现三尖瓣相对狭窄的低频而短促的舒张早中期杂音，吸气时更响，呼气时减弱。肺动脉第二心音明显亢进，可有不受呼吸影响的固定分裂（由于右心室容量负荷增加，收缩时喷射血流时间延长，肺动脉瓣关闭更落后于主动脉瓣）。原发孔缺损伴有二尖瓣裂者，心尖区可闻及二尖瓣关闭不全的吹风样收缩期杂音，并传导至腋下。

> **案例 12-1 临床表现**
> 1. 常规体检时发现心脏杂音。婴儿期有吃奶中断、多汗等表现，经常患急性上呼吸道感染，曾患两次肺炎。活动耐量稍差，无发绀。
> 2. 体形偏瘦，口唇甲床无发绀。双肺呼吸音清，无干湿啰音。心前区稍隆起，心尖搏动弥散，无震颤；心浊音界向右扩大；胸骨左缘第2～3肋间闻及（2～3）/6级收缩期杂音，呈喷射状，较柔和，传导不广，肺动脉瓣区第二心音增强伴固定分裂。

【辅助检查】

**1. X线检查** 缺损小可无改变。分流较大者以右心房、右心室增大为主，心胸比例增大。肺野充血明显，肺门血管影增粗，肺动脉段突出，主动脉结缩小，透视下可见肺门随心脏搏动而出现一明一暗的"肺门舞蹈征"，心影略呈梨形（图12-5）。

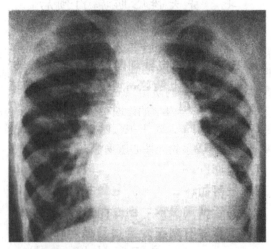

图 12-5 房间隔缺损的X线正位平片
肺充血，肺动脉段突出，右心室增大

**2. 心电图检查** 典型的心电图可表现为：①电轴右偏；②完全性或不完全性右束支传导阻滞，$V_3R$

及 V$_1$ 导联呈 rSr' 或 rsR' 图形；③右心室肥大，部分病例可见右心房肥大；④原发孔缺损时心电图可示电轴左偏及左心室肥大。

**3. 超声心动图** 可以显示右心房、右心室增大，主动脉内径缩小，室间隔与左心室后壁呈同向运动。二维超声可以显示房间隔缺损的位置及大小，结合彩色多普勒超声可判断分流的方向，估测分流量的大小及右心室收缩压和肺动脉压力。

**4. 心导管检查** 一般不需要做心导管检查。当合并肺动脉高压、肺动脉瓣狭窄或怀疑肺静脉异位引流时，可行右心导管检查。可发现：①导管可自右心房通过缺损到达左心房；②右心房血氧含量超过腔静脉血氧含量；③右心室及肺动脉压力可正常或轻度增高；④有时还可探查到异位肺静脉。

**5. 心血管造影** 一般不需要做造影即可诊断。必要时将造影剂注入右上肺静脉，可见造影剂自左心房经房间隔缺损迅速进入右心房而显影。

---

**案例 12-1 辅助检查及临床诊断**

1. X 线检查：平片示肺充血，肺动脉段稍隆起，主动脉结稍小，心胸比 0.58，心影向右扩大，心影略呈梨形。透视下可见肺门"舞蹈征"。

2. 心电图检查：电轴右偏，V$_1$ 导联呈 rsR' 图形，RV$_1$+SV$_5$=4.2mV，提示右心室增大，伴不完全右束支传导阻滞。

3. 超声心动图检查：房间隔中部中断，右心房、右心室增大，室间隔与左心室后壁呈同向运动，彩色多普勒检查可见心房水平左向右分流，分流束宽 1.2cm。这是诊断房间隔缺损的主要依据。

临床诊断：先天性心脏病（继发孔型房间隔缺损）。

---

**【治疗】** 小型继发孔型房间隔缺损有 15% 的自然闭合率，大多发生在 4 岁前，尤其是 1 岁内。反复发生呼吸道感染、心力衰竭或合并肺动脉高压者应尽早治疗。较大的缺损成年后易发生心力衰竭和严重肺动脉高压，建议在儿童时期进行外科手术修补或介入封堵。对于年龄≥2 岁，有血流动力学意义（缺损直径≥5mm）的继发孔型房间隔缺损，缺损边缘至冠状静脉窦，上、下腔静脉及肺静脉的距离≥5mm，至房室瓣的距离≥7mm，排除其他合并畸形后，可选择介入治疗。

## 二、室间隔缺损

---

**案例 12-2**

患儿，男，1 岁。因"发现心脏杂音近 1 年"就诊。患儿出生后有吃奶中断、气促、多汗、哭闹后偶有口唇发绀，平素反复上呼吸道感染。

近 3 个月声音嘶哑。第一胎，第一产，足月顺产，无窒息抢救史。出生体重为 3.2kg，母乳喂养。其母妊娠 2 个月时曾患急性上呼吸道感染。否认妊娠最初 3 个月内有接触放射线及药物应用史。

体格检查：T 36.4℃，P 118 次/分，R 38 次/分，BP 82/55mmHg，体重 8.5kg，身长 78cm。面色稍苍白，全身皮肤和黏膜未见发绀。双肺呼吸音粗，未闻及干、湿啰音。心前区隆起，心尖搏动弥散且有抬举感，胸骨左缘第 3～4 肋间可触及收缩期震颤，心尖搏动位置在左锁骨中线第 5 肋间隙外 1cm，心浊音界向左下扩大。心率 118 次/分，心音有力，节律整齐，胸骨左缘第 3～4 肋间闻及粗糙响亮 4/6 级全收缩期杂音，杂音向心前区、腋下、颈根部及背部传导。肺动脉瓣区第二心音明显亢进，二尖瓣区闻及舒张中期隆隆样杂音。肝脏于右肋下触及 1.5cm，脾肋下未及。无杵状指（趾），全身各部位无其他畸形。

**思考题：**

1. 此案例有哪些临床特点？应考虑做何诊断？

2. 各项辅助检查有何临床意义？

---

室间隔缺损（ventricular septal defect，VSD）是儿童时期先天性心脏病中临床最常见的一种，约占我国先天性心脏病的 50%。

**【病理解剖】** 由胚胎期室间隔（流入道、小梁部和流出道）发育不全所致，通常分为 3 种类型：①膜周部缺损，最常见，占 60%～70%，位于主动脉下，由膜部向与之接触的 3 个区域（流入道、流出道或小梁肌部）延伸而成。②肌部缺损，占 10%～20%，缺损边缘均为肌部，可位于肌小梁部、流入道肌部或流出道肌部。③双动脉下型，也称为干下型，较少见，缺损上缘直接邻近主动脉瓣环与肺动脉瓣环连接部。室间隔全部缺如者称为单心室。

**【病理生理】** 室间隔缺损属左向右分流型先天性心脏病，分流量的大小取决于缺损的面积、肺小动脉的阻力及双侧心室的压力阶差。

小型缺损（Roger 病）是指缺损直径 < 5mm 或缺损面积小于 0.5cm$^2$/m$^2$ 体表面积，分流量很小，一般不造成明显的血流动力学紊乱，可无症状。

缺损直径 5～10mm 或缺损面积 0.5～1.0cm$^2$/m$^2$ 的为中型缺损，常有明显的左向右分流，分流量为肺循环的 40%～60%，肺血流量可达体循环的 1.5～3 倍甚至 3 倍以上，肺动脉及肺小血管血流量增加，但因肺血管床有丰富的储备容量，肺动脉压力及肺小血管阻力增高较缓出现；同时，回流至左心房及左心室血量也增多，导致左心房、左心室扩大，后期可出现双心室扩大。由于左向右分流使体循环血量减少而出现体循环供血不足的临床表现。

缺损直径大于 10mm 或缺损面积大于 1.0cm²/m² 的为大型缺损，分流量占肺循环血量 60% 以上，肺小血管阻力未显著增高时，肺血流量可达体循环 3 倍甚至 3 倍以上，随着病程的进展，不但左心房、左心室、肺动脉扩大，而且由于循环量的持续增加，当超过肺血管床的容量限度时，肺小动脉产生容量性（动力性或可逆性）肺动脉高压，右心室由于搏出量及承受阻力的增加，最后也扩张与肥大。时间久了之后肺小动脉痉挛，中间肌层和内膜层代偿性增厚，管腔变小，甚至完全梗阻形成阻力性（梗阻性或不可逆性）肺动脉高压。当右心室收缩压超过左心室收缩压时，左向右分流显著减少，最后逆转为双向分流或右向左分流，出现发绀，即为艾森曼格综合征。

室间隔缺损血流动力学变化及其临床表现见图 12-6，图 12-7。

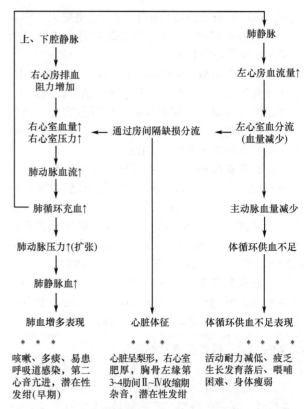

图 12-7　室间隔缺损血流动力学变化及其临床表现

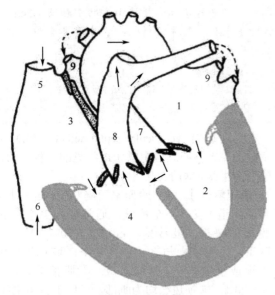

图 12-6　室间隔缺损血流动力学变化示意图

1. 左心房；2. 左心室；3. 右心房；4. 右心室；5. 上腔静脉；6. 下腔静脉；7. 主动脉；8. 肺动脉；9. 肺静脉

【临床表现】

**1. 症状**　小型缺损一般无临床症状。缺损一般随年龄增长而缩小（有报道 25% 可自然关闭），生长发育正常，常在体检时被发现。缺损较大时，左向右分流量多，婴儿期常出现呼吸急促、多汗、吸吮时常因气促而中断、生长发育迟缓、体重不增、面色苍白、消瘦、活动后气促、心悸、乏力等；易反复患呼吸道感染；易导致充血性心力衰竭。有时因扩张的肺动脉或增大的左心房压迫喉返神经而出现声音嘶哑。

**2. 体征**　小型缺损仅在胸骨左缘第 3～4 肋间闻及粗糙 3/6 全收缩期杂音，第二心音正常或轻度增强，心界多正常。大型缺损，心前区隆起，心尖区或剑

突下可见明显心脏搏动且弥散，心浊音界明显扩大，胸骨左缘第 3～4 肋间可触及收缩期震颤并闻及（3～4）/6 级响亮、粗糙的全收缩期杂音，向四周广泛传导，第二心音亢进。肺血流量大于体循环一倍以上时，二尖瓣出现相对狭窄，心尖区可闻及低音调柔和的隆隆样舒张期杂音。病程中若出现肺动脉高压，肺动脉压力继续增高后，逆转为右向左分流，出现发绀，并逐渐加重，可见杵状指（趾）。

> **案例 12-2　临床表现**
> 1. 生后不久发现心脏杂音，出生后有吃奶中断、气促、多汗、哭闹后偶有口唇发绀，平素反复上呼吸道感染。近 3 个月声音嘶哑。
> 2. 体格检查：偏瘦，面色稍苍白，全身皮肤和黏膜未见发绀。双肺呼吸音粗，未闻及干、湿啰音。心前区隆起，心尖搏动弥散且有抬举感，胸骨左缘第 3～4 肋间可触及收缩期震颤，心尖搏动位置在左锁骨中线第 5 肋间隙外 1cm，心浊音界向左下扩大。胸骨左缘第 3～4 肋间闻及粗糙响亮 4/6 全收缩期杂音，杂音向心前区、腋下、颈根部及背部传导。肺动脉瓣区第二心音明显亢进，二尖瓣区闻及舒张中期隆隆样杂音。

【辅助检查】

**1. X 线检查**　小型缺损心肺可无明显改变，或肺动脉段延长或轻微突出，肺野轻度充血。中型缺损左、右心室增大，以左心室增大为主，主动脉结

影较小，肺动脉段扩张，肺野充血。大型缺损心影中度以上增大，呈二尖瓣型心（烧瓶状），左、右心室增大，多以右心室增大为主，肺动脉段明显突出，左下肺动脉增粗，肺野明显充血，透视下可见肺门随心脏搏动而一明一暗的"肺门舞蹈征"（图 12-8）。

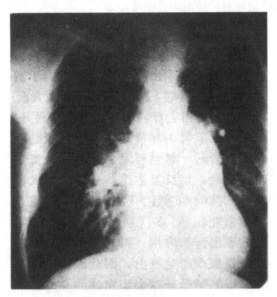

**图 12-8　室间隔缺损 X 线示意图**
示肺充血，肺动脉段突出，右下肺动脉增粗

**2. 心电图**　小型缺损，心电图可完全正常。大型缺损，心电图变化随肺血管阻力大小而不同：①肺血管阻力正常，肺血流量增多者心电图示左心室舒张期负荷加重，左心室肥大，如 $V_1$ 导联呈 rS 型，$SV_1$ 波深，$V_5$、$V_6$ 呈 qRs 形，$RV_5$、$V_6$ 波高大，$TV_6$ 高尖对称；②肺动脉中度高压，肺血流量明显增多时，心电图示双室肥厚或右心室肥厚；③症状严重，出现心力衰竭时，可伴有心肌劳损。

**3. 超声心动图**　可见左心房、左心室内径增宽，右心室内径亦增宽，主动脉内径缩小。彩色多普勒超声可显示分流束的起源、部位、数目、大小及方向，一般为收缩期的左向右分流束。频谱多普勒超声可测量分流速度，计算跨隔压力差和右心室收缩压，估测肺动脉压。

**4. 心导管检查**　进一步证实诊断及进行血流动力学检查，评价肺动脉高压程度、计算肺血管阻力及体肺循环分流量。右心室血氧含量高于右心房，提示存在心室水平左向右分流。可测定肺动脉压力。造影可显示心腔形态、大小及心室水平分流束的起源、部位、时相、数目与大小，除外其他并发畸形。

**【并发症】**　常见的并发症：反复呼吸道感染，心力衰竭及肺水肿，肺动脉高压，感染性心内膜炎。

**案例 12-2　辅助检查及临床诊断**

1. X 线检查：肺野充血明显，肺门阴影扩大，搏动增强，"肺门舞蹈征"明显，肺动脉段明显突出，主动脉结影缩小，心影向左向下扩大。

2. 心电图：P 波可见切迹，$V_1$ 导联 P 波双向，提示左心房增大，$V_1$ 导联呈 rS 型，$SV_1$ 波深，$V_5$ 导联呈 qRs 形，$RV_5$ 波高大，提示左心室肥大。轻度心肌劳损。

3. 超声心动图：左心房和左心室增大，右心室内径稍增大，二维超声可见室间隔中断。彩色多普勒检查可见心室水平由左向右分流，分流束宽 1.2cm，分流速度 3.4m/s。

4. 结合右心导管检查右心室血氧含量和血氧饱和度均高于右心房，右心室压力和肺动脉压力轻度增高。

临床诊断：先天性心脏病（室间隔缺损）；心功能 II 级。

**【治疗】**　20%～40% 的膜周部和肌部缺损在 3 岁以内有自然闭合的可能，但大多发生在 1 岁以内。干下型缺损很少能自然闭合，且易发生主动脉瓣脱垂致主动脉瓣关闭不全，应早期处理。内科药物治疗主要针对心力衰竭等并发症。而根治手术可选择外科修补手术或介入堵闭术。室间隔缺损因有发生感染性心内膜炎的风险，一般建议在学龄前进行介入或外科手术治疗；但对于大型缺损，反复出现心力衰竭或早期出现明显肺动脉高压者，建议尽早手术。目前对于年龄≥3 岁，有临床症状或有左心超负荷表现，解剖条件合适的膜周部和肌部缺损，介入治疗逐步成为首选。

# 三、动脉导管未闭

**案例 12-3**

患儿，女，8 个月。体检时发现心脏杂音，平素有喂养困难、气促，偶有剧烈哭闹后口唇发绀，平时易患上呼吸道感染。第二胎，第一产，足月顺产，无窒息抢救史。出生时体重 2.8kg，母乳喂养。母妊娠期健康，无接触 X 线及药物应用史。家族中无先天性心脏病患儿。生长发育状况落后于同龄儿。

体格检查：T 37.0℃，P 132 次 / 分，R 38 次 / 分，BP 76/52mmHg，体重 7.5kg，身高 68cm。营养欠佳，面色较苍白，口唇及指（趾）末端无发绀，双肺呼吸音清，心前区稍隆起，心尖搏动弥散，胸骨左缘第 2 肋间触及震颤，心率 132 次 / 分，心音有力，节律整齐，胸骨左缘第 2 肋间闻及连续性机器样杂音，向左锁骨下、颈部和背部传导，肺动脉瓣区第二心音亢进。腹部平软，肝右肋下触及 2.0cm，脾肋下未及。脉压差大于 40mmHg，双下肢无水肿。无杵状指（趾），水冲脉阳性，股动脉枪击音阳性，周围毛细血管征阳性。

思考题：

1. 该患儿有何临床特点？

2. 为什么会出现水冲脉、股动脉枪击音及周围毛细血管征？

3. 为明确诊断应选用哪些辅助检查？有何临床意义？

动脉导管未闭（patent ductus arteriosus，PDA）是小儿先天性心脏病常见类型之一，占先天性心脏病发病总数的 15%。动脉导管于出生后大约 15h 即发生功能性关闭，80% 于生后 3 个月解剖性关闭，到出生后 1 年应完全关闭。若持续开放，即为动脉导管未闭。

【病理解剖】 动脉导管的位置，一端在肺总动脉分叉处或左肺动脉处，另一端在左锁骨下动脉外侧的主动脉处。动脉导管一般分为三型。①漏斗型：主动脉端较粗，向肺动脉端逐渐变窄，临床较多见；②管型：导管连接的主动脉和肺动脉的直径基本一致，长度多在 1cm 左右，直径粗细不等；③窗型：导管很短，肺动脉与主动脉紧贴，两者之间为一孔道，直径往往较大。

【病理生理】 一般情况下，体循环的压力高于肺循环压力，因此血液在收缩期及舒张期都通过动脉导管从主动脉向肺动脉分流。分流量的大小与主动脉和肺动脉之间的压力阶差及动脉导管的直径有关。导管越粗，压力差越大，分流量越大。因有主动脉分流，肺循环量增加，造成肺动脉扩张及压力增高，回流到左心及主动脉的血流量也增加，左心室射血量可达正常的 2～4 倍。因而出现左心房扩大、左心室肥大，升主动脉扩张。体循环因分流至肺循环而血容量减少，周围动脉舒张压因舒张期有分流而低，出现脉压差增宽。随着肺循环血流量增加，大量血流向肺循环冲击，肺小动脉可有反应性痉挛，形成动力性肺动脉高压，右心室排血时阻力增大，容量负荷增加，逐渐肥大。肺循环持续高压，进而引起肺小动脉壁的肌层及内膜的组织改变，形成梗阻性肺动脉高压。动脉导管未闭血流动力学变化及其临床表现见图 12-9，图 12-10。

【临床表现】

1. 症状 分流量小及代偿良好者，往往无症状，多在体检或因其他疾病就诊时偶然发现。大部分患儿可有活动后气促、疲乏、气急、多汗、易反复发生呼吸道感染或肺炎及充血性心力衰竭等表现。分流量较大者，除上述症状外，体型一般较瘦小、面色苍白、喂养困难，少数患儿也可由于扩张的肺动脉压迫喉返神经而声音嘶哑。

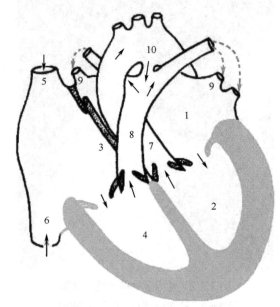

图 12-9 动脉导管未闭血流动力学变化示意图

1. 左心房；2. 左心室；3. 右心房；4. 右心室；5. 上腔静脉；6. 下腔静脉；7. 主动脉；8. 肺动脉；9. 肺静脉；10. 动脉导管

2. 体征 生长发育滞后，心前区隆起，心尖搏动弥散，心界扩大，在胸骨左缘第 2 肋间触及收缩期震颤，并在该处可闻及粗糙的连续性机器样杂音。杂音向心前区、颈部及左肩部传导。有时杂音也可在第 2 肋间左锁骨中线偏外侧闻及。肺动脉瓣区第二心音明显亢进，可被连续杂音所掩盖。肺循环量超过体循环量一倍时，心尖区可闻及二尖瓣相对狭窄的低频率舒张期杂音。大多数患儿均有舒张压降低致脉压差增大（往往大于 40mmHg），及周围血管征，如股动脉枪击声、毛细血管搏动征和水冲脉等，对诊断很有帮助。

不典型的情况如发生肺动脉高压、心力衰竭或是婴儿期肺动脉压力相对较高，使主动脉与肺动脉之间压力差仅发生于收缩期，此时仅能听到单纯收缩期杂音，常易误诊为室间隔缺损。

因肺动脉高压而出现右向左分流时，可出现下肢较上肢明显、左上肢较右上肢明显的差异性发绀，并有杵状指（趾）等。

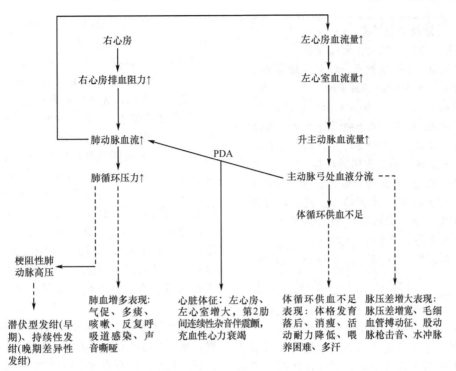

图 12-10 动脉导管未闭血流动力学变化及其临床表现

**案例 12-3 临床表现**

1. 8 个月时发现心脏杂音，平素有喂养困难、气促，偶有剧烈哭闹后口唇发绀，平时易患上呼吸道感染。生长发育状况落后于同龄儿。

2. 心前区隆起，心尖搏动弥散，胸骨左缘第 2 肋间触及震颤，胸骨左缘第 2 肋间闻及连续性机器样杂音，向左锁骨下、颈部和背部传导，肺动脉瓣区第二心音亢进。脉压差大于 40mmHg，水冲脉阳性，股动脉枪击音阳性，周围毛细血管征阳性。

**【辅助检查】**

**1. X 线检查** 分流量小者，心影正常，分流量大者，双侧肺血增多，肺门血管影增粗，透视下搏动强烈，有"肺门舞蹈征"，肺动脉段突出。多见左心室增大，左心房亦可轻度增大，主动脉结增宽，严重病例左、右心室均肥大（图 12-11）。

**2. 心电图检查** 左心室高电压或左心室肥厚，RII、III、aVF、$V_5$、$V_6$ 高大，$QV_5$、$V_6$ 加深，$TV_5$、$V_6$ 高尖、对称，$SV_1$ 亦较深。分流量较大或肺动脉压力较高时，电轴可正常或左偏，双室肥大，$V_3$、$V_4$ 的 R 与 S 波电压均增大。肺动脉压力与体循环压力相等时，电轴可右偏，右心室显示收缩期负荷加重，$V_1$、QRS 波呈 Rs 波形。

**3. 超声心动图** 左心房、左心室、升主动脉和肺动脉内径增宽，二维超声心动图可以直接探查到未闭合的动脉导管的位置及其粗细。脉冲多普勒在动脉导管开口处也可探测到典型的收缩期与舒张期连续性湍流频谱。在重度肺动脉高压时，当肺动脉压超过主动脉时，可见蓝色流柱自肺动脉经未闭导管进入降主动脉。

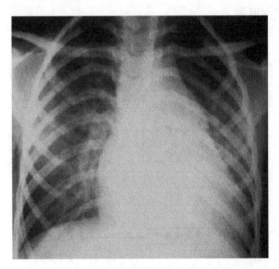

图 12-11 动脉导管未闭 X 线正位片

**4. 右心导管检查** 当有肺动脉高压或合并其他畸形，致诊断不能明确者，应做导管检查，可以出现肺动脉血氧含量高于右心室血氧含量。部分病例导管还可通过未闭的动脉导管进入降主动脉。

**案例 12-3　辅助检查及诊断**

1. 心电图：左心室肥大，电轴左偏。

2. X 线检查：左心室肥大，肺动脉段突出和双肺纹理增多，提示肺循环血量增多。

3. 超声心动图：左心房、左心室内径增大，二维超声直接探查到未闭合的动脉导管，肺动脉端开口内径 0.8cm，主动脉端开口内径 1.4cm，呈漏斗状。未见房间隔及室间隔缺损。

4. 心导管检查：患儿肺动脉血氧含量高于右心室，导管可直接插入降主动脉，提示肺动脉与主动脉间有交通。右心室、肺动脉压力基本正常提示该患者尚未产生肺动脉高压。

临床诊断：先天性心脏病（动脉导管未闭）；心功能 Ⅱ 级。

【治疗】　内科药物治疗主要针对心力衰竭、感染性心内膜炎等并发症。由于动脉导管较少在一岁以后自然关闭，故一旦确诊均应及时处理。目前关闭动脉导管大多首选介入治疗，可选择弹簧圈等封堵器关闭动脉导管；对于合并其他需要外科手术治疗的心血管畸形或动脉导管特别短而粗者，可选择外科手术治疗。

对早产儿动脉导管未闭者，可采用口服吲哚美辛或布洛芬，以抑制前列腺素合成，促进导管闭合。对依赖动脉导管的严重心血管畸形，可考虑滴注 PG $E_1$ 或放置支架以维持导管开放，并慎重吸氧（因新生儿血氧提高可促进导管关闭），为手术治疗争取时间。

## 四、肺动脉瓣狭窄

肺动脉狭窄（pulmonary stenosis，PS）是无分流型先天性心脏病中最常见的一种，为右心室流出道梗阻的先天性心脏病。按狭窄部位不同可分为肺动脉瓣下狭窄即漏斗部狭窄、瓣膜狭窄及肺动脉分支狭窄，其中以肺动脉瓣狭窄最常见。单纯肺动脉瓣狭窄的发病率约占先天性心脏病的 10%。

【病理解剖】　一般分为两种类型：①典型肺动脉瓣狭窄，较常见，肺动脉瓣 3 个半月瓣叶在交界处互相融合形成圆顶状隔膜向肺动脉内突出，狭窄的瓣孔在中央或在旁边，瓣膜增厚，使瓣叶开放受限。有时仅有两瓣。瓣环发育正常，肺动脉干呈狭窄后扩张，有时可延伸到左肺动脉，但扩张的程度与狭窄的严重性并不完全成比例。②发育不良型肺动脉瓣狭窄：肺动脉瓣叶形态不规则且明显增厚或呈结节状，瓣叶启闭不灵活，瓣环发育不良，肺动脉干不扩张或发育不良。此病常有家族史，常见于努南综合征。

肺动脉瓣狭窄的继发性改变为右心室向心性肥厚。狭窄严重者心室腔小，心内膜下心肌可有缺血性改变，甚至出现右心室心肌梗死；右心房有继发性增大，心房壁增厚，卵圆孔开放，或伴有房间隔缺损。

【病理生理】　胎儿期本畸形对血液循环无很大影响，出生后由于瓣孔狭窄，右心室排血受阻，右心室内压力增高，而肺动脉压力低，右心室因负荷增加而肥厚，其收缩压升高的程度与狭窄的严重性成正比，但心排血量一般能够维持。如狭窄严重，右心室壁极度增厚，可使心肌供血不足，导致右心衰竭，心排血量下降，右心室扩大，右心房及周围静脉压增高。如卵圆孔未闭或有房间隔缺损，当右心房压力升高时，则会出现右向左分流从而出现发绀。左心房、左心室及主动脉一般不受影响。血流动力学变化及其临床表现见图 12-12。

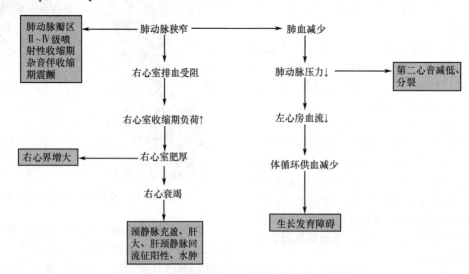

图 12-12　肺动脉狭窄血流动力学变化及其临床表现

**【临床表现】** 症状出现的早晚及轻重与肺动脉瓣狭窄程度有密切关系，轻者早期可无症状，生长发育正常，仅于体格检查时发现心脏杂音。中度狭窄在 2～3 岁时无症状，但年长后活动时即易感疲乏和气促（有些患者到青壮年期才出现疲劳、气短、心悸等症状）。严重者在婴儿期出现轻度发绀和右心功能不全，或在中度体力劳动亦可有疲乏和气促、突然昏厥甚至猝死。有的患儿活动时感胸痛或上腹疼痛，可能是由于心排血量不能相应提高，致使心肌供血不足或心律失常，多提示预后不良。

多数患儿生长发育正常，无消瘦，半数患儿呈满月脸，红颧，大多无发绀。狭窄严重者如心房（如卵圆孔或房间隔缺损）存在右向左分流，可出现发绀。

右心室显著肥厚而致心前区饱满，有抬举样搏动，心力衰竭时心脏扩大，于胸骨左缘第 2～3 肋间可扪及收缩期震颤，听诊第一心音正常，轻至中度狭窄者有时在肺动脉瓣区可听到收缩早期喀喇音，此杂音主要由于增厚但仍具弹性的肺动脉瓣在右心室收缩时开放，瓣膜突然拉紧有关。同时在胸骨左缘上部有响亮的 [（3～4）/6 级以上 ] 粗糙的喷射性收缩期杂音，可向背、颈部传导，狭窄极严重时杂音反而减轻。肺动脉瓣区第二心音减弱或消失。

**【辅助检查】**

**1. X 线检查** 正位片中最特征性的表现是狭窄后肺动脉总干及左肺动脉近端扩张而向外突出，此表现在婴儿期及发育不良型肺动脉瓣狭窄时可不明显。肺门血管阴影减少，肺野清晰。右心室、右心房不同程度增大（图 12-13）。

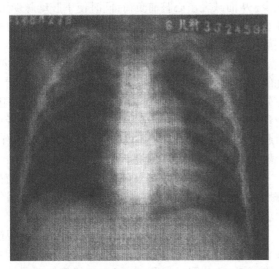

图 12-13 肺动脉瓣狭窄的 X 线正位平片

**2. 心电图检查** 轻度狭窄时心电图在正常范围内，中度以上狭窄者则有不同程度右心室肥厚表现，电轴右偏，程度与狭窄的严重程度相关。右胸前导联显示 R 波高耸。严重的还可出现 T 波倒置，ST 段下移。P 波高尖提示右心房增大。

**3. 超声心动图** 二维超声心动图可显示肺动脉瓣瓣叶的形态、厚度及活动度，瓣环大小及狭窄后扩张。多普勒超声可检查心房水平有无分流，通过检测跨瓣血流速度能估测跨瓣压差，评估狭窄的严重程度。

**4. 右心导管检查** 右心导管通常用于介入治疗时。从肺动脉向右心室缓慢回拉导管，连续记录压力曲线，右心室压力增高，而肺动脉压力正常或降低，两者压力差在 10～15mmHg 甚至 15mmHg 以上时可提示肺动脉瓣狭窄。右心室压力增高程度及与肺动脉压力差大小可反映肺动脉瓣狭窄的程度。压力差在 35～40mmHg 为轻度狭窄，压力差在 40～70mmHg 为中度狭窄，高于 70mmHg 为重度狭窄。当右心室压力超过体循环压力时肺动脉瓣孔通常较小，导管难以通过瓣孔，同时容易诱发右心室流出道痉挛出现缺氧发作，需要依靠心血管造影明确诊断。

**【治疗】** 经皮球囊肺动脉瓣成形术（PBPV）为大多数患儿的首选治疗方法。如无此手术适应证，则应接受外科瓣膜切开术。一般认为，如右心室收缩压超过 50mmHg，则有可能导致心肌损害，可推荐手术处理。

## 五、法洛四联症

> **案例 12-4**
>
> 患儿，男，3 岁。出生后 3 个月即出现口唇发绀，且进行性加重，哭闹后发绀加剧伴气促，活动耐量较差，会走路后发现其喜欢蹲踞，入院前 6 个月剧烈哭闹后昏厥一次。第一胎，第一产，足月顺产，无窒息抢救史，出生体重 3.0kg，母乳喂养。母妊娠期健康，无 X 线接触史及药物应用史。家族中无先天性心脏病史。
>
> 体格检查：T 36.5℃，P 104 次 / 分，R 30 次 / 分，BP 85/58mmHg，体重 13kg，身高 90cm。鼻尖、口唇、甲床均发绀，双肺呼吸音清晰，心前区明显隆起，心率 104 次 / 分，心音有力，节律整齐，胸骨左缘第 2～4 肋间可听到 3/6 级粗糙的喷射性收缩期杂音，第二心音减弱，腹软，肝脾肋下未及，可见杵状指（趾），神经系统无异常发现。
>
> **思考题：**
> 1. 此患儿有何临床特点？
> 2. 为明确诊断，可选用哪些辅助检查？并分析各项检查的临床意义。

法洛四联症（tetralogy of Fallot，TOF）是临床上较常见的一种发绀型先天性心脏病，约占所有先天性心脏病的 10%，是存活婴儿中最常见的发绀型先天性心脏病，在 1 岁以后的发绀型先天性心脏病中的占比为 70% 左右。

**【病理解剖】** 典型法洛四联症包括以下四种畸形。

（1）右心室流出道狭窄：右心室漏斗部狭窄最为多见，约占 50%。其次是瓣膜狭窄，或两者同时存在。常伴肺动脉瓣环、肺动脉总干发育不良及肺动脉分支狭窄。

（2）室间隔缺损：多为高位膜周部缺损并向流出道延伸，为对位不良型室间隔缺损，均为非限制性大型高位室间隔缺损，还可伴有多发性室间隔缺损。

（3）主动脉骑跨：主动脉起自左心室，与二尖瓣之间为纤维连接，但骑跨在室间隔上，骑跨范围可达15%～95%，随着主动脉的发育，右跨现象可逐渐加重。

（4）右心室肥厚：为右心室流出道狭窄后，右心室负荷加重导致，为继发改变。

以上 4 种畸形中，右心室流出道狭窄及室间隔缺损是必需的，前者是决定患儿病理生理、病情严重程度及预后的主要因素。

**【病理生理】** 影响血流动力学的主要畸形是肺动脉和（或）右室流出道漏斗部狭窄与大型高位室间隔缺损，由于室间隔缺损为非限制性，左右心室压力基本相等，右心室流出道狭窄程度的不同，心室水平面可出现左向右、双向甚至右向左分流。肺动脉狭窄轻至中度者，可由左向右分流，此时患者可无明显的发绀（非发绀型法洛四联症）；肺动脉狭窄严重时，出现明显的右向左分流，临床出现明显的发绀（发绀型法洛四联征）。发绀的轻重程度不仅取决于肺血流量和主动脉与肺动脉的阻力差，还与血红蛋白增高程度、是否伴有动脉导管开放及侧支循环的建立多少等因素有关。

右心室流出道的狭窄使右心室后负荷加重，引起右心室的代偿性肥厚。临床上的杂音由血流通过狭窄的右心室流出道所致而非室间隔缺损所致。

由于主动脉骑跨于两心室之上，并不决定分流方向及分流量，主动脉除接受左心室的血液外，还直接接受一部分来自右心室的静脉血，并将其输送到全身各部，因而出现发绀；同时因肺动脉狭窄，肺循环进行气体交换的血流减少，更加重了发绀的程度。此外，由于进入肺动脉的血流减少，增粗的支气管动脉与肺血管之间形成侧支循环，如图 12-14 所示。

在动脉导管关闭前，肺循环血流量减少程度较轻，发绀可不明显，随着动脉导管的关闭和漏斗部狭窄的逐渐加重，发绀日益明显，并出现杵状指（趾）。由于缺氧刺激骨髓代偿性产生过多的红细胞，血液黏稠度高，血流缓慢，可引起脑血栓，若为细菌性血栓，则易形成脑脓肿。法洛四联症的血流动力学改变及其临床表现如图 12-15 所示。

**【临床表现】** 持续发绀是其特征性表现，肺动脉狭窄的程度决定了发绀出现的早晚和程度。常表现在毛细血管丰富的浅表部位，如球结合膜、口唇、

口腔黏膜、甲床、耳垂、鼻尖等。多数患儿均在生后 3～4 个月，亦有在一岁左右动脉导管关闭后发绀逐渐加重；发绀多在机体耗氧增加时加重，如寒冷、啼哭、情绪激动、活动、体力劳动等，表现为气急和发绀较前明显。

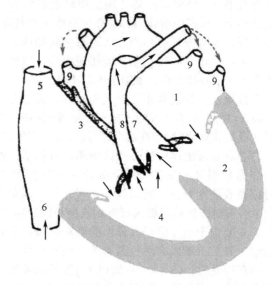

图 12-14　法洛四联症的血流动力学改变示意图
1. 左心房；2. 左心室；3. 右心房；4. 右心室；5. 上腔静脉；6. 下腔静脉；
7. 主动脉；8. 肺动脉；9. 肺静脉

年长儿约 80% 出现蹲踞症状，即在行走、游戏时，常主动下蹲片刻（或蹲坐）。不会行走的小婴儿，常喜欢大人倚肩竖抱，双下肢呈屈曲状，或喜欢胸膝位。因为下蹲可增加头部血供，使静脉回心血量减少，从而减轻了心脏前负荷；同时使下肢动脉受压，体循环阻力增加；因此减少了右向左分流量，暂时缓解了缺氧症状。

当患儿吃奶、哭闹、情绪激动、贫血、感染等耗氧增加时，肺动脉漏斗部在狭窄的基础上突然发生缺氧加重致肌部痉挛，引起一过性肺动脉梗阻，表现为阵发性呼吸困难、发绀逐渐加重，严重者可引起突然昏厥、抽搐甚至死亡，称为阵发性缺氧发作。一般多见于婴儿，年长儿常诉头痛、头昏。

当患儿发绀持续 6 个月以上，组织缺氧可使指（趾）端毛细血管扩张与增生，局部软组织及骨组织也增生肥大，出现杵状指（趾）。

体征：全身发绀，生长发育一般均迟缓，智能发育亦可能稍落后于正常儿。心前区略隆起，胸骨左缘第 2～4 肋间可闻及（2～3）/6 级粗糙喷射性收缩期杂音，此为肺动脉狭窄所致，一般无收缩期震颤。肺动脉第二心音减弱。部分患儿可听到亢进的第二心音，此由右跨的主动脉所致。狭窄极严重者，或在阵发性呼吸困难发作时，可听不到杂音。发绀持续 6 个月以上，易出现杵状指（趾）。

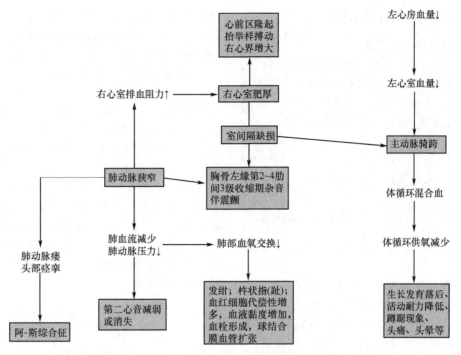

图 12-15　法洛四联症的血流动力学改变及其临床表现

虽然右心室遇到很大阻力，但室间隔缺损的存在可以起到调整双室压力的作用，故很少发生心力衰竭。缺氧可引起代偿性红细胞增多。常见的并发症为脑血栓、脑脓肿及感染性心内膜炎。

> **案例 12-4　临床表现**
>
> 1. 患儿，男，3 岁。出生后 3 个月即出现口唇发绀，且进行性加重，哭闹后发绀加剧伴气促，活动耐量较差，喜欢蹲踞，入院前 6 个月剧烈哭闹后昏厥一次。
> 2. 鼻尖、口唇、甲床均发绀，心前区明显隆起，胸骨左缘第 2～4 肋间可听到 3/6 级粗糙的喷射性收缩期杂音，第二心音减弱，可见杵状指（趾）。

**【辅助检查】**

**1. 血液检查**　周围血红细胞计数和血红蛋白浓度明显增高，红细胞可达 $6.0 \times 10^{12} \sim 8.0 \times 10^{12}$/L，血红蛋白 170～220g/L，血小板降低，凝血酶原时间延长。

**2. X 线检查**　心影大小一般正常或轻度增大，典型者心影呈靴状，即心尖圆钝上翘，肺动脉段凹陷（漏斗部狭窄所致），上纵隔较宽，肺门血管影细小稀疏，两侧肺纹理减少，透亮度增加，年长儿可因侧支循环形成，肺野可见网状纹理（图 12-16）。

**3. 心电图**　典型病例示电轴右偏，右心室肥大。$V_1$ 呈 Rs 或 R 型，$V_5$ 呈 Rs 型。狭窄严重者往往出现心肌劳损，可见 P Ⅱ 波高尖（右心房肥大）。

**4. 超声心动图**　可见到主动脉根部内径增宽，骑跨于室间隔之上，并可判断主动脉骑跨的程度；室间隔中断；可见到右室流出道及肺动脉狭窄的位置、程度。此外，右心室、右心房内径增大，左心室内径缩小，彩色多普勒血流显像可见右心室直接将血液注入骑跨的主动脉内。

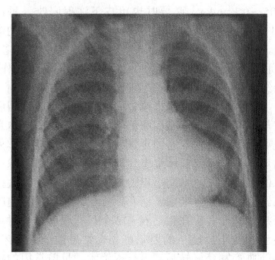

图 12-16　法洛四联症 X 线正位片

**5. 心导管检查**　右心室压力明显增高，左右心室与主动脉压力基本相同，而肺动脉压力明显降低；心导管自肺动脉向右心室逐渐拉出时的压力曲线可判断漏斗部或瓣膜部狭窄；导管可从右心室直接进入主动脉或左心室；导管不易进入肺动脉；主动脉血氧饱和度降低，常小于 89%。

**6. 心血管造影**　典型表现是造影剂注入右心室后可见到主动脉与肺动脉几乎同时显影。了解室间隔缺损的位置、肺动脉狭窄的部位和程度及肺动脉分支的形态。选择性左心室及主动脉造影可进一步了解左心室发育的情况及冠状动脉的走向。

**案例12-4　辅助检查及诊断**

1. 血常规：RBC 6.4×10$^{12}$/L，Hb 210g/L，血红细胞计数和血红蛋白浓度明显增高。

2. 心电图：电轴右偏，右心室肥大。

3. X线检查示：肺血减少，心形稍增大，呈靴形。

4. 超声心动图和心导管、心血管造影均示"肺动脉狭窄，主动脉骑跨，室间隔缺损，右心室肥厚"。

临床诊断：先天性心脏病（法洛四联症），心功能Ⅱ级。

**【治疗】**

**1. 一般护理**　平时应经常饮水，夏季或腹泻时应及时补液，防止脱水致血栓形成。感染时应及时给予抗生素治疗，避免发生感染性心内膜炎。婴幼儿则需要特别护理，尽量保持患儿安静，纠正贫血，以免诱发缺氧发作。

**2. 缺氧发作的治疗**　主要是紧急处理阵发性呼吸困难，解除流出道痉挛。发作轻者取胸膝位即可缓解。重者应立即吸氧，静脉注射普萘洛尔，每次0.1mg/kg。也可间歇静脉注射去甲肾上腺素每次0.05～0.1mg/kg。必要时也可皮下注射吗啡，每次0.1～0.2mg/kg。纠正酸中毒，给予5%碳酸氢钠溶液，每次1.5～5.0ml/kg静脉注射。经常有缺氧发作者，可口服普萘洛尔1～3mg/（kg·d），预防缺氧发作。如经内科治疗仍反复缺氧发作，应行外科急诊手术。

**3. 外科治疗**　越来越多研究表明，对法洛四联症早期纠正治疗可减少和消除先天畸形对心脏本身及心脏以外其他器官的正常发育。近年来随着体外循环、小年龄、低体重患儿麻醉技术及外科手术技术的不断发展，本病小年龄根治术的成功率大大提高。轻症患者可考虑于幼儿期行一期根治术，但临床症状明显者应在生后6～12个月行根治术。对重症患儿及年龄过小的婴儿可先行姑息性分流手术，待肺血管发育好转后，再行根治术。目前常用的姑息手术有锁骨下动脉-肺动脉吻合术、上腔静脉-右肺动脉吻合术等。

# 六、完全性大动脉转位

完全性大动脉转位（complete transposition of great arteries）是由于胚胎期大动脉起始部发育异常而引起的，是新生儿期最常见的先天性心血管畸形。占儿童先天性心脏病的5%～7%。

**【病理解剖】**　本病是由胚胎期共同动脉干分隔异常，致主动脉与肺动脉相应易位。主动脉发自解剖右心室，肺动脉发自解剖左心室，主动脉位于肺动脉右前，故称为右型大动脉转位。一般常合并其他畸形，如房间隔缺损或卵圆孔未闭、室间隔缺损、动脉导管未闭、肺动脉狭窄等，且多伴冠状动脉畸形。

**【病理生理】**　完全性大动脉转位若不伴其他畸形，则形成两个并行循环。上、下腔静脉回流的非氧合血通过右心泵入转位的主动脉供应全身，再回到右心房；而肺静脉回流的氧合血则通过左心室泵入转位的肺动脉到达肺部。两者仅通过心内交通（卵圆孔未闭、房间隔缺损、室间隔缺损）或心外交通（动脉导管未闭、侧支血管）进行沟通（图12-17）。右心房、心室要将血液泵向体循环，因而压力增加，右侧心脏扩大。而左心房、左心室仅将血液泵向阻力较小的肺动脉，故大小可无变化。本病血流动力学改变取决于是否伴随其他畸形、左右心血液混合程度及肺动脉是否狭窄。

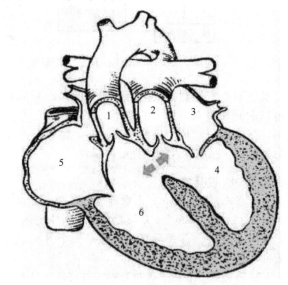

**图12-17　完全性大动脉转位示意图**
1. 主动脉；2. 肺动脉干；3. 左心房；4. 左心室；5. 右心房；6. 右心室

**【临床表现】**　本病以男孩较多见，不伴其他畸形者，出生后很快死亡。

早期即出现严重发绀，吸氧后无改善。绝大多数患儿均有气急、呼吸困难，甚至有昏厥，如伴有大的室间隔缺损可出现心力衰竭。

出生后心脏可无明显杂音，体检时发现仅有单一响亮的第二心音，是靠近胸壁的主动脉瓣关闭音；如有杂音，其特点取决于合并畸形的类型；杂音响亮时，常伴有震颤。一般在早期就有杵状指（趾）。

**【辅助检查】**

**1. X线检查**　主要表现为心脏正常或轻度扩大，由于主、肺动脉干呈前后位关系，心底部大血管影变狭窄，心影呈蛋形。心影的大小与肺血量多少直接有关，呈进行性增大。大多数肺纹理增加（图12-18）。

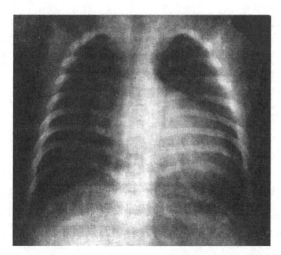

图 12-18　完全性大动脉转位 X 线片

**2. 心电图**　主要表现电轴右偏，右心室扩大，严重病例右心房也会扩大。如左右心室均扩大则提示肺血量增多。

**3. 超声心动图**　二维超声常提示后位的大血管有分叉（提示肺动脉及其分支），发自解剖左心室；前位的大血管无分叉，但向头侧发出弓形血管（提示为主动脉），发自解剖右心室。通过彩色及频谱多普勒超声检查心内外分流量大小及方向，了解合并畸形的情况。同时观察冠状动脉有无发育畸形。

**4. 心导管检查**　导管可从右心室直接进入主动脉，而不易进入肺动脉；肺动血氧含量超过主动脉；右心室压力与主动脉的压力基本相同。

**5. 心血管造影**　可见主动脉发自右心室，左心室造影可见肺动脉发自左心室。选择性升主动脉造影可判断是否合并冠状动脉畸形。

【治疗】进行性加重的低氧血症、酸中毒及心力衰竭可导致患儿在新生儿期即死亡，如不进行手术，90% 患儿在 6 个月内死亡。因此，需要尽早明确诊断。诊断后首先纠正低氧血症和代谢性酸中毒等。如病情较重且无条件立即进行根治术者，首先采用静脉滴注 $PGE_1$ 保持动脉导管开放。如无法保证足够的血液混合，可进行球囊房隔造口术使左、右心房有血流交换，提高动脉血氧含量，使患儿在行根治手术前能够存活。

根治性手术目前有如下两种：

（1）生理纠治术（Senning 或 Mustard 手术）：又称心房内转位术，将体、肺静脉血引流换位，使体静脉血引流至左心房，经二尖瓣口而入左心室至肺循环，将肺静脉的血引流至右心房，经三尖瓣进入右心室至体循环，使其得到生理上的纠正治疗。由于术后随访具有发生上腔静脉梗阻、心律失常、右心衰竭等并发症，现基本被大动脉转位术所替代。

（2）大动脉转位术（arterial switch 术）：将主动脉和肺动脉切下后换位及冠状动脉再植，这样使得完全性大动脉转位得到彻底纠正治疗。

（姜殿东　韩　波）

# 第 4 节　病毒性心肌炎

**案例 12-5**

患儿，女，4 岁。因"乏力、面色差 3 日"入院。患儿病初有受凉史，出现一过性发热、咽痛、咳嗽等表现，在外院拟诊"上呼吸道感染"，给予对症治疗。3 日前出现头晕，乏力，精神、面色欠佳，阵发性烦躁不安。病程中无发绀、胸痛及晕厥，无水肿及少尿。第一胎，第一产，足月顺产，无窒息抢救史，出生体重 3.5kg。母妊娠期健康，无 X 线接触史及药物应用史。家族无心脏病史。患儿既往体健，生长发育正常。

体格检查：T 36.7℃，P 145 次 / 分，R 28 次 / 分，BP 92/60mmHg，体重 18kg，身高 102cm。神志清楚，精神欠佳，面色苍白，口唇无发绀，呼吸尚平稳，脉搏细数。咽部充血；两侧扁桃体 Ⅱ 度肿大，无渗出物，两肺呼吸音清，未闻及干湿啰音。心率 145 次 / 分，心尖区第一心音低钝，节律不整齐，可闻及期前收缩，3 次 / 分，未闻及杂音，腹部平软，肝肋下 2cm，剑突下 2.5cm，质软，边缘锐，脾肋下未及，四肢肢端稍凉，足背动脉搏动正常，神经系统检查未见异常。

思考题：
1. 本案例有哪些临床特点？
2. 各项辅助检查有什么临床意义？
3. 儿童病毒性心肌炎的处理要点有哪些？

病毒性心肌炎（viral myocarditis，VMC）是指病毒感染引起弥漫性或局灶性心肌细胞变性、坏死，间质炎症细胞浸润及纤维渗出，导致心功能障碍及其他系统损害的疾病。病变也可累及心内膜及心包。临床表现轻重不一，预后大多良好，少数患儿可出现心力衰竭、心源性休克或严重心律失常。儿童期发病率并不明确，但国外流行病学调查提示其并非常见疾病。

【病因】目前资料表明，有 20 多种病毒可引起病毒性心肌炎，其中肠道病毒和呼吸道病毒最常见，尤其是柯萨奇病毒（B 组和 A 组），还可见埃可病毒、脊髓灰质炎病毒、腺病毒、传染性肝炎病毒、流感和副流感病毒、麻疹病毒、单纯疱疹病毒及流行性腮腺炎病毒等。引起儿童秋季腹泻的主要病原体轮状病毒，目前也有报道可引起心肌炎，甚至引起心源性休克或猝死。

【发病机制】病毒性心肌炎发病机制至今尚不

完全清楚。目前认为主要与病毒直接损伤心肌及细胞和体液免疫反应介导的细胞毒作用相关。一般认为发病早期，病毒及其毒素进入血液循环形成病毒血症。而后病毒侵入心肌细胞进行增殖直接损害心肌，或由毒素作用引起心肌病变，导致变性、坏死和溶解。心肌细胞损伤包括脂质过氧化物，自身免疫、补体的参与，神经体液介导等方面。机体受病毒的刺激，激活细胞和体液免疫反应，产生抗心肌抗体、白细胞介素-Ⅰα，肿瘤坏死因子-α和γ-干扰素等诱导产生细胞黏附因子，促使细胞毒性T细胞（CD8⁺T细胞）有选择地向损害心肌组织黏附、浸润和攻击。

**【病理】** 根据心脏受损程度不一，病变可呈局灶性、散发性或弥漫性分布，主要是炎性细胞浸润、心肌细胞变性坏死及晚期心肌纤维化形成瘢痕。心包膜或心脏传导系统也可发生病变。

**【临床表现】**

**1. 症状** 病情轻重悬殊是本病重要的临床特点之一。轻者可无症状或症状轻而不易引起注意，重者可引起心源性休克或心脑综合征（阿-斯综合征），甚至猝死。部分患者可演变成扩张型心肌病。

（1）前驱表现：多数病例在心脏症状出现前数日有发热、全身不适、咽痛、咳嗽、上呼吸道感染、腹泻或某些感染性疾病如腮腺炎、水痘等临床表现。

（2）心脏受累表现：轻者可无自觉症状，仅有心电图异常；一般病例有胸闷、心悸、乏力、头晕、胸痛、出汗等；重症有面色苍白、烦躁、呼吸困难；起病急骤者可突然发生急性心力衰竭、心源性休克、严重心律失常、心脑综合征而猝死。

**2. 体征** 心脏大小可正常或扩大，第一心音减弱、低钝，部分有奔马律。有心包炎者可闻及心包摩擦音。一般无杂音或心尖区有轻度收缩期杂音，有心动过速或过缓、期前收缩、房室传导阻滞等心律失常。重者可有心力衰竭的体征。

---

**案例 12-5 临床表现**

1. 患儿病初有受凉史，出现一过性发热、咽痛、咳嗽等表现，3日前出现头晕，乏力，精神、面色欠佳，阵发性烦躁不安。

2. 精神欠佳，面色苍白，心率145次/分，心尖区第一心音低钝，节律不整齐，可闻及期前收缩，3次/分，肝肋下2cm，剑突下2.5cm，质软，边缘锐，四肢肢端稍凉。

---

**【辅助检查】**

**1. 心电图** 具有多样性及多变性特点，可表现为ST-T段偏移、T波低平、双向或倒置、窦性心动过缓或过速、低电压、异常Q波、Q—T间期延长、各种期前收缩、房性或室性心动过速、房室传导阻滞或束支传导阻滞。但是心电图缺乏特异性，强调

动态观察的重要性。

**2. X线检查** 轻者可正常，重者心脏不同程度扩大、搏动减弱、严重病例伴肺淤血或肺水肿。偶有心包、胸腔积液者。

**3. 超声心动图** 轻者可正常，重者心脏不同程度增大以左心室增大为主，搏动减弱。严重者有心功能不全，主要为左心室收缩功能不全表现。部分有心包积液及瓣膜反流的表现。

**4. 心肌损伤标志物** 血清心肌酶活性升高，肌酸磷酸激酶（CK）及其同工酶（CK-MB）、乳酸脱氢酶及同工酶（LDH₁）升高。或心肌肌钙蛋白（cTnI或cTnT）阳性，该指标的变化对心肌炎诊断的特异性更强。

**5. 病毒学诊断** 疾病早期可从咽拭子、咽冲洗液、粪便、血液中分离出病毒，但需要结合血清抗体测定才更有意义。恢复期血清抗体滴度比急性期增高4倍以上，利用聚合酶链反应或病毒核酸探针原位杂交自血液或心肌组织中查到病毒核酸可作为某一型病毒存在的依据。

**6. 心内膜心肌活检** 仍被认为是诊断的金标准，但由于取材部位的局限性，其阳性率仍然不高。且此为创伤性检查，因此也影响了其临床应用。

---

**案例 12-5 辅助检查**

1. 血白细胞、CRP正常范围及血培养阴性，可排除细菌感染。

2. 血生化心肌酶谱异常：CK、CK-MB和LDH₁均升高，cTnT阳性，提示心肌组织受损。

3. 病毒学检测：血清特异性IgM抗体阳性是病原学诊断的依据。

4. 胸部X线：心影轻度扩大，心脏搏动减弱。

5. 心电图示：窦性心动过速，多导联ST段及T波变化，可见室性期前收缩。

6. 超声心动图：左心房、左心室内径增大，室壁动度减弱，心包少量积液。

---

**【诊断】** 病毒性心肌炎的诊断标准如下（1999年修订草案，中国昆明）：

**1. 临床诊断依据**

（1）心功能不全、心源性休克或心脑综合征。

（2）心脏扩大（X线、超声心动图检查有具体表现）。

（3）心电图改变：以R波为主的2个或2个以上主要导联（Ⅰ、Ⅱ、aVF、V₅）的ST-T段改变持续4日以上并伴动态变化，窦房传导阻滞、房室传导阻滞、完全性右或左束支阻滞，成联律、多型、多源、成对或并行性期前收缩，非房室结及房室折返引起的异位性心动过速，低电压（新生儿除外）及异常Q波。

（4）CK-MB升高或心肌肌钙蛋白（cTnI或

cTnT）阳性。

**2. 病原学诊断依据**

（1）确诊指标：自患儿心内膜、心肌、心包（活检、病理）或心包穿刺液检查，发现以下之一者可确诊心肌炎由病毒引起。

1）分离到病毒。

2）用病毒核酸探针查到病毒核酸。

3）特异性病毒抗体阳性。

（2）参考依据：有以下之一者结合临床表现可考虑心肌炎系病毒引起。

1）自患儿粪便、咽拭子或血液中分离到病毒，且恢复期血清同型抗体滴度较第一份血清升高 4 倍以上或降低。

2）病程早期患儿血中特异性 IgM 抗体阳性。

3）用病毒核酸探针自患儿血中查到病毒核酸。

**3. 确诊依据**

（1）具备临床诊断依据中的两项，可临床诊断为心肌炎。发病同时或发病前 1～3 周有病毒感染的证据支持诊断。

（2）同时，具备病原学确诊依据之一，可确诊为病毒性心肌炎。

（3）凡不具备确诊依据，应给予必要的治疗或随诊，根据病情变化，确诊或除外心肌炎。

（4）应除外风湿性心肌炎、中毒性心肌炎、先天性心脏病、结缔组织病及代谢性疾病的心肌损害、甲状腺功能亢进、原发性心肌病、原发性心内膜弹力纤维增生症、先天性房室传导阻滞、心脏自主神经功能异常、β受体功能亢进症及药物引起的心电图改变。

**4. 分期**

（1）急性期：新发病、症状及检查阳性发现明显且多变，一般病程在半年以内。

（2）迁延期：临床症状反复出现，客观检查指标迁延不愈，病程多在半年以上。

（3）慢性期：进行性心脏增大，反复心力衰竭或心律失常，病情时轻时重，病程在 1 年以上。

**【鉴别诊断】**

**1. 风湿性心肌炎** 病前 1～3 周有链球菌感染史，有风湿活动症状，如关节炎、环形红斑、皮下小结、心脏杂音、抗链球菌素 O 及 CRP 升高，血沉增快、抗风湿治疗效果显著。

**2. 心内膜弹力纤维增生症** 多见于婴儿，早期出现心力衰竭、心脏扩大、左心功能不全、超声心动图发现心内膜明显增厚。

**3. 中毒性心肌炎** 是细菌感染的原发疾病，感染中毒症状明显，如高热、苍白、精神萎靡、白细胞及中性粒细胞增高。

**4. 扩张型心肌病** 无明显病毒感染史，起病慢、反复心力衰竭、心脏扩大、搏动减弱、心功能不全。

**5. 心脏神经官能症** 以心血管症状为主要表现的儿童神经官能症，白天有心悸、胸闷、气短、深吸气，夜间症状消失。无阳性心脏病证据。

**6. β受体功能亢进症** 年长儿、女性多见，心悸、心前不适、多汗、焦虑、失眠等。心电图示窦性心动过速，偶有 ST-T 改变，普萘洛尔试验阳性，β受体拮抗剂治疗疗效明显。

**7. 甲状腺功能亢进** 青春发育期女孩，不明原因窦性心动过速者需要排除甲状腺功能亢进的可能。

---
**案例 12-5 诊断**

1. 患儿有上呼吸道感染前驱史，精神欠佳，阵发性烦躁不安，面色苍白，头晕，乏力，脉搏细数，第一心音低钝。

2. 窦性心动过速，多导联 ST 段及 T 波变化，可见室性期前收缩。

3. CK、CK-MB、$LDH_1$ 升高，cTnT 阳性。

4. 胸部 X 线：心影轻度扩大，心脏搏动减弱。

5. 超声心动图：左心房、左心室内径增大，室壁运动减弱，心包少量积液。

6. 血清特异性 IgM 抗体阳性。

临床诊断：病毒性心肌炎。

---

**【治疗】**

**1. 减轻心脏负荷** 急性期应卧床休息，减轻心脏负荷，一般要求 2～3 个月，心力衰竭及心脏扩大者休息不应少于 3～6 个月，至心脏明显缩小，心力衰竭控制，才开始轻微活动。注意预防再次感染病毒。

**2. 药物治疗** 目前尚无直接针对心肌炎症的药物治疗，主要是对症支持治疗。

（1）抗病毒治疗：对于仍处于病毒血症阶段的患者，可考虑抗病毒治疗，但疗效不确定。

（2）改善心肌营养：磷酸肌酸、1，6-二磷酸果糖等可改善心肌能量代谢，辅酶 Q10、大剂量维生素 C 抗自由基治疗等。

（3）静脉滴注丙种球蛋白：可能通过免疫调节作用减轻心肌损害。其疗效有待进一步证实。

（4）肾上腺皮质激素：是否用于治疗病毒性心肌炎有不同看法。目前国内多数学者认为：当合并有Ⅲ度房室传导阻滞、心源性休克及心功能不全时应用肾上腺皮质激素静脉滴注。对急性危重病例，常用地塞米松 0.2～0.4mg/（kg·d）或氢化可的松 10～15mg/（kg·d）静脉滴注；有报道用大剂量甲泼尼龙 30mg/（kg·d）连用 3 日，治疗暴发性病毒性心肌炎。

（5）中西医结合治疗：常规治疗基础上加用中药黄芪及黄芪总皂苷，苦参有保护心肌、抗病毒和调节免疫等作用。

（6）纠正严重心律失常：在治疗病因和诱因基础上，对心功能有明显影响或威胁生命的心律失常，采用相应抗心律失常药。

（刘永蛟 贾秀红）

# 第5节 原发性心内膜弹力纤维增生症

心内膜弹力纤维增生症（endocardial fibroelastosis，EFE）是一种心内膜弥漫性弹力纤维组织增生病变的心肌病。临床以心脏扩大、心室壁肥厚、弥漫性心内膜增厚、心脏收缩功能及舒张功能下降为特征。其多见于婴幼儿，早期发生心力衰竭，病死率较高。单独存在而不伴其他心脏异常时称为原发性心内膜弹力纤维增生症（primary endocardial fibroelastosis，PEFE）；若同时伴有心脏先天畸形（常为主动脉缩窄、主动脉瓣狭窄、室间隔缺损、左冠状动脉起源异常等）或继发于其他心脏疾病则为继发性心内膜弹力纤维增生症。

目前，原发性心内膜弹力纤维增生症在心肌病的分类里仍有较大争议，在 2006 年美国心脏病协会制订的心肌病分类中，以及 2008 年欧洲心脏病协会心肌病与心包病工作组制订的分类方案中均未提到原发性心内膜弹力纤维增生症。

【病因与病理】 病因迄今未明。部分病例可能由母亲妊娠期病毒感染所致，此外，宫内胎儿心肌缺氧、代谢缺陷、遗传因素等均可能与发病相关。其主要病理改变为心内膜下弹力纤维及胶原纤维增生，厚度为 3～6mm。病变以左心室为主，少数累及双心室。心脏明显增大，部分伴有瓣膜病变，以主动脉瓣及二尖瓣最多见。

【临床表现】 主要见于婴幼儿，特别是 1 岁以内。多数病例于生后 6 个月内出现心力衰竭，表现为典型的左心衰竭：呼吸急促、面色苍白、生长发育迟缓、喂养困难、多汗、乏力、烦躁不安、肺部出现细湿啰音及哮鸣音、肝大，在肺水肿的基础上常并发肺炎。极少数病例很快出现心源性休克或猝死。查体可见心前区饱满，心界向左明显扩大，心率增快，偶有奔马律，心音正常，如合并肺动脉高压可闻及肺动脉瓣区第二心音亢进，大部分患儿无杂音。如合并肺炎或肺水肿可闻及双肺中细湿啰音。多数患儿有肝大，部分患儿下肢水肿。

按症状的轻重缓急，临床上分为三型：暴发型、急性型、慢性型。

【辅助检查】

**1. X 线检查** 心脏增大（左心室增大或全心增大），心胸比为 0.55～0.75。胸透示心脏搏动减弱。

**2. 心电图** 左心室肥大，伴 ST-T 段改变，部分可合并左右心室肥大，少数可出现期前收缩、房室传导阻滞、束支传导阻滞等。动态心电图可提供更多心电信息。

**3. 超声心动图** 为诊断原发性心内膜弹力纤维增生症的决定性指标。超声心动图可见心脏增大，以左心室、左心房为主，也可全心扩大，左心室后壁及室间隔增厚，左心室心内膜增厚，厚度 3～6mm。部分患儿合并肺动脉高压，可出现右心房、右心室明显增大。左心室收缩功能减低，部分病例左心室舒张且功能降低。

【诊断】 本病诊断要点为：① 1 岁以内，尤在出生后头半年内出现心力衰竭而无其他心脏病证据；②心脏增大且以左心室为主；③无明显杂音；④心电图示左心室肥厚伴劳损；⑤超声心动图示左心室腔扩大，心室壁增厚，心内膜明显增厚（厚度为 3～6mm），左心室收缩功能减低，即可确诊。

【治疗】 20 世纪 80 年代以前，原发性心内膜弹力纤维增生症预后极差。近年来，随着诊断技术及治疗策略的优化，其预后大为改观。治疗主要以肾上腺皮质激素加正性肌力药物（地高辛）为主，辅以血管紧张素转换酶抑制剂（ACEI）、β 受体拮抗剂、利尿剂及心肌代谢复活剂等治疗。疗程方面，激素通常应用 1～1.5 年，其余药物用至症状消失，X 线、心电图恢复正常后 2～3 年，或持续 5 年方可停药。少数患儿疗效不佳，最终转化为扩张型心肌病。

（刘永蛟　贾秀红）

# 第 6 节　感染性心内膜炎

**案例 12-7**

患儿，男，5 岁。入院前 1 个月出现咽痛、咳嗽、发热，经抗生素治疗数日，体温下降至正常，但 3～5 日后又发热，如此反复多次。患儿渐感乏力、精神萎靡，面色渐苍白，体重下降，活动耐量下降。入院前 8 日又高热（体温 38.6～39.9℃），伴畏寒，多汗，偶诉腹痛，食欲减退。无头痛、胸痛、胸闷、心悸、呼吸困难、咯血、关节肿痛等病史，大小便正常。既往诊断先天性心脏病室间隔缺损。

体格检查：T 39.5℃，P 146 次 / 分，R 36 次 / 分，BP 94/60mmHg。神志清楚，精神萎靡，营养发育欠佳，自动体位，面色较苍白，皮肤潮湿、汗多。前胸部及足背皮肤见数个小瘀点，全身浅表淋巴结无肿大，眼睑无水肿，睑结合膜苍白，口唇较苍白，咽部稍充血，双侧扁桃体Ⅱ度肿大，未见渗出物，颈软，无颈静脉怒张。胸廓无畸形，两肺呼吸音粗糙，未闻及啰音，心前区无隆起，心尖搏动位于左锁骨中高线外 1cm，胸骨左缘第 3～4 肋间可触及收缩期震颤，心率 146 次 / 分，第一心音有力，节律整齐，胸骨左缘第 3～4 肋间可闻及 4/6 级粗糙响亮吹风样全收缩期杂音，向心前区和背部传导。第二心音稍亢进，分裂不明显，未闻及股动脉枪击音，无毛细血管搏动。腹平软，肝肋下未及，脾肋下 2.5cm，质软，边缘稍钝，有轻压痛。无肾区叩击痛，脊柱四肢无畸形，无关节红肿，无杵状指（趾）。神经系统检查正常。

**思考题：**
1. 本案例有哪些临床特点？
2. 感染性心内膜炎的诊断标准是什么？

心内膜炎（endocarditis）是由多种病因引起的心内膜的急性或亚急性炎症。最常累及心脏瓣膜，也可累及其他部位心内膜、大动脉内膜、心内及大血管内植入物等处。按原因可分为感染性和非感染性两大类，非感染性心内膜炎包括风湿性心内膜炎、类风湿性心内膜炎、系统性红斑狼疮性心内膜炎等，本节主要阐述感染性心内膜炎。

感染性心内膜炎（infectious endocarditis，IE），原称为急性或亚急性细菌性心内膜炎。临床急性和亚急性难以截然划分，现统称为感染性心内膜炎。多种微生物如细菌、真菌、立克次体及衣原体均可导致心内膜炎症。绝大多数发生于原有器质性心脏病、心脏侵袭性检查或心脏手术患者，也可出现于正常心脏者。病程经过与病原微生物及有无基础心脏病等因素有关。感染性心内膜炎仍然是一种儿童严重的感染性疾病。近年来，随着新型抗生素的不断出现，外科手术的进步，感染性心内膜炎死亡率已显著下降。但由于致病微生物的变迁，心脏手术和心导管检查的广泛开展，长期中心静脉内置管的增多等因素，本病的发病率并无显著下降。

【病因】
**1. 病原** 几乎所有细菌均可导致感染性心内膜炎，最常见的致病菌有草绿色链球菌（α-溶血性）、金黄色葡萄球菌和凝固酶阴性葡萄球菌（如表皮葡萄球菌），约占阳性血培养的 80% 以上。其中草绿色链球菌占 50% 以上，金黄色葡萄球菌有增多的趋势。近年白色葡萄球菌、肠球菌、产气杆菌等革兰氏阴性杆菌引起的感染性心内膜炎也显著增多。真菌性心内膜炎极少见，多有其他致病因素如长期应用抗生素、糖皮质激素或免疫抑制剂等。立克次体感染所致的心内膜炎甚罕见。

**2. 易感因素** 感染性心内膜炎发生在先天性心脏病基础上的仍居首位，多发顺序依次为室间隔缺损、动脉导管未闭、法洛四联症、主动脉瓣狭窄等，继发孔型房间隔缺损较少发生。心脏外科手术后，特别是有植入物（人工瓣膜、修补材料、人工管道等），或术后存在残余分流及梗阻者，风湿性瓣膜病、二尖瓣脱垂综合征等也可并发感染性心内膜炎。近年来，心导管检查及经导管介入手术的飞速发展，中心静脉内置管增多均成为感染性心内膜炎的易感因素。该病常见诱因包括拔牙、扁桃体摘除术、长期使用抗生素、糖皮质激素及免疫抑制剂等。

【病理和病理生理】 本病的基本病理改变是在心瓣膜、心内膜和大血管内膜表面形成赘生物。赘生物由血小板、白细胞、红细胞、纤维蛋白原、胶原纤维和致病微生物等组成。心瓣膜的赘生物可造成瓣膜溃疡及穿孔。

发生本病的血流动力学改变主要在两心腔或大动脉之间存在较大的压力差，高流速的喷射性血流从高压腔射向低压腔，压力低的一侧心内膜面不断受到冲击，从而损伤并暴露心内膜下胶原组织，与血小板和纤维蛋白聚积形成无菌性赘生物。当有菌血症时，病原体易在其上黏附、定植、繁殖，形成有菌性赘生物。赘生物多发生于压力低的一方，如室间隔缺损的右心室面或对着缺损口的右心室壁，主动脉瓣关闭不全时的左心室，动脉导管未闭的肺动脉侧，反流房室瓣的心房面；法洛四联症的右心室流出道、肺动脉或主动脉瓣口等。

赘生物的脱落可波及全身任何部位的血管，形成栓塞。脱落在左心引起体循环栓塞，如肾、脑、脾、四肢、肠系膜等动脉栓塞。右心的栓子引起肺栓塞。其中肺栓塞最常见。毛细血管常发生微小栓子栓塞，从而产生皮肤瘀点，在小动脉引起内皮细胞增生及血管周围炎症反应，形成皮肤的奥斯勒结节（Osler node）。肾是体循环栓塞最常见的器官，可发生局灶性肾炎、弥漫性肾小球肾炎或肾梗死。中枢神经系统病变较广泛，栓塞可波及脑动脉、脑膜、脑室膜、脑实质、脊髓、脑神经等产生弥漫性炎症，发生出血、水肿、脑软化、脑脓肿、颅内动脉瘤破裂等病变。

【临床表现】 起病缓慢，症状多种多样。大多数患者有器质性心脏病基础。

**1. 感染症状** 长期不规则发热是最常见的症状，几乎所有的患者都有不同程度的发热，伴进行性贫血、疲乏、盗汗、食欲减退、体重减轻、关节痛、胸痛、皮肤苍白等表现。个别患者无发热。

**2. 心脏表现** 多伴有心功能不全，出现心音低钝、奔马律等。原无心脏杂音者可出现杂音；原有心脏杂音者可因心脏瓣膜的赘生物而增强，出现粗糙、响亮、呈海鸥鸣样或音乐样的杂音。

**3. 栓塞表现** 一般发生于病程后期，但约1/3的患者为首发症状，不同栓塞部位会出现不同的临床症状：皮肤栓塞可见散在的小瘀点；指（趾）末节掌面栓塞可见隆起的紫红色小结节（欧氏小结），略

有触痛；内脏栓塞可致脾大、腹痛、血尿、便血；肺栓塞可有气促、胸痛、咳嗽、咯血和肺部啰音；脑动脉栓塞则有头痛、呕吐、偏瘫、失语、抽搐甚至昏迷等。病程久者可见杵状指（趾），但无发绀。

同时具有以上三方面表现的典型患者不多，尤其2岁以下婴儿往往以全身感染症状为主，仅少数患儿有栓塞和（或）心脏杂音。新生儿感染性心内膜炎临床表现更不典型，与脓毒血症及其他原因引起的心功能不全难以区别，且死亡率相对更高。

> **案例 12-7 临床表现**
>
> 1. 病程较长，反复发热1个月，为不规则发热；发热伴有畏寒，面色渐苍白，精神萎靡，体重下降，偶有腹痛。既往诊断先天性心脏病室间隔缺损。
>
> 2. 体格检查：营养发育欠佳，面色较苍白，前胸部及足背皮肤见数个小瘀点，胸骨左缘第3~4肋间可触及收缩期震颤，并闻及4/6级粗糙响亮全收缩期杂音，第二心音稍亢进，脾大。

【实验室检查】

**1. 血培养** 血细菌培养阳性是确诊感染性心内膜炎的重要依据，凡原因未明的发热、体温升高持续在1周以上，且原有心脏病者，均应反复多次进行血培养，以提高阳性率。最好在使用抗生素前取血，大多患者24~48h连续送血培养2~3次已足够。血培养阳性者应做药物敏感试验。菌血症是持续性的，所以不需要强调发热时取血培养。

**2. 超声心动图** 能够观察到心内膜受损的部分表现：赘生物、心内（瓣周）脓肿、瓣膜穿孔、心内修补材料部分裂开等。因此，对诊断感染性心内膜炎很有帮助。直径大于2mm以上的赘生物才易检出，病程长短与检出概率有关，病程较长，赘生物较大易被发现。该检查还可发现原有的心脏病及估测血流动力学的变化（图12-19）。

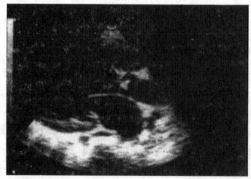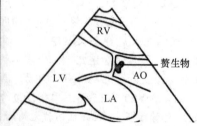

图 12-19 主动脉瓣上赘生物

RV=右心房；LA=左心房；LV=左心室；AO=主动脉

**3. 其他** 血常规可见进行性贫血，多为正细胞性贫血，白细胞数和中性粒细胞数升高，血小板数

降低，血沉增快，血清CRP阳性，血清球蛋白常增多，免疫球蛋白升高，约半数循环免疫复合物及类风湿

因子阳性,尿常规可有红细胞,发热期可出现蛋白尿。

> **案例 12-7 实验室检查**
>
> 1. 血常规示白细胞计数增高,中性粒细胞增高,CRP 82mg/L,ESR 60mm/h,血培养报告结果 2 次均为草绿色链球菌。尿常规有蛋白尿及镜下血尿。
> 2. 心电图提示左心室肥厚;胸片示肺动脉段稍突出,心影稍向左增大;彩色多普勒超声心动图报告:左心室内径增大,见到彩色血流穿过室间隔膜部缺损,在缺损口右室面可见一 5mm 赘生物。
> 3. 抗核抗体、抗 dsDNA 抗体、抗 Sm 抗体均阴性,血尿素氮、肌酐、C3 均正常,PPD(−)。基本排除结缔组织病、结核感染。

【诊断】 感染性心内膜炎的症状及体征是由感染、免疫反应及其并发症而形成,与病原体、病程和患儿的年龄等相关。感染性心内膜炎的临床表现很多无特异性,心内膜受累征象对诊断颇为重要。原有心脏病的患儿如有 1 周以上原因不明的发热,应考虑此病。感染性心内膜炎诊断标准制订几经发展,现国内多采用 2010 年中华医学会儿科学分会心血管学组提出的儿童感染性心内膜炎诊断标准。

**1. 病理学指标**

(1)赘生物(包括已形成栓塞的)或心脏感染组织经培养或镜检发现赘生物。

(2)赘生物或心脏感染组织经病理检查证实伴活动性心内膜炎。

**2. 临床指标**

(1)主要指标

1)血培养阳性:分别 2 次血培养有相同的感染性心内膜炎的常见微生物(草绿色链球菌、金黄色葡萄球菌、凝固酶阴性葡萄球菌、肠球菌等)。

2)心内膜受累证据(超声心动图征象)之一:①附着于瓣膜、瓣膜装置、心脏或大血管内膜、植入人工材料上的赘生物;②腱索断裂、瓣膜穿孔、人工瓣膜或缺损补片有新的部分裂开;③心腔内脓肿。

(2)次要指标

1)易感染条件:基础心脏疾病、心脏手术、心导管术、经导管介入治疗、中心静脉内置管等。

2)较长时间的发热≥38℃,伴贫血。

3)原有的心脏杂音加重,出现新的心脏杂音,或心功能不全。

4)血管征象:重要动脉栓塞、感染性动脉瘤、瘀斑、脾大、颅内出血、结膜出血、詹韦(Janeway)斑。

5)免疫学征象:肾小球肾炎、Osler 结、罗恩(Roth)斑、类风湿因子阳性。

6)微生物学证据:血培养阳性,但未符合主要标准中要求。

**3. 诊断依据**

(1)具备下列①～⑤项任何之一者可诊断为感染性心内膜炎:①临床主要指标 2 项;②临床主要指标 1 项和临床次要指标 3 项;③心内膜受累证据和临床次要指标 2 项;④临床次要指标 5 项;⑤病理学指标 1 项。

(2)有以下情况时可排除感染性心内膜炎诊断:有明确的其他诊断解释心内膜炎表现;经抗生素治疗≤4 日临床表现消除;抗生素治疗≤4 日手术或尸解无感染性心内膜炎的病理证据。

(3)临床考虑感染性心内膜炎,但不具备确诊依据时仍应进行治疗,根据临床观察及进一步的检查结果确诊或排除感染性心内膜炎。

> **案例 12-7 诊断**
>
> 1. 血培养报告结果 2 次均为草绿色链球菌,提示有菌血症存在。
> 2. 易感条件:患儿有先天性心脏病室间隔缺损。
> 3. 反复发热 1 个月,伴贫血。
> 4. 有栓塞表现,如脾大、皮肤瘀点、镜下血尿。
> 5. 心内膜受累证据:超声心动图证实有室间隔缺损及缺损口右室面有赘生物存在。
> 6. 白细胞计数增高,中性粒细胞增高,CRP 82mg/L,ESR 60mm/h。
>
> 临床诊断:①感染性心内膜炎;②室间隔缺损。

【治疗】 消除引起感染的病原体是治疗的关键。及早和有效的抗生素治疗可以提高本病的治愈率。但在应用抗生素之前必须反复行血培养和药物敏感试验,以期对选择抗生素提供指导。

**1. 抗生素应用** 原则是早期、联合、足量、足疗程,选用敏感的杀菌药。在具体应用时,不同的病原菌感染选用不同的抗生素。通常抗生素需要持续使用 4～6 周,用至体温正常,栓塞现象消失,血常规、血沉恢复正常,血培养阴性后逐渐停药。有时需要更长时间。停用抗生素后 8 周内应复查血培养,复发多发生在该阶段。

**2. 一般治疗** 包括休息、细心护理,保证患者充足的热量供应,可少量多次输新鲜血或血浆,也可输注静脉丙种球蛋白。

**3. 手术治疗** 近年早期外科治疗感染性心内膜炎取得了良好效果。手术指征为:①二尖瓣或主动脉瓣损坏,重度反流导致顽固性心力衰竭;②经合适抗生素治疗 1 周以上仍持续发热、血培养阳性或心内赘生物增大;③大型或有脱落风险的赘生物;④反复发生栓塞;⑤真菌或抗生素耐药病原体感染;⑥心脏瓣膜穿孔、破损,瓣周脓肿或瘘管形成。

【预防】 有先天性心脏病或风湿性心脏病的患儿平时需要注意口腔卫生,预防感染,若施口腔手术、扁桃体摘除术、心导管检查及心脏手术时,可于术前 30～60min 及术后 48h 内使用抗生素。

（刘永蛟　贾秀红）

# 第 7 节　小儿心律失常

心脏的节律活动是由心脏起搏点发放的冲动,沿传导系统顺序地传布到各部位的心肌引起心肌正常除极所致。儿童时期如果心脏的心肌细胞兴奋性、传导性和自律性等电生理发生改变,都可导致心律失常(arrhythmia)。儿科的心律失常可以是先天性的,也可以是获得性的,如风湿热、心肌炎、毒物、毒素、药物或心脏手术后等。心律失常的主要危险是其导致心排血量降低,并可能引起晕厥或猝死。但大多数心律失常并无生命危险,如单纯房性、室性期前收缩可存在正常儿童中,准确判断心律失常是否对生命构成威胁非常关键。

## 一、期 前 收 缩

案例 12-8

患儿,女,7 岁。因"胸闷、心悸 5 日,发现心律不齐 1 日"入院。患儿入院前 5 日起诉胸闷、心悸、活动后气短、喜叹气,入院前 1 日因"乏力、心前区不适加重"而就诊,体格检查发现心律不齐而收住院。患儿发病前 3 个月曾因发热、胸闷乏力、心肌酶谱异常、心电图 ST-T 改变,在外院拟诊为"病毒性心肌炎"。患儿既往身体健康,本次发病以来无发热、呕吐,无腹痛、腹泻,无关节肿痛,无皮疹。否认近期服用心肌毒性药物。家族中无心脏病史。

体格检查: T 36.8℃, P 110 次 / 分, R 22 次 / 分, BP 105/70mmHg。神志清楚,面色略苍白,口唇无发绀,皮肤未见皮疹及瘀点,两肺呼吸音清,未闻及啰音,心前区无隆起,无震颤,

叩诊心界无明显扩大,心率 110 次 / 分,第一心音稍低钝,节律不规则,1min 可闻及期前收缩 5～7 次,各瓣膜区未闻及杂音,腹部平软,肝脾肋下未触及,下肢无水肿,关节无红肿、畸形,肢端温暖,甲床无发绀,无杵状指(趾)。

思考题:

1. 本例患儿有哪些临床特点? 应考虑什么诊断?

2. 小儿的期前收缩有什么特点?

期前收缩(premature systole)又称过早搏动,简称早搏,是由心脏异位兴奋灶发放的冲动所引起,为儿童时期最常见的心律失常。期前收缩按其起源部位可分为房性、交界性及室性期前收缩,其中室性期前收缩多见,房性期前收缩次之。

【病因】 单纯期前收缩常见于健康小儿,并无器质性心脏病者,由疲劳、精神紧张、自主神经功能不稳定等引起。各类器质性心脏病也可发生期前收缩,如心肌炎、先天性心脏病或风湿性心脏病。另外,药物如洋地黄、奎尼丁、锑剂中毒及缺氧、酸碱平衡失常、电解质紊乱(低血钾)、心导管检查、心脏手术等均可引起期前收缩。

【临床表现】 多数期前收缩无临床症状,常缺乏主诉。偶有心悸、胸闷、心前区不适。为了解期前收缩的性质,必须行心电图检查。根据心电图有无 P′波的存在、P′波的形态、P—R 间期长短及 QRS 波的形态来判断期前收缩,做出明确诊断。

【辅助检查】

**1. 房性期前收缩的心电图特征**　①过早出现的 P′波, P′波形态与正常 P 波略有不同,可与前一心动周期的 T 波重叠;②P—R 间期在正常范围;③期前收缩后代偿间歇不完全;④如伴有变形的 QRS 波则为心室内差异传导所致(图 12-20)。

**2. 交界性期前收缩的心电图特征**　①逆行 P′波可出现在 QRS 波群前或后,或藏在 QRS 波中, P′—R 间期<0.10s;②期前收缩所产生的 QRS 波形态、时限与正常窦性基本相同;③代偿间歇往往不完全(图 12-21)。

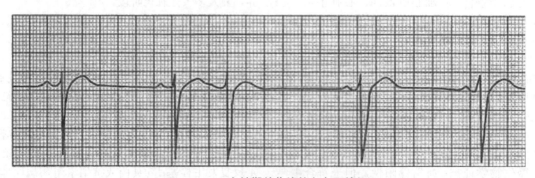

图 12-20　房性期前收缩的心电图特征

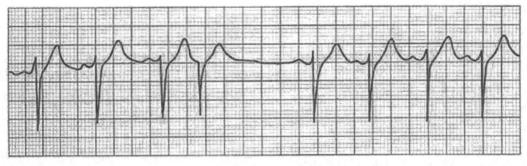

图 12-21 交界性期前收缩的心电图特征

**3. 室性期前收缩的心电图特征** ①QRS 波提前出现，其前无异位 P 波，且 QRS 波宽大、畸形，T波与主波方向相反；②期前收缩后多伴有完全代偿间歇（图 12-22）。

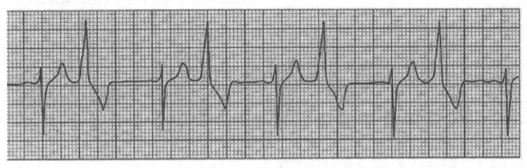

图 12-22 室性期前收缩的心电图特征

**案例 12-8 诊断**

1. 该患儿在出现期前收缩的同时伴有临床症状：胸闷、心悸、活动后气短、喜叹气；体格检查：面色略苍白，第一心音稍低钝，可闻及期前收缩，5～7 次 / 分，提示心脏可能有器质性改变。

2. 心电图：多导联中可见提前出现的宽大畸形的 QRS 波，其前无 P 波，T 波与主波方向相反，符合室性期前收缩的心电图表现。

3. 24h 动态心电图显示室性期前收缩伴短阵室性心动过速。

4. 超声心动图：心脏大小正常，室壁动度稍减弱。

临床诊断：①病毒性心肌炎恢复期；②室性期前收缩伴短阵室性心动过速。

**【治疗】** 针对原发病治疗。一般认为若期前收缩次数不多，无自觉症状，或虽期前收缩频发呈联律出现，但为单源性，活动后减少或消失，若排除心脏器质性疾病则不需要药物治疗。临床上不能以期前收缩去评估心脏是否正常，有些期前收缩可持续多年，但不少患儿最终自行消退。对有器质性心脏病而出现的期前收缩，或有自觉症状、心电图上呈多源性者，应给予以抗心律失常的药物治疗。根据期前收缩的不同类型选用药物。可服用普罗帕酮或索他洛尔等 β 受体阻滞剂。对于体重≥15kg，伴有相关症状的频发室性期前收缩，经药物治疗无效，可考虑行射频消融术。

## 二、阵发性室上性心动过速

**案例 12-9**

患儿，女，6 岁。因"心悸 3h"入院，患儿无明显诱因突然出现心悸、心前区不适、烦躁不安，面色苍白，出冷汗、气促，哭闹不安，无发热及发绀，无晕厥，呕吐 2 次，呕吐物为胃内容物，无腹痛。

体格检查：T 36.2 ℃，P 208 次 / 分，R 30 次 / 分，BP 92/64mmHg。神志清醒，烦躁不安，口唇无发绀，皮肤未见皮疹及瘀点。两肺呼吸音清。心前区无隆起，无震颤，心率 208 次 / 分，心音尚有力，节律规则，各瓣膜区未闻及杂音。腹部平软，肝脾肋下未及，下肢无水肿，肢端稍凉。

**思考题：**

1. 该患儿有什么临床特点？诊断应考虑什么？

2. 心电图检查有何特点？

阵发性室上性心动过速（paroxysmal supraventricular tachycardia，PSVT）是儿童时期最常见的异位快速心律失常，是指异位激动在希氏束以上的心动过速，因房性和交界性心动过速的心电图难以区分，且临床意义及处理方法相同，故统称阵发性室上性心动过速。其主要由折返机制形成，少数因心肌自律性增高所致。本病是对药物反应良好的儿科急症之一，若不及时治疗易致心力衰竭。本病可发生于任何年龄，容易反复发作，但初次发病以婴儿时期多见。

【病因】 多数患儿无器质性心脏疾病。婴儿期的发作多由房室折返所致。儿童期发病机制以房室结折返为主。感染为常见诱因，但也可由疲劳、精神紧张、过度换气、心脏手术时和手术后、心导管检查等诱发。可发生于先天性心脏病、预激综合征、心肌炎、心内膜弹力纤维增生症等疾病基础上。

【临床表现】 小儿常突然烦躁不安，面色青灰，皮肤湿冷，呼吸增快，脉搏细弱，常伴有干咳，有时呕吐。年长儿还可自诉疲乏难受、头晕心悸、心前区不适、烦躁不安、恶心呕吐或腹痛等。发作时心率突然增快至160～300次/分，年龄越小，心率越快，且多无房室阻滞。阵发性室上性心动过速临床特点为阵发性发作，突发突止。一次发作可持续数秒钟至数日。听诊时第一心音强度完全一致，发作时心率较固定而规则等为本病的特征。发作持续超过24h者，易诱发心力衰竭。

案例 12-9 临床表现
1. 患儿，6岁，突然出现心悸、心前区不适、烦躁不安，面色苍白，出冷汗、气促，哭闹不安，面色苍白，无发绀及发热，呕吐2次，呕吐物为胃内容物，无腹痛。
2. 烦躁不安，口唇无发绀，心前区无隆起，无震颤，心率208次/分，心音尚有力，节律规则，各瓣膜区未闻及杂音。肢端稍凉。

【辅助检查】

**1. X线检查** 取决于原来有无心脏器质性病变和心力衰竭。透视下可见心脏搏动减弱。

**2. 心电图检查** 为确定诊断的依据。心率为160～300次/分，心律绝对规则、均齐，P波形态异常，往往较正常时小，常与前一心动的T波重叠，以致无法辨认。QRS波形态同窦性心律，见图12-23。发作持续时间较久者，可有暂时性ST段及T波改变。部分患儿在发作间歇期可有预激综合征表现。有时需要与窦性心动过速及室性心动过速相鉴别。

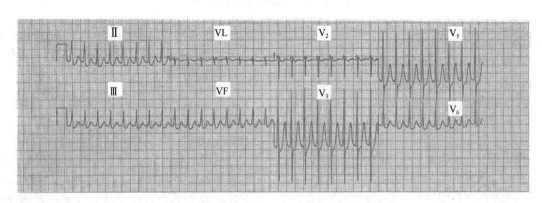

图12-23 阵发性室上性心动过速的心电图特征

案例 12-9 诊断
1. 患儿，6岁，突然出现心悸，心前区不适，烦躁不安，面色苍白，出冷汗、气促，伴呕吐。
2. 体检发现：烦躁不安，口唇无发绀，心前区无隆起，无震颤，心率208次/分，第一心音尚有力，节律规则，各瓣膜区未闻及杂音。
3. 心电图示：QRS波形态正常，R-R间隔绝对均齐，心室率208次/分，Ⅰ、Ⅲ、aVF导联P波倒置，aVR导联P波直立。
临床诊断：阵发性室上性心动过速。

【治疗】 治疗包括终止发作和预防复发两方面；在终止发作之前，应先注意：常规12导联心电判断心律失常类型及机制；病史及体检初步判断有无器质性心脏病，如心肌炎、心肌病；判断有无血流动力学改变。

**1. 兴奋迷走神经终止发作**：无器质性心脏病、无明显心力衰竭者可先用此方法。以压舌板或手指刺激患儿咽部使之产生恶心、呕吐及使患儿深吸气后屏气。如无效时可试用压迫颈动脉窦法、潜水反射法。

**2.** 以上方法无效或当即有效但很快复发时，可考虑下列药物治疗。

（1）普罗帕酮：为广谱抗心律失常药物，为儿科一线用药，一般首选。有明显心力衰竭及传导阻滞者禁用。

（2）腺苷或三磷酸腺苷：为强有力的迷走神经激

动剂，半衰期极短，需要快速的"弹丸式"推注。

（3）β受体拮抗剂：可试用普萘洛尔或艾司洛尔静脉注射。重度房室传导阻滞，伴有哮喘症及心力衰竭者禁用。

（4）维拉帕米：此药为选择性钙离子拮抗剂。抑制钙离子进入细胞内，疗效显著。不良反应为血压下降，并能加重房室传导阻滞。1 岁以下禁用。

（5）洋地黄类药物：适用于病情较重、发作持续 24h 以上、有心力衰竭表现者。室性心动过速或洋地黄中毒引起的室上性心动过速禁用此药。低钾、心肌炎、阵发性室上性心动过速伴房室传导阻滞或肾功能减退者慎用。

**3. 电学治疗** 对药物疗效不佳，特别是血流动力学不稳定者，除洋地黄中毒外，可考虑同步直流电击复律。

**4. 预防复发** 对反复发作者或并发心力衰竭者，终止发作后应口服药物预防复发。常用药物有普罗帕酮、索他洛尔、普萘洛尔、维拉帕米、地高辛等。对于偶尔发作者，不需要长期用药预防。

**5. 射频消融术** 对于体重≥15kg，反复发作者可考虑行射频消融术。

## 三、室性心动过速

室性心动过速（ventricular tachycardia, VT）是一种严重的快速心律失常，可发展为心室纤颤，从而引起心源性猝死。室性心动过速是指起源于希氏束分叉处以下的 3～5 个以上宽大畸形 QRS 波组成的心动过速。

【病因】 可由严重心肌炎、心肌病、代谢紊乱、洋地黄中毒、心脏手术、心导管检查、先天性心脏病、感染、缺氧、电解质紊乱等原因引起。但不少病例的病因不易确定。

【临床表现】 症状的轻重取决于心室率的快慢，儿童可有烦躁不安、面色苍白、呼吸急促、心悸、心前区疼痛，严重病例可有晕厥、休克、充血性心力衰竭等。发作短暂者血流动力学的改变较轻；发作持续 24h 以上者则可发生显著的血流动力学改变。体检发现心率增快常在 150 次 / 分以上，节律整齐，心音可有强弱不等现象。

【辅助检查】 心电图特征：①心室率常为 150～250 次 / 分，典型者 QRS 波宽大畸形，但少数可呈窄 QRS 波；T 波方向与 QRS 波主波方向相反；②室房分离，最具有诊断意义，P 波频率慢于 QRS 波，且与 QRS 波群无关联，有时可见到心室夺获或室性融合波；③Q—T 间期多正常，亦可伴有 Q—T 间期延长，多见于多形性室速（图 12-24）。心电图是诊断室性心动过速的重要手段，但有时与室上性心动过速伴心室差异传导的鉴别比较困难，必须综合临床病史、体检、心电图特点、对治疗措施的反应等仔细加以区别。

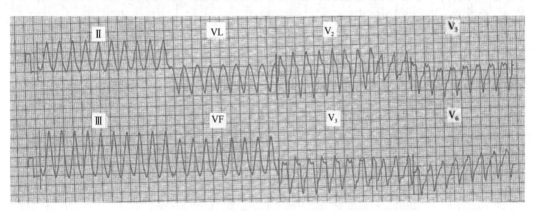

图 12-24 室性心动过速的心电图特征

【治疗】 治疗原则包括尽快终止发作，去除诱因，积极治疗原发疾病，预防室性心动过速的发作及心脏性猝死。对于血流动力学状态稳定者：常选用药物有利多卡因、普罗帕酮、胺碘酮或索他洛尔等。洋地黄中毒性室性心动过速则首选苯妥英钠。血流动力学障碍者：首选同步直流电击复律（1～2J/kg），转复后再用利多卡因维持。预防复发可口服普罗帕酮、索他洛尔或胺碘酮等。

对反复发作或有致命性发作的患儿，可考虑射频消融治疗，必要时可采用植入式心内复律除颤器治疗。

## 四、房室传导阻滞

房室传导阻滞（atrioventricular block, AVB）为儿童常见的缓慢心律失常，可分为暂时性、间歇性和永久性，前两者多见。

【病因】 通常有先天性心脏病或房室传导系统发育缺陷，感染性心肌炎、心肌病、风湿热，药物影响或电解质紊乱，心脏手术，迷走神经张力增高，发热或缺氧。

【临床分型】 按其阻滞程度不同，临床上将房室传导阻滞分为三度：

**1. Ⅰ度房室传导阻滞** 可见于正常健康儿童，亦可见于以上疾病患儿。仅房室传导时间延长，临床没有症状，听诊第一心音可减弱。心电图表现为P—R间期超过正常范围，但每个P波后均有QRS波（图12-25）。

**2. Ⅱ度房室传导阻滞** Ⅱ度房室传导阻滞时窦房结的冲动不能全部传达心室因而造成不同程度的漏搏。通常分为两型。

（1）莫氏Ⅰ（Mobitz Ⅰ）型，又称为文氏现象：①P—R间期逐步延长，直至发生心室漏搏，周而复始，呈规律性周期改变；②R—R间期逐次缩短，直至发生心室漏搏；③脱漏的前后两个R波的距离小于最短的R—R间期的两倍，心室脱漏后的第一个R—R间期较脱漏前任何一个R—R间期延长；④QRS波一般正常（图12-26）。

（2）莫氏Ⅱ（Mobitz Ⅱ）型：①此型特点为P—R间期正常或延长，但固定不变；②P波规律出现，部分P波之后无QRS波，发生间歇性心室脱漏，且常伴有QRS波的增宽（图12-27）。

Ⅱ度房室传导阻滞临床表现取决于基础心脏病变及由传导阻滞而引起的血流动力学改变。当心室率过缓时可引起胸闷、心悸，甚至产生眩晕和晕厥。听诊时除原有心脏疾病所产生的听诊改变外，尚可发现心律不齐，搏动脱漏。莫氏Ⅰ型比莫氏Ⅱ型常见，但莫氏Ⅱ型的预后则比较严重，容易发展为完全性房室传导阻滞，导致发生阿-斯综合征。

**3. Ⅲ度房室传导阻滞** 又称为完全性房室传导阻滞。房室传导阻滞有效不应期极度延长，使P波全部落在了有效不应期内，完全不能下传到心室，心房与心室各自独立活动，彼此无关。心电图特点：①P—P间期与R—R间期各有其固定规律，P波与QRS波无关；②心房率大于心室率；③阻滞在希氏束以上者QRS波形态正常，阻滞在希氏束以下者，QRS波宽大畸形；④Q—T间期可延长，但易并发室性心动过速（图12-28）。

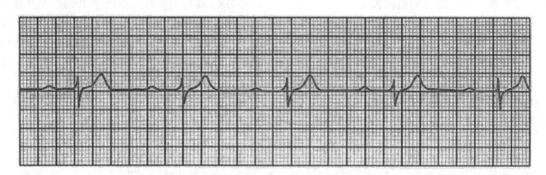

图12-25　Ⅰ度房室传导阻滞心电图特征

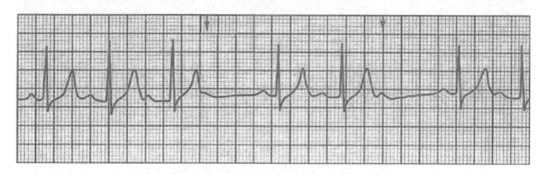

图12-26　Ⅱ度房室传导阻滞（莫氏Ⅰ型）心电图特征

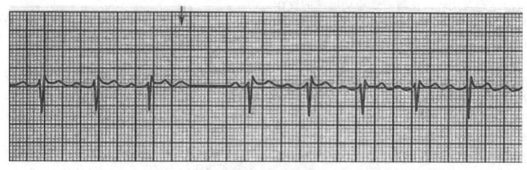

图12-27　Ⅱ度房室传导阻滞（莫氏Ⅱ型）心电图特征

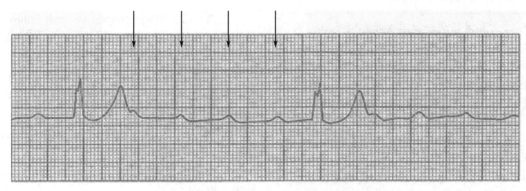

图 12-28　Ⅲ度房室传导阻滞心电图特征

Ⅲ度房室传导阻滞临床上部分儿童并无主诉，重者因心排血量减少而自觉乏力、眩晕、活动时气短。最严重的表现为阿-斯综合征发作，甚至死亡。某些儿童则表现为心力衰竭及对应激状态的耐受能力降低。体格检查时脉率缓慢而规则。第一心音强弱不一，有时可闻及第三心音或第四心音。绝大多数患儿心底部可听到（1～2）/6级收缩期喷射性杂音，为心脏每次搏出量增加引起的半月瓣相对狭窄所致。因为经过房室瓣的血量也增加，所以可闻及舒张中期杂音。Ⅲ度房室传导阻滞的重要性在于临床状况而非病因。

【治疗】

（1）Ⅰ度房室传导阻滞应着重病因治疗，基本上不需要特殊治疗，预后较好。

（2）Ⅱ度房室传导阻滞的治疗应针对原发疾病。当心室率过缓而无晕厥或心力衰竭者可口服阿托品、异丙肾上腺素治疗。预后与心脏的基本病变有关。

（3）Ⅲ度房室传导阻滞有心功能不全症状或阿-斯综合征表现者需要积极治疗。纠正缺氧与酸中毒可改善传导功能。由心肌炎或手术暂时性损伤引起者，肾上腺皮质激素可消除局部水肿。可口服阿托品、麻黄碱，或舌下含服异丙肾上腺素，重症者应用阿托品皮下或静脉注射，异丙肾上腺素 1mg 溶于 250ml 5%～10% 葡萄糖溶液中，持续静脉滴注，速度为 0.05～2µg/（kg·min），然后根据心率调整速度。

安装起搏器的指征为反复发生阿-斯综合征，药物治疗无效或伴心力衰竭者。一般先安装临时起搏器，经临床治疗可望恢复正常。观察4周左右仍未恢复者，考虑安置永久起搏器。

### 五、抗心律失常药物的选用

抗心律失常药物通常分为五类。Ⅰ类为膜稳定剂，其又分为三个亚类：ⅠA类的主要代表药物有奎尼丁、普鲁卡因胺等，为广谱抗心律失常药物，对室性及室上性心律失常均有效；ⅠB类的主要代表药物有利多卡因、美西律、苯妥英钠等，主要用于室性心律失常；ⅠC类的主要代表药物有普罗帕酮、恩卡尼、氟卡尼等，属广谱抗心律失常药物。Ⅱ类为β受体拮抗剂，代表药物有普萘洛尔、美托洛尔等，可降低起搏点自律性，减慢心率，延长心肌不应期，减缓传导，用于快速心律失常。Ⅲ类为动作电位延长剂，代表药物有胺碘酮、溴苄铵等，也称复极抑制剂，可延长复极过程，但不降低激动的传导速度，为广谱抗心律失常药物。Ⅳ类为钙通道阻滞剂，主要代表药物有维拉帕米、地尔硫䓬等，主要用于室上性快速心律失常。其他有洋地黄类。抗心律失常药物应用原则：按病情适当选用，以单一用药为主，只有效果不好且心律失常较严重而难以控制时才考虑联合用药。联合用药时应适当减少剂量，避免发生严重不良反应。要注重病因治疗，功能性心律失常可不用药物。

（姜殿东　韩　波）

## 第8节　充血性心力衰竭

**案例 12-10**

患儿，女，9个月。因"发热咳嗽5日，加重伴气促2日"入院。患儿自5日前受凉后出现咳嗽，初为单声干咳，伴有发热，体温最高可达39.4℃，在家口服"阿莫西林"治疗，效果欠佳。2日前患儿咳嗽较前加剧，并出现气促，吐奶伴呛奶，阵发性哭闹不安，唇周发绀，尿量明显减少，无腹泻，无抽搐，在外院以"支气管肺炎"给予"青霉素"等药物（具体不详）治疗2日无缓解，口唇发绀加重，遂入院。患儿自发病以来吃奶较差，汗多，精神萎靡、食欲缺乏。患儿3个月时被诊断为先天性心脏病室间隔缺损。平素易发生呼吸道感染，无遗传病病史。

体格检查：T 38.8℃，P 182次/分，R 68次/分，体重 7.0kg。发育欠佳，神志清，精神差，呼吸急促，吸气性三凹征阳性，全身皮肤未见皮疹及出血点，浅表淋巴结未触及肿大，双眼睑轻度水肿，鼻翼扇动，口周发绀，咽充血，胸廓对称，双肺叩诊轻鼓音，呼吸音粗，可闻及弥散性中细湿啰音。心前区隆起，心尖搏动位置在左第5肋间隙锁骨中线外1cm，心尖搏动弥散且有抬举感，胸骨左缘第3~4肋间可触及收缩期震颤，心浊音界向左下扩大。心率182次/分，心音较低钝，心律整齐，胸骨左缘第3~4肋间闻及粗糙响亮4/6级全收缩期杂音，杂音向心前区、腋下、颈根部及背部传导。腹稍胀，肝肋下4cm，质地中等，边缘钝，脾未触及。双足背水肿。

思考题：
1. 此病例有什么临床特点？
2. 婴儿和年长儿的心力衰竭表现有何不同？

充血性心力衰竭（congestive heart failure，CHF）是指各种原因使心脏工作能力（心肌收缩或舒张功能）下降，泵出血量不足，不能满足机体代谢活动及生长发育的需要，临床上出现组织灌注不足及静脉系统淤血等一系列表现的一组综合征。本病是儿童时期危重症之一。

【病因】 小儿充血性心力衰竭，其病因可按图12-29所示进行分析。

**1. 心脏前负荷过重** 如左向右分流型先天性心脏病、瓣膜反流等。

**2. 心脏后负荷过重** 如肺动脉狭窄、主动脉瓣狭窄、主动脉缩窄、高血压等。

**3. 心脏收缩力减退** 如心肌炎、心肌病等。

**4. 心室舒张期充盈不足** 如缩窄性心包炎、限制型心肌病、严重的快速心律失常、房室瓣狭窄等。

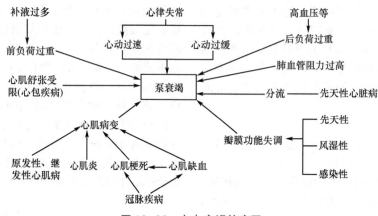

图 12-29 心力衰竭的病因

幼婴儿期心力衰竭发病率最高，其中先天性心脏病引起者最多见；儿童期以病毒性心肌炎、川崎病、心肌病、风湿性心脏病、心内膜弹力纤维增生症、严重心律失常等原因常见。

【病理生理】 心脏功能从正常发展到心力衰竭，经过一段时期，称为代偿（compensation）过程，心脏出现心肌肥厚、心脏扩大和心率增快。心肌纤维伸长和增厚使心肌收缩力增强，排血量增多。如基本病因持续存在，则代偿性改变相应发展，心肌能量消耗增多，冠状动脉血供相对不足，心肌收缩速度减慢和收缩力减弱。心率增快超过一定限度时，舒张期缩短，心排血量反而减少。心排血量通过代偿不能满足身体代谢需要时，即出现心力衰竭。

心室负荷加重可分为容量负荷增加和压力负荷增加。容量负荷增加通常指舒张末压力增加，而压力负荷增加是指心室开始收缩射血时面临的阻抗。心力衰竭早期容量负荷的代偿能力较压力负荷的代偿能力要好，在一定充盈压下，充盈时间长则心室舒张末期容量增加，心肌纤维拉长，心肌收缩力增强，心搏量增加。但容量超过临界水平，则心排血量反而减少。

心力衰竭发展→心室收缩力减弱→心排血量减少→心室内残余血量增多→舒张期充盈压力增加→输出量明显减少→组织出现缺氧，心房和静脉出现淤血。心排血量下降反射性兴奋交感神经，使其活性增加，儿茶酚胺水平增高，从而增加了心肌收缩力，心率增快，外周血管收缩，在心力衰竭早期可以代偿。但长期儿茶酚胺水平增高，则带来明显的副作用：①心肌代谢增加，耗氧加大；②心肌β受体密度下调，心肌收缩力下降；③外周血管收缩，致心脏后负荷加重，室壁应力增加，组织灌注不足；④直接心肌毒性作用，引起心肌坏死，激活肾素-血管紧张素-醛固酮系统，进一步加重外周血管收缩及水钠潴留。心力衰竭时心排出量减少，发生一系列分子和细胞机制改变，导致心肌结构异常，加剧了心室重塑，促进心力衰竭恶化（图12-30）。

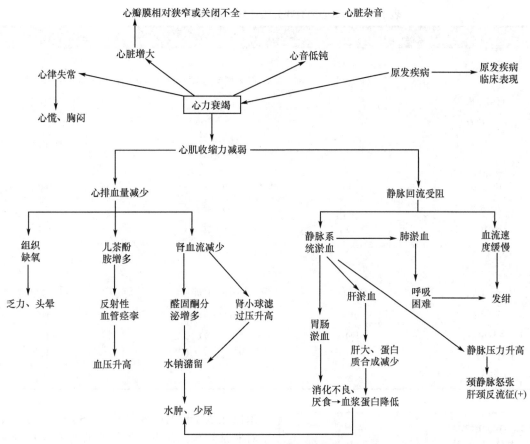

图 12-30 心力衰竭病理生理及临床表现

【临床表现】 不同的年龄阶段有其特点，年长儿心力衰竭的症状与成人相似，主要表现为乏力、活动后气急、食欲减低、腹痛和咳嗽。左心衰竭时呼吸急促、肺底部可听到湿啰音或哮鸣音，心率增快，常可听到心尖区第一心音降低和奔马律。右心衰竭时肝大、有压痛，颈静脉怒张，肝颈静脉回流阳性，并出现水肿，尿量明显减少。

婴幼儿心力衰竭的临床表现有一定特点。起病急，发展迅速，常见症状为呼吸表浅、急促，烦躁多汗，哭声低弱，喂养困难，体重增长缓慢，肺部可闻及干啰音或喘鸣音。水肿首先见于颜面、眼睑等部位，严重时可有鼻翼扇动、三凹征和发绀。

**案例 12-10 临床表现**

1. 患儿为 9 个月大女婴，主要症状为发热、咳嗽 5 日，加重伴气促 2 日入院，阵发性哭闹不安，自发病以来吃奶较差，多汗，伴唇周发绀，尿量明显减少。
2. 既往有先天性心脏病室间隔缺损病。
3. 呼吸急促，双眼睑轻度水肿，鼻翼扇动，口周发绀，咽充血，吸气性三凹征阳性，呼吸音粗，可闻及弥散性中细湿啰音。心浊音界向左下扩大，胸骨左缘第 3～4 肋间可触及收缩期震颤，心率快，心音较低钝，胸骨左缘第 3～4 肋间闻及粗

糙响亮 4/6 级全收缩期杂音，杂音向心前区、腋下、颈根部及背部传导。腹稍胀，肝肋下 4cm，质地中等，边缘钝，脾未触及。双足背水肿。

【辅助检查】

**1. 胸部 X 线检查** 心影多普遍增大，搏动减弱，肺纹理增多，肺淤血。

**2. 心电图** 心脏扩大，可伴 ST-T 改变及各种心律失常。

**3. 超声心动图** 可见心室、心房内径增大，左心室收缩功能降低，有时伴舒张功能降低。尚可明确其他心脏畸形。

**4. 心脏生物标志物脑利钠肽（BNP）** 是心肌分泌的重要肽类激素，研究提示，心力衰竭时 BNP 分泌和释放增多，血浆 BNP 水平与心力衰竭的严重程度呈平行关系。

【诊断】 目前，心力衰竭评估标准均采用综合多种症状和体征分析的方法。临床上应用较为广泛的心力衰竭严重程度计分方法称为改良 Ross 法（表 12-1）。按计分，0～2 分为无心力衰竭，3～6 分为轻度心力衰竭，7～9 分为中度心力衰竭，10～12 分重度心力衰竭。

表 12-1  临床心力衰竭分级计分方法（改良 Ross 法）

| | 0分 | 1分 | 2分 |
|---|---|---|---|
| 症状和体征 | | | |
| 出汗 | 仅在头部 | 头部及躯干部（活动时） | 头部及躯干部（安静时） |
| 呼吸过快 | 偶尔 | 较多 | 常有 |
| 体格检查 | | | |
| 呼吸 | 正常 | 吸气凹陷 | 呼吸困难 |
| 呼吸次数（次/分） | | | |
| 0~1岁 | <50 | 50~60 | >60 |
| 1~6岁 | <35 | 35~45 | >45 |
| 7~10岁 | <25 | 25~35 | >35 |
| 11~14岁 | <18 | 18~28 | >28 |
| 心率（次/分） | | | |
| 0~1岁 | <160 | 160~170 | >170 |
| 1~6岁 | <105 | 105~115 | >115 |
| 7~10岁 | <90 | 90~100 | >100 |
| 11~14岁 | <80 | 80~90 | >90 |
| 肝大（肋缘下）（cm） | <2 | 2~3 | >3 |

**案例 12-10  诊断**

1. 患儿为 9 个月大女婴，主要症状为发热咳嗽 5 日，加重伴气促 2 日入院，阵发性哭闹不安，自发病以来吃奶较差，多汗，伴唇周发绀，尿量明显减少。

2. 既往有先天性心脏病室间隔缺损病。

3. 呼吸急促，双眼睑轻度水肿，鼻翼扇动，口周发绀，咽充血，吸气性三凹征阳性，呼吸音粗，可闻及弥散性中细湿啰音。心浊音界向左下扩大，胸骨左缘第 3~4 肋间可触及收缩期震颤，心率快，心音较低钝，胸骨左缘第 3~4 肋间闻及粗糙响亮 4/6 级全收缩期杂音，杂音向心前区、腋下、颈根部及背部传导。腹稍胀，肝肋下 4cm，质地中等，边缘钝，脾未触及。双足背水肿。

4. 胸片示双肺纹理增粗，可见小点片状阴影，肺血增多，心影增大，以左心室增大为主。心电图示左心室肥厚。彩色多普勒检查可见心室内由左向右分流的血流，分流束宽 1.2cm。

临床诊断：①支气管肺炎；②先天性心脏病室间隔缺损；③心力衰竭（中度）。

【治疗】  治疗原则包括：①消除病因和诱因；②减轻心脏负担（改善心脏前、后负荷以及控制水钠潴留）；③促进心功能的恢复。

**1. 一般治疗**  注意休息和保证睡眠，平卧或半卧位，对烦躁、哭闹的患儿，可适当应用镇静剂，苯巴比妥（苯巴比妥每次 3~5mg/kg，肌内注射），对非常烦躁的患儿，可用吗啡每次 0.05mg/kg 皮下或肌内注射，能快速镇静。吸氧，维持水、电解质和酸碱平衡。应给予容易消化且富有营养的食品，以保证能量供应，一般饮食中钠盐应减少，可减轻心脏负担。防治感染，拍背吸痰。

**2. 去除病因和诱因。**

**3. 正性肌力药**

（1）洋地黄类药物：具有加强心肌收缩力，即正性肌力的作用，可使心室排空完全，心搏出量增加。洋地黄作用于心肌细胞上的 $Na^+$-$K^+$-ATP 酶，抑制其活性，使细胞内钠离子浓度升高，通过 $Na^+$-$Ca^{2+}$ 交换使细胞内 $Ca^{2+}$ 升高，从而加强心肌收缩力，心室舒张终末期压力明显下降，减轻了静脉淤血的症状。洋地黄还具有减慢传导、减慢心率等作用，它对神经内分泌和压力感受器的影响使其能直接抑制过度的神经内分泌活性（主要抑制交感神经活性作用，其次是兴奋迷走神经作用），延长了房室结不应期，减慢传导速度，使心率下降，有利于心室舒张期充盈和改善冠脉循环，而改善心功能。

儿童时期常用的洋地黄制剂为地高辛，可口服和静脉注射，其作用时间较快，排泄也较迅速，因此剂量易调整，不易发生药物中毒，即使发生药物中毒处理也相对容易。还有另一静脉制剂，即毛花苷丙可供选择。儿童时期洋地黄类药物的临床应用具体见表 12-2。

**表 12-2　洋地黄类药物的临床应用**

| 洋地黄制剂 | 给药途径 | 洋地黄化总量（mg/kg） | 每日平均维持量 | 效力开始时间 | 效力最大时间 | 中毒作用消失时间 | 效力完全消失时间 |
|---|---|---|---|---|---|---|---|
| 地高辛 | 口服 | ≤2 岁 0.04～0.05　>2 岁 0.03～0.04（总量不超过 1.5mg） | 1/5～1/4 洋地黄化量，分 2 次 | 2h | 4～8h | 1～2 日 | 4～7 日 |
|  | 静脉 | 口服量的 1/3～1/2 |  | 10min | 1～2h |  |  |
| 毛花苷丙（西地兰） | 静脉 | ≤2 岁 0.03～0.04　>2 岁 0.02～0.03 |  | 15～30min | 1～2h | 1 日 | 2～4 日 |

在短时间内给予足量，称为洋地黄化。病情较重或不能口服者，可选用毛花苷丙或地高辛静脉注射，首次给药量为洋地黄化总量的 1/2，余量分 2 次，每隔 4～6h 给予，多数患儿可于 8～12h 达到洋地黄化；能口服的患者开始给予口服地高辛，首次给予洋地黄化量的 1/3 或 1/2，余量分 2 次，每隔 6～8h 给予，以上方法称为快饱和法。洋地黄化后 12h 即可开始给予地高辛维持量。每日维持量为 1/5～1/4 洋地黄化量，分为 2 次。维持量的疗程视病情而定。应注意随患儿体重增长及时调整剂量，以维持小儿血清地高辛的有效浓度。婴儿的有效血药浓度（峰浓度）为 2～4ng/ml，年长儿的有效血药浓度（峰浓度）为 1～2ng/ml。对于慢性心力衰竭者，尚可采用慢饱和法。即直接使用地高辛口服维持量，当经过 5 个半衰期（大约 1 周）后即可达到有效血药浓度。因为洋地黄化的剂量和疗效的关系受到多种因素的影响，所以洋地黄化的剂量要个体化。

洋地黄使用注意事项：①用药前应了解患儿 2～3 周是否使用洋地黄，以防洋地黄过量中毒；②心肌炎患儿对洋地黄耐受性差，易发生中毒，剂量应比常规剂量少 1/3，且饱和时间不宜过短；③钙剂对洋地黄有协同作用，故用洋地黄类药物时应避免用钙剂；④低血钾可促使洋地黄中毒，应予注意；⑤此外，未成熟儿和<2 周的新生儿因肝肾功能尚不完善，易引起中毒，洋地黄化剂量应偏小，可按婴儿剂量减少 1/3～1/2。

洋地黄中毒和处理：早产儿、缺氧、低钾、低镁、高钙血症、心肌炎、严重肝肾功能障碍、严重心功能不全、大剂量利尿之后的患儿尤为容易发生洋地黄中毒。中毒的主要表现：心律失常如交界性心律、房室传导阻滞、室性期前收缩和阵发性心动过速等；其次为恶心、呕吐、食欲减退等胃肠道症状，神经系统症状如头痛、头昏、嗜睡、色视等较少见。洋地黄中毒时，应首先停用洋地黄和利尿剂，并测定地高辛血药浓度及血清钾和血清镁。如中毒较轻，血钾正常，一般停药 12～24h 后中毒症状消失；如中毒明显，同时补充钾盐，因小剂量钾盐能控制洋地黄引起的室性期前收缩和阵发性心动过速。较轻者每日用氯化钾 0.075～0.1g/kg，分次口服；较

重者可静脉滴注 0.3% 氯化钾溶液，以 0.3～0.5mmol/（kg·h）速度缓慢滴注，总量不超过 2mmol/kg，肾功能不全和合并Ⅱ度以上房室传导阻滞者禁用。钾盐治疗无效或并发其他心律失常时的治疗参见心律失常相关章节。

（2）β受体激动剂：常用制剂有多巴胺及多巴酚丁胺。主要用于急性心力衰竭。其强心作用机制为兴奋 $\beta_1$ 受体，且可激活心肌内交感神经突触前的末梢释放去甲肾上腺素。以上两者可合用，合用时可相应减低用量，减少副作用。

（3）磷酸二酯酶抑制剂：常用制剂有氨力农和米力农。能抑制环磷酸腺苷（cAMP）降解而提高细胞内 cAMP 的水平，发挥正性肌力和松弛血管的作用。主要用于急性心力衰竭。短期使用有良好的血流动力学效应，但长期应用疗效不肯定，而且有加重心肌损害作用。

**4. 利尿剂**　作用于肾小管不同部位，抑制钠水重吸收，从而发挥利尿作用。减轻肺水肿，降低血容量、回心血量及心室充盈压，减轻心室前负荷。利尿剂是治疗心力衰竭第一线药物，故合理应用利尿剂为治疗心力衰竭的一项重要措施。当适应洋地黄类药物而心力衰竭仍未完全控制，或伴有显著水肿者，宜加用利尿剂。在应用利尿剂的同时要注意钠盐的限制，但长期应用利尿剂，易产生耐药性和不良反应。儿科常用的利尿剂有以下几种。

（1）呋塞米：主要作用是抑制髓袢升支的氯、钠运转，使钾、钠、氯排泄增加。每次 1～2mg/kg，静脉注射 2～5min 起效，30min 达高峰，维持 2～4h。作用快，要注意补钾。

（2）氢氯噻嗪：主要抑制髓袢升支皮质部钠和氯的重吸收而产生利尿作用。亦可促进钾的排泄。口服 2～5mg/（kg·d）。1～2h 起效，维持 12h，有中等利尿效果，注意补钾。以间歇疗法为宜，即用药 3～4 日，停药 2～3 日。

（3）螺内酯：此药为醛固酮拮抗剂，作用于肾小管远端的钠钾交换过程，促其保钠排钾。口服 1～3mg/（kg·d），8～12h 起效，停药后药效可维持 2～3 日。

**5. 血管扩张剂**　对心肌并无直接的正性肌力作

用,是通过影响心脏的前后负荷,即降低全身小动脉的阻力,使左心室射血阻抗减少,心脏后负荷减小,心排血量增加;扩张小静脉的血管,回心血量减少,肺静脉淤血减轻,肺动脉楔压和左心室充盈压及舒张末压降低,减小前负荷。同时扩张动脉和静脉,可使心室壁张力下降、氧耗减少,心功能得以改善。

(1)血管紧张素转换酶抑制剂:卡托普利可抑制血管紧张素Ⅰ转换为血管紧张素Ⅱ,也能抑制缓激肽的水解,醛固酮生成减少,减轻水钠潴留。近年来研究认为,该药能有效阻断循环中及心血管局部血管紧张素Ⅱ的生物效应,防止心肌细胞肥厚,间质纤维化,延长心室肌的重构,改善左心室的收缩功能,从而缓解心力衰竭的临床症状,降低心力衰竭患者的死亡率。儿科临床的中、长期疗效还有待观察。剂量为每日0.5~4mg/kg,分2~4次口服,首剂0.5mg/(kg·d),从小剂量开始,以后根据病情1~2周逐渐加量。依那普利剂量为每日每次0.05~0.25mg/kg,一次口服。最大剂量为0.5mg/(kg·d)。

(2)硝普钠:可直接扩张小动脉及小静脉的血管平滑肌,具有作用强、生效快和持续时间短的特点。硝普钠对急性心力衰竭(尤其是急性左心衰竭、肺水肿)伴周围血管阻力明显增加者效果显著。应在动脉压力监护下使用。剂量为0.5~1μg/(kg·min),用5%葡萄糖液稀释后静脉滴注,可逐渐加量,一般按0.1~0.2μg/(kg·min)增加,直到获得疗效或血压有所降低,最大剂量不超过3~5μg/(kg·min)。

(3)酚妥拉明(苄胺唑啉):为一种非选择性的α受体拮抗剂,以扩张小动脉为主,兼有扩张静脉的作用。剂量为2.5~5μg/(kg·min),溶于5%葡萄糖液20ml中缓慢滴注。

**6. 心力衰竭的其他药物治疗** 包括β受体拮抗剂、血管紧张素Ⅱ受体拮抗剂、钙通道阻滞剂、1,6-二磷酸果糖脑利钠激素等药物在临床上的研究与应用,已越来越广泛和深入,并且有较好的治疗效果。

(刘永蛟 贾秀红)

# 第 13 章　泌尿系统疾病

## 第 1 节　小儿泌尿系统的解剖生理特点

### 一、解剖特点

**1. 肾脏**（kidney）　肾脏位于脊柱两侧，呈蚕豆形。婴儿肾脏位置较低，故腹部触诊时容易扪及；其下极可低至髂嵴以下第 4 腰椎水平，2 岁以后达髂嵴以上水平；右肾上方为肝脏，故较左肾约低半个椎体。肾脏出生时表面不平，呈分叶状，1～4 岁不平消失。小儿肾脏的相对体积较成人大，相对重量较成人重。

肾脏由肾实质和肾间质构成。肾单位是肾脏的基本功能单位，由肾小体和肾小管组成，前者又可分为肾小球和肾小囊，而后者则由近端小管、髓袢和远端小管组成。出生时，小儿肾单位的数量和成人相同，每个肾脏约有 100 万个肾单位；但是，小儿肾小球的体积相对较小，肾小管相对较短，其滤过、重吸收及浓缩、稀释功能均未真正发育成熟，加之调节能力较弱，因此小儿更容易发生水、电解质、酸碱平衡的紊乱。

**2. 输尿管**（ureter）　婴幼儿输尿管的管壁肌肉和弹力纤维发育较差，且相对长而弯曲，易受压及扭曲导致梗阻，发生尿潴留，从而诱发感染。

**3. 膀胱**（urinary bladder）　婴幼儿膀胱位置较年长儿高，膀胱充盈时，在耻骨联合上方易于触及。婴幼儿膀胱三角区的功能不成熟，是造成膀胱输尿管反流及输尿管扩张的解剖学基础。

**4. 尿道**（urethra）　女性婴幼儿尿道短，尿道口相对较大且接近肛门，如外阴区不洁，极易发生尿路逆行感染。男性婴幼儿常有包茎和包皮过长，尿垢不易清洗也易发生逆行感染，但其发生率较女性婴幼儿明显为低。如男性婴幼儿反复发生尿路感染，应考虑排除尿道畸形。

### 二、生理特点

肾脏是泌尿系统最重要的器官，在排泄代谢终末产物（如尿素、有机酸等）、调节水电解质和酸碱平衡、维持内环境稳态方面发挥了极其重要的作用；此外，肾脏还能产生和分泌一些激素及生物活性物质，如红细胞生成素、肾素、前列腺素、活性维生素 D 等。肾脏完成其生理活动，主要通过肾小球滤过和肾小管重吸收以及内分泌和排泄功能。

新生儿泌尿系统的基本结构与成人相同，功能基本具备，但其发育并未成熟，调节能力较弱，储备能力较差，一般到 1～2 岁时，才能接近成人水平。出生时，肾单位的总数已达成人水平，但肾小球的直径平均约 116μm，仅为成人的 1/2，近曲小管的长度在 1.79mm，约为成人的 1/10。新生儿肾血流量占心排血量的比例与成人类似，但成人 90% 以上的肾血流量分布于皮质，而新生儿髓旁肾单位的血流量则远较皮质肾单位的丰富，这不仅不利于皮质肾单位的滤过，而且不利于髓质高渗状态的形成。同样，新生儿肾小球滤过率（glomerular filtration rate, GFR）为 20ml/（min·1.73m²），仅约为成人的 1/4，不能排出过多的水分和溶质，一直到 1～2 岁时，按体表面积校正，肾小球滤过率才能达到成人水平。

新生儿及婴幼儿肾小管对营养物质的重吸收不充分，葡萄糖阈值较低，易出现一过性糖尿。对醛固酮反应低下，钠的重吸收功能低下，在病理状况下易出现低钠血症。对碳酸氢盐的重吸收能力有限，加之泌 $H^+$ 和产氨的能力低下，易发生代谢性酸中毒。婴幼儿蛋白质代谢呈正平衡，产氨和尿素形成能力低下，髓袢短而髓旁肾单位的血流量丰富，加之抗利尿激素分泌不足和局部较高的前列腺素水平，使得肾脏的浓缩功能较差。婴儿尿中每排泄 1mmol 的溶质需要水 1.2～2.4ml，而成人仅需要 0.7ml 水；婴儿的尿渗透压最高不超过 700mmol/L，而成人可达 1400mmol/L。新生儿肾脏的稀释功能虽与成人相似，但肾小球滤过率低、肾小管浓缩功能差，故婴幼儿在水摄入量不足时易发生脱水乃至急性肾功能不全，而水负荷过多时，又易发生水肿乃至水中毒。

### 三、排尿功能

排尿功能受脊髓和大脑控制，在婴儿期由脊髓反射完成，以后由脑干-大脑皮质控制。一般 5～6 个月可建立起条件反射，1 岁半时，可养成控制排尿的习惯，至 3 岁多已能控制排尿。若 3 岁后仍保持原始排尿机制，不能随意控制膀胱逼尿肌收缩，则出现不稳定膀胱，表现为白天尿频、尿急，甚至出现尿失禁和夜间遗尿症。

生后不久，约 1/3 的新生儿排尿，生后 48 小时以内，99% 的新生儿排尿，如生后 72h 尚未排尿，应考虑泌尿系统的疾病。尿量的多少受多种因素的影响，个体差异较大。一般而言，生后最初两日内，每日尿量在 15～30ml/kg，以后 4 周可达 25～120ml/kg；婴儿每日尿量为 400～500ml，幼儿每日尿量为 500～600ml，学龄前儿童每日尿量为 600～800ml，学龄儿童每日尿量为 800～1400ml。新生儿尿量＜1.0ml/（kg·h）为少尿；＜0.5ml/（kg·h）为无尿。婴幼儿尿量＜200ml/（m²·d），学龄前儿童＜300ml/（m²·d），学龄儿童＜400ml/（m²·d）为少尿；尿量＜50ml/（m²·d）为无尿。

# 第 2 节　小儿肾脏疾病的主要实验室检查及其临床意义

## 一、尿液检查

**1. 尿液外观**　小儿正常尿液为淡黄色或无色，尿液浓缩时，可呈深黄色；气温较低、尿中含较多磷酸盐时，排出的尿液冷却后可因盐类结晶析出而出现白色浑浊；尿中含较高浓度的尿酸盐时，可呈粉红色浑浊。尿酸盐加热后、磷酸盐加酸后可溶解，使尿液变清，可以此与脓尿或乳糜尿鉴别。此外，疾病、食物或药物均可引起尿色的变化。血尿时，尿液颜色随着 pH 的变化而变化，碱性血尿为粉红色或洗肉水色，酸性血尿为浓茶叶水色或烟灰水色。

**2. 尿液气味**　正常尿液无特殊气味。糖尿病患者尿液有甜味，苯丙酮尿症患者尿液呈特殊的鼠尿味。

**3. 尿酸碱度**　正常尿液 pH 在 4.5～8.0 间波动，一般为 5.0～6.5。

**4. 尿渗透压和尿比重**　新生儿尿渗透压平均为 240mmol/L，婴儿尿渗透压为 50～600mmol/L，1 岁以后接近成人水平，儿童通常为 500～800mmol/L。新生儿尿比重为 1.006～1.008，儿童尿比重通常为 1.003～1.030。

**5. 尿蛋白**　小儿正常尿液仅含微量蛋白，定性为阴性，定量≤100mg/（m²·24h），随意尿的尿蛋白（mg/dl）/尿肌酐（mg/dl）≤0.2。若尿蛋白含量＞150mg/24h、＞4mg/（m²·h）或＞100mg/L，定性检查阳性则为异常。

**6. 尿糖和尿氨基酸**　小儿正常尿液中不含糖，当血糖升高超过肾糖阈值或肾小管糖吸收障碍时，则出现糖尿。氨基酸尿表明肾小管对氨基酸重吸收存在原发性或继发性障碍。

**7. 尿钙**　尿中钙的排泄量每天应小于 0.1mmol/kg，每天尿钙排泄量如大于 0.1mmol/kg，则为高钙尿。

**8. 尿细胞和管型**　取新鲜晨尿 10ml 以 1500r/min 离心 5min，取沉渣涂片镜检，正常尿液中红细胞＜（2～3）个/HP，白细胞＜（4～5）个/HP，不应有小圆形上皮细胞（肾小管上皮细胞）；在尿量减少时，或一周以内的新生儿，可见到透明管型，并无临床意义。12h Addis 计数：红细胞＜50 万、白细胞＜100 万、管型＜5000 个均为正常。当尿沉渣中红细胞持续＞3 个/HP，即为镜下血尿；而尿沉渣中白细胞＞5 个/HP 时，亦有临床意义；在一些病理情况下，则可见到细胞管型、脂肪管型、颗粒管型和蜡样管型等异常改变。

## 二、肾功能检查

### （一）肾小球功能

**1. 血尿素氮**（blood urea nitrogen，BUN）　新生儿 BUN 正常值为 1.8～6.4mmol/L（4～18mg/dl），婴儿及儿童为 2.5～6.4mmol/L（7～18mg/dl）。因为：① 由肾小球滤过的 BUN 有 40%～50% 由肾小管重吸收；② BUN 在肾小球滤过率下降 50%～60% 时才开始升高；③ BUN 的水平受蛋白质的摄入量、蛋白质的合成和分解速率、肝脏功能等因素的影响，所以 BUN 并非衡量肾小球滤过功能的敏感指标。

**2. 血肌酐**（serum creatinine，Scr）　小儿 Scr 的正常值为 27～62μmol/L（0.3～7mg/dl）。Scr 不受蛋白质摄入量的影响，它是肌酐代谢的终末产物，故与机体肌肉的含量直接相关。也正因为如此，Scr 受年龄、性别、身高等因素的影响。不同年龄小儿 Scr 的正常值可参照公式 Scr（mg/dl）=0.004× 身高（cm）×88.4 推算。正常新生儿 Scr 接近成人水平，在 2～4 周下降到 8.84～17.68μmol/L（0.1～0.2mg/dl）。因此，新生儿 Scr 只有高于成人值时才有意义。

**3. 内生肌酐清除率**（Ccr）　内生肌酐的产量稳定，且由肾小球滤过后，并不被肾小管重吸收，仅由肾小管少量分泌，因而可以比较准确地反映肾小球滤过率。Ccr 测定方法：受试者 3 天无肌酐饮食后，准确留取 4h 尿或 12h 尿后采血，测量血液及尿液中的肌酐浓度，然后根据下式计算 Ccr 及矫正清除率：

内生肌酐清除率（Ccr）（ml/min）= 尿肌酐浓度（μmol/L）× 尿流量（ml/min）/ 血肌酐浓度（μmol/L）

矫正清除率（ml/min）=1.73（m²）× 内生肌酐清除率（ml/min）/ 实际测得的小儿体表面积（m²）。

Ccr 能较早地反映肾小球滤过功能并估计损伤程度，矫正清除率从理论上讲比实际清除率能更准确地反映肾小球滤过功能。

### （二）肾小管功能

**1. 酚红排泄试验**　酚红仅 6% 由肾小球滤过，而 94% 由近端肾小管分泌，并不再由远端肾小管重吸收，因此，酚红排泄试验可用来判断近端肾小管的分泌功能和肾血流量。方法：试验前 20min 饮水 200ml 以上，注射酚红前排尿，2～3 岁注射 0.6% 0.36ml 酚红，5 岁以上注射 1ml 酚红。注射后 15min、30min、60min 及 120min 各排尿一次并送检。正常人 15min 应排出 25%～40%，2h 排出注射总量的 60%～85%。由于方法烦琐，现临床一般少用。

**2. 浓缩功能试验**　反映远端肾小管功能。方法：试验前停用利尿剂，试验前一天晚 8 时后禁水，试验当天正常饮食，餐间禁水。于试验日晨 8 时排尿弃去，以后每 2h 留尿一次，共 6 次，自晚 8 时至第二日晨 8 时留 12h 尿。白天 12h 尿量应占全日总尿量的 1/2～3/4，比重应有一次 >1.020，最高尿比重与最低尿比重之差应 >0.009。

**3. 肾小管蛋白测定**　某些低分子蛋白经肾小球滤过后，绝大部分由肾小管吸收。当肾小管受损时，这些蛋白在尿中增多，这类蛋白又称肾小管蛋白，可作为判断肾小管重吸收功能的指标。$\beta_2$ 微球蛋白（$\beta_2$-MG）、$\alpha_1$ 微球蛋白（$\alpha_1$-MG）、视黄醇结合蛋白（RBP）是目前最常用的测定肾小管功能的低分子肾小管蛋白，各种肾小管吸收障碍疾病，如抗生素所致的肾损害、重金属中毒、大剂量造影剂所致肾小球疾病伴有肾小管病变、糖尿病肾病、狼疮性肾炎、高血压及肾移植排异等，早期即有低分子肾小管蛋白增加。

**4. 尿酶的测定**　尿中能排出的酶，现已证实的至少有 50 多种，目前临床常用的有两类：溶酶体内的酶（$N$-乙酰-$\beta$-葡萄糖苷酶、溶菌酶）和肾小管刷状缘酶（丙氨酸氨基肽酶、谷氨酰氨基转肽酶、高氨酸氨基肽酶）。正常人尿中含酶量很少，当患某些肾脏疾病，如急性肾小管损伤、重金属中毒、药物性肾损害、急性肾小管坏死、肾移植早期排异以及肾小球疾病继发肾小管病变时，血或肾组织中的酶大量进入尿中，测定这些酶在一定程度上可了解肾小管或肾小球的功能。

## 三、免疫学检查

有关肾脏疾病的免疫学检查内容较多，临床常用的包括血淋巴细胞亚群测定、血和尿中免疫球蛋白及其亚类的定量、血和尿中补体成分分析等指标。肾病综合征时，如血 IgG 显著减低（<5g/L），常常易发生感染而影响激素的治疗效果。C3 降低见于急性链球菌感染后肾小球肾炎、膜增生性肾小球肾炎、狼疮性肾炎及部分乙肝相关性肾炎。

## 四、影像学检查

肾脏的影像学检查内容广泛，常用者有 X 线检查、超声检查及同位素检查。X 线检查种类繁多，包括 X 线平片、静脉肾盂造影、逆行尿路造影、排泄性膀胱尿路造影、腹膜后充气造影、数字减影血管造影、CT 等，其他如磁共振显像，对泌尿系统的畸形、结核、结石、肿瘤、积水等的诊断和鉴别诊断具有重要意义。超声检查可测定肾脏的大小、位置、形态、血流量等，对肾下垂、肾异位、肾积水、肾结石、肾畸形、肾囊肿、肾肿瘤、肾萎缩、肾血管异常、血栓形成、移植肾的监护及肾穿刺定位等均有很高的价值。临床上，应结合患者的实际情况，选择相应的检查。

## 五、经皮穿刺肾活组织检查

经皮穿刺肾活组织检查可对某些肾脏疾病做出组织学诊断，是判断预后及制定治疗方案的重要依据，但属于有创性操作，故需要严格掌握穿刺适应证。适应证包括非典型或重症肾炎、难治性肾病、持续性血尿和（或）蛋白尿、家族性肾炎、不明原因的急慢性肾衰竭。应评估全身性疾病肾损害的程度以及移植肾排斥反应等。禁忌证包括出血倾向、肾肿瘤或肾囊肿、肾周脓肿、孤立肾、肾盂积水、不能控制的高血压、肾钙化和终末期固缩肾。

## 六、DNA 测序技术

常见的遗传性肾脏病及一些常见的肾脏病，如 IgA 肾病、狼疮性肾炎、糖尿病肾病、高血压肾病、原发性肾病综合征、膀胱输尿管反流等都有遗传易感基因。遗传性肾脏病诊断建立在家系分析、临床表现、影像学、肾脏病理和致病基因突变检测上的，其中基因诊断特别是测序技术被公认是确诊遗传性肾病最准确可靠的诊断方法和金标准。近年来，DNA 测序技术取得了显著进步，遗传性肾脏病基因诊断技术也先后经历了从第一代测序技术到第二代测序技术的发展过程，现在应用高通量第二代测序技术进行基因诊断已开始广泛应用于临床，甚至第三代测序技术也已在临床使用。

# 第 3 节　小儿肾小球疾病的临床分类

肾小球疾病包括一组病因、发病机制、病理改变各不相同的以肾小球受累为主的疾病。目前所使用的各种分类方法均有其局限性，临床分类仍然是最常用的分类方法。2000 年 11 月，中华医学会儿科学分会肾脏学组对 1981 年修订的关于小儿肾小球疾病的临床分类再次进行了修订，如下：

## 一、原发性肾小球疾病

### （一）肾小球肾炎

**1. 急性肾小球肾炎**　急性起病，多有前驱感染，临床以血尿为主，可伴水肿、少尿、高血压和肾功能不全，病程多在 1 年以内。按照病因可分为急性链球菌感染后肾小球肾炎（acute poststreptococcal glomerulonephritis，APSGN）和非链球菌感染后肾小球肾炎两类。

**2. 急进性肾小球肾炎**（rapidly progressive glomerulonephritis） 起病急骤，临床除血尿、蛋白尿、管型尿、水肿、高血压外，往往持续少尿或无尿，肾功能进行性恶化，发病后数周或数月进入尿毒症期。本病如缺乏积极有效的治疗，预后差。根据其发病机制，可进一步分为抗基底膜性、抗中性粒细胞胞质抗体性及免疫复合物性三类。

**3. 迁延性肾小球肾炎**（persistent glomerulonephritis） 有明确肾小球肾炎病史，而血尿和（或）蛋白尿持续 1 年以上；或无明确肾小球肾炎病史，血尿和（或）蛋白尿持续半年以上，明确为肾脏源性。两者均不伴肾功能不全或高血压。

**4. 慢性肾小球肾炎**（chronic glomerulonephritis） 病程超过 1 年或隐匿起病，但伴有不同程度的肾功能不全或高血压者。

### （二）肾病综合征

肾病综合征临床表现为大量蛋白尿、低蛋白血症、不同程度水肿和高脂血症。其中，大量蛋白尿是指 1 周内 3 次尿蛋白定性 +++ 至 ++++，24h 尿蛋白定量 ≥50mg/kg 或随机尿中蛋白 / 肌酐（mg/mg）≥2.0，低蛋白血症需要满足血浆白蛋白低于 30g/L，高脂血症需要满足血浆胆固醇高于 5.7mmol/L。大量蛋白尿及低蛋白血症为诊断的必备条件。

按照临床表现，可将肾病综合征分为单纯型肾病和肾炎型肾病。仅满足上述肾病综合征基本诊断条件者为单纯型肾病。凡具有以下 4 项中的 1 项或多项者为肾炎型肾病：① 2 周内 3 次以上离心尿镜检 RBC ≥10 个 /HP，并证实为肾小球源性血尿者；②反复或持续高血压，学龄儿童 ≥130/90mmHg，学龄前儿童 ≥120/80mmHg，并除外糖皮质激素等原因所致者；③肾功能不全，并除外血容量不足等因素所致者；④持续或反复低补体血症。

按照对糖皮质激素的治疗反应又可分为：①激素敏感型肾病，泼尼松足量 2mg/（kg·d）或 60mg/（m²·d）治疗，8 周内尿蛋白转阴，多数在 4 周内转阴；②激素耐药型肾病，泼尼松足量治疗，8 周后尿蛋白仍呈阳性；③激素依赖型肾病，对激素敏感，但连续 2 次减量或停药 2 周内复发者；④复发型肾病，连续 3 天，尿蛋白由阴性转为 +++ 或 ++++，或 24h 尿蛋白定量 ≥50mg/kg 或尿中蛋白 / 肌酐（mg/mg）≥2.0；⑤频复发型肾病，肾病病程中半年

内复发 ≥2 次，或 1 年内复发 ≥3 次。

### （三）孤立性血尿或蛋白尿

孤立性血尿或蛋白尿指仅有血尿或蛋白尿，而无其他临床症状、体征，有关实验室检查及肾功能均正常者。其中，孤立性血尿指肾小球源性血尿，分为持续性和再发性。孤立性蛋白尿又分为体位性和非体位性。虽然其临床经过多数是良性的，但也应尽可能找出病因，并给予相应的处理。

## 二、继发性肾小球疾病

全身性疾病以及药物、毒物中毒均可引起肾脏的继发性损害，如过敏性紫癜引起紫癜性肾炎、系统性红斑狼疮导致狼疮性肾炎、乙肝相关性肾炎等。

## 三、遗传性肾小球疾病

**1. 先天性肾病综合征**（congenital nephrotic syndrome） 3 月龄内起病，具有肾病综合征的四大特征，除外继发性者（如先天梅毒、TORCH 感染等），包括以下两种。

（1）遗传性：芬兰型，法国型（弥漫性系膜硬化）。

（2）原发性：指生后早期 3 个月内发生的原发性肾病综合征。

**2. 遗传性进行性肾炎**（hereditary progressive nephritis） 表现为镜下血尿或上呼吸道感染后肉眼血尿，可有蛋白尿，常伴神经性耳聋和眼底、晶状体病变，多在儿童期发病，青春期后出现进行性肾功能不全，男性受累重，预后差。

**3. 家族性再发性血尿**（familiar recurrent hematuria） 也称为薄基底膜肾小球病（thin glomerular basement membrane disease），表现为持续性镜下血尿，但肾功能正常，可有家族血尿史，电镜下肾小球基底膜变薄（＜250nm）有诊断意义。

**4. 其他** 如指甲-髌骨综合征（nail-patella syndrome）等。

肾小球疾病的临床分类侧重于临床表现。但是，临床表现相似的肾小球疾病，可能由不同的病因及病理类型组成，而同一病理改变的肾小球疾病，又可能具有不同的临床表现。因此，临床医师在做出临床诊断时，尤其是一些难治性肾病，应尽可能参照肾功能情况，做出病因、病理诊断，并据此制定出适宜的诊疗方案。

# 第 4 节　急性肾小球肾炎

**案例 13-1**

患儿，男性，11 岁 4 个月。因"血尿、水肿

伴腹痛半个月"于 2015 年 6 月 12 日入院。患儿约半个月前因受凉始出现尿色变红，呈洗肉水样，排尿时不适，诉腹痛，以双肾区为主，且伴双眼睑轻度水肿。病初伴发热及呕吐，食欲下降。当地门诊予输液治疗（头孢类，不详）5 天后热退，尿色变浅，但仍呈持续血尿，遂收住院，予静脉输注"阿莫西林克拉维酸钾等"，并于 3 天前开始口服泼尼松，20mg/d。当地住院治疗 8 天，效果欠佳，仍持续血尿伴肾区疼痛，遂转诊上级医院。既往体健，无特殊病史及家族病史。

体格检查：体温 36.5℃，脉搏 70 次 / 分，呼吸 18 次 / 分，血压 135/95mmHg，体重 32kg；神志清晰，精神尚可，全身皮肤黏膜无出血点及皮疹，浅表淋巴结无肿大，双眼睑轻度水肿，咽红，双侧扁桃体无肿大，颈软，双肺呼吸音粗，未闻及明显干湿性啰音，心音有力、节律不齐，偶闻及期前收缩，无杂音，腹部平软，轻压痛，双肾区叩击痛（+），肝、脾肋下未触及，肠鸣音正常，双下肢无水肿，神经系统体检无异常。

思考题：

1. 该患儿首先考虑何种诊断，有哪些诊断依据？

2. 应与哪些疾病相鉴别？

3. 应完善哪些辅助检查？

急性肾小球肾炎（acute glomerulonephritis）简称急性肾炎，由多种病因引起，临床上急性起病，以血尿为主，伴蛋白尿、少尿、水肿、高血压和氮质血症等临床表现的一组肾小球疾病。急性肾炎为儿科最常见的泌尿系统疾病之一。1982 年，全国儿科肾脏疾病科研协作组对国内 105 所医院的调查结果显示急性肾炎患儿占同期泌尿系统疾病的 53.7%，但近年来国内部分地区的调查资料显示儿童急性链球菌感染后肾小球肾炎发病人数呈现逐年下降的趋势。

【病因】 引起急性感染后肾炎的病原体包括细菌如溶血性链球菌、肺炎链球菌、草绿色链球菌、葡萄球菌、流感嗜血杆菌、伤寒杆菌、脑膜炎双球菌，病毒如流感病毒、EB 病毒、埃可（ECHO）病毒、水痘 - 带状疱疹病毒、麻疹病毒、腮腺炎病毒、巨细胞病毒、柯萨奇病毒，寄生虫如丝虫、钩虫、血吸虫、疟原虫，以及螺旋体、支原体和弓形体等。急性感染后肾小球肾炎绝大部分由 A 族 β 溶血性链球菌致肾炎菌株感染所引起，故从病因上将急性肾炎又分为急性链球菌感染后肾小球肾炎及非链球菌感染后肾小球肾炎，无特殊说明通常指前者。

【发病机制】 急性链球菌感染后肾小球肾炎的主要发病机制与抗原抗体免疫复合物形成引起肾小球毛细血管炎症病变相关，其具体环节目前尚未完全清楚，一般认为与以下几个方面有关：

（1）链球菌的成分作为外来抗原刺激机体产生抗体，以循环抗原抗体复合物的形式沉积于肾小球而产生致病效应。能够以这种方式致病的链球菌抗原包括链球菌的细胞壁菌体蛋白（M 蛋白）和内链球菌素。

（2）链球菌的阳离子蛋白或链球菌产生的阳离子蛋白如肾炎菌株相关蛋白作为外来抗原，通过与肾小球基底膜的阴电荷成分相互作用而植入肾小球，机体针对这些抗原产生的抗体在肾小球形成所谓的原位免疫复合物而产生致病效应。

（3）链球菌对机体某些蛋白质的修饰或调变，使得这些蛋白质成为自身抗原，然后，通过循环免疫复合物和（或）原位免疫复合物形成的方式产生致病效应。这些自身抗体如链球菌神经氨酸酶消化的 IgG，肾小球基底膜的固有成分如 IV 型胶原、板层蛋白等。此外，链球菌抗原也可能与肾小球基底膜糖蛋白有交叉抗原性。

免疫复合物一旦形成，通过经典途径激活补体，形成膜攻击复合物，同时通过过敏毒素的趋化作用，吸引中性粒细胞，从而导致肾小球损伤；另外，肾炎菌株相关蛋白还可以通过旁路途径活化补体，引起肾小球炎症病变，最终形成临床上常见的一系列临床表现。

【病理改变】 急性肾炎的典型肾脏病理改变为弥漫性毛细血管内增生性肾小球肾炎。急性期于光镜下可见肾小球增大，内皮细胞、系膜细胞增多，系膜基质增生，多形核白细胞浸润，毛细血管腔狭窄甚至闭塞。电镜下见肾小球上皮细胞下方电子致密物呈"驼峰"状沉积，为本病的特征性改变。免疫荧光检查可见沿肾小球毛细血管袢和系膜区的 IgG、血清 C3 和备解素呈弥漫性颗粒状沉积，有时也可见少量的 IgM 和 C4 的沉积。肾小管病变往往较轻。

急性期病变一般持续 2～3 周，即开始吸收消散。一般而言，内皮细胞的增多首先消退，继而白细胞浸润和"驼峰"状沉积物亦恢复，系膜细胞增多及系膜基质增生的消退往往需要半年以上。

【病理生理】 急性肾炎的病理生理改变，主要集中于两个环节：即毛细血管腔的狭窄、闭塞和肾小球基底膜的免疫性损伤。毛细血管腔的狭窄乃至闭塞，使得肾小球滤过率下降，管球失衡，肾脏对水、电解质及代谢产物的排泄减少。肾脏排泄水、电解质减少导致水钠潴留，血容量增加，血压升高，甚至出现严重循环充血状态，同时细胞外液量也增加使水肿形成，尿量减少甚或无尿。而机体代谢产物的排泄减少则表现为氮质血症或不同程度的肾功能下降。肾小球基底膜的损伤则形成血尿、蛋白尿及管型尿。

**【临床表现】**　本病多由链球菌感染引起，感染与急性肾炎发病之间有1~3周的无症状间歇期。前驱感染以上呼吸道感染或扁桃体炎最常见，以甲组12型溶血性链球菌为主，多发于冬春季节，间歇时间一般在10天左右；脓皮病或皮肤感染次之，以甲组49型溶血性链球菌为主，夏秋季节常见，间歇时间一般在20天左右。

急性肾炎的临床表现轻重悬殊，一般分为典型病例、非典型病例和重症病例三大类。

**1. 典型病例**　多见于3~8岁的儿童，男女之比约为2∶1。急性起病，表现为血尿、少尿、水肿、高血压及不同程度的肾功能减退等典型的临床表现。

血尿是急性肾炎最常见的临床表现。所有典型病例均存在镜下血尿，约半数患儿可有肉眼血尿，颜色随尿液pH的变化呈洗肉水样、鲜红色或烟灰色、浓茶色。血尿严重时可有排尿不适甚至尿痛，排尿困难。血尿的持续时间不等，肉眼血尿颜色一般逐渐变淡，约2周后转为镜下血尿；镜下血尿多在3个月内恢复，个别患者可能迁延到6个月甚至更久。肉眼血尿的同时，往往伴有蛋白尿，定性多不超过+++。

水肿和少尿均由肾小球滤过率减小造成。水肿一般不重，以颜面及眼睑部为主，重者波及全身，甚至出现胸腔积液、腹水。水肿为非凹陷性，而与肾病综合征的水肿不同。少尿多不明显，尿量显著减少甚至无尿者，见于重症病例。水肿和少尿对利尿剂的反应均较好，一般在利尿消肿后不再反复，如不给予利尿剂，一般也在1~2周自然利尿。

高血压可见于半数左右的患儿，一般为轻到中等程度，经降压处理后多不再升高，或在1~2周随自然利尿而正常。

肾功能减退表现为不同程度的氮质血症。同样，血尿素氮和肌酐一般也在2周内随利尿消肿而恢复。

**2. 非典型病例**　包括以下3种类型。

（1）无明显临床症状的亚临床患儿，可无水肿、高血压和肉眼血尿，仅于链球菌感染流行时，尿检发现镜下血尿，血清C3降低，并于6~8周恢复至正常。

（2）肾外症状性肾小球肾炎，临床上可出现水肿和高血压，甚至轻度氮质血症，但尿检时改变轻微或没有改变，有流行病学史，链球菌感染证据，血清C3降低。

（3）类似于肾病综合征的极少数患儿，急性起病，除血尿、少尿、高血压及不同程度的肾功能减退等急性肾炎的表现以外，临床出现肾病水平的蛋白尿、高度水肿，伴低蛋白血症和高脂血症，需要与肾炎型肾病相鉴别。前驱感染史、链球菌感染的证据及C3的动态变化，有助于本病的诊断。一般而言，这类患儿恢复较慢，预后较典型病例差。

**3. 重症病例**　急性肾炎出现以下三种表现之一或以上者，即为重症病例，往往在起病后的1~2周发生。

（1）严重循环充血（severe circulation hyperemia）：严重水钠潴留，血容量增加所引起的循环过负荷以及肺血管床低压、低阻、对抗大流量血液的代偿能力有限的特点，血浆经肺毛细血管内皮进入间质，继而肺泡引起气体的交换障碍，临床出现咳嗽、气促、肺部湿啰音，严重者可出现端坐呼吸及咳粉红色泡沫痰等类似左心衰竭的表现。此时如不能得到恰当处理，随着肺动脉的保护性收缩，右心负荷加重，当超过其代偿能力时，可出现真正的心功能不全，表现为水肿突然加重、肝脏肿大压痛、心脏扩大甚或出现奔马律、颈静脉怒张等。

（2）高血压脑病（hypertensive encephalopathy）：发生的病理生理基础仍然是水钠潴留及血容量增加。当血压急剧升高达一定程度（学龄前儿童达130/80mmHg，学龄儿童达150/90mmHg），脑内阻力血管痉挛，或脑血管的自动调节功能丧失，脑血管被动扩张，脑缺血缺氧，脑水肿形成，导致高血压脑病。高血压脑病多发生于急性肾炎的早期，起病急骤，往往有如头痛、呕吐、烦躁不安等前驱表现，这时应高度警惕高血压脑病的可能。若进一步发展，则表现为头痛明显加剧、呕吐频繁，常伴眼花、复视、黑蒙，这时如不能及时治疗，患儿可出现惊厥、昏迷甚至形成脑疝而死亡。

（3）急性肾衰竭（acute renal failure）：急性肾炎可表现为不同程度的氮质血症，少数患儿可进展为急性肾衰竭，是目前本病患儿死亡的主要原因。临床表现为尿量显著减少甚至无尿、血尿素氮和肌酐明显增高、血钾增高、代谢性酸中毒等。少尿或无尿一般持续3~5天，个别患儿可达10天甚至更长时间。

> **案例13-1　临床表现**
> 1. 患儿，男性，11岁4个月。
> 2. 血尿、水肿伴腹痛半个月，起病急，有受凉发热史，症状以血尿为主，肉眼血尿呈洗肉水样，伴排尿时不适，腹痛以双肾区为主，水肿程度不重，以双眼睑为主。
> 3. 查体：血压135/95mmHg，双眼睑轻度水肿，咽红，双侧扁桃体无肿大，双肾区叩击痛（＋），双下肢无水肿。

**【实验室检查】**

**1. 尿液**　尿检可见红细胞及管型，红细胞为皱缩的多型性红细胞，如使用袢利尿剂，红细胞可暂为均一型；红细胞管型是急性肾炎尿检时的重要特征，但在尿液久置或为碱性时，则不易检出。疾病早期可检出较多的中性粒细胞及肾小管上皮细胞，但并非感染。尿蛋白多在+～++，与血尿程度相平行，消失一般较尿红细胞为早。

**2. 血常规** 由于血容量增加，血液稀释，血红细胞计数及血红蛋白轻度下降，如原发感染灶仍然存在，白细胞计数可增高。血沉常常增快。

**3. 肾功能及血生化** 血尿素氮和肌酐可增高，血钠可降低，血钾可增高；肝功能多正常，尿蛋白明显者，血白蛋白可降低，可出现高脂血症。

**4. 补体血症** 早期即可出现总补体和C3的下降，到2～4周最低，4周以后始上升，8周后多恢复正常。血补体的这种动态变化，几乎见于每个患儿，是急性肾炎的重要特征，对于那些不典型患儿的诊断帮助很大。如果8周以后低补体血症仍然持续，须排除其他类型的肾小球肾炎如狼疮性肾炎、膜增生性肾小球肾炎、乙肝相关性肾炎等。

**5. 链球菌感染的证据** 部分急性肾炎患儿在发病后行咽拭子或皮肤感染灶培养，可发现病原菌，但结果常受抗生素应用的影响。链球菌有关抗体的检测可提供链球菌感染的证据。呼吸道感染的患儿抗链球菌溶血素O（antistreptolysin O，ASO）的检出率为50%～80%，一般在链球菌感染后2～3周升高，5周时达高峰，半年内恢复正常，部分患儿可持续1年以上。皮肤感染患儿ASO的检出率较低，ASO的检出率同样受抗生素应用的影响。链球菌感染的其他证据包括抗双磷酸吡啶核苷酸酶、抗透明质酸酶和抗脱氧核糖核酸酶B滴度的升高，后两者滴度升高在皮肤感染型患者中更为多见。

---

**案例 13-1 辅助检查**

1. 血常规：WBC $6.9×10^9$/L，L 40.9%，N 59.1%，Hb 85.2g/L，RBC $2.96×10^{12}$/L，PLT $269×10^9$/L。

2. 尿常规：黄色，清亮，潜血（+++），蛋白（++），白细胞（+），红细胞1136.26/μL，白细胞115.03/μL，病理管型1.66/LP，细菌4.14/μL，比重1.015，酸碱度6.50，微白蛋白＞0.15g/L。

3. 尿液艾迪氏计数：红细胞 $5.37×10^4$/h，白细胞 $0.58×10^4$/h。

4. C反应蛋白5.28mg/L，血沉16mm/h。

5. 血生化：谷丙转氨酶7.0U/L，总蛋白55.6g/L，白蛋白30.2g/L，尿素氮3.01mmol/L，肌酐46.40μmol/L，碳酸氢根25.49mmol/L，钾3.73mmol/L，钠142.70mmol/L，总胆固醇3.70mmol/L，肌酸激酶同工酶6.4U/L。

---

6. 免疫功能：ASO 794U/ml，C3 0.19g/L，C4 0.26g/L，IgA 2.17g/L，IgG 12.90g/L，IgM 1.95g/L；

7. 双肾、输尿管、膀胱彩超：未见异常。

---

**【诊断和鉴别诊断】** 典型的急性链球菌感染后肾小球肾炎的诊断并不困难，有呼吸道或皮肤前驱感染的病史、急性起病、血尿、水肿、高血压和氮质血症等临床表现，血C3降低，链球菌感染证据，如ASO滴度增高等，即可临床诊断。需要鉴别的其他疾病有以下几种。

**1. 原发性肾病综合征**（肾炎性） 少数患儿尿蛋白明显，可达肾病范围，且存在水肿、低蛋白和高脂血症，极易误诊为原发性肾病综合征（肾炎性）。此时，链球菌感染病史的询问，链球菌感染证据的寻找，补体动态变化的观察和8周以上的随访，对于两者的鉴别十分重要。必要时可行肾穿刺活检以明确诊断。

**2. 慢性肾小球肾炎急性发作** 儿童期慢性肾小球肾炎虽然少见，但往往隐匿发病，在机体应激以后，出现血尿、水肿、少尿、高血压及氮质血症等类似于急性肾炎的表现。这些患儿由于缺乏明确的既往病史，从病史上对两者进行鉴别的概率较小，但慢性肾小球肾炎贫血往往较重，持续高血压和（或）肾功能受损明显，呈固定性低比重尿，尿改变以蛋白尿为主，这为两者的鉴别提供了线索。

**3. 其他病原体感染后的急性肾炎** 其他多种病原体的感染均可引起急性肾炎，如果患儿缺乏链球菌感染的病史和（或）链球菌感染的证据，应注意寻找其他病原体感染的病史和证据，以进行鉴别。

**4. 其他能够引起肾炎综合征的原发或继发性肾小球疾病** 原发性者如膜增生性肾小球肾炎、系膜增生性肾小球肾炎、IgA肾病，继发性者如狼疮性肾炎、紫癜性肾炎，其他如急进性肾炎等，在注意疾病的其他表现及急性链球菌感染后肾炎的自身特点以后，一般不难鉴别。

---

**案例 13-1 诊断**

1. 患儿，男性，11岁4个月。

2. 血尿、水肿伴腹痛半个月。急性起病，有前驱受凉感染史，症状以血尿为主，早期为肉眼血尿，伴双眼睑轻度水肿及双肾区疼痛。

3. 体检：血压高，135/95mmHg，双眼睑轻度水肿，咽红，双侧扁桃体无肿大，双肾区叩击痛（+），双下肢无水肿。

4. 尿常规示血尿、蛋白尿、白细胞尿，ASO增高，C3降低，血沉增快。

临床诊断：急性链球菌感染后肾小球肾炎。

---

**【治疗】** 急性肾炎目前尚缺乏特异性的治疗

手段。

**1. 一般治疗**　水肿明显的患儿,应限制盐和水的摄取。氮质血症的患儿,蛋白质的摄入量应予控制。在水肿消退、肾功能恢复以后,恢复正常饮食。如氮质血症持续时间较长,应给予优质蛋白 0.5g/(kg·d)。休息是最重要的治疗措施之一,发病后 2 周内应卧床休息,一般到肉眼血尿消失、水肿消退、血压正常以后,逐步下床活动。血沉正常后可以上学,但由于此时肾脏的病理改变尚未恢复,剧烈体育活动势必加重肾脏的负担,故在病程的 3～6 个月,仍应避免剧烈活动,直至尿检完全正常。

**2. 抗生素的使用**　就诊时仍然存在感染灶的患儿,应接受 10～14 天的青霉素或其他敏感抗生素的治疗以清除感染灶。

**3. 对症治疗**

(1) 利尿治疗:利尿剂的使用可以减轻水肿,降低血压,改善氮质血症,防止重症病例的发生。因此,对经休息、限盐后仍有水肿、高血压者或就诊时有显著水肿、高血压,肾功能减退的患儿,应给予利尿剂。常用氢氯噻嗪 1～2mg/(kg·d),分 2～3 次口服,长期及大量使用时可加用保钾利尿药。待尿量增加,水肿消退即可停药。噻嗪类利尿剂无效时,应给予袢利尿剂,如呋塞米,口服剂量 2～5mg/(kg·d),每日 2～3 次;注射剂量每次 1～2mg/kg,每日 1～2 次。

(2) 降压治疗:凡经休息、限盐及利尿治疗血压仍高,或就诊时血压已达危险水平者,应给予降压治疗。可给予利血平肌内注射,单次剂量 0.07mg/kg,单次最大剂量不超过 2mg,必要时 12h 可重复 1 次,以后按 0.02～0.03mg/(kg·d)计算,分 2～3 次改口服。也可用钙通道阻滞剂如硝苯地平,初始剂量 0.25mg/(kg·d),最大剂量 1mg/(kg·d),分 2～3 次口服。血管紧张素转化酶抑制剂(ACEI)如卡托普利,初始剂量 0.2～0.5mg/(kg·d),最大剂量 6mg/(kg·d),分 3 次口服,由于其能够减少尿蛋白,故特别适用于伴有蛋白尿的急性肾炎。

**4. 重症病例的治疗**

(1) 严重循环充血:治疗原则在于纠正水钠潴留,恢复有效循环血量。通常给予呋塞米静脉注射,同时使用扩血管药物。常用的扩血管药物包括酚妥拉明和硝普钠。前者为 α 受体阻滞剂,通过扩张外周血管,减少心脏的前后负荷而发挥作用。静脉滴注后 2～3min 起效,持续 5～10min,使用剂量为每次 0.1～0.2mg/kg,最大剂量一般不超过 10mg。滴注速度为 1～4μg/(kg·min)。硝普钠的使用方法为 5～10mg 加入 100ml 5% 的葡萄糖液中,以 1μg/(kg·min)的速度开始,以后根据血压的变化调整剂量。本药滴注 10s 后即可起效,停用 3～5min 后作用消失。本药应新鲜配制,避光滴注,以免遇光

分解。一般不需要使用洋地黄类药物,但患儿如果出现真正的右心功能不全时,可酌情使用。如经利尿及减轻心脏前后负荷等处理,病情仍难以改善的难治性病例,可采取连续性血液净化治疗或透析治疗。

(2) 高血压脑病:早期发现在治疗中的作用特别重要,一旦患儿的血压升高到临界水平,尤其伴有头痛、呕吐者,应即刻给予紧急降压处理。原则上选用强效且作用迅速的降压药,首选硝普钠,用法如前述。如情况允许,亦可选用作用较温和的药物。高血压脑病出现抽搐时,可给予相应的解痉治疗,如地西泮缓慢静脉注射,剂量为单次 0.3mg/kg,总量一般不超过 10mg。同时应给予强力利尿剂。

(3) 急性肾衰竭:系肾小球滤过率的严重降低所致,而非肾小管的坏死。其治疗原则包括去除病因和治疗原发病,避免使用肾损害药物,给予高糖、低蛋白、富含维生素的食物,维持水、电解质及酸碱平衡,降压利尿等对症治疗以及防止消化道出血。控制水、钠的摄入,应遵守"量入为出"的原则,每日液体入量严格控制在尿量 + 显性失液量(呕吐、大便、引流量) + 不显性失液量-内生液量。由于本症预后严重,经保守治疗无效者,均应尽早进行透析治疗;儿童尤其是婴幼儿肾衰竭常用腹膜透析,但近年来血液透析有逐渐普及的趋势。

> **案例 13-1　处方及医生指导**
> 1. 卧床休息。
> 2. 抗感染:给予青霉素 480 万 U,溶于 5% 葡萄糖水中静脉滴注,每日 1 次,共 10 日。
> 3. 利尿降压:氢氯噻嗪 25mg/次,每日 2 次;可加用螺内酯 20mg/次,每日 2 次,持续 3～4 日;必要时可加用卡托普利口服,初始剂量可按 5mg/次,每日 3 次。

**【预后】**　本病预后良好,大多数患儿能够完全恢复,部分镜下血尿可能持续一段时间,如一年内仍未恢复,临床无其他表现且肾功能正常者,称为迁延性肾炎。严重病例并发急性肾衰竭,是目前本病患儿死亡的最主要原因。

# 第5节　肾病综合征

> **案例 13-2**
> 患儿,男性,4 岁 9 个月。因"发热 4 天,全身水肿伴尿少 3 天,腹泻 1 天"入院。患儿于 4 天前因受凉后开始出现发热,体温不详,伴

咳嗽，在当地诊所给予"柴胡针"肌内注射一次，于次日出现水肿，初起为双眼睑部位，渐至颜面部及全身，伴尿少，无肉眼血尿、关节疼痛，无寒战、抽搐，无呕吐、气促、喘息，于今日出现腹泻，大便呈果酱样稀水便，量不多，4～5次，不伴腹痛，精神欠佳，为明确诊断及进一步治疗，特来我院，门诊以"水肿待查"收住院。既往体健，无肾脏病病史及家族史。无特殊疾病史及药物过敏史。

体格检查：体温36.4℃，脉搏92次/分，呼吸20次/分，血压120/80mmHg，体重20kg；神志清楚，精神一般，全身皮肤黏膜无出血点及皮疹，浅表淋巴结无肿大，双眼睑及颜面部明显水肿，踝部为可凹陷性水肿，咽充血，双侧扁桃体Ⅱ度肿大，颈软，双肺呼吸音粗，未闻及明显干湿性啰音，心音有力、节律齐，无杂音，腹部稍膨隆，移动性浊音（＋），肝、脾肋下未触及，双肾区无叩痛，阴囊部发紧，肠鸣音稍活跃，神经系统体检无异常。

思考题：

1. 该患儿应考虑何种诊断，需要与哪些疾病相鉴别？

2. 应完善哪些辅助检查？

3. 主要的治疗方案？

肾病综合征（nephrotic syndrome，NS）简称肾病，是一组不同病因，病理改变多样，临床上以大量蛋白尿、低蛋白血症、不同程度的水肿和高脂血症为特征的临床表现，其中大量蛋白尿及低蛋白血症为诊断的必备条件。肾病综合征是儿科常见的泌尿系统疾病，1982年全国儿科肾脏疾病科研协作组的调查结果显示，肾病综合征占同期住院泌尿系统疾病患儿的2%。按照病因，肾病综合征可分为原发性、继发性和先天性三大类型，原发性肾病综合征（primary nephrotic syndrome，PNS）约占儿童时期肾病综合征总数的90%，本节内容主要讨论原发性肾病综合征。

【病因和发病机制】　原发性肾病综合征的病因不明。其具体发病机制按照病理类型的不同亦有不同。目前认为，微小病变型肾病可能与细胞免疫功能的紊乱有关。除局灶节段性肾小球硬化的其他病理类型的肾病综合征，由于肾小球内有免疫球蛋白和补体的沉积，多认为发病主要与体液免疫的介导损伤有关。局灶节段性肾小球硬化的启动很可能与各种原发及继发性因素，导致足细胞的相关分子损伤有关。此外，肾病综合征的发病具有遗传基础，与人种构成及家族性发病因素均有关系。

【病理生理】

**1. 大量蛋白尿**　是肾病综合征最重要的病理生理改变，也是导致肾病综合征其他各种表现的基础。在微小病变型肾病，细胞免疫功能的紊乱可能通过尚未明了的机制，使得肾小球滤过膜中含有大量负电荷的硫酸类肝素蛋白多糖和涎蛋白丢失，从而破坏肾小球滤过膜的电荷选择性屏障，血液中分子量较小的负电荷蛋白尤其是白蛋白大量漏出造成蛋白尿，临床上称为选择性蛋白尿。在非微小病变型肾病，由于体液免疫介导损伤破坏了肾小球滤过膜的完整性，电荷选择性屏障和结构选择性屏障均受到影响，漏入原尿的蛋白除了白蛋白外，尚含有许多其他较大分子量的蛋白，临床上称为非选择性蛋白尿。

**2. 低蛋白血症**　尿中白蛋白的大量丢失和滤过的白蛋白在肾小管中的降解可刺激肝脏代偿性增加蛋白合成，若这一代偿合成不足以补充蛋白的丢失及降解，即出现低蛋白血症。一般认为，前两者是造成低白蛋白血症的主要原因。但近年来发现，腹膜透析的患儿，每天从透析液中丢失白蛋白的量与肾病综合征患儿相仿，但并不发生低白蛋白血症；肾病综合征患儿肾小管对白蛋白的相对降解速率虽然增加，但机体对白蛋白的绝对降解速率却较正常人降低；实验性肾病综合征动物模型肝脏合成白蛋白的能力虽然较正常有所增加，但是并不能达到其最大储备功能；这说明肾病综合征时，肝脏合成白蛋白的代偿能力受损在低白蛋白血症的发生机制中可能也发挥了重要作用。此外，患儿胃肠道也可有少量蛋白丢失。

**3. 高脂血症**　肾病综合征患儿血清总胆固醇、甘油三酯和低密度、极低密度脂蛋白均增高，以血清总胆固醇增高为代表，称为高脂血症。由于肝脏代偿合成蛋白并无选择性，在增加白蛋白合成的同时，也增加了脂蛋白的合成。脂蛋白分子量大，不易从尿中丢失而蓄积体内，在大量蛋白尿时脂蛋白降解酶的辅因子因分子量小也从尿中丢失，使酶活性下降而脂蛋白降解减少，这双重因素导致了高脂血症。持续高脂血症，脂质从肾小球滤出，可导致肾小球硬化和肾间质纤维化。

**4. 水肿**　肾病综合征水肿的发生机制目前尚未完全明确。过去一直用"充盈不足"理论来解释。该理论认为大量蛋白尿所造成的低白蛋白血症，导致血浆胶体渗透压下降，有效循环血量降低，可刺激机体容量感受器和渗透压感受器，使得肾素-血管紧张素-醛固酮系统活化，抗利尿激素分泌增加，促使远端肾小管对水钠的吸收增加；同时，肾交感神经活性增加，促使近端小管对钠离子的吸收增加；最终导致水肿形成。目前随着研究的深入，人们又以提出的"过度充盈"理论来解释水肿的形成过程。这种理论认为，某些肾内因素使得肾小管对水钠的重吸收增加，使得患儿的血容量增加，这些增加的液体溢出毛细血管从而形成水肿。然而，这些肾内因素尚未明了，推测可能与肾小管的转运系统有关。目前，这两种理论如何统一起来，尚无定论。

**5. 其他** 由于体液免疫介导损伤破坏了肾小球滤过膜的完整性，许多其他较大分子量的蛋白质也可漏出原尿。患儿血清 IgG 和补体系统 B 因子、补体系统 D 因子从尿中大量丢失以及体内 IgM 向 IgG 的合成转换障碍可能导致机体的体液免疫功能下降。抗凝血酶Ⅲ丢失，而Ⅳ因子、Ⅴ因子、Ⅶ因子和纤维蛋白原增多，使患儿血液处于高凝状态。钙结合蛋白降低，血清结合钙可以降低；当 25(OH)D$_3$ 结合蛋白同时丢失时，游离钙也降低。

**【病理改变】** 儿童期原发性肾病综合征常见的病理类型主要有微小病变型肾病、系膜增生性肾小球肾炎、局灶节段性肾小球硬化、膜增生性肾小球肾炎、膜性肾病等几种。国际儿童肾脏病研究组于 1979 年对 52 例小儿原发性肾病综合征的病理研究表明：微小病变型肾病占 76.4%，局灶节段性肾小球硬化占 6.9%，膜增生性肾小球肾炎占 7.5%，系膜增生性肾小球肾炎占 2.3%，膜增生性肾小球肾炎占 2.3%，局灶性肾小球硬化占 1.7%，膜性肾病占 1.5%，其他占 1.4%。但近年来国内肾活检的资料显示，国内儿童原发性肾病综合征的肾脏病理类型构成比有所不同，从对糖皮质激素治疗的反应看，激素敏感和依赖的患儿以微小病变为主，激素耐药的患儿以系膜增生性肾小球肾炎型肾病为主。国内外病理改变构成比的报道差异可能与种族因素相关，也与病例的选择性，如国内对临床表现为单纯型肾病综合征及糖皮质激素敏感者通常不做肾穿刺活检有关。

**【临床表现】** 儿童期原发性肾病综合征最常见的病理类型为微小病变型肾病，临床上表现为单纯型肾病综合征。学龄前儿童为发病高峰，男性略多于女性，一般起病较缓慢，约 1/3 的患儿起病初期伴有感染，也可能无明显诱因。临床上往往以水肿为其突出表现，一般先见于眼睑，继而累及全身，重者可出现腹水或胸腔积液，甚至因此而引起呼吸困难。水肿呈可凹陷性，有随体位而变化的趋势，部分患儿的水肿呈选择性而限于某些部位，原因不明。水肿时，患儿尿量减少，尿量减少的程度往往与水肿的程度相平行，尿时多泡沫。可有一过性或短暂性镜下血尿，发生率低（15%～20%），无肉眼血尿，也无持续性高血压及肾功能损害，但当严重水肿时亦可有一过性高血压及氮质血症，利尿后即消退。患儿可有食欲缺乏，上腹不适以及感染的临床表现。长期蛋白尿的患儿，可能出现蛋白营养不良，表现为毛发干枯发黄、皮肤干燥等。少数病例晚期可能出现肾小管功能障碍，出现低血磷性佝偻病、肾性糖尿、氨基酸尿，严重者可出现范科尼综合征。

80%～90% 的原发性肾病综合征患儿经初始激素治疗可获完全缓解，但有 76%～93% 的患儿复发，其中 45%～50% 为频复发或病情的激素依赖。复发或反复的患儿，约 70% 与各种感染有关，尤其是病毒感染。

**【并发症】**

**1. 感染** 是最常见的并发症，与感染有关的因素主要包括低 IgG 血症、补体旁路途径中 B 因子和备解素的降低、水肿和肾功能的减退等，而皮质激素及其他免疫抑制剂的使用与感染的发生往往关系并不密切。感染的部位包括呼吸道、尿路、消化道、皮肤、腹膜乃至全身。感染的病原体包括病毒、细菌、支原体、真菌等。感染常常导致病情加重，降低患儿对激素的反应，引起肾病病情的反复和复发等。

**2. 水、电解质紊乱** 主要有低钠血症、低钾血症和低钙血症等。与水、电解质紊乱有关的因素包括肾脏本身对水及电解质转运功能的改变、长期低盐饮食、感染、胃肠道水肿所引起的呕吐、腹泻、医源性因素如利尿剂使用不当等。水、电解质代谢紊乱可造成精神萎靡、食欲减退、嗜睡、水肿加重等，严重者可见惊厥、昏迷甚至出现低血容量性休克。

**3. 血栓形成和栓塞** 与肾病综合征时的高凝状态有关，引起高凝状态的原因主要有：①血管内皮细胞负电荷的减少；②血小板的数量增加和功能亢进；③血浆中抗凝血酶Ⅲ降低，Ⅴ因子、Ⅷ因子和纤维蛋白原水平增加，纤溶酶原活力降低等。当存在血栓形成的诱因如呕吐、腹泻造成的脱水，利尿剂特别是强效利尿剂的使用引起的血容量减少，血管内皮细胞的损伤如股静脉穿刺等，则更易形成血栓。血栓形成及脱落即可导致栓塞。当静脉取血发现血液易凝时，即应想到高凝状态的可能；当出现下列一些表现时，应想到血栓和栓塞的可能：①顽固性水肿，尤其是顽固性腹水；②肢体疼痛并逐渐加重；③两侧肢体水肿差别明显且不随体位变化而变化；④皮肤突发紫斑并且面积在短期内迅速增大；⑤突然发生的神经系统症状如偏瘫、失语、抽搐、意识丧失等；⑥突然发生的呼吸困难、咳嗽、咯血、上腹部或心前区疼痛等。此时，应果断采取措施，早期诊断并迅速给予相应处理。

**4. 急性肾衰竭** 急性期可合并轻度氮质血症，但出现急性肾衰竭的并不多见。如出现下列情况，则发生急性肾衰竭的概率将大大增加：大量利尿或重度脱水使得血容量显著降低、双侧肾静脉血栓形成或合并小管间质病变。

> **案例 13-2 临床表现**
> 1. 患儿，男性，4 岁 9 个月。
> 2. 全身水肿伴少尿 3 天，水肿初起为双眼睑部位，渐至颜面部及全身，病初伴发热、咳嗽，伴腹泻。

3. 查体：血压 120/80mmHg，双眼睑及颜面部明显水肿，踝部呈可凹陷性水肿，咽充血，双侧扁桃体 II 度肿大，腹部稍膨隆，移动性浊音（+），双肾区无叩痛，阴囊部发紧。

**【辅助检查】**

**1. 尿液分析** 活动期尿蛋白定性在 +++ ～++++，24h 尿蛋白定量 ≥50mg/kg，随机尿蛋白 / 肌酐（mg/mg）≥2.0；可有镜下血尿及透明管型、颗粒管型和卵圆脂肪小体。必须明确的是，准确测定尿蛋白量是诊断肾病综合征的前提，尿蛋白定性或尿蛋白半定量均不能替代尿蛋白定量检查。

**2. 血生化和肾功能测定** 血清白蛋白低于 30g/L，是诊断肾病综合征的必要条件之一。$\alpha_2$ 球蛋白、$\beta$ 球蛋白增多，IgG 减低，IgM、IgE 可增高。胆固醇高于 5.7mmol/L，甘油三酯和低密度脂蛋白、极低密度脂蛋白均增高，高密度脂蛋白多正常。血尿素氮、肌酐多正常。

**3. 血清补体测定** 肾炎型肾病患儿补体可下降。

**4. 系统性疾病的血清学检查** 血补体下降并有系统性疾病临床表现的患儿需要检测抗核抗体、抗 dsDNA 抗体、抗 Sm 抗体等。

**5. 高凝状态和血栓形成的检查** 原发性肾病患儿多存在不同程度的高凝状态，血小板增多，血小板聚集率增加，血浆纤维蛋白原增加，尿纤维蛋白降解产物增多。高度怀疑血栓形成者可行彩色多普勒 B 型超声检查以明确诊断，有条件者可做数字减影血管造影。

**6. 肾组织病理学检查** 经皮肾穿刺活检属有创性操作，需要掌握适应证：①对糖皮质激素治疗耐药或频繁复发者；②临床或实验室证据支持肾炎型肾病或继发性肾病综合征者；③疑为遗传性肾小球疾病者。

---

**案例 13-2 辅助检查**

1. 血常规：WBC $8.15 \times 10^9$/L，L 45.6%，N 55.4%，Hb 148g/L，RBC $5.63 \times 10^{12}$/L，PLT $312 \times 10^9$/L。

2. 尿常规：黄色，清亮，潜血（+），蛋白（+++），红细胞 20.13/μL，白细胞 17.90/μL，透明管型 0.75/LP，细菌 4.14/μL，微白蛋白＞0.15g/L。

3. 24h 尿蛋白定量：2.26g/d。

4. C 反应蛋白＜5.0mg/L，血沉 93mm/h，结核抗体（-），乙肝表面抗原（-）。

5. 血生化：谷丙转氨酶 8.6U/L，总蛋白 50.7g/L，白蛋白 18.6g/L，尿素氮 4.17mmol/L，肌酐 28.90μmol/L，胱抑素 C 0.82mg/L，钾

---

4.04mmol/L，钠 136.6mmol/L，钙 1.77mmol/L，总胆固醇 9.32mmol/L，肌酸激酶同工酶 54.2U/L。

6. 免疫功能：ASO ＜25.0U/ml，C3 1.27g/L，C4 0.35g/L，IgA 1.48g/L，IgG 4.58g/L，IgM 2.93g/L。

7. 凝血功能：凝血酶原时间 10.9s，活化部分凝血活酶时间 37.8s，纤维蛋白原 4.31g/L，D-二聚体 2.00μg/mL。

8. 心脏彩超正常，腹部彩超提示腹水、盆腔积液。

9. 全胸片示双肺感染性病变，右侧胸腔积液。

---

**【诊断】** 完整的原发性肾病综合征的诊断一般分成如下几步：

应首先确定是否为肾病综合征（诊断条件参见本章第 3 节所述）。肾病综合征诊断成立后，还必须除外先天遗传性疾病及全身系统疾病导致的继发性肾病综合征，才能诊断为原发性肾病综合征。

原发性肾病综合征诊断成立后，还应尽量明确导致其发生的基础病理类型，因为不同的病理类型，其治疗方案和预后并不相同。此时，可依据不同的临床表现尝试推断其可能的病理诊断。临床上可简单将肾病综合征分为单纯型和肾炎型（参见本章第 3 节所述）。微小病变型肾病在临床上表现为单纯型肾病综合征，非微小病变型肾病在临床上多表现为肾炎型肾病综合征。但由于肾小球疾病有如下特点：同一病理类型可呈现多种临床表现，而相似临床表现又可来自不同病理类型，故两者之间并非完全对等。因此，对满足肾穿刺适应证者应强调肾组织病理检查，以做出明确病理诊断。

---

**案例 13-2 诊断**

1. 患儿，男性，4 岁 9 个月。

2. 全身水肿伴尿少 3 天，水肿为突出表现，初起为双眼睑部位，渐至颜面部及全身，病初伴发热、咳嗽，伴腹泻，既往无肾脏病史。

3. 查体：血压 120/80mmHg，双眼睑及颜面部明显水肿，踝部呈可凹陷性水肿，咽充血，双侧扁桃体 II 度肿大，腹部稍膨隆，移动性浊音（+），双肾区无叩痛，阴囊部发紧。

4. 尿常规蛋白（+++），24h 尿蛋白定量 ＞100mg/kg，血清白蛋白 18.6g/L，血总胆固醇 9.32mmol/L，血沉快，血液高凝状态，无明显镜下血尿，无 C3 降低，肾功能正常。

5. 腹部彩超提示腹水、盆腔积液；全胸片示双肺感染性病变，右侧胸腔积液。

临床诊断：

1. 原发性肾病综合征（单纯型）。

2. 肺部感染。
3. 胸腔积液、腹水。
4. 急性腹泻病。

【治疗】 肾病综合征的治疗是综合性的。包括以下几个方面。

**1. 一般治疗** 一般患儿，不强调卧床休息，但水肿明显或并发感染者，应卧床休息；缓解后逐渐恢复活动量，仍应避免过度劳累。病程中，应尽量避免接种活疫苗，注意预防感染，以免病情反复或复发。水肿明显时应适当限制水、钠摄入，但不宜长期限盐或无盐饮食。尿蛋白转阴之前，可每日给予 1.5～2.0g/kg 的优质蛋白饮食。水肿消退，尿蛋白转阴之后，应恢复正常饮食。在应用糖皮质激素过程中，患儿可因食量大增，导致过度肥胖，此时应适当控制热量的摄入。

**2. 对症治疗** 轻度水肿的患儿，可不用利尿剂；而中重度水肿，利尿治疗可以减轻水肿，起到改善患儿食欲，防止感染的作用。常用的利尿剂有氢氯噻嗪，按 2mg/（kg·d），分 2～3 次口服，可同时联合使用螺内酯。如效果不佳，可给予袢利尿剂如呋塞米静脉推注，剂量为每次 1～2mg/kg，每 8～12h 1 次。顽固性水肿的患儿，可用白蛋白、血浆或者血浆代用品如低分子右旋糖酐扩容后，给予呋塞米静脉推注，常可奏效。现临床更多使用静脉输注血浆代用品来提高患儿血浆胶体渗透压，而不主张输注血浆或白蛋白。因为输注的血浆或其制品均于 24～48h 经肾从尿中丢失，并将造成肾小球高滤过及近端肾小管重吸收负荷。

**3. 糖皮质激素治疗** 糖皮质激素多选用泼尼松口服，其优点为能够较快诱导肾病综合征的缓解，且因为其半衰期为 12～36h，有利于减量阶段的隔日疗法。目前激素治疗存在多种方案，但是一般均遵循"足量、足程、慢减、长期维持"的用药原则。另外，激素的长期超生理剂量使用，应注意其带来的毒副作用。

（1）初发病例的激素治疗：包括短程疗法和中长程疗法。短程疗法开始时，泼尼松的使用剂量为 60mg/（m²·d）或 2mg/（kg·d）（按身高的标准体重计算，以下同），总量不大于 60mg/d，分 3 次口服。4 周后，改为 40mg/（m²·d）或 1.5mg/（kg·d）隔日晨顿服，再服 4 周停药。这种方案容易复发，国内并不常用。中长程疗法有多种方案，肾病综合征诊治循证指南中推荐，开始的诱导缓解阶段，泼尼松按 60mg/（m²·d）或 2mg/（kg·d）给药，总量不大于 60mg/d，先分次口服，尿蛋白转阴后改为每日晨顿服，疗程 6 周。进入巩固维持阶段后改为 40mg/（m²·d）或 1.5mg/（kg·d）隔日晨顿服，再服 6 周然后逐渐减量。有效病例可每 2 周减量 5mg

或原用量的 1/10 直至停药，总疗程为 9～12 个月。在维持及减量过程中出现感染时，患儿尿蛋白往往容易波动，此时应增加泼尼松用量，即恢复到上一个有效剂量或改隔日晨顿服为同剂量每日晨顿服，同时积极控制感染；待感染控制，患儿尿蛋白阴转后 2 周再减量。如果感染控制后 2 周，患儿尿蛋白仍不能转阴，那么应视为病情反复，泼尼松的治疗往往需要恢复到初始剂量重新开始。

（2）频繁复发和激素依赖性肾病综合征的其他激素治疗：当激素减量至 20mg/d 左右时，疾病尤易反跳，故采用"拖尾疗法"可收到良好效果，即以能维持缓解的最小有效激素量 0.25～0.5mg/（kg·d）或 20mg/d 隔日晨顿服作为维持量，共服 9～18 个月。此外，可尝试更换激素种类如地夫可特，其能维持约 66% 的激素依赖性肾病患儿缓解，而副作用无明显增加。亦可使用氢化可的松或促肾上腺皮质激素来改善肾上腺皮质功能以预防复发。

（3）甲泼尼龙冲击治疗：往往用于对激素部分反应或减药困难而需要较大剂量维持，且激素副作用明显者；而对激素无反应的患儿，虽然可以试用，但一般难以取得预期的效果。方法为甲泼尼龙 15～30mg/kg（总量不大于 1000mg），加于 200ml 5%～10% 的葡萄糖溶液中静脉滴注，每日或隔日 1 次，3 次为 1 个疗程，必要时 1 周后重复 1 个疗程。冲击治疗 48h 后，继以泼尼松隔日顿服。甲泼尼龙冲击治疗时应进行心电监护，注意防止水钠潴留、应激性溃疡、严重感染、股骨头坏死、惊厥等副作用发生。

**4. 免疫抑制剂** 主要用于所谓难治性肾病综合征，如频繁复发、激素依赖及耐药等，或虽激素敏感但副作用明显者。此时往往同时联用小剂量糖皮质激素。

（1）环磷酰胺：常用剂量 2～3mg/（kg·d），分 3 次口服，疗程为 8～12 周。静脉冲击治疗，8～12mg/（kg·d），连续 2 天为 1 个疗程，每 2 周重复 1 次，总疗程一般 6～8 次；或每次用 500～700mg/m²，每隔 4 周重复一次，总疗程为 6～8 次。口服及冲击累积剂量均应控制在 200mg/kg 以内。使用环磷酰胺的同时应注意碱化和水化，以防止出血性膀胱炎。其他毒副作用还包括呕吐、脱发、白细胞减少等，尤应注意远期性腺损害，避免青春期前和青春期用药。

（2）其他免疫抑制剂：其他常用的细胞毒药物包括盐酸氮芥、苯丁酸氮芥、硫唑嘌呤及长春新碱等，近年来常用于临床的一些新型免疫抑制剂，如环孢素 A、吗替麦考酚酯、咪唑立宾、FK506、利妥昔单抗等，中药成分雷公藤总苷亦常用于原发性肾病综合征的治疗。应根据患者年龄、体表面积及有无相对禁忌证等来选用以上免疫抑制剂，更重要的是要根据病理类型制订不同治疗方案，进行个体化治疗。

**5. 并发症防治**

（1）感染：是肾病综合征的常见并发症。其防治原则为：①对用激素及免疫抑制剂的患儿不盲目联用抗生素以"预防"感染，这不但不能防止细菌感染，反易并发真菌感染；②患儿一旦出现感染，应尽快选用敏感、强效、无肾毒性的药物进行治疗，并加强支持疗法；③反复感染者，可辅以免疫增强剂（如左旋咪唑、匹多莫德等）治疗，从而减少感染发生。

（2）高凝状态、血栓及栓塞形成：血栓及栓塞是肾病综合征的另一常见并发症，重在预防。主要措施：①肾病综合征患儿均应给予抗血小板治疗，如双嘧达莫 5～10mg/（kg·d），分 3 次饭后服，6 个月为 1 个疗程。②血浆白蛋白低于 20g/L 的患儿，应进行抗凝治疗：常予肝素钠 1mg/（kg·d）静脉滴注，每日 1 次，2～4 周为 1 个疗程，亦可选用低分子肝素钙，保持凝血时间（试管法）达正常的 2 倍。③血栓栓塞一旦发生，即应尽快进行溶栓治疗（6h 内最佳，3 日内仍可望有效），临床常用尿激酶 3 万～6 万 U/d 静脉滴注，近年基因重组的组织型纤溶酶原激活物问世，亦可试用。溶栓后需要持续抗凝半年以上，常选口服抗凝药（如华法林或其他双香豆素类制剂）维持，需要保持凝血酶原时间达正常的 2 倍。

（3）高脂血症及其并发症：只要估计肾病综合征难以迅速缓解（如激素耐药或激素依赖性肾病综合征），脂代谢紊乱要持续较长时间，降脂治疗就应尽早开始。以血清胆固醇增高为主者，应首选羟甲基二酰辅酶 A（HMG-CoA）还原酶抑制剂治疗；而以血清甘油三酯增高为主者，应首选纤维酸类衍生物治疗。两药不宜轻易联用。与双香豆素类药物联用时，后者需要酌情减量。

（4）低蛋白血症及其并发症治疗：首先应供给适当优质蛋白饮食。血管紧张素转化酶抑制剂如卡托普利、依那普利等，可降低肾小球内高压、高灌注及高滤过，改善肾小球滤过膜选择通透性而减少尿蛋白丢失。近年，血管紧张素 II 受体拮抗剂问世，该类药治作用在某些方面与血管紧张素转化酶抑制剂相似，可联用。中药当归、黄芪煎剂在实际应用中可促进蛋白合成，现已推广应用。

**6. 维生素及微量元素的补充** 肾病综合征由于体内金属结合蛋白及内分泌素结合蛋白随尿丢失，常导致机体铁、锌、铜等微量元素及活性维生素 D 缺乏，应通过饮食及药物补充进行治疗。其中，服用 25（OH）D$_3$ 或 1,25（OH）$_2$D$_3$ 治疗活性维生素 D 缺乏及低钙血症疗效最佳。

**7. 中医药治疗** 肾病综合征属中医"水肿""阴水""虚劳"的范畴，可根据中医辨证施治的原则进行治疗。

> **案例 13-2 处方及医生指导**
> 1. 卧床休息，低盐优质蛋白饮食。
> 2. 抗感染：给予敏感抗生素静脉滴注，根据临床表现及培养结果调整。
> 3. 利尿消肿：氢氯噻嗪 12.5mg，每日 3 次，同时加用螺内酯 10mg，每日 2 次间断使用。
> 4. 糖皮质激素治疗：给予泼尼松口服（按身高的标准体重为 18kg），初始诱导剂量为 35mg，按 15mg、10mg、10mg 分次服用。
> 5. 抗凝治疗：给予双嘧达莫 50mg 口服，每日 3 次；同时给予肝素钠 20mg 静脉滴注，每日 1 次，拟用 1～2 周。
> 6. 卡托普利 5mg 口服，每日 2 次。

【预后】 本病的预后与病理类型及对激素治疗的反应有关，微小病变型肾病的患儿预后良好，而局灶节段性肾小球硬化和膜增生性肾小球肾炎的患儿，预后较差。

# 第 6 节　尿路感染

尿路感染（urinary tract infection）指的是病原体由各种途径侵入尿道，在其中生长繁殖并引起泌尿系统的黏膜和组织炎性损伤。感染可累及泌尿系统各个部位，分别引起肾盂肾炎、膀胱炎和尿道炎。肾盂肾炎又称为上尿路感染，膀胱炎和尿道炎合称为下尿路感染。但是由于儿童期感染不易局限，且临床常难以准确定位，故统称为尿路感染，又称为泌尿道感染。根据临床上有无症状，又可分为症状性尿路感染和无症状性菌尿。尿路感染是小儿最常见的感染性疾病之一，在年长儿中女性发病率远高于男性，但新生儿或婴幼儿早期，男性发病率也比较高。

【病因】 引起尿路感染的病原体主要为细菌，且绝大多数为革兰氏阴性杆菌，主要包括大肠杆菌、副大肠杆菌、变形杆菌、克雷伯菌、铜绿假单胞菌，其他如肠球菌、葡萄球菌等也可引起尿路感染。1 岁以下男性和各年龄组女性尿路感染的致病菌，主要为大肠杆菌；1 岁以上男性尿路感染的致病菌主要为变形杆菌。除细菌外，病毒、真菌或其他病原体偶可引起尿路感染。

【发病机制】 按照感染途径和方式，尿路感染可分为逆行感染、血源性感染、经淋巴管感染以及由肾周器官直接蔓延。逆行感染指致病菌从尿道口侵入并向上移行至膀胱、输尿管、肾盂等部位引起感染，是尿路感染最主要的途径。引起逆行感染的致病菌主要是大肠杆菌、变形杆菌等肠杆菌科细菌。

女婴尿道短且尿道口接近肛门，易受粪便污染，男婴常有包茎和包皮过长，尿垢不易清洗是造成逆行感染的解剖基础。此外，小儿输尿管膀胱壁内段较短，膀胱三角区发育不良，可引起膀胱输尿管反流（vesicoureteral reflux，VUR），因而成为细菌逆行感染的直接通道。小儿输尿管壁弹力纤维发育不良，且相对长而弯曲，易受压及扭曲导致梗阻，易发生尿潴留，也增加了感染的机会。小儿尿道黏膜分泌型 IgA 浓度低、局部防卫能力较差等情况，以及一些先天性发育畸形如多囊肾、双肾盂、双输尿管、后尿道瓣膜等也增加了发生尿路感染的危险性。某些疾病状态如慢性肾脏病、营养不良、糖尿病、高钙尿症、尿路结石、蛲虫感染及留置导尿管等常常诱发尿路感染。

**【临床表现】** 患儿的年龄、病程及感染的部位均影响其临床表现。一般而言，年龄越小，症状越不典型；急性感染者的全身症状较慢性感染者明显；上尿路感染者的全身症状较下尿路感染者明显。

**1. 急性尿路感染** 病程在 6 个月以内者，随患儿年龄不同，其临床表现各异。

（1）新生儿期：男女发病相近，临床表现极不典型，以全身症状为主，表现为发热或体温不升、吃奶差甚至拒奶、面色苍白、烦躁不安、呕吐、腹泻、腹胀、黄疸延迟或程度较重、体重不增等非特异表现，可有嗜睡、惊厥等神经系统症状。新生儿期尿路感染多为血源性且常常因血培养阳性而仅诊断为败血症。

（2）婴幼儿期：女性较男性多见，临床症状也不典型，仍然以全身症状为主，如发热、食欲缺乏、呕吐、腹泻等，但有时细心的家长可注意到患儿排尿时哭闹不安以及尿频、顽固性尿布疹、尿有异味等异常情况。

（3）儿童期：下尿路感染时主要表现为尿频、尿急、尿痛等尿路刺激症状。而上尿路感染时则全身症状突出，主要表现为发热、畏寒、全身不适、腹痛、腰部酸痛，同时常伴有尿频、尿急、尿痛等尿路刺激症状并可出现肉眼血尿；体检时可有输尿管点、肋脊点、肋腰点压痛及肾区叩击痛等阳性体征。

**2. 慢性尿路感染** 病程迁延达 6 个月以上，病情轻重不等，轻者可无症状，重者可出现高血压、贫血、发育迟缓及肾功能不全，反复发作者可出现间歇性发热、腰部酸痛、倦怠乏力等症状。这类患儿往往合并泌尿系统的其他疾病如尿道畸形、尿路结石、膀胱输尿管反流等。

**3. 无症状性菌尿** 无任何临床症状，但是尿常规检查时却存在有意义的菌尿。这种现象可见于各年龄组患儿，并常常在健康体检中发现。无症状性菌尿患儿常常有既往症状性尿路感染史或者合并尿道畸形，病原体多数为大肠杆菌。

**4. 再发性尿路感染** 包括复发和再感染。复发是指上一次感染的细菌未完全杀灭，在适宜的环境下如机体抵抗力下降时，细菌再度繁殖，引起尿路感染表现；绝大多数患儿的复发在治疗后 1 个月内发生。再感染是指上一次感染已经治愈，再次引发尿路感染的细菌或菌株与上一次引发感染的不同；再感染多在停药后 6 个月发生。

**【实验室检查】**

**1. 尿常规** 晨起清洁中段尿，离心后取沉渣涂片见白细胞>5 个/HP，需要考虑尿路感染，如白细胞成堆则更具诊断价值。镜下血尿也很常见。若存在轻到中度蛋白尿或有白细胞管型，应考虑肾盂肾炎的可能。慢性尿路感染者尿比重和渗透压可以降低。

**2. 尿培养** 尿培养及菌落计数是诊断尿路感染的主要依据。培养应尽量争取在使用抗生素前，留取晨起清洁中段尿（要求尿液在膀胱中存留 4h 以上，留尿前先用温水清洗外阴，再以碘伏或 1∶1000 的苯扎溴铵溶液消毒）。菌落计数>$10^5$/ml 者可诊断为尿路感染；$10^4 \sim 10^5$/ml 为可疑，应重复培养；<$10^4$/ml 者多系污染。如果培养出粪链球菌，菌落计数在 $10^3 \sim 10^4$/ml 时，亦可诊断。如果标本来自耻骨上膀胱穿刺，只要有细菌生长，即有诊断意义。对于伴有严重尿路刺激症状的女性患儿，如果尿检有较多白细胞，培养>$10^2$/ml，且致病菌为大肠杆菌类或腐物寄生球菌等，临床上亦可诊断为尿路感染。若临床上高度怀疑尿路感染而尿培养阴性，则需要考虑做厌氧菌培养和 L-型细菌培养。在尿培养和菌落计数的同时，应行药敏试验，以选择有效抗生素。

**3. 尿涂片找细菌** 取新鲜尿液 1 滴加于玻片上，烘干后予以革兰氏染色或亚甲蓝染色，油镜下每视野可见 1 个以上细菌，则表示尿中细菌数>$10^5$/ml。

**4. 肾功能检查** 慢性或反复发作的尿路感染患儿，应行肾功能检查。

**【影像学检查】**

**1. X 线检查** 包括静脉肾盂造影、计算机断层扫描、排泄性膀胱尿路造影等，对男性患儿，或反复尿路感染的女性患儿经有效抗生素治疗 4~6 周效果不佳者，可选择进行此类检查，以发现先天畸形、膀胱输尿管反流等异常，并可检查肾脏瘢痕形成情况。

**2. B 型超声波和同位素肾图** 可了解肾脏的大小、形态，有无畸形、梗阻、结石、积水或瘢痕形成情况等。

**【诊断和鉴别诊断】** 年长儿尿路刺激症状明显，临床表现典型，结合尿常规、尿培养等检查不难诊断。新生儿及婴幼儿，以全身症状为主，而尿路刺激症状不显，容易漏诊。故新生儿及婴幼儿，出现不明原因的发热、贫血、体重不增、烦躁不安等表现时，应想到尿路感染的可能，并给予相应检查，以免误诊或漏诊。

完整的尿路感染的诊断，还应该包括感染的定位、病原体的种类和药敏情况，同时评价本次感染系初染、复发还是再染，有无泌尿系统的畸形、梗阻或反流等，如果存在这些异常，还要进一步评估其性质、程度、有无肾脏瘢痕等。

需要与尿路感染鉴别的疾病包括：

**1. 急性肾炎** 急性肾炎多有上呼吸道或皮肤感染前驱史，以急性肾小球肾炎为主要临床表现，无尿频、尿急、尿痛等尿路刺激症状，血 C3 降低、ASO 滴度升高、尿培养阴性等可资鉴别。

**2. 肾结核** 年长患儿有很明显的尿路刺激症状，且以尿痛为主，但追问病史可有结核接触史或结核病史，起病缓慢，常见血尿和结核中毒症状，结核菌素试验阳性，体内可查到结核灶，尿中检出抗酸杆菌，静脉肾盂造影可见肾盂肾盏的破坏性病变。

**3. 急性尿路综合征** 表现为尿频、尿急等尿路刺激症状，或有尿痛及排尿困难，但尿常规无明显白细胞，清洁中段尿培养无细菌生长。

【治疗】

**1. 一般治疗** 保持外阴清洁，多饮水，勤排尿；急性期应注意休息并保证充足的热量、蛋白质、维生素供应。

**2. 抗菌治疗** 抗菌药物的选择应遵循一定原则，使用广谱、强效、杀菌、肾毒性小、不易产生耐药、经肾脏排泄且局部浓度高的抗菌药物进行治疗，可参照药敏试验报告选择有关药物，必要时可以联合两种药物治疗。

（1）症状性尿路感染的治疗：对单纯性尿路感染，初治首选复方磺胺甲噁唑，其剂量按磺胺甲噁唑计算，30～50mg/（kg·d），分 2 次口服。也可选用呋喃妥因，该药为广谱抑菌剂，对大肠杆菌的作用显著且不易产生耐药，用量为 8～10mg/（kg·d），分 3 次口服。若临床上考虑为上尿路感染、合并尿道畸形或属血源性感染，可选用青霉素类、氨基糖苷类或头孢菌素类静脉用药，并考虑两种抗菌药物联合治疗。治疗开始后应连续 3 天送尿细菌培养，若 24h 后尿培养阴转，提示所用药物有效，否则应按尿培养药敏试验结果调整用药。停药 1 周后应再做尿培养一次。对于急性感染，有效抗菌药物的疗程一般在 1～2 周，痊愈后应定期随访一年以上。对于慢性或反复发作的感染，由于多伴有泌尿系统结构的异常，故治疗的关键在于找到并去除诱因，以达到彻底治疗的目的。但是在发作的急性期，仍应结合临床，根据尿培养及药敏试验结果，使用足量而有效的抗生素，疗程应在 2 周以上。待尿培养阴性后，以治疗量的 1/3 量维持 3～6 个月；对肾实质已出现损害的患儿，疗程可延长到 1～2 年，这种治疗一般采用联合和交替用药的方法，尽量不采用广谱抗生

素，以防止耐药菌株的出现。

（2）无症状菌尿的治疗：单纯无症状菌尿一般不需要治疗。但若合并尿路梗阻、尿道畸形、瘢痕或膀胱输尿管反流，则应积极抗菌治疗，疗程为 1～2 周，继之给予小剂量抗菌药物维持，直至找出泌尿系统存在的结构异常并给予矫正。

**3. 对症治疗** 对高热、头痛、腰痛等全身症状明显者，可给予解热镇痛剂缓解症状。对尿路刺激症状明显者，可口服碳酸氢钠以碱化尿液，或用阿托品、山莨菪碱等抗胆碱药物缓解症状。

**4.** 积极矫治各种泌尿系统的结构异常。

**5.** 局部治疗。

【预后】 急性尿路感染患儿经有效治疗后，多于数日内症状缓解、消失；但约有 50% 患儿可复发或再感染。慢性感染约 25% 可治愈。存在泌尿系统的结构异常，未得到纠正而反复发作者，可逐渐发展为慢性肾功能不全。

# 第 7 节 肾小管性酸中毒

肾小管性酸中毒（renal tubular acidosis，RTA）是由于肾小管再吸收 $HCO_3^-$ 和（或）泌 $H^+$ 功能障碍所致酸碱平衡失调的一组临床综合征。其主要临床特征是高氯性酸中毒、电解质紊乱、肾性骨病和尿路症状。根据发病部位与功能缺陷的特点可分为 4 型，即远端肾小管性酸中毒（Ⅰ型）、近端肾小管性酸中毒（Ⅱ型）、混合型肾小管性酸中毒（Ⅲ型）和高钾型肾小管性酸中毒（Ⅳ型）。本节仅叙述Ⅰ型和Ⅱ型。

## 一、远端肾小管性酸中毒（Ⅰ型）

远端肾小管性酸中毒（distal renal tubular acidosis，dRTA）是由于远端肾小管泌 $H^+$ 功能障碍，尿 $NH_4^+$ 和可滴定酸减少，尿液酸化障碍。

【病因】 dRTA 可分为原发性和继发性两类。原发性 dRTA 见于先天性肾小管缺陷，多为常染色体显性或隐性遗传。继发性 dRTA 见于：①遗传性疾病，如肝豆状核变性、特发性高钙尿症；②钙磷代谢病，如维生素 D 中毒、甲状旁腺功能亢进；③药物中毒，如两性霉素 B 和锂中毒等；④自身免疫病、药物性或中毒性肾病。

【发病机制】 dRTA 的基本发病机制是由于远端肾小管泌 $H^+$ 功能障碍，不能形成肾小管腔液-管周间正常的 $H^+$ 梯度，可滴定酸 $NH_4^+$ 排出减少，使尿液酸化障碍，尿 pH >6。目前认为，dRTA 的功能缺陷有以下几种：①间质细胞分泌 $H^+$ 功能衰竭；②细胞膜缺陷使排出的 $H^+$ 重又回到细胞内；③质子泵泌 $H^+$ 速率低下。泌 $H^+$ 障碍使尿液不能酸化，

$NH_4^+$ 排出减少，$H^+$ 在体内蓄积，同时体内 $HCO_3^-$ 储备下降，血液中 $Cl^-$ 代偿性增高而导致高氯性酸中毒。泌 $H^+$ 障碍使 $Na^+$-$H^+$ 交换减少，$Na^+$-$K^+$ 交换增加，尿 $K^+$ 排出增加，临床上出现低钾血症。酸中毒可抑制肾小管吸收 $Ca^{2+}$ 并减少维生素 D 的活化，以致尿 $Ca^{2+}$ 排出量增多、血钙磷降低。血钙降低可刺激甲状旁腺素分泌亢进，加重了骨骼病变。高钙尿与尿枸橼酸不足，易致尿路结石，并最终导致肾钙化。

【临床表现】 原发性 dRTA 发病早者多于生后数月内发病。患儿临床常表现为烦渴、多饮、多尿、脱水、烦躁不安、厌食、恶心、呕吐、便秘等。生长发育迟缓、骨龄落后、具有佝偻病症状且维生素 D 治疗欠佳为本病突出特点。患儿因骨骼普遍脱钙，常诉骨痛，且易发生骨折。约有 50% 患儿继发肾结石，可以无症状，或有肾绞痛和血尿。晚期因发生肾钙化而影响肾小球功能，形成梗阻性肾病，最终导致尿毒症。低钾血症表现为肌张力低下和肌麻痹，患儿症状类似周期性麻痹，严重者发生呼吸抑制。部分晚发病例可于 2 岁后起病。少数病例可无酸中毒临床表现，仅显示尿液酸化不能，通过实验室检查才能发现，称为不完全型 dRTA。

【实验室检查】

**1. 血液生化检查** 血 pH、$HCO_3^-$ 或二氧化碳结合力降低；血氯升高，血钾、血钠降低，血钙和血磷偏低；阴离子间隙正常。

**2. 尿液检查** 尿比重低，pH >6，尿 $K^+$、$Na^+$ 和 $Ca^{2+}$ 排出增多，尿 $NH_4^+$ 排出显著减少。

**3. $HCO_3^-$ 排泄分数** <5%。

**4. 氯化铵负荷试验** 尿 pH 始终不能 <5.5。

**5. 肾功能检查** 早期肾小管功能降低，肾钙化形成梗阻性肾病后，肾小球滤过率降低，血肌酐和尿素氮升高。

【影像学检查】 X 线检查骨密度普遍降低和佝偻病表现，可见陈旧性骨折；腹部平片可见尿路结石影，后期见肾钙化。

【诊断与鉴别诊断】 dRTA 确诊条件：①有显著钙、磷代谢紊乱，骨骼改变；②即使在严重酸中毒时，尿 pH 也不会 <5.5；③尿 $NH_4^+$ 显著降低；④ $HCO_3^-$ 排泄分数 <5%；⑤氯化铵负荷试验阳性。dRTA 诊断确立后还需要进一步鉴别除外各种继发性 dRTA。

【治疗】

**1. 纠正酸中毒** 严重酸中毒者应予以静脉输注碳酸氢钠，一般情况则可用碳酸氢钠或枸橼酸缓冲液口服纠正。碳酸氢钠剂量 1~3mmol/（kg·d），分 4 次口服。枸橼酸缓冲液可用多种枸橼酸合剂，可同时纠正低钠、低钾血症。取枸橼酸钠、钾各 100g 加适量糖浆，加水至 1000ml 配制，含钠、钾各 1mmol/ml，剂量为 1.0~1.5ml/（kg·d），分次口服。长期服用需要监测血 pH 和 $HCO_3^-$，以便及时调整剂量。

**2. 补充钾盐** 纠酸使用枸橼酸合剂者，可不必额外补充钾盐；否则可服用 10% 枸橼酸钾 0.5~1mmol/（kg·d），分 3 次口服。慎用氯化钾，以免加重高氯血症。

**3. 利尿剂** 噻嗪类利尿剂可减少尿钙排泄，促进钙的回吸收，防止钙在肾内沉积，常用氢氯噻嗪 1~3mg/（kg·d），分 3 次口服。

**4. 骨病的治疗** 口服维生素 $D_3$ 或 1,25 $(OH)_2D_3$，剂量因人而异，须监测血钙和 24h 尿钙，防止发生维生素 D 中毒。

【预后】 早期发现，长期治疗，防止肾钙化及骨骼畸形的发生，预后良好。部分患儿随年龄增长而自愈。晚发者无自愈可能，需长期服用碱性药物。

## 二、近端肾小管性酸中毒（Ⅱ型）

近端肾小管性酸中毒（proximal renal tubular acidosis，pRTA）是由于近端肾小管重吸收 $HCO_3^-$ 障碍。

【病因】 pRTA 可分为原发性和继发性。原发性 pRTA 病因不明，多为常染色体显性，或与隐性遗传及 X 连锁遗传有关，男性多见，部分散发。继发性 pRTA 见于范科尼综合征（原发性近端肾小管多种功能缺陷）、胱氨酸尿症、肝豆状核变性、干燥综合征、肾病综合征、间质性肾炎、重金属（铅、镉、银等）中毒和甲状旁腺功能亢进等。

【发病机制】 正常情况下，近端肾小管主要通过 $Na^+$-$H^+$ 交换重吸收 $HCO_3^-$，$Na^+$-$H^+$ ATP 酶在吸收 $Na^+$ 的同时排出 $H^+$，$H^+$ 与小管腔液中的 $HCO_3^-$ 结合成 $H_2CO_3$，后者在肾小管上皮细胞绒毛端碳酸酐酶作用下分解为 $CO_2$ 和 $H_2O$，$CO_2$ 通过自由弥散进入细胞并与 $OH^-$ 结合成 $H_2CO_3$，然后在细胞内另一种碳酸酐酶作用下再次被分解为 $H^+$ 与 $HCO_3^-$，$HCO_3^-$ 在细胞基侧被吸收回血液循环，而 $H^+$ 被再次排入肾小管腔内。正常人近端小管吸收肾小球滤出液中 85% $HCO_3^-$。在 pRTA 患儿，由于 $Na^+$-$H^+$ ATP 酶的缺陷或碳酸酐酶的功能不全，$HCO_3^-$ 吸收发生障碍，只能吸收 60% $HCO_3^-$，余下的在远端肾小管中被再吸收 15%，而最终有 25% $HCO_3^-$ 随尿排出体外，使尿液呈碱性。但当血液中 $HCO_3^-$ 下降至 15~18mmol/L 时，肾小球滤出的 $HCO_3^-$ 显著减少，并能被肾小管完全吸收，这时尿液呈非碱性，pH 可降至 5.5 以下。近端肾小管重吸收 $Na^+$ 减少，使远端小管液中 $Na^+$ 增加，由于 $Na^+$ 和 $K^+$ 的竞争吸收，$K^+$ 吸收减少，患者出现显著的低钾血症。随着 $NaHCO_3$ 的大量排出和细胞外液容量降低，醛固酮分泌增加，进一步加重低钾血症。同时，$Cl^-$ 吸收增多，导致高氯血症。

【临床表现】 本型多见于男性患儿，临床表现与 dRTA 相似，但相对较轻。常见幼儿期出现酸中毒和低钾血症表现，如无诱因的恶心、呕吐、厌食、乏力，活动后气促和肌无力等。患儿常有多尿，易致脱水。长期酸中毒使患儿生长发育迟缓，但大多数无骨骼改变。肾结石少见，不出现肾钙化。患儿随着年龄增长可自愈。部分病例也可呈不完全型，仅有尿改变而无代谢性酸中毒表现，可进一步发展为完全型。

**【实验室检查】**

**1. 血液生化检查** 血 $HCO_3^-$ 或 $CO_2$ 结合力低下，血氯显著增高，血钾显著降低，但阴离子间隙可以正常。

**2. 尿液检查** 尿 pH > 6，尿比重与渗透压降低；当酸中毒加重，血 $HCO_3^-$ < 16mmol/L 时，尿 pH 可降至 5.5 以下。

**3. $HCO_3^-$ 排泄分数** > 15% 为 pRTA，而 < 5% 为 dRTA，5%～15% 为混合型。

**4. 氯化铵负荷试验** 尿液 pH 降至 5.5 以下为 pRTA。

**【诊断与鉴别诊断】** 对临床上出现多饮、多尿、恶心、呕吐和生长迟缓，血液检查若有持续高氯性代谢性酸中毒则应考虑 pRTA。确诊条件：①血 $HCO_3^-$ 降至 16mmol/L 以下，尿 pH < 5.5；② $HCO_3^-$ 排泄分数 > 15%；③尿钙不高，临床上无明显骨骼改变、肾结石和肾钙化；④氯化铵负荷试验阴性。伴有其他近端肾小管功能障碍如糖尿、氨基酸尿、磷酸尿等，需要注意与原发性范科尼综合征、胱氨酸尿症、肝豆状核变性、毒物与药物中毒引起的肾小管酸中毒等相鉴别。

**【治疗】**

**1. 纠正酸中毒** 治疗所需碱量较 dRTA 为大。碳酸氢钠 5～10mmol/（kg·d），分次口服，此药有刺激胃酸分泌和产气的作用，故不宜长期服用。枸橼酸合剂的量因人而异，应根据血气分析结果随时调整，可以长期服用。

**2. 补充钾盐** 同远端肾小管性酸中毒。应用枸橼酸缓冲液者因含钾，不必额外加服钾盐。

**3. 利尿剂** 氢氯噻嗪能提高近端小管 $HCO_3^-$ 肾阈，可减少碱性药或缓冲剂的用量。剂量为 1～3mg/（kg·d），分 3 次口服。

**【预后】** 本型预后良好，多数能随年龄增长而自愈。

# 第8节 血 尿

血尿（hematuria）是儿科临床常见的症状，主要由泌尿系统疾病引起。正常尿液中无红细胞或偶然极微量的红细胞，新鲜尿沉渣红细胞计数在 0～2 个 /HP 范围内，Addis 计数红细胞数为（0～5）× $10^5$/12h。若尿内红细胞异常增多，数量超过正常即为血尿，可分为镜下血尿和肉眼血尿。仅能用

显微镜检出的血尿称为镜下血尿；当尿液中红细胞 > 2500 个 /mm³（1000ml 尿中含 0.5ml 血量）即呈现肉眼血尿，其外观可因尿液酸碱度不同而呈现洗肉水样、浓茶样或烟灰水样。

## 一、血尿的检查方法

**1. 尿沉渣检查** 镜检血尿的标准方法：取新鲜清洁中段晨尿 10ml，以 1800r/min 离心 5min，取沉渣 0.2ml 镜检，每次检查 10 个 HP。若在连续 2 次及 2 次以上检查中，红细胞均 > 3 个 /HP 或尿红细胞计数 > 8000 个 /ml 即为镜下血尿。此外，12h Addis 计数红细胞 > 50 万或 1h 尿红细胞排出 > 10 万也可诊断血尿。临床上一般将镜下血尿按如下分度：①微量（+）：RBC 3～10 个 /HP；②少量（++）：RBC 10～50 个 /HP；③中量（+++）：RBC 50～100 个 /HP；④大量（++++）：红细胞满视野，RBC > 100 个 /HP。

**2. 干化学尿液分析仪检测法** 目前，临床上广泛应用干化学尿液分析仪和尿液试纸法检测血尿，其原理是利用血红蛋白的氧化特性与试纸的呈色反应来进行半定量测定。干化学尿液分析敏感度高，尿中血红蛋白超过 15μg/L，相当于尿中红细胞 5～20 个 /mm³ 或镜检红细胞 1～2 个 /HP 即可示潜血阳性。当尿中存在还原性物质，如维生素 C > 50mg/L，可呈假阴性；若尿中含有游离血红蛋白、肌球蛋白和细菌过氧化酶等物质时可呈假阳性。故干化学尿液分析法只能作为血尿的初筛手段，只有显微镜检查才是最直接和可靠的方法，诊断血尿应以镜检为准。

**3. 尿红细胞的形态分析** 由于以下机制，尿中常常出现一些变形红细胞：①红细胞通过有病变的肾小球滤过膜，受到损伤；②红细胞流经肾小管过程中渗透压的系列改变；③红细胞受尿液 pH，其他化学成分（尿素、尿酶等）的影响。尿液中常见变形红细胞包括环状（面包圈红细胞）、穿孔形、新月形等。应用相差显微镜对尿红细胞形态进行辨认，可初步将血尿分为肾小球源性和非肾小球源性；其标准尚未统一，多数认为非肾小球源性血尿中红细胞大部分（> 70%）为正常红细胞或均一形红细胞，变形红细胞 ≤ 30%；肾小球源性血尿中红细胞大部分（> 70%）为 2 种以上变形红细胞。这一结果与肾活检病理或外科手术等诊断符合率为 75%～90%，各机构检测差异较大，与检测者经验有关。近年有不少报道尿中 $G_1$ 细胞更有意义，可作为肾小球源性血尿的标志，以其占尿红细胞 5%～10% 作为肾小球源性和非肾小球源性鉴别依据。但在急性肾炎早期肉眼血尿、使用强利尿剂和肾功能不全时，肾小球血尿亦可呈均一性。另外，肾结核、尿路感染和反流性肾病偶亦可呈多形性。均一性和多形性同存

则见于 IgA 肾病。因此,尿红细胞形态检查只能作为血尿来源的初筛手段,不能做出病因诊断。其他,如尿红细胞容积分析、流式细胞分析及自动扫描尿沉渣分析对确定血尿来源虽也有一定帮助,但均不能完全代替显微镜检查。

**4. 尿三杯试验** 第一杯尿红细胞增多为前尿道出血;第三杯红细胞增多为膀胱基底部、前列腺、后尿道或精囊出血;三杯均有血,则为膀胱颈以上部位出血。尿中出现血块通常为非肾小球性出血。

## 二、血尿的常见病因

血尿的病因较为复杂。按发病的部位不同,其常见原因概述如下:

**1. 肾脏疾病**

(1)各种肾小球疾病:包括原发性和继发性肾小球疾病。例如,急性肾炎、急进性肾小球肾炎、慢性肾炎、局灶性肾炎、遗传性肾炎、肾病综合征、IgA 肾病、紫癜性肾炎、狼疮性肾炎、结节性多发性动脉炎伴发肾脏损害等。

(2)畸形:肾血管畸形、先天性多囊肾、肾下垂、肾盂积水等。

(3)感染:肾结核、肾盂肾炎、病毒性肾炎等。

(4)肿瘤:肾盏血管瘤、肾胚胎瘤等。

(5)损伤:肾脏挫伤等。

(6)药物:肾毒性药物如庆大霉素、卡那霉素、链霉素、磺胺类、杆菌肽、环磷酰胺、汞剂、砷剂等。

(7)其他:肾静脉血栓形成、左肾静脉受压综合征(胡桃夹现象)等。

**2. 尿路疾病**

(1)感染:膀胱炎、尿道炎、结核感染等。

(2)结石:输尿管结石、膀胱结石等。

(3)其他:如泌尿系统的肿瘤、息肉、异物、损伤、畸形等。

**3. 全身性疾病**

(1)出血性疾病:血小板减少性紫癜、血友病、维生素 K 缺乏症、再生障碍性贫血、白血病、弥散性血管内凝血等。

(2)感染性疾病:流行性出血热、伤寒、暴发性流脑、支原体感染、结核感染等。

(3)心血管疾病:充血性心力衰竭、感染性心内膜炎等。

(4)其他:运动性一过性血尿、特发性高钙尿症等。

## 三、血尿的诊断思路

通常,血尿的诊断需要遵循一定的流程和步骤。首先要判定是否真性血尿,然后对血尿来源做出初步定位,再结合病史及体检初步判断可能的疾病,并选择相应的进一步检查,以做出病因或病理诊断。不能明确诊断者,应继续随访观察。

**1. 判定是否真性血尿** 在诊断血尿时首先要注意排除假性血尿:①红色尿,见于摄入大量色素制剂(苯胺、玫瑰红染料等)、食物或药物(蜂蜜、甜菜根、黑酱果、大黄、利福平、苯妥英钠、氨基比林)等;②新生儿尿中尿酸盐增多可使尿布呈红色;③血红蛋白尿或肌红蛋白尿,如阵发性睡眠性血红蛋白、溶血性贫血等,虽潜血阳性,但镜检红细胞阴性;④卟啉尿;⑤血便或女孩经血污染尿液。

**2. 判断血尿来源及可能疾病** 真性血尿确定后,首先判定血尿的来源,目前常将尿红细胞形态检查作为血尿来源的初筛手段,然后再结合病史及体检初步判断可能的疾病。一般而言,尿中存在细胞管型,尤其红细胞管型,或伴有蛋白增多者属肾小球性。尿中存在血块和结晶则常提示为尿道出血。临床上,可将血尿分为症状性血尿和无症状性血尿两大类。病史上应注意询问有无前驱感染及其时间关系;近期有无用氨基糖苷类抗生素、磺胺类等药物史;有无外伤史,特别是在有尿道畸形时,很轻微外伤亦可导致肉眼血尿;有无与鼠类接触史,对流行性出血热诊断极为重要;有皮肤紫癜史支持紫癜性肾炎;有肝炎病史者要除外乙肝相关性肾炎;血尿前剧烈运动,24~48h 后血尿消失,可考虑为运动后一过性血尿;家族中有无血尿、肾衰竭、耳聋、眼部疾病患者,为遗传性肾炎提供线索;家族中出血史对血友病诊断有帮助;家族结石史要除外高钙尿及结石。

**3. 症状性血尿的诊断** 症状性血尿是指除血尿外尚伴有其他一些泌尿系统症状和(或)全身症状。症状性血尿通过询问病史,体检和必要的辅助检查,容易做出诊断。明显的尿路刺激症状多见于尿路感染;肾区绞痛要考虑尿路结石;瘦长体型,有时左侧腹痛和腰痛者,要考虑特发性肾出血;肾区肿块要考虑肾脏肿瘤、多囊肾、肾积水等;肝脾肿大、角膜色素环者要考虑肝豆状核变性;有全身多系统损害者要考虑系统性红斑狼疮等;有胃肠炎表现,随后出现溶血性贫血、血小板减少者要考虑溶血尿毒症综合征;伴有不明原因发热、消瘦、贫血及咯血者应疑为肺出血肾炎综合征;发热伴面、颈、上胸部潮红,并逐渐出现皮肤出血点应考虑流行性出血热;伴蛋白尿、水肿、高血压,常提示为肾小球疾病;伴感觉异常,应考虑法布里病;伴全身出血症状需要考虑全身凝血障碍,如血友病、血小板减少和其他血液病;偶尔维生素 K 或维生素 C 缺乏也可并发血尿。

**4. 无症状性血尿的诊断** 无症状性血尿指以血尿为主要或唯一表现,无明确的全身性和泌尿系统疾病症状,又称为单纯性血尿。以镜下血尿为主,且镜下血尿经常是体检等偶然发现。无症状性血尿的病因、病理多样，预后截然不同。由于缺乏可提供诊断线索的临床症状，在诊断时显得较为困难，往往需要进一步的实验室检查、影像学检查、内镜检查其至肾活检才能明确诊断。

（1）常见的无症状性肾小球源性血尿

1）肾小球疾病恢复期：急性肾炎、急进性肾小球肾炎等恢复期可残留少量镜下血尿迁延不愈。故追询急性期症状和体征颇为重要。这些疾病经询问病史后多数能明确诊断。

2）遗传性进行性肾炎：临床特点为镜下或肉眼血尿，多在上呼吸道感染后加重，可并有少量蛋白尿（<1g/24h）；30%～40% 伴神经性耳聋 [5%～20% 有内眼病（锥状晶体和眼底病）]。多数于青春期后出现肾功能减退，30 岁以内发展为慢性肾衰竭。家族中有耳聋、眼部疾病和肾衰竭患者有助于诊断。

3）家族性复发性血尿：又称家族性良性血尿。临床特点为持续镜下血尿。肉眼血尿常发生于呼吸道感染之后。诊断主要的依据是家族中存在同样性质血尿患者；双亲之一有血尿者对诊断帮助极大。本病的肾小球病变是基底膜变薄（<250nm），有建议将此病称为薄基底膜肾小球病。

4）IgA 肾病：儿童多数表现为复发性肉眼血尿，血尿发作的诱因有呼吸道感染、剧烈体力活动等；20% 左右表现为肾病综合征。起病多在学龄期，表现为血尿者预后良好。肾活检光学显微镜以系膜增生为常见，免疫荧光检查有不同程度 IgA 沉积，也可见 C3 和少量其他免疫球蛋白沉积。确诊依靠肾脏免疫病理学检查。

5）其他：病理表现为肾小球轻微改变或轻度系膜增生性肾炎者，临床上可表现为持续镜下血尿，依靠肾脏病理学检查诊断。

（2）常见的无症状性非肾小球源性血尿

1）高钙尿症：特发性高钙尿症占无症状血尿的 1/5～1/3。诊断主要靠尿钙测定：若 2 次或 2 次以上检测 24h 尿钙 >0.1mmol/kg；或餐后 2h 尿钙（mg/dl）与肌酐（mg/dl）比值 >0.2（<6 个月的婴儿比值 >0.8；6～12 个月婴儿比值 >0.6），即可诊断高钙尿症。诊断特发性高钙尿症需要排除肾上腺皮质病、甲状旁腺病、肾小管性酸中毒、髓质海绵肾和服用皮质激素等所导致的高钙尿症。由于特发性高钙尿症家族的肾结石发病率可高达 30%～70%，故家族中有肾结石者更应考虑高钙尿症的可能。

2）左肾静脉受压综合征：又称胡桃夹现象。左肾静脉行经主动脉与肠系膜动脉的夹角间，如夹角过窄，可受压而发生血尿或蛋白尿。诊断需要借助 B 型超声或彩色多普勒血管声像检查，左肾静脉远端口径较近端扩大 3 倍以上，同时证实血尿来自一侧肾，尿检红细胞为均一性，才能诊断。在男性患儿，有时还可并发左精索静脉曲张。

3）肾结石：肾盏和肾盂静脉结石可仅有血尿而无腹痛或腰痛，行 X 线腹部平片和 B 型超声检查能够发现。

4）其他：罕见的原因有肾血管瘤破裂、肾盂静脉-肾盂瘘和自发性（或肾穿刺所致）动-静脉瘘出血等，血尿来自一侧肾，且相当严重；轻微肾挫裂伤和肾动、静脉栓塞也可引起血尿。上述血尿诊断有时颇为困难，必须依靠血管造影检查方能明确；甚至在因血尿严重难以止血而行肾切除术时始能发现原因。

# 第 9 节 急性肾损伤

急性肾衰竭（acute renal failure，ARF）是儿童时期泌尿系统疾病的急重症，通常指数小时至数日发生的肾小球滤过率急速下降，导致体内氮质代谢产物潴留，常伴有水、电解质及酸碱平衡紊乱，并产生一系列临床症状。自急性透析质量创始小组（Acute Dialysis Quality Initiative Group，ADQI）提议把急性肾衰竭改为急性肾损伤（acute kidney injury，AKI）以来，现急性肾衰竭的概念已基本为急性肾损伤所取代。近年来的研究表明，即便是轻度肾功能降低，对患儿的预后及死亡率也会有显著的影响，急性肾损伤强调早期急性肾功能丧失，与慢性肾损伤相对应，急性肾损伤把急性轻度肾功能降低的情况也包含于内。

【病因和发病机制】 急性肾损伤病因多种多样，根据发生的解剖部位可分为肾前性、肾性和肾后性三类。

1. 肾前性 是最常见的急性肾损伤，包括所有引起肾灌注不足的疾病。任何引起有效循环血容量减少，使肾血流量不足、肾小球滤过率显著降低的原因，如各种原因的液体丢失和出血、有效动脉血容量减少、低心排血量、肾内血流动力学改变（包括肾脏血管收缩、扩张失衡）和肾动脉机械性阻塞等都可导致急性肾损伤。

2. 肾性 肾实质损伤或由于肾前性损伤未能及时解除、病情进一步发展所致，常见于各种肾缺血或肾毒性物质损伤，如急性肾小管坏死、急性肾炎、溶血尿毒综合征、急性间质性肾炎、各种肾血管病变（包括血管炎、血管栓塞和弥散性血管内栓塞）。

3. 肾后性 各种急性尿路梗阻不能解除，如输尿管肾盂连接处狭窄、结石、肿瘤、血块堵塞等。

急性肾损伤由于病因多样，其发病机制复杂，目前仍不太清楚。当肾缺血或肾中毒时可引起肾小管急性严重损伤，导致小管上皮细胞变性、坏死和脱落及肾小管基底膜断裂，脱落上皮细胞堵塞肾小管，致使肾小球有效滤过压降低和少尿；此外，肾小管上皮细胞受损引起肾小管液回漏，导致肾间质水肿。肾缺血和肾毒素同时可激活肾素-血管紧张素系统，使肾血流动力学发生改变，进一步造成肾损伤；其他如肾缺血-再灌注损伤等可能参与急性肾小管坏死的发生。

【病理】 急性肾小管坏死时，肉眼观肾脏体积增大、色苍白，皮质肿胀、髓质呈暗红色。光学显微镜检查病变主要位于近端肾小管，早期小管上皮细胞肿胀、脂肪变性和空泡变性，后期小管上皮细胞可呈融合样坏死，细胞核浓缩，细胞破裂或溶解，形成裂隙和剥脱区基膜暴露或断裂，间质充血、水肿和炎症细胞浸润。近端肾小管刷状缘弥漫性消失、变薄及远端肾单位节段性管腔内管型形成是缺血型肾小管坏死常见的特征性病理改变，近端肾小管及远端肾单位局灶节段性斑块坏死和细胞脱落是中毒型急性肾小管坏死的病理特征。

【临床表现】 急性肾损伤的临床表现除原发及诱发疾病的症状、体征，后期因肾功能下降而出现水、电解质紊乱和代谢性酸中毒等一系列临床表现。以急性肾小管坏死为例，传统上其临床过程可分为起始期、维持期和恢复期。

**1. 起始期** 起始期的长短依病因和程度的不同而不同，通常为数小时到数天，此时肾病常为可逆性，但随着肾小管上皮发生明显损伤，肾小球滤过率突然下降，若出现容量负荷过多，并出现电解质和酸碱平衡紊乱的症状和体征，则进入维持期。

**2. 维持期**（少尿期） 此期已处于损伤阶段或衰竭阶段，一般为1～2周或更长时间，肾小球滤过率保持在低水平。患儿可出现少尿（<400ml/d），部分甚至无尿（<100ml/d）。但也可无少尿，称为非少尿型急性肾损伤，但随着肾功能减退，临床上均可出现一系列类似尿毒症的临床表现。

（1）消化系统：可出现食欲减退、恶心、呕吐、腹胀、腹泻等，严重者可发生消化道出血。

（2）呼吸系统：除感染的并发症外，因容量负荷过大，可出现呼吸困难、咳嗽、憋气、胸痛等症状。

（3）心血管系统：因水钠潴留出现高血压、心律失常、心肌炎、充血性心力衰竭的表现等，急性左心衰竭是持续期急性肾小管坏死患儿常见的死亡原因。

（4）神经系统：可出现意识障碍、躁动、谵妄、抽搐、昏迷等脑病症状。

（5）血液系统：可表现为轻中度贫血，并可有出血倾向。

（6）水、电解质和酸碱平衡紊乱：表现为代谢性酸中毒、高钾血症、水钠潴留以及水过多而大量应用利尿剂所致的低钠血症，此外还可有低钙血症、高磷血症。

（7）感染：是急性肾损伤常见的并发症，常见的感染部位包括肺部、尿路、腹腔等，在疾病的发展过程中可合并多器官功能衰竭，死亡率高。

**3. 恢复期** 由于肾小管细胞再生、修复，肾小管完整性恢复。肾小球滤过率逐渐恢复正常或接近正常，此期尿量呈进行性增加，少尿或无尿患儿尿量为500ml/d即进入恢复期。部分患儿出现多尿，通常持续1～3周。多尿期有时由于排钾过多或使用排钾利尿剂、摄入减少等可造成低血钾。

【辅助检查】

**1. 血液检查** 有轻、中度贫血。血肌酐和尿素氮进行性上升，如合并高分解代谢及横纹肌溶解引起者上升速度较快，可出现高钾血症（血钾>5.5mmol/L）。血 pH 常低于 7.35，$HCO_3^-$ 水平多呈轻中度降低。血钠浓度正常或偏低，可有血钙降低、血磷升高。

**2. 尿液检查**

（1）尿量变化：少尿或无尿常提示急性肾小管坏死。

（2）尿常规检查：外观多混浊、尿色深。尿蛋白多为-～+，常以中、小分子蛋白为主；尿沉渣可见肾小管上皮细胞、上皮细胞管型和颗粒管型，并可见少许红白细胞等，尿比重常在 1.015 以下。

（3）尿渗透压低于 350mOsm/kg，尿与血渗透浓度之比低于 1.1。由于肾小管对钠重吸收减少，尿钠增高，多在 20～60mmol/L；尿肌酐与血肌酐之比降低，常<20；尿尿素氮与血尿素氮之比降低，常<3；肾衰竭指数常>1；钠排泄分数常>1。

**3. 影像学检查** 以 B 型超声检查最为常用，急性肾衰竭时肾体积常增大、肾皮质可增厚，而慢性肾衰竭时肾体积常缩小、肾皮质变薄。此外，超声检查还有助于鉴别是否存在肾后性梗阻，上尿路梗阻时可见双侧输尿管上段扩张或双侧肾盂积水，下尿路梗阻时可见膀胱尿潴留。腹部 X 线平片、静脉或逆行肾盂造影、CT 或磁共振成像等通常有助于寻找可疑尿路梗阻的确切原因。

**4. 肾活检** 对临床表现典型的急性肾小管坏死患儿一般不需要做肾活检。对于临床表现符合急性肾小管坏死，但少尿期超过 2 周或病因不明，且肾功能 3～6 周仍不能恢复者，临床考虑存在其他导致急性肾损伤的严重肾实质疾病，均应尽早进行肾活检，以早期明确病因诊断。

【诊断】

**1. 急性肾损伤诊断标准** 肾功能在 48h 内突然减退，血肌酐绝对值增加≥0.3mg/dl（≥26.4μmol/L）或者增加≥50%（达到基线值的 1.5 倍）或尿量<0.5ml/（kg·h），持续超过 6h。

**2. 急性肾损伤分期标准** 2002 年急性透析质量倡仪（Acute Dialysis Quality Initiative，ADQI）第二次会议提出了急性肾损伤的 RIFLE 分级诊断标准，将急性肾损伤/急性肾衰竭分为三个级别：危险（risk，R）、损伤（injury，I）、衰竭（failure，F），2 个预后级别：肾功能丧失（loss，L），终末期肾病（end-stage renal disease，ESRD）。基于 RIFLE 急性肾损伤的分期诊断标准见表 13-1。

表 13-1 急性肾损伤的分期诊断标准（基于 RIFLE）

| 分期 | Scr 标准 | 尿量 |
|---|---|---|
| Ⅰ期 | Scr 增加≥26.4μmol/L（0.3mg/L）或增至基线的 150%～200%（1.5～2 倍） | <0.5ml/kg >6h |
| Ⅱ期 | 增至基线的 200%～300%（2～3 倍） | <0.5ml/kg >12h |
| Ⅲ期 | 增至基线的 300% 以上（>3 倍）或 Scr ≥354μmol/L（4mg/L），且急性增加≥44μmol/L（0.5mg/L） | <0.3ml/kg >24h 或无尿 12h |

【鉴别诊断】 在鉴别诊断方面，首先应排除慢性肾功能不全基础上的急性肾损伤，其次应除外肾前性和肾后性；确定为肾性后，应鉴别是肾小管、肾小球、肾血管或肾间质病变引起的急性肾损伤还是肾衰竭。

**1. 与肾前性少尿鉴别** 发病前有容量不足、体液丢失等病史，体检发现皮肤和黏膜干燥、低血压、颈静脉充盈不明显者，应首先考虑肾前性少尿，可试用 2：1 等张液 15～20ml/kg 快速输入（半小时内输完），2h 后尿量增加至 6～10ml/kg 为有效，无反应者注射袢利尿剂（呋塞米 1～2mg/kg，），以观察输液后循环系统负荷情况。如果补足血容量后血压恢复正常，尿量增加，则支持肾前性少尿的诊断。低血压时间长，补液后无尿量增多者应怀疑肾前性急性肾损伤已进展为急性肾小管坏死。

**2. 与肾后性尿路梗阻鉴别** 有导致尿路梗阻的原发疾病如结石、肿瘤等病史；突发尿量减少或与无尿交替；患儿自觉肾绞痛，胁腹或下腹部疼痛；肾区有叩击痛；如膀胱出口处梗阻，则膀胱区因积尿而膨胀，叩诊呈浊音；尿常规无明显改变。超声显像和 X 线检查可帮助确诊。

**3. 与其他急性肾损伤鉴别**

（1）与肾小球或肾微血管疾病鉴别：重症急性肾炎，急进性肾炎，继发性肾病如狼疮性肾炎、紫癜性肾炎等和肾病综合征大量蛋白尿期均可引起特发性急性肾损伤；亦可由小血管炎、溶血尿毒症综合征及恶性高血压所致，病史、实验室检查和肾活检可帮助鉴别。

（2）与急性间质性肾炎鉴别：根据近期用药史，出现发热、皮疹、淋巴结肿大及关节酸痛、血嗜酸性粒细胞增多等临床表现，尿化验异常并有肾小管及肾小球功能损伤等可鉴别，肾活检有助于确诊。

（3）与肾血管阻塞鉴别：双侧肾或孤立肾肾动脉栓塞或静脉血栓形成均可引起急性肾损伤，临床上较罕见，可表现为严重腰痛、血尿和无尿等，血管造影能明确诊断。

【治疗】

**1. 积极控制原发病因、去除加重急性肾损伤的可逆因素** 急性肾损伤首先要纠正可逆的病因。对于各种严重外伤、心力衰竭、急性失血等都应进行相应的治疗，包括扩容、纠正血容量不足、抗休克和控制感染等。停用影响肾灌注或肾毒性药物。注意调整药物剂量，如有可能检测血清药物浓度。

**2. 维持机体的水、电解质和酸碱平衡**

（1）维持体液平衡：在少尿期，容易出现水负荷过大，极易导致肺水肿。严重者还可出现脑水肿。应密切观察患儿的体重、血压和心肺症状与体征变化，严格计算 24h 液体出入量。补液时遵循"量入为出"的原则。每日补液量 = 显性失液量 + 不显性失液量 - 内生水量。如出现急性心力衰竭则应尽早进行透析治疗。

（2）纠正高钾血症：当血钾超过 6.0mmol/L，应密切检测心率和心电图，并紧急处理，可给予 10% 葡萄糖酸钙缓慢静脉滴注，25% 葡萄糖 200ml 加普通胰岛素静脉滴注，应用口服降钾树脂类药物或呋塞米等排钾利尿剂促进尿钾排泄。如以上措施无效，尽早进行透析治疗。

（3）纠正代谢性酸中毒：如 $HCO_3^-$ 低于 15mmol/L，可根据情况选用 5% 碳酸氢钠静脉滴注，对于严重酸中毒患儿，应立即开始透析治疗。

（4）其他电解质紊乱：如果体重增加，应限制钠；若钠正常，水不应限制。如出现定向障碍、抽搐、昏迷等水中毒症状，可给予高渗盐水滴注或透析治疗。对无症状性低钙血症，通常不需要处理。纠正酸中毒后，常因血中游离钙浓度降低，导致手足抽搐，可给予 10% 葡萄糖酸钙稀释后静脉注射。

**3. 控制感染** 一旦出现感染征象，应积极使用有效抗生素治疗，可根据细菌培养和药物敏感试验选用对肾无毒性或低毒性的药物，并按 eGFR 调整剂量。

**4. 透析治疗** 凡上述保守治疗无效者，均应尽早进行透析治疗，常用模式有血液透析、血液滤过和腹膜透析，对纠正氮质血症、心力衰竭、严重酸中毒及脑病等均有较好的效果。近年来连续性肾脏替代疗法（CRRT）的应用，使死亡率大大降低。

透析指征：严重水潴留，肺水肿、脑水肿倾向；血钾≥6.5mmol/L 或心电图有高钾表现；严重酸中毒，血浆 $HCO_3^-$ <12mmol/L 或动脉血 pH <7.2；严重氮质血症，特别是高分解代谢患儿。

**5. 恢复期治疗** 多尿期初始，由于肾小球滤过率尚未完全恢复，仍应注意维持水、电解质和酸碱平衡，控制氮质血症，治疗原发病和防止各种并发症。大量利尿后要防止脱水及电解质的丢失，及时补钾。根据肾功能恢复情况逐渐减少透析次数直至停止透析。

【预后】 急性肾损伤的早期识别、早期诊断及早期治疗对预后起到了积极促进作用，随着透析的广泛开展，急性肾损伤的死亡率已显著降低。

（罗 军）

# 第14章 造血系统疾病

## 第1节 小儿造血和血液特点

### 一、小儿造血特点

小儿造血可分为胚胎期造血和生后造血；在胚胎期和出生后的各个不同发育阶段，主要的造血器官并不相同（图14-1）。

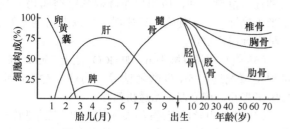

图14-1 不同时期的造血情况

#### （一）胚胎期造血

胎儿期的造血是一个动态过程，血细胞的生成始自卵黄囊的血岛，然后出现于肝、脾等髓外造血器官，最后转移至骨髓，形成三个不同的造血期。

**1. 中胚叶造血期**（mesoblastic hematopoiesis） 在胚胎第10~14天就可以看到卵黄囊壁上的中胚层间质细胞开始分化聚集成细胞团，称为血岛（blood island）。血岛几乎全部由红细胞构成，但也有少量的巨核细胞。卵黄囊是孕3~6周红细胞生成的主要部位。自胚胎第8周后，血岛开始退化，至12~15周时消失。

**2. 肝造血期**（hepatic hematopoiesis） 胚胎中期以肝脏造血为主。肝造血期自胚胎第6~8周开始，至第4~5个月时达高峰，6个月后肝造血逐渐减少，约于出生时停止造血。肝主要造有核红细胞，肝制造的红细胞称为定型的原红细胞，它可分化成无核的红细胞，经血窦壁进入血液。在造血功能达高峰时也可造粒细胞及巨核细胞，但尚不能产生血小板。

约于胚胎第8周脾也开始参与造血，以生成红细胞占优势，稍后粒系造血也相当活跃。在12周时还可以出现淋巴细胞和单核细胞。胚胎5个月之后，脾造红细胞和粒细胞功能减退至消失，而造淋巴细胞功能可维持终生。

于胚胎第6~7周开始出现胸腺，于第8周开始生成淋巴细胞。此外，胚胎期胸腺还有短暂生成红细胞和粒细胞的功能。

自胚胎11周淋巴结开始造淋巴细胞并成为终生造淋巴细胞和浆细胞的器官。胎儿期淋巴结亦有短暂的红系造血功能。

**3. 骨髓造血期**（medullary hematopoiesis） 胚胎第6周起出现骨髓，但至胚胎4个月才开始造血，并迅速成为主要的造血器官，至出生2~5周后成为唯一的造血场所。胎儿期骨髓是粒系和巨核系造血的主要部位。至胎儿32周，骨髓中粒、红、巨核细胞等系统增生都很活跃。初生时所有的骨髓都充满造血组织。

胎儿期造血的三个阶段不是截然分开的，而是互相交错，此消彼长的。

#### （二）生后造血

**1. 骨髓造血** 出生后主要是骨髓造血，产生各种血细胞。生后前几年所有骨髓均为红髓，全部参与造血。5~7岁开始长骨干中出现脂肪细胞；随年龄增长，脂肪细胞组成的黄髓逐渐增多、红髓相应减少。至18岁时红髓仅存在于椎骨、肋骨、胸骨、颅骨等扁平骨及股骨、肱骨的近端。黄髓有潜在的造血功能，需要增加造血时，它可转变成红髓而恢复造血功能。

**2. 淋巴器官造血** 生后胸腺、脾和淋巴结继续产生淋巴细胞，其中胸腺产生T淋巴细胞，淋巴结产生B淋巴细胞。在贫血时，脾和淋巴结可恢复胎儿期造血状态。

**3. 单核巨噬细胞系统** 此系统分布几乎遍及全身器官。网状细胞分化为吞噬性网状细胞；骨髓生成的单核细胞经血液进入组织后成为组织细胞，在一定条件下转化为有强大吞噬能力的游离吞噬细胞。

**4. 骨髓外造血**（extramedullary hemopoiesis） 小儿在生后头几年骨髓均为红髓，故造血的代偿潜力甚小；当遇到各种感染、溶血、贫血、骨髓受异常细胞侵犯，骨髓纤维化等情况时，因骨髓造血储备力小，其肝、脾和淋巴结可以随时适应需要，恢复到胎儿时期的造血状态。此时，肝、脾和淋巴结肿大，周围血常规可出现有核红细胞和幼稚粒细胞。当病因除去后，又可恢复正常的骨髓造血。

### 二、血液特点

小儿血常规与成人颇有差异，年龄越小越明显；

随着年龄增长，血容量及各种血细胞可有不同变化。

### （一）红细胞及血红蛋白

在红细胞生成素的作用下，红细胞系的单能干细胞向原红细胞分化，经过早幼红、中幼红、晚幼红细胞，共约分裂增殖 4 次。晚幼红细胞继续分化，经网织红细胞至成熟红细胞。由于胎儿期处于相对缺氧的环境，红细胞生成素（erythropoietin，EPO）合成增加，故红细胞和血红蛋白较高，初生时红细胞仍可达（5.0～7.0）×10$^{12}$/L，血红蛋白为 150～220g/L。出生后，随着肺呼吸的建立，动脉血氧饱和度升高，致红细胞生成素明显减少，骨髓生成红细胞的功能下降；胎儿红细胞大、寿命短，可于短期内破坏；此外，婴儿生长发育迅速，循环血量迅速增加；以上因素使红细胞数和血红蛋白含量逐渐下降，至出生后 2～3 个月达最低水平，红细胞数下降至 3.0×10$^{12}$/L 左右，血红蛋白降至 100g/L 左右，呈现轻度贫血（早产儿血红蛋白于生后 3～7 周可降至 70～90g/L），此阶段称为生理性贫血；其经过呈自限性。3 个月后红细胞及血红蛋白量又恢复增加，约 12 岁时达到成人水平。

网织红细胞在出生时较高，为红细胞的 4%～6%，出生 4～7 天迅速下降，3 个月以后回升，婴儿期以后达成人水平。

### （二）血红蛋白的种类

血红蛋白除量的变化外，还有质的变化。血红蛋白分子由两对多肽链组成，构成血红蛋白分子的多肽链共有六种，分别称为 α、β、γ、δ、ε 和 ζ；不同的血红蛋白分子由不同的多肽链组成。人类的血红蛋白从胚胎、胎儿、婴儿至成人期结构并不一致，共有 6 种不同的血红蛋白：胚胎期的血红蛋白为 Gower1（ζ2ε2）、Gower2（α2ε2）、Portland（ζ2γ2）；胎儿期为胎儿血红蛋白（HbF，α2γ2）；成人血红蛋白分为 HbA（α2β2）及 HbA2（α2δ2）两种。

血红蛋白 Gower1、Gower2 和 Portland 在胚胎 12 周时消失，并为 HbF 所代替。胎儿 6 个月时 HbF 占 0.90，而 HbA 仅占 0.05～0.10；出生时 HbF 占 0.70，HbA 约占 0.30，HbA2＜0.01；1 岁时 HbF 不超过 0.05，至 2 岁时不超过 0.02。成人的 HbA 约占 0.95，HbA2 占 0.02～0.03，HbF 不超过 0.02（图 14-2，表 14-1）。

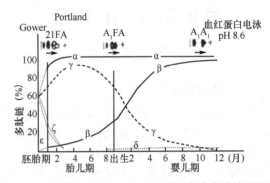

图 14-2　胚胎至婴儿期血红蛋白肽链的变化和血红蛋白电泳的改变

表 14-1　人类血红蛋白不同时期的组成

| Hb 种类 | 肽链组成 | 妊娠期 | | | | 出生 | 月龄 | | |
|---|---|---|---|---|---|---|---|---|---|
| | | 4～8 周 | 12 周 | 6 个月 | 8 个月 | | 2 个月 | 4 个月 | ＞6 个月 |
| Gower1 | ζ2ε2 | ↑↑ | 消失 | — | — | | | | |
| Gower2 | α2ε2 | ↑↑ | | | | — | | | |
| Portland | ζ2γ2 | ↑↑ | 少量 | 微量 | 微量 | | | | |
| HbF | α2γ2 | ↑↑ | ↑↑ | 90% | ↑↑ | 70% | 50% | ＜10% | 小于 2% |
| HbA | α2β2 | ↑ | | 5%～10% | | 30% | | | 成人水平 |
| HbA2 | α2δ2 | | | | | ＜1% | | | 2%～3% |

### （三）白细胞

初生时白细胞总数为（15～20）×10$^9$/L。生后 6～24h 达（2～28）×10$^9$/L，然后逐渐下降，1 周时平均为 12×10$^9$/L；婴儿期白细胞数维持在 10×10$^9$/L 左右；8 岁以后接近成人水平。

白细胞分类的特点主要反映在中性粒细胞与淋巴细胞的相对变化上。出生时中性粒细胞较高，占 60%～65%，淋巴细胞占 30%～35%；生后 4～6 日，两者比例约相等；随后淋巴细胞始终占多数，约占

60%，中性粒细胞约占 30%；至 4～6 岁，中性粒细胞又与淋巴细胞比例再次相等，以后白细胞分类与成人相似（图 14-3）。

嗜酸性粒细胞、嗜碱性粒细胞和单核细胞在婴幼儿均较低，各年龄阶段差别不大。

### （四）血小板

新生儿期血小板形态和大小与成人不同，常见较多体积较大的血小板。生后血小板数与成人相似，为（150～250）×10$^9$/L。

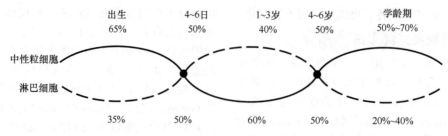

| 出生 | 4~6日 | 1~3岁 | 4~6岁 | 学龄期 |
| 65% | 50% | 40% | 50% | 50%~70% |

中性粒细胞

淋巴细胞

| 35% | 50% | 60% | 50% | 20%~40% |

图 14-3　小儿白细胞分类比例变化

## （五）血容量

小儿血容量相对较成人多。新生儿血容量约占体重的 10%，平均 300ml；儿童占体重的 8%～10%；成人血容量占体重的 6%～8%。

（王　野　徐　刚）

# 第2节　小儿贫血

## 一、小儿贫血总论

### （一）贫血定义

贫血（anemia）是指末梢血中单位容积内红细胞数或血红蛋白量低于正常。根据世界卫生组织资料，血红蛋白值的低限：6 个月至 6 岁为 110g/L；6～14 岁为 120g/L，海拔每升高 1000m，血红蛋白上升 4%，低于此值称为贫血。6 个月内婴儿由于生理性贫血等因素，血红蛋白值变化较大，目前尚无统一标准，我国小儿血液学会议暂定：新生儿 Hb ＜145g/L，1～4 个月 Hb ＜90g/L，4～6 个月 Hb ＜100g/L 者为贫血。

### （二）贫血分类

**1. 小儿贫血程度分类**　见表 14-2。

表 14-2　小儿贫血程度分类（血红蛋白量，g/L）

| | 轻度 | 中度 | 重度 | 极重度 |
|---|---|---|---|---|
| 小儿 | 90~正常低限 | 60~<90 | 30~<60 | <30 |
| 新生儿 | 120~<144 | 90~<120 | 60~<90 | <60 |

**2. 形态学分类**　依平均红细胞体积（MCV），平均红细胞血红蛋白含量（MCH）和平均红细胞血红蛋白浓度（MCHC），将贫血分为四类（表 14-3）。

表 14-3　贫血的细胞形态分类

| | MCV（fl） | MCH（pg） | MCHC（g/L） |
|---|---|---|---|
| 正常值 | 80~94 | 28~32 | 320~380 |
| 大细胞性 | >94 | >32 | 320~380 |
| 正细胞性 | 80~94 | 28~32 | 320~380 |
| 单纯小细胞性 | <80 | <28 | 320~380 |
| 小细胞低色素性 | <80 | <28 | <320 |

**3. 病因分类**　根据造成贫血的原因将其分为失血性、破坏增多和红细胞生成不足三类。

（1）失血性贫血

1）急性失血：如创伤性大出血等。

2）慢性失血：如溃疡病、钩虫病及肠息肉等。

（2）红细胞破坏增多

1）红细胞内在缺陷

A. 红细胞膜结构缺陷：如遗传性球形红细胞增多症、遗传性椭圆形红细胞增多症、皱缩红细胞增多症、阵发性睡眠性血红蛋白尿症等。

B. 红细胞酶缺乏：如葡萄糖-6-磷酸脱氢酶（G-6-PD）缺乏症、丙酮酸激酶缺乏症等。

C. 血红蛋白合成与结构异常：如珠蛋白生成障碍性贫血（又称地中海贫血）、血红蛋白病等。

2）红细胞外在因素

A. 免疫因素：体内存在破坏红细胞的抗体，如新生儿溶血、自身免疫性溶血性贫血等。

B. 非免疫性因素：如药物、化学物质、感染、毒素或物理因素引起的贫血。

C. 其他：脾功能亢进。

（3）红细胞和血红蛋白生成不足

1）缺乏造血物质：如缺铁性贫血（铁缺乏）、营养性巨幼红细胞性贫血（维生素 $B_{12}$、叶酸缺乏、维生素 $B_6$ 缺乏、铜缺乏、维生素 C 缺乏、蛋白质缺乏等）。

2）骨髓造血功能障碍

A. 再生障碍性贫血：先天性，如范科尼（Fanconi）贫血；后天性，分特发性和继发性。

B. 单纯红细胞再生障碍性贫血：分为先天性和后天性。

C. 感染性、炎症性及癌症性贫血，慢性肾病、铅中毒所致的贫血等。

### （三）临床表现

贫血的临床表现因贫血程度，贫血发生快慢及诱发贫血的病因而异。就贫血本身的症状而言，主要是由于缺氧所引起的一系列临床表现。

**1. 一般表现**　皮肤黏膜苍白为突出表现，但当伴有黄疸、发绀或皮肤色素沉着时可掩盖贫血的表现。病程较长的患儿常有易疲倦、毛发干枯、营养低下、体格发育迟缓等症状。

**2. 造血器官反应** 当小儿发生贫血时,尤其是婴儿期,往往出现骨髓外造血,导致肝、脾和淋巴结肿大(再生障碍性贫血除外),周围血中可出现有核红细胞、幼稚粒细胞。

**3. 各系统症状**

(1)循环和呼吸系统:可出现心动过速、脉搏加快、动脉压增高、呼吸加速,这是机体对缺氧的代偿性反应。在重度贫血、代偿失调时,可出现心脏扩大和充血性心力衰竭。

(2)消化系统:胃肠蠕动及消化酶的分泌功能均受到影响,出现食欲减退、恶心、腹胀或便秘等。偶有舌尖、舌乳头萎缩等。

(3)神经系统:常表现为精神不振、注意力不集中、情绪易激动等,年长儿可有头痛、昏眩、眼前有黑点或耳鸣等。

### (四)贫血的诊断要点

对于任何贫血患儿,必须寻找出其贫血的原因,才能进行合理和有效的治疗。因此,详细询问病史、全面的体格检查和必要的实验室检查是作出贫血病因诊断的重要依据。

**1. 病史询问中应注意下列各项**

(1)发病年龄:可提供诊断线索。如生后 24h 内出现贫血伴有黄疸者,以新生儿溶血病(ABO 或 Rh 血型不合所致)可能性大;婴儿期发病者多考虑营养缺乏性贫血、遗传性溶血性贫血;儿童期发病者多考虑慢性出血性贫血、再生障碍性贫血、其他造血系统疾病、全身性疾病引起的贫血。

(2)病程经过和伴随症状:起病急、病程短者,提示急性溶血或急性失血;起病缓慢者,提示营养性贫血、慢性失血或溶血等;如伴有黄疸和血红蛋白尿提示溶血;伴有呕血、便血、血尿、瘀斑等提示出血性疾病;伴有骨痛提示白血病或其他骨髓浸润性病变等。

(3)喂养史:详细了解婴幼儿的喂养方法及饮食的质与量对诊断和病因分析有重要意义。例如,1 岁内单纯乳类喂养而少加辅食,幼儿及年长儿饮食质量差或搭配不合理者,可能为缺铁性贫血;单纯母乳(缺乏维生素 $B_{12}$)或羊乳(缺乏叶酸)喂养未及时添加辅食的婴儿,易患营养性巨幼红细胞性贫血。

(4)既往史:询问有无寄生虫病特别是钩虫病病史;询问其他系统疾病,如消化系统疾病、慢性肾病、严重结核、慢性炎症性疾病如类风湿病等可引起与贫血有关的病。

(5)家族史:与遗传有关的贫血,如遗传性球形红细胞增多症、G-6-PD 缺乏症、珠蛋白生成障碍性贫血等,家族(或近亲)中常伴有同样患者。

**2. 体格检查**

(1)生长发育:慢性贫血往往有生长发育障碍。

某些遗传性溶血性贫血,特别是重型 β-珠蛋白生成障碍性贫血,除发育障碍外还表现有特殊面貌,如颧、额突出,眼距宽,鼻梁低,下颌骨较大等。

(2)营养状况:营养不良常伴有慢性贫血。

(3)皮肤、黏膜:皮肤和黏膜(甲床、结膜及唇黏膜)苍白的程度一般与贫血程度成正比。伴有皮肤、黏膜出血时要注意排除出血性疾病和白血病。伴有黄疸时提示溶血性贫血。

(4)指甲和毛发:缺铁性贫血的患儿指甲菲薄、脆弱,严重者扁平甚至呈匙形反甲。巨幼红细胞贫血头发细黄、干稀、无光泽,有时呈绒毛状。

(5)肝、脾和淋巴结肿大:是婴幼儿贫血的常见体征,肝脾轻度肿大多提示髓外造血;如肝脾明显肿大且以脾大为主者,多提示遗传性溶血性贫血。贫血伴有明显淋巴结肿大者,应考虑造血系统恶性病变(如白血病、恶性淋巴瘤)。

### (五)实验室检查

血液检查是贫血鉴别诊断不可缺少的措施,临床上应由简而繁进行。一般根据病史、体征和初步的实验室检查资料。通过综合分析,对大多数贫血可作出初步诊断或确定诊断;对一些病情复杂暂时不能明确诊断者,亦可根据初步线索进一步选择必要的检查。

**1. 红细胞形态** 这是一项简单而又重要的检查方法。仔细观察血涂片中细胞大小、形态及染色情况,对贫血的诊断有较大启示。例如,红细胞较小、染色浅、中央淡染色区扩大,多提示缺铁性贫血;红细胞呈球形,染色深提示遗传性球形细胞增多症;红细胞大小不等,染色浅并有异形、靶形和碎片者,多提示珠蛋白生成障碍性贫血;红细胞形态正常则见于急性溶血或骨髓造血功能障碍。

**2. 网织红细胞计数** 可反映骨髓造红细胞的功能。增多提示造血功能活跃,可见于急慢性溶血或失血性贫血;减少提示造血功能低下,可见于再生障碍性贫血、营养性贫血等。

**3. 白细胞和血小板计数** 可协助诊断或初步排除造血系统其他疾病(如白血病)及感染性疾病所致的贫血。

**4. 骨髓检查** 涂片检查可直接了解骨髓造血细胞生成的质和量的变化,对某些贫血的诊断具有决定性意义(如白血病、再生障碍性贫血、营养性巨幼红细胞性贫血)。骨髓活检对白血病、转移瘤等骨髓病变具有诊断价值。

**5. 血红蛋白分析检查** 例如,血红蛋白碱变性试验、血红蛋白电泳、包涵体生成试验等,对珠蛋白生成障碍性贫血和异常血红蛋白病有诊断意义。

**6. 红细胞渗透脆性试验** 脆性增高见于遗传性球形细胞增多症;减低则见于珠蛋白生成障碍性贫血。

**7. 特殊检查** 红细胞酶活力测定对先天性红细胞酶缺陷所致的溶血性贫血有诊断意义；抗人球蛋白试验可以协助自身免疫性溶血的诊断；血清铁、铁蛋白、红细胞游离原卟啉（FEP）等检查可以协助诊断缺铁性贫血；核素 $^{51}$ 铬可以测定红细胞寿命；基因分析方法对遗传性溶血性贫血不但有诊断意义，还有产前诊断价值。

### （六）治疗原则

**1. 去除病因** 这是治疗贫血的关键，有些贫血在病因去除后，很快可以治愈。对一些贫血原因暂时未明的，应积极寻找病因，予以去除。

**2. 一般治疗** 加强护理，预防感染，改善饮食质量和搭配等。

**3. 药物治疗** 针对贫血的病因，选择有效药物给予治疗，如铁剂治疗缺铁性贫血，维生素 $B_{12}$ 和叶酸治疗巨幼红细胞性贫血，肾上腺皮质激素治疗自身免疫性溶血性贫血等。

**4. 输血疗法** 当贫血引起心功能不全或血红蛋白低于 30g/L 时，输血（凡有条件的均应输红细胞）是抢救措施。对长期慢性贫血者，若代偿功能良好，可不必输血，必需输血时应注意输血量和速度，贫血重者应输给浓缩红细胞，每次（5～10）ml/kg，速度不宜快，以免引起心力衰竭和肺水肿。对于贫血合并肺炎的患儿，每次输血量更应减少且速度减慢。

**5. 造血干细胞移植** 这是目前根治一些遗传性溶血性贫血和再生障碍性贫血的有效方法，如有 HLA 相配的造血干细胞来源应予首选。

**6. 并发症治疗** 婴幼儿贫血易合并急、慢性感染，营养不良等，应予积极治疗。

## 二、营养性缺铁性贫血

### 案例 14-1

患儿，女，1 岁 6 个月，因食欲减退，面色苍白 2 个月入院。患儿于 2 个月前开始食欲差，除牛乳外，其他辅食很难喂进，喜食烟丝、鸡蛋壳、煤炭块等。伴面色苍白，进行性加重，乏力，不爱活动。有发热、咳嗽、呕吐及腹泻。无关节肿痛，无皮肤瘀斑及口鼻出血等。精神好，玩耍如常。自发病来无腹痛及黄疸，大小便正常，未做任何诊治。患儿既往未患过其他疾病。

第一胎第一产，足月顺产，母乳喂养，至今未断奶，1 岁多添加少量辅食（面食），但很难喂进。1 岁说话，1 岁 4 个月会走。定期做计划免疫注射。其父母身体均健康。

体格检查：T 36.9℃，P 130 次/分，R 35 次/分，体重 10kg。发育正常，营养稍差，神志清，精神萎靡，呼吸平稳，面色苍黄，中度贫血貌，口唇黏膜苍白。全身皮肤未见黄染、皮疹及出血点，颈部浅表淋巴结肿大。颈软，毛发稀黄。胸骨无压痛，胸廓对称，双肺呼吸音清晰，心律规整，心率 136 次/分，心音有力，心尖区可闻及（2～3）/6 级收缩期杂音，不传导。腹部平软，肝肋下 2.5cm，剑下 3cm，质软，无触痛。脾肋下刚触及。脊柱四肢无畸形，活动可，指（趾）甲床苍白并有反甲。生理反射存在，病理反射未引出。

辅助检查：

1. 血常规：Hb 65g/L；RBC $4.0 \times 10^{12}$/L；WBC $9.0 \times 10^9$/L；PLT $265 \times 10^9$/L；N 56.8%；L 42.2%；网织红细胞 0.012；MCV 70fl；MCH 18.5pg；MCHC 23.1%；HCT 26%。提示小细胞低色素性贫血。

2. 血清铁蛋白 9μg/L；总铁结合力 87μmol/L。

思考题：

1. 病史有何特点，最可能的诊断是什么？诊断依据有哪些？

2. 如何治疗？

营养性缺铁性贫血（nutritional iron-deficiency anemia，NIDA）是体内铁缺乏所导致血红蛋白合成减少的一种贫血。临床上是以小细胞低色素性贫血、血清铁蛋白减少和铁剂治疗有效为特点。缺铁性贫血是小儿最常见的一种贫血，多见于 6 月至 2 岁婴幼儿，严重危害小儿健康，是我国重点防治的小儿常见病之一。

**【铁的代谢】**

**1. 人体总铁量及其分布** 正常成人男性为 50mg/kg，女性约为 35mg/kg，新生儿约为 75mg/kg。总铁含量中 64% 用于合成血红蛋白，3.2% 合成肌红蛋白，32% 以铁蛋白及含铁血黄素形式储存于肝、脾和骨髓中，<1% 存在于含铁酶内（如各种细胞色素酶等）和运转铁形式存在于血浆中。

**2. 铁的来源**

（1）自食物中摄取铁，占人体铁摄入量的 1/3；分为血红素铁和非血红素铁。动物性食物含铁量高且为血红素铁，吸收率达 10%～25%；母乳和牛乳含铁量均低，但母乳的铁吸收率比牛乳高 2～3 倍。植物性食物中的铁是非血红素铁，吸收率为 1.7%～7.9%。

（2）衰老的红细胞破坏释放的铁几乎全部被再利用。

**3. 铁的吸收和运转** 食物中的铁主要在十二指肠和空肠上部被吸收。进入肠黏膜细胞的 $Fe^{2+}$ 被氧化成 $Fe^{3+}$，其中一部分与细胞内的去铁蛋白结合，形成铁蛋白（ferritin）；另一部分通过肠黏膜细胞进入血液，与血浆中的转铁蛋白（transferrin，Tf）相结合，随血液循环运送到骨髓等需铁和储铁组织。

肠黏膜细胞对铁的吸收有调节作用。这种调节作用又通过体内储存铁和转铁蛋白受体（TfR）来调控。肠黏膜细胞生存期为 4～6 日，对吸入胞内的铁起暂时保存作用。当体内储存铁充足或造血功能减退时，TfR 合成减少，铁蛋白合成增加，肠黏膜细胞内的铁大部分以铁蛋白形式储存在该细胞内，随肠黏膜细胞的脱落而被排出体外，因而吸收减少；当体内缺铁或造血功能增强时，TfR 合成增加，铁蛋白合成减少，肠黏膜细胞内的铁大部分进入血流，铁的吸收增加。肠腔内一些因素也可影响铁的吸收。维生素 C、稀盐酸、氨基酸等还原物质使 $Fe^{3+}$ 变成 $Fe^{2+}$，有利于铁的吸收；磷酸、草酸等可与铁形成不溶性铁酸盐，难于吸收；植物纤维、茶、咖啡、牛奶、蛋等可抑制铁的吸收。在正常情况下，血浆中的转铁蛋白 1/3 与铁结合，此结合的铁称为血清铁（serum iron，SI）；其余 2/3 的转铁蛋白仍具有与铁结合的能力，在体外加入一定量的铁可使其成饱和状态，所加的铁即为未饱和铁结合力。血清铁与未饱和结合力之和称为血清总铁结合力（total iron binding capacity，TIBC），血清铁在总铁结合力中所占百分比称为转铁蛋白饱和度（transferrin saturation，TS）。

**4. 铁的储存和利用** 铁在体内以铁蛋白及含铁血黄素形成储存。当机体需要铁时，即通过还原酶的作用使铁蛋白中 $Fe^{2+}$ 释放，然后由氧化酶氧化成 $Fe^{3+}$，再与转铁蛋白结合，转运至需铁组织。铁到达骨髓造血组织后即进入幼红细胞，在线粒体中与原卟啉结合形成血红素，后者再与珠蛋白结合形成血红蛋白。

**5. 铁的需要量与排泄量** 正常人每日铁的排泄量相对稳定，小儿每日排出量约为 15μg/kg，主要由胆汁、尿、汗和脱落的黏膜细胞排出。成熟儿出生后 4 个月至 3 岁每日约需铁 1mg/kg；早产儿为 2mg/kg；各年龄小儿每日摄入总量不宜超过 15mg。

**6. 胎儿和儿童期铁代谢特点**

（1）胎儿期铁代谢特点：胎儿通过胎盘从母体获得铁，以孕期后 3 月获铁量最多，平均每日可从母体获得 4mg 铁，故足月新生儿从母体所获铁量足够其生后 4～5 个月之用，而未熟儿则容易发生缺铁。如孕妇严重缺铁即可影响胎儿的铁供应。

（2）婴儿期铁代谢特点：足月新生儿体内总铁平均为 75mg/kg，其中 25% 为储存铁。生后由于"生理性溶血"释放的铁较多，随后是"生理性贫血"期，造血相对较低下，加之从母体获取的铁一般能满足 4 个月之需，故婴儿早期不易发生缺铁。但早产儿从母体获取铁少，且生长发育更快，可较早发生缺铁。约 4 月龄后，从母体获取的铁逐渐耗尽，而此期发育迅速，造血活跃，因此对膳食铁的需要增加，而作为婴儿主食的人乳和牛乳的铁含量较低，不能

满足机体之需，储存铁耗竭后即发生缺铁，故 6 月龄至 2 岁小儿缺铁性贫血发生率高。

（3）儿童期和青春期铁代谢特点：儿童期缺铁主要原因为偏食、食物搭配不合理，铁吸收受抑制；钩虫、蛲虫感染导致隐性失血；青春期生长发育加快，对铁的需要增加，初潮以后少女月经过多造成铁的丢失也是缺铁的原因。

**【病因和发病机制】**

**1. 缺铁的原因**

（1）铁摄入量不足：是导致缺铁性贫血的主要原因。人乳、牛乳中含铁量均低。

（2）储铁不足：早产、双胎或多胎、胎儿失血和孕母严重缺铁等均可使胎儿储铁减少，因而较易发生缺铁性贫血。

（3）生长发育快：婴儿期生长发育较快，5 个月和 1 岁时，体重分别为出生时的 2 倍和 3 倍。血容量也增加较快，如不及时添加含铁丰富的食物，易致缺铁。

（4）铁的吸收障碍：食物搭配不合理会影响铁的吸收；慢性腹泻增加铁的排泄。

（5）铁的丢失过多：正常婴儿每日排出的铁量对比成人多。用不经加热处理的鲜牛奶喂养的婴儿可对牛奶过敏而致肠出血，每日失血约 0.7ml。每失血 1ml 即失铁 0.5mg，长期小量出血可导致贫血。同样，肠息肉、梅克尔憩室、钩虫病等也是致出血、缺铁的常见原因。

**2. 缺铁对各系统的影响**

（1）血液：缺铁时血红素形成不足，血红蛋白合成减少，因而新生的红细胞内血红蛋白含量不足，细胞质较少，而缺铁对细胞的分裂、增殖影响较小，故红细胞数量减少的程度不如血红蛋白减少明显，从而形成小细胞低色素性贫血。应该指出，不是体内一有缺铁即很快出现贫血，而是要经过 3 个阶段：①铁减少期（ID）：此阶段体内储存铁减少，但是供红细胞制造血红蛋白的铁尚未减少；②红细胞生成缺铁期（IDE）：此期储存铁进一步耗竭，红细胞生成所需的铁亦不足，但循环中血红蛋白量尚未减少；③缺铁性贫血期（IDA）：此期出现低色素小细胞贫血的一些非血液系统症状。各期均有实验室检查方面的特点。

（2）其他：缺铁可影响肌红蛋白的合成。可使某些酶（如细胞色素 C、单胺氧化酶、琥珀酸脱氢酶等）活性降低，这些酶与生物氧化、组织呼吸、神经递质的合成和分解有关，酶活性降低时，细胞功能发生紊乱，因而出现一些非血液系统症状，如影响小儿的神经精神行为、消化吸收、免疫、肌肉运动等功能，经铁剂治疗后，这些症状可消失。

**【临床表现】** 任何年龄均可发病，以 6 个月至 2 岁者多见。

**1. 一般表现** 皮肤黏膜逐渐苍白，以唇、口腔黏膜及甲床最为明显。易疲乏无力，不爱活动。年长儿可诉头晕、眼前发黑、耳鸣等。

**2. 髓外造血表现** 由于骨髓外造血反应，肝、脾可轻度肿大；年龄越小、病程越久、贫血越重，肝脾肿大越明显。

**3. 非造血系统症状**

（1）消化系统症状：食欲减退，少数有异食癖（如喜食泥土、墙皮、煤渣等）；可有呕吐、腹泻。可出现口腔炎、舌炎或舌乳头萎缩。重者可出现萎缩性胃炎或吸收不良综合征。

（2）神经系统症状：常有烦躁不安或萎靡不振，年长儿常精神不集中、记忆力减退，智力多数低于同龄儿。

（3）心血管系统症状：明显贫血时心率增快、心脏扩大，重者可发生心力衰竭。

（4）其他：因细胞免疫功能低下，常合并感染。可因上皮组织异常而出现反甲。

**【实验室检查】**

**1. 血常规** 红细胞和血红蛋白均减低，以后者减低更明显，呈小细胞低色素性贫血。血涂片可见红细胞大小不等，以小细胞为多，中央淡染区扩大。MCV $<80fl$，MCH $<26pg$，MCHC $<300g/L$。网织红细胞计数正常或轻度减少。白细胞和血小板一般无特殊改变。

**2. 有关铁代谢的检查**

（1）血清铁蛋白（SF）：是反映体内铁储存情况的较灵敏指标，在 ID 时已降低，IDE 和 IDA 时降低更明显。当 SF $<12\mu g/L$ 时提示缺铁。由于感染、肿瘤、肝及心脏疾病时虽有缺铁但血清铁蛋白可不降低。

（2）SI、TIBC 和 TS：在 IDA 时 SI 降低，TIBC 增高，TS 降低。SI 生理变异较大，在感染、恶性肿瘤、类风湿关节炎等多种疾病时也可降低。SI 正常值为 $12.8\sim31.3\mu mol/L$，$<9.0\sim10.7\mu mol/L$ 有意义；TIBC $>62.7\mu mol/L$ 有意义，TIBC 生理变异较小，但在病毒性肝炎时也可增高。TS $<15\%$ 有诊断意义。

（3）红细胞游离原卟啉（FEP）：缺铁时未被利用的 FEP 在红细胞内堆积，导致 FEP 值增高，这是红细胞内缺铁结合的证据。FEP 增高是缺铁性贫血较敏感的检测指标。SF 降低、FEP 增高 $>0.9\mu mol/L$ 而尚未出现贫血，即为 IDE 时的典型表现。但在铅中毒、慢性炎症和先天性原卟啉增多症时 FEP 值也增高，应注意鉴别。

**3. 骨髓象** 呈增生现象，以中晚幼红细胞增生为主，各期红细胞均较正常小，血红蛋白含量少。铁粒幼细胞减少甚至消失。巨核细胞系和粒细胞系一般无明显异常。

**4. 骨髓可染铁** 用于检测体内储存铁。骨髓涂

片用普鲁士蓝染色镜检，缺铁时细胞外铁减少，铁粒幼细胞数亦可减少（$<15\%$）。因需作骨髓穿刺，不如检测血清铁蛋白简便。

**【诊断】** 根据病史，特别是喂养史，临床表现及血常规特点，多可作出诊断，必要时可作骨髓检查。有关铁代谢的生化检查有确诊意义，用铁剂治疗有效也可证实诊断。还应注意与其他小细胞低色素性贫血相鉴别，如感染性贫血、铁粒幼细胞性贫血、地中海贫血及铅中毒等。

> **案例 14-1 诊断**
>
> 1. 幼儿，母乳喂养至今未断奶，未及时添加辅食，且添加辅食时，量又不足。
>
> 2. 有中度贫血表现：食欲差，乏力，面色、口唇、甲床及耳垂苍白，毛发稀黄等。
>
> 3. 有异食癖（喜食烟丝、鸡蛋壳、煤炭块等）。
>
> 4. 有髓外造血的表现：浅表淋巴结肿大、肝脾轻度肿大。
>
> 5. 辅助检查：血常规提示中度贫血（小细胞低色素性）。血清铁蛋白降低；总铁结合力升高。
>
> 临床诊断：营养性缺铁性贫血。

**【治疗】** 主要原则为去除病因和铁剂治疗。

**1. 一般治疗** 加强护理、避免感染、合理喂养、注意休息等。

**2. 去除病因** 是根治的关键。

**3. 铁剂治疗** 铁剂是治疗本病的特效药物。主要用口服铁剂，二价铁比三价铁易于吸收，如硫酸亚铁（含铁20%）、富马酸亚铁（含铁30%）、葡萄糖酸亚铁（含铁12%）等。口服剂量以元素铁计算，每日 6mg/kg（折合硫酸亚铁每日 0.03g/kg，富马酸亚铁每日 0.02g/kg）分 3 次服用时铁的吸收率最高，超过此量吸收率反而下降且增加对胃黏膜的刺激。最好在两餐之间服药以减少对胃黏膜的刺激又利于铁的吸收。维生素 C 能使三价铁还原成二价铁，使其易于溶解，能促进铁的吸收。铁剂不宜与牛乳、钙剂、浓茶、咖啡等同服以免影响吸收。如口服 3 周仍无效，应考虑是否有诊断错误或其他影响疗效的原因。近年国内外采用每周口服 1~2 次方法代替每日 3 次防治缺铁性贫血，疗效肯定且小儿口服铁剂顺应性增加。

注射铁剂因较易出现不良反应，应少用，常在不能口服铁剂的情况下使用。常用的注射铁剂为右旋糖酐铁，5% 右旋糖酐铁肌内注射每次剂量不超过 0.1ml/kg。

给予铁剂治疗后如有效，则于 3~4 日后网织红细胞升高，7~10 日达高峰，治疗约 2 周后，血红蛋白开始上升，临床症状亦随之好转。一般于治疗 3~4 周后贫血即可被纠正，但铁剂应继续服用至血

红蛋白达正常水平后 2 个月左右再停药以补足储存铁量。

**4. 输血治疗**　一般病例无须输血。重度贫血并发心功能不全或明显感染者应给予输血，每次 5～10ml/kg 或输浓缩红细胞。血红蛋白低于 30g/L 的极重度贫血应立即输血，贫血越重，一次输血量应越少，速度应越慢，以免出现心功能损害，必要时还可同时应用利尿剂。

---

**案例 14-1　处方**

　　1. 去除病因：纠正不合理的饮食习惯及膳食组成。

　　2. 铁剂治疗：口服硫酸亚铁 0.1g/ 次，每日 3 次；维生素 C 0.1g/ 次，每日 3 次。

　　3. 该患儿的预防指导：及时添加辅食（动物肝、瘦肉、鱼等）。

---

**【预防】** 主要预防措施包括：①提倡母乳喂养，因母乳中铁的吸收利用率较高；②做好喂养指导，及时添加含铁丰富且吸收率高的辅食，婴儿如以鲜牛乳喂养，必须加热以减少牛奶过敏所致的肠道失血；③婴幼食品（谷类制品、牛奶制品等）应加入适量铁剂加以强化；④对早产儿，尤其是极低体重的早产儿宜在 2 个月左右给予铁剂（元素铁每日 2mg/kg）预防。

## 三、营养性巨幼红细胞性贫血

---

**案例 14-2**

　　患儿，男，11 个月，因腹泻 5 个多月，伴皮肤蜡黄，嗜睡 2 个月入院。患儿 5 个月前无明显诱因出现腹泻，为黄色稀便，时轻时重，每日大便 3～4 次，无呕吐，不伴发热，大便中无脓血及泡沫。精神好，不影响生长。曾在当地医院就诊，诊断为"消化不良"，给予"胃蛋白酶等"药物治疗，效果不佳，家长未再做更进一步检查治疗。自 2 个月前，家长发现患儿面色蜡黄，精神萎靡不振，嗜睡，不愿玩耍，少哭少笑，原来会坐，会拿东西，现皆不能。不能翻身，不认人。有时出现四肢及面部肌肉震颤，无明显抽搐，无发热，无咳喘，且面色蜡黄逐渐加重而来院。患儿以往除偶尔感冒外，未患过其他疾病。

　　第一胎第一产，足月顺产，单纯母乳喂养，母亲以素食为主，很少食肉蛋类。预防接种史不详。其父母均健康，非近亲婚配，否认有传染病及遗传病病史。

　　体格检查：T 37.5℃，P 136 次 / 分，R 24 次 /

分，体重 8.5kg。发育正常，营养一般，神志清醒，精神差，患儿无哭闹，查体合作，表情呆板，反应迟钝。虚胖，中度贫血貌，面部及全身皮肤蜡黄，未见皮疹及出血点，浅表淋巴结无肿大。头部、面部、舌体不自主震颤。头颅无畸形，毛发稀黄，呼吸平稳，口唇苍白。颈软，咽部稍充血，扁桃体不大，出牙 6 枚。胸廓对称无畸形，双肺呼吸音清晰，心律齐，心率 136 次 / 分，心音有力。腹部平软，肝肋下 3cm，质地软，脾未触及。四肢不自主震颤，活动可，肌力肌张力正常，腱反射可引出。脊柱四肢无畸形，活动自如，指（趾）甲床苍白，生理反射存在，病理反射未引出。

　　辅助检查：

　　1. 血常规：Hb 75g/L；RBC $2.12×10^{12}$/L；WBC $10.8×10^9$/L；PLT $96×10^9$/L；N 44%；L 56%；网织红细胞 0.018；HCT 0.30；MCV 96fl；MCH 35pg；MCHC 32%。呈大细胞性贫血。

　　2. 血清维生素 $B_{12}$ 86mg/L（低于 <100mg/L）。

　　3. 骨髓涂片：粒系增生，除原粒外各期均见，分类呈成熟障碍现象，少部分中晚幼红细胞胞体增大，浆量丰富，杆状核粒细胞核巨大；粒系增生活跃，中晚幼红比值高，中晚幼红呈巨幼样变，核染质疏松，胞核发育落后于胞质；巨核细胞呈分叶过多现象。

　　思考题：

　　1. 病史有何特点？最可能的诊断是什么？需与哪些疾病相鉴别？

　　2. 入院后需完善哪些相关检查？

---

营养性巨幼红细胞性贫血（nutritional megaloblastic anemia）是由于缺乏维生素 $B_{12}$ 和（或）叶酸引起的一种大细胞性贫血。临床上以大细胞贫血、神经精神症状、骨髓中出现巨幼红细胞为特点。此病在部分农村地区仍可见到。

**【病因】**

**1. 维生素 $B_{12}$ 缺乏**

（1）摄入量不足：维生素 $B_{12}$ 主要存在于肝肾等内脏及鱼、蛋、奶中。单纯母乳喂养而未及时添加辅食的婴儿，尤其严格素食的孕母和（或）乳母维生素 $B_{12}$ 缺乏，使得胎儿经胎盘、婴儿从母乳及食物中获取维生素 $B_{12}$ 不足。

（2）吸收和转运障碍：食物中维生素 $B_{12}$ 的吸收是先与胃底部壁细胞分泌的糖蛋白结合成 $B_{12}$ 糖蛋白的复合物后才能在回肠末端吸收，进入血液循环后需与转铁蛋白结合再运送到肝内储存。此过程任何一个环节异常均可致维生素 $B_{12}$ 缺乏。

（3）需要增加：早产儿和婴儿生长发育较快，造血物质需要量相对较多，如不注意补充，易患本病。

**2. 叶酸缺乏**

（1）摄入量不足：羊乳中叶酸含量极低，牛乳中的叶酸如经加热也遭破坏，故单纯用这类乳品喂养而未及时添加辅食的婴儿可致叶酸缺乏。

（2）药物作用：长期应用广谱抗生素可使正常结肠内细菌所含的叶酸被清除而减少叶酸的供应。抗叶酸代谢药物（如甲氨蝶呤、巯嘌呤等）抑制叶酸代谢而致病。长期服用抗癫痫药（如苯妥英钠、苯巴比妥等）也可导致叶酸的缺乏。

（3）代谢障碍：慢性腹泻可影响叶酸的吸收，先天性叶酸代谢障碍（如小肠吸收叶酸缺陷及叶酸转运功能障碍）也可致叶酸缺乏。

【发病机制】 维生素 $B_{12}$ 和叶酸均为DNA合成所必需，维生素 $B_{12}$ 或叶酸缺乏使DNA合成减少。幼红细胞内的DNA减少使红细胞的分裂和增殖时间延长，红细胞核发育落后于细胞质，胞质的血红蛋白合成不受影响，红细胞的胞体变大，形成巨幼红细胞。红细胞生成减少，加之巨幼红细胞在骨髓内容易遭受破坏，红细胞寿命也缩短，故引起贫血。粒细胞和血小板也因DNA不足而致成熟障碍，且出现巨大幼稚细胞、分叶过多的中性粒细胞及巨大血小板。维生素 $B_{12}$ 与神经鞘的脂蛋白形成有关，因而能保护神经系统的正常组织结构和功能，缺乏时可导致中枢和外周神经髓鞘受损而出现某些神经精神症状。

【临床表现】 以6个月至2岁多见，起病缓慢。

**1. 一般表现** 多呈虚胖或颜面水肿，毛发呈黄色，细而短，严重者有出血或瘀斑。

**2. 贫血表现** 皮肤蜡黄，睑结膜、口唇、甲床苍白；疲乏无力；常有肝脾肿大。

**3. 精神神经症状** 可出现烦躁不安、易怒等症状。维生素 $B_{12}$ 缺乏者表现为表情呆滞，目光发直，对周围反应迟钝，嗜睡，不认亲人，少哭不笑，智力、动作发育落后甚至退步。重症病例可出现震颤，手足无意识运动，甚至抽搐、感觉异常、共济失调等。

**4. 消化系统症状** 常有食欲缺乏、腹泻和舌炎等。

【实验室检查】

**1. 血常规** 呈大细胞性贫血 MCV > 94fl、MCH > 32pg。血涂片可见红细胞大小不等，以大细胞多见，中央淡染区不明显。易见嗜多色性和嗜碱点彩红细胞，偶见到巨幼变的有核红细胞，中性粒细胞呈分叶过多现象。网织红细胞、白细胞、血小板常减少。

**2. 骨髓象** 骨髓增生活跃，以红细胞增生为主，粒、红系统均出现巨幼变，表现为胞体变大，核染色质粗而疏松，中性粒细胞、巨核细胞出现核分叶过多现象，可见巨大血小板。

**3. 血清维生素 $B_{12}$ 和叶酸测定** 血清维生素 $B_{12}$ 正常值为 200～800ng/L，<100ng/L 为缺乏，血清叶酸水平正常值为 5～6μg/L，<3μg/L 为缺乏。

【诊断】 根据临床表现、血常规和骨髓象可诊断巨幼红细胞性贫血。在此基础上，如精神症状明显，则考虑为维生素 $B_{12}$ 缺乏所致。若无神经系统症状，则考虑叶酸缺乏。进一步测定血清维生素 $B_{12}$ 或叶酸含量可协助确诊。

> **案例 14-2 诊断**
>
> 1. 婴儿，单纯母乳喂养，母亲以素食为主，很少食肉蛋类。
> 2. 有贫血表现：面色、口唇、甲床苍白，乏力、毛发稀黄等。
> 3. 有精神神经症状：智力、动作发育落后甚至退步（原会坐，会拿东西，现皆不能。不能翻身，不认人等）；出现四肢及面部肌肉震颤。表情呆板，反应迟钝。
> 4. 有明显腹泻等消化道症状。
> 5. 血常规示大细胞性贫血。血清维生素 $B_{12}$ 降低。
> 6. 骨髓涂片：粒、红系统均出现巨幼变，胞核发育落后于胞质。
> 临床诊断：营养性巨幼红细胞性贫血（维生素 $B_{12}$ 缺乏）。

【治疗】

**1. 一般治疗** 去除病因，注意营养与护理，防治感染及用镇静剂治疗震颤等对症治疗。

**2. 特效治疗** 仅由维生素 $B_{12}$ 缺乏引起的营养性巨幼红细胞性贫血宜单用维生素 $B_{12}$ 治疗，每次 100μg，肌内注射，每周2次，连用2～4周，直至临床症状明显好转、血常规恢复正常。当有神经系统受累表现时，可予每日 1mg，连续肌内注射2周以上；由于维生素 $B_{12}$ 吸收缺陷所致的患者，每月肌内注射 1mg，长期应用。

对单纯叶酸缺乏引起的营养性巨幼红细胞性贫血，口服叶酸治疗，每次 5mg，每日3次，连续数周至临床症状好转，血常规恢复正常为止。最好同时服用维生素C。

> **案例 14-2 治疗**
>
> 去除病因，治疗腹泻，合理添加辅食。维生素 $B_{12}$ 治疗，每次 100μg，肌内注射，每周2次，连用2～4周。

【预防】 改善哺乳母亲的营养，婴儿应及时添加辅食，注意饮食习惯，及时治疗肠道疾病，注意合理应用抗叶酸代谢药物。

# 四、地中海贫血

**案例 14-3**

患儿，男，1 岁 5 个月，汉族，四川合江籍。因面色进行性苍白 6 个月，加重 1 周入院。患儿无明显肉眼血尿。

既往无肝炎、结核病等传染病病史，否认手术外伤史，无食物及药物过敏史。父母健康非近亲结婚，家中无贫血病患者。

查体：T 36 ℃，P 89 次/分，R 19 次/分，体重 11kg。发育营养差，懒动，神志清楚，全身皮肤苍黄，未见瘀点瘀斑，双下肢有散在红色斑丘疹，全身浅表淋巴结无肿大。头颅变大、额部隆起、颧高、鼻梁塌陷，两眼距离增宽，巩膜黄染，结合膜苍白，瞳孔等大等圆，对光反射存在。咽无充血，扁桃体不大，胸廓对称，无畸形，双肺呼吸音清，未闻及干湿啰音。心律齐，未闻及病理性杂音。腹部稍膨隆，肝肋下 3cm，剑下 3.5cm，脾右肋下 3cm，质中等，无压痛。脊柱四肢无畸形，甲床苍白，神经系统生理反射存在，病理反射未引出。

1. 血常规：WBC $7.53 \times 10^9$/L，N 41.3%，L 46.7%，RBC $2.81 \times 10^{12}$/L，Hb 64g/L，HCT 0.19，MCV 52.1fl，MCH 16.7pg，MCHC 31%，RDW 31.8%，PLT $228 \times 10^9$/L，网织红细胞 8.75%。

2. 骨髓象：增生明显活跃，红系增生明显活跃，以中晚幼红细胞增生为主，红细胞胞质较少，色偏蓝，边缘不齐，胞核较小，染色质深染。粒系比例减少，各阶段比值降低，形态大致正常。粒细胞占 95%，红系统增生占 8%，粒红比 0.11∶1。淋巴系统占 5.6%，为成熟淋巴细胞，环片一周见巨核细胞，散在血小板易见。

3. 常规：尿胆原（±），尿胆红素（−），大便常规（−）。

4. 溶血试验：糖水试验（+）、酸溶血试验（−）、高铁血红蛋白测定（−）。HbF 82.8%，HbH（−），HbA 17.2%，HbBarts（−），结合珠蛋白（−），易见异型红细胞。

思考题：

1. 该患儿的病史特点有哪些？

2. 如何诊断？如何治疗？

地中海贫血（thalassemia）又称海洋性贫血，是人类最常见的单基因遗传疾病，它广泛存在于世界各地。其共同特点是由于珠蛋白基因的缺陷使血红蛋白中的珠蛋白肽链有一种或几种合成减少或不能合成，导致血红蛋白的组成成分改变所引起的遗传性溶血性贫血，因此也称为珠蛋白生成障碍性贫血。

本病于 1925 年首次被描述，因最早发现于地中海地区，因而称为地中海贫血。本组疾病的临床症状轻重不一，大多表现为慢性进行性溶血性贫血。

本病在国外以地中海沿岸国家和东南亚各国多见，我国长江以南各省均有报道，以广东、广西、海南、四川等省（自治区）发病率较高（1%～2%），在北方较为少见。

组成珠蛋白的肽链有 4 种，即 α、β、γ、δ 链，每种肽链各由相应的基因编码。根据珠蛋白基因缺失或点突变的不同而致肽链合成障碍的不同，通常将地中海贫血分为 α、β、δβ、γ 等几种类型，其中以 α 和 β 地中海贫血较为常见。现分述如下。

## （一）β 地中海贫血

β 地中海贫血（β-thalassemia，简称 β 地贫）是调控 β 珠蛋白的基因族的缺失或缺陷，导致 β 珠蛋白合成障碍的溶血性贫血。

【分子基础】 人类 β 珠蛋白基因族位于 11p15.5，总长度为 70kb，包括 ε、$^Gr$、$^Ar$、δ 和 β 功能基因及 2 个假基因。每个 β 基因有 2 个内含子（IVS1 和 IVS2）和 3 个外显子（EVS）。β 地贫的发生主要是由于基因的点突变，少数为基因缺失所致。基因缺失和有些点突变可致 β 链的生成完全受抑制，这称为 $β^0$ 地贫；有些点突变使 β 链的生成部分受抑制，则称为 $β^+$ 地贫。β 地贫基因变化非常复杂，迄今已发现的突变点达 200 多种，其中 90% 是点突变或一到几个碱基的增加或缺失。国内自 1979 年发现第 1 个点突变以来，迄今已发现 28 种突变。其中常见的突变有 6 种：① β41-42（-TCTT），约占 45%；② IVS-II-654（C → T），约占 24%；③ β17（A → T），约占 14%；④ β-28（A → T），约占 9%；⑤ β71-72（+A），约占 2%；⑥ β26（G → A），即 HbE[26]，约占 2%。近年发现有些 β 地贫的相关分子缺陷可能位于 β 珠蛋白基因的启动区或基因座控制区（locus control region，LCR），称为非典型 β-地中海贫血基因。这种基因如与 $β^+$ 或 $β^0$ 地贫基因组成双重杂合子，β 珠蛋白基因表达受到明显影响。

根据 $β^0$ 或 $β^+$ 地贫基因的组合，可产生以下 3 型 β-地中海贫血：①重型，为 $β^0$ 基因的纯合子（$β^0/β^0$）、部分 $β^+$ 基因的纯合子（$β^+/β^+$）及部分 $β^0$ 和 $β^+$ 基因的双重杂合子（$β^0/β^+$）；②中间型，少数 $β^0/β^0$，部分 $β^+/β^+$、$β^0/β^+$，以及非典型 β 地贫杂合子、重型 β 地贫合并 α 或 δβ 地贫及某些变异型 β 地贫的纯合子等；③轻型，是 $β^+$、$β^0$、δβ 地贫的杂合子。

【发病机制】 重型 β 地贫患者 β 链生成完全或几乎完全受到抑制，以致含有 β 链的 HbA 合成减少或消失，而多余的 α 链则与 γ 链结合而成为 HbF（$α_2γ_2$），使 HbF 明显增加。由于 HbF 氧亲和力高，致患者组织缺氧。过剩的 α 链沉积于幼红细胞和红

细胞中而形成 α 链包涵体，附着于红细胞膜而使其变僵硬，在骨髓内被破坏而导致"无效造血"；部分含有包涵体的红细胞虽能成熟并被释放至外周血，但当它们通过微循环时易被破坏；红细胞内的包涵体还影响红细胞膜的通透性，从而导致红细胞寿命缩短。以上原因使患儿在临床上呈现慢性溶血性贫血。贫血和缺氧刺激红细胞生成素分泌增加，促使骨髓造血增生，因而引起骨骼的改变，临床上出现特殊面容。无效造血使肠道对铁的吸收增加，加上治疗过程中反复输血，使大量的铁在组织储存，导致含铁血黄素沉着症。轻型 β 地贫是 β⁰ 或 β⁺ 地贫基因杂合子状态，其 β 珠蛋白合成仅轻度减少，故其病理无改变或极轻微改变。中间型 β 地贫的基因缺陷使珠蛋白合成受到部分抑制，尚有部分 β 珠蛋白生成，其病理生理改变与重型基本相似但较轻，发病年龄迟于重型，贫血程度及其他临床表现较重型者轻。

【临床表现】

**1. 重型** 又称库利（Cooley）贫血。患儿出生时无症状，婴儿期（多在 6 个月内）开始出现症状，呈慢性进行性贫血，面色苍白，肝脾肿大，发育不良，常有轻度黄疸，上述症状随年龄增长而日益明显。由于骨髓代偿性增生导致骨骼变大、髓腔增宽，先发生于掌骨，以后为长骨和肋骨，1 岁后颅骨改变明显，表现为头颅变大、额部隆起、颧高、鼻梁塌陷，两眼距离增宽，形成地中海贫血特殊面容。患儿常并发支气管炎或肺炎。当并发含铁血黄素沉着症时，因过多的铁沉着于心肌和其他脏器如肝、胰腺、脑垂体等而引起该脏器损害的相应症状，其中最严重的是心力衰竭，它是贫血和铁沉着造成心肌损害的结果，是导致患儿死亡的重要原因之一。本病如不治疗，多于 5 岁前死亡。

**2. 中间型** 是指 1 岁以后出现贫血（多于幼童期）、临床症状介于重型与轻型之间的一组患者。常呈中度贫血，脾轻度或中度肿大，黄疸可有可无，骨骼改变较轻，生长发育障碍亦较轻。

**3. 轻型** 患者无症状或轻度贫血，脾不大或轻度肿大。病程经过良好，能存活至老年。本型易被忽略，多在重型患者家系调查时被发现。

【辅助检查】

**1. 血常规** 除轻型无贫血或轻度贫血外，中、重型患者呈现中度以上贫血；贫血为小细胞低色素性，MCV <80fl，MCH <28pg，MCHC <32%。网织红细胞正常或增高。外周血细胞涂片染色示红细胞大小不等，中央浅染色区扩大，出现异形、靶形、碎片红细胞和有核红细胞、点彩红细胞、嗜多染性红细胞、豪-周乔小体等。

**2. 骨髓象** 增生明显活跃，以红系增生为主，以中、晚幼红细胞占多数。

**3. 血液生化** 间接胆红素正常或升高，游离血红蛋白升高，结合珠蛋白降低或消失。

**4. X 线检查** 对 1 岁后患儿行颅骨 X 线照片可见颅骨内外板变薄，板障增宽，在骨皮质间出现垂直短发样骨刺。

**5. 红细胞渗透脆性试验** 中、重型患者明显减低，轻型患者正常或减低。

**6. 血红蛋白电泳或抗碱试验** HbF 升高是中间型和重型患者的重要特点，以重型患者为主，轻型患者 HbF 多正常。HbA2 升高（0.035～0.060）是轻型患者的重要特点；中间型患者 HbA2 正常或增高。

**7. 珠蛋白肽链分析** β/α 值下降，重型患者 <0.1，中间型 <0.5。

**8. 基因分析** β 地贫是以点突变为主的基因缺陷，故可以采用分子生物学方法，以确定其基因突变的位点或缺失。

【诊断和鉴别诊断】 根据临床特点和实验室检查，结合阳性家族史，一般可作出诊断。有条件时可作基因诊断。轻型 β 地贫的临床表现和红细胞形态改变与缺铁性贫血有相似之处，应注意与缺铁性贫血鉴别。

---

**案例 14-3 诊断**

1. 男性幼儿，四川合江籍，系长江沿岸，地中海贫血高发地区。

2. 自幼贫血，呈慢性进行性加重，患儿无明显肉眼血尿，无外伤史。皮肤黏膜未见瘀点瘀斑。

3. 中度贫血貌，Cooley 特殊面容（头颅变大、额部隆起、颧高、鼻梁塌陷，两眼距离增宽）。

4. 巩膜黄疸，肝、脾明显肿大，质中等，无压痛。

5. 中度贫血，呈小细胞低色素性贫血，网织红细胞升高。

6. 骨髓象：增生明显活跃，红系增生明显活跃，以中晚幼红细胞增生为主，胞核较小，染色质深染。散在血小板易见。

7. HbF 明显升高，HbH（-），HbA 明显降低，HbBarts（-）。

临床诊断：重型 β 地贫。

---

【治疗】 轻型 β 地贫无须特殊治疗。中间型和重型 β 地贫应采取下列一种或数种方法给予治疗。

**1. 一般治疗** 适当注意休息和营养，积极预防感染。

**2. 输血和去铁治疗** 中间型 β 地贫采用不定期输血。而定期输血是治疗重型地贫的重要方法之一，目前主张高、中量输血，以使患儿生长发育接近正常和防止骨髓病变。其方法是：先反复输浓缩红细胞，使患儿血红蛋白含量达 120～150g/L；然后每隔 3～4 周输注浓缩红细胞 10～15ml/kg，使血红蛋白含量维持在 90～100g/L 以上。但本法容易导致含铁血黄素沉着症，故应同时给予铁螯合剂治疗。铁螯合剂可以增加铁从尿液和粪便排出，但不能阻止胃肠道对铁的吸收，多在 3 岁后开始并长期应用可防止铁超负荷。通常在规则输注红细胞 1 年（或 10U 红细胞）后进行铁负荷评估，经 2～3 次复查确有铁超负荷（SF＞1000μg/L）者，则可开始应用铁螯合剂。常用去铁胺（deferoxamine，DFO），剂量开始为每日 25mg/kg，每周 3～5 日，约 5 岁后增加至每日 30～50mg/kg，每周 5～6 日。采用每晚 1 次连续皮下注射 8～12h；亦可将每日量加入等渗葡萄糖液中静脉滴注 8～12h；或加入红细胞悬液中缓慢输注。去铁胺副作用不大，偶见变态反应，长期使用偶可致白内障和长骨发育障碍，剂量过大可引起视力和听觉减退。维生素 C 与螯合剂联合应用可加强去铁胺从尿中排铁的作用，剂量为 200mg/d。此外，应给予叶酸以供应造血需要，剂量为 5～10mg/d。维生素 E 具有帮助红细胞膜抗氧化作用，可适当补充。

**3. 脾切除** 脾切除可改善贫血症状或减少输血，对中间型 β 地贫部分有效，对重型 β 地贫大多无效。脾切除可致免疫功能减弱，应在 5～6 岁以后施行并严格掌握适应证：①输血需要量增加，每年需输注浓缩红细胞超过 220ml/kg 者；②脾功能亢进者；③巨脾引起压迫症状者。

**4. 造血干细胞移植** 异基因造血干细胞移植是目前能根治重型 β 地贫的方法，如有 HLA 相配的造血干细胞供者，应作为治疗重型 β 地贫的首选方法。

**5. 基因调控治疗** 应用化学药物增加 γ 基因表达或减少 α 基因的表达，以改善 β 地贫的症状，称为基因调控治疗。已报道的药物有多种，如羟基脲（hydroxyurea）、5- 氮杂胞苷（5-AZC）、阿糖胞苷、长春新碱、白消安、异烟肼等，目前正在探索之中。

> **案例 14-3 治疗**
> 输同型浓缩红细胞 100ml；以后定期到医院输血，使血红蛋白含量维持在（90～100）g/L。必要时行造血干细胞移植。

**【预防】** 本病是遗传性疾病，开展人群普查和遗传咨询、做好婚前指导以避免地中海贫血基因携带者之间联姻，对于预防本病有重要意义。采用基因分析法进行产前诊断，可在妊娠早期对重型 β 地贫胎儿作出诊断并及时终止妊娠，以避免重型 β 地贫患者出生，是目前预防本病行之有效的方法。

## （二）α地中海贫血

α地中海贫血（α-thalassemia，简称 α 地贫）是由于调控 α 珠蛋白的基因缺失或功能缺陷，导致 α 珠蛋白合成障碍的一组溶血性贫血。

**【分子基础】** 人类 α 珠蛋白基因族位于 16pter-p13.3，全长 30kb。每条染色体上各有 2 个 α 珠蛋白基因，从 5′ 端到 3′ 端顺序分别为 $\alpha_2$、$\alpha_1$ 基因，一对染色体共有 4 个 α 珠蛋白基因（αα/αα），每个 α 基因几乎产生等量的 α 珠蛋白链。α 地贫大多由基因缺失所致，少数为点突变所致。如果 1 条染色体上 2 个 α 珠蛋白基因均缺失，导致 α 链合成完全缺乏者，称为 $\alpha^0$ 地贫（基因型为-/αα）。如果 1 条染色体上一个 α 珠蛋白基因缺失者，尚能合成少量 α 链，称为 $\alpha^+$ 地贫（基因型为-α/αα）。缺失 1 个 α 珠蛋白基因的 α 地贫又分为两种情况：一种是缺失 $\alpha_2$ 基因，称为左侧缺失（leftward deletion），所缺失的是 4.2kb 基因片段（$\alpha^{4.2}$），导致 $\alpha^+$ 地贫；另一种是缺失 $\alpha_2$ 基因的 3′ 端和 $\alpha_1$ 基因的 5′ 端，形成了由 $\alpha_2$ 的 5′ 端和 $\alpha_1$ 的 3′ 端构成的融合基因，称为右侧缺失（rightward deletion），所缺失的是 3.7kb 片段（$\alpha^{3.7}$），又分为-$\alpha^{3.7}$ Ⅰ（1436bP）、-$\alpha^{3.7}$ Ⅱ（1339bP）、-$\alpha^{3.7}$ Ⅲ（171bP），此种缺失是世界上最常见的。在我国两广地区以右侧缺失为主，江西、湖北等地则左侧缺失较多。非缺失型 α 地贫是由基因点突变导致的 α 珠蛋白基因缺陷（$\alpha^T$）所致，迄今已发现突变达 40 多种，国内以 HbCS（Hb Constant Spring，$\alpha^{CS}$）和 HbQS（Hb Quong Sze，$\alpha^{QS}$）常见，其他则较少见。HbCS 是由于 α 基因 CD125 突变（CTG → CCG）阻碍了 α-β 二聚体的形成，进而影响四聚体的产生，此突变虽未导致不稳定血红蛋白的产生，但可导致 α 地贫。

由 $\alpha^0$ 和 $\alpha^+$ 地贫的基因组合，可产生以下几种 α 地贫：①静止型：是 $\alpha^+$ 地贫基因的杂合子，只有 1 个 α 珠蛋白基因缺失或缺陷；②轻型：是 $\alpha^0$ 地贫基因的杂合子或 $\alpha^+$ 地贫基因的双重合子，有 2 个 α 珠蛋白基因缺失或缺陷；③中间型（又称血红蛋白 H 病，HbH）：是 $\alpha^0$ 和 $\alpha^+$ 地贫的双重杂合子，有 3 个 α 珠蛋白基因缺失或缺陷，在我国 HbH 病中，非缺失型 Hb 占 35%～60%；④重型（又称巴氏胎儿水肿综合征）：是 $\alpha^0$ 地贫基因的纯合子，4 个 α 珠蛋白基因均缺失。

**【发病机制】** 静止型 α 地贫由于只有一个 α 珠蛋白基因缺失或缺陷，α 珠蛋白仅轻微减少，不出现病理生理改变。轻型 α 地贫虽有 2 个 α 珠蛋白基因缺失或缺陷，但尚能代偿合成相当数量的 α 珠蛋白，无明显病理生理改变。HbH 病的 α 珠蛋白的合成受到严重抑制，大量 β 珠蛋白过剩而聚合成四聚体（β4），称为 HbH。由于 HbH 的氧亲和力较正常 HbA 高 10 倍，不易释放出氧气致使组织缺氧；HbH 又是一种不稳定的四聚体，含有较多的—SH 基，易被氧化导致 β4 离解为游离的 β 链，在红细胞中沉淀积聚，形成 HbH 包涵体，附着于红细胞膜上，使红细胞受损，通过脾时易被破坏而致慢性溶血性贫血。巴氏胎儿水肿综合征由于 4 个 α 珠蛋白基因全部缺失，完全不能合成 α 链，患者在胎儿期大量 γ 链聚合成四聚体（γ4，中文名为血红蛋白巴特，英文为 HbBart）。由于 HbBart 的氧亲和力很高，造成胎儿严重缺氧、水肿，导致胎儿死亡或娩出后即死亡。

【临床表现】

**1. 静止型**　患者无症状。红细胞形态正常，出生时脐带血中 HbBart 含量为 0.01~0.02，但 3 个月后即消失。

**2. 轻型**　也称标准型 α 地贫。患者无症状。实验室检查有如下特点：红细胞形态有轻度改变如大小不等、中央染色浅、异形等；红细胞渗透脆性降低；海因茨小体（又称变性珠蛋白小体）阳性；HbA2 及 HbF 含量正常或稍低。患儿脐血 HbBart 含量为 0.03~0.140，于 6 个月时完全消失。

**3. HbH 病**　患儿出生时无明显症状，婴儿期以后逐渐出现贫血、疲乏无力、肝脾肿大、轻度黄疸，年龄较大患者可出现类似重型 β 地贫的特殊面容。合并呼吸道感染或服用氧化性药物、抗疟药物等可诱发急性溶血而加重贫血，甚至发生溶血危象。患儿血常规和骨髓象的改变类似重型 β 地贫，红细胞渗透脆性减低，变性珠蛋白小体阳性，HbA2 及 HbF 含量正常。出生时血液中含有 HbBart 约 0.25 及少量 HbH，随年龄增长 HbH 逐渐取代 HbBart，HbH 含量为 0.024~0.44，包涵体生成试验阳性。

**4. 巴氏胎儿水肿综合征**　胎儿常于 30~40 周时流产、死胎或娩出后半小时内死亡，胎儿呈重度贫血、黄疸、水肿、肝脾肿大、腹水、胸腔积液。胎盘巨大且质脆。患儿血常规中成熟红细胞形态改变如重型 β 地贫，有核红细胞和网织红细胞明显增高。血红蛋白中几乎全是 HbBart 或同时有少量 HbH，无 HbA、HbA2 和 HbF。

【诊断与鉴别诊断】　根据临床特点和实验室检查，结合阳性家族史，一般可作出诊断。有条件时，可作基因诊断。本病须与下列疾病鉴别。

**1. 传染性肝炎或肝硬化**　HbH 病贫血较轻，还伴有肝脾肿大、黄疸，少数病例还可有肝功能损害，故易被误诊为黄疸性肝炎或肝硬化。但依靠病史、家族史及红细胞形态观察、血红蛋白电泳检查即可鉴别。

**2. 遗传性球形红细胞增多症**　HbH 病的贫血程度和遇诱因后溶血加重的特点与遗传性球形红细胞增多症有相似之处。但通过红细胞形态观察、红细胞渗透脆性试验及血红蛋白电泳可资鉴别。

【治疗】　静止型和轻型 α 地贫无须特殊治疗。重型 α 地贫多在胎儿期或娩出后死亡，目前暂无治疗方法；子宫内造血干细胞移植处于研究阶段，尚未能在临床应用。中间型 α 地贫治疗介绍如下：

**1. 一般治疗**　适当注意休息和营养，积极预防感染。

**2. 输血和铁螯合剂**　由于 HbH 病贫血程度较轻，故输血量和输血频率均比重型地贫为少。因此，发生铁超负荷也较少，一般不必用铁螯合剂，只有在较长时间反复输血，出现铁超负荷之后才需使用铁螯合剂，其剂量和方法如前述。

**3. 急性溶血危象处理**　如发生急性溶血危象，应对诱发急性溶血的原因进行治疗，如控制感染、停用导致溶血的药物等。供给足够水分，注意纠正电解质和酸碱失衡；口服或静脉补碱，使尿液保持碱性。贫血较重时应予输注红细胞。溶血危象呈自限性，大多于 7~14 日恢复。

**4. 脾切除**　是目前治疗 HbH 病的重要方法之一，能明显改善贫血症状和减少输血。注意事项同前。

【预防】　同 β 地贫。婚前指导避免 α 地贫基因携带者联姻，采用基因分析法进行产前诊断，对妊娠早期确诊 α 地贫胎儿可及时终止妊娠，这是目前预防本病行之有效的方法。

# 五、葡萄糖-6-磷酸脱氢酶缺乏症

---

**案例 14-4**

患儿，男，3 岁。因解酱油色尿伴面色发黄 2 日入院。患儿于 2 日前吃煮胡豆后解淡酱油色样小便，伴头昏、恶心，疲乏，无发热，抽搐。无皮肤、黏膜瘀斑、瘀点。即去医院求治，查尿常规：蛋白质（±），WBC 0~1 个 /HP，RBC（-）。未予特殊处理。病情无好转，尿色逐渐加深呈酱油样，并出现面色苍黄、口唇苍白，遂来我院，门诊以"蚕豆病"收住院。系 G1P1，出生体重 3.1kg，无产伤窒息，母乳喂养，生长发育如正常儿。既往无类似发作，患儿的舅舅有"蚕豆病"病史。

入院查体：T 38℃，P 132 次 / 分，R 36 次 / 分，体重 13kg。营养发育可，神清神萎，面色苍黄，巩膜轻度黄染，结膜及口唇苍白，浅表淋巴结未扪及肿大，心肺（-）。腹软，肝肋下 3cm，剑下 3cm，质软，脾肋下 2cm。四肢活动自如，肌张力正常，克尼格征（-），布鲁津斯基征（-），外生殖器无异常。

1. 血常规：WBC 15.6×10⁹/L，L 26.5%，N 73.5%，RBC 1.51×10¹²/l，Hb 45g/L，PLT 214×10⁹/L，网织红细胞 6%。重度贫血，白细胞总数增高，网织红细胞升高。

2. 高铁血红蛋白还原试验 0.31；荧光斑点试验阳性；G-6-PD 活性＜1.0（NBT）；变性珠蛋白小体（Heinz 小体）阳性细胞 0.07。

葡萄糖-6-磷酸脱氢酶（G-6-PD）缺乏症是一种遗传性溶血性疾病。本病分布遍及世界各地，估计全世界有 2 亿以上的人患有 G-6-PD 缺陷。高发地区为地中海沿岸国家、东印度、菲律宾、巴西和古巴等；在我国主要见于长江流域及其以南各省，以四川、广东、广西、云南、福建、海南等省（自治区）的发病率较高，北方地区较为少见。

【病因】 本病为 X 连锁不完全显性遗传病，由 G-6-PD 基因突变所致，男性的发病率高于女性。G-6-PD 基因定位于 Xq28 上。男性杂合子和女性纯合子均发病，女性杂合子发病与否取决于其缺乏 G-6-PD 的红细胞数量在细胞群中所占的比例。按照世界卫生组织标准化的生化方法研究，迄今已发现 400 多种 G-6-PD 生化变异型，其中有 20 多种能发生溶血，其余的则酶活力正常，且无临床症状。我国人中已发现的变异型达 40 种以上，如香港型、广州型、台湾客家型等。各种变异型的酶活性不同，故根据其酶活性和临床表现可将 G-6-PD 缺乏症分为 5 大类：①酶活性严重缺乏伴有代偿性慢性溶血（酶活性为 0），无诱因亦可发生慢性溶血；②酶活性严重缺乏（<正常的 10%），摄食蚕豆或服用伯氨喹类药物可诱发溶血；③酶活性轻度至中度缺乏（正常的 10%～60%），伯氨喹药物可致溶血；④酶活性轻度降低或正常（正常的 60%～100%），一般不发生溶血，正常人属于此类；⑤酶活性增高，极为罕见且无临床症状。

【发病机制】 本病发生溶血的机制尚未完全明了。目前认为服用氧化性药物（如伯氨喹等）诱发溶血的机制为：G-6-PD 是红细胞葡萄糖磷酸戊糖旁路代谢中所必需的脱氢酶，它使 6-磷酸葡萄糖释出 $H^+$，从而使辅酶Ⅱ（NADP）还原成还原型辅酶Ⅱ（NADPH）。NADPH 是红细胞内抗氧化的重要物质，它能使红细胞内的氧化型谷胱甘肽（GSSG）还原成还原型谷胱甘肽（GSH）和维持过氧化氢酶（catalase，CAT）的活性。G-6-PD 缺乏时，NADPH 生成不足、GSH 和 Cat 减少，因此，当机体受到氧化性物质侵害时，氧化作用产生的 $H_2O_2$ 不能被及时还原成水，过多的 $H_2O_2$ 作用于血红蛋白的-SH 基，导致血红蛋白变性、沉淀，形成不溶的变性珠蛋白小体（Heinz body）沉积于红细胞膜上，改变了红细胞膜的电荷、形态及变形性；过多的 $H_2O_2$ 亦作用于含-SH 基的膜蛋白和酶蛋白，膜脂质成分也发生变化。上述作用最终造成红细胞膜的氧化损伤和溶血。蚕豆诱发溶血的机制未明，一般认为蚕豆中含有大量左旋多巴，在酪氨酸酶作用下，变为多巴醌，后者可使 GSH 含量减少而发生溶血。

【临床表现】 根据诱发溶血的不同原因，G-6-PD 缺乏症可分为以下 5 种临床类型：

**1. 伯氨喹型药物性溶血性贫血** 常于服用某些具有氧化特性的药物（如伯氨喹、阿司匹林、磺胺等）后 1～3 日出现急性血管内溶血。有头晕、厌食、恶心、呕吐、疲乏等症状，继而出现黄疸、血红蛋白尿，溶血严重者出现少尿、无尿、酸中毒和急性肾衰竭。溶血过程呈自限性是本病的重要特点，轻症的溶血持续 1～2 日或 1 周左右，临床症状逐渐改善而自愈。

**2. 蚕豆病** 常见于<10 岁小儿，男：女 =9：1，常在蚕豆成熟季节流行，进食蚕豆或蚕豆制品（如粉丝）均可致病，母亲食蚕豆后哺乳也可使婴儿发病。通常于进食蚕豆或其制品后 24～48h 内发病，表现为急性血管内溶血，其临床表现与伯氨喹型药物性溶血相似。

**3. 新生儿黄疸** 在 G-6-PD 缺乏高发地区的新生儿黄疸由 G-6-PD 缺乏所致者并不少见。感染、缺氧、给新生儿哺乳的母亲服用氧化性药物等均可诱发溶血，但也有不少病例无诱因可查。主要症状为苍白、黄疸，大多于出生 2～4 日后达高峰，半数患儿可有肝脾肿大。贫血大多为轻度或中度。血清胆红素含量增高，重者可导致胆红素脑病。

**4. 感染诱发的溶血** 细菌、病毒感染诱发 G-6-PD 缺乏者发生溶血，一般于感染后几日内突然发生溶血，溶血程度大多较轻，黄疸多不显著。

**5. 先天性非球形细胞性溶血性贫血**（CNSHA） 自幼年起出现慢性溶血性贫血，表现为贫血、黄疸、脾大；可因感染或服药而诱发急性溶血。

【实验室检查】

**1. 红细胞 G-6-PD 缺乏的筛选试验**

（1）高铁血红蛋白还原试验：正常还原率>0.75，中间型为 0.74～0.31，显著缺乏者<0.30；此试验可出现假阳性或假阴性，故应配合其他有关实验室检查。

（2）荧光斑点试验：正常 10min 内出现荧光，中间型者 10～30min 出现荧光，严重缺乏者 30min 仍不出现荧光；本试验敏感性和特异性均较高。

（3）硝基四氮唑蓝（NBT）纸片法：正常呈紫蓝色，中间型呈淡蓝色，显著缺乏者呈红色。

**2. 红细胞 G-6-PD 活性测定** 这是特异性的诊断方法，正常值随测定方法而不同。

（1）世界卫生组织（WHO）推荐的 Zinkham 法为（12.1±2.09）U/gHb。

（2）国际血液学标准化委员会（SICSH）推荐的 Clock 与 Mclean 法为（8.34±1.59）U/gHb。

（3）NBT 定量法为 13.1～30.0NBT 单位。

（4）近年开展 G-6-PD/6-PGD 值测定，可进一步提高杂合子检出率：正常人>1.30；杂合子 1.0～1.29；

显著缺乏者＜1.0。

**3. 变性珠蛋白小体生成试验** 在溶血时阳性细胞＞0.05；溶血停止时呈阴性。不稳定血红蛋白病患者此试验亦可为阳性。

【诊断】 阳性家族史或过去史均有助于临床诊断。有急性溶血特征，并有食蚕豆或服药物史，或新生儿黄疸，或自幼即有原因未明的慢性溶血者，均可考虑本病。结合实验室检查即可确诊。

> **案例 14-4 诊断**
> 病例中患儿为男性，幼儿；起病急，病程短。病前有明确吃胡豆史。阳性家族病史。解酱油色尿，呈进行性加重。有贫血的表现：重度贫血貌，面色、口唇及结膜苍白，伴神清神萎，面色苍黄，巩膜轻度黄染及肝脾肿大。重度贫血、血常规白细胞总数增高，网织红细胞升高。
>
> 临床诊断：G-6-PD 缺乏症。

【治疗】 对急性溶血者，应去除诱因。在溶血期应供给足够水分，注意纠正电解质失衡，口服碳酸氢钠，使尿液保持碱性，以防止血红蛋白在肾小管内沉积。贫血较轻者不需要输血，去除诱因后溶血大多于 1 周内自行停止；贫血较重时，可输给 G-6-PD 正常的红细胞 1～2 次。如出现急性肾衰竭，应及时采取有效措施。新生儿黄疸可用蓝光治疗，个别严重者应考虑换血疗法，以防止胆红素脑病的发生。

> **案例 14-4 治疗**
> 去除诱因。保持尿液碱性。输注 G-6-PD 正常的红细胞 150ml。

【预防】 在 G-6-PD 缺陷高发地区，应进行群体 G-6-PD 缺乏症的普查；已知为 G-6-PD 缺乏者，应忌食蚕豆及其制品或有氧化作用的药物，并加强对各种感染的预防。

## 六、遗传性球形红细胞增多症

> **案例 14-5**
> 患儿，女，8 岁，因面色苍白半年，发现左腹部肿块 10 余日入院。患儿于半年前被发现面色苍白，曾到当地医院就诊，考虑为"贫血"，给予"维生素 B$_{12}$，健脾生血颗粒"等治疗，病情无好转。于 10 多日前因腹泻到当地医院就诊，医生发现左侧腹部肿块，建议到上级医院就诊，并给予"枯草杆菌二联活菌颗粒，多酶片"等药服用 2～3 日，腹泻缓解。患儿精神好，食欲可，无腹痛及呕吐，无发热。来我院门诊查血常规及网织红细胞为：Hb 93g/L，网织红细胞 0.40。

查体发现脾大肋下 8cm。以"溶血性贫血"收入院。自发病来无出血、发热、咳喘及血尿。

无肝炎、结核等病史，无外伤、手术史，无药物过敏史。

第一胎第一产，无偏食及其他特殊嗜好。生长发育同同龄儿。其父母均健康，非近亲婚配，父母均为工人，否认遗传病病史。

体格检查：T 36.8℃，P 108 次／分，R 25 次／分，体重 23kg，发育正常，营养中等，神志清，面色苍白，轻度贫血貌。全身皮肤未见出血点及黄染，浅表淋巴结未触及肿大。头颅无畸形，睑结膜苍白，巩膜轻度黄染，瞳孔等大等圆，对光反射存在。口唇苍白。咽部充血，扁桃体无肿大。双肺呼吸音粗，未闻及干湿啰音。心律齐，心音有力，不传导。腹胀，肝肋下未触及，脾肋下 8cm，质地硬，无触痛，边缘光滑。脊柱四肢无畸形，病理反射未引出。

辅助检查：

1. 血常规：Hb 88g/L；RBC 3.35×10$^{12}$/L；WBC 10.0×10$^9$/L；PLT 181×10$^9$/L；N 66%；L 34%；网织红细胞 0.38。血涂片见球形红细胞占 18%。

2. 肝功能：总胆红素 36μmol/L；结合胆红素 8μmol/L；SGPT 17U/L；总蛋白 65g/L；白蛋白 48g/L；球蛋白 17g/L。

3. 库姆斯（Coombs）试验阴性。

4. 红细胞脆性试验：开始溶血：对照 0.40%、患者 0.60%；完全溶血：对照 0.32%、患者 0.36%。

**思考题：**

1. 病史有何特点？

2. 最可能的诊断是什么？诊断依据有哪些？

遗传性球形红细胞增多症（hereditary spherocytosis，HS）是一种遗传性溶血性贫血，以不同程度贫血、间发性黄疸、脾大、球形红细胞增多及红细胞渗透脆性增加为特征。

【病因和发病机制】 本病是由于调控红细胞膜蛋白的基因突变造成红细胞膜缺陷所致，大多数为常染色体显性遗传，少数为常染色体隐性遗传。正常红细胞膜由双层脂质和膜蛋白组成。基因突变造成多种膜蛋白（主要是膜骨架蛋白）单独或联合缺陷，主要有：①锚蛋白（ankyrin）缺乏；②带 3 蛋白（band 3 protein）缺乏；③血影蛋白（spectrin）缺乏；④带 4.2 蛋白（band 4.2 protein）缺乏。这些缺陷造成红细胞的病理生理改变：①红细胞膜双层脂质不稳定而丢失，使红细胞表面积减少，表面积与体积比下降，红细胞变成小球形；②红细胞膜阳离子通透增加，钠和水进入胞内而钾透出胞外，为了维持红细胞内外钠离子平衡，钠泵作用加强致 ATP 缺乏，钙-ATP 酶受抑，致细胞内钙离子浓度升高并沉积在红细胞膜上；③红细胞膜蛋白磷酸化功能下降，过氧化酶增加，与膜结合的血红蛋白增加。以上改变使红细胞膜的变形性能和柔韧性能减弱，少量水分进入胞内即易胀破而溶血，红细胞通过脾时易被破坏而溶解，发生血管外溶血。

**【临床表现】** 贫血、黄疸、脾大是本病三大特征，而且在慢性溶血性贫血的过程中易出现急性溶血发作。发病年龄越小，症状越重。新生儿期起病者出现急性溶血性贫血和高胆红素血症；婴儿和儿童患者贫血的程度差异较大，大多为轻至中度贫血。黄疸可见于大部分患者，多为轻度，呈间歇性。几乎所有患者有脾大，且随年龄增长而逐渐显著，溶血危象时肿大明显。肝多为轻度肿大。未行脾切除患者可并发色素性胆石症，10岁以下发生率为5%，发现胆结石最小年龄为4～5岁。长期贫血可因骨髓代偿造血而致骨骼改变，但程度一般较地中海贫血轻。偶见踝部溃疡。在慢性病程中，常因感染、劳累或情绪紧张等因素诱发"溶血危象"：贫血和黄疸突然加重，伴有发热、寒战、呕吐，脾大显著并有疼痛。病程中还可出现"再生障碍危象"，表现为以红系造血受抑为主的骨髓造血功能暂时性抑制，出现严重贫血，可有不同程度的白细胞和血小板减少。此危象与微小病毒（parvovirus）感染有关，呈自限性过程，持续数日或1～2周缓解。

**【辅助检查】**

**1. 血常规** 贫血多为轻至中度，发生危象时可呈重度；网织红细胞升高；MCV和MCH多正常，MCHC可增加；白细胞及血小板多正常。外周血涂片可见胞体小、染色深、中心浅染区消失的球形红细胞增多，是本病的特征，大多在0.10以上。仅少数患者球形红细胞数量少或红细胞形态改变不明显。

**2. 红细胞渗透脆性试验** 大多数病例红细胞渗透脆性增加，0.5%～0.75%氯化钠溶液开始溶血，至0.40%完全溶血。24h孵育脆性试验则100%病例阳性。

**3. 其他** 溶血的证据如血清间接胆红素和游离血红蛋白增高，结合珠蛋白降低，尿中尿胆原增加。红细胞自身溶血试验阳性，加入葡萄糖或ATP可以纠正。骨髓象示红细胞系统明显增生，但有核红细胞形态无异常。酸化甘油试验阳性。采用十二磺酸钠聚丙烯酰胺凝胶电泳或放射免疫法测定膜蛋白含量有助于判断膜蛋白的缺陷。分子生物学方法可确定基因突变位点。

**【诊断和鉴别诊断】** 根据贫血、黄疸、脾大等临床表现，球形红细胞增多，红细胞渗透脆性增加即可作出诊断；阳性家族史更有助于确诊。对于球形红细胞数量不多者，可作孵育后红细胞渗透脆性试验和自身溶血试验，如为阳性有诊断意义。须注意铁缺乏时红细胞渗透脆性可降低，当本病合并缺铁时，红细胞渗透脆性可能正常。自身免疫性溶血患者有溶血的表现，球形红细胞亦明显增多，易与本病混淆，Coombs试验阳性，肾上腺皮质激素治疗有效等可资鉴别。轻型遗传性球形红细胞增多症溶血发作时可误为黄疸性肝炎，应注意鉴别。

> **案例14-5 诊断**
> 1. 学龄儿童，病程长。
> 2. 患者有贫血、黄疸、脾大等临床表现。
> 3. 有网织红细胞升高，球形红细胞增多，红细胞渗透脆性增高。
> 诊断：遗传性球形红细胞增多症。

**【治疗】**

**1. 一般治疗** 注意防治感染，避免劳累和情绪紧张。适当补充叶酸。

**2. 防治高胆红素血症** 见于新生儿发病者。

**3. 输注红细胞** 贫血轻者无须输红细胞，重度贫血或发生溶血危象时应输红细胞。发生再生障碍危象时除输红细胞外，必要时予输血小板。

**4. 脾切除或大部分脾栓塞** 脾切除对常染色体显性遗传病例有显著疗效，术后黄疸消失、贫血纠正，不再发生溶血危象和再生障碍危象，红细胞寿命延长，但不能根除先天缺陷。手术应于5岁以后进行，因过早切脾可降低机体免疫功能，易发生严重感染。若反复再生障碍危象或重度溶血性贫血致生长发育迟缓，则手术年龄可提早。切脾时注意有无副脾，如有应同时切除。为防止术后感染，应在术前1～2周注射多价肺炎球菌疫苗，术后应用长效青霉素预防治疗1年。脾切除术后血小板数于短期内升高，如PLT>$800×10^9$/L，应予抗血小板凝集药物如双嘧达莫等。近年开展大部分脾栓塞治疗遗传性球形红细胞增多症，可以减轻免疫功能的下降，近期疗效良好，远期疗效有待进一步观察。

（何秋颖 徐 刚）

# 第3节 出血性疾病

## 一、原发免疫性血小板减少症

> **案例14-6**
> 患儿，男，4岁。因周身反复瘀斑1月余入院。患儿1个月前无明显诱因出现周身瘀点、瘀斑，以双下肢为主，家长未予特殊处置，可自行消退。近日患儿再次出现双下肢多发瘀斑，同时伴有咳嗽流涕，无发热。既往无类似病史，患儿祖母有支原体感染后血小板减少病史。

查体: T 36.9℃，R 22 次 / 分，P 110 次 / 分，体重 20kg，神志清楚，双下肢散在针尖大小出血点、瘀斑和紫癜，不突出体表，压之不褪色。颈部触及 2 个黄豆大小淋巴结，无压痛，活动度可，心肺查体正常，肝脾肋下未及，神经系统检查正常。

思考题:
1. 病史及查体有何特点？最有可能的诊断是什么？
2. 需完善哪些相关检查？

原发免疫性血小板减少症（primary immune thrombocytopenia，ITP），既往称特发性血小板减少性紫癜或自身免疫性血小板减少性紫癜，是一种获得性自身免疫性出血性疾病。其主要临床特点是：皮肤、黏膜自发性出血，血小板减少，出血时间延长。儿童年发病率为（4～5）/10 万，是儿童期常见血液病之一，占出血性疾病的 25%～30%。

【病因与发病机制】 ITP 发病前常有急性病毒感染病史或疫苗接触史。其发病机制、疾病性质和临床表现等方面均存在不同程度个体差异。目前可知 ITP 并非单一性疾病，发病机制较为复杂，近 50 年来相关研究主要集中于体液免疫，血小板表面糖蛋白与自身血小板抗体结合形成复合体，单核巨噬细胞系统 FC 受体与自身抗体 FC 段结合，通过激活脾脏酪氨酸激酶（SYK），介导巨噬细胞吞噬破坏血小板，导致外周血小板减少。血小板和巨核细胞具有共同抗原性，抗血小板抗体同样作用于骨髓巨核细胞，导致巨核细胞成熟障碍，血小板生成减少。同样在 ITP 的始动和进展阶段，以及免疫调节过程中，均有细胞免疫机制参与。

【临床表现】 本病见于小儿各年龄时期，好发于 1～5 岁，发病率无性别差异，春季发病率较高。新诊断的 ITP 患儿于发病前 2～4 周常有急性病毒感染史，如上呼吸道感染、流行性腮腺炎、水痘、风疹、麻疹、传染性单核细胞增多症等，亦见于免疫接种后。患儿以自发性皮肤和黏膜出血为突出表现。常见为针尖大小的皮内或皮下出血点，或为瘀斑和紫癜，少数有皮肤血肿。皮下出血分布不均，常以四肢较多。其次常见鼻出血或齿龈出血。胃肠道出血少见，偶见肉眼血尿。青春期女性患者可有月经过多。极少数患者可有结膜下和视网膜出血。颅内出血罕见，但一旦发生，则预后不良。出血严重者可致失血性贫血。肝、脾、淋巴结一般不大。

70%～80% 的患儿于急性发病后 12 个月内血小板恢复正常，20%～30% 的患儿呈慢性病程。病死率为 0.5%～1%，主要致死原因为颅内出血。

案例 14-6 实验室检查
1. 血常规: Hb 143g/L；WBC 10.6×10⁹/L；N 5.3×10⁹/L；L 4.1×10⁹/L；PLT 30×10⁹/L。
2. 凝血: PT 12.6s；APTT 34s；INR 1.2；FIB 2.0g/L。
3. 骨髓象: 骨髓增生明显活跃，无核∶有核 =1000∶80，环片一周巨核细胞 234 个，视全片未见典型产板型巨核细胞，血小板少见。

【实验室检查】
1. 血常规 至少两次血常规的血小板计数 <100×10⁹/L，白细胞正常，失血较多时可有贫血。
2. 血涂片 血涂片复核血小板数目，检查血小板形态（如大血小板、小血小板及血小板内颗粒情况），白细胞和红细胞的数目及形态等。
3. 骨髓象 骨髓巨核细胞数正常或增多，伴有成熟障碍。巨核细胞的胞体大小不一，以小型巨核细胞较为多见；幼稚巨核细胞增多，核分叶减少，且常有空泡形成、颗粒减少和胞质少等现象。
4. 其他鉴别继发性血小板减少的检查 免疫性疾病相关的检查（如遗传性免疫缺陷类疾病或获得性自身免疫病等），病毒病原学检查，腹部影像学检查等。
5. 特殊的实验室检查 ①血小板膜抗原特异性自身抗体：主要是 PAIgG 增高，但 PAIgG 增高并非 ITP 的特异性改变，其他免疫性疾病亦可增高。如同时检测 PAIgM 和 PAIgA，以及测定结合在血小板表面的糖蛋白、血小板内的抗 GPⅡb/Ⅲa 自身抗体和 GPⅠb/Ⅸ自身抗体等可提高临床诊断的敏感性和特异性。血小板自身抗体阳性并非 ITP 诊断的必要条件，而自身抗体检测阴性也不能除外 ITP 的诊断。②血小板生成素（TPO）：非常规检查，TPO 与血小板生成呈负反馈关系，可用于鉴别血小板生成减少（TPO 升高）和血小板破坏增加（TPO 正常），有助于鉴别 ITP 与再生障碍性贫血或骨髓增生异常综合征，还有助于预判促血小板生成素类药物的治疗效果。

【诊断】 ITP 为临床排除性诊断。其诊断要点：①临床以皮肤黏膜出血点、瘀斑为主要表现。②一般无明显肝、脾及淋巴结肿大，尤其是脾不大。③至少两次血常规检测仅血小板计数减少，血细胞形态无异常。④骨髓巨核细胞正常或增多，伴成熟障碍。⑤须排除其他继发性血小板减少症，如自身免疫病（系统性红斑狼疮、埃文斯综合征）、药物诱导的血小板减少、胎儿和新生儿的同种免疫性血小板减少、淋巴系统增殖性疾病、再生障碍性贫血、骨髓增生异常综合征、恶性血液病、慢性肝病脾功能亢进、血小板消耗性减少症、感染等所致的继发性血小板减少、假性血小板减少、获得性和遗传性血栓性血小板减少性紫癜、溶血性尿毒综合征、如威斯科特-奥尔德里奇（如威斯科特-奥尔德里奇综合征）以及巨大血管瘤-血小（如卡萨巴赫赫-梅里特综合征）等。

【分型】

（1）新诊断的 ITP（newly diagnosed ITP）：确诊后 3 个月以内的 ITP。

（2）持续性 ITP（persistent ITP）：确诊后 3～12 个月血小板持续减少的 ITP。

（3）慢性 ITP（chronic ITP）：血小板减少持续超过 12 个月的 ITP。

（4）难治性 ITP（refractory ITP）：满足以下所有三个条件的患儿①脾切除后无效或复发；②仍需要治疗以降低出血风险；③除外了其他引起血小板减少症的原因确诊为 ITP。

（5）重型 ITP（severe ITP）：血小板计数小于 $10×10^9/L$，且就诊时存在需要紧急处理的出血症状，或常规治疗中发生新的出血症状，需要加用其他升高血小板的药物，或增加现有治疗的药物剂量。

> **案例 14-6 诊断**
> 1. 反复双下肢瘀斑。
> 2. 无肝脾肿大。
> 3. 血小板减少，无白细胞、红细胞数量异常。
> 4. 骨髓巨核细胞增多，伴成熟障碍。
> 临床诊断：新诊断的 ITP。

【治疗】 儿童 ITP 多为自限性，治疗的措施选择主要取决于出血的程度而非血小板数量。如果血小板计数≥$20×10^9/L$，无出血表现，在与患儿家长充分沟通基础上，可先观察随访，不予治疗。在此期间，观察血小板计数的变化，作必要检查，如有感染给予相应对症治疗。儿童 ITP 治疗与观察的流程图见图 14-4。

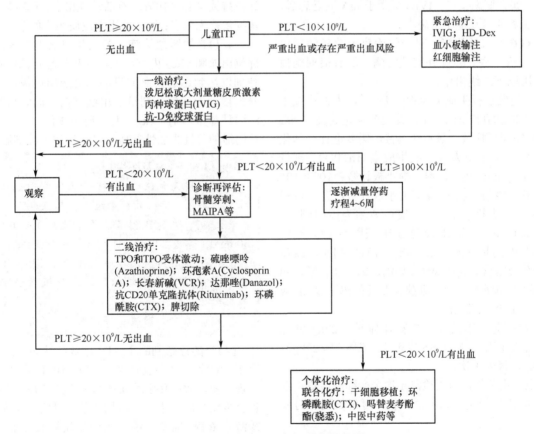

图 14-4 儿童 ITP 治疗与观察的流程图

**1. 一般治疗** 在急性出血期间尽量减少活动，避免外伤，明显出血时应卧床休息。应积极预防及控制感染，避免服用影响血小板功能的药物（如阿司匹林等），慎重接种疫苗。

**2. ITP 的一线治疗**

（1）糖皮质激素：其主要药理作用是降低毛细血管通透性，抑制血小板抗体产生，抑制单核巨噬细胞系统破坏有抗体吸附的血小板。常用泼尼松剂量 1.5～2mg/（kg·d）（最大剂量不超过 60mg/d），建议晨起顿服，血小板数目≥$100×10^9/L$ 后稳定 1～2 周，逐渐减量直至停药，一般疗程为 4～6 周。也可用等效剂量的其他糖皮质激素制剂代替。糖皮质激素治疗 4 周如仍无反应，说明治疗无效，应迅速减量至停用。应用时注意糖皮质激素副作用，用药前应明确是否存在结核菌素感染，可监测血压、血糖、血脂的变化，注意胃肠道反应，防治感染。

如有严重出血时，病初可应用糖皮质激素冲击治疗，甲泼尼龙 15～30mg/（kg·d）（最大剂量为 1.0g/d），连用 3 日或地塞米松 0.5～2mg/（kg·d）（最大剂量为 40mg/d），连用 4 日，症状缓解后改口服泼尼松。

（2）静脉滴注丙种球蛋白（IVIG）治疗。其主要作用是：①封闭巨噬细胞受体，抑制巨噬细胞对血小板的结合与吞噬；②在血小板上形成保护膜，抑制血浆中的 IgG 或免疫复合物与血小板结合，从而使血小板避免被吞噬细胞所破坏；③抑制自身免疫反应，使抗血小板抗体减少。单独应用大剂量静脉滴注丙种球蛋白的升血小板效果与激素相似，有效率达 80%。常用剂量为每日 0.4g/（kg·d），连续 3～5 日静脉滴注，或每次 0.8～1.0g/（kg·d）静脉滴注，必要时次日可再用 1 次。以后每 3～4 周 1 次。不良反应少，偶有变态反应。IVIG 慎用于 IgA 缺乏患者、糖尿病患者和肾功能不全患者。

**3. ITP 的二线治疗** 对一线治疗无效病例需对诊断再评价，进一步除外其他疾病，然后根据病情酌情应用以下二线治疗。

（1）促血小板生成类药物：包括重组人血小板生成素、艾曲波帕和罗米司亭。此类药物起效快（1～2 周），但停药后疗效一般不能维持，需要进行个体化维持治疗。①重组人血小板生成素（rhTPO）：剂量 300U/（kg·d），皮下注射，血小板计数≥100×10$^9$/L 时可考虑停药。应用 14 天血小板计数不升，可视为无效，可以考虑停药。②艾曲波帕为口服制剂，建议空腹口服（餐前 1h 及餐后 2h 服用）；同时也要避免与其他药物同服，如食物中含有乳制品，或口服抗酸药及富含多价阳离子（如铝、钙、铁、镁、硒和锌）的矿物质补充剂，则建议餐前间隔至少 2h 或餐后间隔至少 4h 服用。

初始剂量：年龄 6～17 岁且体重≥27kg 患儿 50mg，每天 1 次；年龄 1～5 岁患儿（或体重<27kg），1.5mg/kg，每天 1 次。

监测：用药期间每周检测 1 次全血细胞计数，直至血小板计数稳定、无出血症状，可延长至每月检测 1 次。

剂量调整：根据血小板计数进行剂量调整，使血小板计数维持在≥50×10$^9$/L，最大口服剂量不超过 75mg/d。

不良反应监测：定期监测肝功能，包括 ALT、AST 和胆红素。若出现肝功能异常，则应每周监测一次，必要时减量或停药。出现其他不良反应时，也应减量或停药。

（2）抗 CD20 单克隆抗体（利妥昔单抗）：①标准剂量方案 375mg/m$^2$，静脉滴注，每周 1 次，共 4 次。②小剂量方案 100mg/ 次，每周 1 次，共 4 次（或 375mg/m$^2$，单次应用）。一般在首次注射 4～8 周内起效。使用时多数儿童耐受良好，但可能出现血清病，使用半年内应注意获得性体液免疫功能低下。

（3）其他二线药物治疗：也可选用免疫抑制剂。常用的药物包括硫唑嘌呤、长春新碱、环孢素 A、环磷酰胺及西罗莫司等，可酌情选择。免疫抑制剂治疗儿童 ITP 的疗效不确定，毒副作用较多，应慎重选择且密切观察。一般在诊断慢性 / 难治性 ITP 时才考虑使用免疫抑制剂。且在可以观察和等待的时候尽量不考虑使用；使用前需要更多考虑药物给患儿带来的风险。

（4）脾切除：有效率约 70%。脾切除指征：①经以上正规治疗，仍有危及生命的严重出血或急需外科手术者，血小板计数<10×10$^9$/L；②病程超过 1 年，年龄>5 岁，且有反复严重出血，药物治疗无效或依赖大剂量糖皮质激素维持；③病程>3 年，血小板计数持续<30×10$^9$/L，有活动性出血，年龄>10 岁，药物治疗无效者；④有使用糖皮质激素的禁忌证。

**4. ITP 的紧急治疗** 若发生显著的皮肤黏膜多部位出血和（或）内脏出血，应积极输注浓缩血小板制剂以达到迅速止血的目的。可选用甲泼尼龙或地塞米松冲击治疗，剂量及用法同前，同时可静脉输注丙种球蛋白 1g/（kg·d），连用 2 日。对于贫血症状明显的急性失血性贫血者可输注浓缩红细胞。

---

**案例 14-6 处方及医生指导**

1. 应用丙种球蛋白 7.5g/d（体重 20kg），连续 3 天静脉滴注，并补充维生素 D 及钙。

2. 完善骨髓穿刺术后予甲泼尼龙琥珀酸钠 30mg/d（体重 20kg），连续 3 天静脉滴注。

3. 静脉用药 3 天后血小板升至 195×10$^9$/L，出院后继续口服泼尼松 1 周血小板数值稳定，泼尼松逐渐减停。

4. 3～6 个月内慎重接种疫苗。

---

【ITP 的疗效判断】 ITP 疗效归纳如下：①完全反应：治疗后血小板计数≥100×10$^9$/L 且没有出血表现；②有效：治疗后血小板计数>30×10$^9$/L，并且至少比基础血小板数增加 2 倍，且没有出血表现；③激素依赖：需要持续使用糖皮质激素才能使血小板计数>30×10$^9$/L 或避免出血；④无效：治疗后血小板计数<30×10$^9$/L 或者血小板数增加不到基础值的 2 倍或者有出血表现；⑤复发：治疗有效后，血小板计数再次降至 30×10$^9$/L 以下或者不到基础值的 2 倍或者出现出血症状。在进行 ITP 的疗效判断时，应至少检测两次血小板计数，两次检测之间间隔 7 日以上。

【预后】 儿童急性 ITP 大多预后良好。约 3% 的慢性 ITP 为自身免疫病的前驱症状，经数月或数年发展为系统性红斑狼疮、类风湿病或埃文斯（Evans）综合征等。尽管 ITP 是良性疾病，ITP 的发生对儿童及家人的生活质量仍有深远影响，应做好充分宣教工作。

# 二、血 友 病

> **案例 14-7**
>
> 患儿，男，2 岁 9 个月。因外伤后右膝关节肿胀 8 天入院。患儿入院 10 天前右膝关节外伤，无出血，可正常行走，8 天前右膝关节出现肿胀，逐渐增大，当地完善右膝关节正侧位 DR 未见异常，3 天前肿胀加重蔓延至右侧大腿，急诊完善化验 PT 11.7s，APTT 107s，PLT 506×10⁹/L，收入院。既往体健，个人史无特殊，患儿外祖父 30 岁因腹痛 2 日，疑内出血死亡，未确诊。
>
> 查体：T 37.8℃，R 26 次 / 分，P 128 次 / 分，体重 15kg，神志清醒，发育正常，营养良好。呼吸平稳，面色稍苍白，口唇无发绀，浅表淋巴结无肿大，咽部无充血，扁桃体不大，胸廓对称无畸形，双肺呼吸音清晰，心律齐，心音有力，未闻及杂音。腹部平软，肝肋下 2cm，脾肋下未触及，腹部未扪及包块，无压痛。脊柱四肢无畸形，四肢肌力肌张力可，右膝关节肿胀，肤色正常，皮温升高，触痛阳性，无波动感，右膝关节周长 26cm，左膝关节周长 23cm，右侧大腿围 33cm，左侧大腿围 30cm，神经系统检查正常。
>
> 思考题：
>
> 1. 病史有何特点？最可能的诊断是什么？需与哪些疾病相鉴别？
>
> 2. 入院后需完善哪些相关检查？

血友病（haemophilia）是一组遗传性凝血功能障碍的出血性疾病，临床上主要分为血友病 A[ 凝血因子Ⅷ（F Ⅷ）缺陷症 ] 和血友病 B[ 凝血因子Ⅸ（F Ⅸ）缺陷症 ] 两型。临床特征为关节、肌肉、内脏和深部组织自发性或轻微外伤后出血难止，如反复关节腔出血机化可致残。血友病为 X 染色体连锁隐性遗传，由女性传递，男性发病，常在儿童期起病，女性血友病患者罕见。这一组疾病发病率为（5～10）/10 万，以血友病 A 较为常见。

【病因和发病机制】 凝血因子Ⅷ、Ⅸ缺乏均可使凝血过程第一阶段中的凝血活酶生成减少，而引起血液凝固障碍，导致出血倾向。

凝血因子Ⅷ是血浆中的一种球蛋白（其抗原为Ⅷ：Ag，功能部分称为Ⅷ：C），它与血管性血友病因子（von Willebrand factor，vWF）以非共价形式结合成复合物存在于血浆中。因子Ⅷ和 vWF 是由不同的基因编码、性质和功能完全不同的两种蛋白质。Ⅷ：C 为水溶性，80% 由肝脏合成，余 20% 由脾脏、肾脏和单核巨噬细胞等合成，已知控制Ⅷ：C 的遗传基因位点在 X 染色体长臂二区 5～8 带上。血友病 A 患者血浆中 vWF 并不缺乏，只是因子Ⅷ促凝活性部分缺乏。

凝血因子Ⅸ是一种由肝合成的糖蛋白，在其合成过程中需要维生素 K 的参与，在体外储存时其活性稳定，故给血友病 B 患者输适量冰冻血浆可补充凝血因子Ⅸ。

【临床表现】 出血症状是本组疾病的主要表现，其共同特点为终身轻微损伤后发生长时间出血。

**1. 临床特点** 延迟、持续而缓慢渗血。血友病的出血在各个部位都可能发生，以关节最为常见，肌肉出血次之；其他也可有皮肤黏膜出血，如瘀斑、鼻出血、口腔出血、消化道出血、尿道出血等；内脏出血及颅内出血少见，但病情常较重，严重者可危及生命。出血发作是间歇性的，数周、数月甚至多年未发生严重出血的情况并不少见。除颅内出血外，出血引起的突然死亡并不多见，但偶有失血性休克致死。

**2. 出血程度** 取决于凝血因子活性水平。根据其体内凝血因子水平分为轻、中、重 3 种类型（表 14-4）：①重型患儿常在无明显创伤时自发出血；②中型患儿出血常有某些诱因；③轻型极少出血，常由明显外伤引起，患儿常在外科手术前常规检查或创伤后非正常出血时被发现。部分女性携带者由于其因子水平处于轻度血友病的水平，也表现为与轻度男性血友病患者相同的出血表现。我国确诊病例中以重型血友病患儿居多，考虑可能与部分轻型患儿未得到诊断有关。

表 14-4　血友病 A/B 临床分型

| FⅧ /FIX 活性水平 | 临床分型 | 出血症状 |
| --- | --- | --- |
| 5%～40% | 轻型 | 手术或外伤可致严重出血 |
| 1%～5% | 中型 | 小手术 / 外伤后可有严重出血，偶有自发出血 |
| <1% | 重型 | 肌肉 / 关节自发性出血 |

**3. 病程进展顺序** 首次出血常为婴幼儿学步前皮肤、软组织青斑、皮下血肿；走路后关节、肌肉出血；病初若无合适治疗，关节出血常反复发生，并在学龄期后逐步形成血友病性关节病，不仅致残而且影响患儿就学、参与活动、心理发育。

【实验室检查】

**1. 筛查试验** 怀疑出血性疾病的患儿需要做筛选试验，包括血常规、血涂片（血小板形态）、凝血四项（凝血酶原时间 PT、活化部分凝血活酶时间 APTT、凝血酶时间 TT、纤维蛋白原检测）。血友病 A 和血友病 B 检查的共同特点是凝血酶原时间（PT）正常，但活化部分凝血活酶时间（APTT）延长，凝血因子活性水平越低凝血时间越长，其他检查如出血时间和血小板均正常。如为单纯 APTT 延长的患儿需进一步检测凝血因子Ⅷ、Ⅸ、Ⅺ、Ⅻ活性和 vWF：Ag 及狼疮抗凝物。还应注意，部分轻型血友病患儿 APTT 活性可在正常范围内，如高度怀疑为血友病，也需进行确诊试验。

**2. 确诊试验** 因子Ⅷ活性（FⅧ：C）测定和因子Ⅸ活性（FⅨ：C）测定可以确诊血友病 A 和血友病 B，并对血友病进行分型；同时应行 vWF：Ag 检测与血管性血友病鉴别。抗体筛选试验和抗体滴度测定用于诊断凝血因子抑制物是否存在。

**3. 基因诊断** 基因诊断检测到相应的 FⅧ基因或 FⅨ基因突变有助于确诊血友病，同时也有助于筛查致病基因携带者的诊断和产前胎儿基因诊断。

> **案例 14-7　辅助检查**
> 1. 血常规：Hb 94g/L；WBC 6.7×10⁹/L；N 2.2×10⁹/L；L 3.1×10⁹/L；PLT 506×10⁹/L。
> 2. 凝血：PT 11.7s；APTT 107s；INR 1.1；FIB 3.8g/L；DD 3416μg/L。
> 3. FⅧ：C 活性为 1.1%。
> 4. 超声：右膝关节髌上囊 16.1cm×3.0cm 积液，内无回声，无明显血流信号。右股四头肌下段及股中间肌中段回声改变，考虑为血肿。

**【诊断与鉴别诊断】** 通过病史、出血症状、家族史，可考虑为血友病，实验室检查可以明确诊断。基因序列检测可确诊本病，还可发现轻症患者和基因携带者。血友病主要需要与血管性血友病（vWD）、获得性血友病鉴别。vWD 是常染色体显性或隐性遗传性疾病，是发病率最高的遗传性出血性疾病，但有出血表现者仅占 1%，以皮肤黏膜出血为主。患者血小板黏附率降低，血小板对瑞斯托霉素无凝集反应、血浆 FⅧ：C 减少或正常，血浆 vWF 减少或缺乏。获得性血友病往往为年长儿，男女均可发病，症状类似血友病但极少关节出血，既往无出血病史及家族史，常存在某些诱发因素如恶性肿瘤、自身免疫病、感染或大手术等，实验室检查凝血结果也与血友病相似：APTT 延长，FⅧ：C/FⅨ：C 减低，不同的是延长的 APTT 不能被 1：1 正常血浆所纠正。此外，本病还需与获得性凝血因子缺乏症如维生素 K 依赖性凝血因子缺乏、肝衰竭和弥散性血管内凝血等鉴别。

> **案例 14-7　诊断**
> 1. 阳性家族史。
> 2. 外伤后右膝关节及肌肉血肿。
> 3. 辅助检查：APTT 明显延长，FⅧ：C 活性明显降低。
> 　临床诊断：血友病 A。

**【治疗】**

**1. 原则** 本病尚无根治疗法。在确诊后应注意养成安静生活习惯，减少和避免外伤出血，但应鼓励作适量运动强壮肌肉以减少关节出血，如游泳等。

**2. 出血处理** 肢体出血应作局部冷敷，及早作替代疗法。关节或肌肉肿痛应给予止痛药，但应避免使用阿司匹林类药物。

**3. 替代疗法** 是血友病目前最有效的止血治疗方法。

（1）治疗原则：早期，足量，足疗程。

（2）制剂选择：血友病 A 首选 FⅧ浓缩制剂或基因重组 FⅧ，其次可以选择冷沉淀，其由新鲜冰冻血浆分离出来，每袋容量 20～30ml，含凝血因子Ⅷ 80～100U，但不含凝血因子Ⅸ。血友病 B 首选 FⅨ浓缩制剂或基因重组 FⅨ或凝血酶原复合物；如上述制剂均无法获取，可选择新鲜冰冻血浆（每次 ≤10ml/kg）。伴随抑制物产生患者，可根据血友病类型选用凝血酶原复合物或重组活化的凝血因子Ⅶ制剂。

（3）治疗剂量

1）急性出血时计算方法：FⅧ首次需要量 =（需要达到的 FⅧ浓度-患者基础 FⅧ浓度）× 体重（kg）×0.5；在首剂给予之后每 8～12h 输注首剂一半量。因子Ⅷ的半衰期为 8～12h，故至少需要 12h 输注 1 次，至完全止血。每输 1U/kg 可提高血浆因子Ⅷ活性约 2%。FⅨ首次需要量 =（需要达到的 FⅨ浓度-患者基础 FⅨ浓度）× 体重（kg）；在首剂给予之后每 12～24h 输注首剂一半量。因子Ⅸ的半衰期为 18～24h，故至少需要 24h 输注 1 次，至完全止血。每输 1U/kg 可提高血浆因子Ⅸ活性约 1%。

2）凝血因子Ⅷ和因子Ⅸ的剂量和使用方法：各种出血情况时凝血因子Ⅷ和因子Ⅸ用量参见表 14-5。

**表 14-5　凝血因子Ⅷ和因子Ⅸ用量**

| 出血程度 | 凝血因子Ⅷ | 凝血因子Ⅸ |
|---|---|---|
| 早期轻度出血 | 10～15U/kg，每 12h 1 次，共 1～3 次 | 10～15U/kg，每日 1 次，共 1～3 次 |
| 中度出血（明显关节出血、轻伤） | 20U/kg，每 12h 1 次，连用 2 日后可隔日应用，直至止血 | 30U/kg，每日 1 次，直至止血 |
| 严重出血（颅内出血、严重贫血、严重创伤、大手术等） | 首日每次 50U/kg，每 12h 1 次，然后维持 FⅧ>50%，5～7 日。必要时再维持 FⅧ>30%，5～7 日 | 首日 80U/kg，以后维持 FⅨ>40%，5～7 日。必要时再维持 FⅨ>30%，5～7 日 |

**4. 预防治疗** 是指在血友病患者出血发生前有规律地替代治疗，保证血浆中凝血因子活性长期维持在一定水平，从而减少出血、降低致残率、提高

患儿的生活质量。儿童患者应设定年关节出血次数小于 3 次的目标，尽量避免由于关节出血造成不可逆性关节残疾，所以预防治疗是儿童血友病治疗的首选治疗方法。

（1）预防治疗的方式

1）临时预防（单剂预防）法：在预计可能诱发出血事件前，单一剂量保护性注射凝血因子制品。其目的是应对血友病患儿活动导致的出血风险增加，如体育课、外出旅行、参加夏令营等。

2）短期预防法：在一段时期内（如 1～3 个月），定期注射凝血因子，以阻止"靶关节"反复出血的恶性循环或严重出血事件，防止损伤加重或延缓并发症的发生。其目的是使较严重的病变组织得到恢复，如较严重的关节出血、肌肉出血、颅内出血、消化道出血后进行为期 3～6 个月的预防治疗。

3）长期预防（持续预防）法：长期定期使用凝血因子制品，尽可能减少出血，以保证患儿维持接近正常同龄儿的健康生活和成长。每年使用凝血因子的时间需要大于 45 周。

（2）预防治疗方案

1）标准剂量方案：每次凝血因子制品 25～40U/kg，血友病 A 患儿每周给药 3 次或隔日 1 次，血友病 B 患者每周 2 次，理论上保持凝血因子谷浓度 >1% 水平。

2）中剂量方案：每次凝血因子制品 15～30U/kg，血友病 A 患者每周 3 次，血友病 B 患者每周 2 次。

3）小剂量方案：血友病 A 患者每次 10U/kg，每周给药 2 次或每 3 天 1 次，血友病 B 患者每次 20U/kg，每周 1 次。

**5. 血友病抑制物治疗**　血友病抑制物是血友病患儿体内产生的同种凝血因子的中和抗体，重型血友病 A 和 B 抑制物发生率分别为 20%～30% 和 1%～5%，而且 5%～10% 的中型或轻型血友病 A 患者也会产生抑制物。抑制物产生的高危因素包括某些基因突变类型、抑制物阳性家族史、手术及严重出血时的大剂量因子输注、颅内出血等。合并持续性抑制物是血友病的严重并发症，将导致血友病患儿出血症状更难控制、致命性出血风险增高，进一步降低生活质量。因此需要积极诊断，并给予干预。

**6. 其他药物治疗**

（1）1-脱氧-8-精氨酸加压素（DDAVP）：有提高血浆内凝血因子Ⅷ活性和抗利尿作用。常用于轻型血友病 A 患者，可减少出血症状和患者接受血制品的机会。

（2）抗纤溶制剂：黏膜出血（如拔牙后）者可先给一次凝血因子治疗止血，再给予抗纤溶剂，如 6-氨基己酸以稳固血块，减少重复性给予血制品。

**7. 综合治疗**　血友病为一慢性疾病并伴有出血及治疗引起的并发症，除医生与护士给予急诊治疗外，心理支持亦甚重要。在出血停止后应作适量物理治疗加强肌肉力量，以防止关节变形及预防再次关节出血。很多地方都已成立血友病病友会，患者或家长组成协会互相支持，使患者能过较正常的生活。

**8. 基因治疗**　随着人类基因研究的不断深入，基因治疗可能成为血友病治愈的重要手段。

---

**案例 14-7　处方及医生指导**

1. 避免磕碰外伤。

2. 重组人凝血因子Ⅷ，250U，12h 1 次，静脉注射，连续 3 天。

3. 建议根据家庭经济情况选择适合的预防治疗。

---

【**预后与预防**】　轻型血友病者，除手术或创伤引起出血外，一般生活正常。重型患者若能及时接受因子治疗或作预防性治疗，平常生活与正常人无大差异，生活质量亦可提高，但亦有少数患者死于内脏出血（如颅内出血）。目前提倡长期预防治疗以持续预防出血，来保证患儿维持接近正常同龄儿的健康生活。本病为遗传性疾病，现已明确发病基因，若有家族史者，女性可作基因分析明确是否为携带者，基因携带者的女性受孕时可采用基因分析进行产前诊断，若胎儿为血友病患者可选择及早终止妊娠。

## 三、弥散性血管内凝血

**案例 14-8**

患儿，男，5 月龄。因发热 1 天，四肢皮肤花纹、口唇发绀 9h 入院。患儿入院 1 天前无明显诱因出现发热，热峰 38.4℃，应用退热药退热效果欠佳，9h 前患儿出现寒战。四肢皮肤发花及口唇稍微发紫，于当地医院诊断为脓毒血症，予扩容、纠酸、强心，头孢他啶及美罗培南抗炎等，症状无明显好转，以"脓毒症休克"为诊断收入我院儿童重症监护室。既往体健，个人史、家族史无特殊。

查体：T 39.6℃，P 23 次/分，R 55 次/分，BP 98/46mmHg，抱入病房，低流量吸氧下经皮血氧饱和度 97%，神志不清，一般精神状态差，面色苍白，周身皮肤花纹，黏膜无皮疹及出血点，瞳孔等大正圆，直径 3mm，对光反射灵敏，呼吸急促，鼻扇，三四凹阳性，口唇无发绀，胸廓无畸形，两侧对称，叩诊双肺清音，听诊双肺呼吸音粗，未闻及明显干湿啰音，心音低钝、律齐，心脏各瓣膜听诊区未闻及杂音，腹部平坦，肠鸣音稍弱，全腹无明确压痛，肝肋下 2cm，脾肋下未及，肢端凉，血块收缩试验＞5s，外周动脉触不及。

**思考题：**
1. 脓毒症休克常见并发症有哪些？
2. 入院后需完善哪些相关检查？

弥散性血管内凝血（disseminated intravascular coagulation，DIC）是多因素影响导致的微血管损伤，从而活化凝血系统，微血栓广泛形成、凝血因子消耗并继发纤溶亢进引起的以出血和微循环衰竭为特点的一组临床综合征。

DIC可由微血管体系损伤引起，也可导致微血管体系损伤。不同原因所致的DIC终末损害为多器官功能衰竭综合征（MODS），DIC只是各种疾病处于危重状态的一个中间病理环节。纤溶亢进属于继发性，DIC早期多无纤溶现象。

【病因和发病机制】

**1. 病因** 许多疾病或理化因素都可造成DIC，在我国以感染最为常见，其次为恶性肿瘤（包括急性白血病），广泛组织创伤和产科意外也是DIC的常见病因。儿童DIC的主要病因包括：①各种感染，如革兰氏阴性菌或阳性菌感染、病毒性肝炎、病毒性心肌炎、流行性出血热、疟原虫等；②组织损伤，如严重外伤或挤压伤、颅脑损伤、大面积烧伤或大手术等；③免疫性疾病，如暴发性紫癜、狼疮性肾炎、溶血性输血反应；④血液肿瘤类疾病，如急性白血病（尤其急性早幼粒细胞白血病）、淋巴瘤、溶血性疾病等；⑤巨大血管瘤、动脉瘤等；⑥其他危重症，如各种休克、呼吸窘迫综合征、肾功能衰竭、溶血性尿毒综合征、蛇咬伤、新生儿硬皮症等。

**2. 发病机制** DIC的病因复杂，很多的"始动"因素均可引起出凝血失衡。对这个失衡有影响的最重要介质是细胞因子。凝血与炎症系统有广泛的交叉，炎症可导致凝血的活化，而凝血也能启动炎症活性。毛细血管床的内皮细胞是凝血与炎症相互作用发生的最重要的界面。内皮细胞的紊乱是大多数DIC患者的必要条件，随着损伤或感染，内皮细胞的完整性受到破坏。活化的内皮细胞及单核巨噬细胞均可产生组织因子和炎性细胞因子从而介导凝血激活。

DIC的发生与血管内皮损伤伴血浆凝血因子活化和凝血活酶类物质进入血液有关，可以概括分为下述两个基本病理过程。

（1）凝血系统激活：内皮细胞的紊乱是大多数DIC患者的必要条件。在致病因素作用下，机体产生白细胞介素如IL-6和IL-1、肿瘤坏死因子、血小板活化因子等多种炎症因子，促使组织因子（TF）释放，导致血管内皮细胞损伤。组织损伤可直接释放

组织因子，内毒素可诱发单核细胞产生组织因子，红细胞和血小板损伤可直接释放促凝物质。组织因子结合并活化凝血因子Ⅶ，进而激活外源凝血系统。在DIC的炎症诱导凝血的启动中，组织因子扮演了中心作用。内皮细胞损伤后胶原组织暴露，活化凝血因子Ⅻ，或直接活化凝血因子Ⅺ，进而激活内源性凝血系统。凝血系统激活后产生大量病理性凝血酶，使血液呈高凝状态，导致微循环内广泛血栓形成。

单核巨噬细胞功能损伤不能及时清除血液循环内的凝血酶等凝血物质；代谢性酸中毒可使血管内皮损伤并抑制肝素的抗凝作用；循环障碍时因血液淤滞和浓缩易使血小板破坏，这些因素均可诱发或加重DIC。

在凝血系统被激活的同时，体内生理抗凝血因子被消耗和功能受抑制，如抗凝血酶Ⅲ水平下降、蛋白C和蛋白S水平下降、组织因子通路抑制物缺乏，进一步促进微血栓形成。体内广泛性凝血过程，消耗了血小板和大量凝血因子，使血液由高凝状态转变为消耗性低凝状态而引起出血。

（2）纤维蛋白溶解亢进：其机制为①凝血过程所形成的纤维蛋白沉积于微血管内和肝、脾等组织，刺激血管内皮释放活化素，并使肝脾等脏器损伤后释放出纤溶酶原激活物进入血液；②活化的凝血因子Ⅹ、Ⅻ能使血浆活化素原转化为活化素，并能使舒血管原转变为舒血管素，激活纤溶酶原转变为纤溶酶；③缺氧和各种引起DIC的病因通过交感神经-肾上腺作用，刺激血管内皮释放活化素；④病理性凝血酶能激活纤溶酶原转化为纤溶酶；大量纤溶酶导致纤维蛋白溶解亢进。纤维蛋白降解产物（FDP）可干扰纤维蛋白单体聚合，又可与血小板膜结合造成血小板功能缺陷，同时FDP还有抗凝血酶作用，从而进一步损害凝血功能；加之，缺氧、酸中毒、创伤等可致部分凝血因子失活，加重出血倾向。

以上两个基本病理过程虽为相继发生，但几乎同时并进，而两者的进展程度则随病程的早晚有所差异，早期以凝血过程为主，晚期则以纤溶亢进为主。激活的凝血因子Ⅻ可激活缓激肽原，使之转变为缓激肽，导致小血管扩张和通透性增加，加之小血管栓塞后微循环受阻，回心血量及心排出量减少而导致血压下降，进而发生休克。

由于血管内凝血所形成纤维蛋白条状物与网眼使红细胞通过时受到机械损伤；同时红细胞因缺血、缺氧、毒素以及表面有纤维蛋白附着而脆性增加，导致红细胞变形，破裂而出现溶血。

【临床表现】 临床表现可为DIC、基础疾病及两者同时表现。出血表现在所有DIC病例组中是常见的，但出现休克和肝、肾、肺、中枢神经系统功能紊乱甚至功能衰竭的相对频率存在很大区别。这

些变异可能反映出各组基础疾病的不同性质。

## （一）出血

出血是 DIC 最初及最常见的临床表现。在病程的不同阶段有不同的出血表现。在高凝状态一般无出血；在消耗性低凝状态，出血明显并逐渐加重；在发生继发性纤溶时，出血更加严重。患者可有多部位出血倾向，如皮肤瘀斑、紫癜、咯血、消化道出血等，严重者可能出现尿道出血或颅内出血。出血量多者可致贫血或休克，甚至死亡。

## （二）休克

DIC 形成过程中广泛形成微血栓，并产生多种血管活性物质（激肽、补体 C3a 和补体 C5a），造成微血管平滑肌舒张，通透性增高，使回心血量明显减少。加上广泛出血造成的血容量减少等因素，使心输出量减少，加重微循环障碍而引起休克。表现为一过性或持久性血压下降，面色青灰或苍白，黏膜紫绀，肢端冰冷发绀，精神萎靡，尿少。休克使血流进一步缓慢，加重缺氧和酸中毒，从而加重DIC。故 DIC 和休克互为因果，呈恶性循环。

## （三）器官功能障碍

DIC 时因为组织和脏器的微血栓使血流阻滞，导致受累器官缺血、缺氧、代谢紊乱和功能障碍甚至发生衰竭。累及的器官有肾（表现为少尿、血尿、肾功能衰竭等），肺（表现为呼吸困难、发绀、肺出血、呼吸衰竭等），肝（表现为黄疸、肝功能衰竭等），胃肠道（表现为恶心、呕吐、腹痛和胃肠道出血等），脑（脑栓塞时可出现昏迷、惊厥等）；也可因肺动脉高压而引起右心衰竭；其他如四肢末端坏死、皮肤坏疽。

## （四）溶血

由于广泛的微血栓形成，DIC 偶可伴有微血管病性溶血性贫血（microangiopathic hemolytic anemia）发生，具备溶血性贫血的一般特征，表现为发热、黄疸、苍白、乏力、腰背酸痛、血红蛋白尿等。此外，这种溶血是由循环中的红细胞流经由纤维蛋白丝构成的网孔，加之血流不断冲击，引起红细胞破裂溶血。因此在外周血涂片中还可见到一些形态特异的红细胞碎片，称为破碎红细胞（schistocyte）。

【实验室检查】 DIC 的实验室检查包括两方面：一是反映凝血因子消耗的证据，包括凝血酶原时间（PT）、活化部分凝血活酶时间（APTT）、纤维蛋白原浓度及血小板计数；二是反映纤溶系统活化的证据，包括纤维蛋白原/纤维蛋白降解产物（FDP）、D-二聚体、硫酸鱼精蛋白副凝试验（3P 试验）。此外，国外近年来开展分子标志物用于 DIC 早期诊断，发现部分标志物，如凝血酶-抗凝血酶复合物（TAT）可有诊断意义，有望用于临床。

### 1. 反映凝血因子消耗的检查

（1）血小板计数常降至 $100\times10^9/L$ 以下，如进行性下降则更有诊断意义。

（2）出血时间和凝血时间延长，在高凝状态时出血时间可缩短。

（3）凝血酶原时间（PT）延长超过正常上限 3s。出生 4 天以内的新生儿超过 20s 才有意义。

（4）纤维蛋白原减少，个别高凝期病例病初可升高。

（5）活化部分凝血活酶时间（APTT）延长超过正常上限 10s。高凝期 APTT 可缩短。

（6）抗凝血酶Ⅲ（AT-Ⅲ）及因子Ⅷ：C 减少。AT-Ⅲ是重要的生理抗凝物质，它使凝血酶、激活的凝血因子 X 失去活性而起抗凝作用。在此过程中 AT-Ⅲ被消耗，故 DIC 早期血浆中 AT-Ⅲ明显减少。

### 2. 反映纤溶系统活化的检查

（1）硫酸鱼精蛋白副凝试验：即 3P 试验。此试验在 DIC 早期时多为阳性，但晚期以纤溶亢进为主时，3P 试验常为阴性。有些疾病如恶性肿瘤、肝肾疾病及手术创伤后也可出现 3P 阳性，新生儿应在出生 2 天后检查才有诊断价值。

（2）FDP 含量测定：正常人血清 FDP < 10mg/L；超过 20mg/L 提示纤溶亢进，但不能作为确诊 DIC 的指标。

（3）D-二聚体（D-dimer）测定：D-二聚体产生于纤维蛋白原转变成纤维蛋白时，纤维蛋白交联和交联纤维蛋白降解的过程中。DIC 患者 D-二聚体异常升高。

（4）外周血涂片中红细胞形态有一定诊断价值，如红细胞呈盔状、皱缩、三角形、新月形及碎片等。

此外，血栓弹力图，相比传统的凝血检查的理论优势是它评估了血小板功能和纤溶活性，它显示的高凝和低凝状态与临床相关的发病率和死亡率相关，有助于评估危重患者的整体凝血状况。

> **案例 14-8 辅助检查**
> 1. 血小板（每 12h）$104\times10^9/L$、$35\times10^9/L$、$25\times10^9/L$、$20\times10^9/L$、$12\times10^9/L$、$9\times10^9/L$、$10\times10^9/L$。
> 2. PT（每 6h 左右）：32.8s、33.6s、19.5s、18.5s、18.2s、14.9s、14.4s、15.2s、14.1s、13.1s、12.6s、12.2s。

【诊断与鉴别诊断】 在 DIC 诊断中，基础疾病和临床表现是两个很重要的部分，不可或缺，同时还需要结合实验室指标来综合评估，任何单一的常规实验诊断指标用于诊断 DIC 的价值十分有限。中国弥散性血管内凝血诊断积分系统（Chinese DIC Scoring System，CDSS）（表 14-6）突出了基础疾病和临床表现的重要性,强化动态监测原则,简单易行,利用该积分系统动态评分将更有利于 DIC 的诊断。

**表 14-6 中国弥散性血管内凝血诊断积分系统(CDSS)**

| 积分项 | 分数 |
|---|---|
| 存在导致 DIC 的原发病 | 2 |
| 临床表现 | |
| 不能用原发病解释的严重或多发出血倾向 | 1 |
| 不能用原发病解释的微循环障碍或休克 | 1 |
| 广泛性皮肤、黏膜栓塞,灶性缺血性坏死、脱落及溃疡形成,不明原因的肺、肾、脑等脏器功能衰竭 | 1 |
| 实验室指标 | |
| 血小板计数 | |
| 非恶性血液病 | |
| ≥100×10⁹/L | 0 |
| (80~99)×10⁹/L | 1 |
| <80×10⁹/L | 2 |
| 24h 内下降≥50% | 1 |
| 恶性血液病 | |
| <50×10⁹/L | 1 |
| 24h 内下降≥50% | 1 |
| D-二聚体 | |
| <5mg/L | 0 |
| 5~9mg/L | 2 |
| ≥9mg/L | 3 |
| PT 及 APTT 延长 | |
| PT 延长<3s 且 APTT 延长<10s | 0 |
| PT 延长≥3s 或 APTT 延长≥10s | 1 |
| PT 延长≥6s | 2 |
| 纤维蛋白原 | |
| ≥1.0g/L | 0 |
| <1.0g/L | 1 |

注:非恶性血液病:每日计分 1 次,≥7 分时可诊断为 DIC;恶性血液病:临床表现第一项不参与评分,每日计分 1 次,≥6 分时可诊断 DIC。PT:凝血酶原时间;APTT:活化部分凝血活酶时间。

DIC 还需要与以下疾病相鉴别,包括:

**1. 血栓性血小板减少性紫癜(TTP)** 是以血小板血栓为主的微血管血栓出血综合征,主要临床特征包括微血管病性溶血性贫血、血小板减少、神经精神症状、发热和肾脏受累等。

**2. 溶血性尿毒症综合征(HUS)** 是以微血管内溶血性贫血、血小板减少和急性肾功能衰竭为特征的综合征,病变主要局限于肾脏。

**3. 原发性纤溶亢进** 由恶性肿瘤、感染、中暑、冻伤等引起纤溶酶原激活物抑制物(PAI)活性减低,导致纤溶活性亢进、纤维蛋白原减少、其降解产物 FDP 明显增加,但无血管内凝血存在,无血小板消耗与激活,D-二聚体正常或轻度增高。

**4. 严重肝病** 黄疸、肝功能损害症状较为突出,血小板减少程度较轻、较少,纤溶亢进与微血管病性溶血贫血少见,但需注意严重肝病合并 DIC 的情况。

**5. 原发性抗磷脂综合征(APS)** 临床表现包括血栓形成、皮肤表现(网状青斑、下肢溃疡、皮肤坏死、肢端坏疽)、习惯性流产、神经症状、肺动脉高压症等;实验室检查抗磷脂抗体(APA)阳性,抗心磷脂抗体(ACA)阳性,狼疮抗凝物质(LA)阳性,Coomb 试验阳性,血小板数减少及凝血时间延长。

【治疗】 早期诊断、及时治疗原发病是提高 DIC 治愈率的关键。

DIC 患者生存取决于原发病的积极治疗,以减轻或消除引起 DIC 的有害刺激因素。重要器官功能的重点支持是必需的。容量代替品、低血压和酸中毒的纠正以及吸氧可以改善血流量和微循环中氧气的含量。心、肺和肾功能的严密监测能及时提示支持性措施的给予必要,如使用呼吸器进行呼吸支持,缩血管和血管活性药物能改善器官灌注、肾功能,维持电解质的平衡。

原发病的治疗及基础支持是必要的,但通常不足以治疗 DIC 或防止非显性 DIC 进展为显性 DIC。在 DIC 的过程中,参与凝血及纤溶的多种物质被大量消耗,因此直接针对凝血系统的支持治疗是必需的。这些措施包括凝血因子的替代、天然抗凝剂、纤溶活性蛋白和血小板。在高凝期可应用抗凝药物如肝素、低分子右旋糖酐、阿司匹林等阻止凝血过程的发动与进行,预防新血栓的形成。出血倾向十分严重的患者,可输血或补充血小板等凝血物质以及使用纤溶抑制剂。

**1. 抗凝治疗** 其目的在于阻断或减缓血管内凝血过程的发展。

(1)抗血小板凝集药物:临床上对轻型 DIC、非显性 DIC 或高凝状态者,在控制原发病的基础上可单独应用此类药物治疗。包括:①阿司匹林,剂量为每日 10mg/kg,分 2~3 次口服,持续至血小板数恢复正常后数日;②双嘧达莫,剂量为每日 10mg/kg,分 2~3 次口服。

(2)肝素的应用:肝素可与 AT-Ⅲ结合成复合物而起抗凝作用,对凝血 3 个阶段均有抑制作用,并可以抑制血小板聚集、裂解和促使纤维蛋白溶解。多在 DIC 早期应用。

肝素使用指征:①处于高凝状态;②有明显栓塞症状;③消耗性凝血期,表现为凝血因子、血小板、纤维蛋白原进行性下降,血压下降或出现休克;④准备补充凝血因子(如输血浆前)或应用纤溶抑制药物前不确定是否会引起高凝时。

在应用肝素期间必须密切观察病情并监测凝血

功能，在每次用药前及用药 4h 后需测凝血时间。

肝素慎用或禁用情况：①重要脏器出血，如溃疡出血，颅内出血，肺结核空洞出血等；②外伤有新鲜创面或血管损伤；③ DIC 晚期纤溶亢进；④合并有严重肝脏疾病者，应用肝素可能弊大于利。

肝功能停药指征：①诱发 DIC 的原发病已缓解或已控制；②病情好转，出血停止，血压未定；③凝血酶原时间和纤维蛋白原恢复正常或接近正常（前者一般于 24h 内恢复，后者于 1～3 天恢复），可逐渐减停。血小板的回升缓慢不宜作为停药指征。

低分子肝素作为肝素的替代治疗，目前也可用于 DIC 治疗，更加安全。每次 0.5mg/kg，皮下注射，12h 1 次。

**2. 抗凝血因子的应用** 临床常见药物包括：①抗凝血酶 Ⅲ（AT- Ⅲ）浓缩剂：DIC 早期补充 AT- Ⅲ 可提升肝素的疗效；②蛋白-C 浓缩剂：主要用于革兰氏阴性杆菌感染合并 DIC，同肝素联合应用可取得较好效果。

**3. 补充疗法** 目前认为在活动性 DIC 未控制前，可补充以下成分：红细胞悬液、单采血小板悬液和不含凝血因子的扩容剂（如白蛋白、血浆蛋白等）；如果 DIC 停止或肝素化后持续出血，此时有必要补充凝血因子，可输注新鲜冰冻血浆、凝血酶原复合物等。

**4. 抗纤溶药物** 此类药物的应用目的是阻碍纤维蛋白溶解酶原转变为纤维蛋白溶解酶、抑制纤维蛋白的分解，从而防止纤溶亢进出血。DIC 患者使用此类药物（如氨基己酸或氨甲环酸）可能会并发严重的血栓形成，因此要充分评估用药指征。在以下条件下可考虑使用：①患者出血严重，替代治疗无效；②过度纤维蛋白（原）溶解。

（孙若文 徐 刚）

# 第 4 节 急性白血病

**案例 14-9**

患儿，男，1 岁 7 月，主因"耳后及颈部肿物 7 天，发热及皮肤出血点 3 天"入院。7 天前患儿双耳后及颈部出现肿物，家属未予特殊处置，3 天前出现发热，热峰 38.9℃，每天 4～5 次，口服退热药后热可退至正常，同时面部出现出血点，家属予口服红霉素等药物，发热有所缓解。昨日家属发现患儿颈部出血点增多，携患儿就诊于当地医院，化验血常规提示白细胞计数明显升高，遂立即就诊于我院小儿内科急诊，化验血常规提示白细胞 $105.7 \times 10^9/L$，幼稚细胞 30%，胸部 CT 提示颈部多发肿大淋巴结，较

大者约 1.2cm，急诊以"白血病"收入我科。患儿近 2～3 个月走路不稳，自感左下肢疼痛，现精神状态稍差，无咳嗽喘息，无恶心呕吐，无腹痛，食欲可，尿量正常，排便稍稀。

体格检查：T 38.4℃，P 115 次 / 分，R 30 次 / 分，体重 12kg。发育正常，无贫血貌，周身皮肤散在出血点，耳后及颈部可触及数个肿大淋巴结，较大者约 1.7cm×1.2cm，活动度可，无压痛。咽部无充血，巩膜无黄染，气管居中，胸廓对称，胸骨无压痛。双肺呼吸音清，心律齐，心音有力，未闻及杂音。腹部平软，肝肋下 2cm，脾肋下 3cm。脊柱四肢无畸形，活动自如，关节无红肿，病理反射未引出。

思考题：

1. 急性白血病的临床表现有哪些？
2. 急性白血病的浸润症状有哪些？
3. 急性白血病的化疗分为哪几个阶段？

白血病（leukemia）是造血系统的恶性增生性疾病，特点为造血组织中某一血细胞系统恶性增生、进入血流并浸润到各组织器官，并引起一系列临床表现。在我国，小儿恶性肿瘤中以白血病的发病率最高，占小儿肿瘤的 1/3。据调查，我国＜10 岁小儿的白血病发生率为 3/10 万～4/10 万，男性发病率略高于女性。全国年发病数 16 000～20 000 例，全年可以发病，春、秋有一个发病高峰。小儿白血病中 90%～95% 为急性白血病（acute leukemia），慢性白血病仅占 3%～5%，急性白血病中以淋巴细胞白血病最常见，占 70%～85%，85% 的儿童急性淋巴细胞白血病（acute lymphoblastic leukemia，ALL）属于 B 系淋巴细胞白血病，T 系淋巴细胞白血病占儿童 ALL 病例的 10%～15%，而急性非淋巴细胞白血病（acute non-lymphocytic leukemia，ANLL）占 15%～30%。近十年来由于化疗方法的不断改进，ALL 不再被认为是致死性疾病，5 年无病生存率为 70%～80%；ANLL 的初治完全缓解率亦达到 80%，5 年无病生存率为 40%～60%。

**【病因和发病机制】** 尚未完全明了，可能与下列因素有关：

**1. 内因** 遗传易感性（遗传素质）。

白血病不属于遗传性疾病，但其发病与遗传素质相关，如唐氏综合征、先天性睾丸发育不全症、Fanconi 贫血及严重联合免疫缺陷病等疾病患儿的白血病发病率比一般小儿明显增高。同胞中有一个患白血病，则另一个发病机会明显提高。

**2. 外因**

（1）病毒因素：人类白血病的病毒病因研究已日益受到重视，自 1986 年以来，发现属于 RNA 病毒的逆转录病毒（retrovirus，又称人类 T 细胞白血病病

毒，HTLV）可引起成人T淋巴细胞白血病。病毒引起白血病的发病机制未明，可能与癌基因有关。逆转录病毒带有病毒癌基因，与人类癌基因结构相似，这种病毒感染宿主的细胞后，激活了癌基因癌变潜力，导致白血病的发生。

（2）物理因素：电离辐射致白血病动物实验已证实，广岛和长崎原子弹爆炸后，白血病发病率增加30倍。

（3）化学因素：包括苯及其衍生物、氯霉素、保泰松和细胞毒性药物，溶剂及杀虫剂。

（4）生活方式：不良生活方式会增加白血病患病风险。

【分类和分型】 根据白血病细胞的成熟程度分为急性白血病和慢性白血病，急性白血病细胞分化阻滞在较早阶段，大部分白血病细胞为原始细胞及早幼阶段细胞，慢性白血病细胞具有较大程度的成熟分化能力，大部分为更成熟的细胞。根据增生的白细胞种类的不同，可分为急性淋巴细胞白血病（ALL）和急性非淋巴细胞白血病（ANLL）两大类。前者在小儿中的发病率较高，占70%～80%，后者占15%～30%。目前，采用形态学（M）、免疫学（I）、细胞遗传学（C）、分子生物学（M）即MICM综合分型，有利于指导治疗和提示预后。

**1. 急性淋巴细胞白血病**（ALL） 是造血系统中淋巴系恶性增殖性疾病，骨髓形态学改变是确诊本病的主要依据。骨髓涂片中有核细胞大多呈明显增生或极度增生，仅少数呈增生低下，均以淋巴细胞增生为主，原始＋幼稚淋巴细胞≥25%诊断为ALL。ALL根据细胞的大小和形态（M）又分为L1、L2及L3三种亚型（FAB分型），L1以小细胞为主；L2以大细胞为主，细胞大小不一；L3以大细胞为主，细胞大小一致。L1、L2型已不具有明显的预后意义。由于ALL细胞的异质性，分化程度不一，使其在形态上也复杂多变，常常给分型带来困难，因此，组织化学染色检查，有助于确定细胞的生物化学性质，并与其他类型的白血病鉴别。ALL的组织化学特征为：①过氧化酶染色和苏丹黑染色阴性；②糖原染色（±）～（+++）；③酸性磷酸酶染色（-）～（±），T细胞胞质呈块状或颗粒状弱阳性，其他亚型为阴性；④非特异性酯酶染色阴性。

ALL按免疫学（I）分型（淋巴细胞分化阶段的免疫标记，了解白血病细胞的来源）：分为B系、T系和伴有髓系标志的ALL。B系：分为早期前B细胞型、普通B细胞型、前B细胞型、成熟B细胞型，普通B细胞型为最常见的亚型，预后最好；T系：分为原始T型细胞、前T型细胞、皮质T型细胞、髓性T型细胞，预后较B细胞型差。

ALL按细胞遗传学（C）分型分为：染色体数目异常和染色体结构异常。染色体数目畸变：超二倍体、近单倍体、假二倍体；染色体结构异常：如9号染色体异常，即费城染色体（Ph）t（9；22）（p34；q11）、t（8；14）（q24；q32）、t（4；11）（q2；q23）等。

ALL临床分型：不同危险程度的ALL亚型有不同的预后，按临床危险度分为三型：标危急淋（SR-ALL）：①年龄≥1岁并且＜10岁；②初诊时白细胞数＜50×10⁹/L；③诱导化疗第15天骨髓象呈M1化者，第4～6周CR者；④微小残留病（MRD）在第15天＜0.1%，诱导缓解结束MRD≤0.01%，之后一直阴性；⑤非中枢神经系统白血病或睾丸白血病；⑥非T细胞型或成熟B细胞型；⑦非MR或HR组细胞遗传学、分子生物学特征改变。中危急淋（MR-ALL）：①年龄＜1岁或者≥10岁；②初诊时白细胞数≥50×10⁹/L；③诱导化疗第15天骨髓象呈M2（MRD 0.1%～10%）化者；④T细胞型；⑤初诊时发生中枢神经系统白血病或睾丸白血病；⑥t（9；22），BCR-ABL（+）的Ph-ALL及其Ph-like；⑦＜45条染色体的低二倍体，或其他异常如t（1；19），E2A-PBX1（+）；⑧ZNF358重排；⑨iAMP2；⑩诱导治疗结束MRD≥0.01%，并且＜1%。高危急淋（HR-ALL）：①＜3个月的婴儿；②初诊时白细胞数≥100×10⁹/L；③染色体核型为t（4；11），MLL-AF4（+）或者其他的MLL重排阳性；④MR诱导化疗第15天骨髓象呈M2或M3（≥10%）者；⑤4～6周骨髓不能CR者；⑥IKZF阳性；⑦MEF2D重排；⑧TGF3-HLF/t（17；19）（q22；p13）；⑨低二倍体（≤44）或DI指数＜0.8；⑩新的发现、特殊的高度危险核型。

**2. 急性非淋巴细胞白血病**（ANLL） 按FAB分型分为原粒细胞微分化型（M0）、原粒细胞白血病未分化型（M1）、原粒细胞白血病部分分化型（M2）、急性早幼粒细胞白血病（M3）、急性粒-单核细胞白血病（M4）、急性单核细胞白血病（M5）、急性红白血病（M6）及急性巨核细胞白血病（M7）。

**3. 特殊类型的白血病** 如先天性白血病、儿童粒-单核细胞白血病、急性混合型白血病、多毛细胞白血病等。

【临床表现】 各型急性白血病的临床表现基本相同，主要表现见图14-5。

**1. 起病** 大多较急，少数缓慢。早期症状有面色苍白、精神不振、乏力、食欲低下、鼻衄或齿龈出血等。少数患儿以骨关节疼痛为首发症状。

**2. 发热与感染** 是最常见症状之一，反复不规则发热为常见症状。发热的主要原因是白血病性发热或继发感染，病原体以细菌多见，易于感染的主要原因是：粒细胞减少及功能缺陷、免疫系统功能受抑制、皮肤黏膜屏障破坏。

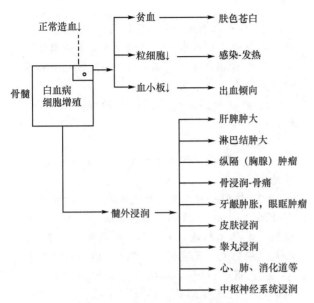

图 14-5 急性白血病临床表现

**3. 贫血** 出现较早，常为首发症状，并呈进行性加重。表现为面色苍白、虚弱无力、心悸、活动后气促等。贫血主要是由于骨髓造血干细胞及红系祖细胞受到抑制、骨髓的无效造血、溶血导致红细胞破坏增多、失血。

**4. 出血** 以皮肤、黏膜出血多见，表现为出血点、紫癜、瘀斑、鼻出血、齿龈出血，消化道及颅内出血常为本病致死原因。出血的主要原因是由于骨髓被白血病细胞浸润，巨核细胞受抑制使血小板减少，血管壁的异常、凝血障碍、抗凝物质增多亦与出血有关。在各类型白血病中以 M3 型白血病的出血最为显著。

**5. 白血病细胞浸润引起的症状和体征**

（1）肝、脾、淋巴结肿大：不同程度的肝、脾、淋巴结肿大，以 ALL 和 M5 明显，纵隔淋巴结肿大可发生呛咳、呼吸困难和静脉回流受阻等。肝脾大可造成消化系统功能障碍，如腹胀、食欲减退、体重下降等。

（2）骨和关节浸润：小儿骨髓多为红骨髓，易被白血病细胞侵犯，故患儿骨、关节疼痛较为常见，局部红肿现象不明显，并常伴有胸骨压痛，多见于 ALL。骨痛的原因主要与骨髓腔内白血病细胞大量增生，压迫和破坏邻近骨质以及骨膜浸润有关。

（3）中枢神经系统浸润：白血病细胞侵犯脑实质和（或）脑膜时即引起中枢神经系统白血病（central nervous system leukemia，CNSL）。由于多数化疗药物不能通过血脑屏障，故中枢神经系统便成为白血病细胞的"庇护所"，造成 CNSL 的发生率增高，以 ALL 为多见。浸润可发生于病程中任何时候，但多见于化疗后缓解期。它是导致白血病复发的主要原因。其表现为头痛、呕吐、视乳头水肿、脑神经麻

痹，也可有截瘫、惊厥、昏迷等。检查脑脊液可以确诊：脑脊液，压力增高；细胞数 $>10 \times 10^6/L$，蛋白质 $>0.45g/L$，涂片可发现白血病细胞。

（4）睾丸浸润：白血病细胞侵犯睾丸时即可引起睾丸白血病（testicular leukemia，TL），发生率为 $10\% \sim 40\%$。表现为局部肿大、触痛、阴囊皮肤可呈黑色。由于化疗药物不易透入睾丸，因而是导致白血病复发的另一重要原因。

（5）绿色瘤：是急性粒细胞白血病的一种特殊类型，多见于较大儿童，是白血病细胞浸润眶骨、颅骨、肋骨或肝、肌肉等，而在局部形成的块状隆起，表现为骨膜上无痛性肿块。此瘤切面呈绿色，暴露于空气中绿色迅速消退。

（6）其他器官浸润：少数患儿有皮肤浸润，表现为丘疹、斑疹、结节或肿块，甚至剥脱性皮炎。此外还可浸润胃肠道、心脏、肾等脏器。

当患儿体内白血病细胞数达到 $10^9$（1.0g）时，临床表现出白血病的症状，再经 10 代可达 $10^{12}$（1.0kg）白血病患儿死亡，白血病细胞倍增时间为 5 日，晚期为 10 日，5 日 $\times 10$ 代 =50 日。白血病患儿出现症状后经 2 个月左右会死亡。

> **案例 14-9 临床表现**
> 1. 患儿，男，1 岁 7 月，起病急，病程短。
> 2. 有发热。
> 3. 有出血表现：无明显诱因出现皮肤出血点，无鼻衄及牙龈出血，无呕血及血尿或黑便。
> 4. 有骨痛的表现：患儿近 2～3 个月走路不稳，自感左下肢疼痛。
> 5. 有白血病细胞浸润引起的症状和体征：肝、脾、淋巴结肿大。

**【辅助检查】** 为确诊白血病和观察疗效的重要方法。

**1. 血常规** 红细胞及血红蛋白均减少，大多为正细胞正血红蛋白性贫血。网织红细胞数大多较低，少数正常。白细胞数高低不一，增高者约占 50% 以上，可高达 100 万，其余正常或减少，但在整个病程中白细胞数可有增、减变化。细胞分类示原始细胞和幼稚细胞为主，正常或减少者可无幼稚细胞。血小板减少，血小板 $<25 \times 10^9/L$ 时可发生严重出血。

**2. 骨髓象** 是确立诊断和评定疗效的重要依据。典型的骨髓象为该类型白血病的原始及幼稚细胞极度增生，红细胞系和巨核系极度减少。但有少数患儿的骨髓穿刺可"干抽"，或骨髓增生极度低下，其预后和治疗均有特殊之处。

**3. 组织化学染色** ALL 的组织化学染色特性为过氧化酶和苏丹黑染色（-）；糖原染色（±）～（+++）；酸性磷酸酶（-）～（±）；非特异性酯酶（-）。碱性

磷酸酶积分增高。ANLL 细胞化学的特征为过氧化酶（+）～（+++）；糖原染色（-）；非特异性酯酶（±）～（+++）。

---

**案例 14-9　辅助检查**

1. 血常规：白细胞 $21.3×10^{12}/L$，中性粒细胞 $5.9×10^9/L$，淋巴细胞 $37.4×10^9/L$，红细胞 $4.24×10^{12}/L$，血红蛋白 102g/L，血小板 $53×10^9/L$，网织红细胞 0.44%，幼稚细胞 77%。

2. 骨髓涂片：增生明显活跃，无核细胞：有核细胞 =1000：180，淋巴系异常增生，其中原、幼淋巴细胞占 68.4%，其胞体大小不一，以大细胞为主，呈圆形或椭圆形；胞质较少或中等，呈天蓝色；核形多不规则，可见凹陷与折叠，核染色质较疏松细致，部分可见核仁 1～3 个。环片一周见到巨核细胞 10 个，未见到产板型巨核细胞，血小板少见。POX 阴性，PAS 部分阳性。印诊：ALL-L2，请结合 MICM 分型。

3. 血涂片：原、幼淋巴细胞占 88%，形态同骨髓，偶见幼红、幼粒细胞。

---

**【诊断和鉴别诊断】**　典型病例根据临床表现、血常规和骨髓象即可作出诊断。发病早期症状不典型，特别是白细胞数正常或减少者，其血涂片不易找到幼稚细胞，可使诊断困难。须与以下疾病鉴别：

**1. 再生障碍性贫血**　本病血常规呈全血细胞减少，肝、脾、淋巴结不肿大，骨髓有核细胞增生低下，无幼稚白细胞增生。

**2. 传染性单核细胞增多症**　本病肝、脾、淋巴结常肿大，外周血白细胞数增高并出现异型淋巴细胞，骨髓象正常，易与急性淋巴细胞白血病混淆。但本病病程经过一般良好，血常规多于 1 个月左右恢复正常，血清嗜异性凝集反应阳性和（或）EB 病毒阳性。

**3. 类白血病反应**　为造血系统对感染、中毒和溶血等刺激因素的一种异常反应。以外周血出现幼稚白细胞或白细胞数增高为特征，当原发疾病被控制后，血常规即恢复正常。血小板数多正常，白细胞中有中毒性改变，如中毒颗粒和空泡形成、中性粒细胞碱性磷酸酶积分显著增高等，可与白血病鉴别。

**4. 风湿性关节炎**　有发热、关节疼痛症状者易与风湿性关节炎混淆，须注意鉴别。

此外需与恶性组织细胞病、骨髓增生异常综合征、神经母细胞瘤、非霍奇金淋巴瘤、脑部肿瘤等的骨髓浸润鉴别。

---

**案例 14-9　诊断**

1. 患儿，男，1 岁 7 月，起病急，病程短。

2. 有发热。

3. 有出血表现：无明显诱因出现皮肤出血点，无鼻衄及牙龈出血，无呕血及血尿或黑便。

4. 有骨痛的表现：患儿近 2～3 个月走路不稳，自感左下肢疼痛。

5. 有白血病细胞浸润引起的症状和体征：肝、脾、淋巴结肿大。

6. 辅助检查

（1）血常规：白细胞数增加，血小板减少，可见幼稚细胞。

（2）骨髓涂片：增生明显活跃，无核细胞：有核细胞 =1000：180，淋巴系统异常增生，其中原、幼淋巴细胞占 68.4%，其胞体大小不一，以大细胞为主，呈圆形或椭圆形；胞质较少或中等，呈天蓝色；核形多不规则，可见凹陷与折叠，核染色质较疏松细致，部分可见核仁 1～3 个。环片一周见到巨核细胞 10 个，未见到产板型巨核细胞，血小板少见。POX 阴性，PAS 部分阳性。印诊：ALL-L2。

临床诊断：急性淋巴细胞白血病（L2）。

---

**【治疗】**　急性白血病的治疗主要是以化疗为主的综合治疗，其原则是早期诊断、早期治疗；严格区分白血病类型，按照类型选用不同的化疗药物，采取联合、足量、间歇、交替、长期治疗的方针，同时要早期防治中枢神经系统白血病和睾丸白血病，并注意支持治疗。持续完全缓解 2.5～3.5 年者可停止治疗。

**1. 支持疗法**

（1）心理治疗：现代医学的治愈已不仅仅是达到生物学治愈，且还要达到心理学和社会学治愈。血液肿瘤的社会心理问题日益受到人们的重视。

（2）加强营养：给予充足热量、蛋白质、高维生素饮食。

（3）无菌护理：白血病护理人员须具有严格的无菌概念。无菌护理的重点是与外界相通的皮肤黏膜的护理，包括口腔、鼻腔、外耳道、会阴部、肛周、皮肤穿刺部位、中心静脉置管处等。

（4）防治感染：感染是白血病患儿最常见和最危险的并发症，在化疗阶段，保护性环境隔离对防止外源性感染具有较好效果，可减少感染性并发症。并发细菌性感染时，应根据不同致病菌和药敏试验结果选用有效的抗生素治疗。长期化疗常并发真菌感染，可选用抗真菌药物如制霉菌素、两性霉素 B 或氟康唑等治疗。并发疱疹病毒感染者可用阿昔洛韦治疗，怀疑并发卡氏囊虫肺炎者，应及早用复方新诺明治疗。

（5）高尿酸血症的防治：白血病化疗前可能已经存在高尿酸血症，或在化疗早期，由于大量白血病细胞破坏分解而引起高尿酸血症，导致尿少、血尿、尿酸增高、氮质血症或急性肾衰竭，故应注意多喝水以利尿，为预防高尿酸血症可口服别嘌醇。

（6）成分输血：白血病患者起病时或化疗过程中，常常有严重贫血、出血，应及时合理给予输血治疗。明显贫血者可输给红细胞，血小板减少而致出血者可输血小板。

**2. 化学药物治疗** 目的是杀灭白血病细胞，解除白血病细胞浸润引起的症状，使病情缓解或治愈。原则：按型选择方案，尽可能采用强烈诱导化疗方案，采用联合、足量、间歇、交替、长期的治疗方针。急性白血病的化疗通常按下述次序分阶段进行：

（1）诱导缓解：是患儿能否长期无病生存的关键，需联合数种化疗药物，最大程度地杀灭白血病细胞，从而尽快达到完全缓解。柔红霉素（DNR）和门冬酰胺酶（L-ASP）是提高 ALL 完全缓解率和长期生存率的两个重要药物。故大多数 ALL 诱导缓解方案均为包含这两种药物的联合化疗，如 VDLP（V：VCR/VDS 长春新碱 / 长春地辛；D：DNR；L：L-ASP；P：Pred 泼尼松）等。而阿糖胞苷（Ara-C）则对治疗急性非淋巴细胞白血病至关重要，如 DA 方案。

（2）巩固治疗：强力的巩固治疗是在缓解状态下最大限度地杀灭微小残留白血病细胞（minimal residual leukemic cell，MRLC）的有力措施，可有效地防止早期复发，并使在尽可能少的 MRLC 状况下进行维持治疗。ALL 一般首选环磷酰胺（CTX，C）、阿糖胞菌（Ara-C，A）及 6-巯基嘌呤（6-MP，M），即 CAM 联合治疗方案。ANLL 常选用有效的原诱导方案 1～2 个疗程。

（3）预防髓外白血病：由于大多数药物不能进入中枢神经系统、睾丸等部位，如果不积极预防髓外白血病，则 CNSL 在 3 年化疗期间的发生率可高达 50% 左右，睾丸白血病（TL）的发生率在男孩中亦可有 5%～30%。CNSL 和 TL 均会导致骨髓复发、治疗失败，因此有效的髓外白血病的预防是白血病特别是急性淋巴细胞白血病患儿获得长期生存的关键之一。通常首选大剂量甲氨蝶呤 + 四氢叶酸钙（HDMTX+CF）方案，配合甲氨蝶呤（MTX）、Ara-C 和地塞米松（Dex）三联药物鞘内注射治疗，ANLL 选用三联药物鞘内注射。

（4）维持治疗和加强治疗：为了巩固疗效、达到长期缓解或治愈的目的，必须在上述疗程后进行维持治疗和加强治疗，对 ALL 一般主张用 6-MP 或 6-硫鸟嘌呤（6-TG）+MTX 维持治疗，维持期间必须定期用原诱导缓解方案或其他方案强化，总疗程 2.5～3 年；ANLL 常选用几个有效方案序贯治疗，总疗程 2～3 年。

**3. 中枢神经系统白血病的防治** CNSL 是造成白血病复发或者死亡的重要原因之一，在治疗过程中一定要重视 CNSL 的防治。

（1）预防性治疗：常用方法有以下 3 种，依据白血病的类型和病情选择应用。

1）三联鞘内注射法（IT）：常用甲氨蝶呤（MTX）、Ara-C、Dex 3 种药物联合鞘内注射，剂量见表 14-7。

表 14-7 不同年龄三联鞘注药物剂量（mg/ 次）

| 年龄（月） | MTX | Ara-C | Dex |
|---|---|---|---|
| <12 | 5.0 | 12 | 2 |
| 12～23 | 7.5 | 15 | 2 |
| 24～35 | 10.0 | 25 | 5 |
| ≥36 | 12.5 | 35 | 5 |

2）大剂量甲氨蝶呤 + 四氢叶酸钙（HDMTX+CF）疗法：多用于 ALL，每 14 日为 1 个疗程。每疗程 MTX 剂量为 3～5g/m²，其中 1/6 量（<500mg）作为突击量，在 30min 内快速静脉滴入，余量于 12～24h 内匀速滴入；突击量 MTX 滴入后 0.5～2h 内行三联鞘内注射 1 次；滴注 MTX 42h 后开始 CF 解救，剂量为每次 15mg/m²，首剂静脉注射，以后每 6h 口服或肌内注射，共 6～8 次。HDMTX 治疗前、后 3 日口服碳酸氢钠 1.0g，每日 3 次，并在治疗当日给 5% 碳酸氢钠（3～5）ml/kg 静脉滴注，使尿 pH >7.0；用 HDMTX 当日及后 3 日需水化治疗，每日液体总量 3000ml/m²。在用 HDMTX 同时，每日口服 6-MP 50mg/m²，共 14 日。

（2）中枢神经系统白血病的治疗：初诊时已发生 CNSL 者，照常进行诱导治疗，同时给予三联鞘内注射，第 1 周 3 次，第 2 周和第 3 周各 2 次，第 4 周 1 次，共 8 次。一般在鞘内注射化疗 2～3 次后 CSF 常转为阴性。在完成诱导缓解、巩固、髓外白血病防治和早期强化后，作颅脑放疗，剂量同上。颅脑放疗后不再用 HDMTX+CF 治疗，但三联鞘内注射必须每 8 周 1 次，直到治疗终止。完全缓解后在维持巩固期发生 CNSL 者，也可按上述方法进行，但在完成第 5 次三联鞘注后，必须作全身强化治疗以免骨髓复发。常用早期强化治疗的 VDLD 和依托泊苷（VP-16）+Ara-C 方案各 1 个疗程，然后继续完成余下的 3 次鞘内注射。紧接全身强化治疗之后应作颅脑放射治疗。此后每 8 周三联鞘内注射 1 次，直到终止治疗。

**4. 睾丸白血病（TL）的治疗** 初诊时已发生 TL 者，先诱导治疗到完全缓解，双侧 TL 者作双侧睾丸放射治疗，总剂量为 24～30Gy，分 6～8 日完成；单侧者可行切除术，亦可作双侧睾丸放射治疗，与此同时继续进行巩固、髓外白血病防治和早期强化治疗。在缓解维持治疗期发生 TL 者，按上法予以治疗，紧接用 VDLD 和 VP16+Ara-C 方案各 1 个疗程。

**5. 造血干细胞移植**（hematopoietic stem cell transplantation，HSCT） 不仅可提高患儿的长期生存率，而且还可能根治白血病。随着化疗效果的不断提高，目前 HSCT 多用于 ANLL 和部分 HR-ALL 患儿，一般在第 1 次化疗完全缓解后进行。其 5 年无病生存率为 50%～70%。

---

**案例 14-9　处方及医生指导**

该患儿的治疗主要采用以化疗为主的综合治疗。

1. 诱导治疗：VDLD 方案 4 周：VDS 3mg/m²（每次最大量不超过 4mg），静脉注射，每周 1 次，共 4 次；DNR 30mg/m² 快速静脉滴注，每周 1 次，共 0～4 次；L-ASP 5000～10 000U/m²，静脉滴注或肌内注射，从第 9 天开始隔日 1 次或隔 2 日 1 次，共 8～10 次；Pred/Dex 第 1～28 天，每日 60mg/m²/6～10mg/m²，分 3 次口服，第 29 天开始每 2 日减半量，1 周内减停。

2. 巩固治疗：在诱导治疗 28 日达完全缓解时，宜在第 29～32 天开始巩固治疗。用 CAM 方案：CTX 800～1000mg/m²，于第 1 天 2h 滴注（注意水化和碱化尿液）；Ara-C 75mg/m²，每 12h 1 次，第 3～6 天和第 10～13 天每 12h 静脉滴注 1 次，共 12 次；6-MP 每日 50～75mg/m²，第 1～14 天，晚间睡前 1 次口服。

3. 髓外白血病预防性治疗：①三联鞘内注射：标危组用 Ara-C+Dex 二联注射，中危及高危组用三联注射（剂量见表 14-7），于第 8 天、15 天、22 天，共 3 次。早期强化治疗末 1 次。②HDMTX+CF 疗法：常于巩固治疗休息 1～

3 周后开始，如中性粒细胞绝对计数（ANC）>1.5×10⁹/L，白细胞计数≥3×10⁹/L，肝、肾功能无异常时则应尽早开始，每 14 日 1 个疗程，共 4 个疗程，剂量和方法同前述。③颅脑放射治疗：适应证、剂量和方法同前述。

4. 早期强化治疗：用 VDLD 方案：VDS、DNR 均于第 1、8、15 天各一次，剂量同前；L-ASP 10 000U/m²，于第 1、4、7、10 天共 4 次；Dex 第 1～28 天，每日 6mg/m²，分 3 次口服，第 1～7 天，15～28 天，共 14 天。休息 2 周，接 CAM 方案。

5. 维持和加强治疗：①维持治疗：VDS 3mg/m²（每次最大量不超过 4mg），d1，共 1 次；Dex d1～d5，每日 6mg/m²，分 3 次口服，共 5 天；6-MP 每日 50～75mg/m²，晚间睡前 1 次口服，d8～d28，共 2 天；MTX 每次 20～25mg/m²，肌内注射或口服，d8、d15、d2，每周 1 次，连用 3 周。②加强治疗：自维持治疗期起，每年第 3、第 9 个月各用 COAD 方案 1 个疗程（CTX 800～1000mg/m²，d8；余同前，同时向患者交代此方案的利弊）。每年第 6 个月用 VDLD（用法同早期强化治疗）。③ HDMTX+CF 治疗和鞘内注射：未作颅脑放射治疗者，从维持治疗第 2 个月开始，每 3 个月 1 次 HDMTX+CF，共 8 次，然后每 3 个月三联鞘内注射 1 次。已作颅脑放射治疗者，只能采用三联鞘注，每 12 周 1 次直至终止治疗。④总疗程：自维持治疗算起，共 2.5～3 年。

---

# 附件 1　小儿急性白血病化疗药物简介

| 药物 | 主要作用 | 给药途径 | 剂量和用法 | 毒性作用 |
|---|---|---|---|---|
| 泼尼松（Pred） | 溶解淋巴细胞 | 口服 | 每日 40～60mg/m²，分 3 次 | 类 Cushing 综合征，高血压，骨质稀疏 |
| 地塞米松（Dex） | 同上 | 口服 | 每日 6～10mg/m²，分 3 次 | 类 Cushing 综合征，高血压，骨质稀疏 |
| 环磷酰胺（CTX） | 抑制 DNA 合成，使细胞停止在分裂期，阻止进入 S 期 | 口服 静脉注射 | 每日 2～3mg/kg，每日 1 次 200～400mg/m²，每周 1 次 | 骨髓抑制，肝损害，口腔溃疡，脱发，出血性膀胱炎 |
| 甲氨蝶呤（MTX） | 抗叶酸代谢物，抑制叶酸辅酶，抑制 DNA 的合成 | 口服、肌内注射或静脉注射 鞘内注射 | 每次 15～25mg/m²，每日 1 次 每次 15～25mg/m²，每周 1～2 次 每次 10mg/m²，每日 1 次 | 骨髓抑制，肝损害，口腔、胃肠道溃疡，恶心呕吐，巨幼红样变 |
| 巯嘌呤（6-MP） | 抑制嘌呤合成使 DNA 和 RNA 的合成受抑制 | 口服 | 每次 50～90mg/m²，每日 1 次 | 骨髓抑制，肝损害 |
| 硫鸟嘌呤（6-TG） | 同 6MP | 口服 | 每次 75mg/m²，每日 1 次 | 骨髓抑制，肝损害 |
| 阿糖胞苷（Ara-C） | 抗嘧啶代谢，抑制 NDA 合成，作用于 S 期 | 静脉滴注或肌内注射鞘内注射 | 每日 100～200mg/m²，分两次 每次 30mg/m²，隔日或每周 1 次 | 骨髓抑制，脱发，口腔溃疡，恶心呕吐 |
| 长春新碱（VCR） | 抑制 DNA 合成，阻滞细胞分裂 | 静脉注射 | 每次 1.5～2mg/m²，每周 1 次 | 周围神经炎，脱发 |

续表

| 药物 | 主要作用 | 给药途径 | 剂量和用法 | 毒性作用 |
|---|---|---|---|---|
| 柔红霉素（DNR） | 抑制 DNA 和 RNA 的合成 | 静脉滴注 | 每次 30～40mg/m²，每日 1 次，共 2～4 日 | 骨髓抑制，心脏损害，局部刺激，恶心、呕吐 |
| 多柔比星（ADM） | 抑制 DNA 和 RNA 的合成 | 静脉注射 | 每次 40mg/m²，每日 1 次，共 3 日 | 骨髓抑制，心脏毒性，脱发，胃肠反应 |
| 阿柔比星（ACM-B） | 抑制核酸合成 | 静脉滴注 | 每次 0.4mg/m²，每次 1 次，共 10～15 日 | 骨髓抑制，心、肝、肾毒性，胰腺炎，变态反应 |
| 去甲氧柔红霉素（IDA） | 抑制 DNA 合成 | 静脉滴注 | 每次 10mg/m²，每日 1 次，共用 2 日 | 骨髓抑制，心脏毒性，肝损害，恶心、呕吐 |
| 米托蒽醌（MIT） | 与 DNA 结合抑制核酸合成 | 静脉滴注 | 5～12mg/m² | 骨髓抑制，心肌损害，呕吐、腹泻等 |
| 门冬酰胺酶（ASP） | 溶解淋巴细胞，分解细胞内、外门冬酰胺 | 静脉滴注 | 每日 0.6 万～1 万 U/m²，隔日 1 次，共 6～10 次 | 变态反应，肝损害，出血，胰腺炎，氮质血症，糖尿病，低血浆蛋白 |
| 三尖杉酯碱（H） | 抑制蛋白质合成，水解门冬酰胺 | 静脉滴注 | 每次 4～6mg/m²，每日 1 次，共 5～7 日 | 骨髓抑制，心脏损害，恶心 |
| 依托泊苷（VP-16） | 抑制 DNA 和 RNA 的合成 | 静脉滴注 | 每次 100～150mg/m²，每日 1 次，共用 2～3 日 | 骨髓抑制，肝肾损害，恶心、呕吐 |
| 替尼泊苷（VM26） | 破坏 NDA，阻断 $G_0$ 和 M 期 | 静脉滴注 | 每次 100～150mg/m²，每日 1 次，共用 2～3 日 | 骨髓抑制，肝肾损害，恶心、呕吐 |
| 胺苯吖啶（AMS） | 阻滞 DNA 合成 | 静脉滴注 | 每次 75～90mg/m²，每日 1 次，共用 7 日；或每次 120mg/m²，每日 1 次，共 5 日 | 骨髓抑制，肝损害，脱发，黏膜炎，恶心、呕吐 |
| 全反式维 A 酸（ATRT） | 诱导分化剂，与 PML/RARa 融合基因结合 | 口服 | 每日 30～60mg/m²，分 2～3 次口服 | 维 A 酸综合征 |
| 三氧化二砷（$AS_2O_3$） | 下调 BCL-2 基因表达，诱导细胞分化和促进凋亡 | 静脉滴注 | 每日 0.2～0.25mg/m² | 消化道症状，皮肤色素沉着，关节肌肉酸痛，肝脾功能损害 |

# 附件 2 造血干细胞移植

造血干细胞移植（HSCT）是将正常的造血干细胞移植到患儿骨髓内使其增殖和分化，以取代患儿原来有缺陷的造血细胞，重建其造血和免疫功能，从而达到治疗目的。HSCT 不仅可提高患儿的长期生存率，而且还可能根治白血病。

HSCT 除了应用于白血病的治疗外，其他适应证有：①恶性肿瘤；②再生障碍性贫血；③免疫缺陷病；④遗传性疾病，如重型地中海贫血、黏多糖贮积症、糖原贮积病、戈谢病等。现将 HSCT 的基本知识简介如下：

**1. 造血干细胞的来源** 造血干细胞的主要来源有骨髓、外周血和脐带血等，分别称为骨髓移植（BMT）、外周血造血干细胞移植（PBSCT）和脐带血造血干细胞移植（UBSCT）。

**2. 分类** 造血干细胞根据其基因来源分类如下：①同基因造血干细胞移植（syngeneic HSCT）：即供者和受体之间的基因完全相同，通常只有同卵孪生儿间的基因完全相同，异卵孪生儿间的 25% 基因相同，因其基因相同，故容易被植入且很少发生排斥反应，成功率高，但来源较少；②异基因造血干细胞移植（allogeneic HSCT）：此类供者和受体的基因不完全相同，又分为血缘相关供者（如同胞、父母及其他亲属）和非血缘相关供者（非亲属）两类，因供者来源相对较易，是目前研究和应用最多的一种；③自体造血干细胞移植（autologous HSCT）：造血干细胞取自患者本身，具有容易植入和不产生排斥反应的优点，但恶性疾病移植后容易发生原恶性病复发，这是因为此类移植有可能存在残留恶性肿瘤细胞及缺乏异基因移植的抗恶性肿瘤作用。

**3. 供者的选择** 首选 HLA 配型完全相合且有血缘相关的供者，其次是有血缘关系的 HLA 不完全相合者，随移植技术的提高，无血缘关系供者的移植成功率不断提高，应用也越来越多。

**4. 受者准备** 受者准备工作包括：①全环境保护（TEP），对预防感染至关重要，因此应住空气层流病房；②预防感染如病灶清除、口服不吸收抗生素及必要的预防感染药物等；③检查心、肺、肝、肾功能等。

**5. 预处理** 是指移植前 14 日（d14）到移植时（d0）给予患者化学药物治疗及放射治疗，其主要目的是：①使受者免疫功能减少或消失，同时骨髓细胞龛（niches）腾空，以利于造血干细胞的植入；②对白血病和其他恶性肿瘤有杀灭恶性肿瘤的作用。因此，预处理方案对造血干细胞的植入至关重要。

**6. 造血干细胞采集、储存和输注** 输入足够数量的造血干细胞也是植入成功的关键，因此要注意供体选择、采集和储存技术。造血干细胞可即采即输，亦可采集后超低温保存（常用−180℃液氮保存）备用。

**7. 移植感染防治** 除上述受者准备外，移植过程感染防治同等重要。移植早期感染有细菌性感染（败血病和局部感染）、霉菌感染、病毒感染等；中期感染以 CMV 感染、腺病毒感染、单纯疱疹病毒感染等较常见；晚期感染主要有带状疱疹病毒感染和肝炎病毒感染等；应及时发现并予恰当处理。

**8. 移植物抗宿主病**（graft versus host disease, GVHD） 是造血干细胞移植的主要并发症和造成死亡的重要原因。急性 GVHD（a GVHD）在 100 日内发生，所累及的靶器官主要是皮肤、肠道和肝，偶有侵犯关节者，是否侵犯呼吸道和内分泌腺还不确定。慢性 GVHD（c GVHD）一般发生在 100 日以后，偶有 47 日即发生的报道，累及的靶器官广泛，常见有皮肤、口腔、肝脏、眼、食管和上呼吸道，特别是鼻窦；少见的有小肠、肌肉、肺和关节。对 GVHD 应及时做好预防和治疗。

**9. 骨髓移植其他并发症** 早期并发症有：①肝，主要有肝静脉闭塞病（HVOD 或 VOD）、输血后肝炎及其他原因所致的肝损害；②泌尿系统，急性肾功能损害、出血性膀胱炎、肾感染、溶血尿毒症综合征、抗利尿激素分泌不适当综合征及代谢性肾并发症（急性肿瘤溶解综合征）；③中枢神经系统，白质脑病、中枢感染、脑出血、药物性中枢系统病变等；④消化系统，有口腔黏膜溃疡、恶心呕吐等。晚期并发症较广泛，可累及各个系统，主要有间质性肺炎和眼部病变等。此外，强烈化疗和放疗可发生移植后继发性恶性肿瘤。

**10. 血制品输注和营养的支持** 在受者骨髓完全抑制期间应及时输注红细胞和血小板。移植过程因强烈化疗及放疗等可造成严重营养障碍，应予经口或静脉营养。

通常在移植后 21～28 日时患者外周血粒细胞计数仍未稳定于 $0.2×10^9$/L 以上时称之为移植失败，是直接危及患者生命的严重问题。

（迟昨菲　徐　刚）

# 第5节　朗格汉斯细胞组织细胞增生症

**案例 14-10**

王某，男，5岁，以"颈部肿物反复破溃1年余，活检术后 10 余天"为主诉入院。

现病史：患儿1年前无明显诱因出现左侧颈部包块，约1cm大小，表面红色，质软，突出体表，触痛阳性，后包块自行破溃，流出淡黄色清亮液体，予间断抗感染、红外线理疗，治疗后结痂，近1年来患儿出现左颈部多发包块，各处包块反复破溃、再愈合，按原治疗方案治疗未见好转。10天前于我院小儿普外进行颈部淋巴结活检，病理回报：（皮肤、淋巴结）朗格汉斯细胞组织细胞增生症。家属为求进一步治疗，收入我科。患儿病来无发热，无咳嗽，无腹痛腹泻，精神状态可，饮食睡眠良好，大小便正常。

查体：神志清，状态可，无皮疹，面色正常，颈软，颈有一包块，直径约2cm，触痛（＋），活动可，质硬，无破溃，颈部皮肤多处瘢痕，表面红，突出体表，呼吸平稳，双肺呼吸音清，未闻及干湿啰音。心音有力，律齐，腹平软，无压痛及反跳痛，肝脾肋下未及。四肢活动自如，神经系统传统未见异常。

辅助检查：血常规：白细胞计数 $5.2×10^9$/L；中性粒细胞计数 $3.5×10^9$/L；淋巴细胞计数 $1.3×10^9$/L；单核细胞计数 $0.3×10^9$/L；血红蛋白 148g/L；血小板计数 $340×10^9$/L；凝血五项、肝功能、心肌酶谱、肾功能、铁蛋白、血沉均正常。

思考题：

1. 该病例考虑什么病？
2. 需要做哪些检查？

朗格汉斯细胞组织细胞增生症（Langerhans cell histiocytosis, LCH）即以往的组织细胞增生病 X，病因目前尚不明确，现认为有克隆增殖异常，细胞因子介导，病毒感染，免疫紊乱等几方面原因，按病理特点和临床反应，分为莱特勒-西韦病（Letterer-Siwe disease, LS）、汉德-舒勒-克里斯蒂安病（Hand-Schüller-Christian disease, HSC），以及孤立性嗜酸性肉芽肿（eosinophilic granuloma），但各型之间临床表现又可以相互重叠。朗格汉斯细胞组织细胞增生症的组织学特征是含有伯贝克（Birbeck）颗粒的浸润并伴有嗜酸性粒细胞、单核巨噬细胞和淋巴细胞等不同程度增生，这是组织细胞疾病的一种。有时将其归属于肿瘤样的疾病。治疗上目前尚无特异的治疗方法，因朗格汉斯细胞组织细胞增生症临床表现各异，治疗方法也因病情不同而有所差异，控制和预防感染，分型施治是基本的治疗原则。

**【发病率】** 本病发病率估计 1/（20 万～200 万）。主要发生在婴儿和儿童，也见于成人甚至老人。不少报告提到男性患者居多。

**【发病机制】** 朗格汉斯细胞组织细胞增生症起始于病理性的朗格汉斯细胞。朗格汉斯细胞是一种可抵御感染的免疫细胞，在发育形成过程中，可能会发生某些基因突变（如 BRAF、MAP2K1、RAS 或 ARAF 等基因的突变），这些基因突变会导致朗格汉斯细胞快速生长繁殖，在身体特定部位堆积，从而损伤组织，形成占位病灶。目前发现 50% 以上的朗格汉斯细胞组织细胞增生症患者的病变组织存在 BRAFV600E 突变。在 BRAFV600E 突变阴性的患者中，33%～50% 存在 MAP2K1 基因突变或丝裂原活化蛋白激酶（MAPK）信号通路中的其他基因突变（如 ARAF 基因突变或 ERBB3 基因突变等）。

这些基因突变可以发生在造血细胞发育的不同阶段，如果发生于发育早期的骨髓干细胞阶段，那么临床多表现为多系统高危型；如果基因突变发生于发育后期的朗格汉斯细胞阶段时，则多表现为单系统低危型。因此，目前认为朗格汉斯细胞组织细胞增生症是一种以 MAPK 信号通路激活为主要特征的血液系统肿瘤，属于炎性髓系肿瘤。

【诱发因素】 目前对朗格汉斯细胞组织细胞增生症的诱发因素尚无确切了解。可能和父母暴露于某些化学溶剂、家族癌症史、个人或家族有甲状腺病史、围生期感染、父母有粉尘职业暴露史（包括金属粉尘、花岗岩石粉尘或木屑粉尘）、人种和种族原因（如西班牙裔儿童患病率较高）、儿童期免疫接种缺乏等有关。但这些因素是否会诱发朗格汉斯细胞组织细胞增生症，还需进一步研究确认。

【临床表现】 朗格汉斯细胞组织细胞增生症为一种较少见而临床表现多样的疾病。以往该病分为 3 种：①莱特勒-西韦病，<1 岁多见，且病变广泛。②汉德-舒勒-克里斯蒂安病，多见于 3～4 岁小儿，颅骨缺损并伴凸眼、尿崩。③孤立性嗜酸性肉芽肿，只影响骨骼。

因不少病例临床表现界于上述 3 种疾病之间，且目前多认为此 3 种病实为一种疾病的不同表现，故统称为朗格汉斯细胞组织细胞增生症，但分为单一系统病和多系统病两类。

**1. 单一系统病** 主要为骨骼受损，全身骨骼均可发病，主要侵犯长骨、颅骨（额骨>顶骨>颞骨>枕骨）、肋骨、盆骨等。可见于任何年龄，主要表现骨痛、局部肿胀或病理性骨折。最常见颅骨缺损，初始头皮表面隆起，骨肿胀逐渐变软，最后被吸收而呈现局部凹陷。病灶可单发或多发，其他较常受累的骨骼为四肢骨、盆骨、胸骨和肋骨等。下颌骨破坏可使牙齿松动脱落。眼眶骨受损引起眼球突出，常为一侧，也可双侧突出。骨破坏以脊椎最严重，若椎弓破坏，可导致脊髓压迫症。除骨骼受累外，患儿多无其他病征，有时可有局部邻近组织受压迫症状。

**2. 多系统病** 由于器官受累程度不同，临床表现差异颇大，一般发病年龄越小，病情越重。

（1）皮疹：皮肤可因朗格汉斯细胞浸润出现特异性皮疹，皮疹为多形性，皮疹多在胸背部和头皮、发际和耳后，起初为针尖到粟粒大小红色斑丘疹，以后类似于湿疹，多为出血性，然后结痂、脱屑，残留色素白斑。各期皮疹同时存在或成批出现。

（2）肝、脾、淋巴结肿大：肝脾肿大伴黄疸或肝功能异常者病情较严重。可见全身淋巴结轻度肿大，少数患婴可伴有胸腺肿大。发热、皮疹和肝脾肿大有伴随关系。发热、出疹时，肝脾增大；疹消、热退，肝脾缩小。

（3）骨髓改变：大多患者骨髓不受影响，血常规正常。少数骨髓被浸润，可出现贫血、血小板减少并有出血症状。

（4）发热：热型不规则，可为持续性高热或间断高热。一般用抗生素无效。

（5）耳流脓：外耳及中耳受累可流脓，治疗不及时可致耳聋。

（6）垂体和下丘脑组织症状：多见于伴有颅骨缺损者，患儿因激素减少可发生尿崩症（diabetes insipidus），一旦出现则为永久性。

（7）呼吸道症状：较少，多在 1 岁以下并有多器官严重受累时，患儿有咳嗽、气促，甚至发绀，但肺部体征不明显。

【实验室检查】

**1. 血常规** 单一骨骼系统受累者血常规正常，多器官受累并伴骨髓浸润者，呈贫血、血小板减少，白细胞多正常。

**2. 骨髓象** 部分病例有骨髓增生低下，可见组织细胞增多，但罕见嗜血现象。有骨髓受累的患者常伴有贫血、白细胞减少，以及发热、皮疹等表现。但骨髓中组织细胞数量与骨髓功能异常并无正比关系。

**3. 尿比重测定** 如尿比重常在 1.001～1.005，或尿渗透压 <200mOsm/L，则提示可能有蝶鞍破坏与组织细胞浸润累及垂体或下丘脑所致。

**4. 免疫功能检测**

（1）体液免疫：除 IgM 常增高外，大都正常。

（2）细胞免疫：CD3 多减低，CD4/CD8 降低或增高，可有淋巴细胞转化功能降低，T 淋巴细胞组胺 $H_2$ 受体缺乏。

**5. 影像学检查**

（1）X 线片：骨片可见长骨和扁平骨，特点是溶骨性破坏。扁平骨特别是颅骨破坏较显著，由虫蚀样至巨大缺损，形状多不规则，脊椎破坏呈扁平椎。上下肢长骨病变多位于骨干，为囊状缺损。肺部 X 线典型改变可见弥散的点网状阴影。

（2）CT 或 MRI 扫描：双侧颞骨 CT 或 MRI 扫描，以明确蝶骨各部分、蝶鞍骨质与垂体等受损害情况。

（3）ECT 全身骨骼系统扫描，可检出骨损害的部位与大小。

**6. 病理组织学检查** 病理检查是确诊朗格汉斯细胞组织细胞增生症的主要手段。故应尽可能做活组织检查，皮疹穿刺液印片和皮肤活检最常用，有淋巴结肿大者可做淋巴活检，骨质缺损做肿物刮除时做刮除物检查。

（1）光镜：病变部位（皮肤、淋巴结、骨髓等）见到特征性的分化较好的朗格汉斯组织细胞（单核的组织细胞、泡沫细胞）增多可以确诊，朗格汉斯细胞特征为细胞核为单个或多个，核折叠，有核仁。

（2）免疫组化：病变细胞的免疫组化 CD1a 单抗染色阳性为诊断的重要依据，免疫组织化学染色——S-100 神经蛋白（neuroprotein）阳性，α-D-甘露糖苷酶阳性，可与花生凝集素结合。

（3）电镜：有条件时应作电镜检查，病变细胞内找到有伯贝克（Birbeck）颗粒的朗格汉斯细胞。

【诊断与鉴别诊断】

**1. 诊断要点** 临床表现出原因不明的发热，皮疹，贫血，耳溢脓，反复肺部感染，肝、脾、淋巴结增大，眼球突出，尿崩，颅骨缺损及头部肿物时等考虑或怀疑到本病。诊断还需结合 X 线和病理检查结果。病理检查是本病诊断最可靠的依据。2009 年国际组织细胞协会制订的病理诊断标准如下：

（1）初步诊断：皮疹压片，皮疹活检，淋巴结、肿物穿刺或手术标本等，在光学显微镜下发现组织细胞浸润。

（2）明确诊断：初诊的基础上，同时具备下述 4 项指标的 2 项或 2 项以上：① ATO 酶阳性；② S-100 蛋白染色阳性；③ α-D 甘露糖酶阳性；④ 花生凝集素结合试验阳性。

（3）确诊诊断：光镜所见结果加上电镜下发现病变细胞内有 Birbeck 颗粒和（或）CD1a（OKT6）单抗染色阳性即可确诊。

朗格汉斯细胞组织细胞增生症的临床表现多样复杂，1987 年有专家提出根据影响预后的三大因素，即发病年龄、受累器官数目及有无功能损害将本病分为 4 级（Ⅰ级为 0 分，Ⅱ级为 1 分，Ⅲ级为 2 分，Ⅳ级为 3 分），以指导治疗和判断预后（表 14-8，表 14-9）。

表 14-8　朗格汉斯细胞组织细胞增生症临床分级

| 项目 | 分项 | 临床分级 | 总分值 |
| --- | --- | --- | --- |
| 诊断时年龄（岁） | ＞2 岁 | Ⅰ级 | 0 |
|  | ＜2 岁 | Ⅱ级 | 1 |
| 受累器官数目（个） | ＜4 | Ⅲ级 | 2 |
|  | ≥4 | Ⅳ级 | 3 |
| 受累器官功能障碍 | 无 |  |  |
|  | 有 |  |  |

表 14-9　器官功能损害的评定标准

| 肝功能损害：存在至少以下 1 项异常者 |
| --- |
| ①低蛋白血症：血浆总蛋白＜55g/L；②低清蛋白血症：血浆清蛋白＜25g/L；③水肿、腹水；④高胆红素血症：血清胆红素＞25.7μmol/L（15mg/L）；⑤凝血功能异常 |
| 肺功能损害：无感染情况下出现以下 1 项或多项表现 |
| 呼吸增快、呼吸困难、发绀、咳嗽、气胸、胸腔积液 |
| 血液造血异常：出现以下 1 项或多项 |
| 贫血：Hb ＜100g/L，排除缺铁性贫血和感染因素；白细胞减少：WBC ＜4.0×10⁹/L；粒细胞减少：中性粒细胞＜1.5×10⁹/L；血小板减少：血小板＜100×10⁹/L |

**2. 鉴别诊断**

（1）发热、肝脾肿大、贫血：应与败血症、伤寒、疟疾、白血病、恶性组织细胞病、恶性肿瘤相鉴别。白血病的骨髓和外周血中可见白血病细胞。恶性组织细胞病的骨髓或病理活检，可见分化不好的恶性组织细胞，皮疹多为出血点或瘤样结节，肝脾大且多伴黄疸。

（2）皮肤损害：本病的皮肤改变应与脂溢性皮炎、湿疹、脓皮病、血小板减少性紫癜或血管炎等相鉴别。皮肤念珠菌感染，可能与本病的鳞屑样皮损相混淆，但本病皮损愈合后形成小的瘢痕和色素脱失为其特点，皮疹压片可见分化较好的组织细胞。

（3）肺部病变：常误诊为肺炎、血行播散型肺结核、肺含铁血黄素沉着症，其无特征性皮疹，无骨骼损害可作鉴别。肺部病变明显的朗格汉斯细胞组织细胞增生症易与血行播散型肺结核混淆，鉴别要点在于：前者常有典型的出血性湿疹样皮疹和骨质缺损损害，受累组织活检及免疫组化见典型的组织上细胞，无结核接触史、结核菌素试验阴性、抗结核治疗无效可排除血行播散型肺结核。后者常有结核接触史，结核菌素试验阳性，肝脾大较少见。

（4）骨骼损害：上述骨骼的不规则破坏，软组织肿胀、硬化和骨膜反应同样见于骨髓炎、Ewing 肉瘤、成骨肉瘤、神经母细胞瘤骨转移、颅骨的表皮样瘤以及纤维性发育不良等。恶性肿瘤骨转移骨质损害有时误诊为朗格汉斯细胞组织细胞增生症，重点在恶性肿瘤多有原发肿瘤的明显临床表现，肿瘤活检可确诊。颅骨的溶骨性损害、突眼以及眼睑瘀斑往往是神经母细胞瘤的表现。

【治疗】 根据病变广泛程度、病情进展速度和发病时的年龄，采取不同的方法。

**1. 局限病灶手术治疗** 病变局限的骨嗜酸性肉芽肿应采取手术刮除或切除。比较小的病灶应用局部氢化可的松注射亦可取得与手术刮除同样的效果。年龄 5 岁以下尤其 3 岁以下的易复发或由Ⅰ型发展成Ⅱ型或Ⅲ型，故手术后应进行化疗 6 个月。年龄大于 5 岁者术后也应密切观察。

**2. 放射治疗** 适用于孤立的骨骼病变，尤以手术刮除有困难的部位如：眼眶周围、颌骨、乳突或负重后易发生骨折和神经损伤的脊椎等，以及早期的垂体病变。一般照射量为 4～6Gy（400～600cGy）。照射后 3～4 个月骨骼缺损即可恢复。一般认为尿崩症出现时间较久（如 6 个月以上），放射治疗大多无效。皮肤病变对放射治疗亦不敏感。

**3. 药物治疗** 肾上腺皮质激素为首选药物，多脏器受累患者应采用联合化疗。

（1）肾上腺皮质激素：泼尼松（强的松）45～60mg/（m²·d）或地塞米松 8～10mg/（m²·d）口服，分 3～4 次，6 周后减至半量，再用 4 周，然后逐渐减量，总疗程 12 周。危重患者可静脉滴注氢化可的松 250～300mg/m²。急性症状消失后改为口服，此类药物对全身症状如发热、皮疹和贫血等效果较好。

（2）硫酸长春碱：每次 6mg/m²，1 周 1 次。或长春新碱每次 1.4mg/m²，1 周 1 次，静脉注射，连用 4～6 周，以后改为每月 1 次或停 8～12 周后，再给 4～6 周，并与泼尼松合用。若应用上述药物 4～6 周后效果不明显，可加用依托泊苷（足叶乙苷，VP-16）100mg/（m²·d），静脉滴注，1 次/d，用 3～5 天，每月 1 个疗程。亦可采用巯嘌呤（6-MP）或硫鸟嘌呤（6-TG）每天 60～75mg/m² 口服。甲氨蝶呤（MTX）每次 15～20mg/m²，每周 1 次口服或静脉注射。多脏器病变化疗时间一般不短于 1 年。

若于用药后很快退热，精神、食欲好转，1～2 周后皮疹消退，肝、脾缩小，肺部症状减轻说明对治疗敏感，但骨骼 X 线改变常需数月方可恢复，肺部病变消退较慢。预后极差的患者在诊断时应作 HLA 配型，考虑进行骨髓移植。

**4. 靶向治疗** 靶向 BRAF 基因突变的细胞激酶抑制剂 Vemurafenib 正被逐渐应用于临床治疗。

**5. 免疫治疗** 胸腺素或胸腺肽，每次 3～5mg 静脉或肌内注射，连用 2～3 个月，可与化疗联合使用，增加疗效。

**6. 支持治疗** 对尿崩症患者应给加压素（垂体后叶激素）治疗。此外预防出血、纠正贫血、避免感染亦很重要。

【预后】 预后决定于发病年龄，受累器官的数目和有无脏器功能衰竭。受累器官少的即使年龄较小亦有自然痊愈的可能，尤其是单纯皮肤浸润、对化疗反应好的预后亦佳。治疗缓解后亦有复发的病例，甚至数年后还可复发。年龄小于 2 岁、大于 4 个器官受累、伴有器官功能不全者，如不治疗病死率可高达 90% 以上。

# 第6节 噬血细胞综合征

**案例 14-11**

徐某，男，3 岁 9 个月，因反复发热 20 余天入院。

患儿入院前 20 余天受凉后出现不规则发热，热峰 39.5℃ 左右，每日发热 1～2 次，无寒战。偶有流涕，无咳嗽、喘息，无呕吐、腹泻，无抽搐，无肌肉、关节疼痛等，在当地医院予以抗感染（具体用药不详）治疗，效果欠佳。病来，患儿神志清楚，热退后精神、食欲可，大小便正常。

查体：神志清楚，周身无皮疹、出血点，面色可，颈部可触及数个肿大淋巴结，最大约 2cm×1cm，质中，无压痛，活动度可。球结膜无充血，瞳孔等大等圆、对光反射灵敏。口唇无发绀，口腔黏膜无破溃，咽充血，双侧扁桃体 Ⅱ 度肿大。心肺无异常。腹平软，肝脏肋缘下约 3cm，脾肋下约 3.5cm，质韧、界清、无压痛，肠鸣音正常。脊神经系统查体无异常。

辅助检查：

1. 血常规：白细胞：2.6×10⁹/L，中性粒细胞：0.2×10⁹/L，血小板：93×10⁹/L，血红蛋白：72.0g/L。

2. C 反应蛋白：6.88mg/L，EB 病毒 IgM、IgG 均阳性，EB 病毒 DNA：6.59×10⁴/mL。肝功能：谷丙转氨酶：234U/L，谷草转氨酶：195U/L，甘油三酯：2.30mmol/L（正常范围：<1.7mmol/L）。

3. 血清铁蛋白：1286.9ng/ml。凝血功能：FIB：1.1g/L（正常范围：2.0～4.0g/L），APTT：51s（正常范围：26～40s），TT：20s（正常范围：10～18s），D-Dimer：2.3mg/L（正常范围：0～0.3mg/L），NK 细胞百分比：2.0%（正常范围：5.0%～27.0%），腹部彩超：肝大，脾大，肠系膜多发肿大淋巴结。肺部 CT：双肺炎症。

噬血细胞综合征（HLH）是一类由原发或继发性免疫异常导致的过度炎症反应综合征。

这种免疫调节异常主要是由淋巴细胞、单核细胞和巨噬细胞系统异常激活、增殖，分泌大量炎性细胞因子而引起的一系列炎症反应。临床以持续发热、肝脾肿大、全血细胞减少以及骨髓、肝脾、淋巴结组织发现噬血现象为主要特征。

【流行病学】

HLH 是一种少见病，但可以在各年龄段发病。该病通常于幼年发病，70%～80% 患者在 1 岁以内发病，90% 者在 2 岁以内发病，但也可迟至青少年期或成人期发病。

【疾病类型】 HLH 由于病因不同，通常被分为原发性（遗传性）和继发性（获得性）两大类。

**1. 原发性 HLH** 具有明确的家族遗传和（或）基因缺陷，通常于幼年发病，细胞毒功能缺陷是原发性 HLH 的本质。原发性 HLH 可分为家族性 HLH、免疫缺陷综合征和 EB 病毒驱动型 HLH。

**2. 继发性 HLH** 是由于多种原因造成的抗原刺激导致的过度免疫活化，主要诱因包括自身免疫病、持续性感染、恶性肿瘤等。其他少见类型或由药物引起，器官和造血干细胞移植后的患者也存在发生 HLH 的风险。

【病因】

**1. 原发性 HLH** 是一种常染色体或性染色体隐性遗传病，其发病基础是由基因缺陷引起的 NK 细胞和细胞毒性 T 淋巴细胞功能减低或缺如所导致的过度免疫激活。

原发性 HLH 的发病机制很有可能以细胞毒细胞没有能力杀伤和消除受感染的抗原呈递细胞为基础，导致各种免疫细胞持续活化，不断分泌细胞因子和趋化因子，产生严重的"炎症因子风暴"。

**2. 继发性 HLH** 儿童以感染和风湿性疾病为多见，而成人则以恶性肿瘤，尤其是淋巴瘤为主要诱因。

继发性 HLH 有多种诱发因素，主要包括以下几类。

（1）感染相关性：感染相关 HLH 是继发性 HLH 最常见的形式，包括病毒感染、细菌感染、真菌感染以及原虫感染等。疱疹病毒感染，尤其是 EB 病毒感染是最主要的诱因，约占半数以上。

（2）肿瘤相关性：癌症患者容易罹患 HLH，主要是血液系统肿瘤，可见于淋巴瘤、急性白血病、多发性骨髓瘤、骨髓增生异常综合征等。HLH 也在少数实体肿瘤患者中发生，如胚胎细胞肿瘤、胸腺瘤、胃癌等。此外，高强度化疗会增加感染易感性。

（3）自身免疫病相关性：目前认为超过 30 种系统性或器官特异性自身免疫病与 HLH 相关。

在儿童患者，全身性青少年特发性关节炎（sJIA）是 HLH 最多见的病因，系统性红斑狼疮（SLE）也是常见病因之一。成人患者则以成人斯蒂尔（Still）病和系统性红斑狼疮多见。

（4）其他类型：妊娠、药物、器官和造血干细胞移植也可诱发 HLH。

罕见的 HLH 诱因还包括代谢性疾病，如赖氨酸尿性蛋白耐受不良、多种硫酸酯酶缺乏和脂质贮积病等。

【临床表现】 患者主要表现为持续性发热、肝脾肿大、进行性全血细胞减少，急性起病，病情发展迅速。可能会伴发肝炎、凝血功能障碍及中枢神经系统症状等。

**1. 发热** 几乎所有的 HLH 患者均会出现发热，通常体温≥38.5℃，持续发热超过一周，且抗感染治疗无效。发热无法用感染或其他疾病原因来解释，而是由于高炎症因子血症所致。

**2. 淋巴造血器官的肿大** 脾脏肿大可见于大多数的 HLH 患者，这可能与淋巴细胞及组织细胞浸润有关。部分患者伴有全身多发的淋巴结肿大。

**3. 肝炎和凝血功能障碍** 大多数 HLH 患者均有肝炎表现，这可能是因为活化的巨噬细胞导致组织浸润引起肝脾肿大、转氨酶升高和胆红素增高，并产生大量炎性细胞因子造成组织损伤，引起肝细胞功能的损害和凝血功能障碍。

**4. 中枢神经系统症状** 超过四分之一的患者会出现神经系统症状，如昏迷、癫痫等。一些患者可能表现出精神改变，包括情绪障碍、谵妄等。

**5. 消化系统症状** 非特异性的消化道症状包括慢性腹泻、恶心、呕吐和腹痛，特异性表现包括消化道出血、胰腺炎和溃疡性肠病。

**6. 皮肤改变** 患者可有非特异性的皮肤表现，包括全身斑丘疹样红斑性皮疹、全身性红皮病、水肿、脂膜炎、麻疹样红斑、瘀斑及紫癜。

**7. 肺部损伤** 表现为咳嗽、呼吸困难，部分患者可出现肺功能损伤，表现为急性呼吸衰竭伴肺泡或间质浸润。肺功能的恶化是一个不良预兆，提示 HLH 感染控制不佳，死亡率极高。

【辅助检查】

**1. 实验室检查**

（1）血常规：血细胞减少为 HLH 诊断标准之一，表现为外周血中三系中至少有两系减少：血红蛋白<90g/L，血小板<100×10⁹/L，中性粒细胞<1.0×10⁹/L。且血细胞减少不是骨髓造血功能减低所致。

（2）肝功能：HLH 常伴有肝功能异常，以转氨酶升高、乳酸脱氢酶（LDH）升高和胆红素升高为主要表现。

（3）血清铁蛋白：高血清铁蛋白是 HLH 的诊断标准之一。铁蛋白是由激活的巨噬细胞分泌的，是监测疾病的良好指标。

（4）血脂检测：高甘油三酯血症是 HLH 的诊断标准之一。甘油三酯的水平与 HLH 患者症状的改善有密切关系，可以用来鉴别 HLH 移植后患者是否存在噬血的复发。

（5）凝血功能：低纤维蛋白原血症，是 HLH 的诊断标准之一。患者肝功能受损导致凝血因子合成能力下降，同时清除活化的凝血因子及纤溶酶功能受损，故 HLH 患者可出现出血与血栓并存的凝血功能障碍。

**2. 影像学检查** CT 检查可以明确是否存在肺部感染及肿瘤性病变存在的情况。

**3. 病理检查** 在骨髓、肝脏、脾脏、淋巴结中发现噬血现象有助于该病的诊断。

**4. 脑脊液检查**　脑脊液中单核细胞或者蛋白质的升高支持 HLH 的诊断。在儿童 HLH 中，大约有 50% 存在脑脊液的异常，主要表现为脑脊液细胞增多。

**5. 骨髓检查**　早期可表现为正常增生骨髓象，后期可表现单核、巨噬细胞增多，骨髓发现噬血现象而无恶性变证据。需要注意的是，噬血现象是 HLH 的关键标志，但不是唯一的诊断标准。

**6. 特殊检查**

（1）NK 细胞活性检测：NK 细胞活性是 HLH 诊断标准之一，NK 细胞功能缺乏是原发性 HLH 的免疫特征，但继发性也可有如此表现。

（2）可溶性白介素-2 受体水平：可溶性白介素-2 受体（sCD25）是 HLH 诊断标准之一，它是最有用的炎症标志物，是重要的免疫抑制物，反映了机体过度的免疫活化状态。

（3）EB 病毒及其他病原学的检查：感染相关的 HLH 中，常见的感染类型是病毒（41%），分枝杆菌（23%），细菌（23%），真菌（13%）。其中，EBV-HLH 在临床中最为常见。

**7. 基因测序**　基因测序确定 HLH 相关缺陷基因是诊断原发性 HLH 的金标准。

【诊断标准】《HLH-2004 诊断标准》（国际组织细胞协会，2004 年修订）规定符合以下两条标准中任何一条时可以诊断 HLH。

**1. 分子诊断符合 HLH**　在目前已知的 HLH 相关致病基因，如 PRF1、UNC13D、STX11、STXBP2、Rab27a、LYST、SH2D1A、BIRC4、ITK、AP3B1、MAGT1、CD27 等中发现病理性突变。

**2. 符合以下 8 条指标中的 5 条**

（1）发热：体温＞38.5℃，持续＞7 天。

（2）脾大。

（3）血细胞减少（累及外周血两系或三系）：血红蛋白＜90g/L，血小板＜$100×10^9$/L，中性粒细胞＜$1.0×10^9$/L 且非骨髓造血功能减低所致。

（4）高甘油三酯血症和（或）低纤维蛋白原血症：甘油三酯＞3mmol/L 或高于同年龄的 3 个标准差，纤维蛋白原＜1.5g/L 或低于同年龄的 3 个标准差。

（5）在骨髓、脾脏、肝脏或淋巴结里找到噬血细胞。

（6）NK 细胞活性降低或缺如。

（7）血清铁蛋白升高：铁蛋白≥500μg/L。

（8）可溶性白介素-2 受体升高。

【治疗】　对原发性 HLH，进行异基因造血干细胞移植来纠正缺陷基因；对继发性 HLH，积极控制原发病。

**1. 诱导治疗**　根据国际组织细胞协会的最新意见，一旦确诊 HLH，在排除禁忌证后尽快使用诱导治疗，用药包括：地塞米松、依托泊苷以及鞘内注射甲氨蝶呤和地塞米松。

**2. CNS-HLH 治疗**　对有中枢神经系统受累证据的患者，病情允许时应尽早给予鞘内注射甲氨蝶呤和地塞米松治疗。

**3. 一般治疗**　HLH 患者由于严重的血小板减少和凝血功能异常，自发性出血的风险很高。治疗期间的目标是将血小板计数维持在 $50×10^9$/L 以上。对于急性出血患者应输注血小板、新鲜冰冻血浆、凝血酶原复合物，必要时需要补充凝血因子。

重组人血小板生成素（TPO）也可在 HLH 治疗期间用于提高血小板计数水平。

由于炎症反应或可能的药物毒性损害，患者可能在疾病过程中出现或发展为心功能、肝功能、肾功能等多脏器不全。因此，在诊断时应充分评估患者的脏器储备功能，并给予对症支持治疗，严密监测脏器功能。

**4. 挽救治疗**　诱导治疗后的 2~3 周进行疗效评估，对于经初始诱导治疗未能达到预期疗效的患者建议尽早接受挽救治疗。

DEP 或 L-DEP 联合化疗方案：脂质体多柔比星 + 依托泊苷 + 甲泼尼龙，病情缓解后积极过渡到原发病治疗或造血干细胞移植。对于难治性 EBV-HLH，可在 DEP 方案的基础上加用培门冬酶或门冬酰胺酶。

**5. 维持治疗**　若患者在诱导治疗的减量过程中无复发表现，并且免疫功能恢复正常，且没有已知的 HLH 相关基因缺陷，可在 8 周诱导治疗后停止针对 HLH 的治疗。

**6. 符合异基因造血干细胞移植（allo-HSCT）指征的患者应尽早进行**　allo-HSCT 的指征：持续 NK 细胞功能障碍；已证实为家族性 / 遗传性疾病的患者；复发性难治性 HLH；中枢神经系统受累的 HLH 患者。

【预后】　HLH 病情进展快，一旦发生，其进展速度很快，直接危及生命，未经治疗的活动性原发性 HLH 患者的生存期大约只有 2 个月，原发性 HLH 在诱导及维持治疗后需行异基因造血干细胞移植术。继发性 HLH 在诱导及维持治疗后需积极治疗原发病。

（李　爽　徐　刚）

# 第15章 神经肌肉系统疾病

## 第1节 神经系统疾病检查方法

### 一、神经系统体格检查

儿童神经系统检查，原则上与成人相同，但由于儿童神经系统发育尚未成熟，加之体格检查时常不合作，因而儿童神经系统检查又有其特殊性，如伸直性跖反射，在成人或年长儿属病理性，但在1岁以内婴幼儿却是一种暂时的生理现象。因此，对儿童神经系统检查与评价时，不能脱离相应年龄期的正常生理学特征。

#### （一）一般检查

**1. 意识和精神行为状态** 根据小儿对声音、光、疼痛、语言等刺激的反应是否减弱或消失，或年长儿对周围环境的反应及对时间、人物、地点的定向力是否减弱或消失，判断意识有无障碍。意识障碍分为嗜睡、意识模糊、浅昏迷和深昏迷。观察精神行为状态，注意有无烦躁不安、激惹、谵妄、迟钝、抑郁、幻觉及定向力障碍等。

**2. 皮肤** 皮肤颜色改变、色素沉着或减少、皮疹、皮下结节、血管畸形等，常常提示有神经系统疾病的可能。面部血管纤维瘤，四肢、躯干皮肤色素脱失斑提示结节性硬化症；头面部红色血管瘤提示脑面血管瘤病（斯德奇-韦伯综合征）；多处（≥6处）"咖啡牛奶色斑"提示神经纤维瘤病；皮肤条状、片状或大理石花纹状的黑褐色色素增生提示色素失调症；毛细血管扩张性共济失调综合征（Louis-Bar综合征）表现为球结膜及面部毛细血管扩张；苯丙酮尿症患儿皮肤白皙，头发呈黄褐色。

**3. 头颅** 常规测量头围，观察头颅的外形和对称性。头围可粗略反映颅内组织的容量。头围过大时要注意脑积水、硬膜下血肿、巨脑症；头围过小警惕脑发育畸形、狭颅症。"舟状颅"见于矢状缝早闭；"扁头畸形"见于冠状缝早闭；"塔头畸形"见于各颅缝均早闭。注意头皮静脉是否怒张，头部有无肿物及瘢痕。注意前囟门大小、紧张度和是否膨隆，颅缝的状况等。囟门过小或早闭见于小头畸形；囟门晚闭或过大见于佝偻病、脑积水等；前囟隆起有波动感提示颅内压增高；前囟凹陷见于脱水等。生后6个月后不容易再摸到颅缝，若颅内压增高，可使颅缝裂开，叩诊时可呈"破壶音"。对疑有硬膜下积液、

脑穿通畸形的婴儿，可在暗室内用电筒做颅骨透照试验，前额部光圈>2cm，枕部>1cm，或两侧不对称时对诊断有提示意义。

**4. 面容** 有些疾病具有特殊面容，如眼距宽，塌鼻梁可见于21号染色体三体综合征；舌大而厚见于黏多糖贮积症、克汀病；耳大可见于脆性X染色体综合征等。

**5. 脊柱** 检查有无畸形、异常弯曲、强直，有无叩痛等。还要注意若背部中线上出现色素沉着、小凹陷、一撮毛发时，则可能提示有隐性脊柱裂、皮样窦道或椎管内皮样囊肿。

**6. 气味检查** 要注意有无特殊气味，在一些智力发育落后的患儿中，可能有特殊气味，如苯丙酮尿症患儿有鼠尿味；枫糖尿病有烧焦糖味；异戊酸血症有干酪味或汗脚味；蛋氨酸吸收不良症有干芹菜味；有机磷农药中毒有大蒜味。

#### （二）脑神经检查

**1. 嗅神经** 婴幼儿检查困难，反复观察对香水、薄荷或某些不适气味的反应，两侧鼻孔分开检查。嗅神经损伤常见于先天性神经节细胞发育不良或额叶、颅底病变者。

**2. 视神经** 检查视觉、视力、视野和眼底。正常儿出生后即有视觉，检查小婴儿的视觉可用移动的光或鲜艳的物品。眼底检查对神经系统疾病的诊断有重要意义，注意视乳头、视神经及视网膜有无异常。根据需要检查视力、视野。

**3. 动眼、滑车、展神经** 这三对脑神经共同支配眼球运动、瞳孔反射及眼睑开合，应一并检查。观察有无眼睑下垂、斜视、眼球震颤。检查眼球运动时，注意眼球有无上、下、左、右等各个方向的运动受限。若眼球运动在某个方向受限，瞳孔括约肌功能正常，为眼外肌麻痹，否则为眼内肌麻痹。眼球运动神经的损伤有周围性、核性、核间性、核上性。检查瞳孔要注意其外形、大小、会聚和对光反射等。

**4. 三叉神经** 为混合神经，负责支配面部感觉、咀嚼运动、角膜反射和下颌反射。注意张口下颌有无偏斜，咀嚼时扪两侧咬肌及颞肌收缩力，以判断其运动支的功能。观察颜面部皮肤对疼痛刺激的反应，并用棉絮轻触角膜，检查角膜反射以了解感觉支的功能。

**5. 面神经** 观察静止时两侧额纹、眼裂、鼻唇沟及口角是否对称，注意在皱眉、闭眼、露齿、鼓腮、吹口哨时两侧面肌的活动情况。周围性面神经麻痹时，患侧上、下面肌同时受累，表现为病变侧皱额不能，眼睑不能闭合，鼻唇沟变浅，口角向健侧歪斜。中枢性面瘫时，只表现为病变对侧下部面肌麻痹，如口角歪斜、鼻唇沟变浅，但无皱额和眼睑闭合等上部面肌功能的丧失。

**6. 听神经和前庭神经** 检查听力可观察患儿对声音、语言和耳语的反应，较大儿童可用音叉鉴别是传导性耳聋还是感觉神经性耳聋。检查前庭功能可选用旋转试验或冷水试验。旋转试验时，检查者将婴儿半举，原地旋转4～5圈，休息5～10min后用相同方法向另一侧旋转。冷水试验是以冷水（2～4ml）外耳道灌注，此法可测定单侧前庭功能，其结果较旋转试验准确。正常儿童在旋转中或冷水灌注后均出现眼球震颤，前庭神经病变时则不能引出眼球震颤。

**7. 舌咽和迷走神经** 两者在解剖和功能上关系密切，常同时检查。损伤时出现吞咽困难、声音嘶哑、饮水返呛、咽反射消失，临床上称真性延髓麻痹。由于舌咽和迷走神经的运动核受双侧皮质支配，单侧核上性病变时可无明显症状。当双侧皮质脑干束损伤时出现构音和吞咽障碍，而咽反射存在，称假性延髓麻痹。

**8. 副神经** 主要支配斜方肌和胸锁乳突肌，主要观察有无斜颈、塌肩及胸锁乳突肌和斜方肌有无萎缩。病变时患侧肩部变低，耸肩、向对侧转头无力，肌肉也可有萎缩。

**9. 舌下神经** 支配同侧所有舌肌。患儿伸舌可观察舌静止时的位置，有无舌萎缩、肌束震颤，伸舌是否居中等。核上性舌下神经麻痹时，伸舌偏向病灶对侧，周围性舌下神经麻痹，伸舌舌尖偏向患侧，常伴有舌肌萎缩和肌束震颤。

### ▌（三）运动功能检查

正常运动由锥体系和锥体外系通过周围神经运动神经元来完成。前者负责完成有意识的自主运动，后者负责不自主运动，如维持肌张力，保持正常姿势，控制运动平衡、协调及精细运动。

**1. 肌容积** 观察左右是否对称，注意有无肌肉萎缩或肥大。

**2. 肌张力** 指安静情况下的肌肉紧张度。检查时用手触摸肌肉以判断在静止状态时肌肉的紧张度，或在肢体放松的情况下做被动的伸屈、旋前旋后、内收外展等运动以感知其阻力。小婴儿肌张力可通过内收肌角、腘窝角、足跟碰耳试验、足背屈角、围巾征等观察。肌张力减低见于下运动神经元瘫痪、小脑疾患、低血钾、深昏迷、严重的缺氧以及肌病

等；阵发性肌张力减低见于家族性周期性瘫痪、猝倒、癫痫失张力性发作；肌张力增高多见于上运动神经元性瘫痪（折刀样肌张力增高）和锥体外系病变（齿轮样强直）。

**3. 肌力** 是指肌肉做主动收缩时的力量。幼儿检查肌力应该力求简单，令患儿由仰卧位站起以观察背肌、髋部及下肢近端肌力，让患儿用足尖或足跟行走以分别检查腓肠肌、比目鱼肌和胫前肌。如患儿发育及能力许可，令患儿对抗阻力向各个可能的方向运动，从四肢远端向近端逐一检查各关节，两侧对比，注意各部位肌力。肌力大致可分为6级。0级：完全瘫痪，即令患儿用力时，肌肉无收缩；1级：可见到或触到肌肉收缩，但未见肢体移动；2级：有主动运动，但不能抵抗地心引力；3级：有主动运动，且能对抗地心引力，但不能对抗人为阻力；4级：能对抗地心引力及人为阻力，但力量稍弱；5级：正常。

**4. 共济运动** 可观察婴儿手拿玩具动作的准确度、速度及平衡性，年长儿可做以下检查：

（1）指鼻试验（finger to-nose-test）：小儿与检查者对坐，令其用示指端触自己的鼻尖，然后指检查者的示指，再指自己的鼻尖，反复进行，观察是否准确。

（2）跟-膝-胫试验：小儿仰卧，抬高一腿，将足跟准确地落在对侧膝盖上，然后沿胫骨向下移动，观察动作是否准确。

（3）龙贝格（Romberg）征：又称闭目难立征，嘱小儿双足并立，双上肢向前平伸，先睁眼后闭眼各作一次，闭目时出现身体摇摆或倾倒时为阳性。

（4）轮替动作：令患儿伸直手掌，并反复作快速的旋前旋后动作，以观察拮抗肌群的协调动作。共济失调患者动作缓慢、不协调，一侧快速动作障碍则提示有该侧小脑半球病变。

**5. 不自主运动** 见于锥体外系疾病。观察有无不自主运动，包括抽动、肌阵挛、震颤、舞蹈样运动、手足徐动、扭转痉挛、肌张力不全、肌束颤动、肌纤维颤搐等。遇情绪紧张或进行主动运动时加剧，入睡后消失。

**6. 姿势和步态** 为复杂的神经活动，与深感觉、肌张力、肌力以及小脑前庭功能有关。姿势包括立位、卧位和坐位。仰卧位呈蛙状姿势见于婴儿脊髓炎肌萎缩、肌病和脊髓病变。仰卧时一侧下肢外旋、足尖向外是该侧瘫痪的体征。观察儿童各种运动中姿势有何异常。常见的异常步态包括：双下肢的剪刀式或偏瘫性痉挛性步态；足间距增宽的小脑共济失调步态；高举腿、落足重的感觉性共济失调步态；髋带肌无力的髋部左右摇摆的"鸭步"等。

### ▌（四）感觉功能检查

感觉功能检查临床上很难在学龄前儿童获得充

分合作；即使是学龄儿童，也往往需要检查者更加耐心及反复检查。具体检查方法与成人基本相同。

**1. 浅感觉**

（1）痛觉检查：用针尖轻刺皮肤，询问患儿有无痛感或根据患儿表情判断。

（2）触觉检查：用细棉条轻触皮肤，询问是否察觉以及敏感程度。

（3）温度觉：可用装有冷水或热水的试管测试。

**2. 深感觉**

（1）位置觉：搬动患儿的指或趾关节，让其回答是否移动及移动的方向。

（2）振动觉：用音叉柄放在骨突起部，测试有无振动感。

**3. 皮质（复合）感觉**　包括皮肤定位觉、图形觉、两点辨别觉。闭目状态下测试两点辨别觉，或闭目中用手辨别常用物体的大小、形态或轻重等。

### （五）反射检查

正常小儿的生理反射有两大类，第一类为终身存在的反射，即浅反射和腱反射。新生儿和婴儿的深腱反射较弱，腹壁反射和提睾反射也不易引出，到1岁时才稳定。第二类为婴儿时期特有的反射，如果这类反射不出现、表现不对称或应该消失时候继续存在提示神经系统异常。反射检查如下：

**1. 浅反射和腱反射**

（1）浅反射：腹壁反射要到1岁后才比较容易引出，最初的反应呈弥散性。提睾反射要到出生4～6个月后才明显。

（2）腱反射：新生儿期已可引出肱二头肌、膝和踝反射。腱反射减弱或消失提示神经、肌肉、神经肌肉接头处或小脑疾病。反射亢进和踝阵挛提示上运动神经元疾患。恒定的一侧性反射缺失或亢进有定位意义。

**2. 婴儿时期特有的反射**

（1）吸吮反射（sucking reflex）：用干净的橡皮奶头或小指尖放入小儿口内，引起小儿口唇及舌的吸吮动作。此反射生后即有，3～4个月后消失。

（2）觅食反射（rooting reflex）：轻触小婴儿口周皮肤，小儿表现为头向刺激侧旋转、张口。正常小儿生后即有，4～7个月消失。

（3）握持反射（grasp reflex）：用手指从尺侧进入小儿手心，小儿手指屈曲握住检查者的手指。此反射生后即有，2～3个月后消失。

（4）拥抱反射（embrace reflex）：小儿仰卧，检查者从背部托起婴儿，一手托住婴儿颈及背部，另一手托着枕部，然后托着枕部的手突然下移数厘米（不是放手），使婴儿头及颈部"后倾"数厘米，表现为上肢伸直、外展，然后上肢屈曲内收，呈拥抱状，有时伴啼哭。正常新生儿生后即有，4～5个月后消

失。6个月持续存在为异常。

（5）颈肢反射：又称颈强直反射（neck tonic reflex），小儿取卧位，将其头转向一侧，此侧上肢伸直，对侧下肢屈曲。此反射生后即存在，2～3个月消失。脑性瘫痪时反射增强且持续时间延长。

（6）交叉伸展反射（crossed extension reflex）：小儿仰卧位，检查者一手握住小儿一侧膝部使下肢伸直，按压或敲打此侧足底，可见另一侧下肢屈曲、内收，然后伸直，检查时应注意两侧是否对称。新生儿期有此反射，1个月后减弱。6个月后仍存在应视为异常。

（7）安置反射（placing reflex）：扶小儿呈直立位，将一侧胫前缘和足背抵于桌面边缘，可见小儿将下肢抬至桌面上，应注意两侧是否对称。出生时即有，6周后消失。

（8）踏步反射（stepping reflex）：扶小儿腋下使其站立，躯体前倾可引起自发踏步动作，新生儿期出现，3个月消失。若持续存在并出现两腿交叉、足尖落地、双下肌张力增高、腱反射亢进，则提示脑性瘫痪。

此外，还有降落伞反射（parachute reflex）：检查者两手握住小儿两侧胸腹部呈俯卧位悬空，将小儿突然向前下方动作，小儿上肢伸开，手张开，似乎阻止下跌的动作。此反射生后6～9个月出现，终生存在。生后10个月无此反射属异常。

**3. 病理性反射**　包括巴宾斯基征、查多克征、戈登征和奥本海姆征等，检查和判断方法同成人。然而，正常18个月以下婴儿可呈现双侧巴宾斯基征阳性，若该反射明确不对称或18个月后出现阳性时，提示锥体束损害。

### （六）脑膜刺激征

软脑膜炎或各种原因引起的颅内压增高，均可因脊神经根和脑膜受刺激，引起相应肌肉反射性肌张力增强，包括颈强直、克尼格征和布鲁津斯基征。检查和判定方法同成人。

## 二、神经系统辅助检查

在充分采集病史和详细体格检查的基础上，作出疾病初步的定位及定性诊断，再根据具体病情需要，合理选择和应用一系列辅助检查以鉴别、明确诊断。

### （一）脑脊液检查

腰椎穿刺取脑脊液（cerebrospinal fluid，CSF）检查，是诊断颅内感染和蛛网膜下腔出血的重要依据。脑脊液可被用于多种项目的检测，主要包括外观、压力、常规、生化和病原学检查等。然而，对于严重颅内压增高的患儿，在未有效降低颅内压之前，腰椎穿刺有诱发脑疝的危险，应特别谨慎。颅内几种常见感染性疾病的脑脊液改变特征见表15-1。

表 15-1 颅内常见感染性疾病的脑脊液改变特点

| | 压力（kPa） | 外观 | 潘氏试验 | 白细胞（×10⁶/L） | 蛋白质（g/L） | 糖（mmo/L） | 氯化物（mmol/L） | 查找病原 |
|---|---|---|---|---|---|---|---|---|
| 正常 | 0.69~1.96 | 清亮透明 | – | 0~10 | 0.2~0.4 | 2.8~4.5 | 117~127 | |
| 化脓性脑膜炎 | 不同程度增高 | 米汤样混浊 | +~+++ | 数百至数千，多核为主 | 明显增高 | 明显降低 | 多数降低 | 涂片或培养可发现致病菌 |
| 结核性脑膜炎 | 增高 | 微浊，毛玻璃样 | +~+++ | 数十至数百，淋巴为主 | 增高 | 降低 | 降低 | 涂片或培养可发现抗酸杆菌 |
| 病毒性脑膜炎 | 正常或轻度增高 | 清亮 | –~+ | 正常至数百，淋巴为主 | 正常或轻度增高 | 正常 | 正常 | 特异性抗体阳性，病毒分离可阳性 |
| 隐球菌脑膜炎 | 增高或明显增高 | 微浊 | +~+++ | 数十至数百，淋巴为主 | 增高 | 降低 | 多数降低 | 涂片墨汁染色可发现隐球菌 |

注：正常新生儿 CSF 压力为 0.29~0.78kPa，蛋白质为 0.2~1.2g/L；婴儿 CSF 细胞数（0~20）×10⁶/L，糖为 3.9~5.0mom/L。

### （二）脑电图

脑电图（electroencephalography，EEG）是通过头皮或颅内电极对脑电活动进行描记，主要是通过记录脑电活动来了解脑功能情况。儿童常用的是头皮电极，功能外科可能用到颅内电极。儿童不同年龄期，大脑成熟度不同，脑电背景波等不同，故儿童脑电图正常或异常的判定标准与成人不同，必须结合发育年龄来判断。脑电图检查对许多功能性疾病和器质性疾病都有一定的诊断价值，特别是对癫痫的诊断和分型，脑功能障碍程度的判断意义更大。在正常儿童中有 5%~7% 可出现脑电图轻度异常，且脑电图异常的程度与疾病程度有时也不完全一致，因此对儿童脑电图结果的解释应慎重，并结合临床情况考虑。

脑电图检查的用途主要是两方面。第一，癫痫的诊断及鉴别诊断：长程视频脑电图，由于不仅监测到脑电图，而且还可看到脑电图异常时患儿的状态，对于确定是否为癫痫发作以及癫痫发作与综合征的诊断及分型均具有重要意义，同时，系列脑电图监测也可以作为判断癫痫病程演变、癫痫治疗效果的重要依据；第二，脑功能障碍的评估：如脑炎、脑病的辅助诊断及严重程度的判断，而系列脑电图监测有助于评估病情的演变及预后，指导治疗。

### （三）肌电图及脑干诱发电位

**1. 肌电图**（electromyogram，EMG）利用肌电仪记录神经肌肉的生物电活动，以判断神经和肌肉的功能状态，用于肌源性疾病、神经-肌肉接头和周围神经病的鉴别诊断。神经传导速度（nerve conduction velocity，NCV）可了解被测周围神经有无损害、损害性质（髓鞘或轴索损害）和严重程度。

**2. 诱发电位** 指分别经听觉、视觉和躯体感觉通路，刺激中枢神经诱发相应传导通路的反应电位。包括：

（1）脑干听觉诱发电位（brainstem auditory evoked potential，BAEP）：以耳机声刺激诱发，是一项评估脑干受损较为敏感的客观指标。因不受镇静剂、睡眠和意识障碍等因素的影响，可用于包括新生儿在内的任何不合作的儿童的听力筛测，以及昏迷患儿的脑干功能评价。

（2）视觉诱发电位（visual evoked potential，VEP）：以图像视觉刺激（patterned stimulus）诱发，主要反映视网膜神经节细胞至视觉中枢的传导功能。可分别检出单眼视网膜、视神经、视交叉、视交叉后和枕叶视皮质间视通路各段的损害。婴幼儿不能专心注视图像，可改为闪光刺激诱发，但特异性较差。

（3）躯体感觉诱发电位（somatosensory evoked potential，SEP）：以脉冲电流刺激肢体混合神经，沿体表记录感觉传入通路反应电位。脊神经根、脊髓和脑内病变者可出现异常。

### （四）神经影像学检查

**1. 计算机断层扫描**（computed tomography，CT）是一种用于检查解剖结构的无创性检查技术，可显示不同层面脑组织、脑室系统、脑池和颅骨等结构形态。适用于临床怀疑有颅内结构改变的进行性神经病变、局灶性神经功能障碍、颅内压增高等病理情况的诊断。CT 能较好地显示病变中较明显的钙化影和出血灶，但对脑组织分辨率不如磁共振成像高，且后颅窝、脊髓病变，因受骨影干扰难以清楚辨认。必要时注入造影剂以增强扫描分辨率。

**2. 磁共振成像**（magnetic resonance imaging，MRI）是一项无创性多功能的影像学检查技术，无须放射线成像即可提供颅脑及脊髓的结构成像信息，优点是分辨率高、不被骨质所阻挡，对颅后窝病变、中线结构病变、脊髓病变等都能显示清晰，能够清楚地分辨灰质、白质。不足之处是成像速度慢，对钙化不敏感等。MRI 能显示大多数病变及其组织学特征，但仍有部分病变互相重叠或不能确定，需做增强扫描。此外颅内磁共振血管成像（magnetic resonance angiography，MRA）对血管病变有较大的诊断价值。

**3. 其他** 如数字减影血管造影（digital subtraction angiography，DSA）、经颅多普勒超声（transcranial Doppler，TCD）用于脑血管疾病诊断。单光子发射计算机断层成像（single-photon emission computed tomography，SPECT）和正电子发射断层显像（positron emission tomography，PET）均属于功能影像学，是根据放射性示踪剂在大脑组织内的分布或代谢状况，显示不同脑区的血流量或代谢率。发作间期的 PET 和发作期的 SPECT 在癫痫病灶的定位诊断中有重要意义。目前各种成像技术的融合技术发展迅速，如 MRI-PET 融合可更清楚、准确地发现、了解脑结构异常及其功能影响，已广泛用于定位癫痫致痫灶。

# 第2节 化脓性脑膜炎

**案例 15-1**

患儿，男，5 岁，因发热、咽痛 5 天，伴右耳疼痛、头痛、呕吐 2 天，抽搐 1 次入院。患儿于 5 天前出现发热，吞咽时咽喉疼痛，微咳。家长未在意，给予退热药口服，体温波动于 38～39.5℃。近两日出现右耳疼痛伴头痛，疼剧时烦哭不安，呕吐胃内容物，每日 3～5 次，时呈喷射样呕吐。在当地医院诊断为"化脓性扁桃体炎并中耳炎"，给予"青霉素，头孢哌酮"等治疗，上述症状无缓解，体温仍持续在 38.5℃上下。今午后突发抽搐，表现为双眼凝视上翻，呼之不应，四肢强直伴阵挛，持续 5～6min 缓解，之后呈昏睡状，醒后精神萎靡，嗜睡。急诊送入我院。既往无特殊病史。系第 1 胎，第 1 产，足月顺产，母乳喂养，按时添加辅食，顺序预防接种。

体格检查：T 39℃，P 98 次 / 分，R 34 次 / 分，BP 116/74mmHg，体重 21kg。表情淡漠，嗜睡状态，反应及言语迟钝，对答不全。双侧瞳孔等圆，对光反射迟钝，无面舌瘫。咽充血，扁桃体Ⅱ度肿大，可见脓点，右耳屏压痛，耳底镜检查见鼓膜充血，少量渗出，颌下及颈部淋巴结可触及约 1cm×0.8cm 大小淋巴结，轻度压痛。颈抵抗，双肺呼吸音清，无啰音，心率 98 次 / 分，律齐，心音有力，未闻及杂音。腹软，肝脾不大。四肢肌张力稍高，肌力Ⅳ级，腱反射活跃。克尼格征阳性，布鲁津斯基征阳性，巴宾斯基征阴性。

思考题：

1. 看到这个病例你首先想到什么病？该病例的临床特点是什么？

2. 为明确诊断需要完善哪些实验室检查？

3. 你的治疗方案是什么？

化脓性脑膜炎（purulent meningitis，临床上简称

为化脑）是小儿，尤其婴幼儿时期常见的中枢神经系统化脓性细菌引起的感染性疾病。临床以急性发热、惊厥、意识障碍、颅内压增高和脑膜刺激征，以及脑脊液化脓性改变为特征。随诊断治疗水平不断发展，本病预后已有明显改善，但病死率仍在 10%，约 1/3 幸存者遗留各种神经系统后遗症，6 月龄以下幼婴患本病预后更为严重。

**【病因】**

**1. 致病菌** 许多化脓菌都能引起本病。但 2/3 以上患儿是由脑膜炎双球菌、肺炎链球菌和流感嗜血杆菌三种细菌引起。不同年龄化脓性脑膜炎的致病菌不同（表 15-2）；然而，与国外不同，我国很少发生 B 组 β 溶血性链球菌颅内感染。

表 15-2 不同年龄化脓性脑膜炎的常见致病菌

| 年龄 | 致病菌 |
| --- | --- |
| 新生儿～3 个月 | 葡萄球菌和大肠埃希菌为主，其次如变形杆菌、铜绿假单胞菌或产气杆菌等（我国）；B 组 β 溶血性链球菌、李斯特菌多见（欧美） |
| 3 个月～3 岁 | 流感嗜血杆菌、肺炎链球菌、脑膜炎双球菌 |
| 学龄前，学龄期 | 脑膜炎双球菌、肺炎链球菌、流感嗜血杆菌和金黄色葡萄球菌 |

**2. 免疫功能降低** 小儿免疫和血脑屏障发育不完善是化脓性脑膜炎易发生在婴儿的一个主要原因。此外，原发或继发性免疫缺陷病者以及长期应用糖皮质激素或免疫抑制剂者易致本病。

**3. 致病菌可通过多种途径侵入脑膜** ①最常见的途径是通过血流，即菌血症抵达脑膜微血管。当小儿免疫防御功能降低时，细菌穿过血脑屏障到达脑膜。致病菌大多由上呼吸道侵入血流，新生儿的皮肤、胃肠道黏膜或脐部也常是感染的侵入门户。②邻近组织器官感染，如中耳炎、乳突炎等，扩散波及脑膜。③与颅腔存在直接通道，如颅骨骨折、皮肤窦道或脑脊髓膜膨出，细菌可因此直接进入蛛网膜下腔。

**案例 15-1 病因**

患儿以发热，咽痛起病，之后出现耳痛，扁桃体肿大可见脓点，耳底镜检查见鼓膜充血，少量渗出。此提示了有上呼吸道化脓性感染波及邻近组织。

**【发病机制】** 多数化脓性脑膜炎是由局部感染病灶的病原菌直接进入血液循环，引起血行播散侵犯至脑膜所致。细菌荚膜是某些细菌重要的黏附因子，且具有干扰吞噬的作用。加之小儿免疫功能发育不完善，机体缺少抗荚膜抗体，使细菌很容易通过发育不完善的血脑屏障进入侧脑室脉络丛及脑膜，进而播散至脑脊液及蛛网膜下腔并迅速繁殖，引起脑膜和脑组织的炎症性改变（图 15-1）。

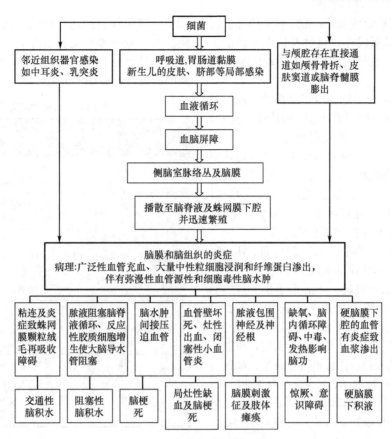

图 15-1 发病机制和病理生理

【病理及病理生理】 在细菌毒素和多种炎症相关细胞因子作用下,形成以软脑膜、蛛网膜和表层脑组织为主的炎症反应,表现为广泛性血管充血、大量中性粒细胞浸润和纤维蛋白渗出,伴有弥漫性血管源性和细胞毒性脑水肿。在早期或轻型病例,炎性渗出物主要在大脑顶部表面,逐渐蔓延至大脑基底部、脑沟、脑裂、基底池和脊髓表面,造成各受累部位不同程度的脓性渗出物,多数情况下由于大脑底部炎症后的广泛粘连及炎症而影响蛛网膜颗粒绒毛对脑脊液的再吸收进而出现交通性脑积水。脓液阻塞脑室系统内的脑脊液循环,或者炎症后反应性胶质细胞增生使大脑导水管阻塞,而引发阻塞性脑积水。脓液包围神经及神经根,引起脑膜刺激征及肢体瘫痪。炎症引起的脑水肿间接地压迫血管,出现相应部位的脑梗死。严重者可有血管壁坏死和灶性出血,或发生闭塞性小血管炎而致局灶性缺血及脑梗死。缺氧、脑内循环障碍、中毒、发热等均可影响脑细胞功能导致惊厥、意识障碍等神经系统症状。穿过硬脑膜下腔的血管有炎症时可使血管内的血浆渗出而造成硬脑膜下积液。

【临床表现】

**1. 年龄和发病季节** 90% 的化脓性脑膜炎患者为 5 岁以下小儿,1 岁以下是患病高峰,流感嗜血杆菌化脓性脑膜炎较集中在 2 月龄~2 岁儿童。一年四季均可有化脓性脑膜炎发生,但肺炎链球菌冬春季多见,而脑膜炎球菌和流感杆菌分别在春、秋季发病多。

**2. 典型的临床表现** 大多急性起病。部分患儿病前有数日上呼吸道或胃肠道感染病史。典型临床表现为:

(1)感染中毒症状:由细菌及毒素所致,急性或突发性高热,伴随全身、关节及肌肉酸痛、疼痛、头痛、精神萎靡。小婴儿表现为易激惹、不安、目光凝视等。随着烦躁或萎靡的发展而突发面色青灰及苍白。此具早期诊断意义。

(2)意识障碍:是化脓性脑膜炎最重要的症状之一。随着病情进展,可以出现精神行为障碍,如兴奋、烦躁不安、容易激惹和失眠,进一步发展,逐渐出现从神萎、嗜睡、昏睡、昏迷到深度昏迷等各种不同程度的意识障碍。

(3)颅高压表现:包括头痛、呕吐和视乳头水肿。急性颅内压增高的患儿头痛是最常见症状,头痛剧烈时常伴有喷射性呕吐。呕吐症状不如头痛常见,但可能成为唯一的主诉。视乳头水肿是颅内压增高最为客观的重要体征,具有诊断价值。但在婴幼儿或小儿颅内压增高时,因容易引起颅腔的扩大,或有囟门的调节,常无视乳头水肿出现,而以囟门饱满与张力增高、头围增大、头皮静脉怒张、容易激惹及呕吐等为主要症状。合并脑疝时,则有呼吸不规则、突然意识障碍加重或瞳孔不等大等征兆。

（4）全面或局灶性惊厥发作：30% 以上患儿有反复的全面或局灶性惊厥发作。这种发作主要是由于脑组织缺氧或水肿，致使大脑皮质的运动中枢受刺激所引起。

（5）肌张力变化：由于脑干网状结构受刺激，肌张力显著增高。但脑疝如累及小脑（如枕骨大孔疝）时，则肌张力反而降低，深浅反射也可消失。

（6）脑膜刺激征：以颈强直最常见，特点是颈部僵直，被动运动时有抵抗，前屈、向后过伸、旋转均有阻力，疼痛和痉挛，伸肌表现最明显。检查时操作要轻柔，否则较小儿童因不合作可呈假阳性。其他还包括克尼格征和布鲁津斯基征阳性。

（7）局灶性神经系统体征：可出现Ⅱ、Ⅲ、Ⅵ、Ⅶ、Ⅷ对脑神经受累或肢体瘫痪的表现。

**3. 不同年龄的临床表现** 年龄小于 3 个月的幼婴和新生儿化脓性脑膜炎表现多不典型，主要差异在：①体温可高可低，或不发热，甚至体温不升。②颅压增高表现可不明显。幼婴不会诉头痛，可能仅有吐奶、尖叫或颅缝开裂。③惊厥可不典型，如仅见面部、肢体局灶或多灶性抽动、局部或全身性肌阵挛、或各种不显性发作。④脑膜刺激征不明显。与婴儿肌肉不发达，肌力弱和反应低下有关。可参见表 15-3。

表 15-3　化脓性脑膜炎临床表现的年龄特征

| | 典型表现 | 幼婴及新生儿 |
|---|---|---|
| 急性感染中毒与脑功能障碍症状 | 急性发热、意识障碍、反复惊厥、可伴有休克 | 体温正常或降低；不吃、不哭、不动；微小惊厥 |
| 急性颅压增高表现 | 头痛、呕吐、脑疝 | 尖叫、皱眉、前囟饱满紧张、颅缝分离 |
| 脑膜刺激征 | 颈项强直、克尼格征、布鲁津斯基征阳性 | 不明显 |

**案例 15-1　临床表现**

患儿在上呼吸道化脓性感染及邻近组织受累的基础上，迅速出现头痛、喷射性呕吐、抽搐及意识障碍、脑膜刺激征等中枢神经系统感染临床表现。看到如此临床特点，首先想到的就是"中枢神经系统感染"。

**1. 脑脊液** 脑脊液（cerebrospinal fluid，CSF）检查是确诊本病的重要依据，参见表 15-4。典型化脓性脑膜炎患儿的脑脊液压力增高，外观混浊；白细胞总数显著增多，多在 $1000×10^6$/L 以上，但有 20% 的病例可能在 $250×10^6$/L 以下，分类以中性粒细胞为主。糖含量明显降低，常低于 1.11mmol/L；蛋白质显著增高，多在 1g/L 以上。确认致病菌对明确诊断和指导治疗均有重要意义，涂片革兰染色检查致病菌简便易行，检出阳性率甚至较细菌培养高。

细菌培养阳性者应送药物敏感试验。以乳胶颗粒凝集法为基础的多种免疫学方法可检测出脑脊液中致病菌的特异性抗原，对涂片和培养未能检测到致病菌的患者诊断有参考价值。

表 15-4　脑脊液测定正常值

| 项目 | 年龄 | 正常值 | |
|---|---|---|---|
| | | 法定单位 | 旧制单位 |
| 总量 | 新生儿 | 5ml | |
| | 儿童 | 100~150ml | 30~80mmH$_2$O |
| 压力 | 新生儿 | 0.29~0.78kPa | 70~200mmH$_2$O |
| | 儿童 | 0.69~196kPa | |
| 细胞数 | 新生儿 | （0~34）×10$^6$/L | 0~34/mm³ |
| | 极低出生体重儿 | （0~44）×10$^6$/L | 0~44/mm³ |
| | 婴儿 | （0~20）×10$^6$/L | 0~20/mm³ |
| | 儿童 | （0~10）×10$^6$/L | 0~10/mm³ |
| 蛋白质定量 | 新生儿 | 0.2~1.2g/L | 20~120mg/dl |
| | 极低体重儿 | 0.45~2.27g/L | 45~227mg/dl |
| | 儿童 | 0.2~0.4g/L | 20~40mg/dl |
| 糖 | 婴儿 | 3.9~5.0mmol/L | 70~90mg/dl |
| | 儿童 | 2.8~4.5mmol/L | 50~80mg/dl |
| 氯化物 | 婴儿 | 110~122mmol/L | 650~720mg/dl |
| | 儿童 | 117~127mmol/L | 690~750mg/dl |

**2. 外周血常规** 白细胞总数大多明显增高，以中性粒细胞为主。但感染严重或不规则治疗者，有可能出现白细胞总数的减少。

**3. 血培养** 对所有疑似有化脓性脑膜炎的病例均应做血培养，以帮助寻找致病菌。

**4. 皮肤瘀斑、瘀点涂片找菌** 是发现脑膜炎球菌重要而简便的方法。

**5. 颅脑 B 超及 CT 或 MRI 扫描** 出现局灶性神经系统异常体征或疑有并发症时应进行颅脑 B 超检查、CT 或 MRI 扫描，以便及时诊断和处理。

**案例 15-1　实验室检查**

1. 血常规：血红蛋白 126g/L，白细胞计数 $13.5×10^9$/L，中性粒细胞 86%，淋巴细胞 14%。

2. 脑脊液检查：外观微混，无凝块，白细胞 $1168×10^6$/L，分类：中性粒细胞 78%，单核细胞 22%，糖 1.18mmol/L，氯化物 110mmol/L，蛋白质 1.26g/L。

3. 脑脊液培养：肺炎链球菌，药敏试验提示：青霉素耐药，万古霉素、利萘唑胺敏感。

**【并发症和后遗症】**

**1. 硬脑膜下积液** 30%~60% 的化脓性脑膜炎并发硬脑膜下积液，若加上无症状者，其发生率可高达 85%~90%。本症主要发生在 1 岁以下婴儿，以流感嗜血杆菌及肺炎链球菌脑膜炎多见。凡经化脓性脑膜炎有效治疗 48~72h 后，脑脊液有好转，但体温不退或体温下降后再升高；或一般症状好转后又出现意识障碍、惊厥、前囟隆起或颅内压增高等症状者，首先应怀疑本症可能性。头颅透光检查和 CT 或 MRI 扫描可协助诊断，但最后确诊，仍有赖硬膜下穿刺放出积液，同时也达到治疗目的。积液应送常规和细菌学检查。正常婴儿硬脑膜下积液量不超过 2ml，蛋白质定量小于 0.4g/L。

**2. 室管膜炎**　主要发生在诊断治疗不及时的革兰氏阴性杆菌感染所致的新生儿或小婴儿脑膜炎。患儿在强力抗生素治疗下发热不退、惊厥、意识障碍不改善，进行性加重的颈项强直甚至角弓反张，脑脊液始终无法正常化，以及 CT 见脑室扩大时，需考虑本症。治疗大多困难，病死率和致残率高。早期诊断是取得良好疗效的关键。确诊依赖侧脑室穿刺，取脑室内脑脊液显示异常。诊断标准：①脑脊液细菌培养或涂片获得阳性结果，与腰椎穿刺液一致；②脑脊液白细胞＞50×10⁶/L，糖＜1.6mmol/L，或蛋白质＞0.4g/L；③腰穿脑脊液已接近正常，但脑室内脑脊液仍然有炎性改变（如细胞数增高，糖量降低，蛋白质升高），即可诊断。

脑室穿刺适应证：①病情危重、惊厥频繁、呼吸衰竭；②脑超声波检查有明显脑室扩大；③常规治疗方法疗效欠佳；④脑脊液培养出少见细菌，特别是革兰氏阴性杆菌；⑤有中枢神经系统先天畸形或化脓性脑膜炎复发者。

**3. 抗利尿激素异常分泌综合征**　炎症累及下丘脑和垂体后叶致抗利尿激素过量分泌，引起低钠血症和血浆低渗透压，可能加剧脑水肿，致惊厥、意识障碍加重、水肿、全身软弱无力、四肢肌张力低下、尿少等症状，或直接因低钠血症引起惊厥发作。低钠血症所引起的某些临床表现可与化脓性脑膜炎本身的表现相混淆，经治疗纠正后即可消失。

**4. 脑积水**　炎症渗出物粘连堵塞脑室内脑脊液流出通道，如导水管、第Ⅳ脑室侧孔或正中孔等狭窄处，引起非交通性脑积水；也可因炎症破坏蛛网膜颗粒绒毛，或颅内静脉窦栓塞致脑脊液重吸收障碍，造成交通性脑积水。发生脑积水后，患儿出现烦躁不安，嗜睡，呕吐，惊厥发作，头颅进行性增大，骨缝分离，前囟扩大饱满和头皮静脉扩张。疾病晚期，持续的颅内高压使大脑皮质退化性萎缩，患儿出现进行性智力减退和其他神经功能倒退。

**5. 脑脓肿**　化脓性脑膜炎治疗过程中出现局限性神经系统体征及颅内压增高的症状，如头痛、呕吐突然加重，或有增无减，甚至伴局灶性抽搐，应及时行 CT 或 MRI 检查以明确脑脓肿的诊断。常见于金黄色葡萄球菌脑膜炎。

**6. 各种神经功能障碍**　由于炎症波及耳蜗迷路，10%～30% 的患儿并发神经性耳聋。其他如智力低下、癫痫、视力障碍和行为异常等。

【诊断】　早期诊断是保证患儿获得早期治疗的前提。凡急性发热起病，伴头痛、呕吐者要高度警惕，再伴有反复惊厥、意识障碍或颅内压增高表现的婴幼儿，即应行腰椎穿刺取脑脊液检测以确立诊断。对有明显颅内压增高者，最好先给予降颅压后再行腰椎穿刺，以防穿刺后脑疝的发生。

婴幼儿和不规则治疗者临床表现常不典型，后者的脑脊液改变也可不明显，病原学检查往往阴性，诊断时应仔细询问病史和详细体格检查，结合脑脊液中病原的特异性免疫学检查及治疗后病情转变，综合分析后方能确立诊断。

【鉴别诊断】　除化脓性细菌外，结核杆菌、病毒、真菌等皆可引起脑膜炎，并出现与化脓性脑膜炎某些相似的临床表现而需注意鉴别。脑脊液检查，尤其病原学检查是鉴别诊断的关键，参见表 15-1。

**1. 结核性脑膜炎**　需与不规则治疗的化脓性脑膜炎鉴别。结核性脑膜炎呈亚急性起病，不规则发热 1～2 周才出现脑膜刺激征、惊厥或意识障碍等表现，或于昏迷前先有脑神经或肢体麻痹。具有结核接触史、结核菌素纯蛋白衍生物（PPD）皮试阳性或肺部等其他部位结核病灶者支持结核性脑膜炎的诊断。脑脊液外观呈毛玻璃样，白细胞数多＜500×10⁶/L，分类以淋巴细胞为主，薄膜涂片抗酸染色和结核菌培养可帮助明确诊断。

**2. 病毒性脑膜炎**　临床表现与化脓性脑膜炎相似，感染中毒及神经系统症状均比化脓性脑膜炎轻，病程自限，大多不超过 2 周。脑脊液清亮，白细胞数为 0 至数百×10⁶/L，以淋巴细胞为主，糖含量正常。脑脊液中特异性抗体和病毒分离有助于诊断。

**3. 隐球菌性脑膜炎**　临床和脑脊液改变与结核性脑膜炎相似，但病情进展可能更缓慢，头痛等颅内压增高表现更持续和严重。诊断有赖于脑脊液涂片墨汁染色和培养找到致病真菌。

---

**案例 15-1　诊断**

1. 5 岁患儿，男，发热、咽痛 5 天，伴耳痛继之头痛、呕吐 2 天，抽搐 1 次。

2. 化脓性扁桃体炎波及中耳继之出现神经系统症状，抽搐后精神萎靡、嗜睡。

3. 体格检查：T 39 ℃，P 98 次 / 分，BP 116/74mmHg，表情淡漠，嗜睡状态，反应及言语迟钝，颈抵抗，克尼格征阳性，布鲁津斯基征阳性。

4. 实验室检查：外周血白细胞升高，中性粒细胞增高提示细菌感染；脑脊液白细胞 1168×10⁶/L，分类以中性粒细胞为主，糖显著下降，蛋白质增高，此为典型脓性脑脊液。脑脊液培养见肺炎链球菌生长。至此诊断可以明确。

临床诊断：急性化脓性脑膜炎。

**【治疗】**

**1. 抗生素治疗**

（1）用药原则：应选择对病原菌敏感，且能较高浓度透过血脑屏障的药物。急性期要静脉用药，做到早期、足量、足疗程及联合用药，但应注意药物间的相互作用和不良反应。为达到有效杀菌浓度，药物使用剂量应加倍。

（2）病原菌明确前的抗生素选择：包括诊断初步确立但致病菌尚未明确，或院外不规则治疗者。应选用对肺炎链球菌、脑膜炎球菌和流感嗜血杆菌三种常见致病菌皆有效的抗生素。目前主要选择能快速在患者脑脊液中达到有效灭菌浓度的第三代头孢菌素。对于出生2~3周的早期新生儿，推荐氨苄西林加头孢噻肟，对于晚期新生儿，推荐万古霉素加头孢噻肟或者头孢他啶；对于生后1个月以上的患儿，推荐万古霉素加一种三代头孢菌素（头孢曲松）为初始治疗方案。对于存在穿通伤、神经外科手术后或者做完脑脊液分流术等基础疾病因素的细菌性脑膜炎，经验性治疗推荐万古霉素加头孢他啶或头孢吡肟或者美罗培南，而对于基底骨折的患者推荐万古霉素加头孢曲松或者头孢噻肟。常用抗生素剂量为：氨苄西林200mg/（kg·d），头孢曲松（ceftriaxone）80~100mg/（kg·d），头孢他啶（ceftazidime）100~150mg/（kg·d），头孢噻肟（cefotaxime）200~300mg/（kg·d），万古霉素（vancomycin）60mg/（kg·d）（分成每6h 1次），美罗培南（meropenem）80~120mg/（kg·d）（分成每8h 1次）

（3）病原菌明确后的抗生素选择。①肺炎链球菌：由于当前半数以上的肺炎链球菌对青霉素耐药，故应继续按上述病原菌未明确方案选药。仅当药敏试验提示致病菌对青霉素敏感时，可改用青霉素20万~40万U/（kg·d）。②脑膜炎球菌：与肺炎链球菌不同，目前该菌大多数对青霉素依然敏感，故首先选用青霉素，剂量同前。少数耐青霉素者需选用上述第三代头孢菌素。③流感嗜血杆菌：对敏感菌株可换用氨苄西林（ampicillin）200mg/（kg·d）。耐药者使用上述第三代头孢菌素联合美罗培南（meropenem）80~120mg/（kg·d）。

（4）其他：金黄色葡萄球菌者应参照药敏试验选用萘夫西林（nafcillin）200mg/（kg·d）、万古霉素或利福平10~20mg/（kg·d）等。革兰氏阴性杆菌者除多考虑上述第三代头孢菌素外，还可加用氨苄西林或美罗培南。

（5）抗生素疗程：对肺炎链球菌和流感嗜血杆菌脑膜炎，其抗生素疗程应是静脉滴注有效抗生素10~14天，脑膜炎球菌者7天，金黄色葡萄球菌和革兰氏阴性杆菌脑膜炎应2天以上。若有并发症，或经过不规则治疗的患者，还应适当延长。

**2. 肾上腺皮质激素的应用**　细菌释放大量内毒素，可能促进细胞因子介导的炎症反应，加重脑水肿和中性粒细胞浸润，使病情加重。抗生素迅速杀死致病菌后，内毒素释放尤为严重，此时使用肾上腺皮质激素不仅可抑制多种炎症因子的产生，还可降低血管通透性，减轻脑水肿和颅内高压。常用地塞米松0.2~0.6mg/（kg·d），分4次静脉注射。一般连续用2~3天，过长使用并无益处。

**3. 对症和支持治疗**

（1）急性期严密监测生命体征，定期观察患儿意识、瞳孔和呼吸节律变化，并及时处理颅内高压，预防脑疝发生。给予脱水剂，常用20%甘露醇0.25~1.0g/（kg·次），间隔6~8h一次，严重者可增加至4h一次，或加用利尿剂（如呋塞米）预防发生脑疝。

（2）及时控制惊厥发作，给予地西泮、苯巴比妥等，防止再发及持续状态。

（3）监测并维持体内水、电解质、血浆渗透压和酸碱平衡。对有抗利尿激素异常分泌综合征表现者，在积极控制脑膜炎同时，适当限制液体入量，对低钠症状严重者酌情补充钠盐。

（4）及时处理高热、超高热，给予物理降温，必要时给予药物降温，甚至亚冬眠疗法以保护大脑功能，减少后遗症。流行性脑脊髓膜炎易发生感染性休克，应积极扩容、纠酸、使用血管活性药物。

**4. 并发症的治疗**

（1）硬膜下积液：少量积液无须处理。如积液量较大引起颅内压增高症状时，应作硬膜下穿刺放出积液，放液量每次每侧不超过15ml。有的患儿需反复多次穿刺，大多逐渐减少而治愈。个别迁延不愈者，需外科手术引流。

（2）室管膜炎：进行侧脑室穿刺引流，以缓解症状。同时，针对病原菌并结合用药安全性，选择适宜抗生素脑室内注入。

（3）脑积水：主要依赖手术治疗，包括正中孔粘连松解、导水管扩张和脑脊液分流术。

# 第3节　病毒性脑炎和脑膜炎

**案例15-2**

患儿，女，7岁，因发热、咽痛伴微咳3天，头痛、幻觉1天入院。患儿于3天前出现发热，体温在38~39℃，伴有咽痛及轻微单声干咳，自服"复方氨酚美莎糖浆、蓝芩口服液、布洛芬等"好转不明显。今晨始头痛明显，前额为主，伴恶心呕吐，非喷射性。精神萎靡，睡眠中多次惊醒，面呈恐惧状，自诉害怕、看到"怪物、蛇"

等持续数分钟。病后无惊厥及四肢运动障碍。

体格检查：T 38.5℃，P 98 次／分，R 32 次／分，BP 108/70mmHg，神清、精神差，反应显迟钝，嗜睡状。躯干少许米粒大小淡红色皮疹，压之褪色，不痒，无瘀斑。头颅形态无特殊，双瞳孔等大等圆，对光反射灵敏。咽充血，颈抵抗，双肺呼吸音清，心率 98 次／分，心音有力，律齐，无杂音。腹平软，肝脾未扪及。四肢张力正常，膝反射及踝反射稍活跃，克尼格征及布鲁津斯基征阳性，巴宾斯基征阴性。

思考题：

1. 看到这个病例你首先想到什么病？该病例的临床特点是什么？

2. 为明确诊断需要完善哪些实验室检查？

3. 你的治疗方案是什么？

病毒性脑炎（viral encephalitis）和病毒性脑膜炎（viral meningitis）均是指由多种病毒侵犯到颅内引起的急性或慢性炎症性疾病。由于病原体致病性能和宿主反应过程的差异，形成不同类型疾病。若炎症过程主要在脑膜，临床重点表现为病毒性脑膜炎。主要累及大脑实质时，则以病毒性脑炎为临床特征。由于解剖上两者相邻近，若脑膜与脑实质同时受累，此时称为病毒性脑膜脑炎。病情轻重不等，大多数轻型患者具有病程自限性。危重患者呈急性进行性过程，可导致死亡及后遗症。

【病因】　引起中枢神经系统病毒感染性疾病的病毒种类繁多，其中，80% 为肠道病毒，其次为虫媒病毒、腺病毒、单纯疱疹病毒、腮腺炎病毒和其他病毒等，见表 15-5。虽然当前对多数患者尚难确定其病原体，但从其临床和实验室资料，均能支持急性颅内病毒感染的可能性。临床工作中，目前仅能在 1/4～1/3 的中枢神经病毒感染病例中确定其致病病毒。

表 15-5　导致儿童脑炎和脑膜炎的常见病毒

| | 常见病毒 | | 常见病毒 |
|---|---|---|---|
| 散发性 | 单纯疱疹病毒Ⅰ型和Ⅱ型 | 流行性 | 巨细胞病毒 |
| | 脊髓灰质炎病毒 | | 水痘带状疱疹病毒 |
| | 非脊髓灰质炎病毒的肠道病毒 | | 肠道病毒 71 |
| | | | 淋巴细胞性脉络丛脑膜炎病毒 |
| | 流行性腮腺炎病毒 | | |
| | 腺病毒 | | 日本脑炎病毒 |
| | 狂犬病毒 | | 东部和西部马脑炎病毒 |
| | 人类免疫缺陷病毒 | | 蜱传播的脑炎病毒 |
| | EB 病毒 | | |

案例 15-2　病因

7 岁女孩，发病初期出现发热，体温在 38～39℃，伴有咽痛及轻微单声干咳，提示有呼吸道感染。

【病理】　脑膜和（或）脑实质广泛性充血、水肿，伴淋巴细胞和浆细胞浸润。可见炎症细胞在小血管周围呈袖套样分布，血管周围组织神经细胞变性、坏死和髓鞘变性崩解；病理改变大多弥漫分布，但也可在某些脑叶突出，呈相对局限倾向。单纯疱疹病毒常引起颞叶为主的脑部病变。有的脑炎患者，可见到明显脱髓鞘病理表现，但相关神经元和轴突却相对完好。此种病理特征，代表病毒感染激发的机体免疫应答，提示"感染后"或"过敏性"脑炎的病理学特点。

【发病机理】　病毒各自经肠道（如肠道病毒）或呼吸道（如腺病毒和出疹性疾病）进入淋巴系统繁殖，然后经血液（虫媒病毒直接进入血液）感染颅外某些脏器，此时患者可有发热等全身症状。病毒在定居的脏器内进一步繁殖后，大量病毒可进一步通过血液循环到达中枢系统并进入脑内繁殖，破坏神经组织，出现中枢神经症状。某些病毒可侵入神经系统或通过神经干逆行造成感染。因此，颅内急性病毒感染的病理改变主要是大量病毒对脑组织的直接入侵和破坏。若宿主对病毒抗原发生强烈免疫反应，将进一步导致脱髓鞘、血管与血管周围脑组织的损害。

【临床表现】　病情轻重差异很大，取决于病变主要是在脑膜还是在脑实质。一般说来，病毒性脑炎的临床经过较脑膜炎严重，重症脑炎更易发生急性期死亡或后遗症。

1. 病毒性脑膜脑炎　急性起病，或先有上呼吸道感染或前驱传染性疾病。主要表现为发热、恶心、呕吐、精神差、嗜睡。年长儿会诉头痛，婴儿则烦躁不安，易激惹。一般很少有严重意识障碍和惊厥。可有颈项强直等脑膜刺激征。但无局限性神经系统体征。病程大多在 1～2 周内。多数急性期过后恢复良好。

2. 病毒性脑炎　起病急，临床表现差异较大，取决于病毒类型、致病强度、神经系统受累的部位和患儿的免疫功能等。因此即使是同一病毒引起的感染临床表现也可不一。

（1）大多数患儿在弥漫性大脑病变基础上主要表现为发热、反复惊厥发作、不同程度意识障碍和颅内压增高症状。惊厥大多呈全面性，但也可有局灶性发作，严重者呈惊厥持续状态。患儿可有嗜睡、昏睡、昏迷、深度昏迷，甚至去皮质状态等不同程度意识改变。若出现呼吸节律不规则或瞳孔不等大，要考虑颅内高压并发脑疝可能性。部分患儿尚伴偏瘫或肢体瘫痪表现。

（2）有的患儿病变主要累及额叶皮层运动区，临床则以反复惊厥发作为主要表现，伴或不伴发热。多数为全面性或局灶性强直-阵挛或阵挛性发作，少数表现为肌阵挛或强直性发作。皆可出现癫痫发作持续状态。

（3）若脑部病变主要累及额叶底部、颞叶边缘系统，患者则主要表现为精神情绪异常，如躁狂、幻觉、失语，以及定向力、计算力与记忆力障碍等。伴发热或无热。多种病毒可引起此类表现，但由单纯疱疹病毒引起者最严重，该病毒脑炎的神经细胞内易见含病毒抗原颗粒的包涵体，有时被称为急性包涵体脑炎，常合并惊厥与昏迷，病死率高。其他还有以偏瘫、单瘫、四肢瘫或各种不自主运动为主要表现者。不少患者可能同时兼有上述多种类型表现。当病变累及锥体束时出现阳性病理征。病毒性脑炎病程大多在2～3周。多数完全恢复，但少数遗留癫痫、肢体瘫痪、智能发育迟缓等后遗症。

**案例 15-2　临床表现**

1. 7 岁学龄女童。入院前 3 天出现发热，伴有咽痛及咳嗽，之后出现头痛，呕吐，嗜睡，并出现精神症状（幻觉）。

2. 查体：体温 38.5℃，精神差，反应显迟钝，嗜睡状，躯干见少许淡红色皮疹，脑膜刺激征阳性（颈抵抗，克尼格征及布鲁津斯基征均阳性），腱反射活跃，巴宾斯基征阴性。

根据上述临床特点，该患儿首先应考虑"中枢神经系统感染"。据此，应及时完成外周血常规、脑脊液和脑电图检查，以进一步明确感染的性质。

**【辅助检查】**

**1. 脑脊液检查**　清亮，多数患儿压力增高。白细胞数正常或轻度增多，分类计数早期可以中性粒细胞为主，之后逐渐转为以淋巴细胞为主，蛋白质大多正常或轻度增高，糖含量正常。涂片和培养无细菌发现。

**2. 病毒学检查**　部分患儿脑脊液病毒培养及特异性抗体测试阳性。恢复期血清特异性抗体滴度高于急性期 4 倍以上有诊断价值。

**3. 脑电图检查**　无特异性，多表现为弥漫性或局限性异常慢波背景活动，少数伴有棘波、棘慢综合波。慢波背景活动只能提示异常脑功能，不能证实病毒感染性质。单纯疱疹病毒性脑炎，可出现周期性放电有助于诊断。某些患者脑电图也可正常。

**4. 影像学检查**　早期除脑水肿外，多无明显改变；后期常可明确病变部位、病损程度和范围以及有无并发症。

**案例 15-2　辅助检查及诊断**

1. 血常规：血红蛋白 120g/L，白细胞计数 $9.1 \times 10^9$/L，中性粒细胞 63%，淋巴细胞 37%。

2. 脑脊液：外观清，压力升高，白细胞 $134 \times 10^6$/L，单核细胞 70%，糖 3.8mmol/L，蛋白质 0.3g/L，氯化物 118mmol/L；培养 72h 无细菌生长。

3. 脑电图：全导广泛中-高波幅 δ 和 θ 混合慢波活动为主。

诊断：病毒性脑膜炎。

**【诊断和鉴别诊断】**　大多数病毒性脑膜炎或脑炎的诊断有赖于排除颅内其他非病毒性感染，如化脓性脑膜炎、结核性脑膜炎、隐球菌脑膜炎等常见急性脑部疾病后确立。少数患者若明确地并发于某种病毒性传染病、或脑脊液检查证实特异性病毒抗体阳性者，可直接支持颅内病毒性感染的诊断。

**1. 颅内其他病原感染**　主要根据脑脊液外观、常规、生化和病原学检查，与化脓性、结核性、隐球菌脑膜炎鉴别。此外，合并硬膜下积液者支持婴儿化脓性脑膜炎。发现颅外结核病灶和皮肤 PPD 阳性有助结核性脑膜炎诊断。

**2. 瑞氏（Reye）综合征**　因急性脑病表现和脑脊液无明显异常使两病易相混淆，但依据 Reye 综合征无黄疸而肝功能明显异常、起病后 3～5 天病情不再进展、有的患者血糖降低等特点，可与病毒性脑膜炎或脑炎鉴别。

**3. 其他**　可以借助头颅磁共振检查、血/脑脊液检查（包括免疫学），遗传学检查等，与急性播散性脑脊髓炎、抗 N-甲基-D-天冬氨酸（ADMD）受体脑炎等自身免疫性脑炎、遗传代谢病等鉴别。

**【治疗】**　本病缺乏特异性治疗。但由于病程自限性，急性期正确的支持与对症治疗，是保证病情顺利恢复、降低病死率和致残率的关键。主要治疗原则包括：

**1. 维持水、电解质平衡与合理营养供给**　对营养状况不良者给予静脉营养剂或白蛋白。

**2. 控制脑水肿和颅内高压**　20% 甘露醇 0.25～1.0g/（kg·次），静脉滴注，间隔 6～8h 一次，严重者可增加至 4h 一次。亦可加用氢化可的松每天 5～10mg/（kg·d）或地塞米松每天 0.25～0.5mg/kg 静脉滴注。

**3. 抗病毒药物**　一般可给予利巴韦林、干扰素等。对疱疹病毒脑炎可用阿昔洛韦（aciclovir），每次 10～15mg/kg，每 8h 1 次。或其衍生物更昔洛韦（Ganciclovir），每次 5～10mg/kg，每 12h 1 次。两种药物均需连用 10～14 天，静脉滴注给药。主要对单纯疱疹病毒作用最强，对其他如水痘-带状疱疹病毒、巨细胞病毒，EB 病毒也有抑制作用。利巴韦林每日 10mg/kg，肌内注射或静脉滴注，疗程 7～10 天。

**4. 其他对症治疗**　①高热可物理降温加药物退热；②苯巴比妥或地西泮预防或控制惊厥；③严重精神行为异常可适量给予抗精神病药物；④后遗症可采用针灸、推拿、药物及康复训练等方法治疗。

# 第 4 节 吉兰-巴雷综合征

**案例 15-3**

患儿，男，12 岁，因进行性四肢无力 5 天入院。5 天前出现四肢乏力，表现为行走无力，易跌倒，逐渐加重至不能自己站起，不能行走，伴肢端麻木有蚁走感。同时双手软弱无力，持物不稳，近两日来不能自己端碗持筷，时有饮水呛咳，大小便正常，无尿潴留或尿失禁、便秘等症状。病程中无发热、头痛、呕吐，无肢体疼痛，无意识障碍及惊厥。既往：起病前 3 周曾有一日低热，腹泻。平日健康，按时预防接种。

体格检查：T 36℃，P 84 次 / 分，R 28 次 / 分，BP 106/62mmHg，神志清，精神可，无面舌瘫，双瞳孔等大等圆，光反射灵敏，咽反射存在，颈无抵抗，头颈活动自如，胸式呼吸减弱，以腹式呼吸为主，双肺呼吸音清，未闻及啰音，四肢肌张力减低，肱二头肌及肱三头肌肌腱反射减弱，膝反射及踝反射未引出，双上肢肌力 Ⅲ 级，双下肢肌力 Ⅱ 级，病理征阴性。

思考题：

1. 该病例是可能的诊断是什么？

2. 结合该患儿的临床表现，请小结一下该患儿瘫痪的特点。

3. 有哪些需要与之鉴别的疾病？

吉兰- 巴雷综合征（Guillain-Barré syndrome，GBS）又称急性炎症性脱髓鞘性多发性神经根神经炎，是当前我国和多数国家小儿最常见的急性周围神经病。小儿麻痹在我国被消灭后，本病已成为引起儿童弛缓性麻痹的主要疾病之一。临床特征主要以肢体对称性、弛缓性麻痹为特点，可侵犯脑神经、脊神经等运动神经，重症患儿可累及呼吸肌。本病多为急性起病，有自限性，预后良好，大多会在数周内完全恢复。但严重者急性期可死于呼吸肌麻痹。病因尚未阐明，疑与病毒或其他感染有关，被认为是一种器官特异性的自身免疫病。

【病因及发病机制】 吉兰-巴雷综合征的病因虽不完全明了，但近年的相关研究取得很大进展，多数学者强调本病是一种急性免疫性周围神经病，多种因素均能诱发本病，但以空肠弯曲菌等前驱感染为主要诱因。

**1. 感染因素** 约 2/3 的吉兰-巴雷综合征患者在病前 6 周内有明确前驱感染史。病原体主要包括：①空肠弯曲菌：是吉兰-巴雷综合征最主要前驱感染病原体，在我国和日本，42%～76% 的吉兰-巴雷综合征患者血清中有该菌特异性抗体滴度增高，或有病前该菌腹泻史。其中以彭纳（Penner）血清型 O：19 和 O：4 与本病发病关系最密切。已证实它们的菌体脂多糖涎酸等终端结构，与周围神经表位的多种神经节苷脂如 $GM_1$、$GD_{1a}$ 等存在类似的分子结构，从而发生交叉免疫反应。该菌感染后，血清中同时被激发抗 $GM_1$ 和抗 $GD_{1a}$ 等抗神经节苷脂自身抗体，导致周围神经免疫性损伤。②巨细胞病毒：是占前驱感染第二位的病原体，欧洲和北美地区多见，患者同时有抗该病毒特异性抗体和抗周围神经 $GM_2$ 抗体增高，致病机制也认为与两者某些抗原结构相互模拟有关。③其他病原体：主要包括 EB 病毒、带状疱疹病毒、HIV 和其他病毒，以及肺炎支原体感染等，致病机制与巨细胞病毒相似。

**2. 免疫遗传因素** 人群中虽经历相同病原体前驱感染，但仅有少数人发生吉兰-巴雷综合征。从而推测存在遗传背景的易感个体，如特异的 HLA 表型携带者，受到外来刺激（如感染）后引起的异常免疫反应，破坏神经原纤维，导致本病的发生。

**3. 某些疫苗注射被指与吉兰-巴雷综合征的发病相关** 主要是狂犬病毒疫苗（发生率 1/1000），其他可能有麻疹疫苗、破伤风类毒素和脊髓灰质炎口服疫苗（发生率百万分之一）。

【病理分类和特征】 周围神经束通常由数十或数百根神经原纤维组成，其中大多数为有髓鞘原纤维（图 15-2）。原纤维中心是脊髓前角细胞运动神经元伸向远端的轴突，轴突外周紧裹施旺（Schwann）细胞胞膜同心圆似围绕轴突旋转而形成的髓鞘。沿原纤维长轴，髓鞘被许多郎飞结（Ranvier node）分割成长短相同的节段。相邻两个 Ranvier node 结间的原纤维称结间段，每一结间段实际由一个 Schwann 细胞的胞膜紧裹。

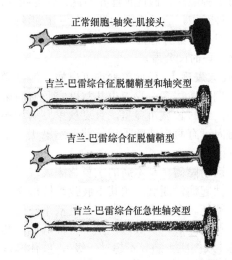

正常细胞-轴突-肌接头

吉兰-巴雷综合征脱髓鞘型和轴突型

吉兰-巴雷综合征脱髓鞘型

吉兰-巴雷综合征急性轴突型

图 15-2 吉兰-巴雷综合征三种不同的病理类型

由于前驱感染中病原体种类差异和宿主免疫遗传因素影响，吉兰-巴雷综合征患者周围神经可主要表现为髓鞘脱失或轴索变性，或两者皆有。可主要损及周围神经的运动纤维，或同时损伤运动和感觉纤维，从而形成不同特征的临床和病理类型。当前主要分为以下几种类型：

（1）急性炎性脱髓鞘性多发性神经根神经病（AIDP）：在 T 细胞、补体和抗髓鞘抗体作用下，周围神经运动和感觉原纤维同时受累，呈现多灶性节段性髓鞘脱失，伴显著巨噬细胞和淋巴细胞浸润，轴索相对完整。临床特点为进展迅速，起病 4 周内达高峰。

（2）急性运动轴突性神经病（AMAN）：起病迅速。结合免疫复合物（补体和特异性抗体）的巨噬细胞经郎飞结（Ranvier node）侵入运动神经原纤维的髓鞘和轴突间隙，共同对轴膜免疫性攻击，引起运动神经轴突沃勒（Wallerian）变性。病程初期髓鞘相对完整无损。

（3）急性运动感觉轴突性神经病（AMSAN）：也是以轴突 Wallerian 变性为主，但同时波及运动和感觉神经原纤维，病情大多严重，恢复缓慢。

（4）米勒-费希尔（Miller-Fisher）综合征（MFS）：为吉兰-巴雷综合征特殊亚型，目前尚缺少足够尸解病理资料。临床主要表现为眼部肌肉麻痹和共济失调，无肢体瘫痪。患者血清抗 $CQ_{1b}$ 抗体增高，而支配眼肌的运动神经末梢、本体感觉通路和小脑神经元均富含此种神经节苷脂。

（5）亚急性炎性脱髓鞘性多发性神经根神经病（SIDP）：临床表现同急性吉兰-巴雷综合征，但起病及病程介于急性和慢性之间。

（6）慢性炎性脱髓鞘多发性神经病（CIDP）：慢性起病，进行性肌无力持续 2 个月以上。

还有一些吉兰-巴雷综合征少见的变异型，如急性全自主神经病、假性肌营养不良、吉兰-巴雷综合征的脑神经型、肌纤维颤动型。吉兰-巴雷综合征复发型，很少一部分急性吉兰-巴雷综合征患者，治愈后间隔一段时间复发。

【临床表现】 任何年龄均可患病，但以学龄前和学龄期儿童居多。我国患儿常以空肠弯曲菌为前驱感染，农村较城市多见，且夏秋季发病增多。病前 4 周内可有腹泻或呼吸道等前期感染史。主要表现如下：

**1. 运动障碍** 是本病的主要临床表现。呈急性或亚急性起病，四肢，尤其下肢弛缓性瘫痪是本病的基本特征。多数患儿首发症状是双下肢无力，然后呈上行性进展，少数患儿呈下行性麻痹，两侧基本对称（双侧肌力差异不超过一级），肢体麻痹一般远端重于近端。瘫痪可能在数天或数周内从下肢向上发展，但绝大多数的进行性加重不超过 3～4 周。最急者也可在起病 24h 或稍长时间内出现严重肢体瘫痪，和（或）呼吸肌麻痹，后者引起呼吸困难和周围性呼吸衰竭，声音低微和发绀。

**2. 脑神经麻痹** 部分患者伴有对称或不对称脑神经麻痹，以核下性面瘫最常见，其次为外展等支配眼球运动的脑神经。当波及两侧后组脑神经（IX、X、XII）时，患者呛咳、声音低哑、吞咽困难，口腔唾液积聚，很易引起吸入性肺炎并加重呼吸困难，危及生命。少数累及所有脑神经，表现为面具脸。

**3. 感觉障碍** 症状相对轻微，很少有感觉缺失者，主要表现为神经根痛和皮肤感觉过敏，手套、袜套样蚁走或针刺感。由于惧怕牵拉神经根加重根痛，可有颈项强直，克尼格征阳性。根痛和感觉过敏大多在数日内消失。

**4. 自主神经功能障碍** 症状也较轻微，主要表现为多汗、便秘、不超过 12～24h 的一过性尿潴留、血压轻度增高或心律失常等。

本病病程自限。肌肉瘫痪停止进展数周内，大多数患儿肌力逐渐复原，3～6 个月内完全恢复。但有 10%～20% 患儿遗留不同程度肌无力，1.7%～5% 死于急性期呼吸肌麻痹。

---

**案例 15-3 临床特点**

1. 入院前 5 天出现四肢乏力，为对称性，进行性和上行性麻痹；伴末梢神经感觉异常（肢端麻木有蚁走感），时有饮水呛咳。病程中无发热、头痛、呕吐，无肢体疼痛，无意识障碍及惊厥。病前 3 周曾有一天低热，腹泻。

2. 查体：神清，无面舌瘫，胸式呼吸减弱，以腹式呼吸为主，四肢肌张力减低，肱二头肌及肱三头肌肌腱反射减弱，膝反射及踝反射未引出，双上肢肌力 III 级，双下肢肌力 II 级，病理征阴性。

结合以上临床特点对该患儿瘫痪特点作一总结为：急性进行性、对称性、上行性、迟缓性瘫痪（肌张力减低、腱反射消失、病理反射阴性），可累及呼吸肌和后组脑神经（IX、X、XII）麻痹。

---

【实验室检查】

**1. 脑脊液检查** 80%～90% 的患者脑脊液显示蛋白-细胞分离现象，即蛋白质含量增高而白细胞计数和其他均正常，此乃本病特征。通常患者脑脊液蛋白质含量随病程逐渐增高，2～3 周时达高峰，4 周后蛋白质含量逐渐下降。另外，脑脊液中可发现寡克隆区带，根据 IgG 指数和 IgG 鞘内合成率均可发现有鞘内合成的免疫球蛋白。抗 $GQ_{1b}$ 的 IgG 抗体检测有助于诊断 MFS，敏感性为 85%～90%。

**2. 神经传导功能测试** 以髓鞘脱失为病理改变者，如 AIDP 患者，主要呈现运动和感觉神经传导速度减慢、远端潜伏期延长和反应电位时程增宽，波幅减低不明显。以轴索变性为主要病变者，如 AMAN 患者，主要呈现运动神经反应电位波幅显著减低，而 AMASN 则同时有运动和感觉神经电位波幅减低，传导速度基本正常。

**3. 脊髓磁共振** 可能有助于对神经电生理检查未发现病变的患者建立诊断，典型患者脊髓 MRI 可显示神经根强化。

> **案例 15-3 实验室检查及诊断**
> 1. 血常规：血红蛋白 110g/L，白细胞计数 $7.1×10^9$/L，中性粒细胞 60%，淋巴细胞 40%。
> 2. 脑脊液：外观清，压力不高，白细胞 $8×10^6$/L，糖 3.6mmol/L，蛋白质 0.88g/L，氯化物 118mmol/L（典型的蛋白-细胞分离现象）。
> 3. 双正中神经及尺神经复合肌肉动作电位波幅明显下降。
> 临床诊断：吉兰-巴雷综合征。

**【诊断】** 凡具有急性或亚急性起病的肢体软瘫、两侧基本对称、瘫痪进展不超过 4 周、起病时无发热、无传导束型感觉缺失和持续性尿潴留者，均应想到本病可能性。若证实脑脊液蛋白-细胞分离和（或）神经传导功能异常，即可确立本病诊断。中华医学会神经病学分会神经免疫学组 2010 年 8 月提出的《中国吉兰-巴雷综合征诊治指南》中 AIDP 的诊断标准如下：①常有前驱感染史，呈急性起病，进行性加重，多在 2 周左右达高峰；②对称性肢体和延髓支配肌肉面部肌肉无力，重症者可有呼吸肌无力，四肢腱反射减低或消失；③可伴轻度感觉异常和自主神经功能障碍；④脑脊液出现蛋白-细胞分离现象；⑤电生理检查提示远端运动神经传导潜伏期延长，传导速度减慢，F 波异常，传导阻滞，异常波形离散等；⑥病程有自限性。

**【鉴别诊断】** 要注意和其他急性弛缓性瘫痪疾病鉴别，主要是：

**1. 肠道病毒引起的急性弛缓性麻痹** 我国已基本消灭野生型脊灰病毒脊髓灰质炎的发生，但仍有柯萨奇、埃可等其他肠道病毒引起的急性弛缓性瘫痪。根据其肢体瘫痪不对称，脑脊液中可有白细胞增多，周围神经传导功能正常，以及急性期粪便病毒分离，容易与吉兰-巴雷综合征鉴别。

**2. 急性横贯性脊髓炎** 在锥体束休克期表现为四肢软瘫需与吉兰-巴雷综合征鉴别，但急性横贯性脊髓炎有尿潴留等持续括约肌功能障碍和感觉障碍平面，而且，急性期周围神经传导功能正常。上述三种疾病的鉴别要点见表 15-6。

**表 15-6 神经根炎、急性脊髓炎与小儿麻痹的鉴别点**

| | 吉兰-巴雷综合征 | 肠道病毒感染 | 急性横贯性脊髓炎 |
|---|---|---|---|
| 起病时发热 | 无 | 有，持续数日，热时或热退时出现瘫痪 | 有，发病前 1~2 周出现发热 |
| 病变分布 | 对称性，远端重于近端 | 非对称性，多为单侧，节段性分布 | 横贯性损害 |
| 瘫痪类型 | 迟缓性 | 迟缓性 | 休克期为迟缓性，后为痉挛性 |
| 脑神经受累 | 可有 | 无 | 无，上升性脊髓炎可有吞咽及构音问题 |
| 感觉障碍 | 多为主观性，手套、袜套样疼痛、麻木感等 | 无 | 存在感觉障碍平面 |
| 排便障碍 | 无或者一过性 | 无 | 早期出现，持续较长时间 |
| 脑脊液 | 蛋白-细胞分离：细胞数正常，蛋白质数增高 | 细胞-蛋白分离：细胞数增高，蛋白质数正常 | 细胞数和蛋白质数正常或者轻度增高 |
| 粪便病毒分离 | 阴性 | 多为阳性 | 时为阳性 |
| 后遗症 | 少 | 有，轻 | 多，重 |

**【治疗】**

**1. 支持治疗和护理** 本病虽缺少特效治疗，但病程自限，大多可望完全恢复，积极的支持治疗和护理措施，是顺利康复的关键。对于瘫痪正在继续进展的患儿，原则都应住院观察。①保持呼吸道通畅，勤翻身，防止坠积性肺炎或压疮；②吞咽困难者要鼻饲，以防吸入性肺炎；③保证足量的水分、热量和电解质供应；④尽早对瘫痪肌群进行康复训练，防止肌肉萎缩，促进恢复。

**2. 呼吸肌麻痹的抢救** 呼吸肌麻痹是本病死亡的主要原因。对出现呼吸衰竭，或因咳嗽无力，及后组脑神经麻痹致咽喉分泌物积聚者，应及时作气管切开或插管，必要时使用呼吸机以保证有效通气和换气。

**3. 药物治疗** ①免疫球蛋白（IVIG）：对病情进行性加重，尤其有呼吸肌或后组脑神经麻痹者，可试用血浆置换或静脉注射大剂量免疫球蛋白（IVIG），400mg/（kg·d），连用 5 天。也有按 2g/kg 一次负荷剂量静脉滴注者。有效者 24~48h 内可见麻痹不再进展，但也有不见效者。其总疗效与血浆置换相当。②糖皮质激素：其机制可能为直接消除神经组织或细胞水肿通过免疫调节发挥作用。静脉使用甲泼尼龙，20mg/（kg·d），连续使用 5 天，以后改为口服泼尼松，1mg/（kg·d），根据病情递减。但是近年多项临床试验结果均显示不管单独应用糖皮质激素治疗还是联合 IVIG 治疗均无有效证据。因此不推荐应用糖皮质激素治疗吉兰-巴雷综合征。

**4. 神经营养** 补充应用 B 族维生素治疗，包括维生素 B$_1$、维生素 B$_{12}$ 和维生素 B$_6$ 等。应用 ATP、辅酶 A、胞磷胆碱及神经生长因子等，促进神经修复。

# 第 5 节 癫　痫

癫痫（epilepsy）是一种以具有持久性的产生癫痫发作的倾向为特征的慢性脑疾病。癫痫不是单一的疾病实体，而是一种有着不同病因基础、临床表现各异但以反复癫痫发作为特征的慢性脑功能障碍，可由遗传、代谢、结构、免疫等不同病因所导致。癫痫发作（epileptic seizure）是指脑神经元异常过度、同步化放电活动所造成的一过性临床症状和（或）体征，其表现取决于同步化放电神经元的放电部位、强度和扩散途径。癫痫发作不能等同于癫痫，前者是一种症状，可见于癫痫患者，也可以见于非癫痫的急性脑功能障碍，如病毒性脑炎、各种脑病的急性期等；而后者是一种以反复癫痫发作为主要表现的慢性脑功能障碍性疾病。

癫痫是儿童最常见的神经系统疾病，我国癫痫的年发病率约为 35/10 万人口，整体患病率为 4‰～7‰。其中 60% 的患者起源于小儿时期。长期、频繁或严重发作会导致进一步脑损伤，甚至出现持久性神经精神障碍。随着临床与脑电图、病因学诊断水平的不断提高，特别是随着神经影像学、分子遗传学技术以及抗癫痫药物、癫痫外科治疗等治疗技术的不断发展，儿童癫痫的诊断和治疗水平不断提高，总体来讲大约 70% 的患儿可获完全控制，其中大部分甚至能停药后 5 年仍不复发，能正常生活和学习。

【病因】 癫痫的病因目前分为 6 类，遗传性、结构性、感染性、免疫性、代谢性和病因未明。诱发因素是指可能导致癫痫发作的各种体内外因素，常见诱发因素包括剥夺睡眠、饮酒等，女性青春期患儿的月经期可能发作增加，部分视觉或者听觉反射性癫痫可以因为视觉、听觉刺激诱发发作。但是不能混淆诱发因素和致病因素的关系，诱发因素只是能诱发癫痫发作，而不能导致癫痫这个疾病。目前只有饮酒和剥夺睡眠是所有癫痫患儿都需要避免的肯定诱发因素。

【分类】 国际抗癫痫联盟（International League Against Epilepsy，ILAE）是全球癫痫学领域最权威的学术组织，其任命的分类和术语委员会（以下简称委员会）根据癫痫病学临床及基础研究的进展，对癫痫的国际分类和术语进行不断修订、更新。2017年，该委员会正式提出了癫痫的新分类体系，包括病因分类及癫痫发作、癫痫类型分类，对确定癫痫病因、选择治疗策略及评估患儿病情与预后均有重要价值（图 15-3）。

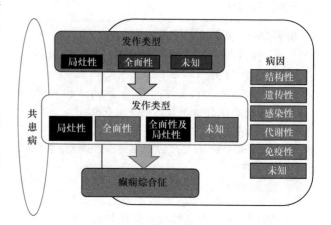

图 15-3　癫痫分类框架

**1. 癫痫发作的分类** 据发作起始的临床表现和脑电图特征进行分类，主要分为局灶性发作、全面性发作和起始不明的发作（图 15-4）。

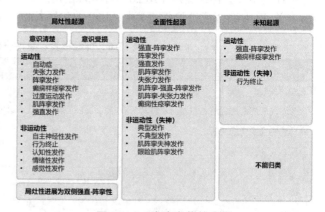

图 15-4　癫痫发作的分类

（1）局灶性发作是指这种发作每一次都起源于固定的单侧半球（比如都起源于左侧半球）的致痫网络，可以起始后扩散或者不扩散至双侧脑网络，如果扩散至双侧，则会演变为双侧强直-阵挛发作。局灶性发作可以伴或者不伴意识障碍。局灶性发作包括运动起始、非运动起始两组，根据痫样放电起源及扩散脑区的不同会出现各种相应的症状，比如起源于中央前回的运动区的发作，临床上会出现局灶性运动起始的阵挛或者强直发作。

（2）全面性发作是指这种发作每一次起源于包括双侧半球的致痫网络的某一点（而不是仅限于某一固定侧网络），并迅速扩散至双侧网络，伴有意识障碍。例如，某次发作可以起源于左侧，下一次则可以是右侧，但是都是在一个致痫网络内的节点上。全面性发作包括运动性（如全面性强直阵挛发作、全面性肌阵挛发作、全面性失张力发作）以及非运动性（失神发作）。

**2. 癫痫及癫痫综合征的分类**　癫痫的类型目前共分为四种：局灶性、全面性、兼有全面性及局灶性以及不能确定分类性癫痫。癫痫综合征（epilepsy syndrome）指由一组具有相近的特定临床表现和电生理改变的癫痫（即脑电-临床综合征），可以作为一种癫痫类型进行诊断。临床上常结合发病年龄、发作特点、病因学、伴随症状、家族史、脑电图及影像学特征等所有相关资料，综合作出某种癫痫综合征的诊断。明确癫痫综合征对于治疗选择、判断预后等方面都具有重要指导意义。但是，需要注意的是，并不是所有癫痫都可以诊断为癫痫综合征。

**【临床特点】**

**1. 癫痫发作的临床特点**　癫痫发作的临床表现取决于同步化放电的癫痫灶神经元所在脑部位和痫样放电的扩散途径。

（1）局灶性癫痫发作（focal epileptic seizure）：根据发作期间意识是否清楚分为意识清楚的局灶性发作和意识受损的局灶性发作。有时候，发作时意识情况不详则可不进行描述，直接根据起始症状分为运动起始发作和非运动起始发作。一次局灶性发作可以演变为双侧强直-阵挛发作。

（2）全面性癫痫发作（generalized epileptic seizure）：此发作类型包含两个亚型：运动型全面性发作（包括强直-阵挛、强直、阵挛、肌阵挛、肌阵挛-强直-阵挛、肌阵挛-失张力、失张力、癫痫性痉挛）和非运动型全面性发作（失神、不典型失神、失神伴肌阵挛及失神伴眼睑肌阵挛）。常见全面性发作分述如下。

1）强直-阵挛发作：发作包括强直期、阵挛期及发作后状态。开始为全身骨骼肌伸肌或屈肌强直性收缩伴意识丧失、呼吸暂停与发绀，即强直期；继之全身反复、短促的猛烈屈曲性抽动，即阵挛期。发作后昏睡，逐渐醒来的过程中可有自动症、头痛、疲乏等发作后状态。发作期 EEG：强直期全导 10Hz 以上的快活动，频率渐慢，波幅增高进入阵挛期的棘慢波，继之可出现电压低平及慢波。

2）强直发作：发作时全身肌肉强烈收缩伴意识丧失，使患儿固定于某种姿势，如头眼偏斜、双上肢屈曲或伸直、呼吸暂停、角弓反张、伸颈、头后仰、头躯干旋转或强制性张嘴、睁眼等姿势，持续5~20s 或更长，发作期 EEG 为低波幅 10Hz 以上的快活动或棘波节律。发作间期 EEG 背景活动异常，伴多灶性棘-慢或多棘-慢波暴发（图 15-5）。

3）阵挛发作：仅有肢体、躯干或面部肌肉节律性抽动而无强直成分。发作期 EEG 为 10Hz 或 10Hz 以上的快活动及慢波，有时为棘-慢波。

4）肌阵挛发作：为突发的全身或部分骨骼肌触电样短暂收缩（0.2s），常表现为突然点头、前倾或后仰，或两臂快速抬起，重者致跌倒，轻者感到患儿"抖"了一下。发作期 EEG 全导棘-慢或多棘-慢波暴发（图 15-6）。

5）失张力发作：全身或躯体某部分的肌肉张力突然短暂性丧失而引起姿势的改变，表现为头下垂、肩或肢体突然下垂、屈髋屈膝或跌倒。EEG 发作期见多棘-慢波或低波幅快活动，肌电图发作期可见短暂的电静息，与 EEG 有锁时关系。

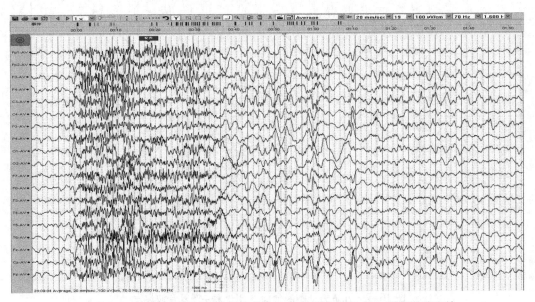

**图 15-5　脑电图低幅快波或棘波节律，呈现棘波节律、棘-慢波节律发放**

6岁，男孩，反复突发跌倒 2 年多、反复在睡眠中突发头颈向后仰，双上肢向上过度伸展，伴双下肢屈曲状。VEEG 监测中多次出现短程或轻微强直性发作；发作中先有低幅快波或棘波节律，继之波幅逐渐增高，频率减慢呈现棘波节律、棘-慢波节律发放；发作后多灶性棘-慢波散发

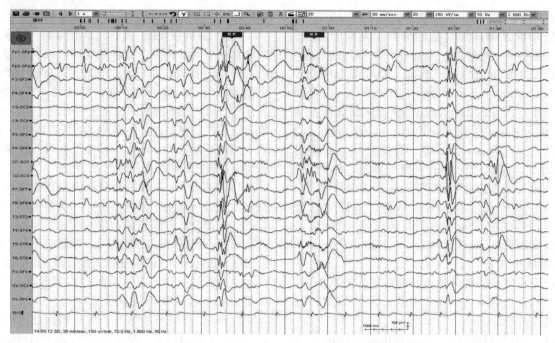

图 15-6　脑电广泛性高-极高波幅 2Hz 尖慢、棘-慢波发放

7岁，男孩，表现为睡眠中突然惊醒，双眼瞪大呆滞，双上肢上举外展，快速曲屈，整个发作在 1～3s 结束；同期脑电广泛性高-极高波幅，
2Hz 尖慢、棘-慢波发放，持续 2～3s

6）失神发作：①典型失神发作：发作时突然停止正在进行的活动，意识丧失但不摔倒，两眼凝视，持续数秒钟后意识恢复，发作后不能回忆，过度换气往往可以诱发其发作。发作期 EEG（图 15-7）全导同步 3Hz 棘-慢复合波，发作间期背景活动正常。②不典型失神发作：与典型失神发作表现类似，但开始及恢复速度均较典型失神发作慢。发作期 EEG 为 1.5～2.5Hz 的全导慢-棘慢复合波，发作间期背景活动异常。多见于伴有广泛性脑损害的患儿。

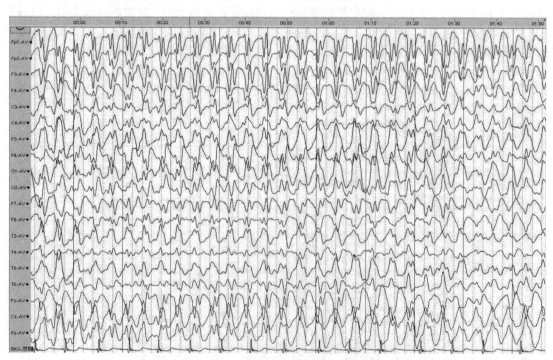

图 15-7　儿童失神癫痫全面性 3Hz 棘-慢复合波爆发

9岁女孩，反复突发呆滞、愣神 2周，无跌倒，手中物体也无跌落；脑电图：清醒背景正常，过度换气后 5s 出临床失神发作，同期脑电图出现
双侧额极区起源的极高幅 3.0Hz 棘-慢波全导爆发，棘波波幅逐渐降低，慢波波率逐渐减慢，额、颞前区波幅最高，右侧显著

### 2. 常见儿童癫痫综合征

（1）儿童良性癫痫伴中央颞部棘波（benign childhood epilepsy with centro-temporal spike，BECT）：是儿童最常见的一种癫痫综合征，占儿童时期癫痫的15%~20%。多数认为与遗传相关，呈年龄依赖性。通常2~14岁发病，8~9岁为高峰，男略多于女。发作与睡眠关系密切，多在入睡后不久及睡醒前呈局灶性发作，大多起始于口面部，如唾液增多、喉头发声、口角抽动、意识清楚，但不能主动发声等，部分患儿很快继发全面性强直-阵挛发作而意识丧失。精神运动发育正常，体格检查无异常。发作间期 EEG 背景正常（图15-8），在中央区和颞区可见棘波或棘-慢复合波，一侧、两侧或交替出现，睡眠期异常波增多，检出阳性率高。本病预后良好，药物易于控制，生长发育不受影响，大多在12~16岁前停止发作。此综合征临床上也存在变异型，表现较复杂，脑电图痫样放电显著增多，出现睡眠期癫痫性电持续状态，可伴有睡眠中发作明显增多或者出现清醒期发作（包括新的发作类型，如负性肌阵挛发作）以及认知功能障碍，虽然其癫痫发作及癫痫性放电到青春期后仍然可以缓解，但是部分患儿可遗留认知功能障碍。

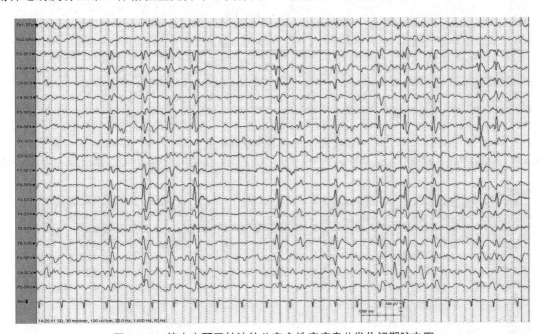

图 15-8　伴中央颞区棘波的儿童良性癫痫患儿发作间期脑电图

9岁半，男，浅睡中记录；患儿2年来多次入睡后不久突发全身强直-阵挛发作；无论清醒或浅睡记录中，双侧中央、顶和颞中区均可见168~280μV棘、尖波及棘-慢波爆发，睡眠中更频繁，清醒脑电图背景活动正常

（2）婴儿痉挛症（infantile spasm）：又称韦斯特（West）综合征。多在1岁内起病，4~8个月为高峰。主要临床特征为频繁的痉挛发作；特异性高峰失律 EEG；精神运动发育迟滞或倒退。痉挛多成串发作，每串连续数次或数十次，可伴有婴儿哭叫，多在思睡和初醒期出现。发作形式为屈曲型、伸展型和混合型，以屈曲型和混合型居多。屈曲型痉挛发作时，婴儿前臂前举内收，头和躯干前屈呈点头状。伸展型发作时婴儿头后仰，双臂向后伸展。发作间期 EEG 高度失律图形对本病诊断有价值（图15-9）。该病常见病因包括遗传代谢病（如苯丙酮尿症）、脑发育异常、神经皮肤综合征（如结节性硬化）或围生期脑损伤等。该病大多数属于难治性癫痫，预后不良，惊厥难以控制，可转变为伦诺克斯-加斯托综合征或其他类型发作，80%~90%的患儿遗留智力和运动发育落后。

（3）伦诺克斯-加斯托（Lennox-Gastaut）综合征（LGS）：是儿童期最常见的一种难治性癫痫综合征（图15-10），占儿童癫痫的2%~5%。2~8岁起病，3~5岁多见。约60%能找到明确病因（病因与婴儿痉挛症相似），约25%由婴儿痉挛症演变而来。临床表现为频繁的、形式多样的癫痫发作，其中以强直发作最多见，也是最难控制的发作形式，其次为不典型失神、肌阵挛发作、失张力发作，还可有强直-阵挛、局灶性发作等。多数患儿的智力和运动发育倒退。EEG 特征为1.5~2.5Hz 慢-棘慢复合波及棘波节律。抗癫痫药疗效差，80%~90%病儿发作不能完全控制，多有智力落后，半数有神经系统异常体征，少数呈静止性病程，如能控制发作，认知功能可能有好转。如能找到可切除的病灶，成功手术可显著改善预后。病死率为4%~7%，多由于癫痫持续状态而预后不良。

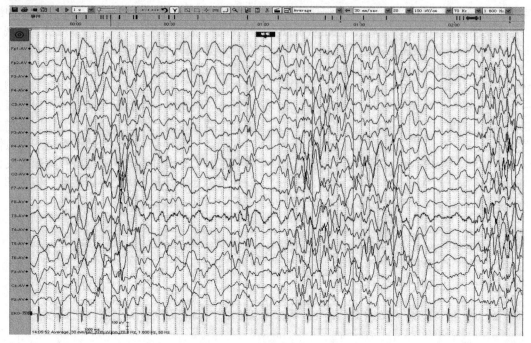

图 15-9 高幅失律脑电图

5个半月女婴，患婴儿痉挛，在不同步不对称，并有暴发抑制交替倾向的高波幅慢波背景中，混有不规则的、多灶性棘-尖与多棘-慢波爆发

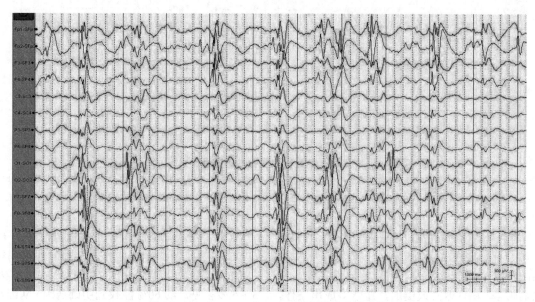

图 15-10 Lennox-Gastaut 综合征患儿脑电图

4岁3个月，男孩，1年多来频繁多种形式癫痫混合发作，日达10余次。脑电图示清醒异常慢波背景活动，醒、睡各期频繁暴发1.8～2.5Hz棘-慢、多棘-慢复合波。小于3Hz的慢棘-慢复合波为本病的脑电图特征

（4）热性惊厥附加症（febrile seizures plus，FS+）：是指热性惊厥的年龄超过6岁和（或）出现无热的全面强直阵挛发作。遗传性癫痫伴热性惊厥附加症（genetic epilepsies with febrile seizures plus，GEFS+），既往称全面性癫痫伴热性惊厥附加症（genera epilepsy with febrile seizures plus，GEFS+），为家族性遗传性癫痫综合征。家系成员具有显著的表型异质性。大家系符合常染色体显性遗传伴外显率不全，外显率为50%～80%。约20%的家系发现钠离子通道基因（SCN1A、SCN1B）或GABA受体亚单位基因（GABRG2、GABRD）突变，多数家系致病基因不明确，可能存在复杂遗传方式。

**3. 癫痫的共患病** 癫痫的临床表现主要是癫痫发作，然而近年来的研究已经充分证明癫痫不仅是临床发作，而且常常伴有各种神经行为共患病（neurobehavioral comorbidities），包括认知障碍、精神疾病及社会适应性行为（social adaptive behavior）障碍。因此，癫痫本质上是一种以癫痫发作为主，同

时可以伴有各种程度轻重不一的神经精神共病的谱系疾病（disease spectrum）。因此要注意询问、观察各种共患病的相关症状、表现，并进行相应的专科检查，必要时应转诊至精神心理科进行更加专业、个体化的治疗。共患病对于患儿生活质量的影响有时候甚至超过癫痫本身，比如儿童良性癫痫伴中央颞部棘波的（BECT）共患注意缺陷多动障碍（attention deficit hyperactivity disorder，ADHD）的比例高达 30% 左右，而 BECT 大多数比较容易控制，因此对于共患 ADHD 的 BECT 患者，及早发现、治疗 ADHD，能够显著提高患儿的学习，提高生活质量和远期预后。

【诊断】

癫痫的诊断可分为五个步骤：①确定癫痫发作及癫痫诊断：即判断临床发作性事件是否为癫痫发作以及是否符合癫痫新定义。许多非癫痫性的发作在临床上需与癫痫发作相鉴别；癫痫是一种脑部疾病，符合以下任一情况即可诊断为癫痫：至少两次间隔 >24h 的非诱发性（或反射性）发作；一次非诱发性（或反射性）发作，而且未来 10 年内再次发作风险与两次非诱发性发作后再发风险相当（至少 60%）；诊断为某种癫痫综合征。②确定癫痫发作类型：根据临床发作和脑电图表现，对癫痫发作类型进行分类。③确定癫痫及癫痫综合征类型：根据患儿的临床发作、脑电图特征，同时考虑神经影像学、年龄、预后等因素进行癫痫综合征诊断；需要注意的是相当部分病例不能诊断为目前任何一种综合征。④确定癫痫病因：包括遗传性、结构性、代谢性、免疫性、感染性及病因未明。⑤确定功能障碍（disability）和共患病。

一般按以下步骤搜集诊断依据：

**1. 病史与查体** 详细而准确的发作史对诊断特别重要。应询问起病年龄、发作时的表现（尤其是发作开始时的表现）、是否有先兆、持续时间、意识状态、发作次数、有无诱因以及与睡眠的关系、发作后状态等，还要询问出生史、生长发育史、既往史、家族史。查体应仔细，尤其是头面部、皮肤和神经系统的检查。鼓励家长在保障安全及条件允许条件下，进行发作录像，有利于医生判断患儿发作是否为癫痫发作及发作类型。

**2. 脑电图检查** 是癫痫患者的最重要检查，对于癫痫的诊断以及发作类型、综合征分型都至关重要。癫痫的脑电图异常分为发作间期和发作期，发作间期主要可见到棘波、尖波、棘-慢波、尖-慢波散发或者出现各种节律等，发作期可以看到一个从开始到结束的具有演变过程的异常发作性脑电图异常事件（event），可以是全导弥漫性的（全面性发作）或者局灶性的（局灶性发作）。但应注意在 5%～8% 的健康儿童中可能出现脑电图癫痫样异常放电，由于没有临床发作，此时不能诊断癫痫，但应密切观察、

临床随访。剥夺睡眠、光刺激和过度换气等可以提高癫痫性脑电异常发现率，因而在儿童脑电图检查中经常用到。视频脑电图可以直接观察到发作期的实时脑电活动，对于癫痫的诊断、鉴别诊断具有重要意义。

**3. 影像学检查** 癫痫患者做此项检查的主要目的是寻找病因，尤其是有局灶性症状和体征者，更应进行颅脑影像学检查，包括 CT、MRI 甚至功能影像学检查。头颅 MRI 在发现引起癫痫的病灶方面具有更大的优势。皮质发育异常是引起儿童症状性癫痫最常见的原因，对于严重 / 明显的脑结构发育异常，生后早期头颅 MRI 即可发现，但是对于小的局灶性皮质发育不良（focal cortical dysplasia，FCD），常常需要在 1.5 岁后头颅 MRI 中才能发现，因此，如果临床高度怀疑存在 FCD，需在 1.5 岁之后复查头颅 MRI。

**4. 其他实验室检查** 主要是癫痫的病因学诊断，包括遗传代谢病筛查、染色体检查、基因分析、血生化、脑脊液检查等，必要时根据病情选择进行。

【鉴别诊断】 儿童癫痫应注意与其他发作性疾病鉴别，包括低血糖症（可造成永久性脑损伤，尤其需要高度重视）、屏气发作（breath holding spell）、晕厥（syncope）、睡眠障碍、儿童癔症性发作、偏头痛、抽动障碍等。婴幼儿期有很多非病理性的（非癫痫性的）"怪异"行为，尤其需要与癫痫发作仔细鉴别。现将几种常见的需要鉴别的疾病特点分述如下：

**1. 晕厥** 是暂时性脑血流灌注不足引起的一过性意识障碍。年长儿多见，常发生在持久站立或从蹲位骤然起立，以及剧痛、劳累、阵发性心律不齐、家族性 Q—T 间期延长等情况。晕厥前，患儿常先有眼前发黑、头晕、苍白、出汗、无力等，继而出现短暂意识丧失，偶有肢体强直或抽动，清醒后对意识障碍不能回忆，并有疲乏感。与癫痫不同，晕厥患者意识丧失和倒地均逐渐发生，发作中少有躯体损伤，EEG 正常，直立倾斜试验可呈阳性反应。

**2. 儿童癔症性发作** 可与多种癫痫发作类型混淆。但癔症发作并无真正的意识丧失，发作中缓慢倒下，不会有躯体受伤，无大小便失禁或舌咬伤。抽搐动作杂乱无规律，瞳孔无散大，深、浅反射存在，发作中面色正常，无神经系统阳性体征，无发作后嗜睡，常有夸张色彩。发作期与发作间期 EEG 正常，暗示治疗有效。

**3. 睡眠障碍** 儿童期常见的睡眠障碍，如夜惊、梦魇、梦游及发作性睡病等均需与癫痫鉴别。视频脑电检查发作期和发作间期均无癫痫性放电。

**4. 偏头痛** 典型偏头痛主要表现为视觉先兆、偏侧性头痛、呕吐、腹痛和嗜睡等。儿童以普通型偏头痛多见，无先兆，头痛部位也不固定，可以是双侧的。患儿常有偏头痛家族史，易伴恶心、呕吐

等胃肠症状。临床几乎没有单纯以头痛或腹痛为唯一表现的癫痫，也没有头痛性癫痫和腹痛性癫痫的诊断。

**5.抽动障碍** 抽动（tic）是一种不自主、无目的、快速、刻板的肌肉收缩，属于锥体外系症状。情绪紧张时可致发作加剧，睡眠时消失。临床上可表现为仅涉及一组肌肉的短暂抽动，如眨眼、头部抽动或耸肩等，或突然爆发出含糊不清的嗓音，如清喉、吭吭声等，或腹肌抽动、踢腿、跳跃等动作。抽动能被患者有意识地暂时控制、睡眠中消失，EEG发作期无癫痫样放电。抽动障碍是以抽动为主要临床表现的一种慢性神经精神疾病。

**【治疗】** 癫痫的治疗原则首先应该强调以患者为中心，在控制癫痫发作的同时，尽可能减少不良反应，并且应强调从治疗开始就应该关注患儿远期整体预后，即最佳的有效性和最大的安全性的平衡。理想的目标不仅是完全控制发作，而且应该尽可能使患儿达到其能够达到的最好的身心健康和智力运动发育水平。因此，癫痫临床处理中既要强调遵循治疗原则（指南），又要充分考虑个体性差异，即有原则的个体化治疗。同时，癫痫患儿的良好长程管理，需要医师、家长、患儿、学校、社会的共同努力。

**1.病因治疗** 应该尽可能努力进行癫痫的病因学诊断，根据病因进行针对性治疗，例如，特殊奶粉治疗苯丙酮尿症，癫痫外科手术切除局灶性皮层发育不良，免疫抑制剂治疗免疫性癫痫等。

**2.药物治疗** 抗癫痫药物治疗是癫痫的最主要治疗方法，国内常见的抗癫痫药参见表15-7。规则合理地应用抗癫痫药物能提高治疗的成功率。药物治疗的基本原则包括：①应该在充分评估患儿本身以及其所患癫痫的情况，并且与患儿及其家长充分沟通后，选择合适时机开始抗癫痫药治疗；②要根据发作类型、癫痫综合征及共病（comorbidity）、同时服用的其他药物（co-medication）以及患儿及其家庭的背景情况来综合考虑，能够诊断癫痫综合征的，先按照综合征选药原则挑选抗癫痫药，如果不能诊断综合征，再按发作类型选择药物（表15-8）；③首选单药治疗，对于治疗困难的病例可以在合适的时机开始抗癫痫药联合治疗，应尽量选择不同作用机制的抗癫痫药进行联合治疗；④遵循抗癫痫药的药动学服药：应规则、不间断，用药剂量个体化；⑤必要时定期监测血药浓度；⑥如需替换药物，应逐渐过渡；⑦疗程要长，一般需要治疗至少连续2年不发作，而且脑电图癫痫样放电完全或者基本消失，才能开始逐渐减药，不同的病因学、癫痫综合征分类以及治疗过程顺利与否均会影响疗程；⑧缓慢停药，减停过程一般要求大于3～6个月；⑨在整个治疗过程中均应定期随访，监测药物可能出现的不良反应。卡马西平、奥卡西平、苯妥英钠、拉莫三嗪、苯巴比妥可致过敏性皮肤黏膜损害，甚至出现严重、致死性过敏反应，应用时要慎重且密切观察，尤其是在用药的前3个月内。

**表15-7　国内儿科常用抗癫痫药**

| | 日维持用量 | 日最大剂量（口服）(mg) | 每日使用次数（次） | 有效血药浓度（mg/L） | 常见不良反应 |
|---|---|---|---|---|---|
| 卡马西平 | 10～20mg/kg | 1000 | 2～3 | 8～12 | 过敏反应、白细胞减少 |
| 氯硝西泮 | 0.1～0.2mg/kg | 10 | 2～3 | 0.02～0.09 | 嗜睡、共济失调及行为异常 |
| 苯巴比妥 | 3～5mg/kg | 180 | 1～3 | 15～40 | 嗜睡、共济失调、多动 |
| 苯妥英钠 | 4～8mg/kg | 250 | 2～3 | 10～20 | 齿龈增生、多毛、头晕、乏力、共济失调、白细胞减少 |
| 丙戊酸钠 | 20～30mg/kg | 2000 | 2～3；缓释片1～2 | 50～100 | 肝功能损害、体重增加、震颤、血小板减少、胰腺炎 |
| 拉莫三嗪 | 单药：1～15mg/kg；与丙戊酸合用：1～5mg/kg；与肝酶诱导剂合用：5～15mg/kg | 单药：500mg；与丙戊酸合用：200mg；与肝酶诱导剂合用：700mg | 1～2 | 5～18 | 过敏反应、肝肾衰竭、弥散性血管内凝血、疲倦、恶心、白细胞减少 |
| 左乙拉西坦 | 20～60mg/kg | 3000 | 2 | 10～40 | 易激惹、血小板减少 |
| 奥卡西平 | 20～46mg/kg（片剂）；20～60mg/kg（混悬液） | 2400 | 2 | 12～24 | 过敏反应、低血钠、白细胞减少、头晕和嗜睡 |
| 托吡酯 | 单药：3～6mg/kg；添加治疗：5～9mg/kg | 单药：1000；添加治疗：1600 | 2 | 4.0～25 | 注意力受损、青光眼、低热、闭汗、找词困难、肾结石、体重减轻 |
| 唑尼沙胺 | 4～12mg/kg | 600 | 1～3 | 7～40 | 皮疹、肾结石、少汗、困倦、乏力、运动失调、白细胞降低、肝功能损害 |

表 15-8　根据发作类型选择抗癫痫药

| 发作类型 | 一线药物 | 可以考虑的药物 | 可能加重发作的药物 |
|---|---|---|---|
| 全面强直阵挛发作 | 丙戊酸、拉莫三嗪、卡马西平、奥卡西平 | 左乙拉西坦、托吡酯 | 卡马西平、奥卡西平、苯妥英钠、(加重同时存在的失神或肌阵挛发作) |
| 强直或失张力发作 | 丙戊酸 | 拉莫三嗪、托吡酯 | 卡马西平、奥卡西平 |
| 失神发作 | 丙戊酸、乙琥胺、拉莫三嗪 | 氯硝西泮、左乙拉西坦、托吡酯、唑尼沙胺 | 卡马西平、奥卡西平、苯妥英钠 |
| 肌阵挛发作 | 丙戊酸、左乙拉西坦、托吡酯 | 氯硝西泮、唑尼沙胺 | 卡马西平、奥卡西平、苯妥英钠 |
| 局灶性发作 | 卡马西平、拉莫三嗪、奥卡西平、左乙拉西坦、丙戊酸 | 托吡酯、苯妥英钠、苯巴比妥、唑尼沙胺 | 无 |

**3. 癫痫外科治疗**　有明确的癫痫灶(如局灶皮层发育不良等),抗癫痫药物治疗无效或效果不佳、频繁发作影响患儿的日常生活者,应及时到专业的癫痫中心进行癫痫外科治疗评估,如果适合,应及时进行外科治疗。癫痫外科主要治疗方法有癫痫灶切除手术(包括病变半球切除术)、姑息性治疗(包括胼胝体部分切开、迷走神经刺激术等)。局灶性癫痫,定位明确,癫痫灶不在主要脑功能区的患儿手术效果较好,可以达到完全无发作且无明显功能障碍,甚至在一段时间后停用所有抗癫痫药,如颞叶内侧癫痫。由于局灶病变导致的癫痫性脑病,包括婴儿痉挛症等,如果能早期确定致痫灶进行及时手术治疗,不仅能够完全无发作,而且能够显著改善患儿的认知功能及发育水平。此外,癫痫手术治疗毕竟是有创治疗,必须在专业的癫痫中心谨慎评估手术的风险及获益,并与家长反复沟通后再进行。

**4. 其他**　疗法如生酮饮食,免疫治疗(大剂量免疫球蛋白、糖皮质激素等)。

# 第 6 节　小儿脑瘫

**案例 15-4**

患儿,男,1 岁 10 个月,至今不能站立及行走来诊。自幼运动发育即有落后,6 月龄才能勉强抬头,至今不能稳定独坐,仍不会爬,也不能独自扶立,不会走。扶立、扶走时,呈足尖着地、剪刀样步态,不会有意识说出家人的

称谓,但有认生的表现,否认癫痫发作。第 2 胎,第 1 产,33 周早产,有宫内窒息史,出生后经复苏抢救,当时诊断新生儿窒息(轻度)。第一胎不明原因流产。

体格检查:不能独站,不能走,扶走时双足尖着地,且双腿交叉呈剪刀状,四肢肌张力高,双上肢肘关节及腕关节屈曲,拇指内收,肘不能过中线,双下肢肌张力高,双大腿外展困难,双膝反射亢进,双踝阵挛阳性,双侧巴宾斯基征阳性。辅助检查:头颅 MRI 提示双侧额叶、颞叶萎缩,脑沟增宽,额颞叶均可见不规则软化灶。脑电图示背景波慢化,醒睡期均可见单个尖、尖慢波散发。血串联质谱法:未见明显异常。

**思考题:**

1. 如何考虑本病的诊断?

2. 应行何种治疗?

脑性瘫痪(cerebral palsy,简称脑瘫)是指发育早期阶段各种原因所致的非进行性脑损伤,临床主要表现为中枢性运动障碍和姿势异常。根据我国第一届小儿脑瘫康复学术会议(1988 年)的建议,所谓发育早期阶段是指出生前到生后 1 个月期间。本病已成为小儿常见致残疾病之一。在发达国家患病率为 1‰~3.6‰,我国为 2‰左右。

【病因】　多年来,许多围生期危险因素被认为与脑瘫的发生有关,主要包括:早产与低出生体重、脑缺氧缺血、产伤、先天性脑发育异常、胆红素脑病和先天性感染等。然而,对很多患儿却无法明确其具体成因。人们还发现,虽然近 30 年来产科和新生儿医疗保健有了极大发展,脑瘫的发病率却未见下降。为此,近年国内、外对脑瘫的病因作了更深入的探讨,一致认为胚胎早期阶段的发育异常,很可能就是导致婴儿早产、低出生体重和围生期缺氧缺血等事件发生的重要原因。胚胎早期的这种发育异常主要来自受孕前后孕妇体内外环境影响、遗传因素以及孕期疾病引起的妊娠早期胎盘羊膜炎症等。

**案例 15-4**

本患儿存在发生脑瘫的高危因素:早产,有宫内窒息史,有新生儿窒息史。

【临床表现】

**1. 基本表现**　脑瘫以出生后非进行性运动发育异常为特征,一般都有以下 4 种表现:

(1)运动发育落后和瘫痪肢体主动运动减少:患儿不能完成相同年龄正常小儿应有的运动发育进程,包括竖颈、坐、站立、独走等粗大运动,以及手指的精细动作。

(2)肌张力异常:因不同临床类型而异,痉挛型

表现为肌张力增高；肌张力低下型则表现为瘫痪肢体松软，但仍可引出腱反射；而手足徐动型表现为变异性肌张力不全。

（3）姿势异常：受异常肌张力和原始反射消失不同情况影响，患儿可出现多种肢体异常姿势，并因此影响其正常运动功能的发挥。体检中将患儿分别置于俯卧位、仰卧位、直立位，以及由仰卧牵拉成坐位时，即可发现瘫痪肢体的异常姿势和非正常体位。

（4）反射异常：多种原始反射消失延迟。痉挛型脑瘫患儿腱反射活跃，可引出踝阵挛和阳性巴宾斯基征。

**2. 临床类型**

（1）按运动障碍性质分类

1）痉挛型：最常见，占全部病例的50%～60%。主要因锥体系受累，表现为上肢肘、腕关节屈曲，拇指内收，手紧握拳状。下肢内收交叉呈剪刀腿和尖足。

2）手足徐动型：除手足徐动外，也可表现为扭转痉挛或其他锥体外系受累症状。

3）肌张力低下型：可能因锥体系和锥体外系同时受累，导致瘫痪肢体松软但腱反射存在。本型常为脑性瘫痪的暂时阶段，以后大多转为痉挛型或手足徐动型。

4）强直型：全身肌张力显著增高僵硬，锥体外系受损症状。

5）共济失调型：小脑性共济失调。

6）震颤型：多为锥体外系相关的静止性震颤。

7）混合型：以上某几种类型同时存在于一个患儿身上，称为混合型。

（2）按瘫痪累及部位分类：可分为四肢瘫（四肢和躯干均受累）、双瘫（也是四肢瘫，但双下肢相对较重）、截瘫（双下肢受累，上肢躯干正常）、偏瘫、三肢瘫和单瘫等。

**3. 伴随症状和疾病** 作为脑损伤引起的共同表现，一半以上脑瘫患儿可能合并智力低下、听力和语言发育障碍，其他如视力障碍、过度激惹、小头畸形、癫痫等。有的伴随症状如流涎、关节脱位则与脑瘫自身的运动功能障碍相关。

【诊断】 脑瘫有多种类型，使其临床表现复杂，容易与婴幼儿时期其他神经肌肉性瘫痪相混淆。然而，只要认真问取病史和体格检查，遵循脑瘫的定义，正确确立诊断并不困难。其诊断应符合以下2个条件：①运动发育时期就出现的中枢性运动障碍，包括大脑、小脑及脑干疾病所致，但是不包括脊髓、外周神经和肌肉病变导致的运动障碍；②除外可能导致瘫痪的进行性疾病（如各种遗传性疾病）所致的中枢性瘫痪及正常儿童一过性发育落后。

典型的脑瘫多具有运动发育落后、姿势异常、中枢性运动障碍的体征等。询问孕期、围生期、新生儿期异常病史可能提示脑瘫的病因。影像学检查可能发现脑损伤及其性质。脑瘫需与遗传性疾病鉴别。例如，遗传性痉挛性截瘫等，这些病在早期与脑瘫不易鉴别，可能误诊；戊二酸血症1型易被误认为运动障碍型脑瘫，而精氨酸酶缺乏则易被误认为双侧瘫痪型脑瘫。婴儿期表现为肌张力低下者须与下运动神经元瘫痪鉴别，后者腱反射减低或消失。如果患儿为痉挛型双瘫，而且症状具有晨轻暮重的表现，需与多巴-反应性肌张力不全鉴别，后者多数对于左旋多巴具有非常好的疗效。脑瘫患儿可有头颅CT、MRI异常，但正常者并不能否定本病的诊断。脑电图可能正常，也可表现异常背景活动，伴有痫性放电者应注意合并癫痫的可能性。诊断脑瘫同时，需对患儿同时存在的伴随症状和疾病如智力低下、癫痫、语言听力障碍、关节脱位等做出判断，为本病的综合治疗创造条件。

**案例 15-4　病例分析**

1. 患儿1岁10个月，病史中存在脑瘫的危险因素。

2. 自幼运动发育落后：6个月勉强抬头，至今不能独坐，不会爬，不会站立和走。

3. 姿势异常及肌张力异常：双足足尖着地，双腿交叉呈剪刀状，双大腿外展困难，上肢肘关节及腕关节屈曲，拇指内收，肘不能过中线。

4. 反射异常：双膝反射亢进，双踝阵挛阳性，双侧巴宾斯基征阳性。

5. 伴随疾病：可能有语言或智力异常（不会有意识说出家人的称谓）。

6. 头颅MRI：脑萎缩。

7. 串联质谱：未见异常（不支持代谢性疾病）。

临床诊断：脑性瘫痪（痉挛型）。

【治疗】

**（一）治疗原则**

①早期发现和早期治疗：婴儿运动系统正处于发育阶段，早期治疗容易取得较好疗效。②促进正常运动发育，抑制异常运动和姿势。③采取综合治疗手段：除针对运动障碍外，应同时控制其癫痫发作，以阻止脑损伤的加重。对同时存在的语言障碍、关节脱位、听力障碍等也需同时治疗。④医师指导和家庭训练相结合，以保证患儿得到持之以恒的正确治疗。

**（二）主要治疗措施**

**1. 功能训练**

（1）物理疗法（physical therapy，简称PT）：

针对各种运动障碍和异常姿势进行物理学手段治疗，目前常用沃伊特（Vojta）和鲍巴斯（Bobath）方法，国内尚采用上田法。

（2）作业疗法（occupational therapy，OT）：重点训练上肢和手的精细运动，提高患儿独立生活技能。

（3）语言训练：包括听力、发音、语言和咀嚼吞咽功能的协同矫正。

**2. 矫形器的应用**　功能训练中，配合使用一些支具或辅助器械，有帮助矫正异常姿势，抑制异常反射的功效。

**3. 手术治疗**　主要用于痉挛型，目的是矫正畸形，恢复或改善肌力与肌张力的平衡。

**4. 其他**　如高压氧舱、水疗、电疗等，对功能训练起辅助作用。

# 第 7 节　重症肌无力

> **案例 15-5**
>
> 患儿，女，7 岁 3 个月。近一个月来发现双侧眼睑下垂，伴有眼球活动不灵活，午后较晨起明显，不伴有吞咽困难，无构音障碍，夜间无呼吸困难，持物及行走均无异常。出生史正常，既往身体健康。
>
> *体格检查*：双侧眼睑下垂明显，4～8 点方向，眼球运动受限，余脑神经检查阴性。心肺腹无异常，四肢肌张力正常，双上肢肌力Ⅴ级，双下肢Ⅴ级，双侧腹壁反射存在。双上肢和双下肢腱反射正常。颈抵抗（-），克尼格征（-），布鲁津斯基征（-），双侧巴宾斯基征（-）。

> **思考题：**
> 1. 本病例的临床特点是什么？
> 2. 临床诊断思路是什么？
> 3. 需要完善哪些实验室检查？

重症肌无力（myasthenia gravis，MG）是导致神经肌肉接头处传导阻滞的自身免疫病。临床上无力性运动障碍典型表现为"晨轻暮重"，即无力症状在睡眠或长时间休息后缓解，活动后加重。

【**病因和发病机制**】　正常神经肌接头由运动神经末梢、突触间隙和包含有突触后膜的肌肉终板三部分组成（图 15-11）。神经冲动电位促使神经末梢向突触间隙释放含有化学递质乙酰胆碱（ACh）的囊泡，在间隙中囊泡释出大量 ACh，与近十万个突触后肌膜上的乙酰胆碱受体（ACh-R）结合，引起终板膜上 $Na^+$ 通道开放，产生肌肉终板的动作电位，在数毫秒内完成神经肌接头处冲动由神经电位-化学递质-肌肉电位的复杂转递过程。MG 患者体液中存在抗 ACh-R 抗体，与 ACh 共同争夺 ACh-R 结合部位。同时，又在补 C3 和细胞因子参与下，直接破坏 ACh-R 和突触后膜，使 ACh-R 数目减少，突触间隙增宽。虽然突触前膜释放 ACh 囊泡和 ACh 的量依然正常，但因受 ACh-R 抗体与受体结合的竞争，以及后膜上受体数目的减少，致 ACh 在重复冲动中与受体结合的概率越来越小，很快被突触间隙和终板膜上胆碱酯酶水解成乙酰与胆碱而灭活，或在增宽的间隙中弥散性流失，临床出现肌肉病态性易疲劳现象。抗胆碱酯酶可抑制 ACh 的降解，增加其与受体结合机会从而增强终板电位，使肌力改善。

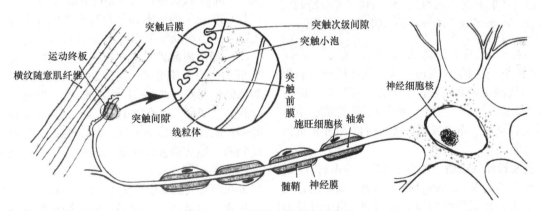

图 15-11　神经突触接头示意图

【**临床表现**】

**1. 儿童期重症肌无力**　大多在婴幼儿期发病，最年幼者 6 个月，2～3 岁间是发病高峰，女孩多见。临床主要表现为三种类型：①眼肌型：最多见。单纯眼外肌受累，多数见一侧或双侧眼睑下垂，早晨轻、起床后逐渐加重。反复用力作睁闭眼动作也使症状更明显。部分患儿同时有其他眼外肌如眼球外展、内收或上、下运动障碍，引起复视或斜视等。瞳孔光反射正常。②脑干型：主要表现为第Ⅸ、Ⅹ、Ⅻ等后组脑神经所支配的咽喉肌群受累。突出症状是吞咽或构音困难，声音嘶哑等。③全身型：主要表现为运动后四肢肌肉疲劳无力，严重者卧床难起，呼吸肌无力时危及生命。少数患儿兼有上述 2～3 种类型，或由 1 种类型逐渐发展为混合型。病程经过缓慢，其间可交替地完全缓解或复发，呼吸道感染常导致病情加重。但与成人不同，小儿 MG 很少与胸腺瘤并存。本病可伴发其他疾病，免疫性疾病，如类风湿性关节炎、甲状腺功能亢进；非免疫性疾病，如癫痫、肿瘤。约 2% 的患儿有家族史，提示这些患儿的发病与遗传因素有关。

**2. 新生儿期重症肌无力** 病因特殊，包括两种类型：

（1）新生儿暂时性重症肌无力：MG 女性患者妊娠后娩出的新生儿中，约 1/7 的婴儿因体内遗留母亲抗 ACh-R 抗体，可能出现全身肌肉无力，严重者需机械通气或鼻饲。因很少表现眼肌症状而易被误诊。待数天或数周后，婴儿体内的抗 ACh-R 抗体消失，肌力即可恢复正常，今后并不存在发生 MG 的特别危险性。

（2）先天性重症肌无力：因遗传性 ACh-R 离子通道异常而患病，与母亲是否患 MG 无关，患儿出生后全身肌无力和眼外肌受累，症状持续不会自然缓解，胆碱酯酶抑制剂和血浆交换治疗均无效果。

> **案例 15-5 临床特点**
> 1. 7 岁 3 个月女孩。双侧眼睑下垂，眼球活动不灵活，晨轻暮重，不伴有吞咽困难、构音障碍，出生史正常，既往身体健康。
> 2. 查体：双侧眼睑下垂明显，4～8 点方向眼球运动受限，余神经系统检查阴性。心肺腹无异常。
>
> 据上述临床特点应想到 MG，须完成新斯的明试验，肌电图检查或血清抗 ACh-R 抗体检查。进一步明确诊断。

【诊断】 依据临床表现，病情进展缓慢，病程中可有症状的缓解和复发，肌无力有晨轻暮重的特点；结合实验室检查：药物诊断性试验阳性或肌电重复刺激试验呈现肌电衰减现象或血清抗 ACh-R 抗体阳性，诊断成立。

**1. 药物诊断性试验** 当临床表现支持本病时，依酚氯铵或新斯的明（neostigmine）药物试验有助诊断确立。前者是胆碱酯酶的短效抑制剂，由于顾忌心律失常副作用一般不用于婴儿，儿童每次 0.2mg/kg（最大不超过 10mg），静脉或肌内注射，用药后 1min 即可见肌力明显改善，2～5min 后作用消失。新斯的明则很少有心律失常不良反应，剂量每次 0.025～0.05mg/kg，皮下或肌内注射，最大不超过

1mg，15～30min 无力症状明显好转，1.5h 无力症状再次出现即为阳性。婴儿反应阴性者 4h 后可加量 0.08mg/kg。为避免新斯的明引起的面色苍白、腹痛、腹泻、心率减慢、气管分泌物增多等毒蕈碱样不良反应，注射该药前可先肌内注射阿托品 0.01mg/kg。

**2. 肌电图检查** 对能充分合作完成肌电图检查的儿童，可作神经重复刺激检查，表现为重复电刺激中反应电位波幅的快速降低，对本病诊断较有特异性。本病周围神经传导速度多正常。

**3. 血清抗 ACh-R 抗体检查** 阳性有诊断价值，但阳性率因检测方法不同而有差异。婴幼儿阳性率低，以后随年龄增加而增高。眼肌型（约 40%）较全身型（70%）低。

**4. 胸部 CT 检查** 胸片可能遗漏 25% 的胸腺肿瘤，胸部 CT 或 MRI 可明显提高胸腺肿瘤的检查率。

> **案例 15-5 诊断**
> 1. 新斯的明试验阳性。
> 2. 肌电重复刺激检查反应电位波幅递减。
> 3. 胸部正侧位片提示胸腺肥大。
> 诊断：MG。

【治疗】 MG 为慢性疾病过程，病程中可有症状的缓解和复发。眼肌型起病两年后仍无其他肌群受累者，日后将很少发展为其他型。多数患儿经数月或数年可望自然缓解，但有的持续到成年，因此，对有症状者应长期服药治疗，以免肌肉废用性萎缩和肌无力症状进一步加重。

**1. 胆碱酯酶抑制剂** 是青少年 MG 眼肌型的初始治疗药物，因为此型易自行缓解，如不缓解，再用免疫治疗。首选药物为溴吡斯的明，口服量新生儿每次 5mg，婴幼儿每次 10～15mg，年长儿 20～30mg，最大量每次不超过 60mg，每日 3～4 次。根据症状控制的需求和是否有毒蕈碱样不良反应发生，可适当增减每次剂量与间隔时间。

**2. 糖皮质激素** 基于自身免疫发病机制，各种类型 MG 均可使用糖皮质激素。长期规则应用可明显降低复发率。首选药物泼尼松，1～2mg/（kg·d），症状完全缓解后再维持 4～8 周，然后逐渐减量达到能够控制症状的最小剂量，每日或隔日 5～10mg 清晨顿服，随病情波动可适当增减，尽可能减少糖皮质激素的长期不良反应，总疗程 2 年。要注意部分患者在糖皮质激素治疗头 1～2 周可能有一过性肌无力加重，故最初使用时最好能短期住院观察，同时要注意皮质激素长期使用的副作用。

**3. 胸腺切除术** MG 合并胸腺瘤患者，AChR-Ab 阴性可考虑胸腺切除。血清抗 ACh-R 抗体滴度增高和病程不足两年者常有更好疗效。

**4. 大剂量静脉注射丙种球蛋白（IVIG）和血浆交**

换疗法　部分患者有效，但两者价格均昂贵，且一次治疗维持时间短暂，需重复用药以巩固疗效，故主要适用于难治性 MG 或 MG 危象的抢救。IVIG 剂量按 400mg/（kg·d），连用 5 天。循环中抗 ACh-R 抗体滴度增高者可能有更佳疗效。

**5. 肌无力危象的识别与抢救**　治疗过程中患儿可发生两种肌无力危象：

（1）重症肌无力危象：因治疗延误或措施不当使 MG 本身病情加重，可因呼吸肌无力而呼吸衰竭。注射新斯的明能使症状迅速改善。

（2）胆碱能危象：因胆碱酯酶抑制剂过量引起，除明显肌无力外，尚有前述严重毒蕈碱样症状。采用依酚氯铵 1mg 肌内注射，胆碱能危象者出现症状短暂加重，应立即给予阿托品静脉注射以拮抗 ACh 的作用。重症肌无力危象者会因用药而减轻。

**6. 免疫抑制剂**　对于眼肌型 MG，如果皮质激素治疗无效、需要长期治疗但是不能减到安全剂量以及出现不可耐受的激素不良反应时，应该开始非类固醇类免疫抑制剂治疗，常用的如硫唑嘌呤、环孢素 A、吗替麦考酚酯、他克莫司，其他如环磷酰胺、甲氨蝶呤、利妥昔单克隆抗体等也有报道。此类免疫抑制剂一旦治疗达标应维持 6 个月至 2 年，缓慢至最低有效剂量，剂量调整最快每 3~6 个月 1 次。

**7. 禁用药物**　氨基糖苷类抗生素、普鲁卡因胺、普萘洛尔、奎宁等药物有加重患儿神经肌接头传递障碍的作用，甚至呼吸肌严重麻痹，应禁用。

# 第 8 节　进行性肌营养不良

**案例 15-6**

患儿，男，8 岁，因进行性双下肢无力 3 年来诊。3 年来渐感双下肢无力，呈进行性加重。开始奔跑困难，逐渐行走也无力，容易跌倒，下蹲起立困难，上楼困难。双上肢也感力弱，不能持重物，但仍可自行穿衣吃饭。智力同同龄儿。幼时运动发育无特殊，1 岁可独走。其哥哥有类似进行性无力表现，6 岁起病，17 岁时死亡。

*体格检查：* 步行时左右摇摆似鸭步，下蹲起立困难，直立时腰椎前凸，有特殊的起立姿势（高尔征阳性），双上臂及大腿轻度肌肉萎缩，双腓肠肌肥大，双下肢肌力 Ⅲ 级，腱反射减弱；双上肢肌力 Ⅳ 级，腱反射减弱，病理反射阴性。

*思考题：*

1. 看到这个病例首先判断是什么病？

2. 其兄的病史对本病的诊断有何意义？

3. 明确诊断后进一步检查须完善哪几项？

进行性肌营养不良（progressive muscular dystro-phy）是一组遗传性肌肉变性疾病。临床特点为进行性加重的对称性肌无力、肌萎缩，最终完全丧失运动功能。因其遗传方式和致病基因不同，被分为多种不同的类型：①X 连锁隐性遗传性肌营养不良，主要表现为进行性假肥大性肌营养不良（Duchenne muscular dystrophy，DMD）及贝克肌营养不良（Becker muscular dystrophy，BMD）；②常染色体隐性遗传性肌营养不良，主要表型有先天性肌营养不良和肢带型肌营养不良 Ⅱ 型；③常染色体显性遗传性肌营养不良，主要表型可见有面肩肱型肌营养不良、眼咽型肌营养不良和肢带型肌营养不良 Ⅰ 型。

假肥大性肌营养不良（pseudo hypertrophic muscular dystrophy）是小儿时期最常见的遗传性肌病，无种族或地域差异。本章节主要描述此型。DMD 与 BMD 代表本病的两种不同类型，其临床表现相似，但轻重明显差异，后者症状较轻。DMD 发病率为 1/3500 活产男婴，偶见女孩发病，BMD 仅为其 1/10。

**【病因和发病机制】**　DMD 是由于染色体 Xp2 上编码抗肌萎缩蛋白（dystrophY）的基因突变所致，属 X-连锁隐性遗传病，一般是男性患病，女性携带突变基因。然而，实际上仅 2/3 患者的病变基因来自母亲，另 1/3 患者是自身抗肌萎缩蛋白基因的突变，此类患儿的母亲不携带该突变基因，与患儿的发病无关。抗肌萎缩蛋白位于肌细胞膜脂质层中，对稳定细胞膜，防止细胞坏死自溶起重要作用。定量分析表明，DMD 患者肌细胞内抗肌萎缩蛋白近乎完全缺失，故临床症状严重，而 BMD 仅部分减少，预后相对良好。由于该蛋白也部分地存在于心肌、脑细胞和周围神经结构中，故部分患者可合并心肌病变、智力低下或周围神经传导功能检测障碍。

**【病理】**　显微镜下见肌纤维轻重不等的广泛变性坏死，间有深染新生肌纤维。束内纤维组织增生或脂肪充填，并见针对坏死肌纤维的反应性灶性单核细胞浸润。

**【临床表现】**

DMD 又称迪谢内肌营养不良或婴儿型抗肌萎缩蛋白病，是进行性肌营养不良中最严重、最常见的慢性进行性加重的遗传性、家族性、原发性骨骼肌变性疾病。男孩患病，但个别女孩除携带突变基因外，由于另一 X 染色体功能失活也可发病。本病主要表现包括如下几点：

（1）进行性肌无力和运动功能倒退：患儿出生时或婴儿早期运动发育基本正常，少数有轻度运动发育延迟，或独立行走后步态不稳，易跌倒。一般 3 岁后症状开始明显，髋带肌无力日益严重，行走摇摆如鸭步态，跌倒更频繁，不能上楼和跳跃。肩带和全身肌力随之进行性减退，大多数 10 岁后丧失独立行走能力，20 岁前大多出现咽喉肌肉和呼吸肌无力,声音低微,吞咽和呼吸困难,往往死于心力衰竭和呼吸道并发症,仅 25% 左右存活至 20 岁以后。

(2)高尔(Gower)征:由于髋带肌肉早期无力,一般在 3 岁后患儿即不能从仰卧位直接站起,必须先翻身成俯卧位,然后两脚分开,双手先支撑于地面,继而一只手支撑到同侧小腿,并与另一手交替移位支撑于膝部和大腿上,使躯干从深鞠躬位逐渐竖直,最后成腰部前凸的站立姿势,见图 15-12。

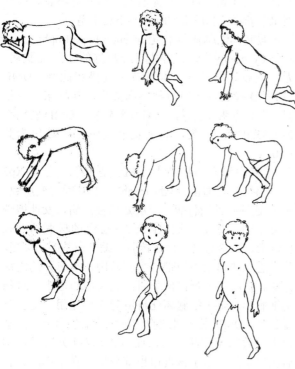

图 15-12 Gower 征

(3)假性肌肥大和广泛肌萎缩:早期即有骨盆带和大腿部肌肉进行性萎缩,但腓肠肌因脂肪和胶原组织增生而假性肥大,与其他部位肌萎缩对比鲜明。当肩带肌肉萎缩后,举臂时肩胛骨内侧远离胸壁,形成"翼状肩胛"。自腋下抬举患儿躯体时,病儿两臂向上,有从检查者手中滑脱之势,称为"游离肩"。脊柱肌肉萎缩可导致脊柱弯曲畸形。疾病后期发生肌肉挛缩,引起膝、腕关节或上臂屈曲畸形。

(4)其他:多数患儿有心肌病,甚至发生心力衰竭,但其严重度与骨骼肌无力并不一致。几乎所有患儿均有不同程度智力损害,与肌无力严重度也不平行,其中 20%~30% 较明显,IQ <70。

案例 15-6 临床特点
1. 男性,5 岁起病。其哥哥有类似进行性无力的表现,6 岁起病,17 岁时死亡。
2. 进行性软弱无力,易跌倒,下蹲起立困难,

上楼困难,双上肢也受累。智力同同龄儿。
3. 步行时左右摇摆似鸭步,直立时腰椎前凸,特殊的起立姿势(Gower 征阳性),双上臂及大腿轻度肌肉萎缩,双腓肠肌肥大,肌力减退,双膝反射减弱,病理反射征阴性。
上述临床特点提示:进行性肌营养不良。为明确诊断须完成:①血清肌酸磷酸激酶(CPK);②肌电图;③肌肉活检;④采血行DNA 序列分析。

【实验室检查】 ①血清肌酸磷酸激酶(CPK)显著增高,可高出正常数十,甚至数百倍,这在其他肌病均很少见。其增高在症状出现以前就已存在。当疾病晚期,几乎所有肌纤维已经变性时,血清CPK 含量反可下降。CPK 水平与疾病严重程度无关,不作为判断治疗效果的标志。②肌电图呈典型肌病表现,周围神经传导速度正常。③肌肉活检:见病理描述。由于遗传学检测方法的日益成熟,目前已经提前到肌肉活检之前做,可以减少甚至避免这种有创性检查。④遗传学诊断:对活检肌肉组织进行抗肌萎缩蛋白的细胞免疫化学诊断,或采血 DNA 序列分析可证实抗肌萎缩蛋白基因突变或缺失。

案例 15-6 实验室结果
1. 血清 CPK 明显增高(5800U/L)。
2. 肌电图检查:静止时可见股四头肌纤颤波,轻用力收缩可见时限缩短,波幅减低,多相波增多。周围神经传导速度正常。
3. 腓肠肌活检:镜下可见肌纤维减少、部位肌纤维横纹消失伴玻璃样变,结缔组织及脂肪组织增生等。
诊断:进行性肌营养不良(假性肌肥大型)。

【诊断与鉴别诊断】
1. 诊断 血清 CPK 显著增高是诊断本病的重要依据,再结合男性患病、腓肠肌假性肥大等典型临床表现,诊断大多不难。通过遗传学检查,必要时进行肌肉活体组织检查可确定诊断。
2. 鉴别诊断
(1)与其他神经疾病鉴别:①脊髓性肌萎缩:本病是由于 5q11~13 位点上运动神经元存活基因SMN 缺失而引起脊髓前角细胞变性。临床表现为进行性骨骼肌萎缩和肌无力。婴儿型出生后即发病,不存在鉴别诊断问题。但少年型脊髓性肌萎缩常在2~7 岁发病,最初仅表现下肢近端肌无力,进展缓慢,需与本病鉴别。根据脊髓性肌萎缩患者血清CPK 不增高,肌电图有大量失神经电位,使两者鉴别并不困难。②肌张力低下型脑性瘫痪:根据婴儿期即有肌无力症状,血清 CPK 不增高,无假性肌肥

大，可与进行性肌营养不良区别。

（2）与其他肌营养不良肌病的鉴别：其他类型肌营养不良也具有进行性肌萎缩和肌力减退这一基本临床特征，需注意与本病鉴别：①埃默里-德赖弗斯（Emery-Dreifuss）肌营养不良：为 X-连锁隐性遗传，病变基因位于 Xq28，可在儿童期发病。但该病罕见，进展缓慢，肩胛肌和心肌受累明显但面肌运动正常，智能正常，无假性肥大，血清 CPK 仅轻度增加。②面肩肱型肌营养不良：为常染色体显性遗传，故男女均受累。起病较晚，多在青少年期。面部肌肉最先受累，呈特征性肌病面容，以后逐渐波及肩胛带。由于 DMD/BMD 几乎都从下肢起病，并有假性肥大，因而容易区别。③肢带型肌营养不良：为常染色体隐性或显性遗传。主要影响骨盆带和肩带肌群，也可有远端肌萎缩和假性肥大。但起病晚，多在青少年或成年期起病，男女均受累，很少有心肌、面部肌肉和智力受损者。

【治疗】　迄今尚无特效治疗，但积极的对症和支持治疗措施有助于提高患儿生活质量与生命延长，包括鼓励并坚持主动和被动运动，以延缓肌肉挛缩。对逐渐丧失站立或行走能力者，使用支具以帮助运动和锻炼，并防止脊柱弯曲和肌肉挛缩。保证钙和蛋白质等营养摄入，积极防治致命性呼吸道感染。曾试用多种药物治疗，皆无肯定效果。泼尼松似有改善肌力、延缓病情发展的功效，开始剂量 1mg/（kg·d），一般用药 10 天后见肌力进步。有效者维持剂量平均 0.75mg/（kg·d），连续用药可维持缓解 2 年以上。要注意长期使用激素的副作用。针对抗肌萎缩蛋白的基因工程治疗正在研究中。做好遗传咨询，通过家系调查、CPK 测定、DNA 分析，以及对已受孕的基因携带者进行胎儿产前诊断，以正确开展生育指导。

# 第9节　抽动障碍

抽动障碍（tic disorder，TD）是一种起病于儿童时期，以抽动为主要临床表现的神经精神疾病。其发病是遗传、生物、心理和环境等因素相互作用的综合结果，纹状体多巴胺活动过度或突触后多巴胺受体超敏感为其发病机制的关键环节。TD 近年有增多的趋势，其临床表现多样，可伴有多种共患病，部分患儿表现为难治性，需要予以规范诊断与治疗，预后相对良好。

【病因与发病机制】　TD 的病因和发病机制尚未明了。与遗传、生物、心理和环境等因素相互作用有关。其病变主要在基底神经节、额叶皮层和边缘系统等部位。TD 具有明显的遗传倾向，为混合型遗传模式，但迄今有关 TD 的致病基因尚无明确结论。TD 可能存在中枢神经递质失衡。应该可诱发有遗传

易感性的个体发生 TD，包括惊吓、忧伤、情绪激动、精神压力过大等。具体机制尚不清楚，可通过影响神经化学和神经内分泌系统，增加下丘脑-垂体-肾上腺和脑脊液中压力相关激素水平，提高运动皮质兴奋性，从而引起抽动的发生。

【临床表现】

**1. 一般特征**　以 5～10 岁最常见。病情通常在 10～12 岁最严重，男性明显多于女性，男女之比为（3～5）：1。

**2. 抽动**　为一种不自主、无目的、快速、刻板的肌肉收缩。抽动的表现复杂多样，包括运动性抽动及发声性抽动。其中运动性抽动是指头面部、颈肩、躯干及四肢肌肉不自主、突发、快速的收缩运动；发声性抽动实际上是口鼻、咽喉及呼吸肌群的收缩，通过鼻、口腔和咽喉的气流而发声。运动性抽动或发声性抽动可进一步分为简单性和复杂性两类，有时两者不易分清。与其他运动障碍不同，抽动是在运动功能正常的情况下发生，且非持久性存在。

病初抽动症状通常从面部开始，逐渐发展到头、颈、肩部肌肉，而后波及躯干及上、下肢。抽动形式也可以从一种形式转变为另一种形式，或者出现新的抽动形式。抽动频度和强度在病程中呈现明显的波动性，新的抽动症状可以取代旧的抽动症状，或叠加在旧的抽动症状之上。病程较长的患儿，有时在出现抽动或发声后，迅速做一另外动作企图掩饰，使得临床表现更加复杂。

抽动症状常常时好时坏，可暂时或长期自然缓解，也可因某些诱因而加重或减轻。常见加重抽动的因素包括紧张、焦虑、生气、惊吓、兴奋、疲劳、伴发感染、被人提醒等。常见减轻抽动的因素包括注意力集中、放松、情绪稳定等。

40%～55% 的患儿于运动性抽动或发声性抽动之前有身体局部不适感，称为感觉性抽动，被认为是先兆症状（前驱症状），年长儿尤为多见，包括压迫感、痒感、痛感、热感、冷感或其他异样感。运动性抽动或发声性抽动很可能与对局部不适感的缓解相关。

**3. 共患病**　约半数患儿共 1 种或多种心理行为障碍，包括注意缺陷多动障碍（attention deficit hyperactivity disorder，ADHD）、学习困难（learning difficulty，LD）、强迫障碍、睡眠障碍、情绪障碍、自伤行为、品行障碍、暴怒发作等。其中共患 ADHD 最常见，其次是强迫障碍。TD 共患病的发生存在性别差异，通常 ADHD、学习困难、品行障碍和暴怒的发生男性较多，而强迫障碍和自伤行为的发生则女多于男。共患病进一步增加了疾病的复杂性和严重性，影响患儿学习、社会适应能力，以及个性及心理品质的健康发展，给治疗和管理增添诸多困难。

**【诊断】**

**1. 诊断方法**　尚乏特异性诊断指标。目前主要采用临床描述性诊断方法，依据患儿抽动症状及相关伴随精神行为表现进行诊断。因此，详细的病史询问是正确诊断的前提，而体格检查包括精神检查和必要的辅助检查也是必需的，检查目的主要在于排除其他疾病。诊断标准可依据第 11 版《国际疾病分类》（ICD-11）、第 5 版《美国精神疾病诊断与统计手册》修订本（DSM-5）和第 3 版《中国精神障碍分类与诊断标准》（CCMD-3）。目前国内外多数学者倾向于采用 DSM-5 中的诊断标准。

脑电图、神经影像及实验室检查一般无特征性异常。少数患儿可有非特异性改变，如脑电图检查可发现少数患儿背景慢化或不对称等；头颅 CT 或 MRI 检查显示少数患儿存在尾状核体积偏小、额叶及枕叶皮质稍薄、脑室轻度扩大、外侧裂加深等非特异性结构改变，检查目的主要是排除基底神经节等部位器质性病变，如肝豆状核变性（Wilson 病）及其他器质性锥体外系疾病。

**2. 临床分型**　根据临床特点和病程长短，本病可分为短暂性 TD、慢性 TD 和图雷特综合征（Tourette syndrome，TS）三种类型。

（1）短暂性 TD：①1 种或多种运动性抽动和（或）发声性抽动；②病程短于 1 年；③18 岁之前起病；④排除其他药物或内科疾病所致；⑤不符合慢性 TD 或 TS 的诊断标准。

（2）慢性 TD：①1 种或多种运动性抽动或发声性抽动，病程中只有 1 种抽动形式；②首发抽动以来，抽动的频率可以增多或减少，病程在 1 年以上；③18 岁以前起病；④排除其他药物或内科疾病所致；⑤不符合 TS 的诊断标准。

（3）TS：①具有多种运动性抽动及一种或多种发声性抽动，但两者不一定同时出现；②首发抽动后，抽动的频率可以增多或减少，病程在 1 年以上；③18 岁以前起病；④排除某些药物或内科疾病所致。

短暂性 TD 是最多见的一种类型，病情最轻，表现为一种或多种运动性抽动和（或）发声性抽动，病程在 1 年之内。慢性 TD 是指仅表现有运动性抽动或发声性抽动（两者不兼有），病程在 1 年以上。TS 又称多发性抽动症，是病情相对较重的一型，既表现有运动性抽动，又兼有发声性抽动，但两者不一定同时出现，病程在 1 年以上。过去常称的"抽动秽语综合征"这一病名欠妥，因为秽语的发生率不足三分之一，秽语并非诊断 TS 的必备条件，又具有明显的贬义，现已被弃用。短暂性 TD 可向慢性 TD 转化，而慢性 TD 也可向 TS 转化。

有些患者不能归于上述任何一类，属于尚未界定的其他类型 TD，如成年期发病的 TD（迟发性 TD）。而难治性 TD 是近年来小儿神经/精神科临床逐渐形成的新概念，尚无明确的定义，通常认为是指经过硫必利、阿立哌唑等常规抗 TD 药物足量规范治疗 1 年以上无效，病程迁延不愈的 TD 患儿。

多种器质性疾病也可引起 TD，即继发性 TD，临床应注意排除。继发性 TD 的原因很多，包括遗传因素（如 21 三体综合征、脆性 X 综合征、结节性硬化症、神经棘红细胞增多症等）、感染因素（如链球菌感染、脑炎、神经梅毒、克-雅病等）、中毒因素（如一氧化碳中毒、汞中毒等）、药物因素（如哌甲酯、匹莫林、安非他明、可卡因、卡马西平、苯巴比妥、苯妥英、拉莫三嗪等）及其他因素（如卒中、头部外伤、发育障碍、神经变性病等）。

**3. 病情评估**　根据病情严重程度，可分为轻度、中度及重度。轻度（轻症）是指抽动症状轻，不影响患儿生活、学习或社交活动等；中度是指抽动症状重，但对患儿生活、学习或社交活动等影响较小；重度（重症）是指抽动症状重，并明显影响患儿生活、学习或社交活动等。也可依据抽动严重程度量表进行客观、量化评定，如耶鲁大体抽动严重程度量表等。此外，TD 伴发共患病越多，病情越严重。

**4. 鉴别诊断**　临床诊断有赖于详细的病史、体检和相关辅助检查。应与患儿直接会谈，观察抽动和一般行为表现，弄清症状的主次、范围、演变规律及发生过程。需注意患儿的症状可短暂自我控制，易被忽视而漏诊。需注意除外风湿性舞蹈病、肝豆状核变性、癫痫、药源性抽动、心因性抽动及其他锥体外系疾病。

**5. 诊断流程**　临床诊断有赖于详细的病史、体检和相关辅助检查。应与患儿直接会谈，观察抽动和一般行为表现，弄清症状的主次、范围、演变规律及发生的先后过程。要注意患儿的症状可短暂自我控制，易被忽视而漏诊。同时，TD 由于常共患 ADHD、强迫障碍等，也易被误诊。需注意排除风湿性舞蹈病、肝豆状核变性、癫痫、药源性抽动、心因性抽动及其他锥体外系疾病。

**【治疗】**　治疗前应确定治疗的靶症状，即对患儿日常生活、学习或社交活动影响最大的症状。抽动通常是治疗的靶症状，而有些患儿治疗的靶症状是共患病症状，如多动冲动、强迫观念等。治疗原则是药物治疗和心理行为治疗并重，注重治疗的个体化。

**1. 药物治疗**　对于影响到日常生活、学习或社交活动的中至重度 TD 患儿，单纯心理行为治疗效果不佳时，需要加用药物治疗，包括多巴胺受体阻滞剂、α 受体激动剂以及其他药物等。药物治疗要有一定的疗程，适宜的剂量，不宜过早换药或停药。

（1）常用药物：标签外用药包括超病种适应证范围用药和超年龄适应证范围用药，用药前应与患儿家长进行有效的沟通，并注意监测药物的不良反应。

常用药物主要包括以下 4 类。

1) 多巴胺受体阻滞剂：是 TD 治疗的经典药物。常用药物如下：氟哌啶醇常用治疗剂量为 1～4g/d，2～3 次/d，通常加服等量苯海索（安坦），以防止氟哌啶醇可能引起的药源性锥体外系反应；硫必利又称泰必利，常用治疗剂量为 150～500mg/d，2～3 次/d，副作用少而轻，可有头昏、乏力、嗜睡、胃肠道反应等；舒必利常用治疗剂量为 200～400mg/d，2～3 次/d，以镇静和轻度锥体外系反应较常见；利培酮常用治疗剂量为 1～3mg/d，2～3 次/d，常见副作用为失眠、焦虑、易激惹、头痛和体重增加等；阿立哌唑适用于治疗 TD 患儿，取得较好疗效，推荐治疗剂量为 5～20mg/d，1～2 次/d，常见副作用为恶心、呕吐、头痛、失眠、嗜睡、激惹和焦虑等。该类药物还有很多，如匹莫齐特、奥氮平、喹硫平、齐拉西酮、舍吲哚、匹喹酮、丁苯喹嗪、氟奋乃静和三氟拉嗪等，均具有一定的抗抽动作用，儿科临床应用不多。

2) 中枢性 α 受体激动剂：常用可乐定系 $\alpha_2$ 受体激动剂，特别适用于共患 ADHD 的 TD 患儿；常用治疗剂量为 0.1～0.3mg/d，2～3 次/d；对口服制剂耐受性差者，可使用可乐定贴片治疗；该药副作用较小，部分患儿出现镇静，少数患儿出现头昏、头痛、乏力、口干、易激惹，偶见体位性低血压及 P—R 间期延长。胍法辛也是用于 TD+ADHD 治疗的一线药物，国内儿科经验不多，常用治疗剂量为 1～3mg/d，2～3 次/d，常见副作用有轻度镇静、疲劳和头痛等。

3) 选择性 5-羟色胺再摄取抑制剂：为新型抗抑郁药，如氟西汀、帕罗西汀、舍曲林、氟伏沙明等，有抗抽动作用；与利培酮合用可产生协同作用；还可用于 TD+强迫障碍治疗。

4) 其他药物：氯硝西泮、丙戊酸钠、托吡酯等药物具有抗 TD 作用，其中氯硝西泮治疗剂量为 1～2mg/d，2～3 次/d，常见副作用为嗜睡、头昏、乏力、眩晕等；丙戊酸钠治疗剂量为 15～30mg/(kg·d)，注意肝功能损害等副作用；托吡酯治疗剂量为 1～4mg/(kg·d)，应注意食欲减退、体重下降、泌汗障碍、认知损害等副作用。对于难治性 TD 患儿，应及时转诊至精神科或功能神经外科，进行进一步的药物或神经调控治疗。应用多受体调节药物联合治疗或探索新药，已成为难治性 TD 治疗的趋势。

(2) 药物治疗方案：①首选药物：可选用硫必利、匹莫齐特、舒必利、阿立哌唑、可乐定、胍法辛等。从最低剂量起始，逐渐缓慢加量（1～2 周增加一次剂量）至目标治疗剂量。②强化治疗：病情基本控制后，需继续治疗剂量至少 1～3 个月，予以强化治疗。③维持治疗：强化治疗阶段后病情控制良好，仍需维持治疗 6～12 个月，维持剂量一般为治疗剂量的 1/2～2/3。强化治疗和维持治疗的目的在于巩固疗效和减少复发。④停药：经过维持治疗阶段后，若病情完全控制，可考虑逐渐减停药物，减量期至少 1～3 个月。用药总疗程 1～2 年。若症状再发或加重，则恢复用药或加大剂量。⑤联合用药：当使用单一药物仅能使部分症状改善，或有共患病时，可考虑请神经科会诊，考虑联合用药；难治性 TD 亦需要联合用药。

**2. 非药物治疗**

(1) 心理行为治疗：是改善抽动症状、干预共患病和改善社会功能的重要手段。对于社会适应能力良好的轻症患儿，多数单纯心理行为治疗即可奏效。首先通过对患儿和家长的心理咨询，调适其心理状态，消除病耻感，通过健康教育指导患儿、家长、老师正确认识本病，不要过分关注患儿的抽动症状，合理安排患儿的日常生活，减轻学业负担。同时可给予相应的行为治疗，包括习惯逆转训练、暴露与反应预防、放松训练、阳性强化、自我监察、消退练习、认知行为治疗等。其中习惯逆转训练、暴露与反应预防是一线行为治疗。

(2) 神经调控治疗：重复经颅磁刺激、脑电生物反馈和经颅微电流刺激等神经调控疗法，可尝试用于药物难治性 TD 患儿的治疗。深部脑刺激疗效较确切，但属于有创侵入性治疗，主要适用于年长儿（12 岁以上）或成人难治性 TD 的治疗。

**3. 共患病治疗**

(1) 共患 ADHD（TD+ADHD）：是最常见的临床共患病，可首选 $\alpha_2$ 受体激动剂，如可乐定，同时具有抗抽动和改善注意力的作用。托莫西汀不诱发或加重抽动，也适用于共患 ADHD 的 TD 患儿。中枢兴奋剂存在加重或诱发抽动的潜在危险，但临床证据并不一致，临床实践中也有将哌甲酯用于 TD+ADHD 治疗的成功经验。现一般主张采用常规剂量多巴胺受体阻滞剂（如硫必利）与小剂量中枢兴奋剂（如哌甲酯，常规用量的 1/4～1/2）合用，治疗 TD+ADHD 患儿，可有效控制 ADHD 症状，而且对多数患儿抽动症状的影响不明显。

(2) 共患其他行为障碍：如学习困难、强迫障碍、睡眠障碍、情绪障碍、自伤行为、品行障碍等，在治疗 TD 的同时，应采取教育训练、心理干预、联合用药等疗法，并及时转诊至儿童精神科进行综合治疗。

# 第 10 节 注意缺陷多动障碍

注意缺陷多动障碍（attention deficit hyperactivity disorder，ADHD），是一种常见的慢性神经发育障碍，起病于童年期，影响可延续至成年。表现为与年龄和发育水平不相称的注意缺陷、冲动及多动为核心症状。常伴有学习困难、品行障碍和适应不良。对儿童社会情感以及认知功能等都有很大的负面影响，严重影响患儿的学业、职业表现、社会功能及其家庭。

**【流行病学】**

全球儿童发病率约为7.2%，60%~80%可持续至青少年期，50.9%持续为成人ADHD。约65%的患儿存在一种或多种共患病。ADHD不仅损害学习功能，还存在其他多方面、涉及生命全周期的损害。早期识别、诊断和规范治疗可显著改善ADHD的预后。据统计，我国儿童ADHD患病率为6.26%（约2300万人），但就诊率仅10%左右，提示家长及社会宣传、医务人员培训不够。因此，ADHD已成为当今一个重要的公共卫生问题，早期发现、早期治疗可以改善多数患儿的教育和社会心理的发展。

**【病因与发病机制】** 本病的病因和发病机制不清，目前认为是多种因素相互作用所致。

**1. 遗传** 家系研究、双生子和寄养子的研究支持遗传因素是ADHD的重要发病因素观点，平均遗传度约为76%。

**2. 神经递质** ADHD具有神经病理学基础，与脑内某些特定的神经递质网络功能损害有关。神经生化和精神药理学研究发现，大脑内神经化学递质失衡，如患者血和尿中多巴胺及去甲肾上腺素功能低下，5-HT功能下降。有学者提出了ADHD的多巴胺、去甲肾上腺素及5-羟色胺（5-HT）假说，但尚没有哪一种假说能完全解释ADHD病因和发生机制。

**3. 环境因素** 包括产前、围生期和出生后因素。其中与妊娠和分娩相关的危险因素包括ADHD患者母亲吸烟和饮酒、患儿早产、产后出现缺血缺氧性脑病以及甲状腺功能障碍。与ADHD发生有关的儿童期疾病包括病毒感染、脑膜炎、脑炎、头部损伤、癫痫、毒素和药物。更多存有争议的因素包括营养不良、与饮食相关的致敏反应、过多服用含食物添加剂的饮料或食物、儿童缺铁、血铅水平升高、血锌水平降低与ADHD发生有关，但目前证据尚不充分。

**4. 家庭和心理社会因素** 父母关系不和，家庭破裂，教养方式不当，父母性格不良，母亲患抑郁症，父亲有冲动、反社会行为或物质成瘾，家庭经济困难，住房拥挤，童年与父母分离、受虐待，学校的教育方法不当等不良因素均可能作为发病诱因或症状持续存在的原因。

**【临床表现】** ADHD的核心症状是注意缺陷、活动过多和行为冲动。

**1. 注意缺陷** 表现为与年龄不相称的明显注意集中困难和注意持续时间短暂。患者常常在听课、做作业或其他活动时注意难以持久，容易因外界刺激而分心。在学习或活动中不能注意到细节，经常因为粗心发生错误。注意维持困难，经常有意回避或不愿意从事需要较长时间持续集中精力的任务，如课堂作业或家庭作业。做事拖拉，不能按时完成作业或指定的任务。患者平时容易丢三落四，经常遗失玩具、学习用具，忘记日常的活动安排，甚至忘记老师布置的家庭作业。

**2. 活动过多** 表现为患者经常显得不安宁，手足小动作多，不能安静坐着，在座位上扭来扭去。在教室或其他要求安静的场合擅自离开座位，到处乱跑或攀爬，难以从事安静的活动或游戏，一天忙个不停。

**3. 行为冲动** 在信息不充分的情况下快速地做出行为反应。表现冲动，做事不顾及后果、凭一时兴趣行事，为此常与同伴发生打斗或纠纷，造成不良后果。在别人讲话时插嘴或打断别人的谈话，在老师的问题尚未说完时便迫不及待地抢先回答，不能耐心地排队等候。注意缺陷、活动过多和行为冲动是ADHD的核心症状，具有诊断价值。

ADHD常共患对立违抗障碍、品行障碍、焦虑等心理障碍，以及学习障碍和抽动障碍。智力低下与孤独症患儿也可伴有ADHD。

**【辅助检查】** ADHD的评估主要采用行为问卷和神经心理测验。常用的Conners父母问卷与教师问卷、Brown ADHD量表等，可以较为方便地获得儿童的行为特点，但多数缺乏良好的效度。持续警觉测验可以反映儿童对枯燥任务的持续注意能力，但需儿童积极配合。智力与发育测试可以评估儿童认知与行为发育水平。脑电图可能有辅助诊断价值。ADHD患儿可能有更多慢波，$\theta/\beta$波比值增高。ADHD儿童多无神经影像学异常，一般不必检查。

**【诊断】** ADHD的诊断主要依赖于临床访谈和行为观察。需要尽可能全面地获得儿童发育过程与行为特点、生长与教育的环境，以及疾病史与家族史等。行为量表与神经心理评估可以帮助筛查与诊断。需要对可能的共患病进行评估与做出诊断。由于缺乏特异性的检查与测验，诊断依赖于对儿童正常生活的异常行为的判断。目前，国际上较通用的诊断标准有世界卫生组织的《国际疾病分类》（international classification of diseases，ICD）和美国精神病学会的《精神障碍诊断和统计手册》（DSM）两大系统，最新的DSM-Ⅳ临床诊断标准及临床分型简化后见表15-9。

**表 15-9　有关 ADHD 的诊断标准（DSM- Ⅳ）**

A 症状标准

1.注意缺陷症状　符合下述注意缺陷中至少 6 项,持续至少 6 个月,达到适应不良的程度,并与发育水平不相称。

(1)在学习、工作或其他活动中,常常不注意细节,容易出现粗心所致的错误;

(2)在学习或游戏活动时,常常难以保持注意力(如在讲座、谈话或者阅读过长的文章难以保持关注);

(3)别人与他说话时,常常心不在焉,似听非听;

(4)往往不能按照指示完成作业、日常家务或工作;

(5)常常难以完成有条理、有顺序的任务或其他活动;

(6)不喜欢、不愿意从事那些需要精力持久的事情(如作业或家务),常常设法逃避;

(7)常常遗失作业或活动所需的物品(例如,玩具、作业本、铅笔、书本或工具);

(8)很容易受外界刺激而分散注意力;

(9)在日常活动中常常丢三落四。

2.多动-冲动症状　符合下述多动、冲动症状至少 6 项,至少持续 6 个月,达到适应不良的程度,并与发育水平不相称。

多动

(1)常常手或足动个不停,或在座位上不停扭动;

(2)在要求坐好的场合常常擅自离开座位;

(3)在不恰当的场合常常过多地走来走去或爬上爬下(少年或成人可能只有坐立不安的主观感受);

(4)常常难以安静地游戏或参加业余活动;

(5)常常不停地活动,好像有个机器在驱动他;

(6)常常讲话过多。

冲动

(1)常常他人的问话还未完结便急着回答;

(2)在活动中常常不能耐心地排队等待轮换上场;

(3)常常打断或闯入他人的谈话或游戏。

B 病程标准:某些造成损害的症状出现在 12 岁之前。

C 某些症状所致的损害至少在两种环境(如学校和家里)出现。

D 严重程度标准:在社交、学业或职业功能上具有临床意义损害的明显证据。

E 排除标准:症状不仅出现在精神分裂症或其他精神疾病的病程中,亦不能用其他精神障碍(如心境障碍、焦虑障碍、分离障碍或人格障碍)来解释。

ADHD 的分型见表 15-10。

**表 15-10　ADHD 的分型**

| | |
|---|---|
| ADHD 混合型(mixed presentation) | 符合注意缺陷(A1)和多动-冲动症状(A2)标准,症状持续 6 个月以上 |

续表

| | |
|---|---|
| 注意障碍为主型(predominant inattentive presentation) | 符合注意障碍症状(A1)6 条症状标准,多动-冲动症状(A2)标准符合 3 条或以上,症状持续 6 个月以上 |
| 注意障碍为主型(inattentive presentation, restrictive) | 符合注意障碍症状(A1),多动-冲动症状(A2)仅符合 2 条或以下,症状持续 6 个月以上 |
| 多动-冲动为主型(predominant hyperactivity-impulsivity) | 符合多动-冲动症状 A2 项标准,但不符合注意障碍诊断标准,症状持续 6 个月以上 |

【鉴别诊断】

**1. 社会心理因素相关疾病**　儿童对不适当的家庭与学校教养方式、父母存在精神障碍、儿童受到虐待或过度保护等反应可能与 ADHD 症状相似。

**2. 慢性躯体疾病**　铅中毒、偏头痛、癫痫、哮喘和过敏性疾病等慢性疾病,抗癫痫药、抗组胺药、激素等药物副作用,吸食毒品等均可引起注意与学习的问题。

**3. 精神障碍疾病**　抑郁、焦虑障碍和睡眠障碍可以引起 ADHD 的症状,也可以与 ADHD 共病。强迫症症状也可有 ADHD 的类似表现。抽动障碍可以与 ADHD 共病。精神发育迟缓和孤独症也常有多动表现。

【治疗】　ADHD 的治疗应以改善 ADHD 儿童的日常生活、学习及社会功能为目标。通过宣传教育,提高家长、教师及社会对 ADHD 的正确认知是综合管理和治疗 ADHD 患儿的基本条件。行为导向的处理有助于识别影响儿童日常功能的目标行为,如完成作业困难、做事没有计划、丢三落四、不遵守纪律和规矩、违抗破坏等行为,以教育、帮助和鼓励为主要手段引导儿童达到所希望的行为。行为导向的处理在短时间比较研究中不及药物治疗的效果,但在 ADHD 药物治疗效果不佳以及有共患病儿童的长期处理中可能是重要的。

药物治疗常常是学龄期 ADHD 儿童有效的治疗手段,但其远期治疗效果仍有待验证。ADHD 常用的治疗药物包括盐酸哌甲酯和盐酸托莫西汀,疗效确切,但是常需要长期持续服用。

（朱淑霞）

# 第16章 内分泌疾病

## 第1节 概 述

内分泌系统的主要功能是促进和协调人体生长、发育、性成熟和生殖等生命过程。多数内分泌细胞聚集形成经典的内分泌腺体，如脑垂体、甲状腺、甲状旁腺、胰岛、肾上腺和性腺等，共同组成传统的内分泌系统。它们的特征是：①作为细胞-细胞间通信的化学信使；②调节机体代谢，协调机体各器官、系统的活动以维持机体内环境的稳定，并参与细胞生长、发育和死亡的调控；③与靶细胞特定的受体结合并可用共同的信号传递信使；④在生物学效应上相互交叉。随着现代医学研究的飞速发展，广义的激素是由一系列高度分化的内分泌细胞所合成和分泌的化学信使，是一种参与细胞内外联系的内源性信息分子和调控分子，进入血液或细胞间传递信息。常以旁分泌（paracrine）、并列分泌（juxtacrine）、自分泌（autocrine）、腔分泌（solinocrine）、胞内分泌（intracrine）、神经分泌（neurocrine）和神经内分泌（neuroendocrine）等方式发挥作用。在正常生理状态时，各种激素凭借下丘脑-垂体-靶腺轴的各种反馈机制及其相互间的调节作用而处于动态平衡状态（图16-1）。此外，还有一些具有内分泌功能的神经细胞集中于下丘脑的视上核、室旁核、腹正中核及其附近区域，其分泌的肽类激素亦称神经激素，可直接作用于相应的靶器官或靶细胞、或通过控制垂体分泌间接调控机体的生理代谢过程。由此可见，内分泌细胞与激素之间主要是互为对应的关系，但也有一种内分泌细胞可产生多种激素，而一种激素又可由多种内分泌细胞产生的情况，如下丘脑神经元可产生生长抑素，甲状腺C细胞、胰岛D细胞、肠上皮细胞及中枢和周围神经的许多神经元也能产生；又如垂体前叶、下丘脑、肾上腺及许多免疫细胞都能产生甘丙肽、可卡因和前阿片黑素细胞皮质激素。

经典内分泌学的观点认为，内分泌细胞及分泌的激素是特异性的，即一种内分泌细胞只产生一种激素，一种激素也只由一种内分泌细胞产生。然而新的有关内分泌研究结果则表明一种内分泌细胞可产生几种激素，而同一种激素也可由不同部位的内分泌细胞产生。例如，同一种垂体细胞可产生黄体生成素（LH）和促卵泡激素（FSH）；而生长抑素既

可由下丘脑神经元产生，也可由甲状腺C细胞、胰岛D细胞及中枢和外周神经的许多神经元产生。同时一个基因只对应于一种肽类激素的概念也已改变，某些肽类激素的基因由于不同启动子的作用，其转录本的大小不一，使最后的蛋白质产物也不一样。此外，初级转录本还由于"选择性剪接"现象产生不同的蛋白产物。

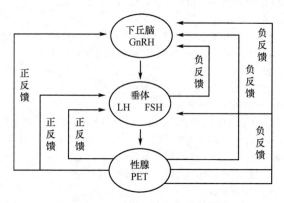

图16-1 H-P-G轴正负反馈调节

激素按其化学本质可分为两大类：蛋白质（肽）类与非蛋白质类。蛋白质类包括蛋白、肽和多肽类激素，如胰岛素、胃泌素、甲状旁腺素和降钙素等。而非蛋白质类则包括类固醇激素（如孕酮、雌二醇、皮质类固醇、维生素D等）、氨基酸衍生物（如色氨酸衍生物：5-羟色胺、褪黑素等；酪氨酸衍生物：多巴胺、肾上腺素、甲状腺素等）和脂肪酸衍生物（如前列腺素、血栓素等）。内分泌系统的基本功能单位是激素分泌细胞，各种分泌细胞合成和分泌其特异的内分泌激素。根据激素的化学结构可分为4类：①蛋白质或多肽激素（如胰岛素、胃泌素、神经生长因子等）；②固醇类激素（如孕酮、雌二醇、皮质类固醇、维生素D及其代谢产物）；③氨基酸衍生物（如5-羟色胺、褪黑素为色氨酸衍生物；多巴胺、肾上腺素、甲状腺素为酪氨酸衍生物）；④脂肪酸衍生物（如前列腺素、血栓素等）。各类激素传递信息的方式不尽相同，80%的蛋白（肽）激素和细胞功能调控因子通过位于细胞质膜胞质面上的鸟苷酸结合蛋白（guanine nucleotide-binding protein）发挥作用，鸟苷酸结合蛋白是一组由α、β、γ三个亚单位组成的异源三聚体化合物，各种鸟苷酸结合蛋白的α亚单位不同，可分为刺激性G蛋白（Gs蛋白）和抑制性

G蛋白（Gi蛋白）。当α亚单位被配体-受体复合物激活后即作用于第二信使系统刺激（Gs蛋白）或抑制（Gi蛋白）靶细胞功能。主要的第二信使有：①腺苷酸环化酶和cAMP；②环鸟苷磷酸特异性磷酸二酯酶；③磷酸酰肌醇和磷脂酶C；④花生四烯酸和磷脂酶$A_2$；⑤钾和钙离子通道等。这些第二信使之间相互作用和依赖，完成细胞信息的调控。另一些蛋白（肽）激素（如胰岛素、生长激素、泌乳素、红细胞生成素、瘦素等）在与受体结合后即可激活内源性酪氨酸蛋白激酶（TPK），使胞内磷酸酯酶和蛋白激酶等磷酸化，通过一系列酶促反应最后使细胞发生功能性应答。

内分泌激素结构和功能的异常均可造成内分泌疾病，其病因和其他系统疾病一样，主要有遗传因素及环境因素。①遗传因素：是指起因于基因突变的单基因病，如肽类激素基因突变、激素膜受体基因突变、激素核受体基因突变、合成激素所需酶基因突变等。②环境因素：许多环境因素可引起内分泌疾病。例如，高热量饮食和多食少动，使儿童肥胖发病率迅速增长，环境中碘缺乏可导致地方性甲状腺肿、克汀病，并可造成缺碘区人群智商的普遍降低。此外还有一些是遗传因素和环境因素共同作用下引起的内分泌疾病，如糖尿病等。这类环境因素所致的内分泌疾病也常有遗传学背景，但非单基因，而是多基因（包括多态性）异常之故。由于内分泌功能与生长发育密切相关，其功能障碍常导致生长障碍、性分化和激素功能异常，严重影响其智能和体格发育，若不早期诊治，易造成残疾甚至夭折。

近年来，随着激素测定技术快速发展和影像学检查的不断更新，内分泌疾病诊断已从普通的功能试验、病理和影像形态跃升到分子水平，并使传统的功能试验与形态学检测得到大幅度提高和发展。各种精确的结合测定法被广泛应用于各种激素的测定，如放射免疫分析（RIA）、免疫放射分析（IRMA）、放射受体分析（RRA）、酶联免疫吸附试验（ELISA）、荧光免疫分析（FIA）和化学发光免疫测定（CLIA）等，并建立了一系列具有临床诊断价值的动态试验（如激发或抑制试验等）；B超、CT、SPECT、PET及MRI等内分泌腺的影像学检查，以及儿童骨龄摄片和骨密度检查等，大大提高了内分泌疾病的临床诊断（尤其内分泌腺定位诊断）水平；随着细胞分子生物学分析技术的不断深入发展，通过基因克隆和测序的手段来诊断单基因遗传病，使有些单基因病及其突变型疾病有了一些较简便可靠的临床分子生物学诊断方法，不仅更新了儿科临床对内分泌疾病的诊断和治疗内容，更提供了新的基础理论概念。

# 第2节 下丘脑-垂体疾病

## 一、生长激素缺乏症

> **案例 16-1**
>
> 患儿，男，7岁，因身材矮小5～6年入院。患儿家长发现该患儿5～6年前开始生长缓慢，身材较同龄儿明显矮小，每年身高增长不超过3cm，平时少动，无明显乏力、气短等表现，智力与同龄儿无明显差异。饮食、睡眠及大小便均正常。系G1P1，足月剖宫产出生，轻度窒息，出生体重3.25kg，身长52cm。母乳喂养，4月添加辅食，1.5岁断奶，3月抬头，6月会坐，9月会爬，13月会走，会说话。现读小学1年级，成绩良好。父母均健康，身高分别为172cm、166cm，非近亲婚配，无家族性遗传病和传染病史。
>
> 体格检查：T 36.5℃，P 89次/分，R 18次/分，BP 95/65mmHg，体重21kg，身高100.5cm，上部量53.5cm，下部量47.5cm，头围51.5cm。发育正常，营养良好，面容幼稚，神志清，精神可，自主体位。全身皮肤无皮疹及出血点，头颅无畸形，毛发纤细柔软，皮下脂肪多，双瞳孔等大等圆，光反应灵敏，耳、鼻无畸形，牙齿排列不齐。颈部无抵抗，甲状腺不大，心肺未及异常，腹部柔软，肝脾不大。四肢肌张力正常，膝腱反射正常，病理反射未引出。
>
> **思考题：**
> 1. 该患儿的主要临床特点有哪些？
> 2. 该患儿的辅助检查有哪些？

【概述】 生长激素缺乏症（growth hormone deficiency，GHE）是由于腺垂体分泌的生长激素（growth hormone，GH）不足而造成患儿生长缓慢，身高低于同年龄、同性别和同地区正常健康儿童平均身高的2个标准差（-2SD）或生长曲线第三百分位数以下者。其中部分患儿是因垂体前叶分泌GH不足或由于GH结构异常所致，前者为原发性生长激素缺乏性侏儒症（GHD），亦称垂体性侏儒，是临床常见的内分泌激素缺乏症之一。其发病率为1/5000～1/4000，大多为散发性，5%～30%是家族遗传性，称为家族性单一性生长素缺乏症（isolated growth hormone deficiency，IGHD）。GHE分为3类：①遗传性生长激素缺乏；②特发性生长激素缺乏；③继发性生长激素缺乏。

【生长激素的合成、分泌和功能】 人生长激素（hGH）由垂体前叶细胞合成与分泌，其编码基因hGH1位于第17号染色体长臂（17q22～24）上，由5个外显子和4个内含子组成。在血液循环中，大约50%的GH与生长激素结合蛋白（GHBP）结合，以 GH-GHBP 复合物的形式存在。生长激素的释放受下丘脑分泌的两个神经激素，即生长激素释放激素（GHRH）和生长激素释放抑制激素（somatostatin，SST）的调节。GHRH 是含有 44 个氨基酸残基的多肽，促进垂体 GH 分泌细胞合成分泌 GH；SST 是环状结构的 14 肽，抑制多种促分泌剂对 GH 的促分泌作用。垂体在这两种多肽的相互作用下以脉冲方式释放 GH，而中枢神经系统则通过多巴胺、5-羟色胺和去甲肾上腺素等神经递质调控着下丘脑 GHRH 和 SST 的分泌。

hGH 可以直接作用于细胞发挥生物效应，但其大部分功能必须通过胰岛素样生长因子（insulin-like growth factor，IGF）介导。人体内有两种 IGF，即 IGF-Ⅰ 和 IGF-Ⅱ。IGF-Ⅰ 是分子量为 7.5kD 的单链多肽，其基因位于 $12q^{22-24.1}$ 上，分泌细胞广泛存在于肝、肾、肺、心、脑和肠等组织中，合成主要受 GH 的调节，亦与年龄、营养和性激素水平等因素有关。IGF-Ⅱ 的作用尚未阐明。生后 2～3 周，血清 GH 浓度开始下降，分泌节律在生后 2 个月开始出现。儿童期每日 GH 分泌量超过成人，在青春发育期分泌量更高。GH 呈脉冲分泌模式，并存在昼夜节律，一般在夜间深睡眠后的早期分泌最高。在血液循环中，大约 50% 的 GH 与 GH 受体胞外结构部分的 GHBP 结合，以 GH-GHBP 复合物的形式存在。GH 的表达释放受控于下丘脑神经元分泌的两种神经分泌激素 GH RH 和 SST，GHRH 促进垂体 GH 分泌细胞合成分泌 GH；SST 则抑制多种促分泌剂对 GH 的促分泌作用。

人体生长是极为复杂的生物过程，包括遗传基因的表达调控、细胞分裂增殖等，基因的表达调控同时又受体内外诸多因素影响，如营养、内分泌激素等。目前已知人体生长与下丘脑-垂体-胰岛素样生长因子轴的生理作用密切相关，该生长轴主要包括下丘脑、垂体、肝和生长软骨，下丘脑激素（生长激素释放激素）、生长激素释放抑制激素、垂体生长激素、生长激素受体和生长激素结合蛋白、胰岛素样生长因子-1、胰岛素样生长因子结合蛋白及胰岛素样生长因子受体。

GH 的基本功能是促进生长，同时也是体内代谢途径的重要调节因子，调节多种物质代谢。①促生长效应：促进人体各种组织细胞增大和增殖，使骨骼、肌肉和各系统器官生长发育，骨骼的增长即使身长高。②促代谢效应：促合成代谢：促进蛋白质的合成和氨基酸的转运及摄取；促进肝糖原分解，减少对葡萄糖的利用，降低细胞对胰岛素的敏感性，使血糖升高；促进脂肪组织分解和游离脂肪酸的氧化生酮过程；促进骨骼软骨细胞增殖并合成含有胶原和硫酸黏多糖的基质。

【病因】 下丘脑-垂体功能障碍或靶细胞对 GH 无应答反应等均会造成生长落后，根据病因可分为：

**1. 特发性**（原发性）**GHD**

（1）下丘脑-垂体功能障碍：垂体发育异常，如不发育，发育不良或空蝶鞍均可引起生长激素结合和分泌障碍，其中有些伴有视中隔发育不全、唇裂、腭裂等畸形。由下丘脑功能缺陷所造成的生长激素缺乏症远较垂体功能不足导致者为多。其中因神经递质-神经激素功能途径的缺陷，导致 GHRH 分泌不足而致的身材矮小者称为生长激素神经分泌功能障碍。

（2）遗传性生长激素缺乏（HGHD）：GH 基因缺陷引起单一性生长素缺乏症（IGHD），而垂体 Pit-1 转录因子缺陷导致多种垂体激素缺乏症（MPHD），临床表现为多种垂体激素缺乏。IGHD 按遗传方式分为 3 型：IGHD Ⅰ型、IGHD Ⅱ型和 IGHD Ⅲ型。① IGHD Ⅰ型：为常染色体隐性遗传。可分为ⅠA 和ⅠB 两型，前者多见 GH1 基因缺失或点突变，使患儿体内不表达 GH1 基因，GH 完全缺乏；后者多为 GH1 基因剪切位点突变或复合性基因缺陷，影响 GH 蛋白分子的稳定性和正常分泌。② IGHD Ⅱ型：为常染色体显性遗传。以 GH1 基因剪切位点突变为主，造成 GH 突变体蛋白结构异常，破坏蛋白分子正常运转。③ IGHD Ⅲ型：为 X 连锁遗传。此型可能与多位点基因缺陷有关，如相关基因的连续性缺失（$Xq^{21.3}～q^{22}$），临床可伴有低丙种球蛋白血症。此外，GHRH 受体基因、下丘脑转录调控基因缺陷亦可引起 GHD，后者可造成多垂体激素缺乏症（combined pituitary hormone deficiency，CPHD）。此外，还有少数矮身材儿童是由于 GH 分子结构异常、GH 受体缺陷（拉龙综合征）或 IGF 受体缺陷（卑格米侏儒症）所致，临床症状与 GHD 相似，但呈现 GH 抵抗或 IGF-Ⅰ 抵抗，血清 GH 水平不降低或反而增高，是较罕见的遗传性疾病。

**2. 获得性 GHD** 多为器质性，继发于下丘脑、垂体或其他颅内肿瘤、感染、细胞浸润、放射性损伤和头颅创伤等，其中产伤是国内 GHD 最主要的病因。

**3. 暂时性 GHD** 体质性青春期生长延迟、社会心理性生长抑制、原发性甲状腺功能减退等均可造成暂时性 GH 分泌功能低下，在外界不良因素消除或原发疾病治疗后即可恢复正常。

【临床表现】

**1. 特发性生长激素缺乏症** 多见于男孩，男：女 =3∶1。患儿出生时身长可正常，但多有胎位不正等难产史，可有新生儿窒息史。自幼食欲低下，约 1/3 病例伴有多饮多尿，呈部分性尿崩症。1 岁以后出现生长速度减慢，身长落后比体重低更为严重，身高低于同年龄、同性别正常健康儿童生长曲线第三百分位数以下（或低于两个标准差），学龄期年增长不足 5cm，严重者仅 2～3cm。患儿智能发育正常。头颅圆形，面容幼稚（娃娃脸）和腹脂堆积、肢体匀称为本症典型表现。此外有头发纤细，下颌和颏部发育不良，牙齿萌出延迟且排列不整齐。骨骼发育落后，骨龄落后于实际年龄 2 岁以上，但与其身高年龄相仿。骨骺融合较晚。多数青春期发育延迟。

**2. 部分性生长激素缺乏症** 这类患儿同时伴有一种或多种其他垂体激素缺乏：伴有促肾上腺皮质激素（ACTH）缺乏者容易发生低血糖；伴促甲状腺激素（TSH）缺乏者可有食欲缺乏、不爱活动等轻度甲状腺功能不足的症状；伴有促性腺激素缺乏者性腺发育不全，出现小阴茎（即拉直的阴茎长度小于 2.5cm），到青春期仍无性器官和第二性征发育等。

**3. 器质性生长激素缺乏症** 可发生于任何年龄，其中有围生期异常情况导致者，常伴有尿崩症。患儿有头痛、呕吐、视野缺损等颅内压增高和视神经受压迫的症状及体征者应警惕颅内肿瘤。

> **案例 16-1 临床表现**
> 1. 患儿出生有胎位不正、轻度窒息病史。
> 2. 患儿出生时身高和体重都正常，在 1 岁以后呈现生长缓慢，身高增长速率每年不超过 3cm，智能发育正常。
> 3. 患儿身高低于正常同龄儿的第 3 百分位以下，身体各部分比例正常。面容幼稚，毛发纤细柔软，皮下脂肪多，牙齿排列不齐。

**【辅助检查】**

**1. 内源性 GH 分泌测定** 包括运动试验、夜睡眠 GH 试验和尿液 GH 测定。此类试验通常用作临床筛查。

**2. GH 药物激发试验** 由于正常人体 GH 是呈脉冲性释放，故随机采血检测 GH 无诊断价值。临床多采用药物激发试验来判断垂体合成及分泌 GH 状况。常用的药物激发剂有胰岛素、精氨酸、左旋多巴、可乐定、GHRH 等，诸多药物激发 GH 的机制不尽相同：精氨酸介导于抑制 SST 的分泌；左旋多巴介导于神经递质多巴胺能途径的兴奋，或刺激 GHRH 释放，以促进 GH 应答反应；可乐定属 α 肾上腺素增强剂，亦有促使 GHRH 分泌的作用。由于各种药物激发 GH 反应途径不同，各种试验的敏感性、特异性亦有差异，故通常采用至少 2 种作用途径不同的药物进行激发试验才能作为判断的结果。为排除外因素影响，刺激试验前应禁食，卧床休息，于试验前 30min 放置好留置针头，在上午 8～10 时进行检查。一般认为两种试验 GH 激发峰值<5μg/L 为 GH 完全缺乏；介于 5～9μg/L 为部分缺乏；≥10μg/L 即为 GH 不缺乏。

**3. 血清 IGF$_1$、IGFBP$_3$ 测定** 血液循环中 IGF$_1$ 大多与 IGFBP$_3$ 结合（95% 以上），两者分泌模式与 GH 不同，呈非脉冲性分泌和较少日夜波动，故血中浓度稳定，并与 GH 水平呈一致关系，是较理想的

检测下丘脑-垂体-胰岛素样生长因子轴功能的指标。IGFBP$_3$ 尚有运送和调节 IGF$_1$ 的功能。目前认为可作为 5 岁至青春发育期前儿童生长激素缺乏症的筛查，但该指标有一定局限性，正常人水平受各种因素影响，如性别、年龄、营养状态和甲状腺功能等，故必须建立不同性别和年龄组儿童正常参考值范围。

**4. 其他** GHBP 对人 GH 的分布、代谢和生理活动有重要影响。临床检测血清 GHBP 有助于 GH 抵抗患者的诊断。此外，根据临床表现可选择性地检测血 TSH、T$_4$、TRH 和 LHRH 激发试验等，以判断有无甲状腺和性腺轴激素缺乏。

**5. 影像学检查** CT 或 MRI 检查：已确诊为 GHD 的患儿，根据需要选择头颅 CT 或 MRI 检查，以了解下丘脑-垂体有无器质性病变，尤其对肿瘤有重要意义。

**6. X 线检查** 常用左手腕掌指骨片评定骨龄。GHD 患儿骨龄落后于实际年龄 2 岁或 2 岁以上。

**7. 其他内分泌检查** GHD 一旦确立，必须检查下丘脑-垂体轴的其他功能。根据临床表现可选择测定 TSH、T$_4$、T$_3$ 或促甲状腺素释放激素（TRH）兴奋试验和促黄体素释放激素（LHRH）刺激试验以判断下丘脑-垂体-甲状腺轴和性腺轴的功能。

> **案例 16-1 辅助检查**
> 1. 该患儿 T$_3$ 2.8（1.1～3.5）nmol/L，T$_4$ 130（38.6～154）nmol/L，TSH <10mU/L。
> 2. FSH 2.1（0.26～3.0）U/L，LH 0.1（0.02～0.3）U/L，T8（<10～35）nmol/L，E$_2$ 20（18～40）pmol/L。
> 3. 左腕部 X 线平片可见 5 个骨化中心。
> 4. 血生化：Na$^+$ 139mmol/L，K$^+$ 3.8mmol/L，Cl$^-$ 98mmol/L，Ca$^{2+}$ 2.4mmol/L，P$^{3+}$ 4.4mmol/L，CO$_2$CP 21mmol/L，AG 14mmol/L。肝功能、血糖、肾功能及血脂正常。
> 5. 颅脑 CT、MRI 均未见异常。
> 6. 血清 IGF-Ⅰ、IGFBP$_3$ 降低。
> 7. 胰岛素、精氨酸激发试验：两种试验 GH 激发峰值均<5μg/L。

**【诊断和鉴别诊断】**

**1. 诊断** 主要诊断依据：①匀称性身材矮小，身高落后于同年龄、同性别正常儿童第三百分位数以下或低于两个标准差；②生长缓慢，生长速率每年<4cm；③骨龄落后于实际年龄 2 年以上；④GH 刺激试验示 GH 部分或完全缺乏；⑤智能正常，与年龄相称；⑥排除其他疾病影响。

**2. 鉴别诊断** 引起生长落后的原因很多，须与 GHD 鉴别的主要有：

（1）家族性矮小症：父母身高都矮，身高常在第三百分位数左右，但其年增长速率>4cm，骨龄与

年龄相称，智能与性发育均正常。

（2）体质性青春期延迟：在暂时性GHD矮小症中本病最具代表性，属正常发育中的一种变异，极为常见。多见于男孩。出生时及生后数年生长无异常，以后则逐年的身高增长及成熟缓慢，尤其于青春期发育前或即将进入青春发育期时，性发育出现可延迟数年。骨龄落后与性发育延迟相关,亦与生长平行。父母中大多有类似既往史。

（3）宫内发育迟缓：本病可由母孕期营养或供氧不足、胎盘存在病理性因素、宫内感染、胎儿基因组遗传印迹等因素导致胎儿宫内发育障碍。初生时多为足月小样儿，散发起病，无家族史，亦无内分泌异常。出生后极易发生低血糖，生长缓慢。

（4）先天性卵巢发育不全（Turner综合征）：女孩身材矮小时应考虑此病。Turner综合征的临床特点为：身材矮小、第二性征不发育、颈短、颈蹼、肘外翻、后发际低等。典型的Turner综合征与GHD不难区别，但应进行染色体核型分析以鉴别。

（5）先天性甲状腺功能减退症：该症除有生长发育落后、基础代谢率低、骨龄明显落后外，还有智能低下，故不难与GHD区别。但有些晚发性病例症状不明显，需借助血$T_4$降低、TSH升高鉴别。

（6）骨骼发育异常：如各种骨、软骨发育不良等，都有特殊的体态和外貌，可选择进行骨骼X线片及相关基因分析等，以明确诊断。

（7）其他内分泌代谢病引起的生长落后：先天性肾上腺皮质增生、性早熟、皮质醇增多症、黏多糖贮积症、糖原贮积病等各有其临床表现，易于鉴别。

> **案例16-1 诊断**
>
> 该患儿根据身材矮小，身高落后于同年龄、同性别正常儿童第三百分位数以下，每年生长速率<4cm，骨龄落后于实际年龄2年以上，胰岛素、精氨酸刺激试验示GH完全缺乏，智能正常符合生长激素缺乏症。该患儿父母身高正常，出生正常，性发育正常，甲状腺激素、染色体核型及骨骼X线检查可排除家族性矮小症、体质性青春期延迟、宫内发育迟缓、Turner综合征、先天性甲状腺功能减退症、各种骨和软骨发育不良及其他内分泌代谢病。

【治疗】 ADHD的治疗应以改善ADHD儿童的日常生活、学习及社会功能为目标。通过宣传教育，提高家长、教师及社会对ADHD的正确认知是综合管理和治疗ADHD患儿的基本条件。行为导向的处理有助于识别影响儿童日常功能的目标行为，如完成作业困难、做事没有计划、丢三落四、不遵守纪律和规矩、违抗破坏等行为，以教育、帮助和鼓励为主要手段引导儿童达到所希望的行为。行为导向的处理在短时间比较研究中不及药物治疗的效果，

但在ADHD药物治疗效果不佳以及有共患病儿童的长期处理中可能是重要的。

药物治疗常常是学龄期ADHD儿童有效的治疗手段，但其远期治疗效果仍有待验证。ADHD常用的治疗药物包括盐酸哌甲酯和盐酸托莫西汀，疗效确切，但是常需要长期持续服用。

**1. 生长激素** 基因重组人生长激素（recombination hGH，rhGH）替代治疗已被广泛应用，0.1~0.15U/（kg·d），睡前皮下注射，每周6~7次。治疗应持续至骨骺愈合为止。年龄越小，效果越好，以第一年效果最好，以后生长速度逐渐下降。在用rhGH治疗过程中可出现甲状腺激素水平下降，故须监测甲状腺功能，必要时予以补充治疗。恶性肿瘤或有潜在肿瘤恶性变者及严重糖尿病患者禁用。

**2. 生长激素释放激素（GHRH）** 对由于下丘脑功能缺陷，使GHRH释放不足的GHD患儿，可采用GHRH治疗，但对垂体性GH缺乏者无效。剂量一般为每日8~30μg/kg，每日早晚各1次，皮下注射或24h皮下微泵连续注射。

**3. 同时伴有性腺轴功能障碍的口服性激素蛋白同化类固醇激素** ①氟羟甲睾酮（fluoxymesterone），每日2.5mg/kg；②氧甲氢龙（oxandrolone），每日0.1~0.25mg/kg；③吡唑甲氢龙，每日0.05mg/kg。这些均为雄激素的衍生物，其合成代谢作用强，雄激素的作用弱，有加速骨骼成熟和发生男性化的副作用，故应严密观察骨骺的发育。苯丙酸诺龙剂量为每次1mg/kg，肌内注射，每周2次，注射10次后停药半年，复查骨龄，1年为1个疗程。同时伴有性腺轴功能障碍的GHD患儿骨龄达12岁时可开始用性激素治疗，男性可注射庚酸睾酮25mg，每月一次，每3个月增加25mg，直至每月100mg；女性可用炔雌醇1~2μg/d，应避免用大剂量性激素，同时需监测骨龄。应用上述药物，应注意：①用药年龄应大于12岁；②骨龄较实际年龄落后3岁以上；③用药期间如出现明显男性化，骨龄明显加速，应减量用药或停止用药。

> **案例16-1 处方及医生指导**
>
> 1. 生长激素替代治疗：基因重组人生长激素2.1~3.15U，每晚皮下注射1次，每周6~7次。
>
> 2. 口服性激素：氟羟甲睾酮52.5mg，或氧甲氢龙2.1~5.25mg，1.25~2.5mg/d，或吡唑甲氢龙，1.05mg。
>
> 3. 苯丙酸诺龙剂量为每次2.1mg，肌内注射，每周2次，注射10次后停药半年，复查骨龄，1年为1个疗程。
>
> 4. 注射庚酸睾酮25mg，每月1次，每3个月增加25mg，直至每月100mg。
>
> 5. 营养支持。

## 二、中枢性尿崩症

**案例 16-2**

患儿，女，4岁，因多尿、多饮、烦渴5日入院。患儿5日前开始出现多尿，每日尿量5000ml左右，尿色淡，无尿痛及血尿。口渴显著，饮水多，每日饮水量在3暖瓶左右（5000～6000ml），尤以夜间明显。精神不振，少汗，食欲差，睡眠不宁，乏力少动，时有烦躁。遂至我院。既往健康，无外伤及手术史。系 $G_2P_2$，足月顺产，无窒息。出生体重3.5kg，身长53cm。母乳喂养，4月龄添加辅食，1岁断奶，发育正常。父母均健康，非近亲婚配，有1个哥哥，健康，无家族性遗传病和传染病病史。

体格检查：T 37℃，P 100次/分，R 28次/分，体重15kg，身高105cm，头围50cm。发育正常，营养差，神志清，精神不振，呼吸略促，全身皮肤干燥，弹性差，无皮疹，眼窝略凹陷，耳、鼻无畸形，口周无发紫绀，口唇干燥。颈部无抵抗，心肺无异常，腹软，肝脾不大。脊柱四肢无畸形，生理反射存在，病理反射未引出。

思考题：
1.本病的病因、临床表现有哪些？
2.该患儿需进一步做哪些检查？

尿崩症（diabetes insipidus，DI）是一种以患儿完全或部分丧失尿浓缩功能的临床综合征。临床主要特征为烦渴、多饮、多尿和排出低比重尿。根据不同病因可将尿崩症分为三种类型：①中枢性尿崩症（central diabetes insipidus，CDI）；②肾性尿崩症（nephrogenic diabetes insipidus，NDI）；③精神性多饮（psychogenic polydipsia，PP）。其中以中枢性尿崩症较多见，多是垂体抗利尿激素（antidiuretic hormone，ADH）即精氨酸升压素（arginine vasopressin，AVP）分泌不足或缺乏所引起。

**【病因】** 大致可分为器质性、遗传性或特发性DI三种。

（1）器质性（继发性）DI：通常是由不同类型的损伤或疾病而造成。①肿瘤：如颅咽管瘤、垂体瘤、松果体瘤、神经胶质细胞瘤及黄色瘤等，其中颅咽管瘤、垂体瘤、松果体瘤最为多见；②损伤：新生儿期的低氧血症、缺血缺氧性脑病均可在儿童期发生DI；③感染：少数患儿可由脑炎、脑膜炎、寄生虫病等导致；④其他：全身性疾病（白血病、结核病、组织细胞增生症等）、先天性脑畸形、药物等也可造成DI。

（2）家族性（遗传性）DI：呈常染色体显性或隐性遗传。其分子病理基础是垂体加压素基因（AVP-NPⅡ）突变。本类型CDI与编码该激素多肽的AVP-NPⅡ基因突变有关，大多为基因点突变，且突变类型及位点具有一定的异质性，其主要突变效应为编码蛋白表达不足及突变蛋白的功能障碍。

（3）特发性DI：是儿童最常见的原发性尿崩症，即缺乏任何原因的选择性ADH缺乏。在某些病例可能与中枢大细胞神经元的退行性变或神经元发育不全有关。大多为散发，发病较晚，无家族史，亦可能是某些疾病过程的一种临床分离表现。

**【临床表现】** 本病可发生于任何年龄，男孩多于女孩，以烦渴、多饮、多尿为主要症状。饮水多，尿量多，尿比重低且固定。临床症状轻重不一，这不仅取决于患儿体内AVP完全或部分缺乏的程度不同，而且还与渴觉中枢、渗透压感受器是否受损及饮食内容相关。夜尿增多，可出现遗尿。婴幼儿烦渴时哭闹不安，不肯吃奶，饮水后安静，由于喂水不足可发生便秘、低热、脱水甚至休克，严重脱水可致脑损伤及智力缺陷。儿童期患者因多饮、多尿可影响学习和睡眠，出现少汗、皮肤干燥、苍白、精神不振、食欲低下、体重不增和生长缓慢等症状。如充分饮水，一般情况正常，无明显体征。

**案例 16-2 临床表现**

1.患儿以多尿、多饮、烦渴为主要症状，每日饮水量达5000～6000ml，尿量与饮水量相称，影响日常活动和睡眠，出汗少，精神不振，食欲低下。

2.发育正常，营养差，神志清，精神不振，呼吸略促，全身皮肤干燥，弹性差，眼窝略凹陷，口唇干燥，轻、中度脱水征。

**【实验室检查】**

**1.尿液检查** 每日尿量可达4～10L，尿色清淡无气味、尿比重低，一般为1.001～1.005（50～200mmol/L），而尿蛋白、尿糖均为阴性。

**2.血生化检查** 血钠、钾、氯、钙、镁、磷等一般正常，肌酐、尿素氮正常，血渗透压正常或偏高。无条件查血浆渗透压的可以公式推算：渗透压（mmol/L）=2×（血钠＋血钾）＋血糖＋血尿素氮。

**3.禁水试验** 本实验旨在观察患儿在细胞外液渗透压增高时的尿浓缩能力，以鉴别原发性烦渴症。患儿自试验前一日晚上7～8时开始禁食，直至实验结束。试验当日晨8时开始禁饮，先排空膀胱，测定体重、采血测血钠及渗透压；然后每小时排尿一次，测尿量、尿渗透压（或尿比重），直至相邻两次尿渗透压之差连续两次<30mmol/L，或体重下降达5%，或尿渗透压≥800mmol/L，即再次采血测渗透压、血钠。结果：正常儿童禁饮后不出现脱水症状，每小时尿量逐渐减少，尿比重逐渐上升，尿渗透压可达800mmol/L以上，而血钠、血渗透压均正常。尿崩症患者每小时尿量减少不明显，尿比重不超过1.010，尿渗透压变化不大，血清钠和血渗透压分别上升超

过 145mmol/L 和 295mmol/L，体重下降 3%～5%。

试验过程中必须严密观察患儿，如患儿烦渴加重并出现严重脱水症状或体重下降超过 5% 或血压明显下降，一般情况恶化时，需迅速终止试验并给予饮水。

**4. 加压素试验** 一般在禁水试验第二次采血后即可紧接进行加压素试验。皮下注射垂体后叶素 5U（或 AVP 0.1U/kg），此后 2h 内多次留尿检测渗透压。如尿渗透压上升峰值超过给药前的 50%，则被认为是完全性 CDI；在 9%～50% 者为部分性 CDI；肾性尿崩症患儿尿渗透压上升不超过 9%。

**5. 血浆 AVP 测定** 直接测定血浆 AVP 为尿崩症的鉴别诊断提供了新途径。测定血浆 AVP 结合禁水试验，对鉴别诊断更有价值。中枢性尿崩症血浆 AVP 浓度低于正常；肾性尿崩症血浆 AVP 基础状态可测出，禁饮后明显升高而尿液不能浓缩；精神性多饮 AVP 分泌能力正常，但病程久、病情严重者，由于长期低渗状态，AVP 的分泌可受到抑制。

**6. 影像学检查** 选择性进行头颅 X 线片、CT 或 MRI 检查，以明确病因，指导治疗。儿童颅内肿瘤常以尿崩症形式起病，故有必要对患儿进行长期随访。

---

**案例 16-2 实验室检查**

1. 该患儿血常规：RBC $3.27×10^{12}$/L，Hb 127g/L，WBC $11.0×10^9$/L，PLT $220×10^9$/L，N 55.1%，L 44.9%；尿比重 1.002。

2. 血生化：$Na^+$ 135mmol/L，$K^+$ 3.8mmol/L，$Cl^-$ 101mmol/L，$Ca^{2+}$ 2.14mmol/L，$P^{3+}$ 4.24mmol/L，$CO_2CP$ 20.5mmol/L，AG 12mmol/L，血糖 4.2mmol/L，BUN 5.8mmol/L，血脂正常。

3. 颅脑 CT，MRI 均未见异常。

4. 禁水试验阳性。

5. 加压素试验：尿渗透压上升峰值超过给药前的 50%。

---

**【诊断和鉴别诊断】** 中枢性尿崩症的诊断可依据临床烦渴、多饮和多尿，以及血、尿渗透压测定，禁水和加压素试验及血浆 AVP 定量来进行。但须与其他具有多尿症状的疾病相鉴别。

**1. 高渗性利尿** 如糖尿病、肾小管酸中毒等，根据尿比重、尿渗透压、尿 pH 及其他临床表现即可鉴别。

**2. 高钙血症** 见于维生素 D 中毒、甲状旁腺功能亢进等症。

**3. 低钾血症** 见于原发性醛固酮增多症、慢性腹泻等。

**4. 继发性肾性多尿** 继发于慢性肾炎、慢性肾盂肾炎等病。

**5. 原发性肾性尿崩症** 为 X 连锁隐性（占 90%）及常染色体隐性（10%）遗传病，是由于相关基因突变使肾小管上皮细胞受体对 AVP 的作用不敏感所致。

发病年龄和症状轻重差异较大，重者生后不久即出现症状，可有多尿、脱水、体重不增、生长障碍、发热、末梢循环衰竭甚至中枢神经系统症状。轻者发病较晚，当患儿禁饮时，可出现高热、末梢循环衰竭、体重迅速下降等症状。禁水、加压素试验均不能提高尿渗透压。

**6. 精神性多饮** 又称精神性烦渴。儿童期较少见，常有精神因素存在，由于某些原因引起多饮后导致多尿，多为渐进性起病，多饮、多尿症状逐渐加重，但夜间饮水较少，且有时症状出现缓解。患儿血钠、血渗透压均处于正常低限，但患儿分泌 AVP 能力正常，因此，禁水试验较加压素试验更能使其尿渗透压增高。

---

**案例 16-2 诊断**

该患儿根据临床表现、禁水试验和加压素试验符合中枢性尿崩症（完全性）。血糖、电解质、肾功能、颅脑影像学检查正常可排除高渗性利尿、高钙血症、低钾血症、继发性肾性多尿、原发性肾性尿崩症、精神性多饮等。

---

**【治疗】**

**1. 病因治疗** 对有原发病灶的患儿必须针对病因治疗。肿瘤可手术切除。特发性中枢性尿崩症，应检查有无垂体及其他激素缺乏情况。渴感正常的患儿应充分饮水，但若有脱水、高钠血症时应缓慢给水，以免造成脑水肿。

**2. 药物治疗**

（1）鞣酸加压素：即长效尿崩停，为混悬液，用前须稍加温并摇匀，再进行深部肌内注射，开始时注射剂量为 0.1～0.2ml，作用可维持 3～7 日，须待多饮多尿症状再出现时再给用药，可根据疗效调整剂量。用药期间应注意患儿的饮水量，以免发生水中毒。

（2）1-脱氨-8-D-精氨酸加压素（DDAVP）：为合成的 AVP 类似物。喷鼻剂：含量 100μg/ml，用量 0.05～0.15ml/d，每日 1～2 次鼻腔滴入，用前需清洁鼻腔，症状复现时再给下次用药。口服片剂（弥凝），100μg/d，每日两次。DDAVP 的副作用很小，偶有引起头痛或腹部不适者。

（3）其他药物：对部分性 AVP 缺乏患儿尚可选用以下药物：①氯磺丙脲（chlorpropamide）：可增强肾髓质腺苷酸环化酶对 AVP 的反应。每日 150mg/m²，一次口服，它有促进胰岛素分泌的作用，但很少发生低血糖。②氯贝丁酯（clofibrate，安妥明）：具有增加 AVP 分泌或加强 AVP 功能的作用。每日 15～25mg/kg，分次口服，副作用有食欲缺乏及肝功能损害等。③噻嗪类利尿剂：一般用双氢克尿噻，每日 3～4mg/kg，分 3 次口服。④卡马西平：能促进 AVP 分泌作用，加强抗利尿作用。每日 10～15mg/kg，副作用为胃肠道反应和肝功能损害。

**案例 16-2 处方及医生指导**

1-脱氨-8-D-精氨酸加压素（浓度 100μg/ml），用量 0.05～0.15ml/d，每日 1～2 次鼻腔滴入，用前需清洁鼻腔，症状复现时再给下次用药。

# 三、性 早 熟

**案例 16-3**

患儿，女，6 岁，因乳房发育半年入院。患儿半年前出现乳房发育，乳晕增大，触痛，无月经来潮。无头痛、呕吐，亦无多饮、多食、多尿、烦渴等症。精神状态好，饮食及大小便无异常。既往健康，无外伤及手术史，无激素类药物及化妆品等接触史。系 G1P1，足月顺产，无窒息。发育正常。父母均健康，非近亲婚配，无家族性遗传病和传染病病史。

体格检查：T 36.7℃，P 98 次/分，R 20 次/分，体重 16kg，身高 104cm，头围 50cm。发育正常，营养良好，神志清，精神好，全身皮肤无皮疹，头颅无畸形，五官端正，颈部无抵抗，甲状腺无肿大，乳房呈芽孢状隆起，可触及乳腺腺体块伴轻微触痛，乳晕略增大［坦纳（Tanner）B₂期］，心肺无异常，腹平软，肝脾不大。女性外生殖器、大阴唇略增厚，无阴毛生长。四肢无畸形，无腋毛，生理反射存在，病理反射未引出。

**思考题：**

1. 简述性早熟的定义。
2. 简述性早熟的分类、病因、临床表现。
3. 简述性早熟的实验室检查和治疗。

性早熟（precocious puberty）是指青春期提前出现，即男孩在 9 岁前，女孩在 8 岁前出现性腺（睾丸

或卵巢等）增大和第二性征者临床可判断为性早熟。

【**下丘脑-垂体-性腺轴功能**】 人体生殖系统的发育和功能维持受下丘脑-垂体-性腺轴（HPGA）的控制。下丘脑以脉冲形式分泌促性腺激素释放激素（gonadotropic releasing hormone，GnRH），刺激垂体前叶分泌促性腺激素（Gn），即黄体生成素（luteinizing hormone，LH）和卵泡刺激素（follicle-stimulating hormone，FSH），促进卵巢和睾丸发育，并分泌雌二醇和睾酮。青春期前儿童下丘脑-垂体-性腺轴功能处于较低水平；当青春发育启动后，GnRH 脉冲分泌频率和峰值明显增加，LH、FSH 脉冲分泌峰亦随即增高，致使性激素水平升高，第二性征呈现和性器官发育。

【**正常青春发育**】 人体由童年向成年过渡的时期称为青春发育期，此过程蕴涵着人体生理、心理和体征等诸多方面的变化，包括：①神经内分泌系统的启动而导致下丘脑-垂体-性腺轴功能增强；②第二性征的出现、发育到成熟；③由青春期身高"蹿长"（spurt）至骨骺愈合而停止生长；④生殖器官发育成熟，并有成熟的生殖功能；⑤精神与心理逐渐成熟。其核心仍是性发育，即由于性激素作用而致的性征出现，尤以性腺、性器官发育为特征。故所谓青春发育期应是指青春发育开始直至具有生育能力的性成熟序贯过程。其性发育遵循一定的规律。女孩青春期发育顺序为：乳房发育→阴毛→外生殖器的改变→月经来潮→腋毛。整个过程需 1.5～6 年，平均 4 年。在乳房开始发育 1 年后，身高会急骤增长。在生长高峰出现后约 6 个月，通常会出现月经初潮。男孩性发育则首先表现为睾丸容积增大（睾丸容积超过 3ml 时即标志着青春期开始，达到 6ml 以上时即可有遗精现象），继之阴茎增长增粗，出现阴毛、腋毛、胡须生长及声音低沉等成年男性体态特征，整个过程需 5 年以上。青春期身高增长加速女孩较男孩出现早。性发育过程分期（Tanner）见图 16-2。

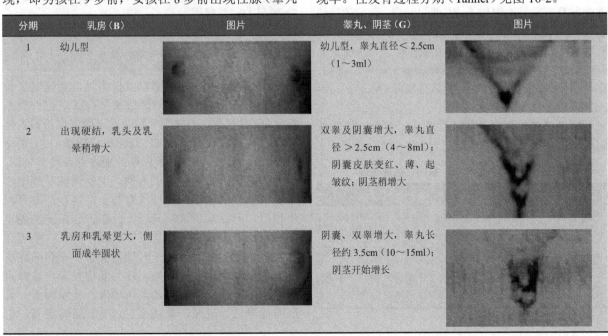

| 分期 | 乳房（B） | 图片 | 睾丸、阴茎（G） | 图片 |
|---|---|---|---|---|
| 1 | 幼儿型 | | 幼儿型，睾丸直径＜2.5cm（1～3ml） | |
| 2 | 出现硬结，乳头及乳晕稍增大 | | 双睾及阴囊增大，睾丸直径＞2.5cm（4～8ml）；阴囊皮肤变红、薄、起皱纹；阴茎稍增大 | |
| 3 | 乳房和乳晕更大，侧面成半圆状 | | 阴囊、双睾增大，睾丸长径约 3.5cm（10～15ml）；阴茎开始增长 | |

续表

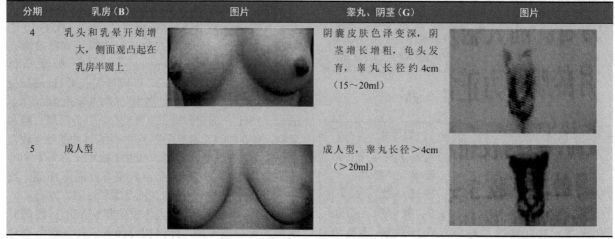

| 分期 | 乳房（B） | 图片 | 睾丸、阴茎（G） | 图片 |
|---|---|---|---|---|
| 4 | 乳头和乳晕开始增大，侧面观凸起在乳房半圆上 | | 阴囊皮肤色泽变深，阴茎增长增粗，龟头发育，睾丸长径约4cm（15～20ml） | |
| 5 | 成人型 | | 成人型，睾丸长径＞4cm（＞20ml） | |

注：括号内数字为用普拉德（Prader）睾丸计测定的睾丸容积

图 16-2　性发育过程分期（Tanner）

【病因和分类】 性早熟的病因很多，可按下丘脑-垂体-性腺轴功能是否提前发动，而分为中枢性（真性）、外周性（假性）两类。不完全性性早熟（或部分性，变异型青春发育）为性早熟的变异，见表 16-1。

**1. 中枢性性早熟**（central precocious puberty，CPP） 亦称真性性早熟。由于下丘脑-垂体-性腺轴功能过早启动，GnRH脉冲分泌，患儿卵巢或睾丸开始发育，临床表现有第二性征的发育。性发育的过程和正常青春期发育的顺序大致相同，只是年龄提前。性早熟主要包括特发性性早熟、继发性性早熟和其他疾病。

**2. 外周性性早熟**（peripheral precocious puberty） 亦称假性性早熟，是非受控于下丘脑-垂体-性腺功能所引起的性早熟，有第二性征发育，有性激素水平升高，但下丘脑-垂体-性腺轴不成熟，无性腺的发育。常见原因如下：①性腺肿瘤：卵巢颗粒细胞瘤或卵泡膜细胞瘤、黄体瘤、睾丸间质细胞瘤、畸胎瘤等；②肾上腺疾病：肾上腺肿瘤、先天性肾上腺皮质增生等；③外源性：如含雌激素的药物、食物、化妆品等；④其他：麦丘恩-奥尔布赖特（McCune-Albright）综合征。

**3. 部分性性早熟** 单纯性乳房早发育、单纯性阴毛早发育、单纯性早初潮。

表 16-1　性早熟的分类、病因、临床表现

| 分类 | 病因 | 主要临床表现 |
|---|---|---|
| 中枢性性早熟（真性） | 特发性 | 下丘脑对性激素负反馈的敏感性下降，使促性腺素释放激素过早分泌；女性多见，女孩：男=23：1 |
| | 下丘脑-垂体病变 | 错构瘤、神经母细胞瘤、松果体瘤等中枢神经系统感染或损伤 |

续表

| 分类 | 病因 | 主要临床表现 |
|---|---|---|
| 中枢性性早熟（真性） | 先天畸形 | 脑积水，脑穿通畸形，视中隔发育不全等；其他：原发性甲状腺功能减退症等 |
| | 其他 | 原发性甲状腺功能减退症等 |
| 外周性性早熟（假性） | 性腺肿瘤 | 卵巢颗粒细胞瘤或卵泡膜细胞瘤、黄体瘤、睾丸间质细胞瘤、畸胎瘤等 |
| | 肾上腺疾病 | 肾上腺肿瘤、先天性肾上腺皮质增生等 |
| | 外源性 | 如含雌激素的药物、食物、化妆品等 |
| | 其他 | McCune-Albright 综合征 |
| 部分性性早熟（假性） | | 单纯性乳房早发育，单纯性阴毛早发育，单纯性早初潮 |

**案例 16-3　病因**
该患儿由于下丘脑-垂体-性腺轴功能提前发动造成性发育，提前呈现性发育征象，即性早熟。

【临床表现】 性早熟以女孩多见，女孩发生特发性性早熟较男孩多；而男孩性早熟以中枢神经系统异常（如肿瘤）的发生率较高。一般根据正常人体青春发育进程可分为 5 期（Tanner 分期法）：Ⅰ 期是青春发育前期，Ⅱ、Ⅲ 和Ⅳ 期分别为青春发育早期、中期和晚期，Ⅴ 期则是成人期。中枢性性早熟的临床特征是提前出现的性征发育与正常青春期发育程序相似，但临床表现差异较大。在青春期前的各个年龄组都可以发病，症状发展快慢不一，有些可在性发育一定程度后停顿一时期再发育，亦有的症状消退后再发育。女孩首先表现为乳房发育，乳腺组织增生，乳核形成，继之乳头增大，乳晕增大，乳房明显增大，乳晕、乳头着色；皮下脂肪增多，出

现女性体型；在乳房发育后一年长出阴毛、腋毛，月经初潮，大、小阴唇增大，阴道出现白色分泌物，子宫逐渐长大，并可有成熟性排卵月经。男孩首先表现为睾丸增大（≥4ml 容积），阴囊皮肤皱褶增加，色素加深，阴茎增长增粗；阴毛、腋毛、胡须生长，声音变低沉，精子生成，肌肉容量增加，皮下脂肪减少，遗精等症状。早期患儿身高较同龄儿童高，但由于骨骼过快增长，可使骨骺融合过早，成年后的身材反而较矮小。青春期成熟后，患儿除身高矮于一般群体外，其余均正常。

外周性性早熟的性发育过程常与上述规律迥异。颅内肿瘤所致者在病程中常仅有性早熟表现，后期始见颅内压增高、视野缺损等定位征象，需加以警惕。

> **案例 16-3　临床表现**
> 1. 患儿女性，6 岁，半年前出现乳房发育，乳晕增大，触痛，无月经来潮。
> 2. 发育正常，营养良好，乳房呈芽孢状隆起，可触及乳腺腺体块伴轻微触痛，乳晕略增大（Tanner $B_2$ 期），女性外生殖器、大阴唇略增厚，无阴毛生长，无腋毛。

**【实验室检查】**

**1. 骨龄测定**　根据手和腕部 X 线片评定骨龄，判断骨骼发育是否超前。性早熟患儿一般骨龄超过实际年龄。

**2. B 超检查**　选择盆腔 B 超检查女孩卵巢、子宫的发育情况；若盆腔 B 超显示卵巢内可见多个≥4mm 的卵泡，则为性早熟；若发现单个直径＞9mm 的卵泡，则多为囊肿；若卵巢不大而子宫长度＞3.5cm 并见内膜增厚则多为外源性雌激素作用。男孩注意睾丸、肾上腺皮质等部位。

**3. CT 或 MRI 检查**　对疑有脑肿瘤和肾上腺皮质病变的患儿应选择进行脑部或腹部扫描。

**4. 血浆 FSH、LH 测定**　特发性性早熟患儿血浆 FSH、LH 基础值可高于正常，常常不易判断，需借助于 GnRH 刺激试验，亦称黄体生成素释放激素（LHRH）刺激试验。一般采用静脉注射 GnRH，按 2.5μg/kg（最大剂量≤100μg），于注射前（基础值）和注射后 30、60、90min 及 120min 分别采血测定血清 LH 和 FSH。当 LH 峰值＞15U/L（女），或＞25U/L（男）；LH/FSH 峰值＞0.7；LH 峰值 / 基值＞3 时，可以认为其性腺轴功能已经启动。

**5. 其他检查**　根据患儿的临床表现可进一步选择其他检查，如怀疑甲状腺功能减退可测定 $T_3$、$T_4$、TSH；性腺肿瘤睾酮和雌二醇浓度增高；先天性肾上腺皮质增生症患儿血 17α-羟孕酮（17α-OHP）和尿 17-酮类固醇（17-KS）明显增高。

> **案例 16-3　实验室检查**
> 1. 该患儿 FSH 4.1（0.26～3.0）U/L，LH 5.0（0.02～0.3）U/L，$T_8$（＜10～35）nmol/L，$E_2$ 53（18～40）pmol/L。
> 2. $T_3$ 2.2（1.1～3.5）nmol/L，$T_4$ 141（38.6～154）nmol/L，TSH ＜10mU/L。
> 3. 左腕部 X 线片：可见 9 个骨化中心。
> 4. 颅脑 CT，MRI：均未见异常。
> 5. 子宫、卵巢超声：子宫卵巢增大，可见 ＞4mm 的卵泡。
> 6. GnRH 刺激试验：阳性（LH/FSH ＞0.7）。

**【诊断和鉴别诊断】**

**1. 中枢性性早熟诊断**

（1）女孩≤8 岁先出现乳房发育，继而出现阴毛，同时内、外生殖器官发育，最后月经来潮。男孩≤9 岁表现为阴茎、睾丸增大（容积＞3ml 或长径＞2.5cm），以后出现阴毛、痤疮、声音低沉和喉结、遗精、胡须。同时出现生长加快和心理变化。但最终成人期身高较矮小，常不足 150cm。X 线检查骨龄提前。

（2）血中卵泡刺激素（FSH）、黄体生成素（LH）、睾酮（T）、雌二醇（$E_2$）升高。17α-羟孕酮（17α-OHP）和尿中 17-酮类固醇（17-KS）排泄量增高。

（3）B 超检查见女孩子宫、卵巢增大，卵巢内可见到滤泡。

（4）促性腺激素释放激素（GnRH）刺激试验可见到 FSH、LH 反应增强，静脉注射促性腺激素释放激素（GnRH）后如 LH 峰值＞15U/L（女）或＞25U/L（男），LH/FSH 峰值比＞0.7，或 LH 峰值 / 基础值＞3，为性腺轴功能启动。

（5）排除外周性性早熟如肾上腺疾病、性腺肿瘤、外源性性早熟等，排除部分性性早熟。

凡具有上述第（1）～（5）项可诊断为中枢性性早熟。再根据 X 线、CT、MRI、眼底及视野检查、血清其他激素检查等排除下丘脑垂体病变、颅脑先天畸形、原发性甲状腺功能减退症等，可诊断为特发性性早熟。

**2. 与以下疾病鉴别**

（1）单纯乳房早发育：是女孩不完全性性早熟的表现。起病年龄小，常小于 2 岁，乳腺仅轻度发育，且常呈现周期性变化。这类患儿不伴有生长加速和骨髓发育提前，不伴有阴道流血。血清雌二醇和 FSH 基础值常轻度增高，GnRH 刺激试验中 FSH 峰值明显增高。

（2）外周性性早熟：含雌激素药物或食物所致的外源性性早熟是女孩性早熟的常见原因，有阴道不规则出血，且与乳房发育不相称，详细询问病史及随访便可诊断。男孩出现第二性征而睾丸体积不增大者应考虑先天性肾上腺皮质增生症、肾上腺肿瘤。单侧睾丸或卵巢增大常为肿瘤所致。

(3)麦丘恩-奥尔布(McCune-Albright)综合征，又称多发性骨纤维发育不良伴性早熟综合征。特点为：①骨纤维发育不良；②皮肤有色素沉着斑；③性早熟，少数患儿可同时伴有甲状腺功能亢进和库欣综合征。性发育的顺序与特发性性早熟不同，是先有阴道出血而后才有乳房发育等其他性征表现，血中 FSH、LH 降低，$E_2$ 明显升高。

(4)原发性甲状腺功能减退症伴性早熟：仅见于少数未经治疗的原发性甲状腺功能减退症。多见于女孩，其发病机制可能和下丘脑-垂体-性腺轴调节紊乱有关。甲状腺功能减退时，下丘脑分泌 TRH 增多，由于分泌 TSH 的细胞与分泌催乳素(PRL)、LH、FSH 的细胞具有同源性，TRH 不仅促进垂体分泌 TSH 增多，同时也促进 PRL 和 LH、FSH 分泌。临床除甲状腺功能减退症状外，同时出现性早熟的表现，由于 TRH 不影响肾上腺皮质功能，故患儿不出现或极少出现阴毛或腋毛发育。早期给予甲状腺素替代治疗而使甲状腺功能减退症状缓解或控制后，性早熟症状即逐渐消失。

> **案例 16-3 诊断**
> 根据女孩<8 岁出现性征发育，血垂体性激素升高，骨龄提前，性腺发育，GnRH 刺激试验阳性判断该患儿符合中枢性性早熟。无外源性性激素接触史、无其他畸形、甲状腺激素正常可排除外周性性早熟、McCune-Albright 综合征及原发性甲状腺功能减低伴性早熟。

【治疗】 本病治疗依病因而定，中枢性性早熟的治疗目的：①抑制或减慢性发育，特别是阻止女孩月经来潮；②抑制骨髓成熟，改善成人期最终身高；③恢复相应年龄应有的心理行为。

**1. 病因治疗** 继发性于颅内肿瘤、肾上腺或性腺肿瘤者，宜手术切除和放疗或化疗。

**2. 药物治疗**

(1)促性激素释放激素类似物(GnRHa)：可抑制垂体促性腺激素释放，剂量 60～100μg/kg，每月肌内注射 1 次。患者的性发育及身高增长、骨龄成熟均得以控制，其作用为可逆性，若能尽早治疗可改善成人期最终身高。

(2)甲羟孕酮(甲孕酮)：抑制促性激素释放，用于女孩性早熟，每日剂量 10～30mg。有疗效后减量维持。

(3)环丙孕酮：用于女孩性早熟，每日剂量 70～150mg/m²。不能改善最终身高。

(4)达那唑：每日 0.05～0.2g。

(5)酮康唑：可应用于男性原发性性早熟，每日剂量 4～12mg/kg，副作用为肝损害。

> **案例 16-3 处方及医生指导**
> 1. 促性腺激素释放激素类似物(GnRHa)：0.96～1.6mg，每月肌内注射 1 次。
> 2. 甲羟孕酮每日 10～30mg 口服，出现疗效后减量维持。

# 第3节 甲状腺疾病

甲状腺是人体重要的内分泌器官之一，甲状腺素的合成与释放受下丘脑-垂体-靶腺轴的各种反馈机制分泌的促甲状腺素释放激素(TRH)和垂体分泌的促甲状腺激素(TSH)控制，血清 $T_4$ 则可通过负反馈作用降低垂体对 TRH 的反应性、减少 TSH 的分泌。$T_3$ 的代谢活性为 $T_4$ 的 3～4 倍，机体所需的 $T_3$ 约 80% 是在周围组织中由 5'-脱碘酶的作用将 $T_4$ 转化而成的，TSH 亦促进这一过程；饥饿、慢性营养不良、各种急性疾病、手术和某些药物等则可通过抑制该酶的活力而使 $T_3$ 生成降低而形成"非甲状腺疾病综合征"(nonthyroidal illnesses syndrom，NTI)，这是机体的一种保护性应激反应。

血清中 $T_4$、$T_3$、TSH 含量测定是临床判断下丘脑-垂体-甲状腺轴功能的常用方法；TRH 刺激试验则用于对中枢性甲状腺功能减退症的诊断和鉴别；甲状腺过氧化物酶(微粒体)抗体(TPO-Ab)和促甲状腺激素受体抗体(TRAb)的测定更有助于病因诊断。近年来激素测定技术，如放射免疫分析(RIA)、免疫放射(IRMA)、放射受体分析(RRA)、酶联免疫吸附试验(ELISA)、荧光免疫分析(FIA)和化学发光免疫测定(CLIA)等精确的测定法极大提高了对甲状腺性疾病及其他内分泌疾病的临床诊断水平。此外，B 超检查对甲状腺的先天性异位、肿瘤和其功能状态的判断等尤为有用。

甲状腺素的主要生理作用有：①加速细胞内氧化过程，增加酶活力；②促进新陈代谢；③促进蛋白质合成；④促进糖的吸收，糖原分解和组织对糖的利用；⑤促进脂肪分解和利用。甲状腺素对小儿的生长发育极为重要，它能促进细胞、组织的生长发育和成熟；促进钙、磷在骨质中的合成与代谢；促进骨、软骨的生长；促进和保持肌肉、循环系统、消化系统的功能；促进中枢神经系统的生长和发育，缺乏甲状腺素将容易造成脑发育不良。

## 一、甲状腺功能减退症

甲状腺功能减退症(hypothyroidism)，简称甲低，是由于机体合成、分泌甲状腺素不足，引起小儿代谢水平低下、体格和智能发育严重障碍的疾病。根据病因可分为两大类：散发性和地方性。散发性甲低是由于先天性甲状腺发育不良、异位或甲状腺激素合成途径缺陷所致的内分泌疾病，临床较常见，发生率为1/7000～1/5000；地方性甲低多见于甲状腺肿流行的地区，系由于地区性水、土和食物中碘缺乏所致。先天性甲低可以通过新生儿筛查获得早期诊断和治疗，并可获得良好预后。

## （一）先天性甲状腺功能减退症

> **案例16-4**
>
> 患儿，男，3岁，因生长发育落后2年余入院。患儿2年前开始生长发育落后于同龄儿，智力发育亦差，动作迟缓，表情呆板、淡漠，不愿活动，怕冷，声音低哑。精神反应迟钝，食欲差，睡眠多，2～3日大便1次，便秘，小便正常。患儿生后因"巨大儿，新生儿高胆红素血症"住院治疗20日，黄疸持续3个月消退。系G1P1，过期剖宫产，无窒息。出生体重4.5kg，身长58cm，头围38cm。母乳喂养，吃奶差，6个月添加辅食，2岁断奶。4个月抬头，8个月会坐，2岁会走，会叫"爸爸"，现语言不清，声音嘶哑。智力明显落后于同龄儿。父母均健康，非近亲婚配，母孕期无感染、服药及放射性物品接触史，无家族性遗传病和传染病病史。
>
> 体格检查：T 35.7℃，P 68次/分，R 20次/分，BP 78/50mmHg，体重13kg，身高84cm，上部量56cm，下部量27cm，头围50cm。发育落后，营养一般，神志清，精神反应差，表情呆板、淡漠，黏液水肿面容。呼吸缓慢，全身皮肤粗糙、苍黄，毛发稀少、枯黄，头大，眼睑水肿，眼距宽，鼻梁宽平，口唇厚，舌大宽厚，伸出口外，牙列不齐。颈短，无抵抗，双肺呼吸音弱，无啰音。心音低钝，律齐，心率68次/分，无杂音。腹部膨隆，可见脐疝，肝脾不大，肠鸣音弱。四肢短小，肌张力偏低。生理反射存在，病理反射未引出。
>
> 思考题：
> 1.先天性甲低病因是什么？
> 2.如何早期发现甲低？
> 3.为什么《中华人民共和国母婴保健法》规定筛查本病？

先天性甲状腺功能减退症（congenital hypothyroidism）简称先天性甲低，是由于甲状腺激素合成不足所造成的一种疾病。根据病因的不同可分为两类：①散发性，由先天性甲状腺发育不良、异位或甲状腺激素合成途径中酶缺陷所造成，发生率为（14～20）/10万；②地方性，多见于甲状腺肿流行的山区，是

由于该地区水、土和食物中碘缺乏所致，随着我国碘化食盐的广泛应用，其发病率明显下降。

【病因】

**1.散发性先天性甲低**

（1）甲状腺不发育或发育不全：亦称原发性甲低，如甲状腺缺如、发育不良、异位等，约占先天性甲低患者的90%，多见于女孩。其原因可能与相关基因遗传缺陷有关。其中约1/3病例甲状腺可完全缺如或发育不全。

（2）抗甲状腺抗体：亦称暂时性甲低。母体服用抗甲状腺药物或母体存在TSH受体阻断抗体（TRB-Ab、TNⅡ）可通过胎盘进入胎儿体内起作用，通常可在3个月内消失。

（3）甲状腺激素合成障碍：亦称家族性甲状腺激素合成障碍。其发病率仅次于甲状腺发育缺陷，多为常染色体隐性遗传病。甲状腺激素的合成需各种生物酶参与（如过氧化物酶、耦联酶、脱碘酶及甲状腺球蛋白合成酶），任何酶缺乏均可引起的先天甲状腺激素水平低下。

（4）促甲状腺素（TSH）缺乏：亦称下丘脑-垂体性甲低，是指因特发性垂体功能低下或下丘脑发育缺陷（促甲状腺素释放激素，即TRH不足）导致垂体分泌TSH障碍所起病。单纯TSH缺乏极为少见，常伴有其他垂体激素缺陷或多种垂体激素缺乏，临床称为多垂体激素缺乏综合征。

（5）甲状腺或靶器官反应低下：前者是指甲状腺细胞膜上Gsα蛋白缺陷，使cAMP生成障碍而对TSH不敏感，与促甲状腺素受体（TSH-R）基因缺陷有关；后者是甲状腺激素靶器官对$T_3$、$T_4$不敏感所致，与β甲状腺素受体基因缺陷有关。

**2.地方性先天性甲低** 多因孕妇饮食缺碘，致使胎儿在胚胎期即因碘缺乏而导致地方性先天性甲低。随着我国广泛使用碘化食盐作为预防措施，其发病率已明显下降。

> **案例16-4 病因**
>
> 该患儿由于下丘脑-垂体-甲状腺轴功能受损，甲状腺激素合成障碍，以致甲状腺素缺乏。

【临床表现】 甲低症状出现的早晚及轻重程度与残留甲状腺组织的多少及甲状腺功能低下的程度有关。先天性无甲状腺或酶缺陷患儿在婴儿早期即可出现症状，甲状腺发育不良者常在生后3～6个月时出现症状，偶有数年之后才出现症状者。其主要临床表现有智能落后、生长发育迟缓、生理功能低下。

**1.新生儿甲低** 新生儿甲低症状和体征缺乏特异性，大多数较轻微，甚至缺如，患儿常为过期产，出生体重常大于第90百分位（常>4kg），身长和头

围可正常或较正常矮小 20% 左右；前囟、后囟大；胎便排出延迟，生后常有腹胀，便秘，脐疝；全身可水肿，皮肤粗糙，生理性黄疸延长，嗜睡，少哭、哭声低下，纳呆，吸吮力差，体温低，四肢冷，皮肤出现斑纹或有硬肿现象。心率缓慢、心音低钝。

**2. 幼儿及儿童甲低** 多数先天性甲低患儿常在出生半年后出现症状。典型症状：患儿症状的严重程度与甲状腺素缺乏程度和持续时间密切相关。①特殊面容：头大，颈短，皮肤粗糙、面色苍黄，毛发稀疏、无光泽，面部黏液水肿，眼睑水肿，眼距宽，鼻梁低平，唇厚，舌大而宽厚，常伸出口外。②神经系统功能障碍：智力低下，记忆力、注意力均降低。运动发育障碍，行走延迟，并常伴有听力减退，感觉迟钝，嗜睡，严重者可有全身黏液性水肿、昏迷等。③生长发育停滞：身材矮小，躯体长，四肢短，上、下部量比值常 $>1.5$，骨发育明显延迟。④心血管功能低下：脉搏细弱，心音低钝，心脏扩大，可伴心包积液，心电图呈低电压，P—R 间期延长，传导阻滞等。⑤消化道功能紊乱：纳差，腹胀，便秘，大便干燥，胃酸减少，腹部膨隆，常有脐疝。易被误诊为先天性巨结肠。

**3. 地方性甲低** 这类患儿在胎儿期即因碘缺乏而不能合成足量甲状腺激素，影响其中枢神经系统发育，临床表现为两种不同的综合征：①神经性综合征，以共济失调、痉挛性瘫痪、聋哑和智能低下为特征，但身材正常，且甲状腺功能正常或仅轻度减低；②黏液水肿性综合征，以生长和性发育明显落后、黏液水肿、智能低下为特征，血清 $T_4$ 降低、TSH 升高。约 25% 患儿有甲状腺肿大。这两种综合征有时会交叉重叠。

> **案例 16-4　临床表现**
>
> 　　1. 新生儿期症状：患儿为过期产，出生体重超过正常新生儿第 90 百分位，生理性黄疸期达 3 个月。
>
> 　　2. 有特殊面容和体态：表情呆板、淡漠，黏液水肿面容。全身皮肤粗糙、苍黄，毛发稀少、枯黄，头大，眼睑水肿，眼距宽，鼻梁宽平，口唇厚，舌大宽厚，伸出口外，牙列不齐。颈短，腹部膨隆，可见脐疝，四肢短小，身材矮小，躯干长而四肢短小，上部量/下部量 $>1.5$。
>
> 　　3. 神经系统表现：精神反应迟钝，睡眠多，智力发育亦差，动作迟缓，表情呆板、淡漠，肌张力偏低，神经反射迟钝。
>
> 　　4. 不愿活动，怕冷，声音低哑，心音低钝，心率慢。
>
> 　　5. 食欲差，肠鸣音弱，便秘。

**【实验室检查】** 由于先天性甲低发病率高，在

生命早期对神经系统功能损害重且其治疗容易、疗效佳，因此早期诊断、早期治疗至关重要。

**1. 出生筛查** 我国 1995 年 6 月颁布的《中华人民共和国母婴保健法》中已将本病列入新生儿筛查的疾病之一。目前多采用出生后 2～3 日的新生儿干血滴纸片检测 TSH 浓度作为初筛，结果大于 20mU/L 时，再检测血清 $T_4$、TSH 以确诊。该法采集标本简便，假阳性和假阴性率较低，故为患儿早期确诊、避免神经精神发育严重缺陷、减轻家庭和国家负担的极佳防治措施。

**2. 甲状腺功能检查** 测定外周血 $T_3$、$T_4$ 和 TSH，新生儿筛查可采用滤纸血斑法，在生后 2～3 日取足跟毛细血管血检测 TSH，如 $T_4$ 降低、TSH 明显升高即可确诊。

**3. TRH 刺激试验** 若血清 $T_4$、TSH 均低，则疑 TRH、TSH 分泌不足，应进一步做 TRH 刺激试验：静脉注射 TRH 7μg/kg，正常者在注射 20～30min 内出现 TSH 峰值，90min 后回至基础值。若未出现高峰，应考虑垂体病变；若 TSH 峰值出现时间延长，则提示下丘脑病变。

**4. X 线检查** 小于 1 岁拍膝关节，大于 1 岁做左手腕部 X 线片，评定患儿的骨龄。患儿骨龄常明显落后于实际年龄。

**5. 核素检查** 采用静脉注射 $^{99}$m-Tc 后以单光子发射计算机体断层摄影（SPECT）检测患儿甲状腺位置、发育情况，甲状腺的大小、形状及其占位性病变。

**6. 其他检查** 血糖降低，血胆固醇、甘油三酯值升高，基础代谢降低。甲状腺 B 超可用于了解甲状腺位置、大小、密度分布。心电图示低电压、窦性心动过缓，T 波平坦、倒置，偶有 P—R 间期延长，QRS 波增宽。

> **案例 16-4　实验室检查**
>
> 　　1. 该患儿 $T_3$ 0.5（1.1～3.5）nmol/L，$T_4$ 24（38.6～154）nmol/L，TSH 125（正常 $<10$）mU/L。
>
> 　　2. 左腕部 X 线片：可见 2 个骨化中心。
>
> 　　3. 血生化：电解质、血糖、血脂、肝肾功能均正常。
>
> 　　4. 甲状腺超声：甲状腺无异位，无缺如。
>
> 　　5. 放射性核素检查：甲状腺无异常。
>
> 　　6. 染色体核型检查：46，XY。
>
> 　　7. 腹部平片：未见异常。
>
> 　　8. 心电图示低电压、窦性心动过缓，T 波平坦、倒置，P—R 间期延长，QRS 波增宽。

**【诊断和鉴别诊断】**

**1. 诊断**

（1）新生儿期可表现孕期超过 42 周，体重 $>4$kg，身高较正常低 20% 左右，黄疸延长，有喂

养困难、呆滞、哭声低哑、便秘、体温低、水肿、前囟大、脐疝及反应缓慢。

（2）2～3个月起出现特殊面容，头大，鼻梁平塌，鼻翼宽，舌大常伸至口外，表情淡漠，反应迟钝，头发稀疏，脐疝，皮肤粗糙。

（3）生长发育迟缓，躯干长，四肢短小，上部量/下部量＞1.5，X线检查示骨龄延迟。

（4）神经系统功能障碍，运动发育延迟，注意力、记忆力低下，智力低下。

（5）心血管功能低下，心律慢，心脏扩大或伴心包积液，心音低钝，血压降低等。心电图检查可有低电压，心肌损害变化。

（6）消化系统功能障碍，纳呆、腹胀、便秘、大便干燥。

（7）血甲状腺素（$T_3$、$T_4$）下降，促甲状腺素（TSH）升高。可有血糖降低，胆固醇、甘油三酯升高，基础代谢率降低。

具有上述第（1）～（7）项，可诊断为原发性甲状腺功能减退症。

**2. 鉴别诊断**

（1）唐氏综合征：亦称先天愚型。患儿智力低下、运动发育迟缓，特殊面容：眼距宽、外眼角上斜、鼻梁低、舌外伸，关节松弛，皮肤和毛发正常，无黏液水肿。染色体核型分析可确诊。

（2）先天性巨结肠：患儿出生后即开始便秘，腹胀，并常有脐疝，但其面容、精神反应和哭声等均正常。

（3）先天性软骨发育不良：四肢短，头大，指短分开（三叉指），腹膨隆，臀后翘，骨骼X线摄片检查可资鉴别。

（4）佝偻病：患儿有动作发育迟缓、生长落后等表现。但智能正常，皮肤正常，有佝偻病的体征，血生化和X线片可鉴别。

（5）黏多糖贮积症Ⅰ型：是由于在黏多糖降解过程中缺乏 α-艾杜糖醛酸酶，造成过多黏多糖积聚于组织器官而致病。出生时大多正常，不久便可出现临床症状。头大，鼻梁低平，丑陋面容，毛发增多，肝脾肿大，X线检查可见特征性肋骨飘带状、椎体前部呈楔状，长骨骨骺增宽，掌骨和指骨较短。

> **案例 16-4　诊断**
> 　　该患儿根据新生儿期表现、特殊面容、生长发育迟缓、上部量/下部量＞1.5、骨龄延迟、神经系统功能障碍、心血管功能低下、消化系统功能障碍、血甲状腺素下降、促甲状腺素升高表现符合甲状腺功能减退症。染色体核型正常、腹部平片正常、骨骼X线正常可排除唐氏综合征、先天性巨结肠、先天性软骨发育不良、佝偻病、黏多糖贮积症Ⅰ型等。

**【治疗】**

（1）本病应早期确诊，尽早治疗，一旦诊断确立，应终身服用甲状腺制剂，不能中断，否则前功尽弃。饮食中应富含蛋白质、维生素及矿物质。

（2）对下丘脑-垂体性甲低患者，甲状腺素治疗需从小剂量开始，同时给生理需要量皮质激素，防止突发性肾上腺皮质功能衰竭。

（3）疑有暂时性甲低者，一般需正规治疗2年后，再停药1个半月，复查甲状腺功能，若功能正常，则可停药。甲状腺素是治疗先天性甲低的最有效药物。

（4）目前甲状腺素制剂：①甲状腺片（thyroid），$T_3$、$T_4$ 的含量及两者比例不恒定，每片含量为40mg/片；若长期服用，可使血清 $T_3$ 升高，该制剂目前临床已基本不用。②左甲状腺素（L-thyroxine，$L$-$T_4$），是甲状腺片中的主要成分，肠道吸收完全，每片25μg或50μg。$L$-$T_4$ 100μg相当于甲状腺素片60mg。新生儿大多采用 $L$-$T_4$，剂量每日10μg/kg，一次或两次分服；婴幼儿期剂量为6～8μg/kg，儿童为5μg/kg。药源有困难者可口服甲状腺片，即使是同一个体在不同时间反应亦有差异，须定期随访，观察生长发育情况、智商、骨龄，以及血 $T_3$、$T_4$、TSH变化等，不断加以调整。

> **案例 16-4　处方及医生指导**
> 　　1. 甲状腺素替代治疗：$L$-甲状腺素钠每日45μg 开始口服，每1～2周增加1次剂量，至临床症状改善，血清 $T_4$、TSH正常后维持。
> 　　2. 皮质激素：根据年龄给予生理需要量，防止突发性肾上腺皮质功能衰竭。

**【预防】** 本病患儿若于3月龄内开始治疗大多预后较佳。

**1. 新生儿筛查** 鉴于本病在内分泌代谢性疾病中的发病率最高，因此许多国家都已列入常规遗传缺陷病的筛查项目。通常于出生后2～3日采集外周毛细血管血至特制纸片检测TSH浓度作为初筛，TSH＞20mU/L时再采血测血清 $T_4$ 和TSH加以确诊。该筛查项目方法简便、费用低廉、准确率较高，是早期确诊患儿、避免神经精神发育严重缺陷、减轻家庭和国家负担的极佳预防措施。

**2. 产前诊断** 由于甲状腺素缺乏可直接影响胎儿脑发育，故新生儿筛查诊断的甲低患儿仍有可能存在神经系统异常。因此产前诊断甲低尤其重要，通过超声波检查可发现可疑甲低胎儿；羊水测定TSH 和 $rT_3$，并同时测定母亲血TSH，若母亲TSH正常、羊水TSH升高和 $rT_3$ 降低，则可拟诊胎儿甲低。羊水 $rT_3$ 正常值为：胎龄＜20周为330±31ng/dl；胎龄20～30周为323±91ng/dl；胎龄31～35周为 91±3.0ng/dl；胎龄 36～42 周为 93±5.0ng/dl。对有先证者再孕母亲可进行产前相关基因诊断。

### （二）获得性甲状腺功能减退症

【病因】 由于多种原因造成甲状腺本身疾病而引起的甲状腺功能低下：①淋巴细胞性甲状腺炎，又称为桥本甲状腺炎（Hashimoto thyroiditis），简称桥本病，是一种典型的器官特异性自身免疫疾病，也是导致获得性甲状腺功能减退的最主要原因，也是儿童和青少年甲低最常见原因之一。本病与遗传素质有关，已证实 HLA-DR4 和 HlA-DR5 单体型者对本病易感，长时期摄入碘量过高亦可能是诱发因素。②其他累及甲状腺功能的情况有亚急性甲状腺炎、急性化脓性甲状腺炎、颈部放射治疗后、误将异位甲状腺作为甲状舌骨囊肿切除术后等引起的甲状腺功能低下。由于临床常见桥本甲状腺炎，本内容主要概述此病。

【病因及发病机制】 由于炎症或其他因素造成甲状腺本身特异性自身免疫疾病。患者血清及甲状腺组织内有针对甲状腺抗原的抗体，抗甲状腺球蛋白抗体和抗甲状腺微粒体抗体的滴度较高，有甲状腺胶质第二成分抗体和甲状腺细胞表面抗体，血清中丙种球蛋白亦升高。除上述体液免疫异常外，细胞免疫也异常，它可使淋巴细胞遇到甲状腺球蛋白时发生母细胞转化。患者血清中含有对甲状腺抗原有反应的移动抑制因子。由于抑制性 T 细胞功能降低，使辅助性 T 细胞协助 B 细胞向浆细胞分化产生大量抗甲状腺球蛋白抗体。患者的细胞膜抗体能激活 K 细胞而发挥其细胞毒性作用，加上致敏效应 T 细胞的协同作用下，造成自身甲状腺细胞的破坏。本病有细胞免疫与体液免疫两方面受累因而使其大量甲状腺组织受破坏，而引起甲状腺功能低下。

【临床表现】 发病缓慢，多有上呼吸道感染病史。患儿大都有甲状腺弥漫性肿大，程度不一，右侧可稍大于左侧，质中坚，有时表面可扪及分叶状或粗糙感觉。患儿多数无主观症状，部分患儿可有发热、厌食、乏力、头痛、咽痛、吞咽痛或诉颈部压迫感或疼痛、声音嘶哑等，早期可有一过性甲状腺功能亢进症状如心悸、多汗、易激等。病程较长患儿常见食欲缺乏、便秘、畏寒、生长迟滞、皮肤黏液水肿等甲状腺功能减低的症状。一般病程为 2～3 个月，个别可达 6～12 月，可自发缓解，少数出现甲低。血 TSH 早期降低，后期正常或稍高。对泼尼松治疗反应好，再加上局部甲状腺痛感往往视为本病之特征，并可与急性化脓性甲状腺炎区别。

【实验室检查】 ①血清甲状腺素测定，无症状患儿的甲状腺功能大多正常，少数初发病患儿血清 T3、T4 可稍增高，TSH 正常，随着病情发展，多数患儿血清总 T4 和游离 T4 降低、TSH 增高；②自身免疫性甲状腺炎患儿血清甲状腺过氧化物酶抗体（TPO-Ab，或 TM-Ab）和甲状腺球蛋白抗体（TgAb）滴度增高，因为这类自身抗体滴度常随病程长短而变动，且在部分格雷夫斯（Graves）病患儿中亦可增高，故应进行必要的复查、随访；③甲状腺 B 超扫描可显示自身免疫性甲状腺炎特有的散在性低回声区；④发射型计算机断层成像（ECT）甲状腺扫描可准确地显示甲状腺部位和受累情况；⑤促甲状腺激素受体抗体（TRAb）检测有助于判断自身免疫性甲状腺炎是否与 Graves 病同时存在。

【治疗】 泼尼松类皮质激素对本病有显著效果，用量 1mg/（kg·d），一般用 1～2 个月。尚可用阿司匹林、吲哚美辛等镇痛退热。出现心悸、多汗等甲状腺功能亢进表现者可予镇静药或普萘洛尔治疗，如出现便秘、纳呆甲低症状者可加服甲状腺片，用量 40～80mg/d。自身免疫性甲状腺炎容易发生癌变或合并胰腺、甲状旁腺、肾上腺等其他内分泌腺的自身免疫性病变，在随访中应予注意。

## 二、甲状腺功能亢进症

**案例 16-5**

患儿，女，6 岁，因烦躁、多汗、食欲亢进 10 余日入院。患儿 10 余日前开始出现烦躁、易激惹、注意力不集中，怕热、多汗，食欲增加，无烦渴、多饮、多尿，体重降低 1kg，伴疲劳、乏力。精神状态好，睡眠少，大便次数较前增多，小便正常。既往健康，无外伤及手术史。系 G1P1，足月顺产，母乳喂养，吃奶好，4 月龄添加辅食，1 岁断奶。生长发育正常，智力与同龄儿相同。父母均健康，非近亲婚配，无家族性遗传病和传染病病史。

体格检查：T 37.7℃，P 122 次/分，R 26 次/分，BP 110/55mmHg，体重 20kg，身高 117cm，发育正常，营养中等，神志清，精神矍铄，皮肤无皮疹，淋巴结不大，毛发色黑，分布均匀，眼球略突出，耳鼻无异常，颈部无抵抗，甲状腺 II 度肿大，随吞咽活动，质软，无结节。双肺呼吸音清，无啰音，心音有力，心率 122 次/分，律齐，心前区可及 II～III 级收缩期杂音，无传导。腹平软，肝脾不大，肠鸣音活跃。脊柱四肢无畸形，伸臂时手指常震颤，生理反射存在，病理反射未引出。

思考题：
1. 基础代谢率对甲状腺功能亢进症患者有何临床意义？
2. 简述甲状腺功能亢进症临床表现、诊断和治疗。

**【概述】** 甲状腺功能亢进症（hyperthyroidism）简称甲亢，是指由于内源性甲状腺素过多所导致的一种临床综合征，常伴有甲状腺肿大、眼球突出及基础代谢率增高等表现，发病原因尚未完全明确。儿童甲状腺功能亢进症主要见于毒性弥漫性甲状腺肿（toxic diffuse goiter 或称 Graves 病），仅少数患儿是由一些罕见疾病所造成，如甲状腺功能亢进性甲状腺癌、亚急性甲状腺炎、急性化脓性甲状腺炎等；Graves 病属于自身免疫病，是由于免疫监护功能失调，体内产生了针对甲状腺细胞膜上的 TSH 受体刺激性抗体（TRSAb）、TSH 受体阻断性抗体（TRBAb），导致甲状腺广泛增生，产生过多的甲状腺激素，引起体内分解代谢亢进及交感神经兴奋的表现。Graves 病有家族发病倾向，感染、精神刺激和情绪紧张等为诱发因素。小儿甲状腺功能亢进以学龄儿童为多，尤以青春期为多，<5 岁者少见，女性多见，男：女为 1：5.1，常有家族史，遗传方式可能为常染色体显性或隐性遗传，亦有人认为是多基因遗传。

> **案例 16-5　概述**
> 　　该患儿属于自身免疫病，是由于免疫监护功能失调，体内产生了针对甲状腺细胞膜上的 TSH 受体刺激性抗体（TRSAb）、TSH 受体阻断性抗体（TRBAb），导致甲状腺广泛增生，产生过多的内源性甲状腺素所导致的一种临床综合征。

**【临床表现】**

（1）交感神经兴奋性增加：大多数患儿在青春期发病，本症初发病时症状不甚明显、进展缓慢，激惹、多言、神经过敏等情绪改变常为初起症状，继而出现食欲增加、体重下降、怕热多汗、睡眠障碍和易于疲乏等。心尖部可闻及收缩期杂音，脉压大，伸臂时手指常震颤。基础代谢率（BMR）增快。

（2）甲状腺：所有患儿都有甲状腺肿大，但程度不一，一般为左、右对称，质地柔软，表面光滑，可随吞咽动作上、下移动。部分患儿有眼球突出，通常较轻。常可听到血管杂音。结节性肿大者可扪及大小不一、质硬、单个或多个结节。甲状腺 B 超或扫描可了解其大小、性质。

（3）突眼可为一侧或两侧，亦可无突眼（占 30%～50%）。

（4）骨龄超过正常。

（5）血 $T_3$、$T_4$、$FT_3$、$FT_4$ 增高，TSH 降低，TRSAb、甲状腺球蛋白抗体（TgAb）阳性。

> **案例 16-5　临床表现**
> 　　1. 交感神经兴奋性增加：患儿烦躁、多汗、

食欲亢进，精神萎靡，易激惹、注意力不集中，怕热、食欲增加、体重降低 1kg，伴疲劳、乏力，睡眠少，大便次数较前增多；心音有力，心率快，心前区可及 Ⅱ～Ⅲ 级收缩期杂音，无传导，脉压差 55mmHg 增大，肠鸣音活跃，伸臂时手指常震颤，BMR 增高。
> 　　2. 甲状腺表现：甲状腺 Ⅱ 度肿大，随吞咽活动，质软，无结节。
> 　　3. 双眼眼球略突出。
> 　　4. 骨龄超前。
> 　　5. 血 $T_3$、$T_4$、$FT_3$、$FT_4$ 增高，TSH 降低，TRSAb、TgAb 阳性。

**【实验室检查】**

（1）血清甲状腺素测定，如总 $T_4$ 和游离 $T_4$ 增高而 TSH 水平低下则诊断即可确立，也可进一步检测 TRSAb；淋巴细胞性甲状腺炎在病程早期可呈现甲状腺功能亢进症状，但多数是一过性的，经短期随访即可区别，检测 TRAb 和 TMAb 有助于与 Graves 病鉴别。

（2）基础代谢率（BMR）：正常值 ±15，>5 岁测定有意义。BMR（%）= 脉搏 /（分）+ 脉压差 -111（Gale 氏法）。

（3）血清 $T_3$ 值极度增高时，应进行 B 超扫描和（或）核素摄取率检测，以正确诊断结节性甲状腺肿和鉴别癌肿。

（4）甲状腺扫描。

> **案例 16-5　实验室检查**
> 　　1. 该患儿 $T_3$ 5.8（1.1～3.5）nmol/L，$T_4$ 204（38.6～154）nmol/L，TSH 0.25mU/L，TSH 受体刺激性抗体（TRSAb）、甲状腺球蛋白抗体（TgAb）阳性，甲状腺过氧化物酶抗体阴性。
> 　　2. 左腕部 X 线片：可见 7 个骨化中心。
> 　　3. 血生化：电解质、血糖、血脂、肝肾功能均正常。
> 　　4. 甲状腺超声：弥漫性甲状腺肿大，回声均匀。
> 　　5. 胸部 X 线片：双肺正常，心胸比例 57%。
> 　　6. 心脏彩色多普勒：三尖瓣轻度反流，余无异常。
> 　　7. 基础代谢率（BMR）：66%。
> 　　8. 眼部 CT：未见异常。

**【诊断和鉴别诊断】** 根据典型的临床表现和血清甲状腺素测定，B 超检查可作出正确的诊断。需与以下疾病鉴别：①慢性淋巴细胞性甲状腺炎，多数甲状腺功能减低或正常，少数表现为甲状腺功能亢进，检测血 TgAb 及 TM-Ab 显著并持久增高；

②单纯性甲状腺肿，多发生在青春期，无明显临床症状，甲状腺功能正常；③突眼，眼部肿瘤，球后疏松结缔组织炎，绿色瘤、黄色瘤、神经母细胞瘤等应与其鉴别，一般甲状腺功能正常；④甲状腺囊肿、肿瘤，局部可扪及肿块，扫描及超声波检查可协助明确肿物性质；⑤甲状腺肿性甲减，为家族性酶缺陷所致散发性甲减，有遗传史，伴甲减表现，BMR 低、血 T4 减低、TSH 增高；⑥心肌炎或心脏病，心动过速、心悸应注意甲状腺是否肿大，勿误诊为心肌炎或心脏病。

> **案例 16-5 诊断**
> 　　该患儿根据典型的临床表现、血清甲状腺素升高、TSH 降低、B 超结果符合甲状腺功能亢进（Graves 病）。甲状腺过氧化物酶抗体阴性、眼部 CT 无异常、心脏超声等可以排除慢性淋巴细胞性甲状腺炎、单纯性甲状腺肿、眼部肿瘤、球后疏松结缔组织炎、绿色瘤、黄色瘤、神经母细胞瘤、甲状腺囊肿、甲状腺肿性甲减及心肌炎或心脏病等。

**【治疗】** 目前对儿童 Graves 病患者采用抗甲状腺药物治疗，仅在药物治疗无效时才考虑手术或用同位素碘疗法。

**1. 一般治疗** 急性期减少活动，充分休息，注意尽可能卧床休息，必要时应休学半年至 1 年，恢复上学后也应避免剧烈活动，避免体力过度及情绪激动。予以高热量、高蛋白、高维生素及低碘饮食。

**2. 药物治疗** ①甲巯咪唑（thiamazole，MTZ；亦称他巴唑，tapazole）：本药不仅能阻抑碘与酪氨酸结合，且可直接抑制 TRSAb，口服后奏效快而作用时间较长，可按每日 0.5～1.0mg/kg 量分 2 次口服。通常在 3 个月左右待甲状腺功能正常后，适当减量维持，疗程应≥6 年。其毒副作用较少，亦较轻微，少数小儿可能发生暂时性白细胞减少症或荨麻疹样皮疹，停药即消失；严重者可发生颗粒细胞减少、肝损害、肾小球肾炎、脉管炎等，虽均罕见，在使用中仍须仔细观察。②丙硫氧嘧啶（propylthiouracil，PTU）：作用和毒性与上药类同，初始剂量为每日 5～10mg/kg，因其半衰期仅为 0.5h，故需分 3 次服用。PTU 被吸收后大多在血液循环中与蛋白质结合，极少通过胎盘，不致损伤胎儿。③普萘洛尔（心得安，propranolol）：为 β 肾上腺素受体拮抗药，作为辅助药物用于重症甲状腺功能亢进患儿，可减轻交感神经过度兴奋所致的心律快速、多汗、震颤等症状，用量为每日 0.5～2.0mg/kg，均分 3 次口服。

**3. 手术治疗或放射性核素碘疗法** 指征：①药物过敏；②甲状腺肿瘤；③白细胞＜3×10⁹/L；④甲状腺明显肿大服药后不缩小者，服药后复发不愈者。

> **案例 16-5 处方及医生指导**
> 　　1. 一般治疗　减少活动，充分休息，能卧床休息。予以高热量、高蛋白、高维生素及低碘饮食。
> 　　2. 甲巯咪唑　每日 10～20mg，分 2 次口服，在 3 个月左右待甲状腺功能正常后，适当减量维持，疗程应≥6 年。
> 　　3. 普萘洛尔　每日 10～20mg，均分 3 次口服。

# 第 4 节　先天性肾上腺皮质增生症

> **案例 16-6**
> 　　患儿，男，5 岁，因声音低沉、阴毛出现半年入院。患儿半年前开始出现声音低沉，渐明显，面部出现痤疮，喉结明显，肌肉发育，家长发现患儿出现阴毛，同时阴茎及阴囊开始增大。无头痛、呕吐，无腹胀、腹痛等表现。外院诊断不明来诊。既往健康，无外伤及手术史。系第一胎第一产，足月顺产，母乳喂养，吃奶好。生长发育正常，智力与同龄儿相同。预防接种随当地进行。父母均健康，非近亲婚配，无家族性遗传病和传染病史。
> 　　体格检查：T 36.5℃，P 98 次/分，R 20 次/分，BP 95/65mmHg，体重 18kg，身高 125cm，发育正常，营养良好，神志清，精神好，皮肤无皮疹及出血点，全身表浅淋巴结不大，毛发色黑浓密，面部可见痤疮，眼耳鼻无异常，颈无抵抗，喉结出现，甲状腺无肿大。双肺呼吸音清，无啰音，心音有力，心率 122 次/分，律齐，无杂音。腹平软，肝脾不大，肠鸣音正常。脊柱四肢无畸形，阴毛出现，阴茎变粗，阴囊发育，睾丸直径 3.5cm。生理反射存在，病理反射未引出。
> 　　思考题：
> 　　1. 先天性肾上腺皮质增生症的病因和病理生理各是什么？
> 　　2. 先天性肾上腺皮质增生症的临床表现及治疗各是什么？

先天性肾上腺皮质增生症（congenital adrenal hyperplasia，CAH）是一组常染色体隐性遗传性疾病，其病因在于类固醇激素生物合成过程中先天性的某种酶缺乏，常见 6 种酶缺陷：①21-羟化酶缺陷；②11β-羟化酶缺陷；③3β-羟类固醇脱氢酶缺陷；④17α-羟化酶缺陷；⑤20、22-碳链裂解酶（裂链酶）缺陷；⑥18-羟化酶缺陷。其中 21-羟化酶缺陷占 90% 以上，11β-羟化酶缺陷约占 5%。在导致肾上腺皮质合成皮质醇不足时，经下丘脑-垂体-肾上腺轴反馈调节，促肾上腺皮质激素释放激素（corticotropin-releasing hormone，CRH）、促肾上腺皮质激素（adrenocorticotropic hormone，ACTH）分泌增加，产生肾上腺皮质增生。典型的 CAH 发病率约为 1/10 000，而非典型的发病率约为典型的 10 倍。男女发病比率为 2∶1。临床主要特点为肾上腺皮质功能不全、性腺发育异常，多伴水盐代谢失调。

【病因和病理生理】 人体肾上腺由皮质和髓质两个功能不同的内分泌器官组成，皮质分泌肾上腺皮质激素，髓质分泌儿茶酚胺激素。肾上腺皮质又可分为 3 个区带：①球状带，位于肾上腺皮质最外层，占皮质的 5%～10%，主要合成和分泌盐皮质激素及醛固酮；②束状带，位于中间层，约占皮质的 75%，是皮质醇和少量盐皮质激素（脱氧皮质酮、脱氧皮质醇、皮质酮）的合成场所；③网状带，位于肾上腺皮质最内层，主要合成肾上腺雄激素和少量雌激素。诸类肾上腺皮质激素均为胆固醇的衍生物，其合成过程极为复杂，必须经过一系列的酶促反应

加工而成（表 16-2）。正常肾上腺以胆固醇为原料合成糖皮质激素、盐皮质激素、性激素（雄激素、雌激素和孕激素）三类主要激素，都是胆固醇的衍生物。在诸多类固醇激素合成酶中，除 3β-羟类固醇脱氢酶（3β-HSD）外，均为细胞色素 P450（cytochrome P450）蛋白超家族成员，肾上腺合成皮质醇是在垂体分泌的 ACTH 控制下进行的。CAH 由于上述激素合成过程中有不同部位的酶缺陷致使糖皮质激素、盐皮质激素合成不足，而在缺陷部位以前的各种中间产物在体内堆积，使肾上腺产生的雄激素明显增多。由于血皮质醇水平降低，负反馈作用消除，以致垂体前叶分泌 ACTH 增多，刺激肾上腺皮质增生，并使雄激素和一些中间代谢产物增多，由于醛固酮合成和分泌在常见类型的 CAH 中亦大多同时受到影响，故常导致血浆肾素活性（PRA）增高，从而产生各种临床症状。主要的酶缺陷有：21-羟化酶缺乏症（21-OHD）、11β-羟化酶缺乏症（11β-OHD）、3β-羟类固醇脱氢酶（3β-HSD）缺乏症、17α-羟化酶缺乏症（17α-OHD）。

**表 16-2　参与肾上腺类固醇激素合成的酶和辅酶**

| 名称 | 位置 | 催化作用 | 基因定位 | 编码基因 |
|---|---|---|---|---|
| CYP11A | 线粒体 | 20α-羟化 | 15q23～q24 | CYP11A |
| | | 22α-羟化 | | |
| | | 20～22 裂解 | | |
| 3β-HSD | 微粒体 | 还原 3β-羟基异构 | 1p13.1 | HSD3B2，HSD3B1 |
| CYP17（P450c17） | 微粒体 | 17α-羟化 | 10q24-q25 | CYP17 |
| | | 17～20 裂解 | | |
| CYP21（P450c21） | 微粒体 | 21α-羟化 | 6p21.3 | CYP21B |
| CYP11B1（P450c11β） | 线粒体 | 11β-羟化 | 8q22 | CYP11B1 |
| CYP11B2（P450c11AS） | 线粒体 | 18-羟化 | | CPY1B2 |
| （醛固酮合成酶） | | 18-脱氢 | | |
| 肾上腺铁硫蛋白 | 线粒体 | 电子传递辅酶 | 11q22 | FDX1 |
| 肾上腺铁硫蛋白还原酶 | 线粒体 | 电子传递辅酶 | 17q24～q25 | FDXR |

> **案例 16-6　病因**
> 该患儿因肾上腺皮质激素合成途径中 21-羟化酶（21-OH）缺陷引起，患者由于皮质醇合成不足，垂体分泌大量 ACTH，刺激肾上腺皮质增生，同时合成过量的雄激素。

【临床表现】

**1. 21-羟化酶缺乏症**（21-hydroxylase deficiency，21-OHD） 是 CAH 中最常见的一种，发病率为 1/13 000，占典型病例的 90%～95%。临床特征为皮质醇分泌不足、失盐及雄激素分泌过多。通常将其分为 3 种临床类型：

（1）单纯男性化型：是由于 21-OH 不完全缺乏所致（酶活性为正常的 1%～11%），本型约占 21-OHD 总数的 25%。患者不能正常合成 11-脱氧皮质醇、皮质醇等其相应前体物质，17-羟孕酮、孕酮和脱氢异雄酮合成增多，促使男性化表型。同时由于患儿仍有残存的 21-OH 活力，能少量合成皮质醇和醛固酮，故无失盐症状。临床主要表现为雄激素增高的症状和体征。男性患儿表现为假性性早熟，出生时可无症状，生后 6 个月后逐步出现体格生长加速和性早熟，4～5 岁时更趋明显，主要表现为阴茎、阴囊增大，出现阴毛、变声、痤疮等，生长加速和肌肉发达、骨龄提前，成年后身高落后于同龄，智能发育正常。

女孩表现为假两性畸形。由于类固醇激素合成缺陷在胎儿期即存在，故出生时即可出现不同程度的男性化体征：如阴蒂肥大、不同程度的阴唇融合而类似男孩尿道下裂样改变，子宫卵巢发育正常，其他体格发育类似男孩。

（2）失盐型：本型是 21-OH 完全缺乏所致，占 21-OHD 患者总数约 75%。临床上除出现单纯男性化型表现外，还可因醛固酮严重缺乏导致低血钠、高血钾及血容量降低等失盐症状的出现，临床表现为呕吐、腹泻、脱水、消瘦、呼吸困难和发绀等。常因诊断延误、治疗不及时在出生 2 周内死亡。

（3）非典型型：亦称迟发型或轻型，是 21-OH 轻微缺乏所引致的一种变异型。症状轻微，临床表现各异。发病年龄不一，早期男孩出现阴毛、性早熟、生长加速、骨龄超前；女孩表现则为初潮延迟、原发性闭经、多毛症、不孕症等。

**2. 11β-羟化酶缺乏症**（11β-hydroxylase deficiency，11β-OHD） 占本病的 5%～8%。临床可分为典型与非典型型。典型者临床表现出与 21-OHD 相似的男性化症状，部分患儿时至青春发育期因多毛、痤疮和月经不规则而就诊，大多血压正常，男孩有时仅表现为生长加速和阴毛早现，可有高血压和钠潴留。多数患儿血压中等程度增高，临床给予糖皮质激素后血压可下降，而停药后血压又回升。临床较难与 21-OHD 的非典型患者区别。详见表 16-3。

**3. 3β-羟类固醇脱氢酶缺乏症**（3β-hydroxysteroid dehydrogenase deficien-cy，3β-HSD） 临床较罕见，典型病例出生后即出现失盐和肾上腺皮质功能不全的症状，如厌食、呕吐、脱水、低血钠、高血钾及酸中毒等，严重者因循环衰竭而死亡。男孩出现假两性畸形，如阴茎发育差、尿道下裂。女孩出生时出现轻度男性化现象。女性则出现不同程度男性化。非典型病例出生时往往无异常，至青春发育期前后出现轻度雄激素增高体征，如女孩阴毛早现、多毛、痤疮、月经量少及多囊卵巢等。由于醛固酮分泌低下，在新生儿期即发生失盐、脱水症状，病情较重。

**4. 17α-羟化酶缺乏症**（17α-hydroxylase deficiency，17α-OHD） 亦罕见，由于皮质醇和性激素合成受阻，而 DOC 和皮质酮分泌增多，临床出现低钾性碱中毒和高血压，由于性激素缺乏，女孩可有幼稚型性征、原发性闭经等；男孩则表现为男性假两性畸形，外生殖器女性化，有乳房发育，但患儿有睾丸。

---

**案例 16-6 临床表现**

1. 为单纯男性化型：患儿 5 岁男孩，以同性性早熟为主要表现，出现声音低沉、面部痤疮，喉结明显，肌肉发育，出现阴毛，阴茎变粗，阴囊发育，睾丸直径 3.5cm 等第二性征出现。

2. 患儿出生正常，无外伤及手术史，智能发育正常。

---

【辅助检查】

**1. 生化检测** 血液检查包括钠（Na）、钾（K）、血浆肾素活性（PRA）、醛固酮（Aldo）、17-羟孕酮（17-OHP）、脱氢异雄酮（DHEA）、脱氧皮质酮（DOC）及睾酮。尿液检查包括 17-羟类固醇（17-OHCS）、17-酮类固醇（17-KS）和孕三醇；临床检测判断意义参见表 16-4。

表 16-3 各种酶缺乏类型的 CAH 临床特征

| 酶缺乏 | 盐代谢 | 临床类型 |
| --- | --- | --- |
| 21-羟化酶（失盐型） | 失盐 | 男性假性性早熟，女性假两性畸形 |
| （单纯男性化型） | 正常 | 同上 |
| 11β-羟化酶 | 高血压 | 同上 |
| 17-羟化酶 | 高血压 | 男性假两性畸形，女性性幼稚 |
| 3β-羟化酶 | 失盐 | 男、女性假两性畸形 |
| 类脂性肾上腺皮质增生 | 失盐 | 男性假两性畸形，女性性幼稚 |
| 18-羟化酶 | 失盐 | 男、女性发育正常 |

表 16-4 各种类型 CAH 实验室检查

| 酶缺陷 | 血液 | | | | | | | | 尿液 | | |
| --- | --- | --- | --- | --- | --- | --- | --- | --- | --- | --- | --- |
| | Na | K | PRA | Aldo | 17-OHP | DHEA | DOC | T | 17-OHPS | 17-KS | 孕三醇 |
| 21-羟化酶（失盐型） | 降低 | 升高 | 升高 | 降低 | 升高 | 升高 | 降低 | 升高 | 降低 | 升高 | 升高 |
| （单纯男性化型） | 正常 | 正常 | 升高 | 降低 | 升高 | 升高 | 降低 | 升高 | 降低 | 升高 | 升高 |
| 11β-羟化酶 | 升高 | 降低 | 降低 | 降低 | 升高 | 升高 | 升高 | 升高 | 升高 | 升高 | 升高 |
| 17-羟化酶 | 升高 | 降低 | 降低 | 降低 | 降低 | 降低 | 升高 | 降低 | 降低 | 降低 | 降低 |
| 3β-羟类固醇脱氢酶 | 降低 | 升高 | 升高 | 降低 | 升高 | 升高 | 升高 | 降低 | 升高 | 升高 | 升高 |
| 类脂性肾上腺皮质增生 | 降低 | 升高 | 升高 | 降低 | 降低 | 降低 | 降低 | 降低 | 降低 | 降低 | 降低 |
| 18-羟化酶 | 降低 | 升高 | 升高 | 降低 | 正常 | 正常 | 正常 | 正常 | 正常 | 正常 | 正常 |

**2. 基因分析** 聚合酶链反应（PCR）、聚合酶链反应-寡核苷酸杂交（PCR-ASO）、聚合酶链反应-限制性内切酶片段长度多态性（PCR-RFLP）：将 PCR 扩增产物进行相应酶解反应，从中判断是否存在相应的基因突变。

**3. 其他检查** 染色体检查：特别是有外生殖器严重畸形时，可进行染色体核型分析。X 线检查：可以判断骨龄。CT 或 MRI 检查：对肾上腺增大或其肿瘤有诊断意义。

---

**案例 16-6 辅助检查**

1. 该患儿电解质：$Na^+$ 138mmol/L，$K^+$ 3.8mmol/L，$Cl^-$ 101mmol/L，$Ca^{2+}$ 2.54mmol/L，$P^{3+}$ 4.3mmol/L。

2. 血清睾酮（T）：105nmol/L（<10～35nmol/L）；$E_2$：31pmol/L（18～40pmol/L）。

3. 尿游离皮质醇：308μg/kg（0.23±0.131μg/kg）；24h 尿 17-酮类固醇（17-KS）：2.5mg（正常 1mg）；24h 尿 17-羟类固醇（17-OH）：0.3（0.5～3）mg；24h 尿孕三醇：2.5（0.6～1.5）mg。

4. 血浆 17-羟孕酮（17-OHP）：800nmol/L（<600nmol/L）；脱氢异雄酮 11nmol/L（<10.4nmol/L）；雄烯二酮 25nmol/L（<10nmol/L）。

5. 颅脑 CT、MRI 和腹部超声、CT 均未见异常。

6. 左腕部 X 线片：可见 7 个骨化中心。

7. 染色体核型检查：46，XY。

---

**【诊断和鉴别诊断】** 本病应争取早期诊断和及时治疗，症状出现前治疗时可维持患儿的发育和生活，新生儿期失盐型患儿应与幽门狭窄、食管闭锁等症相鉴别；儿童期患儿应与性早熟、真两性畸形、肾上腺皮质肿瘤、性腺肿瘤等相鉴别。

---

**案例 16-6 诊断**

该患儿根据临床表现、血清激素测定、骨龄超前、生化检查结果符合 CAH（典型 21-羟化酶缺乏型）。血垂体性激素检测、颅脑腹部影像学检查可以排除性早熟、真两性畸形、肾上腺皮质肿瘤、性腺肿瘤等。

---

**【治疗】** 治疗原则：①一经诊断应立即早期给予治疗；②替代肾上腺分泌类固醇的不足，补充生理需要的糖皮质激素、盐皮质激素，维持正常生理代谢；③抑制 ACTH 的分泌从而减轻男性化表现，阻止骨骺成熟加速，促进正常生长发育。

**1. 及时纠正水、电解质紊乱**（针对失盐型患儿） 静脉补液可用生理盐水，有代谢性酸中毒者则用 0.45% 氯化钠和碳酸氢钠溶液。但不能使用含钾溶液。必要时可肌内注射乙酸脱氧皮质醇 1～3mg/d，

或口服氟氢可的松 0.05～0.1mg/d，剂量应按当日补给的氯化钠适量调整。脱水纠正后将糖皮质激素改为口服，并长期维持，同时给予氯化钠 2～4g/d。其量可根据病情适当调整。

**2. 长期治疗**

（1）糖皮质激素：大多应用氢化可的松，按每日 10～20mg/m² 计算，2/3 量晚间用，1/3 量分次白天服用。该类药物可替代肾上腺皮质醇的分泌不足，并抑制过多的 ACTH 合成，从而减少过多产生雄激素，达到改善男性化等症状的目的。

（2）盐皮质激素：可协同糖皮质激素的作用，使 ACTH 的分泌进一步减少。可口服氟氢可的松 0.05～0.1mg/d，症状改善后，逐渐减量、停药。因长期应用可引起高血压。0.1mg 氟氢可的松相当于 1.5mg 氢化可的松，应将其量计算于皮质醇的用量中，以免皮质醇过量。

在皮质激素治疗的过程中，应注意监测血 17-羟孕酮或尿 17-酮类固醇，失盐型还应该监测血钾、钠、氯等，调节激素用量。患儿在应激情况下（如感染、过度劳累、手术等）或青春期，糖皮质激素的剂量应比平时增加 1.5～2 倍。

**3. 注意事项** 在皮质激素治疗过程中必须进行临床评估及监测，包括血浆 17-OHP、DHEA、T、PRA、电解质及尿 17-酮的测定，以调节两类激素的用量，达到最佳治疗效果。

**4. 手术治疗** 男性患儿无须手术治疗。女性假两性畸形患儿宜在 6 个月～1 岁行阴蒂部分切除术或矫形术。

---

**案例 16-6 处方及医生指导**

1. 氢化可的松：每日 7.3～14.6mg，2/3 量晚间用，1/3 量分次白天用。

2. 氟氢可的松 0.05～0.1mg/d 口服，症状改善后，逐渐减量、停药，注意检测血压。

3. 注意监测血 17-羟孕酮或尿 17-酮类固醇及电解质。

4. 进入青春期后，糖皮质激素的剂量应比平时增加 1.5～2 倍。

---

**【预防】**

**1. 产前诊断** ① 21-OHD：在孕 9～11 周取绒毛膜活检进行胎儿细胞 DNA 分析；孕 16～20 周取羊水检测孕三醇、17-OHP 等生化项目。由于大部分非典型 21-OHD 患儿出生后 17-OHP 水平未明显升高，因而无法通过新生儿筛查而发现，基因检测是此型患儿唯一早期诊断的手段。② 11β-OHD 产前诊断类似 21-OHD，主要测定羊水 DOC 及取绒毛膜进行相关基因分析。③ 11β-OHD 主要测羊水 DOC 及取绒毛膜作相关基因分析进行诊断。

**2. 新生儿筛查**　主要是新生儿 21-OHD 的筛查，运用干血滴纸片法，在生后 2～5 日足跟采血滴于特制滤纸片上，经 ELISA、荧光免疫等方法测定 17-OHP 浓度来早期诊断。正常新生儿出生后 17-OHP 可增高，至 12～24h 后降至正常。

# 第 5 节　儿童糖尿病

> **案例 16-7**
>
> 　　患儿，女，11 岁，因多尿、多饮、多食、体重下降半月，呕吐、腹痛 2 日入院。患儿半月前出现小便频繁，多尿，烦渴，多饮，多食。尿量约 2500ml/d，无血尿，偶有尿痛。饮食较前明显增多，但体重下降约 5kg。伴乏力、疲倦，精神不振。近 2 日来，患儿出现呕吐，2～3 次/日，非喷射性，为胃内容物，伴腹痛，无腹泻，呼吸深长，关节疼痛，遂来诊。既往健康，半月前有上呼吸道感染史，无外伤及手术史。系第一胎第一产，足月顺产，母乳喂养，吃奶好。生长发育正常，智力与同龄儿相同。预防接种随当地进行。父母均健康，非近亲婚配，无家族性遗传病和传染病病史。
>
> 　　体格检查：T 36.7℃，P 100 次/分，R 40 次/分，BP 100/70mmHg，体重 25kg，发育正常，营养一般，神志恍惚，精神萎靡，呼吸深大，全身皮肤干燥，弹性差，双瞳孔等大等圆，光反应灵敏，眼窝凹陷，耳鼻无畸形，口唇樱红、干燥。颈部无抵抗，气管居中，双肺呼吸音粗，无啰音。心音略低钝，律齐，心率 100 次/分，无杂音。腹平软，无压痛及反跳痛，肝脾不大，肠鸣音正常。脊柱四肢无畸形，生理反射存在，病理反射未引出。
>
> 　　思考题：
>
> 　　1. 作为一个儿科医生，你考虑该病的诊断是什么及如何进行鉴别诊断？
>
> 　　2. 糖尿病的发病机制有哪些？
>
> 　　3. 简述糖尿病的急性并发症及其治疗。

　　糖尿病（diabetes mellitus，DM）是常见的多病因性慢性全身性代谢性疾病，以慢性高血糖为其主要生化特征伴全身性代谢紊乱，是由于胰岛素分泌绝对或相对不足导致的糖、脂肪、蛋白质代谢紊乱症，分为原发性和继发性。儿童原发性糖尿病主要分类如下：①1 型糖尿病：是以胰岛 β 细胞破坏、胰岛素分泌绝对缺乏所造成的糖、脂肪和蛋白质代谢紊乱的一类糖尿病，且必须使用胰岛素治疗，故又称胰岛素依赖型糖尿病（insulin-dependent diabetes mellitus，IDDM），98% 儿童期糖尿病属此类型；②2 型糖尿病：是一类胰岛 β 细胞分泌胰岛素不足和（或）靶细胞对胰岛素不敏感（胰岛素抵抗）所致的糖尿病，亦称非胰岛素依赖型糖尿病（noninsulin-dependent diabetes mellitus，NIDDM），在儿童期发病者甚少，但由于我国近年来发生儿童肥胖症明显增多，于 15 岁前发病者有增加趋势；③青年成熟期发病型糖尿病（maturity-onset type diabetes of the young，MODY）：是一种罕见的遗传性 β 细胞功能缺陷症，属常染色体显性的单基因遗传。

　　新生儿糖尿病（neonatal diabetes mellitus，NDM）是指出生后 6 个月内发生的糖尿病，通常需要胰岛素治疗。多为单基因疾病，由于基因突变导致胰岛 β 细胞功能和成熟缺陷所致。新生儿糖尿病可分为永久性新生儿糖尿病（PNDM）和暂时性新生儿糖尿病（TNDM）。其中 TNDM 在新生儿后期会自行缓解或消失，但约有半数患者在儿童期或青少年期会再现。

　　继发性糖尿病大多由一些遗传综合征（如唐氏综合征、Turner 综合征和克兰费尔特综合征等）和内分泌疾病（如库欣综合征、甲状腺功能亢进症等）所致。98% 的儿童糖尿病为 1 型糖尿病，2 型糖尿病甚少，但随着儿童肥胖症的增多而有增加的趋势。据我国 22 个省市的初步调查，15 岁以下儿童发病率为 5.6/10 万，较西欧和美国低。糖尿病在北方较多见，可发生于任何年龄，高峰在学龄前期和青春期，婴幼儿期较少。本节主要叙述 1 型糖尿病。

　　【病因和发病机制】　1 型糖尿病确切病因机制尚未完全阐明，可能与胰岛自身免疫、遗传易患性及环境因素密切相关，但确切的病因仍不清楚。一般认为是在遗传易患性基因的基础上，在外界环境因素的作用下，引起自身免疫反应，导致胰岛 β 细胞的损伤和破坏，当胰岛素分泌减少至正常的 90% 以上时即出现临床症状。

　　**1. 自身免疫因素**　90% 的 1 型糖尿病患者在诊断时血中有胰岛细胞自身抗体（ICA）、胰岛 R 细胞膜抗体（ICSA）、胰岛素自身抗体（IAA）及谷氨酸脱羧酶（GAD）自身抗体、胰岛素受体自身抗体（IRA）等多种抗体，T 淋巴细胞是破坏胰岛的主要浸润细胞，可直接或间接地杀伤 β 细胞。同时 T 淋巴细胞、巨噬细胞等分泌产生的 I 型淋巴因子（IFN-γ，IL-2，TNF-β）和炎症前因子（IL-1α，IL-1β，TNF-α 等）对胰岛 β 细胞有破坏作用。氧自由基可作为细胞因子诱导 β 细胞破坏的中介者。新近研究证实细胞免疫异常对 1 型糖尿病的发病起重要作用，如抗谷氨酸脱羧酶抗体、胰岛素抗体、胰岛素受体抗体（如酪氨酸磷酸酶抗体 LA$_2$）和 ICA 等。此类抗体可能引起免疫细胞间的复杂作用，产生一些有攻击胰岛 β 细胞作用的细胞因子，如 IL-1、TNF-α、IFN-γ 及 NO 等引起大量炎症介质的释放，导致胰岛组织自身细胞的破坏。对于胰岛 β 细胞的凋亡过程亦是目前研究的热点。

**2. 遗传易患性**  根据同卵双胎的研究，1 型糖尿病的患病一致性为 50%，说明遗传因素在 1 型糖尿病的发病过程中起着重要的作用。目前已知该病为多基因遗传病，有多个基因与糖尿病的遗传易患性有关。目前研究最多的是 1 型糖尿病与人类白细胞抗原（HLA）的 D 区 II 类抗原基因，后者位于第 6 号染色体短臂（6p21.3）上，与本病的发生有关。发现携带 HLA-DQA$_1$52 位精氨酸、HLA-DQB$_1$57 位非门冬氨酸决定了 1 型糖尿病的易感基因，反之 HLA-DQα52 位非精氨酸和 HLA-DQβ57 位门冬氨酸决定 1 型糖尿病的保护性。但遗传易感基因在不同种族间有一定的差别，说明遗传基因可能有多态性。

**3. 环境因素**  与 1 型糖尿病的关系最为复杂，全球性流行病学调查研究发现，糖尿病发病率与下列因素有一定关系：①病毒感染：在环境因素中对病毒（柯萨奇病毒、巨细胞病毒、脑心肌病毒等）在动物致糖尿病的研究较多。其他病毒如 EB 病毒、流行性腮腺炎病毒及风疹病毒等感染均可引起糖尿病。②牛乳蛋白：包括 BSA、α-酪蛋白、β-酪蛋白、乳球蛋白等，可作为 1 型糖尿病体液免疫和细胞免疫的靶抗原，其中酪蛋白为牛乳中的主要抗原片段，可致机体产生相应交叉抗体。③牛胰岛素：牛乳中含有牛胰岛素，可引起机体免疫反应。④其他：如化学毒物（如链佐星，四氧嘧啶等）、年龄、出生体重等也可能有一定影响。

> **案例 16-7  病因**
> 该患儿由于胰岛 β 细胞遭破坏、胰岛素分泌绝对不足造成胰岛素缺乏，引起糖、脂肪、蛋白质代谢紊乱症，必须使用胰岛素治疗，故又称为胰岛素依赖型，易并发酮症酸中毒，为自身免疫病。

**【病理生理】**  主要病理变化为胰岛 β 细胞大量被破坏，分泌胰岛素明显减少而分泌胰高糖素的 α 细胞和其他细胞则相对增生即引起代谢紊乱。人体中有 6 种涉及能量代谢的激素：胰岛素、胰高糖素、肾上腺素、去甲肾上腺素、皮质醇和生长激素，其中唯有胰岛素是促进能量储存的激素，其余 5 种激素在饥饿状态下皆促进能量释放，因而称为反调节激素。正常情况下，胰岛素可促进细胞内葡萄糖的转运，促进糖的利用和蛋白质的合成，促进脂肪合成，抑制肝糖原和脂肪的分解。糖尿病患儿的胰岛素分泌不足或缺如，使葡萄糖的利用减少，而反调节激素如胰高糖素、生长激素、皮质醇等增高，且又促进肝糖原分解和葡萄糖异生作用，使脂肪和蛋白质分解加速，造成血糖和细胞外液渗透压增高，细胞内液向细胞外转移。当血糖浓度超过肾阈值

（10mmol/L 或 180mg/dl）时，即产生糖尿。自尿液排出的葡萄糖量可达 200～300g/d，导致渗透性利尿，临床出现多尿症状，每日丢失水分 3～5L、钠和钾 200～400mmol/L，因而造成严重的电解质失衡和慢性脱水。由于机体的代偿，患儿呈现渴感增强、饮水增多。因为组织不能利用葡萄糖，能量不足而产生饥饿感，引起多食。胰岛素不足和反调节激素的增高也促进了脂肪分解，血中脂肪酸增高，肌肉和胰岛素依赖性组织即利用这类游离脂肪酸供能以弥补细胞内葡萄糖不足，而过多的游离脂肪酸在进入肝后则在胰高糖素等生酮激素作用下加速氧化，导致乙酰乙酸、β-羟丁酸等酮体长期累积在各种体液中，形成酮症酸中毒。酮症酸中毒时氧利用减低，大脑功能受损。酮症酸中毒时 $CO_2$ 严重潴留，为了排出较多的 $CO_2$，呼吸中枢兴奋而出现不规则的呼吸深快，呼气中的丙酮产生特异的气味（烂水果味）。

**【临床表现】**  1 型糖尿病者起病较急，多有感染或饮食不当等诱因。其典型症状为多饮、多尿、多食和体重下降（即"三多一少"）。婴幼儿多饮多尿不易发现，并很快发展为脱水和酸中毒。学龄儿童亦有因夜间遗尿而就诊者。年长儿还可出现消瘦、精神不振、倦怠乏力等体质显著下降症状。约 40% 糖尿病患儿在就诊时即处于酮症酸中毒状态，这类患儿常因急性感染、过食、突然中断胰岛素治疗等因素诱发，多表现为：起病急，进食减少，恶心，呕吐，腹痛，关节或肌肉疼痛，皮肤黏膜干燥，呼吸深长，呼气中带有酮味，脉搏细数，血压下降，甚至嗜睡，淡漠，昏迷。常被误诊为肺炎、败血症、急腹症或脑膜炎等。少数患儿起病缓慢，以精神呆滞、软弱、体重下降等为主。体格检查时除见体重减轻、消瘦外，一般无阳性体征。酸中毒时可出现呼吸深长，带有酮味。病程较久，对糖尿病控制不好时可发生生长落后、智能发育迟缓、肝大。晚期可出现蛋白尿、高血压等糖尿病肾病表现，最后致肾衰竭，还可出现白内障、视力障碍、视网膜病变，甚至双目失明。

儿童糖尿病有特殊的自然病程。

**1. 急性代谢紊乱期**  从出现症状到临床确诊，时间多在 1 个月以内。约 20% 的患儿表现为糖尿病酮症酸中毒；20%～40% 为糖尿病酮症，无酸中毒；其余仅为高血糖、糖尿和酮尿。

**2. 暂时缓解期**  约 75% 的患儿经胰岛素治疗后临床症状消失、血糖下降、尿糖减少或转阴，即进入缓解期。此时胰岛 β 细胞恢复分泌少量胰岛素，对外源性胰岛素需要量减至 0.5U/（kg·d）以下，少数患儿甚至可以完全不用胰岛素。这种暂时缓解期一般持续数周，最长可达半年以上。此期应定期监测血糖、尿糖水平。

**3. 强化期**  经过缓解期后，患儿出现血糖增高和尿糖不易控制的现象，胰岛素用量逐渐或突然增

多，称为强化期。在青春发育期，由于性激素增多等变化，增强了对胰岛素的拮抗，因此该期病情不甚稳定，胰岛素用量较大。

**4. 永久糖尿病期** 青春期后，病情逐渐稳定，胰岛素用量比较恒定，成为永久糖尿病。

---

**案例 16-7 临床表现**

1. 患儿因多尿、多饮、多食、体重下降半月，伴呕吐、腹痛 2 日，出现小便频繁，多尿，烦渴，多饮，多食，尿量约 2500ml/d，饮食较前明显增多，但体重下降约 5kg。伴乏力、疲倦，精神不振。近 2 日来，出现呕吐、无腹泻，伴腹痛，呼吸深长，关节疼痛。

2. 半月前有上呼吸道感染史。

3. 体重减低，发育正常，营养一般，精神恍惚，精神萎靡，呼吸深大，全身皮肤干燥，弹性差，眼窝凹陷，口唇樱红，干燥，示中度以上脱水、酸中毒。

---

**【辅助检查】**

**1. 尿液检查** ①尿糖：定性一般阳性。尿糖可间接反映糖尿病患者血糖控制状况。在用胰岛素治疗过程中，可监测尿糖变化，以判断饮食及胰岛素用量是否恰当。在空腹状态下先排空膀胱，半小时后排尿为"次尿"，相当于空腹时血糖的参考，从餐后至下次餐前 1h 的尿为"段尿"，作为餐后血糖水平的参考。通过所得结果，可粗略估计当时的血糖水平，利于胰岛素剂量的调整。②尿酮体：尿酮体糖尿病伴有酮症酸中毒时呈阳性。③尿微量白蛋白排泄率（UAE）：是用放射免疫方法定量分析尿中白蛋白含量，可及时了解肾的病变情况。

**2. 血液检查**

（1）血糖：美国糖尿病学会 2005 年公布了糖尿病诊断标准，符合下列任意一项标准即可诊断为糖尿病：①有典型糖尿病症状并餐后任意时刻血糖水平 ≥11.1mmol/L；②空腹血糖（FPG）≥7.0mmol/L；③ 2h 口服葡萄糖耐量试验（OGTT）：血糖水平 ≥11.1mmol/L。空腹血糖受损（IFG）：FPG 5.6～6.9mmol/L；糖耐量受损（IGT）：口服 1.75g/kg（最大 75g），葡萄糖后 2h 血糖在 7.8～11.1mmol/L。IFG 和 IGT 被称为"糖尿病前期"。

（2）血脂：血清胆固醇、甘油三酯均可明显增高；适当的治疗可使之降低，故应定期监测血脂水平，有助于判断病情控制情况。

（3）血气分析及电解质：1 型糖尿病酮症酸中毒发生率极高，当血气分析显示 pH <7.30，$HCO_3^-$ <15mmol/L 时，即有代谢性酸中毒存在。同时可合并电解质紊乱，应测血 $Na^+$、$K^+$、$Cl^-$、$CO_2CP$、血浆渗透压。

（4）糖化血红蛋白：血红蛋白在红细胞内与血中葡萄糖或磷酸化葡萄糖呈非酶化结合，形成糖化血红蛋白（HbA1C），其量与血糖浓度呈正相关。正常人 HbA1C <7%，治疗良好的糖尿病患儿应 <7.5%，7.5%～9% 提示病情控制一般，如 >9% 时则表示血糖控制不理想。因此，HbA1C 可作为患儿在以往 2～3 个月期间血糖是否得到满意控制的指标。

（5）其他：如血酮体增高；血常规示 WBC 可增高。

**3. 口服葡萄糖耐量试验（OGTT）** 本试验用于空腹血糖正常或正常高限，餐后血糖高于正常而尿糖偶尔阳性的患儿。通常采用口服葡萄糖法：试验当日自 0 时起禁食，于清晨按 1.75g/kg 口服葡萄糖（最大量不超过 75g），3～5min 内服完；在口服前（空腹）和口服后 60min、120min 及 180min 分别采血测血糖和胰岛素浓度。正常人空腹血糖 <6.7mmol/L（110mg/dl），口服葡萄糖后 60min 和 120min 后血糖分别低于 10.0mmol/L 和 7.8mmol/L；糖尿病患儿 120min 血糖值 >11mmol/L。试验前应避免剧烈运动、精神紧张，停服双氢克尿噻、水杨酸等影响糖代谢的药物。

---

**案例 16-7 辅助检查**

1. 该患儿血常规：RBC $3.6×10^{12}$/L，Hb 118g/L，WBC $14.5×10^9$/L，PLT $128×10^9$/L，N 64.1%，L 35.9%。

2. 尿常规：酮体（+++），蛋白（+），葡萄糖（+++），余（-）。

3. 血生化：$Na^+$ 134mmol/L，$K^+$ 4.1mmol/L，$Cl^-$ 107mmol/L，$Ca^{2+}$ 2.35mmol/L，$P^{3+}$ 3.6mmol/L，$CO_2CP$ 10mmol/L，AG 18mmol/L。血糖（空腹）37.1mmol/L。肝功能、肾功能及血脂正常。

4. 动脉血气分析：pH 7.21，$PaO_2$ 6.7kPa，$PaCO_2$ 4.23kPa，$HCO_3^-$ 12.56mmol/L，BE -11mmol/L。

---

**【诊断和鉴别诊断】** 儿童时期糖尿病诊断标准如下。

**1. 确诊糖尿病** 有症状伴随机血糖持续 11.1mmol/L 或空腹静脉血血浆标本血糖 ≥7.0mmol/L（1985 年标准为 >7.8mmol/L），按末梢血全血血糖判断则较静脉血浆血糖低 1.1mmol/L。

**2. 空腹血糖异常** 空腹血浆血糖 ≥6.0mmol/L 但 <7.0mmol/L。

**3. 糖耐量受损** 口服葡萄糖 1.75g/kg（最大量 75g），于 0h、1h、2h 抽血。2h 血糖 ≥7.8mmol/L 为糖耐量受损（如 ≥11.1mmol/L 则确诊糖尿病）。

**4. 排除糖代谢异常** ①空腹血糖 <6.0mmol/L；②口服葡萄糖耐量试验（OGTT）2h 血糖 <7.8mmol/L。

**5. 无症状者** 需空腹，随机血糖均达确诊糖尿病标准。再作 OGTT，服糖后 1h 和 2h 血糖均≥11.1mmol/L，或 2 次空腹血糖≥7.0mmol/L 时，可确诊糖尿病。

**6. 对不能明确但高度怀疑者**　①重复测量尿糖、血糖和 HbA1C；②测胰岛细胞自身抗体标记（ICA、GAD、IAA 和 IA$_2$ 等）。

儿童 1 型糖尿病一旦出现临床症状、尿糖阳性、空腹血糖达 7.0mmol/L 以上和随机血糖在 11.1mmol/L 以上，即可诊断为糖尿病。一般不需做糖耐量试验就能确诊。

本病应与下列情况相鉴别：

（1）其他还原糖尿病：尿液中果糖和戊糖等其他还原糖均可使本尼迪克特试剂（Benedict reagent）呈色，用葡萄糖氧化酶法检测尿液可以鉴别。

（2）非糖尿病性葡萄糖尿：先天性代谢病如范科尼综合征、肾小管酸中毒、胱氨酸尿症或重金属中毒等患儿都可发生糖尿，主要依靠病史及空腹血糖或口服葡萄糖耐量试验鉴别。

（3）婴儿暂时性糖尿：病因不明，可能与患儿胰岛 β 细胞功能发育不够成熟有关。多在出生后 6 周内发病，表现为发热、呕吐、体重不增、脱水等症状。血糖增高，尿糖及酮体阳性，经临床补液等处理或给予小量胰岛素（1U/kg）即可恢复。对这些患儿应进行长期随访，注意与 1 型糖尿病鉴别。

（4）其他酸中毒疾病：如尿毒症、脓毒症休克、低血糖症、重症肺炎等。

（5）应激性高血糖症：多见于高热、严重感染、手术、呼吸窘迫、头部外伤后等患者，系由应激诱发的一过性高血糖，不能诊断为糖尿病，但应注意长期随访。

**案例 16-7　诊断**
该患儿根据临床症状、尿糖阳性、空腹血糖达 7.0mmol/L 以上符合糖尿病诊断，出现深大呼吸、酮味、尿酮体阳性和高阴离子间隙型代谢性酸中毒表明并发酮症酸中毒。尿常规、空腹血糖、肝肾功能及电解质检查可排除婴儿暂时性糖尿、非糖尿病性葡萄糖尿和其他酸中毒疾病。

**【治疗】**　糖尿病是终身的内分泌代谢性疾病，主要包括 5 个方面：合理应用胰岛素、饮食管理、运动锻炼、自我血糖监测、糖尿病知识教育和心理支持。治疗目的是：①消除临床症状；②积极预防并及时纠正酮症酸中毒，纠正代谢紊乱，力求病情稳定；③避免发生低血糖；④保证患儿正常生长、发育和性成熟；⑤防止肥胖；⑥防止和及时纠正情绪障碍；⑦预防并早期诊断并发症。

糖尿病治疗必须在自我监测的基础上，选择合适的胰岛素治疗方案和饮食管理，以及运动治疗等

才能达到满意的效果。

**1. 糖尿病酮症酸中毒的治疗**　酮症酸中毒迄今仍是儿童糖尿病急症死亡的主要原因。对糖尿病酮症酸中毒必须针对高血糖、脱水、酸中毒、电解质紊乱和可能并存的感染等情况制订综合治疗方案。密切观察病情变化、血气分析和血液、尿液中糖和酮体的变化，随时采取相应措施，避免医源性损害。

（1）液体治疗：主要针对脱水、酸中毒和电解质紊乱。酮症酸中毒时脱水量为体重的 5%～10%（50～100ml/kg），轻度脱水有不易察觉的轻微唇舌干燥，可按 50ml/kg 补液。中度脱水表现为比较容易识别的唇舌干燥、皮肤弹性差，眼窝凹陷，补液按 5%～7% 计算。重度脱水常伴休克表现，血清肌酐和血细胞比容增高是提示有效循环血容量严重不足的有效指标，补液按 7%～10% 计算。一般均属等渗性脱水，应遵循下列原则输液。

输液开始的第 1h，按 20ml/kg（最大量 1000ml）快速静脉输注 0.9% 氯化钠溶液，以纠正血容量，改善血液循环和肾功能。第 2～3h，按 10ml/kg 静脉输注 0.45% 氯化钠溶液。当血糖<17mmol/L（300mg/dl）后，改为含 2%～5% 糖浓度的晶体液输注，使血糖维持为 8～12mmol/L。要求在开始的 12h 内至少补足累积损失量一半。在此后的 24h 内，可视情况补充维持量。维持量的计算方法如下：①体重法：维持量（ml）=体重×每千克体重毫升数（<10kg，80ml/kg；10～20kg，70ml/kg；21～30kg，60ml/kg；31～50kg，50ml/kg；>50kg，35ml/kg）。②体表面积法：维持量每日 1200～1500ml/m²（年龄越小，每平方米体表面积液体量越多）。

若患儿外周循环稳定，推荐 48h 均衡补液法，即 48h 内均衡补入累计损失量及维持量，总液体张力为 1/2～2/3 张。补液中根据监测情况调整补液中的离子浓度及含糖液等。

患儿在输液开始前由于酸中毒、分解代谢和脱水的共同作用，使血清钾浓度增高，但总的体钾储备可能被耗竭。随着液体的输入，特别是应用胰岛素后，血钾迅速降低。因此，在患儿开始排尿后应立即在输入液体中加入氯化钾溶液，一般按每日 2～3mmol/kg（150～225mg/kg）补给，输入浓度不得大于 40mmol/L（0.3g/dl），并应监测心电图或血钾浓度。

酮症酸中毒时的酸中毒主要是由于酮体和乳酸的堆积，补充水分和胰岛素可以矫正酸中毒。为了避免发生脑细胞酸中毒和高钠血症，对酮症酸中毒不宜常规使用碳酸氢钠溶液，仅在血 pH<7.1，HCO$_3^-$<12mmol/L 时，始可按 2mmol/kg 给予 1.4% 碳酸氢钠溶液静脉滴注，先用半量，当血 pH≥7.2 时即停用，避免酸中毒纠正过快加重脑水肿。

在治疗过程中，应仔细监测生命体征、电解质、血糖和酸碱平衡状态，以避免在酮症酸中毒治疗过程中发生并发症，如脑水肿、头痛、意识不清、嗜睡、痉挛、视神经乳头水肿或脑疝等。

（2）胰岛素治疗：糖尿病酮症酸中毒时多采用小剂量胰岛素静脉滴注治疗。

对有休克的患儿，在补液治疗开始、休克逐渐恢复后才可应用胰岛素，以避免钾迅速从血浆进入细胞内，导致心律失常。

将胰岛素 25U 加入等渗氯化钠溶液 250ml 中，按每小时 0.1U/kg，自另一静脉通道缓慢匀速输入。每小时复查血糖，并根据血糖情况调整胰岛素输入量。血糖下降速度一般为每小时 2~5mmol/L，胰岛素输注速度一般不低于 0.05U/（kg·h）。小剂量胰岛素静脉输注应持续至酮症酸中毒纠正（pH >7.3，血糖<12mmol/L），必要时可输入含糖的 1/3~1/2 张液体，以维持血糖水平 8~12mmol/L。当血糖<17mmol/L 时，应将输入液体换成含 0.2% 氯化钠的 5% 葡萄糖液。只有当临床状况稳定后方可逐渐减少静脉输液，改为口服液体治疗，能进食后或在血糖下降至<11mmol/L、酮体消失时停用静脉注射胰岛素，改为皮下注射，每次 0.25~0.5U/kg，每 4~6h 1 次，直至血糖稳定为止。在停止滴注胰岛素半小时即应皮下注射短效胰岛素（RI）0.25U/kg 1 次。

（3）控制感染：酮症酸中毒常并发感染，应在急救的同时采用有效的抗生素治疗。

酮症酸中毒在处理不当时，可引起脑水肿、低血糖、低血钾、碱中毒、心力衰竭或肾衰竭等。因此，在整个治疗过程中必须严密观察，随时调整治疗计划，避免因处理不妥而加重病情。

**2. 长期治疗措施**

（1）饮食管理：糖尿病的饮食管理是进行计划饮食而不是限制饮食，其目的是维持正常的血糖和保持理想体重。

1）热量需要：既满足儿童年龄、生长发育和日常生活的需要但又不过量。每日总热量 kcal（千卡）=1000+[ 年龄×（80~100）]。对年幼儿宜稍偏高；此外，还要考虑体重、食欲及运动量。全日热量分配为早餐 1/5，中晚餐分别为 2/5，每餐中留出少量（5%）作为餐间点心。

2）食物的成分和比例：饮食能源分配为糖类 50%~55%、蛋白质 15%~20%、脂肪 30%；蛋白质成分在 3 岁以下儿童应稍多，其中一半以上应为动物性蛋白，因其含有必需的氨基酸。禽类、鱼类、各种瘦肉类为较理想的动物蛋白质来源。糖类则以含纤维素高的，如糙米或玉米等粗粮为主，因为它们形成的血糖波动远较精制的白米、面粉或马铃薯等制品为小，蔗糖等精制糖应该避免。脂肪应以含多价不饱和脂肪酸的植物油为主。蔬菜选用含糖较少者。每日进食应定时，饮食量在一段时间内应固定不变。

（2）胰岛素治疗：胰岛素是糖尿病治疗能否成功的关键，但胰岛素治疗需要个体化，方案的选择依据年龄、病程、生活方式（如饮食、运动时间、上学）和既往健康状况等决定。胰岛素的种类、剂量、注射方法都与疗效有关。

1）胰岛素制剂（表 16-5）：目前胰岛素制剂有速效胰岛素类似物、短效胰岛素（RI）、中效珠蛋白胰岛素（NPI）、长效的鱼精蛋白锌胰岛素（PZI）、长效胰岛素类似物甘精胰岛素（insulin glargine）和地特胰岛素（insulin detemir）及预混胰岛素等。

表 16-5　胰岛素的种类和作用时间

| 胰岛素种类 | 适用年龄（岁） | 起效时间（h） | 作用高峰（h） | 作用时间（h） | 使用方法 |
|---|---|---|---|---|---|
| 速效类似物 | | | | | |
| 门冬胰岛素 | ≥2 | 0.15~0.35 | 1~3 | 3~5 | 餐前即可注射，但餐前 15min 注射效果更好，如不愿意进食，可在饭后使用，或在饭前和饭后分剂量使用 |
| 赖脯胰岛素 | ≥12 | 0.15~0.35 | 1~3 | 3~5 | |
| 谷赖胰岛素 | <18ª | 0.15~0.35 | 1~3 | 3~5 | |
| 常规胰岛素（RI） | 无限制 | 0.5~1.0 | 2~4 | 5~8 | 餐前 20~30min 给药；紧急情况时静脉给药 |
| 中性鱼精蛋白锌胰岛素（NPH） | 无限制 | 2~4 | 4~12 | 12~24 | 每日睡前 1 次或每日 2 次给药，使用前须充分摇匀 |
| 长效类似物 | | | | | |
| 甘精胰岛素 | ≥6 | 2~4 | 8~12 | 22~24 | 建议每日睡前或早晨给药 1 次；一颗分为早晨及睡前 2 次给药 |
| 地特胰岛素 | ≥6 | 1~2 | 4~7 | 20~24 | |

注：RI 为短效胰岛素；NPH 为中效胰岛素；ª 安全性和有效性未定

2）胰岛素治疗方案：胰岛素的治疗方案很多，常用有如下方案：

A. 每日 2 次注射方案：速效胰岛素类似物或短效胰岛素与中效胰岛素混合，在早晚餐前使用。其中短效或速效胰岛素与中效胰岛素的比例为 1：2。早餐前胰岛素量为每日总量的 2/3，晚餐前用量为总量的 1/3。

B. 每日 3 次注射方案：早餐前速效胰岛素类似物或短效胰岛素与中效胰岛素混合，于下午加餐前或晚餐前使用速效或短效胰岛素，睡前使用中效胰岛素进行治疗。

C. 基础-餐时大剂量（basal-bolus）方案：一般每日总体胰岛素需要量中的 40%～60%（对胰岛素使用经验不足者，建议从较低比例开始）应当由基础胰岛素提供，余量分次餐前给予速效或短效胰岛素。餐时的速效胰岛素通常在每餐前或餐后立即注射，但餐前 15min 注射可能效果更好，尤其早餐前；短效胰岛素通常餐前 20～30min 注射以保证充分发挥作用；而中效胰岛素或基础 / 胰岛素类似物通常在睡前或者每日 2 次早晚注射，偶尔也可在早餐或中餐前注射。

D. 持续皮下胰岛素注射（CSII）：可选用短效胰岛素或速效胰岛素类似物。将全日的总量分为基础量和餐前追加量两部分，两者的用量按 1：1 的比例分配。将 24h 划分为日间（7～晚 9 时）和夜间（晚 9～次日 7 时）两个阶段，日夜间基础量之比为 2：1。餐前追加量按三餐平均分配，于每次餐前输注。治疗过程中根据血糖或动态血糖监测结果进行基础率或餐前胰岛素剂量的动态调整。

3）胰岛素的剂量及其调整：胰岛素的需要量婴儿偏小，年长儿偏大。新诊断的患儿、轻症患儿胰岛素用量为每日 0.5～1.0U/kg；青春期前儿童一般为每日 0.75～1.0U/kg；青春期儿童每日用量通常＞1.0U/kg。

早餐前注射的胰岛素提供早餐和午餐后的胰岛素，晚餐前注射的胰岛素提供晚餐后及次日晨的胰岛素。应根据用药日血糖或尿糖结果，调整次日的胰岛素用量，每 2～3 日调整剂量一次，直至尿糖不超过（++）；血糖、尿糖稳定后，在相当时期内可不再用调整。

通常根据尿糖来调整胰岛素用量。将每日小便分为 4 段尿、4 次尿分别测定尿糖，分法如下：①四段尿：第一段尿在上午 7～11 时；第二段尿在上午 11～下午 5 时；第三段尿在下午 5～9 时；第四段尿在晚 9～次晨 7 时。②四次尿：早、中、晚餐前半小时及睡前半小时排空膀胱，在此后半小时中留取的尿，分别称为早餐前次尿、中餐前次尿、晚餐前次尿、睡前次尿。胰岛素调整——早餐前用量：参照第一段尿及中餐前次尿的尿糖进行调整；中餐前用量：

参照第二段尿及晚餐前次尿的尿糖进行调整；晚餐前用量：参照第三段尿及睡前次尿的尿糖进行调整；睡前用量：参照第四段尿及次晨的早餐前次尿的尿糖进行调整。

4）胰岛素注射笔：是普通注射器的改良，用喷嘴压力和极细针头推进胰岛素注入皮下，可减少皮肤损伤和注射精神压力。所用制剂为预混胰岛素，是速效 / 短效胰岛素和长效 / 中效胰岛素的混合制剂，其成分和比例随笔芯的不同而不同。皮下注射部位应选择大腿、上臂和腹壁等处，按顺序轮番注射，1 个月内不要在同一部位注射 2 次，两针间距 2.0cm 左右，以防止日久局部皮肤组织萎缩，影响疗效。注射部位参与运动会加快胰岛素的作用，打球或跑步前不应在手臂和大腿注射，以免过快吸收引起低血糖。

5）胰岛素泵：能模拟正常胰腺的胰岛素分泌模式，持续 24h 向患者体内输注微量胰岛素，更利于血糖的控制。胰岛素泵一般使用短效胰岛素或速效胰岛素类似物，但胰岛素使用剂量低于一般治疗方案。长期佩戴胰岛素泵的患儿，应注意局部的消毒和保持清洁，并定期更换部位，以防感染。

6）胰岛素长期治疗过程中的注意事项

A. 胰岛素过量：可致 Somogyi 现象。由于胰岛素过量，在午夜至凌晨时发生低血糖，在反调节激素作用下使血糖升高，清晨出现高血糖。即出现低血糖-高血糖反应。如未及时诊断，因日间血糖增高而盲目增加胰岛素用量，可造成恶性循环。故对于尿量增加，同时有低血糖出现或一日内血糖波动较大，胰岛素用量大于每日 1.5U/kg 者，应怀疑 Somogyi 现象，可测午夜后 1～3 时血糖，以及时诊断。

B. 胰岛素不足：可致清晨现象。因晚间胰岛素不足，在清晨 5～9 时呈现血糖和尿糖增高，可加大晚间注射剂量或将 NPH 注射时间稍往后移即可。持久的胰岛素用量不足可使患儿长期处于高血糖状态，症状不能完全消除，导致生长停滞、肝脾肿大、高血糖、高血脂，并容易发生酮症酸中毒。

C. 胰岛素耐药：患儿在无酮症酸中毒情况下，每日胰岛素用量＞2U/kg，仍不能使高血糖得到控制时，在排除 Somogyi 现象后称为胰岛素耐药。可换用更纯的基因重组胰岛素。

（3）运动治疗：运动时肌肉对胰岛素的敏感性增高，从而增强葡萄糖的利用，有利于血糖的控制。运动的种类和剧烈程度应根据年龄和运动能力进行安排，有人主张 1 型糖尿病的学龄儿童每日都应参加 1h 以上的适当运动。运动时必须做好胰岛素用量和饮食调节，运动前减少胰岛素用量或加餐，固定每日运动的时间，避免发生运动后低血糖。

（4）宣教和管理：由于小儿糖尿病的病情不稳

定，易于波动，且需要终生饮食控制和注射胰岛素，给患儿及家庭带来种种精神烦恼。因此，医师、家长和患儿应密切配合。医务人员必须向患儿及家长详细介绍有关知识，帮助患儿树立信心，使其能够坚持有规律地生活和治疗，同时加强管理制度，定期随访复查。出院后家长和患儿应遵守医师的安排，接受治疗。同时做好家庭记录，包括饮食、胰岛素注射次数和剂量、尿糖情况等。

（5）血糖监测：包括家庭日常血糖监测和定期总体血糖监测。家庭日常血糖监测记录应包括血糖水平、胰岛素剂量、影响血糖控制的特殊事件（患病、聚会、运动、月经等）、低血糖事件及其严重程度，以及潜在的日常生活习惯改变等。血糖监测记录有助于分析治疗效果及引起低血糖的原因，利于指导胰岛素调整以降低血糖波动水平，也有助于防止糖尿病急性并发症酮症酸中毒及低血糖的发生。定期总体血糖监测建议患者每 3～6 个月定期至医院进行糖化血红蛋白、肝肾功能的检查。

（6）预防并发症：积极预防微血管继发损害所造成的肾功能不全、视网膜和心肌等病变。

---

**案例 16-7　处方及医生指导**

1. 液体治疗：①氯化钠溶液 500ml 静脉滴注；②前 8h：0.45% 氯化钠溶液 1000ml 静脉滴注，测电解质、血糖；③后 16h：0.45% 氯化钠溶液 1000ml 静脉滴注；④排尿后加 10% 氯化钾溶液 75～150mmol（浓度不超过 0.3%）；⑤ pH=7.21，不用碱剂纠酸。

---

2. 胰岛素治疗：静脉注射胰岛素（RI）2.5U，然后 25U+ 等渗氯化钠溶液 250ml 中按 25ml/h 微量泵泵入，1～2h 复查血糖；当血糖＜17mmol/L 时，输入 5% 葡萄糖溶液 +0.2% 氯化钠溶液，改为皮下注射 RI 6.25～12.5U，每 4～6h 一次，至血糖稳定；其后，RI 每日 12.5～25U 分 3～4 次在进餐前 20～30min 皮下注射，根据 4 段尿调整用量，防止胰岛素不足或过量。

3. 饮食治疗：该患儿每日总热量 1770～2100kcal，食物的成分糖类 50%～55%、蛋白质 12%～15%、脂肪 30%，早餐为 354～420kcal，午餐和晚餐各为 531～630kcal，上午和下午的餐间点心各为 88.5～105kcal，睡前点心各为 177～210kcal。

4. 运动治疗：血糖控制良好后，在进餐 1h 后的 2～3h 以内坚持每日固定时间运动。

5. 对患儿进行教育和监控。

（周雅芮）

# 第 17 章 小 儿 急 救

## 第1节 小儿心肺复苏

心跳呼吸骤停（cardiopulmonary arrest）是指患儿突然呼吸及循环功能停止，是临床上最紧急的情况，必须分秒必争地抢救。对心跳、呼吸骤停采取的一切急救措施，恢复已中断的呼吸循环称心肺复苏（cardiopulmonary resuscitation，CPR）。

**【小儿心跳呼吸骤停病因】**

（1）意外事故：严重创伤、溺水、触电等。

（2）过敏与中毒：青霉素、普鲁卡因等药物的变态反应；氯化钾、洋地黄、奎尼丁、锑剂等药物中毒；一氧化碳、有机磷、安眠药及其他毒物中毒。

（3）水电解质紊乱：高血钾、低血钾、高血钙、严重脱水及酸中毒、碱中毒等。

（4）急性气道梗阻：喉痉挛、喉水肿、严重哮喘持续状态、气管异物等。

（5）心血管疾病：各种心肌病、心肌炎、心律失常、心包填塞等，严重的低血压。

（6）胸腔损伤和双侧的张力性气胸。

（7）中枢神经系统抑制：颅内各种炎症、肿瘤、脑血管意外、脑损伤所致急性脑水肿及颅内高压。

（8）手术及麻醉意外：气管、支气管及心导管检查，心血管及神经外科手术及危重休克者手术。麻醉药物使用过量、中毒或呼吸道管理不当所致的缺氧窒息。

（9）肌肉神经疾患：如感染性多发性神经根炎、肌无力、进行性肌营养不良、脊髓性肌萎缩。

（10）代谢性疾病：如新生儿低钙、低血糖、甲状腺功能低下等。

（11）婴儿猝死综合征。

心跳呼吸骤停的病因繁多，且往往是多种因素综合作用所致，有时不容易在短时间内确定明确的病因，而各种疾病引起的心跳呼吸骤停的复苏措施基本一致，因此，心肺复苏应分秒必争，而不应过分强调病因诊断而延误复苏时机。

**【儿童生存链】** 为获得儿童心跳呼吸骤停后最佳的生存率和生命质量的通用策略核心链环称为儿童生存链（pediatric chain of survival），包括 6 个环节：早期识别与预防心跳呼吸骤停、启动应急反应系统、高质量 CPR、高级心肺复苏、心搏骤停恢复自主循环后治疗、康复。

心肺复苏技术的三个方面如下：

**1. 基础生命支持**（basic life support，BLS） 是生存链的前 3 个核心链环。早期识别与预防心跳呼吸骤停、启动应急反应系统、高质量 CPR。任何一个受过训练的医务人员或非医务人员都可以进行 BLS。BLS 是自主循环恢复（return of spontaneous circulation，ROSC）、挽救心跳呼吸骤停患者生命的基础。当心跳呼吸停止或怀疑停止时，应尽早进行 CPR，同时启动紧急救援系统（emergency medical service，EMS），迅速将患儿送到能进行加强生命支持的医疗机构。

**2. 加强生命支持**（advanced life support，ALS） 是心肺复苏的第二阶段。有经验的医护人员参与此时的抢救工作，并且常有明确的分工，协调处理呼吸、胸外心脏按压、辅助药物应用、输液、电除颤、监护及必要的记录。ALS 的重点是最大限度地改善预后，包括在不导致胸外按压明显中断和电除颤延迟的情况下，建立血管通路、使用药物、电除颤、气管插管等。儿童心跳呼吸骤停后对人工通气或用氧有反应、或需要加强生命支持的时间＜5min，复苏成功后神经系统正常的可能性较大。

**3. 综合的心脏停搏后治疗**（integrated post-cardiac arrest care） 主要针对 ROSC 后的治疗和护理。其包括优化心肺等重要脏器的血流灌注、转运患者至具有心肺复苏系统治疗能力的医院或重症监护室、确定诱发心跳呼吸骤停的原因和防止复发、控制体温以利于生存和神经系统康复、优化机械通气和减少肺损伤、器官功能支持和降低多器官衰竭的风险、提供必要的复苏后康复训练等。综合的心跳呼吸骤停后治疗需要多学科联合，对提高心跳呼吸骤停患者的生存率和生活质量非常重要。

**【诊断】** 临床特征：①突然意识丧失，部分一过性抽搐；②呼吸停止或不能正常呼吸；③大动脉波动消失，血压测不到；④瞳孔散大、固定；⑤心脏停搏 30～60s，心音消失或心率极缓慢。

心电图特征：①心室纤颤；②无脉性室性心动过速；③心室停搏，心电图呈等电位线；④电机械分离（心电图可见心电活动无脉），心电图呈等电位线。

在临床工作中，对患儿突然出现的烦躁不安、呼吸困难、面色苍白、发绀、脉搏减弱及血压下降等心脏停搏前的临床表现应高度重视。只要有突然意识丧失和大动脉搏动消失两项，心脏停搏的诊断即可确立，此时应立即进行心肺复苏，而不应为确诊而反复听诊，更不应该等待心电图检查，以免延误抢救的时机。

【治疗】 对于心跳呼吸骤停，现场急救（first aid）十分必要，应争分夺秒地进行。强调黄金 4min，即在 4min 内进行 BLS，8min 内进行 ALS。

**1. 迅速评估和启动紧急救援系统** 包括迅速评估环境对抢救者和患儿是否安全、评估患儿的反应性和呼吸（5～10s 之内做出判断）；检查大血管搏动（婴儿触摸肱动脉、儿童触摸颈动脉或股动脉，10s 内做出判断）迅速决定是否需要 CPR。

**2. 迅速实施 CPR** 迅速和有效地 CRP 对 ROSC 和避免复苏后神经系统后遗症至关重要。婴儿和儿童 CPR 程序为 C—A—B。

（1）胸外按压（chest compressions/circulation，C）：当发现患儿无反应、没有自主呼吸或只有无效的喘息样呼吸时，应立即实施胸外按压。其目的是建立人工循环。

胸外心脏按压方法：为达到最佳的胸外按压的效果，应将患儿放置在硬板上。对新生儿或小婴儿按压时可用一手托住患儿背部，将另一手两手指置于乳头线下一横指处进行按压（图 17-1），或两手掌及四手指托住两侧背部，双手大拇指按压胸骨下 1/2（图 17-2）（双人用双手按压，单人用双指按压）；对于儿童，可用单手或双手按压胸骨下半部；单手胸外按压时，可用一只手固定患儿头部，以便通气；另一手的手掌根部置于胸骨下半段（避开剑突），手掌根的长轴与胸骨的长轴一致（图 17-3）；双手按压时，胸部按压方法与成人相同，应将患儿置于硬板上，将一手掌根部交叉放在另一手背上，十指相扣，使下面手的手指抬起，手掌根部垂直按压胸骨下半部（图 17-4）。

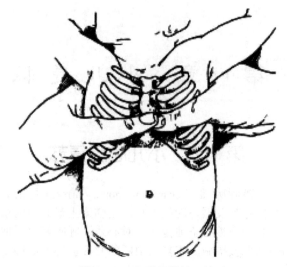

图 17-2 双手拇指按压法

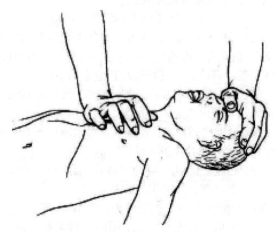

图 17-3 单手按压法（用于儿童）

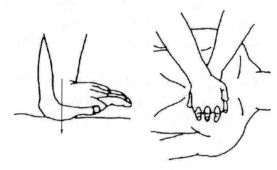

图 17-4 双手按压法

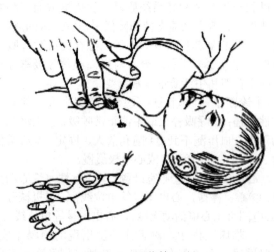

图 17-1 双指按压法

应注意如下事项：①按压频率：每分钟 100～120 次。②用力压：下压深度为胸骨前后径的 1/3，婴儿大约为 4cm，儿童大约为 5cm。按压频率和深度与冠状动脉及脑血流密切相关。③每次按压后让胸骨充分回弹以保障心脏血流的充盈。④应保持胸外按压的持续性，尽量减少中断（<10s）。⑤每次按压与放松比例为 1∶1。⑥避免过度通气，人工通气只要给予使胸廓抬起的最小潮气量即可。

（2）开放气道（airway patency，A）：儿童，尤

其是低龄儿童主要为窒息性心搏骤停，因此，开放气道和实施有效的人工通气是儿童心肺复苏成功的关键措施之一。平卧硬板床上，伸展颈部，气道平伸，避免舌根后缀。首先应清理口、鼻、咽分泌物、异物或呕吐物，必要时进行口、鼻等上气道的吸引；开放气道多采取抬头举颏法（chin lift）（图17-5）：用一手的小鱼际（手掌外侧缘）部位置于患儿的前额，另一手的示指、中指置于下颏将下颌骨上提使下颌角与耳垂的连线和地面垂直；注意手不要压颏下软组织。疑有颈椎损伤者，可使用双手托颌法（jaw-thrust）：将双手放置在患儿头部两侧，握住下颌角向上托下颏，使头部后仰程度为下颌角与耳垂连线和地面呈60°（儿童）或30°（婴儿）（图17-6）；若双手托颌法不能使气道通畅，应使用抬颏法开放气道。

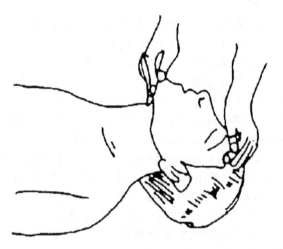

图17-5 抬头举颏法开放气道

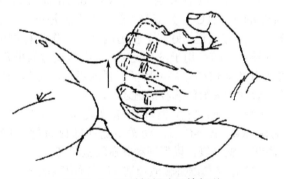

图17-6 双手托颌法开放气道

（3）建立呼吸（breathing，B）

1）口对口呼气（图17-7）：此法适合于现场急救。操作者先深吸一口气，如患者是1岁以下婴儿，将嘴覆盖婴儿的鼻和嘴；如果是较大的婴儿或儿童，用口对口封住，拇指和示指紧捏住患儿的鼻子，保持其头后倾；将气吹入，同时可见患儿的胸廓抬起。停止吹气后，放开鼻孔，使患儿自然呼气，排出肺内气体。口对口呼气即使操作正确，吸入氧浓度也

较低（<18%），操作时间过长，术者极易疲劳，也有感染疾病的潜在可能，故应尽快获取其他辅助呼吸的方法替代。

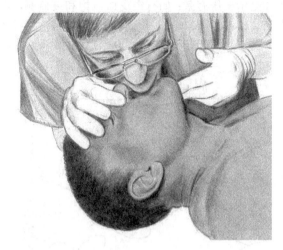

图17-7 口对口呼气

2）球囊-面罩通气（bag value mask ventilation）：如果只需短期通气，球囊-面罩通气与气管插管一样有效，且相对安全。在多数儿科急诊中，婴幼儿可用球囊面罩进行有效的通气。常用的球囊通气装置为自膨胀球囊，婴儿和低龄儿童容量至少为450～500ml，年长儿为1000ml，可输入空气或氧气，在氧流量为10L/min时，递送的氧浓度为30%～80%。球囊尾部可配储氧装置，可提供60%～95%的高浓度氧气，氧气流量应维持在10～15L/min。球囊常配有压力限制活瓣装置，压力水平在35～40cmH$_2$O。面罩应紧密盖在面部，覆盖住患儿口鼻，并托颌保证气道通畅。将连接于复苏球囊的面罩覆盖于患儿的口鼻。正确的面罩大小应该能保证将空气密闭在面部，从鼻梁到下颏间隙盖住口鼻，但露出眼睛。可采用"EC"钳方式。

用一只手将面罩固定在面上并将头或下颏向上翘起。对婴幼儿，术者4、5指钩住下颌角向上抬，第3指根部抵住下颏，保证面罩与面部紧密接触。在面罩吸氧时，一定程度的头部伸展能保证气道通畅（图17-8）。婴儿和幼儿要最好保持在中间的吸气位置，而不要过度伸展颈部，以免产生气道压迫梗阻。在上述操作时应观察患儿的胸廓起伏以了解辅助通气的效果；如无有效通气（表现为胸廓抬动不明显）应考虑是否仍存在气道梗阻，如气管异物仍未排出等。

3）胸外按压与人工呼吸的协调：单人复苏婴儿和儿童时，在胸外按压30次和开放气道后，立即给予2次有效的人工通气，即通气/按压比=30：2（单人）；若为双人复苏则为15：2（双人）。若建立高级气道后，胸外按压与人工呼吸不再协调，每分钟100～120次按压，不间断进行，人工通气20～30

次/分。2min 交换按压员 1 次。按压 2min 判断有无改善，观察颈动脉（对于 1～8 岁儿童）、股动脉搏动，瞳孔大小及皮肤颜色等。在临床上当触及大动脉搏动时提示按压有效；如有经皮血氧饱和度监测，其值上升也提示有效。当患儿有明确的脉搏，但呼吸不充分时，以 20～30 次/分的速率给予通气即可。

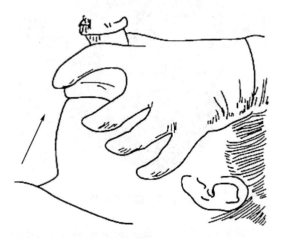

图 17-8　球囊-面罩通气

4）电击除颤（defibrillation，D）：在能够获取自动体外除颤器（automated external defibrillator，AED）或手动除颤仪的条件下进行。医院外发生且未被目击的心搏骤停应先给予 5 个周期的 CPR（约 2min），然后使用 AED 除颤。若目击突发性心搏骤停，或心电监护有心室颤动或无脉性室性心动过速时，应尽早除颤。如果尝试使用 AED 为 1～8 岁儿童除颤，施救者应使用儿科型剂量衰减 AED（如果有）。如果施救者为心搏骤停的儿童提供 CPR，但没有儿科型剂量衰减 AED，则使用普通 AED。对于婴儿（1 岁以下），建议使用手动除颤器。如果没有手动除颤器，需要儿科型剂量衰减 AED。如果两者都没有，可以使用普通 AED。1 次电击后继续 CPR 2min（5 个循环），然后再检查心搏、脉搏。电极板大小：婴儿 4.5cm，成人 8cm。位置：腋中线第 4 肋间，胸骨右缘第 2 肋间。按体重计算量：初始剂量 2J/kg，第二次剂量 4J/kg，后续剂量≥4J/kg，<10J/kg 或成人剂量。

**3. 迅速启动紧急救援系统**　如果有 2 人参加急救，则一人实施 CPR 的同时，另一人迅速启动紧急救援系统（EMS），如电话联系"120"或附近医院的急救电话和获取 AED 或手动除颤仪。如果 1 人实施 CPR，则在实施 5 个循环的 CPR（30∶2 的胸外按压和人工呼吸）后，联络 EMS 和获取 AED 或手动除颤仪；并尽快恢复 CPR，直至急救人员抵达或患儿 ROSC。

**4. 加强生命支持（ALS）**　是在 BLS 基础上及时转运到有条件的医疗中心，建立血管通路、应用药物、放置气管插管、电除颤、心电监护、对症处理复苏之后的症状等，以最大限度地改善预后。有效的 ALS 依赖于前期高质量的 CPR，尤其是正确的胸外按压；对于以窒息性心搏骤停最为常见的儿童 CPR 而言，有效通气同样至关重要。条件允许时，BLS 与 ALS 应同时进行；如一人实施胸外按压，一人进行通气（包括建立高级通气），其他人准备除颤仪、心电监护、建立输液通路，准备急救药品和计算药物剂量等。

（1）高级气道通气（advanced airway ventilation）包括放置口咽或鼻咽气道，喉罩（laryngeal mask airway，LMA）、气管插管、食管-气管联合导气管等。

1）口咽气道和鼻咽气道：能避开舌头和软腭，有助于维持气道开放；前者适用于没有咽反射者，后者适用于有咽反射者，宜注意导管的大小与放置的位置。

2）喉罩：用于球囊-面罩通气效果不佳又未进行气管插管者。与年长儿童和成人相比，年幼儿童 LMA 置入相关的并发症发生率较高。

3）气管插管：当需要持久通气时，或面罩吸氧不能提供足够通气时，就需要用气管插管代替面罩吸氧。婴儿和儿童建议使用有囊的气管导管（cuffed endotracheal tube，CETT），而非无囊的气管导管（uncuffed endotracheal tube，UETT）。气管导管内径大小可根据患儿年龄选择。若用 CETT 导管内径：<1 岁 3mm，1～2 岁 3.5mm，>2 岁可用公式进行估算年龄/4+3.5mm；插管后可继续进行皮囊加压通气，或连接人工呼吸机进行机械通气。UETT 比 CETT 内径增加 0.5mm。

4）食管-气管联合导气管（esophageal-tracheal combitube，ETC）：为双腔导管，一个腔是盲端，用作食管堵塞气道；另一个腔远端开放，作为标准的气管导管。ETC 用于没有反应，没有咽反射的患者；可在自然体位插管，可盲插，插入迅速，可作为气管导管插管失败的解救措施之一。

（2）供氧：自主循环尚未恢复前，推荐使用 100% 纯氧；ROSC 后，动态检测动脉血氧饱和度，应逐步调整供氧，以保证动脉血氧饱和度≥94%。

（3）建立与维持输液通道：建立血管通路是使用药物、补充体液和获取血液标本之必需。中心静脉通路具有许多优点，但由于建立中心静脉通路耗时较多，因此周围静脉通路常为首选；必要时可同时建立周围静脉通路和中心静脉通路。静脉通路不能迅速建立（>90s）时，应建立骨内通路（IO）。骨内通路适用于任何年龄，是一种安全、可靠，并能快速建立的给药途径。如果静脉通路和骨内通路均未能及时建立，利多卡因、肾上腺素、阿托品、纳洛酮等脂溶性药物可经气管通路（ET）给药；气管内途径给药的药物剂量尚未确定，一般利多卡因和纳洛酮的剂量为静脉用药剂量的 2～3 倍，肾上腺素的剂量为静脉用药剂量的 10 倍；如果在 CPR 过程中气管内给药，可短暂停止胸外按压后注入药物，然后立即给予连续 5 次的正压通气。

（4）药物治疗：药物治疗的主要作用包括抗心律失常、纠正休克、纠正电解质紊乱和酸碱失衡、维持心排血量和复苏后稳定等，有条件应尽快给予。常用急救药物如下：

1）肾上腺素：儿科患者最常见的心律失常是心脏停搏和心动过缓，肾上腺素有正性肌力和正性频率作用，能升高主动脉舒张压和冠状动脉灌注压。静脉通路或骨内通路给药剂量为 0.01mg/kg，（1：10000 溶液 0.1ml/kg），静脉或骨髓腔内给予；第二剂和以后的剂量可与首剂相同，最大剂量 1mg。气管内给药 0.1mg/kg。最大剂量 2.5mg。上述给药可间隔 3～5min 重复 1 次。注意不能与碱性液体于同一管道输入。

2）碳酸氢钠：儿科患者中心搏骤停的主要病因是呼吸衰竭，快速有效的通气对于控制心搏骤停引起的酸中毒和低氧血症很必要。对心搏骤停常规应用碳酸氢钠并不一定能改善预后。碳酸氢钠应用可促进 $CO_2$ 生成，而 $CO_2$ 比 $HCO_3^-$ 更易通过细胞膜，可以引起短暂的细胞内酸中毒，从而导致心肌功能不全。鉴于这些潜在毒性，轻、中度酸中毒，特别是有通气不足存在时，不宜使用碳酸氢钠。改善通气和扩容一般可以解决酸中毒。较长时间的心搏骤停、中毒、高血钾患儿可考虑使用碳酸氢钠，其剂量为 1mmol/kg，可经静脉或骨髓腔给予。当自主循环建立及抗休克液体输入后，碳酸氢钠的用量可依血气分析的结果而定。

3）阿托品：应用指征为低灌注和低血压性心动过缓、预防气管插管引起的迷走神经性心动过缓、房室传导阻滞所引起的少见的症状性心动过缓。剂量：0.02mg/kg，静脉或骨髓腔给药；气管内给药剂量 0.04～0.06mg/kg，间隔 5min 可重复使用。最大剂量儿童不能超过 0.5mg。

4）葡萄糖：在婴幼儿心脏复苏时，应快速进行床边的血糖检测，有低血糖时应立即给葡萄糖。当无血糖监测条件而患儿有低血糖症状或临床怀疑有低血糖时，也可给予葡萄糖。剂量：0.5～1.0g/kg，以 25% 葡萄糖液静脉注射。对于新生儿，可用 10% 葡萄糖液 5～10ml/kg 静脉注射。婴儿与儿童，可用 25% 葡萄糖液 2～4ml/kg 静脉注射。青少年，可用 50% 葡萄糖液 1～2ml/kg 静脉注射。CPR 后常出现应激性、一过性高血糖；CPR 期间宜用无糖液，血糖高于 10mmol/L，即要控制。

5）钙剂：仅在疑有低钙血症时才可给钙剂，在治疗高钾血症、高镁血症、钙通道阻滞剂过量时，也可考虑使用。对心跳已停搏者不适用。剂量：葡萄糖酸钙 100～200mg/kg（10% 葡萄糖酸钙 1～2ml/kg）或氯化钙 10～30mg/kg（10% 氯化钙 0.1～0.3ml/kg），单次最大剂量 2g。

6）纳洛酮：用于阿片类药物过量。在新生儿，纳洛酮仅用于在正压通气后心率和皮肤颜色正常而患儿仍有呼吸抑制，同时患儿母亲在分娩前 4h 内有使用过阿片类药物者。常用剂量为小于 5 岁或体重 <20kg 者为 0.1mg/kg，大于 5 岁或体重 >20kg 者为 2mg 静脉或气管内应用，必要时可重复给药，最大剂量为 2mg。

7）腺苷：抑制窦房结和房室结活性，是终止有症状室上性心动过速的有效药物。首剂 0.1mg/kg（最大剂量 6mg），快速注射，重复剂量 0.2mg/kg（最大剂量 12mg），快速注射促进药物输送到中央循环，应在心电监护下用药。禁忌：预激综合征和非规则宽 QRS 波群心动过速。

8）胺碘酮：用于多种心律失常，尤其是室性心动过速；对于心室颤动，经 CPR、2～3 次电除颤，注射肾上腺素无效者，可用胺碘酮。剂量为 5mg/kg，静脉通路或骨内通路给药，可重复给药 2 次，至总剂量 15mg/kg，单次最大剂量为 300mg。

9）利多卡因：用于复发性室性心动过速、心室颤动和频发性室性期外收缩（治疗难治性心室颤动疗效不如胺碘酮，但无胺碘酮或胺碘酮无效时可选用利多卡因）。剂量：静脉通路或骨内通路负荷剂量为 1mg/kg，负荷量给以后即给静脉维持，剂量为 20～50μg/（kg·min）。

（5）其他治疗：对复苏后患儿出现的低血压、心律失常、颅内高压等应分别给予预防及处理。

**5. 停止复苏的指征** 对自主循环不能恢复者，目前尚无证据支持何时终止心肺复苏最为恰当。意识和自主呼吸等中枢神经系统功能未恢复的表现不能作为终止复苏的指征；在复苏期间不作脑死亡判断，必须待心血管功能重新恢复后再做判断。只要心脏对各种刺激（包括药物）有反应，心脏按压至少应持续 1h。经 30min 基础生命支持和进一步生命支持救治后，心电监护仍显示等电位线，可考虑停止复苏。

# 第 2 节 急性中毒

## 一、总 论

【概述】 凡具有毒性作用的物质进入人体后，损害和破坏人体某些器官和组织的生理功能或组织结构而引起一系列症状和体征，甚至危及生命者，称为中毒。急性中毒是儿科的常见急症。

【中毒的途径】

**1. 经消化道吸收中毒** 为最常见的中毒形式，

可高达90%以上。毒物进入消化道后可经口腔黏膜、胃、小肠、结肠和直肠吸收，但小肠是主要吸收部位。常见的原因有食物中毒、药物误服，或把毒物误作普通食物（如毒蕈误作蘑菇、桐油误作食油、亚硝酸盐误作食盐等）服用、灭鼠或杀虫剂中毒、有毒动植物（如蟾蜍、木薯等）中毒、灌肠时药物剂量过量等。

**2. 皮肤接触中毒**　小儿皮肤较薄，脂溶性毒物易于吸收；毒物也可经毛孔到达毛囊，通过皮脂腺、汗腺吸收。常见有穿着有农药污染的衣服、蜂刺、虫咬、动物咬伤等。

**3. 呼吸道吸入中毒**　多见于气态或挥发性毒物的吸入。由于肺泡表面积大，毛细血管丰富，进入的毒物易迅速吸收，这是气体中毒的特点。常见有一氧化碳中毒、有机磷吸入中毒等。

**4. 注入吸收中毒**　多为误注药物。例如，毒物或过量药物直接注入静脉，被机体吸收的速度最快。

**5. 经创口、创面吸收中毒**　如大面积创伤而用药不当，可经创面或创口吸收中毒。

【中毒机制】　因毒物种类难以统计，很难了解所有毒物的中毒机制，常见的中毒机制包括如下几种：

（1）干扰酶系统：毒物通过抑制酶系统，通过竞争性抑制、与辅酶或辅基反应或相竞争，夺取酶发挥功能所必需的金属激活剂等。

（2）抑制血红蛋白的携氧功能：如一氧化碳中毒使氧合血红蛋白形成碳氧血红蛋白、亚硝酸盐中毒形成高铁血红蛋白，使携氧功能丧失。

（3）直接化学性损伤。

（4）作用于核酸：如烷化剂氮芥和环磷酰胺，使DNA烷化，形成交叉联结，影响其功能。

（5）变态反应：由抗原抗体作用在体内激发各种异常的免疫反应。

（6）麻醉作用。

（7）干扰细胞膜或细胞器的生理功能。

（8）其他。

【诊断】　中毒的诊断主要依据毒物接触史和临床表现。

**1. 病史**　由于小儿，尤其是婴幼儿的特点，家属陈述病史非常重要。在急性中毒的诊断中，家长如能告知中毒经过，则诊断极易。否则，由于毒物种类极多，加上小儿不会陈述病情，诊断有时极为困难。

应详细询问：发病经过，病前饮食内容，生活情况，活动范围，家长职业，环境中有无有毒物品，特别是杀虫、毒鼠药，家中有无常备药物，经常接触哪些人，同伴小儿是否同时患病等。

临床症状与体征常无特异性，小儿急性中毒首

发症状多为腹痛、腹泻、呕吐、惊厥或昏迷，严重者可出现多器官功能衰竭。

**2. 体格检查**　要注意有重要诊断意义的中毒特征，如呼气、呕吐物的特殊气味；口唇甲床是否发绀或樱红；出汗情况；皮肤色泽；呼吸状态、瞳孔、心律失常等。同时还需检查衣服、皮肤及口袋中是否留有毒物，以提供诊断线索。某些中毒常出现一些特征性症状和体征，对诊断有一定参考意义（表17-1）。

**表17-1　常见中毒的特征性症状和体征**

| | 症状 | 毒物 |
| --- | --- | --- |
| 神经系统 | 惊厥 | 中枢兴奋剂、苯海拉明、异丙嗪、氨茶碱、利血平、氰化物、白果、毒蕈、山道年、有机磷、有机氯、异烟肼、奎宁 |
| | 昏迷 | 引起惊厥的毒物及颠茄类中毒的晚期，中枢抑制剂、一氧化碳、二氧化碳等 |
| | 狂躁 | 颠茄类、异丙嗪、氯丙嗪、乙醇、毒蕈、樟脑等 |
| 呼吸系统 | 呼吸困难 | 氰化物、一氧化碳、亚硝酸盐（肠源性发绀）的晚期、有机磷、硫化氢 |
| | 呼吸缓慢 | 安眠剂及镇静剂、乙醇、氰化物、一氧化碳、钡等 |
| | 呼吸急促 | 氨、酚、颠茄类、士的宁、咖啡因等 |
| | 喉头水肿、肺水肿 | 毒蕈、毛果芸香、安妥（毒鼠药）、有机磷等 |
| 呼气及吐出物特殊气味 | 异味 | 乙醇、松节油、樟脑、氨水、汽油、来苏、煤油等 |
| | 蒜臭 | 有机磷、无机磷、砷等 |
| | 苦杏仁味 | 氰化物、含氰苷果仁等 |
| 心率 | 过速 | 肾上腺素、颠茄类、麻黄碱 |
| | 过缓 | 洋地黄、毒蕈、利血平、蟾蜍、奎宁 |
| 瞳孔 | 扩大 | 乙醇、颠茄、莨菪碱、山莨菪碱、阿托品、普鲁卡因、普鲁苯辛、哌替啶等 |
| | 缩小 | 有机磷、毒蕈、巴比妥类、鸦片类、氯丙嗪、水合氯醛、咖啡因、新斯的明等 |
| 皮肤 | 潮红 | 颠茄类、乙醇、河豚、烟酸、阿司匹林、利血平、组胺等 |
| | 发绀 | 亚硝酸盐、二氧化碳、氰化物、有机磷、巴比妥类等 |

续表

| 症状 | | 毒物 |
|------|------|------|
| 皮肤 | 黄疸 | 毒蕈、无机磷、磷化锌引起溶血及损害肝药物 |
| | 湿润 | 有机磷、水杨酸盐、毒蕈、蟾蜍、乙醇等 |
| 消化系统 | 流涎 | 有机磷、毒蕈、铅、新斯的明等 |
| | 腹痛、呕吐 | 磷、强酸、强碱、毒蕈、桐油子、蓖麻子、蟾蜍 |
| | 口腔黏膜糜烂 | 腐蚀性毒物：如强酸、强碱 |
| 尿液异常 | 血尿 | 磺胺药、环磷酰胺、酚、毒蕈、松节油 |
| | 血红蛋白尿 | 伯氨喹、奎宁、呋喃妥因、苯、毒蕈等 |

**3. 毒源调查及检查** 现场检查需注意患儿周围是否留有剩余毒物，如有否敞开的药瓶或散落的药片、可疑的食物等，尽可能保留患者饮食、用具，以备鉴定。仔细查找吐出物、胃液或粪便中有无毒物残渣；若症状符合某种中毒，而问不出中毒史时，可试用该种中毒的特效解毒药作为诊断性治疗。有条件时应采集患者呕吐物、血、尿、便或可疑的含毒物品进行毒物鉴定，这是诊断中毒的最可靠方法。

**【中毒的处理】** 处理原则为发生急性中毒时，应立即治疗，否则会失去抢救机会。在毒物性质未明时，按一般的中毒治疗原则抢救患儿。应特别关注气道、呼吸和循环，复苏措施优先于解毒治疗和洗胃。注意采取各种措施减少毒物的吸收，促进毒物的排泄。

**1. 毒物的清除** 根据中毒的途径、毒物种类及中毒时间采取相应的排毒方式。

（1）排除尚未吸收的毒物：大多数毒物经消化道或呼吸道很快被吸收，许多毒物可经皮肤吸收。一般来说，液体性药（毒）物在误服后30min内被基本吸收，而固体药（毒）物在误服后1~2h内被基本吸收，故迅速采取措施减少毒物吸收可使中毒程度显著减轻。

1）催吐：适用于年龄较大、神志清醒和合作的患儿。对口服中毒的患儿，当神志清醒，无催吐禁忌证时，均可进行催吐。可用手指、筷子、压舌板刺激咽部引起反射性呕吐。一般在中毒后4~6h内进行，催吐越早效果越好。有严重心脏病、食管静脉曲张、溃疡病、昏迷或惊厥患者、强酸或强碱中毒、汽油/煤油等中毒及6个月以下婴儿不能采用催吐。药物催吐可采用吐根糖浆，该药同时作用于中枢及消化道，引起呕吐。一般90%~95%患者在用药后20~30min内出现呕吐，应用剂量：6~12月婴儿为10ml，1~12岁为15ml，12岁以上为30ml。近20年来，吐根糖浆较少被应用。

2）洗胃：常在催吐方法不成功或患者有惊厥、昏迷而去除胃内容物确有必要时进行。洗胃方法是经鼻或经口插入胃管后，用50ml注射器抽吸，直至洗出液清澈为止，首次抽出物送毒物鉴定。常用的洗胃液有：温水、鞣酸、高锰酸钾（1：10000）、碳酸氢钠（2%~5%）、生理盐水或0.45%氯化钠溶液；洗胃禁忌的腐蚀性毒物中毒可用中和法，牛奶亦可起中和作用，同时可在胃内形成保护膜，减少刺激。可将活性炭加水，在洗胃后灌入或吞服，以迅速吸附毒物。

3）导泻：可在活性炭应用后进行，使活性炭-毒物复合物排出速度加快。常用的泻药有硫酸钠、硫酸镁，每次0.25g/kg，配成25%的溶液，可口服或由胃管灌入25%山梨醇或20%甘露醇2ml/kg，内服在肠内不吸收，发挥导泻作用。在较小的儿童，应注意脱水和电解质紊乱。

4）全肠灌洗（whole bowel irrigation）：中毒时间稍久，毒物主要存留在小肠或大肠，而又需尽快清除时，需作洗肠；对于一些缓慢吸收的毒物缓释片、肠溶片、铁中毒等较为有效。常用大量液体作高位连续灌洗（小儿用1500~3000ml），直至洗出液变清为止。洗肠液常用1%温盐水或清水，也可加入活性炭，应注意水、电解质平衡。

5）皮肤黏膜的毒物清除：接触中毒时应脱去衣服，用大量清水冲洗毒物接触部位，或用中和法即用弱酸、弱碱中和强碱、强酸；如用清水冲洗酸、碱等毒物应至少10min。

6）对于吸入性中毒，应将患儿移离现场，放置在通风良好、空气新鲜的环境中，清理呼吸道分泌物，及时吸氧。

7）止血带应用：注射或有毒动物咬伤所致的中毒，在肢体近心端加止血带，阻止毒物经静脉或淋巴管弥散，止血带应每10~30min放松1次。

8）活性炭：无臭无味的黑色粉末，可吸附各种毒素。推荐用量1g/kg，洗胃后加水灌入或口服。6岁以下儿童可用至25g，青少年和成人可给予50g。副作用包括恶心、呕吐、便秘、梗阻和排气，在儿童通常发生率较低。有些物质是活性炭不能吸附的，包括：杀虫剂、酸、碱、乙醇、金属（铁、铅、锂、硼酸盐）和有机溶剂。

（2）促进已吸收毒物的排出

1）利尿：大多数毒物进入机体后经由肾排泄，因此加强利尿是加速毒物排出的重要措施。静脉滴注5%~10%葡萄糖溶液可以冲淡体内毒物浓度，增加尿量，促使排泄。患者症状较轻或没有静脉滴注条件时，可让其大量饮水。但如患者有脱水，应先纠正脱水。可应用利尿药，常用呋塞米1~2mg/kg静脉注射；20%甘露醇0.5~1g/kg，或25%山梨醇 1～2g/kg 静脉滴注。大量利尿时应注意适当补充钾盐。保证尿量在 6～9ml/（kg·h）。在利尿期间应监测尿排出量、液体量、血清血电解质等。当患儿苏醒、严重中毒症状减轻或药物浓度低于中毒水平时，则可停止利尿。

2）碱化或酸化尿液：毒物肾的清除率与尿量并不成比例，单独利尿并不意味排泄增加。碱化尿液后可使弱酸如水杨酸和苯巴比妥清除率增加；降低尿 pH 使弱碱类排出增加的方法在临床上较少应用。常采用碳酸氢钠溶液 1～2mmol/kg 静脉滴注 1～2h，在此期间检查尿 pH,滴注速度以维持尿 pH 在 7.5～8 为标准。乙酰唑胺同时有利尿和使尿碱化的作用。维生素 C 1～2g 加于 500ml 溶液中静脉滴入亦可获得酸性尿。

3）血液净化方法：①透析疗法：很多种危重的急性中毒患者，可采用透析疗法增加毒物排出。透析疗法有多种，常用腹膜透析和血液透析。腹膜透析较简便易行；血液透析（人工肾）是很好的透析方法，能代替部分肾功能，将血液中小分子量的有毒物质和身体的代谢废物排出。②血液灌流法（hemoperfusion）：此法是将患儿血液经过体外循环，用吸附剂吸收毒物后再输回体内，尤其适用于中大分子、脂溶性、与血浆蛋白牢固结合的毒物中毒，如有机磷农药、巴比妥类、地西泮类、抗抑郁药、洋地黄类、茶碱类、酚类等中毒。有的毒物血液透析不能析出，用血液灌流则有效。③血浆置换：能清除患者血浆蛋白结合的毒物。④换血疗法：当中毒不久，血液中毒物浓度极高时，可用换血疗法，但此法需血量极多，在没有其他血液净化条件的紧急情况下可选择，临床较少采用。

4）高压氧的应用：在高压氧情况下，血中氧溶解度增高，氧分压增高，促使氧更易于进入组织细胞中，从而纠正组织缺氧。可用于一氧化碳、硫化氢、氰化物、氨气等中毒。在一氧化碳中毒时，应用高压氧治疗，可以促使一氧化碳与血红蛋白分离。

**2. 特效解毒剂** 对不同毒物采取不同的有效解毒剂，如亚硝酸盐中毒引起的高铁血红蛋白血症，可用亚甲蓝（美蓝）使之还原为正常血红蛋白；有机磷中毒，可用解磷定等治疗。使用解毒剂要迅速及时，并注意可能产生的副作用。

**3. 对症处理** 急性中毒抢救中对症处理很重要，它可解除直接威胁患儿生命的严重症状，让身体解毒功能和特效解毒剂有充分时间发挥作用。对症处理要根据具体情况，区分先后缓急，有目的地进行。对症处理主要针对下述几方面：①控制惊厥；②抢救呼吸衰竭；③抗休克；④纠正水、电解质紊乱及贫血；⑤治疗和保护重要器官（如心、肾、肝、脑、肺等）的功能；⑥预防和治疗继发感染；⑦做好中毒患儿的护理工作。

# 二、肠源性发绀

案例 17-1

患儿，男，3 岁，因皮肤紫绀 2h 入院。患儿于 2h 前出现皮肤紫绀，渐加重，无抽搐，无呼吸困难，无发热，无咳喘。无呕吐及腹泻。在外未行特殊治疗来我院就诊。其祖父母同时发病。详细追问病史，三人均有食用面条史，其祖母误把亚硝酸盐当作食盐使用。

体格检查：T 36.8℃，P 98 次 / 分，R 26 次 / 分，体重 16kg，BP 80/50mmHg，发育正常，营养中等，神志清，反应稍差。全身皮肤黏膜紫绀，尤以口腔黏膜及四肢为重，呼吸平稳。双侧瞳孔等大，对光反射存在。颈软，双肺呼吸音清，未闻及干湿啰音。心率 98 次 / 分，律整，各瓣膜区未闻及杂音。腹软，肝脾未及。四肢活动自如，肌力、肌张力正常。膝反射存在，巴宾斯基征阴性，布鲁津斯基征阴性。

思考题：
1. 试述对该病的初步诊断。
2. 试述对该病的治疗原则。

**【概述】** 由于食入过量含亚硝酸盐类的蔬菜、井水或药物，而引起高铁血红蛋白血症，临床上出现皮肤黏膜发绀，称为肠源性发绀。

**【病因】**

（1）许多蔬菜如小白菜、韭菜、甜菜、菠菜、卷心菜等均含有亚硝酸盐或硝酸盐，煮熟后放置过久或腌渍时间太短，则硝酸盐被硝酸盐还原菌还原为亚硝酸盐，食入过量的此类蔬菜则可致病。

（2）消化功能失调或胃酸过低时，肠内硝酸盐还原菌大量繁殖，此时食入上述蔬菜则可能引起中毒。

（3）食入含亚硝酸盐和硝酸盐较多的苦井水亦可致病。此外，可以致病的药物及化学物有：苯胺类的乙酸苯胺、安替比林、非那西丁等，硝基类的次硝酸铋、硝酸铋、硝酸铵等。临床也见到，误将亚硝酸盐当作食盐应用致中毒。

案例 17-1 病因

患儿有食用面条史，其祖母误把亚硝酸盐当作食盐使用。

**【病理生理】** 正常人高铁血红蛋白含量占血红蛋白量的 0.01%～0.2%，由于红细胞内不停地进行着氧化还原过程，在这个过程中，不断产生高铁血红蛋白，但同时又不断地被还原，这样，使高铁血红蛋白始终保持在正常范围内。当大量亚硝酸盐进入血液时，血红蛋白氧化能力加强，超过了机体的还原能力，高铁血红蛋白在血中浓度明显增加。由于高铁血红蛋白缺乏带氧及释氧能力而呈棕黑色。

当血中血红蛋白总量中含有10%的高铁血红蛋白时（即含1.5g/dl），皮肤及黏膜即可发生发绀，含量为20%～30%时出现缺氧症状，含量为55%～60%时即出现明显神经系统症状，含量超过70%可致死。

**【临床表现】** 食菜引起的高铁血红蛋白血症多在餐后0.5～3h骤然起病，轻者黏膜、指（趾）甲呈灰蓝色外，可无其他症状。重者可有头晕、头痛、恶心、呕吐、气促、脉细速、血压下降等，皮肤、黏膜及指（趾）甲呈蓝褐到蓝黑色。严重者可出现神志不清、昏迷、惊厥、呼吸困难、心律不齐、瞳孔散大，血压明显下降，如不及时抢救可发展为呼吸衰竭、循环衰竭。

> **案例17-1 临床表现**
> 1. 患儿于2h前出现皮肤紫绀，渐加重，无抽搐，无呼吸困难，无发热，无咳喘。无呕吐及腹泻。
> 2. 发育正常，营养中等，神志清。全身皮肤黏膜紫绀，尤以口腔黏膜及四肢为重，呼吸平稳。双侧瞳孔等大，对光反射存在，颈软，双肺呼吸音清，未闻及干湿啰音。心率98次/分，律整，各瓣膜区未闻及杂音。腹软，肝脾未及。四肢活动自如，肌力、肌张力正常。膝反射存在，巴宾斯基征阴性，布鲁津斯基征阴性。

**【诊断与鉴别诊断】** 根据突然发病，皮肤、黏膜出现灰蓝到蓝褐色，呼吸困难与皮肤发绀不成正比例，并曾有进食亚硝酸盐的食物及药物史，即可考虑本病的诊断。必要时可取血检验。患儿血液呈紫黑色，将血液加入抗凝剂于空气中摇动15min仍保持紫黑色，而在5～6h后才变鲜红色。用分光镜检查，高铁血红蛋白的吸收光带的波长高峰位于502nm与632nm，加入1%氰化钾则光带立即消失。

正常血液不含硫化血红蛋白，当摄入大量芳香族胺类如磺胺、苯胺衍生物等，或一次大量进食含硫食物如肉、蛋等，经肠道细菌作用，产生大量硫化物，吸收后，可引起硫化血红蛋白血症，其临床症状与高铁血红蛋白血症相似，但患儿的血液于空气中摇动15min后不变色，5～6h后仍不变色，用分光镜检查其吸收光带的波长位于620nm，加入1%氰化钾不能使吸收光带消失。

肠源性发绀由于呼吸困难与"发绀"不成比例，故不难与呼吸、循环系统疾病引起的发绀鉴别，后两者尚伴有呼吸、循环系统的异常体征。

> **案例17-1 诊断**
> 1. 患儿，男，3岁，因皮肤紫绀2h入院。其祖父母同时发病。详细追问病史，其祖母误把亚硝酸盐当作食盐使用。
> 2. 全身皮肤黏膜紫绀，尤以口腔黏膜及四肢为重，呼吸平稳。双肺未闻及干湿啰音。心率98次/分，律整，未闻及杂音。腹软，肝脾未及。四肢肌张力正常。
> 临床诊断：肠源性发绀（轻型）。

**【治疗】** 常用治疗方法如下：

**1. 一般急救处理** 如进食不久，应即迅速洗胃、导泻、清除余下毒物；同时予以氧气吸入。对重症者必要时输血。

**2. 特效解毒药**

（1）α亚甲蓝（美蓝）：本身为氧化剂，能使血红蛋白氧化为高铁血红蛋白。但小剂量使用时，机体内还原型的辅酶Ⅰ脱氢酶可使α亚甲蓝还原为白α亚甲蓝，白α亚甲蓝能把高铁血红蛋白还原为低铁血红蛋白。因此病重者可用1%α亚甲蓝每次0.1～0.2ml/kg。加入10%～25%葡萄糖溶液中，10～15min缓慢静脉注入，一般在注射后15～30min见效。必要时于2h后重复一次。病情好转后或病情并不严重者可口服α亚甲蓝，剂量为每次3～5mg/kg，每日3～4次。

（2）维生素C：本药为还原剂，能使高铁血红蛋白还原为血红蛋白，但还原能力逊于α亚甲蓝，适用于轻症者的治疗，剂量为1g加于25%葡萄糖溶液10～20ml中静脉注射。

（3）谷胱甘肽、细胞色素C均有利于还原高铁血红蛋白。

> **案例17-1 处方及医生指导**
> 1. 洗胃、导泻、氧气吸入。
> 2. 特效解毒药：1%α亚甲蓝每次0.1～0.2ml/kg。加入10%～25%葡萄糖溶液中，10～15min缓慢静脉注入，一般在注射后15～30min见效。必要时于2h后重复一次；维生素C 1g加于25%葡萄糖溶液10～20ml中静脉注射。

**【预防】** 进食的蔬菜要新鲜，防止腐烂，腌菜须腌透后才可食用（腌后5日亚硝酸盐含量最高），胃肠功能不正常时减少进食蔬菜。含硝基及苯胺类药物要小心使用。不用苦井水作饮料或烹煮饭菜。

# 三、有机磷中毒

> **案例17-2**
> 患儿，男，1岁2个月，因呼吸困难、口吐白沫8h入院。患儿于8h前突然出现呼吸困难、憋气、口吐白沫、大汗、肌束震颤，逐渐意识不清，叫之不应，无明显抽搐，无发热，无咳嗽，无呕吐及腹泻，尿量可。在院外未做任何治疗而来院急诊。患儿近期经常跟随父母在田间地

头玩耍，可能有接触农药史，其父母密切接触农药。患儿以往身体健康，无药物过敏史，无外伤手术史。第一胎，第一产，足月顺产，母乳喂养，6个月添加多种辅食，现仍未断奶。生长发育同同龄儿。定期随当地做各种预防注射。其父母身体均健康，非近亲婚配，否认遗传病及传染病病史。

体格检查：T 37℃，P 96次/分，R 38次/分，体重11kg，发育正常，营养中等，一般情况较差。呼吸急促，全身皮肤未见皮疹及出血点，无黄染。浅表淋巴结无肿大，皮肤潮湿，出汗较多。颈软，甲状腺不大，气管居中。头颅无畸形，双瞳孔针尖大小，等大等圆。口吐白沫，口唇发绀，面色苍白。双肺布满大量痰鸣音。心律规整，心音有力，心率96次/分，未闻及杂音。腹部平软，肝脾肋下未触及。脊柱四肢无畸形，四肢肌张力偏低。膝反射存在，巴宾斯基征阴性，布鲁津斯基征阴性。

思考题：

1. 作为儿科医生，你首先应考虑如何诊断？
2. 在明确诊断前，应进行哪些实验室检查？
3. 如何给出处理意见？

【概述】 有机磷农药是农业常用杀虫剂，对人体有一定的毒性，儿童对有机磷毒性较成人敏感，临床上必须加以注意。在使用过程中，如不注意，可引起中毒。我国目前使用的有机磷农药已有数十种，常用的按其毒性的强弱分为三类：

**1. 高毒类** 如对硫磷（1605）、内吸磷（1059）、甲拌磷（3911）、二氯磷、乙拌磷等。

**2. 中毒类** 如甲基对硫磷（甲基1605）、敌敌畏、三硫磷、甲基内吸磷、二甲硫吸磷等。

**3. 低毒类** 如马拉硫磷（4049）、敌百虫、乐果和乙硫磷（1240）等。这类农药的毒性虽低，但大量进入体内亦可致中毒。

【病因】 小儿有机磷中毒主要由消化道、皮肤吸收或呼吸道吸入所致，如误食有机磷农药或被它污染的食物，婴儿接触母亲被污染的衣服，或用有机磷农药灭虱均可引起中毒。有时儿童在喷射农药的圈地附近玩耍亦可将其吸入而致中毒。

**案例 17-2　病因**

患儿近期经常跟随父母在田间地头玩耍，可能有接触农药史，其父母密切接触农药。

【毒理作用】 有机磷经消化道、呼吸道迅速被吸收，经皮肤则吸收较慢。吸收后经血液和淋巴液分布于各器官和组织而产生毒性作用。其主要毒性是与胆碱酯酶迅速结合形成磷酰化胆碱酯酶，使胆

碱酯酶失去将乙酰胆碱水解为胆碱和乙酸的能力。人体内胆碱能神经包括运动神经、交感神经节前纤维和部分节后纤维及副交感神经节后纤维，这些神经受刺激后，在其末梢与细胞接点处释放乙酰胆碱，以支配器官的活动，在正常情况下，释出的乙酰胆碱，在乙酰胆碱酯酶的作用下，迅速被水解而失去活力。有机磷进入人体后与胆碱酯酶结合，使胆碱酯酶失去水解乙酰胆碱的能力，造成大量乙酰胆碱在体内蓄积，从而引起神经生理功能紊乱。其主要作用有：①兴奋胆碱能神经全部节后纤维，使平滑肌收缩，腺体分泌增加，瞳孔缩小，心率减慢，血压下降。②兴奋运动神经，引起肌震颤甚至痉挛，重度中毒可致肌力减弱以致麻痹。③兴奋交感神经节和节前纤维，使心血管兴奋，引起血压上升和心率增快。中毒晚期可因血管运动神经麻痹而发生循环衰竭。④对中枢神经系统的作用表现为先兴奋,后抑制。中毒晚期可发生呼吸中枢麻痹。此外，还有其他毒性作用：如血糖升高，血清转氨酶升高及血清白蛋白降低等。

【临床表现】 急性中毒大多在误食或接触后30min至12h内发病，一般不超过24h，大量口服或吸入则可在5min内发病。毒性强弱可影响发病快慢，高毒类中毒发病最快。主要临床表现如下。

**1.** 副交感神经和分布于汗腺的交感神经节后纤维的胆碱能受体兴奋表现出腺体分泌增加，引起大汗、流涎和支气管分泌物增加、支气管痉挛、呼吸困难；虹膜括约肌收缩，引起瞳孔缩小、视力模糊；胃肠平滑肌兴奋引起恶心呕吐、腹泻和腹痛；心血管系统抑制而致心搏缓慢，血压下降。这些与毒蕈中毒所引起的症状相似，统称为毒蕈碱样症状。

**2.** 运动神经肌肉连接点胆碱能受体兴奋表现出肌肉纤维颤动或抽搐，晚期可表现为肌无力或麻痹，呼吸肌受累时可加重呼吸困难。交感神经的节前纤维（包括肾上腺髓质）兴奋，则出现血压上升，心率加快和体温升高等症状，这与烟碱中毒所引起的症状相似，统称为烟碱样症状。但因副交感神经兴奋使心率减慢、血压下降，故使临床表现较为复杂，此时视何者占优势而定。

**3.** 中枢神经细胞触突间胆碱能受体兴奋产生中枢神经系统功能失调的症状，引起头痛、头晕、不安、兴奋、躁动和谵语。严重时转为抑制，出现言语障碍、昏迷、呼吸中枢麻痹等。

有机磷中毒的致死原因主要是呼吸中枢麻痹。

**4.** 继发性综合征除急性期表现外，还有两种继发综合征在急性有机磷中毒恢复期出现。

（1）中间综合征（intermediate syndrome，IMS）：急性有机磷中毒后2~4日（偶为7日），可发生以肌肉麻痹为主的疾病，因其发病时间在有机磷中毒

胆碱危象消失后，而在迟发性周围神经病之前，故称为中间综合征。患儿表现为不能抬头、眼活动受累、肢体不同程度的软弱无力，呼吸困难以至于呼吸麻痹，有时需数周的机械通气支持。主要病理改变是突触后神经肌肉接头点功能障碍，可能与病初胆碱酯酶复能剂的应用不充分或过早停药有关。

（2）迟发性周围神经病（organophosphate induced delayed polyneuropathy，OPIDPN）：多起病于急性有机磷农药重度中毒后2~3周，常先感手足发麻疼、下肢酸疼，进而出现下肢乏力和反射减弱，是一种远端的运动性神经病变，脑神经和呼吸肌一般不受累，6~12个月后恢复。与有机磷农药抑制神经组织中神经病靶酯酶并使之老化，或干扰钙离子/钙调蛋白激酶Ⅱ，使神经轴突内的骨架蛋白分解，导致轴突变性有关。

> **案例17-2 临床表现**
>
> 1. 呼吸困难、憋气、口吐白沫、大汗、肌束震颤，逐渐意识不清，叫之不应。
> 2. 呼吸急促，皮肤潮湿，出汗较多。双瞳孔针尖大小，等大等圆。口吐白沫，口唇发绀，面色苍白。双肺布满大量痰鸣音。心律规整，心音有力，心率96次/分，未闻及杂音。腹部平软，四肢肌张力偏低，膝反射存在，巴宾斯基征阴性，布鲁津斯基征阴性。

【诊断】 主要根据如下：

**1. 病史** 有食入、接触或吸入有机磷毒物史。

**2. 症状** 出现有机磷中毒症状，特别是流涎、出汗、肌肉纤维颤动、瞳孔缩小和血压上升等，对诊断有较大意义。但皮肤吸收者，由于发病缓慢，症状多不典型，须结合病史密切观察，注意皮肤有无红斑或水疱现象，并须与呼吸道和消化道的其他疾病鉴别。

**3. 特殊气味** 呕吐物或呼出气有特殊蒜臭味（敌敌畏、敌百虫经口中毒者，其呕吐物有特殊芳香臭味）。

**4. 血清胆碱酯酶活性测定** 对诊断和鉴别诊断有很大帮助。正常人胆碱酯酶活性为100%，胆碱酯酶活性下降至正常的70%~50%为轻度中毒，50%~30%为中度，30%以下为重度。

**5. 有机磷化合物的鉴定** 必要时可将呕吐物、第一次洗胃抽出液、呼吸道分泌物等作有机磷毒剂的测定。

**6. 不典型病例或病史不清楚者** 要注意除外其他类似疾病，如肺炎、食物中毒、毒蕈中毒和乙型脑炎等。血液胆碱酯酶活性测定对鉴别诊断有一定价值。

> **案例17-2 诊断**
>
> 1. 患儿，男，1岁2个月，因呼吸困难、口吐白沫8h入院；患儿近期经常跟随父母在田间地头玩耍，可能有接触农药史，其父母密切接触农药。
> 2. 呼吸急促，皮肤潮湿，出汗较多。双瞳孔针尖大小，等大等圆。口吐白沫，口唇发绀，面色苍白。双肺布满大量痰鸣音。心律规整，心音有力，心率96次/分，未闻及杂音。腹部平软，四肢肌张力偏低。
> 3. 胆碱酯酶活性明显降低。
>
> 临床诊断：急性有机磷中毒（重度）。

【预防】

（1）加强有机磷农药管理，防止儿童接触和误服。

（2）禁用剧毒类有机磷农药灭虱，使用其他有机磷灭虱时不能直接涂于毛发、皮肤，也不要撒于衣服及被褥上。已接触过有机磷农药的衣服和被褥，要反复漂洗干净，方可让儿童使用。

（3）哺乳期妇女尽可能不参加与有机磷农药接触的工作，已接触者，哺乳前必须做好清洁工作，方可接触哺乳婴儿。

（4）禁食有机磷农药中毒的死鱼和禽畜。

【治疗】

**1. 清除毒物并防止毒物的继续吸收** ①立即将患儿移离中毒现场。②口服中毒者应立即洗胃，由于多数有机磷酸酯类均可在碱性溶液中分解失效，故可用2%~4%碳酸氢钠洗胃。但敌百虫则在碱性溶液中转变为毒性更强的敌敌畏，故敌百虫中毒或农药种类不明者禁用碱性溶液，可使用生理盐水或清水洗胃。对硫磷、内吸磷、甲拌磷、乐果及马拉硫磷等中毒不能用高锰酸钾洗胃，因高锰酸钾可使之转变为毒性更大的对氧磷。有机磷中毒可产生胃排空时间延长的保护性反应，所以洗胃不应受时间限制，并应反复多次以求彻底，直至洗出液无有机磷农药臭味为止。洗胃后，胃管灌入活性炭1g/kg，继之用甘露醇或硫酸钠导泻，禁用油脂性泻剂。③对于皮肤吸收中毒者应立即更换衣服，毛发、皮肤需用冷清水、肥皂水或3%碳酸氢钠彻底洗刷（敌百虫中毒忌用后两者），以防止毒物继续吸收。④重症病例可应用血液灌流联合血液透析，对清除毒物、炎症介质，维护脏器功能和内环境稳定有一些帮助。强调早期进行，中毒后4~6h效果最佳。

**2. 解毒药** 常用解毒药有两类：①胆碱能神经抑制剂：如阿托品。本类药可拮抗乙酰胆碱的毒蕈碱样作用，提高机体对乙酰胆碱的耐受性，特别是能解除平滑肌痉挛，抑制腺体分泌，以保持呼吸道通畅，防止发生肺水肿，并有拮抗血压升高和心律失常作用，但对烟碱样作用无效，也不能使被抑制的胆碱酯酶恢复活力，故要早期、足量和反复使用。使用时要注意瞳孔大小、皮肤颜色、心率和体温等变化，以防止阿托品用量过大。对原来体温已升高者，要在物理降温条件下进行治疗。供氧和注意保持呼吸道通畅，并防止心室纤颤的发生。治疗过程中注意剂量的个体化、规范化和足够的疗程。阿托品化的表现：瞳孔不缩小而略微扩大、面红、皮肤干燥、心率加快、肺部啰音消失。阿托品化后改为维持治疗，24h以后未出现病情反复者可逐步减量和尝试停药。②胆碱酯酶复活剂；如解磷定、氯解磷定、双复磷等，前两者毒性较小，最为常用，可任选一种。本类药物能夺取已与胆碱酯酶结合的有机磷，恢复胆碱酯酶分解乙酰胆碱的活力，对于解除烟碱样作用和促使昏迷患者苏醒作用较为明显，而对毒蕈碱症状的疗效则较差，若与阿托品联用，可取得协同效果。本类药物对硫磷、内吸磷、甲拌磷和乙硫磷等急性中毒的疗效显著；对敌百虫、敌敌畏、乐果和马拉硫磷等中毒的疗效较差，因此应以阿托品治疗为主。

本类药物应早期、足量使用。对于中度和重度中毒者，原则上将复活剂与阿托品联用，在联用时阿托品的剂量须适当减少。解毒药的剂量和用法如下：

（1）轻度中毒：阿托品每次0.02～0.03mg/kg，肌内注射；或用解磷定每次15mg/kg，加于10%葡萄糖溶液中缓慢静脉注射。两药均每2～4h可重复一次，直至症状消失为止。

（2）中度中毒：可用阿托品每次0.03～0.05mg/kg，静脉注射，每30～60min注射一次。同时合并使用氯磷定每次15～30mg/kg，静脉注射，每2～4h可重复15mg/kg。以上两药用至主要症状好转后逐渐减量及延长用药间隔时间，至症状消失为止。

（3）重度中毒：可用阿托品每次0.05～0.1mg/kg，静脉注射。病情十分危重者，可酌情使用更大剂量。每10～20min可重复半量注射。同时合并使用氯磷定每次30mg/kg，静脉注射，半小时后可重复半量。严重症状改善后逐步减少阿托品药量，并延长给药间隔时间，以后亦逐步减少胆碱酯酶复活剂的药量及给药间隔时间，至症状消失为止。

使用上述药物注意事项：①必须明确诊断方可大剂量使用阿托品，并随时注意其中毒症状出现；②氯磷定不能与碱性药物混合使用。除静脉注射外，亦可肌内注射。

**3. 对症治疗** 及时吸出呼吸道分泌物，以保持呼吸道的通畅。发现呼吸衰竭时，可用气管插管正压供氧。注意水电解质平衡，必要时输液以加速毒物排出，纠正代谢性酸中毒。有循环衰竭、血压下降者可用升压药。注意肺水肿及脑水肿的预防和治疗，对惊厥者可用苯巴比妥钠、地西泮或水合氯醛，忌用吗啡。注意护肝治疗。必要时可给予抗生素，以防感染。严重患者可使用肾上腺皮质激素类药物，如氢化可的松或地塞米松。亦可输入新鲜血液，以补充活性胆碱酯酶。极危重患者可采用换血疗法。

经治疗中毒症状好转或消失后，仍须密切观察24～48h，注意中毒症状有无复现，并反复测定胆碱酯酶活力，如仍降低则仍须应用胆碱酯酶复活剂。

---

**案例17-2 处方及医生指导**

1. 立即将患儿移离中毒现场；立即洗胃，应反复多次以求彻底；洗胃后再灌入导泻剂。

2. 解毒药：阿托品每次0.05～0.1mg/kg，静脉注射。病情十分危重者，可酌情使用更大剂量。每10～20min可重复半量注射。同时合并使用氯磷定，每次30mg/kg，静脉注射，半小时后可重复半量。症状改善后逐步减少阿托品药量。

3. 保持呼吸道的通畅。发现呼吸衰竭时，可用气管插管正压供氧。

---

# 第3节 小儿惊厥

【概述】 惊厥（convulsion）是小儿时期常见的急症，自新生儿至各年龄小儿均可发生，表现为突然发作的全身或局部肌群强直性和阵挛性抽搐，伴有（多数）或不伴意识障碍。小儿惊厥的发病率很高，据统计6岁以下小儿惊厥的发生率为成人的10～15倍，尤以婴幼儿中多见，其原因如下：①婴幼儿的大脑发育未成熟，皮层神经细胞分化不全，因而皮层的分析鉴别及抑制功能较差；又因神经元的树突发育不全，轴突的神经髓鞘未完全形成，兴奋性冲动易于泛化。②婴幼儿脑组织的化学成分如类脂质、氨基己糖、水和电解质的分布及酶的活性等都与发育成熟的脑组织有所不同；兴奋性神经递质和抑制性神经递质的动态平衡，因年龄而异。小儿脑组织的耗氧量亦较高。③婴幼儿期某些特殊疾病如产伤、脑发育畸形等可引起惊厥。④免疫功能低下，容易罹患急性感染及中枢神经系统感染，故在婴幼儿期（3岁以内）发生惊厥较多。

【病因及发病机制】 小儿惊厥的原因可以分为两类：①按感染的有无分为感染性（有热惊厥）及非感染性（无热惊厥）；②按病变易累及的部位分为颅内及颅外（表17-2）。

表17-2 小儿惊厥的常见病因

| | 颅内 | 颅外 |
|---|---|---|
| 感染性(有热惊厥) | 病毒:乙型脑炎、病毒性脑炎(急性)、亚急性硬化性全脑炎(慢性) | 高热惊厥(常见于6个月~5岁) |
| | 细菌:细菌性脑膜炎、结核性脑膜炎、脑脓肿、静脉窦血栓形成 | 中毒性脑病:(重型肺炎、中毒性菌痢、败血症、百日咳等为原发病) |
| | 霉菌:新型隐球菌脑膜炎 | 破伤风 |
| | 寄生虫:脑型血吸虫病、脑型肺吸虫病、脑囊虫病、脑包虫病、脑型疟疾、弓形体病 | |
| 非感染性(无热惊厥) | 颅脑损伤:产伤、脑挫伤 | 代谢性疾病:低血糖、低血钙、低血镁、低血钠、高血钠(碱中毒)、维生素 $B_1$ 缺乏症、维生素 $B_6$ 缺乏症 |
| | 窒息:新生儿窒息 | 遗传代谢病:糖原贮积病、半乳糖血症、苯丙酮尿症、肝豆状核变性、黏多糖贮积症、戈谢病 |
| | 颅内出血:蛛网膜下腔出血、硬膜下(外)血肿、维生素K缺乏、脑血管瘤破裂、出血性疾病 | 内脏疾病 |
| | 脑血管疾病:脑动静脉畸形、脑动脉栓塞或闭塞(急性小儿偏瘫综合征) | 肾性:高血压脑病、尿毒症 |
| | 脑发育异常:头大(小)畸形、先天性脑积水、神经皮肤综合征、脑性瘫痪 | 心性:心律失常(阿-斯综合征) |
| | 癫痫:大发作、婴儿痉挛症 | 血液:严重贫血 |
| | 占位性病变:先天性脑囊肿、脑肿瘤、脑膜白血病 | 中毒 |
| | 遗传、变性病:脱髓鞘脑病、脑黄斑变性 | 药物:中枢兴奋剂、氨茶碱、异烟肼、阿托品、哌嗪、吩噻嗪类、肾上腺皮质激素 |
| | 脑疾患后遗症:新生儿窒息、新生儿颅内出血、胆红素脑病、感染中毒等后遗症 | 植物:毒蕈、银杏、杏仁、地瓜子、洋金花、发芽马铃薯、马桑子 |
| | 脑水肿:瑞氏综合征 | 农药:有机磷(敌敌畏、敌百虫、1605)、有机氯(DDT、666) |
| | | 杀鼠药:磷化锌、安妥 |
| | | 其他:一氧化碳、汽油、汞、铅、食物中毒 |

引起惊厥的疾病甚多,但惊厥的发生可有其本身的生理和生化变化,目前尚未完全阐明。

**1. 生理方面** 儿童特别是婴幼儿,大脑皮质发育不完善,分析鉴别及抑制功能较差,神经髓鞘尚未完全形成,绝缘和保护作用差,兴奋性冲动传导易于泛化而致惊厥。血脑屏障功能差,各种毒素易透入脑组织。各种刺激因素作用于中枢神经系统的某一部位,致使神经细胞处于过度兴奋状态,神经元群发生过度的反复放电活动,这种放电活动可为局限性,亦可由局部扩散到脑的其他部位甚至传布到全脑,超过一定限度,临床上就表现为局部性抽搐,或全身性抽搐。

**2. 生化及代谢方面** ①钙离子的正常浓度,可维持神经细胞膜对钠离子和钾离子选择性通透性的稳定性,并调节神经递质的释放,当钙离子减少时,神经轴突与肌膜对钠离子的通透性增高,容易发生除极化,使神经肌肉兴奋性增高导致惊厥发作。②神经细胞内外钠离子的相对浓度,与大脑的功能有关。可影响惊厥阈值。血清钠降低时,水易由细胞外进入细胞内,使神经细胞水肿,颅内压增高,严重时可致抽搐。血清钠增高时,钠的浓度与神经肌肉应激性成正比,超过一定浓度,易引起抽搐。③γ-氨基丁酸(GABA)是神经抑制性介质,由谷氨酸经脱羧作用而合成。脱羧酶需磷酸吡哆醛(维生素 $B_6$)作辅酶,当维生素 $B_6$ 缺乏时,影响脱羧酶的活性,妨碍GABA的合成。脑内GABA的浓度降低后,可发生惊厥。④脑神经细胞能量代谢障碍,可引起脑神经元功能紊乱。缺氧、低血糖最常引起脑神经元能量代谢障碍;引起惊厥。高热一方面使中枢神经系统处于过度兴奋状态,使脑对内外环境各种刺激的敏感性增高;另一方面使神经元代谢率增高,氧消耗增加,葡萄糖代谢增加而含量降低,使神经元功能紊乱,而引起惊厥。

**【临床表现】**

**1. 惊厥** 为突然发生的全身性或局部肌群的强直性或阵挛性抽动,常伴有不同程度的意识改变。发作大多在数秒钟或几分钟内自行停止,严重者可持续数十分钟或反复发作,抽搐停止后多入睡。常见的惊厥的发作形式有以下几种:①强直-阵挛发作:意识丧失,肌肉剧烈强直收缩,呼吸暂停和发绀,持续 $1\sim2$min 后转入阵挛期,肢体有节律抽动,数分钟后逐渐减慢、停止;②强直性发作:意识丧失,肌肉强烈收缩并维持某种姿势;③阵挛性发作:意识丧失,面部或肢体肌肉节律性反复抽动;④肌阵挛发作:意识丧失,全身或某组肌肉突然快速有力收缩,出现突然有力地低头弯腰、摔倒或后仰;⑤局限性运动发作：意识不丧失，表现为躯体某个部位抽动，常可泛为全身强直-阵挛发作。新生儿期，惊厥表现很不典型，呈全身性抽搐者不多，常表现为呼吸节律不整或暂停、阵发性紫绀或苍白、两眼凝视、眼球震颤、眼睑颤动或吸吮、咀嚼动作等。由于幅度轻微，易被忽视。惊厥的发作形式可表现为单一类型，也可表现为多种不同类型交替出现。

**2. 惊厥持续状态** 传统的惊厥持续状态定义，是指惊厥持续 30min 以上或反复发作超过 30min，发作间期意识不清，其表现多为强直性-阵挛性抽搐。85% 患儿发生在 5 岁以内。惊厥持续状态若不及时抢救，其后果严重，可致永久性脑损害，或因生命功能衰竭和严重并发症而死亡。近年研究表明如果惊厥发作持续超过 5min，没有适当的止惊治疗很难自行缓解，因此近年来已经将惊厥持续状态持续时间的定义（或者称"操作性定义"）缩短至 5min，其目的就是要强调早期处理的重要性。惊厥持续状态

常见于严重感染引起的脑炎、脑膜炎或中毒性脑病、破伤风等；还见于脑血管病、颅内出血、代谢紊乱、脑发育缺陷、脑外伤、脑炎后遗症、脑瘤和癫痫等。

**3. 热性惊厥**（febrile convulsion，FC） 特点为：①好发年龄 6 个月至 3 岁，6 个月以下、6 岁以上极少发生；②惊厥多在发热初起或体温快速上升期发生；③惊厥发作时间短暂，在一次发热性疾病中，很少连续发作多次，发作后意识恢复快，没有神经系统异常体征；④已排除了上述各种小儿惊厥的病因（尤其是颅内病变）；⑤热退后一周作脑电图正常。据统计小儿热性惊厥在全部小儿人口中占 5%～8%，占儿童时期惊厥的 30%。热性惊厥患儿的家族中有某种形式的惊厥发作者为 30%～60%，有明显遗传因素。一般认为，小儿热性惊厥常见于小儿呼吸道病毒感染的早期。

热性惊厥分为单纯型和复杂型两类；其具体特点见表 17-3。

表 17-3　单纯型热性惊厥与复杂型热性惊厥

| 特点 | 单纯型热性惊厥 | 复杂型热性惊厥 |
|---|---|---|
| 惊厥持续时间 | 发作持续时间小于 15min | 发作时间长（＞15min） |
| 发作次数 | 24h 内或同一热性病程中仅发作 1 次 | 24h 内或同一热性病程中发作≥2 次 |
| 惊厥发作类型 | 全面性发作，无局灶性发作特征 | 局灶性发作 |
| 惊厥持续时间和发作次数 | 发作持续时间小于 15min，多数仅一次 | 可达 15～30min 以上，反复发作多次 |
| 惊厥发作类型 | 全面性发作，无局灶性发作特征 | 局灶性发作 |

【诊断】 新生儿惊厥临床表现不典型，往往需要认真观察和检查方能做出诊断，婴幼儿和年长儿惊厥的诊断关键是病因学诊断，应结合小儿的年龄、发病季节、惊厥同时伴发的症状、体检发现、流行病学和必要的实验室资料，综合分析，才能准确判断惊厥的病因。

**1. 根据年龄判断惊厥病因**

（1）新生儿：以颅脑损伤（产伤）、窒息、颅内出血、破伤风、急性细菌性脑膜炎、大脑发育畸形、代谢紊乱和维生素缺乏多见。

（2）婴儿期：以低钙血症、脑发育畸形、脑损伤后遗症、婴儿痉挛症、热性惊厥和脑膜炎多见。

（3）幼儿期：以热性惊厥、中毒性脑病、颅内感染、低血糖症和癫痫多见。

（4）学龄前期及学龄期：以中毒性脑病、颅内感染、癫痫、中毒、脑瘤、脑寄生虫和高血压脑病多见。

**2. 根据季节判断惊厥病因** 某些传染病的发生有明显的季节性，考虑传染病引起的惊厥发作应注意这一点。例如，夏秋季多见中毒性菌痢、乙型脑炎、肠道传染病；冬春季多见流行性脑脊髓膜炎、呼吸道传染病。低钙血症多见于冬末初春。植物和某些食物中毒常与植物花果成熟季节有关。

**3. 根据病史分析惊厥病因** 应注意惊厥发生的形式、次序、持续时间、是否有意识障碍、有无先兆及诱发因素、惊厥前后是否伴有发热、咳嗽、腹泻、呕吐、头痛、尖叫及精神行为与意识改变等伴随症状，惊厥后有无嗜睡、偏瘫、失语等，还要了解近期有无头颅外伤史、预防接种史、传染病接触史、毒物及药物接触史或服药史。新生儿惊厥应着重于围生期健康情况、分娩史、开奶时间等。对疑有先天性、遗传性疾病者智能发育、家族史、父母亲婚配情况及职业、母妊娠期健康情况及用药史等有助于诊断。

**4. 体格检查** 惊厥发作时能亲自观察抽搐情况对鉴别是否惊厥甚为重要，惊止后全面详细体检包括神经系统检查。应注意观察皮肤的改变，如皮疹、瘀点、毛细血管扩张、皮脂腺瘤、咖啡牛奶斑、皮肤色素脱失斑、毛发及皮肤的颜色等。观察头颅的形态与大小、前囟大小及有无隆起与凹陷。进行四肢活动情况、脑膜刺激征、病理反射等重要检查。肝脾肿大常提示有代谢缺陷。血压测量可及早发现休克及高血压。必要时作眼底检查。

**5. 实验室检查及特殊检验**

（1）常规检查：外周血白细胞数显著增高，中性粒细胞百分数增高提示细菌性感染，嗜酸性粒细胞显

著增高提示脑寄生虫病。对突起高热惊厥伴有中毒症状的患儿，用冷盐水灌肠留取粪便镜检，是诊断中毒性菌痢必不可少的步骤。婴幼儿发生热性惊厥如无任何特殊表现时，应作尿常规排除尿路感染。

（2）血液生化检验：根据需要选择血糖、血钙、血钠、血镁、血尿素氮和肌酐等检查。

（3）脑脊液检查：疑有颅内感染时，应作脑脊液检查包括墨汁染色、留薄膜涂片抗酸染色和培养，以明确有无感染，并可鉴别何种病原，以便针对病因治疗。

（4）特殊检查：疑有遗传代谢疾病时，应取血、尿作特殊检查，以便及时发现苯丙酮尿症、果糖不耐症和半乳糖血症等。

（5）头颅影像学检查：疑有颅内出血、占位性病变和颅脑畸形者，可选作气脑造影、脑血管造影、头颅 CT、MRI 等检查。颅脑超声适用于前囟未闭的婴儿。

（6）脑电图检查：对各种类型的癫痫有诊断意义，对脑病和脑炎的诊断及病情判断亦可能有帮助。

**【急救处理】**

惊厥治疗原则：维持生命体征；药物控制惊厥发作；寻找并治疗病因；预防惊厥复发。

**1. 一般处理** 大多数单纯型热性惊厥呈短暂的单次发作，持续时间一般为 1～3min，不必急于止惊药物治疗。松解衣服及领扣，清除口鼻咽喉分泌物和呕吐物，防止吸入窒息，保持气道通畅，监测生命体征，保证正常心肺功能，必要时吸氧，建立静脉通路。若惊厥发作持续＞5min，则需要使用药物止惊。注意不要向口腔内塞入东西。

**2. 抗惊厥药物**

（1）苯二氮䓬类：是控制惊厥的首选药物，常用地西泮、咪达唑仑。①地西泮每次 0.2～0.5mg/kg，最大不超过 10mg，直接静脉注射，速度不超过 2mg/min。必要时 5～10min 可重复应用。也可灌肠，但吸收量难以预测。本药作用时间短，有抑制呼吸、心搏和降低血压之弊，尤其对曾用过巴比妥类药者更应注意备齐复苏措施。②咪达唑仑 0.15～0.3mg/kg 静脉注射或肌内注射，注射后仍有反复发作者，可持续泵入，常用剂量为 1～5μg/（kg·min）。咪达唑仑的优点是起效快、可肌注、剂量调整方便、心血管系统及意识状态影响小；缺点是大剂量时仍然可以出现呼吸循环障碍，尤其是低血压，因此在较大剂量时 [一般＞10μg/（kg·min）] 仍应该在重症监护室进行，加强呼吸、循环监测。

（2）苯妥英钠：多用于苯二氮䓬类控制不佳的惊厥持续状态。用量 15～20mg/kg，溶于生理盐水静脉滴注，速度＜1mg/（kg·min）。苯妥英钠可导致心律失常、低血压。

（3）10% 水合氯醛：每次 40～60mg/kg（最大量不超过 1g）加生理盐水稀释至 3%～5% 保留灌肠。常与其他药物合用。

（4）苯巴比妥钠：起效较苯二氮䓬类慢，作为儿童惊厥急诊处理的二线用药，在医院内发生的新生儿惊厥持续状态可以作为首选。负荷剂量 15～20mg/kg，新生儿负荷剂量 20～30mg/kg，静脉注射，惊厥控制后，维持剂量为每日 3～5mg/kg，分两次。国内用于静脉注射制剂少。

（5）丙泊酚：用于难治性惊厥持续状态。首剂 1～2mg/kg 静脉注射，如不能控制，可每 3～5min 重复直至发作控制，或最大量 5mg/kg。继而持续泵入，常用剂量 1～2mg/（kg·h）。易致高脂血症、注射痛、静脉炎等，儿童禁止长时间静脉注射。

（6）其他用于难治性惊厥持续状态的药物包括丙戊酸钠注射液、左乙拉西坦注射液、大剂量托吡酯（鼻饲）。丙戊酸钠注射液不能用于肝功能异常的患儿。

**3. 病因治疗** 感染是小儿惊厥的常见原因，疑有细菌感染者，应早期应用抗生素。代谢原因所致惊厥（如低血糖、低血钙、脑性脚气病等）及时补充相应缺乏物质可使惊厥迅速好转。还有如毒物中毒时及早尽快去除毒物，以减少毒物的继续损害。

**4. 其他** ①监护患儿体温、呼吸、心率、血压、瞳孔等，密切监测惊厥发生与持续时间、意识改变和神经系统体征，维持其正常功能状态；②维持水、电解质、酸碱平衡，注意避免脑水肿；③持续惊厥伴高热、昏迷、循环呼吸功能障碍者，应给予脱水降颅压、抗感染、抗休克等处理。

**5. 预防惊厥复发措施** 原发性癫痫者应长期抗癫痫治疗。热性惊厥绝大多数是良性过程，单纯型热性惊厥患儿不推荐预防性治疗。少数复杂热性惊厥、热性惊厥发作过于频繁（＞5 次/年）或出现过惊厥持续＞30min 的患儿可考虑采取预防措施。①间断临时预防治疗：在发热开始即给予地西泮口服/灌肠，0.3mg/kg，每 8h 一次，最多连续应用 3 次。②长期预防：可口服丙戊酸 20～30mg/（kg·d），分 2 次；或左乙拉西坦 15～30mg/（kg·d），分 2 次；或苯巴比妥 3～5mg/（kg·d），分 2 次。

（李晓梅）

# 参考文献

白瑞苗,姜毅,郭金珍,等,2019.《2019 年欧洲新生儿呼吸窘迫综合征管理指南》推荐意见介绍 [J]. 中华实用儿科临床杂志,34(16):1201-1203.

陈运彬,黄为民,黄磊,等,2019. 新生儿黄疸规范化用药指导专家建议 [J]. 中国医药导报,16(27):105-110.

杜悦,侯玲,王秀丽,等.2013. 儿童急性链球菌感染后肾小球肾炎回顾性分析 [J]. 中国医科大学学报,42(10):878-881.

封志纯,祝益民,肖昕,2012. 实用儿童重症医学 [M]. 北京:人民卫生出版社.

冯学斌,2007. 儿科学:案例版 [M]. 北京:科学出版社.

桂永浩,薛辛东,2021. 儿科学 [M].3 版. 北京:人民卫生出版社.

国家呼吸系统疾病临床医学研究中心,中华医学会儿科学分会呼吸学组,2020. 儿童流感诊断与治疗专家共识 (2020 年版 )[J]. 中华实用儿科临床杂志,35(17):1281-1288.

国家卫生健康委,2019. 儿童原发性免疫性血小板减少症诊疗规范 [J]. 全科医学临床与教育,17(12):1059-1062.

国家卫生健康委,2020. 儿童血友病诊疗规范 [J]. 全科医学临床与教育,18(1):4-9.

黄兰,熊涛,唐军,等.2021. 新生儿坏死性小肠结肠炎临床诊疗指南 (2020)[J]. 中国当代儿科杂志,23(1):1-11.

李婕,漆洪波,2015. 美国妇产科医师学会《新生儿脐带结扎时间》要点解读 [J]. 中国实用妇科与产科杂志,31(6):481-484.

卢青,孙丹,刘智胜,2021. 中国抽动障碍诊断和治疗专家共识解读 [J]. 中华实用儿科临床杂志,36(9):647-653.

穆志龙,焦富勇,谢凯生,2021.《川崎病心血管后遗症的诊断和管理指南 (JCS/JSCS$_2$020)》解读 [J]. 中国当代儿科杂志,23(3):213-220.

泮思林,刘芳,罗刚,2020. 日本《川崎病诊断指南第 6 次修订版》要点解读 [J]. 中国实用儿科杂志,35(11):846-849.

茹喜芳,冯琪,2019. 新生儿呼吸窘迫综合征的防治——欧洲共识指南2019 版 [J]. 中华新生儿科杂志,(3):239-240.

孙斌,2019. 特殊健康状态儿童预防接种专家共识之十——新生儿颅内出血与预防接种 [J]. 中国实用儿科杂志,34(2):85-86.

孙琪,金志鹏,2021.2020 年美国心脏协会心肺复苏及心血管急救指南 [J]. 中华实用儿科临床杂志,36(5):321-328.

王千秋,刘全忠,徐金华,2020. 梅毒、淋病和生殖道沙眼衣原体感染诊疗指南 (2020 年 )[J]. 中华皮肤科杂志,2020(3):168-179.

银益飞,齐莹,2019. 先天性巨细胞病毒感染筛查与临床干预指南 [J]. 中国实用妇科与产科杂志,35(4):417-423.

岳少杰,王铭杰,林锦,2020. 早产儿早发型败血症的诊断与抗生素使用建议:湖南省新生儿科专家共识 [J]. 中国当代儿科杂志,22(1):1-6.

《中成药治疗优势病种临床应用指南》标准化项目组,2021. 中成药治疗小儿急性上呼吸道感染临床应用指南 (2020 年 )[J]. 中国中西医结合杂志,41(2):143-150.

中国妇幼保健协会双胎妊娠专业委员会,2020. 选择性胎儿宫内生长受限诊治及保健指南 (2020)[J]. 中国实用妇科与产科杂志,2020(7):618-625.

中国医师协会儿科学分会内分泌遗传代谢学组,中华医学会儿科学分会急救学组,2020. 儿童及青少年特殊情况下住院高血糖管理治疗建议 [J]. 中华糖尿病杂志,12(10):765-771.

中国医师协会新生儿科医师分会循证专业委员会,2020. 早产儿喂养不耐受临床诊疗指南 (2020)[J]. 中国当代儿科杂志,2020(10):1047-1055.

中华人民共和国国家卫生健康委员会,2019. 儿童社区获得性肺炎诊疗规范 (2019 年版 )[J]. 中国实用乡村医生杂志,26(4):6-13.

中华医学会,中华医学会临床药学分会,2021. 甲状腺功能亢进症基层合理用药指南 [J]. 中华全科医师杂志,20(5):515-519.

中华医学会,中华医学会杂志社,中华医学会全科医学分会,等,2019. 急性上呼吸道感染基层诊疗指南 (2018 年 )[J]. 中华全科医师杂志,18(5):422-426.

中华医学会变态反应分会呼吸过敏学组,中华医学会呼吸病学分会哮喘学组,2019. 中国过敏性哮喘诊治指南 [J]. 中华内科杂志,58(9):636-655.

中华医学会儿科分会发育行为学组,2020. 注意缺陷多动障碍早期识别、规范诊断和治疗的儿科专家共识 [J]. 中华儿科杂志,58(3):188-193.

中华医学会儿科学分会内分泌遗传代谢学组,中华儿科杂志编辑委员会,2020. 过渡期生长激素缺乏症诊断及治疗专家共识 [J]. 中华儿科杂志,58(6):455-500.

中华医学会儿科学分会内分泌遗传代谢学组,中华医学会儿科学分会儿童保健学组,中华儿科杂志编辑委员会,2021. 儿童体格发育评估与管 理临床实践专家共识 [J]. 中华儿科杂志,59(3):159-174.

中华医学会儿科学分会新生儿学组,中国医师协会新生儿科医师分会感染专业委员会,2019. 新生儿败血症诊断及治疗专家共识 (2019 年版 )[J]. 中华儿科杂志,2019(4):252-257.

中华医学会呼吸病学分会哮喘学组,2020. 支气管哮喘防治指南 (2020年版 )[J]. 中华结核和呼吸杂志,43(12):1023-1048.

中华医学会神经病学分会,中华医学会神经病学分会脑电图与癫痫学组,2019. 国际抗癫痫联盟痫性发作新分类中国专家解读 [J]. 中华神经科杂志,52(11):977-980.

Schafermeyer R W,Tenenbein M,Macias C G,et al,2019. 斯特兰奇儿科急诊学 [M].4 版. 封志纯,许峰,肖政辉译,北京:科学出版社.

414

# 附 录

## 一、正常小儿外周血液细胞成分正常参考值

| 检查项目 | | 第1日 | 第2～7日 | 2周 | 3月 | 6月 | 1～3岁 | 4～7岁 | 8～14岁 |
|---|---|---|---|---|---|---|---|---|---|
| 红细胞(RBC) | (×10¹²/L) | 5.7～6.4 | 5.2～5.7 | 4.2 | 3.9 | 4.2 | 4.3 | 4.4 | 4.5 |
| | (×10⁶/mm³) | 5.7～6.4 | 5.2～5.7 | 4.2 | 3.9 | 4.2 | 4.3 | 4.4 | 4.5 |
| 血红蛋白(Hb) | (g/L) | 180～195 | 163～180 | 150 | 111 | 123 | 118 | 134 | 139 |
| | (g/dl) | 18～19.5 | 16.3～18.0 | 15.0 | 11.1 | 12.3 | 11.8 | 13.4 | 13.9 |
| 血细胞比容 | | 0.53 | — | 0.43 | 0.34 | 0.37 | 0.37 | 0.40 | 0.41 |
| | (%) | 53 | — | 43 | 34 | 37 | 37 | 40 | 41 |
| 红细胞平均体积(MCV)(fl) | | 109 | | 103 | 81 | 83 | 85 | 91 | 92 |
| 红细胞平均血红蛋白(MCH)(pg) | | 35 | | 34 | 29 | 28 | 29 | 30 | 31 |
| 红细胞血红蛋白浓度(MCHC) | | 0.32 | — | 0.34 | 0.33 | 0.33 | 0.32 | 0.33 | 0.34 |
| | (%) | 32 | — | 34 | 33 | 33 | 32 | 33 | 34 |
| 红细胞平均直径(μm) | | 8.0～8.6 | — | 7.7 | 7.3 | — | 7.1 | 7.2 | — |
| 有核红细胞(以每100个红细胞中) | | 3～10 | 3～10 | 0 | 0 | 0 | 0 | 0 | |
| 网织红细胞 | | 0.03 | | 0.003 | 0.015 | 0.005 | 0.005 | 0.005 | |
| | (%) | 3 | — | 0.3 | 1.5 | 0.5 | 0.5 | 0.5 | — |
| 白细胞(×10⁹/L) | | 20 | 15 | 12 | — | 12 | 11 | 8 | 8 |
| | (/mm³) | 20 000 | 15 000 | 12 000 | — | 12 000 | 11 000 | 8 000 | 8 000 |
| 中性粒细胞 | | 0.65 | 0.4 | 0.35 | — | 0.31 | 0.36 | 0.58 | 0.55～0.65 |
| | (%) | 65 | 40 | 35 | — | 31 | 36 | 58 | 55～65 |
| 嗜酸与嗜碱性粒细胞 | | 0.03 | 0.05 | 0.04 | — | 0.03 | 0.02 | 0.02 | 0.02 |
| | (%) | 3 | 5 | 4 | — | 3 | 2 | 2 | 2 |
| 淋巴细胞 | | 0.20 | 0.40 | 0.55 | — | 0.60 | 0.56 | 0.34 | 0.30 |
| | (%) | 20 | 40 | 55 | — | 60 | 56 | 34 | 30 |
| 单核细胞 | | 0.07 | 0.12 | 0.06 | — | 0.06 | 0.06 | 0.06 | 0.06 |
| | (%) | 7 | 12 | 6 | — | 6 | 6 | 6 | 6 |
| 未成熟白细胞 | | 0.1 | 0.03 | 0 | — | 0 | 0 | 0 | 0 |
| | (%) | 10 | 3 | 0 | — | 0 | 0 | 0 | 0 |
| 血小板 | (×10⁶/mm³) | 150～250 | — | — | 250 | 250～300 | 250～300 | 250～300 | 250～300 |
| | (/mm³) | 150 000～250 000 | — | — | 250 000 | 25 000～30 000 | 25 000～30 000 | 25 000～30 000 | 25 000～30 000 |

## 二、小儿尿液检查正常参考值

| 测定项目 | 国际单位 | 常用单位 |
|---|---|---|
| 蛋白 | | |
| 　定性 | 阴性 | 阴性 |
| 　定量 | | <40mg/24h |
| 糖 | | |
| 　定性 | 阴性 | 阴性 |
| 　定量 | 新生儿<1.1mmol/L | <20mg/dl |
| | 儿童<0.28mmol/L | <5mg/dl |
| 比重 | 1.010～1.030 | |
| pH | 5～7 | |
| 沉渣 | | |
| 　白细胞 | | <5 个 /HP |
| 　红细胞 | | <3 个 /HP |
| 　管型 | | 无或偶见 |
| 　Addis 计数 | | |
| 　　白细胞 | | <100 万个 /12h |
| 　　红细胞 | | 0～50 万个 /12h |
| 　　管型 | | 0～5000 万个 /12h |

## 三、血液生化检验正常参考值

| 测定项目 | 国际单位 | 常用单位 | | |
|---|---|---|---|---|
| | | mmol/L | mg/dl | 其他 |
| 钠（S） | 135～145mmol/L | 135～145 | 310～320 | |
| 钾（S） | 3.5～5.1mmol/L | 3.5～5.1 | 14～20 | |
| 氯化物（S） | 96～108mmol/L | 96～108 | 340～383 | |
| 磷（S） | 1.3～1.78mmol/L | 2.3～3.3 | 4～5.5 | |
| 钙（S） | 2.24～2.75mmol/L | 4.5～5.5 | 9～11 | |
| 镁（S） | 0.74～0.99mmol/L | 1.5～2.0 | 1.8～2.4 | |
| 铁（S） | 9.0～32μmol/L | | | 50～180μg/dl |
| 铁结合力（S） | 48～72μmol/L | | | 250～400μg/dl |
| 锌（S） | 7.65～22.95μmol/L | | | 50～100μg/dl |
| pH（38℃）（P，S，B） | — | | | 7.30～7.45 |
| 二氧化碳结合力（P） | | 18～27 | | 40～60vol% |
| 二氧化碳分压（A） | 4.5～6kPa | | | 34～45mmHg |
| | | | | 30～35（新生儿） |
| 二氧化碳总含量（V，S） | 23～27mmol/L | 23～27 | | 50～60vol% |
| 氧分压（A） | 10.64～13.3kPa | | | 80～100mmHg |
| | | | | 60～90（新生儿）氧 |
| 氧饱和度（A） | 0.91～0.977 | | | 91%～97.7% |
| 　　（V） | 0.60～0.85 | | | 60%～85% |
| 标准碳酸（P） | 20～24mmol/L | 20～24 | | |
| 缓冲碱（B） | | 45～52 | | |
| 碱剩余（B） | | -2.3～+2.3 | | |
| 葡萄糖（空腹）（B） | 4.44～6.72mmol/L | 80～120 | | |

| 测定项目 | 国际单位 | 常用单位 | | |
|---|---|---|---|---|
| | | mmol/L | mg/dl | 其他 |
| 总蛋白（P） | 60～80g/L | | | 6～8g/dl |
| 白蛋白（P） | 34～54g/L | | | 3.4～5.4g/dl |
| 球蛋白 | 20～30g/L | | | |
| 蛋白电泳（S）白蛋白 | | | | 55%～61% |
| 球蛋白 $\alpha_1$ | | | | 4%～5% |
| $\alpha_2$ | | | | 6%～9% |
| $\beta$ | | | | 9%～12% |
| $\gamma$ | | | | 15%～20% |
| 胆固醇（P，S） | 3.37～5.7mmol/L | | 130～220 | |
| 总胆红素（S） | 3.42～13.68μmol/L | | 0.2～0.8 | |
| 直接胆红素（S） | 0.51～3.42μmol/L | | 0.03～0.2 | |
| 尿素氮（B） | 2.5～5.4mmol/L | | 7～15 | |
| 肌酸（S） | 15～46μmol/L | | 0.2～0.6 | |
| 肌酐（S） | 44～132μmol/L | | 0.5～1.5 | |
| 黏蛋白（S） | 0.4～0.9g/L | | 40～90（按蛋白计） | |
| | 0.02～0.04g/L | | 2～4（按酪氨酸计） | |
| 纤维蛋白原（P） | 2～4g/L | | 0.2～0.4g/dl | |
| 蛋白结合碘（S） | 275～550nmol/L | | | 3.5～7.0μg/dl |
| 17-羟皮质醇（P） | 276～372.6nmol/L | | | 10～13.5μg/dl |
| 凝血酶时间（P） | 15～20s | | | 15～20s ＜25（新生儿） |
| 凝血酶原时间 | 12～14s | | | 12～14s |
| | | | | 新生儿＜4日，＜15s |
| | | | | 新生儿＞4日，＜13s |
| 凝血酶原消耗时间（S） | ＞35s | | | ＞35s |
| 淀粉酶（S） | 1000～5000nkat/L | | | 8～32单位（温氏） |
| 碱性磷酸酶（S） | 1000±320nkat/L | | | 5～15单位（温氏） |
| | 1月龄 980nkat/L | | | |
| | 2～3月龄 7630±480nkat/L | | | |
| | 4～6月龄 1630±530nkat/L | | | |
| | 7～12月龄 1530±480nkat/L | | | |
| | 2～15月龄 1470±430nkat/L | | | |
| 谷草转氨酶（S） | 新生儿 355±158nkat/L | | | ＜30单位（赖氏） |
| | 1月龄 340±162nkat/L | | | |
| | 2～3月龄 277±105nkat/L | | | |
| | 4～6龄月 405±92nkat/L | | | |
| | 7～12龄月 322±90nkat/L | | | |
| | 2岁 262±80nkat/L | | | |
| | 2～16岁 235±65nkat/L | | | |
| 谷丙转氨酶（S） | 1月龄 67±50nkat/L | | | ＜30单位（赖氏） |
| | 2～3月龄 125±27nkat/L | | | |
| | 4～12月龄 103±45nkat/L | | | |
| | 1岁以后 113±55nkat/L | | | |
| 胆碱酯酶（S） | 15～35kat/L | | | 0.96±0.16（pH指示剂法） |
| | | | | 30～80单位（比色法） |

| 测定项目 | 国际单位 | 常用单位 | | |
|---|---|---|---|---|
| | | mmol/L | mg/dl | 其他 |
| 肥达反应（S） | | | | |
|   伤寒杆菌菌体抗原（O） | | | | 0～1/80 |
|   伤寒杆菌鞭毛抗原（H） | | | | ＜1/160 |
|   副伤寒杆菌甲鞭毛抗原（A） | | | | 0～1/160 |
|   副伤寒杆菌乙鞭毛抗原（B） | | | | 0～1/160 |
|   副伤寒杆菌丙鞭毛抗原（C） | | | | 0～1/160 |
| 冷凝集试验 | | | | 0～1/64 |
| 抗链球溶血素"O"试验（ASO） | | | | 0～500单位（陆氏法） |
| 抗链球激酶（S） | | | | ＜80单位（安徒生法） |
| 血清总补体（S） | | | | 165±37.4U/ml |
| 类风湿因子胶乳凝集试验（S） | | | | 阴性 |
| 血清C反应蛋白（CRP）（S） | | | | 阴性 |
| 乙型肝炎表面抗原（HbsAg）（S） | | | | 阴性 |
| 甲种胎儿球蛋白（AFP）（S） | | | | 阴性 |
| 抗核抗体（ANA）（S） | | | | ＜1∶152 |
| 淋巴细胞转化试验（S） | | | | 转化率60%～70% |
| 花瓣形成试验（S） | | | | 41%±5.0%（30%～50%） |

测定项目栏中（S）：血清；（P）：血浆；（B）：全血；（A）：动脉血；（V）：静脉血

## 四、小儿脑脊液正常参考值

| 测定项目 | 国际单位 | 常用单位 |
|---|---|---|
| 压力 | 新生儿290～780Pa | 30～80mmH$_2$O |
| | 儿童690～1960Pa | 70～200mmH$_2$O |
| 细胞数 | | |
|   红细胞 | 出生后头2周可达675×10$^5$/L | 可达675/mm³ |
| | 2周以后（0～2）×10$^6$/L | 0～2/mm³ |
|   白细胞（多为淋巴细胞） | 婴儿（0～20）×10$^6$/L | 0～20/mm³ |
| | 儿童（0～10）×10$^6$/L | 0～10/mm³ |
| 蛋白定性（Pandy实验） | 阴性 | |
| 蛋白定量 | 新生儿200～1200mg/L | 20～120mg/dl |
| | 儿童＜400mg/L | ＜40mg/dl |
| 糖 | 婴儿3.9～4.9mmol/L | 70～90mg/dl |
| | 儿童2.8～4.4mmol/L | 50～80mg/dl |
| 氯化物 | 婴儿101～123mmol/L | 111～123mEq/L |
| | 儿童118～128mmol/L | 118～128mEq/L |

（李营营）